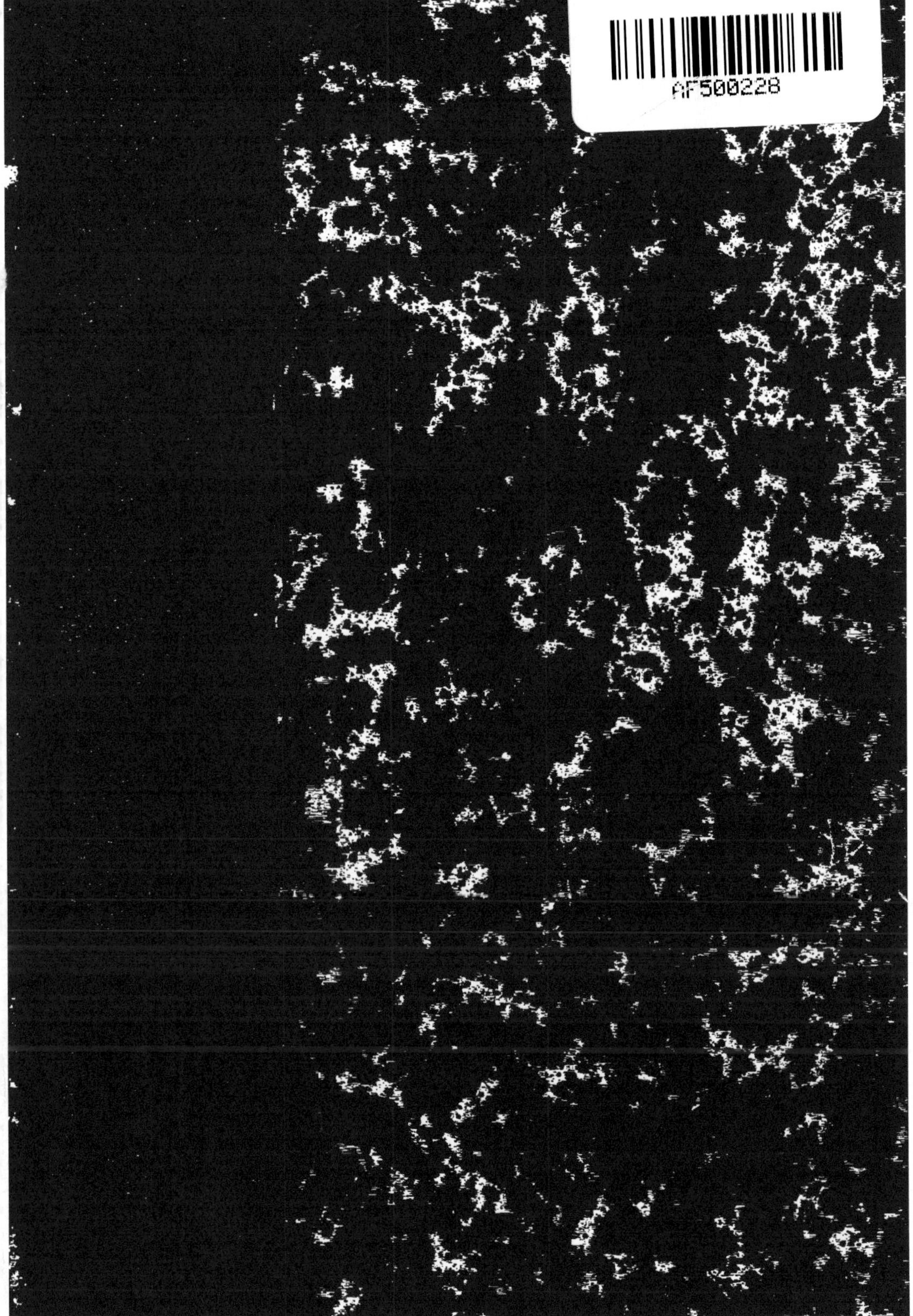

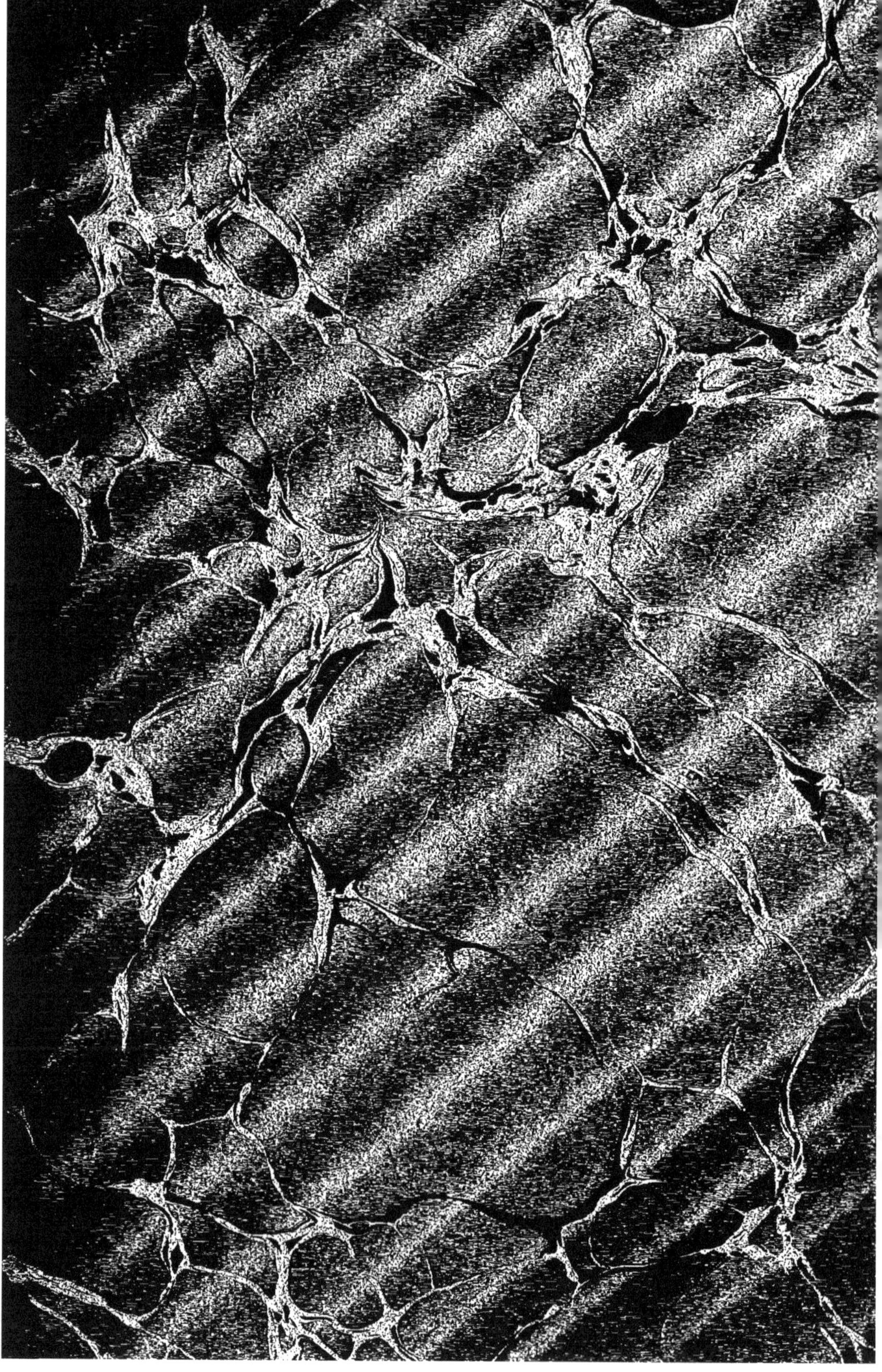

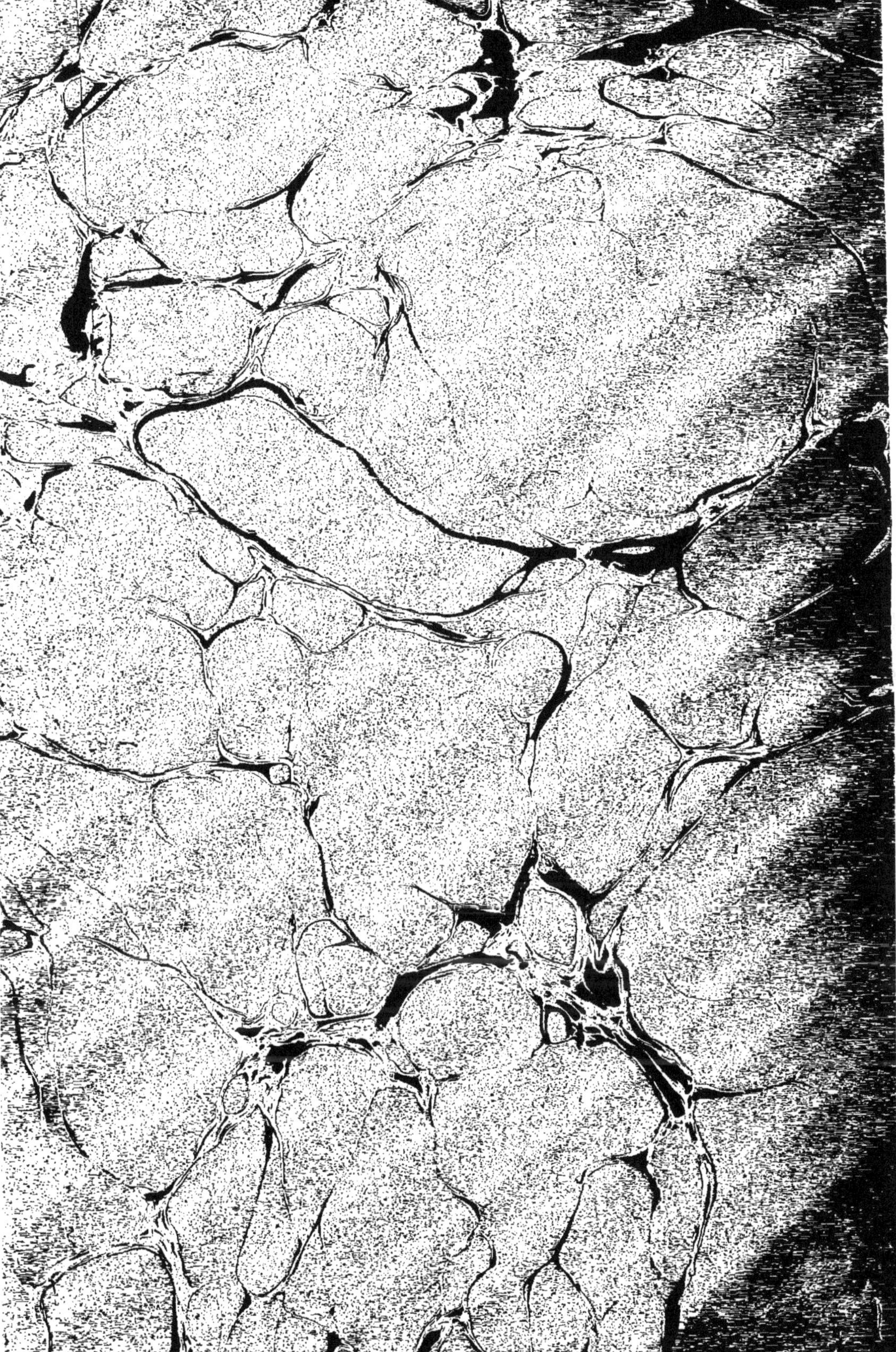

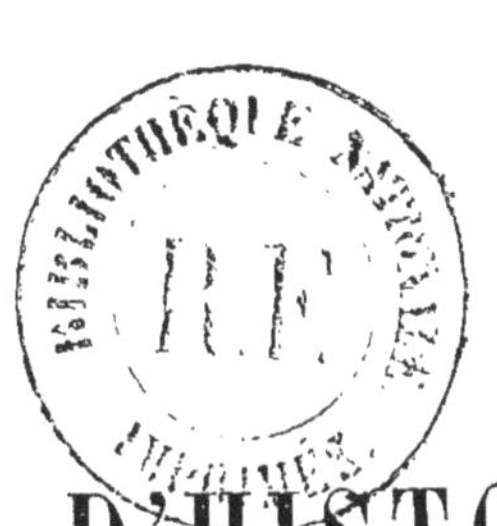

TRAITÉ

D'HISTOLOGIE PRATIQUE

Lyon. — Imp. PITRAT AINÉ, A. REY Succ., 4, rue Gentil. — 12200

TRAITÉ

D'HISTOLOGIE PRATIQUE

PAR

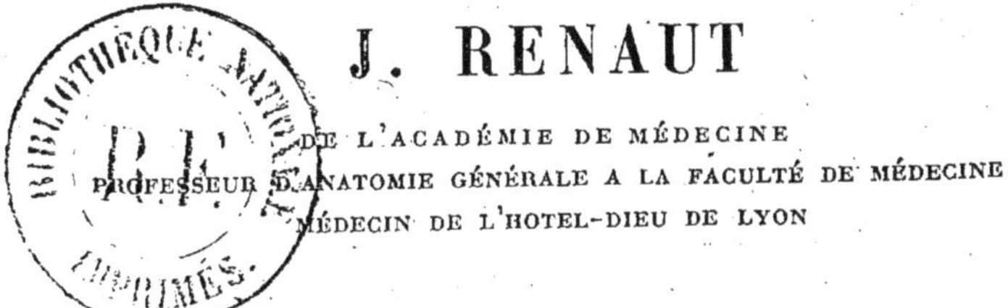

J. RENAUT

DE L'ACADÉMIE DE MÉDECINE
PROFESSEUR D'ANATOMIE GÉNÉRALE A LA FACULTÉ DE MÉDECINE
MÉDECIN DE L'HOTEL-DIEU DE LYON

TOME SECOND

FASCICULE PREMIER

LES ÉPITHÉLIUMS — L'ECTODERME TÉGUMENTAIRE

Avec 248 Figures intercalées dans le texte.

PARIS

RUEFF ET Cie, ÉDITEURS

106, BOULEVARD SAINT-GERMAIN, 106

—

1897

TROISIÈME PARTIE

LES ÉPITHÉLIUMS

TRAITÉ
D'HISTOLOGIE PRATIQUE

LIVRE CINQUIÈME

LES ÉPITHÉLIUMS

CHAPITRE PREMIER

ANATOMIE GÉNÉRALE DES ÉPITHÉLIUMS

§ 1. — ÉPITHÉLIUMS ET PARAÉPITHÉLIUMS

Depuis les travaux de VALENTIN et surtout ceux de HENLE, chacun entend aujourd'hui par ÉPITHÉLIUM (1) la couche qui limite la surface du corps et celle qui revêt les cavités naturelles (2). Chez tous les vertébrés adultes et en quelque lieu de l'organisme qu'on la rencontre, cette couche offre à considérer des caractères majeurs communs. Elle est partout constituée *(a)* par *des cellules*, *(b) soudées les unes aux autres par un ciment*, et *(c) formant le revêtement d'une surface continue.*

Jamais aucun vaisseau lymphatique ne pénètre dans l'épaisseur d'un revêtement épithélial : Je ne connais point d'exception à cette règle. Les vaisseaux sanguins, en revanche, peuvent *exception-*

(1) Le terme ÉPITHÉLIUM a été créé par RUYSCH, qui nommait ainsi la pellicule, comparable à l'épiderme, que l'ébullition fait lever sur les papilles de la langue. — D'où la dénomination (ἐπί, sur, et θήλη, mamelon, papille) d'épithélium, que l'on a généralisée depuis aux revêtements analogues des autres surfaces naturelles. (RUYSCH, *Thésaurus anatomicus*, t. VII, 7, n° 40, p. 12.)

(2) RANVIER, *Traité technique d'histologie*, 2e édit., p. 190.

nellement pénétrer les tissus épithéliaux disposés en couche de revêtement (ruban épithélial vasculaire du canal cochléaire, — épithélium olfactif du Cobaye, par ex.). Il y a quelques années, on ne connaissait pas ces faits ; et l'on admettait que les vaisseaux sanguins, comme les lymphatiques, ne prennent aucune part à la constitution des tissus de nature, de signification ou même d'origine épithéliales.

Cette manière de voir n'a pas cessé d'être exacte dans sa généralité, c'est-à-dire en ce qui regarde les ÉPITHÉLIUMS VRAIS, simples revê-

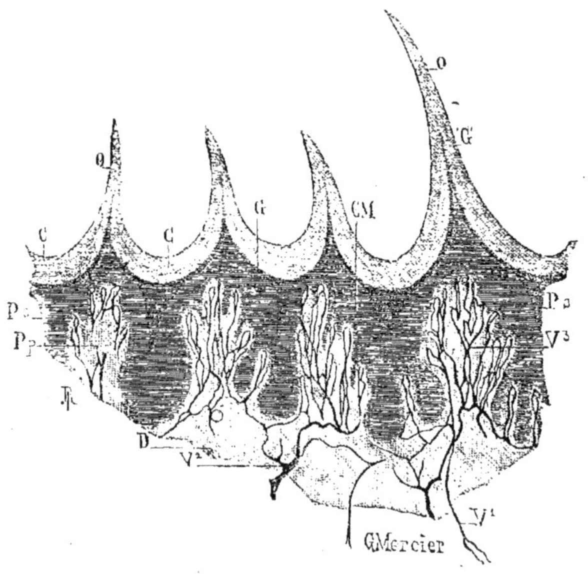

FIG. 355. — Réseaux sanguins papillaires de la langue du Cochon d'Inde, injectés avec une masse à la gélatine et au carmin. (Conservation dans le baume du Canada.) — 50 diamètres.

O, O, Odontoïdes surmontant des papilles composées *Pp*, formées par la réunion de papilles secondaires *Ps*, *Ps* ; — G, couche granuleuse ; — G' son prolongement dans l'odontoïde ; — C, C, épiderme

Les vaisseaux V1, V2, V3 sont contenus entièrement dans le derme D. Ils ne se poursuivent pas dans le corps de Malpighi C M, ombré par des traits horizontaux.

tements des surfaces naturelles. Si, après avoir injecté bien complètement les vaisseaux sanguins par l'aorte, chez un Cochon d'Inde par exemple, on examine la manière dont ils se comportent à l'égard du revêtement épithélial cutané et de ses expansions stomodœale et proctodœale, on voit que partout, et là même où le derme présente les papilles les plus compliquées (fig. 355), les capillaires ne dépassent jamais la vitrée qui supporte l'épithélium malpighien. Ils s'arrêtent tous à cette limite et se recourbent en boucles récurrentes à son contact. Un seul point fait exception, c'est l'épithélium olfactif. A ce niveau, comme l'a montré le premier BOVIER-LAPIERRE, les vaisseaux sanguins pénètrent le revêtement épithélial et se distribuent dans son épaisseur tout comme au sein du tissu conjonctif. Par contre, ce même épithélium olfactif, chez la Grenouille, reste entièrement dépourvu de vaisseaux. Au point de vue de la pénétration des vaisseaux sanguins, l'épithélium olfactif, né comme le reste du tégument de l'ectoderme primitif, réalise par suite une disposition exceptionnelle. Cela tient, comme nous le verrons un peu plus loin, à ce que, sur ce point, l'ectoderme tégumentaire s'est *modelé* en un organe spécial, bien qu'il n'ait pas cessé de faire partie intégrante d'une surface de revêtement. Alors, et en dépit de la loi morphologique qui veut que les épithéliums ne soient pas abordés par les vaisseaux sanguins, ces derniers ont franchi la vitrée sous-épithéliale. Ils se sont répandus ensuite dans l'épithélium, pour satisfaire aux nécessités de la fonction devenue haute, active, et nécessitant de ce chef la *vie par le sang*, substituée à la nutrition par simple diffusion s'opérant à distance des vaisseaux.

Paraépithéliums d'origine ectodermique. — On sait actuellement aussi que le névraxe primitif, destiné à engendrer chez tous les crâniotes la moelle épinière et l'encéphale, prend son origine première

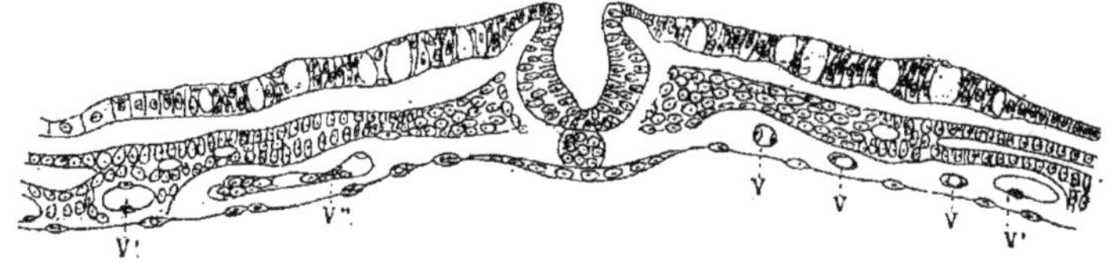

Fig. 356. — Coupe transversale d'un embryon de Poulet à dix protovertèbres (préparation de L. Vialleton). Ocul. 3, obj. 4, de Reichert.

V, V'. V'' Vaisseaux sanguins disposés entre l'entoderme et le mésoderme qui commence à entourer l'un d'eux en V'.

Le feuillet épithélial supérieur, l'*ectoderme*, dessine dans l'axe de l'embryon la *gouttière médullaire* origine du névraxe, encore ouverte ici.

Entre la gouttière médullaire et l'*entoderme* qui occupe le plan inférieur, on voit un îlot arrondi de cellules embryonnaires : c'est la coupe en travers de la *corde dorsale*.

dans un repli de l'épithélium tégumentaire primordial, de l'*ectoderme*. Ce repli, le plus souvent disposé d'abord sous forme d'une gouttière suivant l'axe de l'embryon (fig. 356), se transforme en un tube clos par suite de l'affrontement et de la soudure de ses bords sur le côté dorsal. Puis il s'isole complètement de l'ectoderme qui lui a donné naissance. Chez certains vertébrés, tels que les cyclostomes, la moelle épinière tout entière se formera aux dépens du névraxe épithélial avec ses cellules ganglionnaires, ses fibres nerveuses, sa névroglie et sa couche épendymaire, sans que dans cette masse épithéliale il pénètre un seul vaisseau sanguin (1). On admettra donc natu-

(1) Reissner, *Müller's Archiv*, 1860, p. 547, énonça le premier ce fait. — Voy. aussi : J. Renaut, Recherches sur les centres nerveux amycliniques *(Arch. de phy-*

rellement que tous ces éléments du névraxe ont bien une origine et conservent indéfiniment une signification épithéliale.

Cependant, dès que, remontant de bas en haut le long du névraxe, on atteint les parties supérieures de celui-ci, le ventricule rhomboïdal et le bulbe, on peut remarquer que la masse du neuro-épithélium est successivement abordée, puis pénétrée par des vaisseaux sanguins. Cette pénétration s'opère sans qu'aucun changement se produise au sein des formations nerveuses qui existaient déjà complètement différenciées dans la moelle exsangue : par conséquent sans qu'on puisse inférer de la pénétration des vaisseaux que leur caractère épithélial ait varié. Dans le sinus rhomboïdal (1), on voit même des capillaires sanguins entrer dans le rang des cellules cylindriques de l'épendyme; et, arrivant jusqu'à l'extrême surface, n'être plus séparés de la cavité du sinus que par des cellules épendymaires aplaties. La formation épithéliale est, de la sorte, abordée et traversée de part en part; les vaisseaux sanguins s'y distribuent. Ce phénomène d'envahissement du névraxe épithélial par les vaisseaux, toujours tardif et borné à l'encéphale chez les cyclostomes, est au contraire hâtif et rapidement généralisé à tout le névraxe chez les autres vertébrés.

Le neuro-épithélium des centres nerveux perd ainsi sa signification épithéliale absolue; il cesse d'être ce qu'en anatomie générale on appelle un *épithélium vrai*. Mais toutes ses parties constituantes : épendyme, névroglie, cellules et fibres nerveuses, n'en conservent pas moins le caractère fondamental d'éléments cellulaires d'origine et de nature épithéliale. Ces éléments appartiennent, il est vrai, à un épithélium pénétré, remanié par les vaisseaux, et dont la nutrition aura subi de ce chef même une série de modifications plus ou moins profondes. Mais ils n'auront pas pour cela cessé de se développer, d'évoluer, de vivre et de réagir d'une façon tout à fait comparable à celle des cellules épithéliales, telles qu'on les observe dans les portions de l'ectoderme devenues purement et simplement tégumentaires, ou ayant donné naissance à des neuro-épithéliums périphériques. Néanmoins, la nutrition par le sang au point de vue fonctionnel et évolutif, la présence elle-même des vaisseaux dans le tissu au point de vue morphologique et de pure texture, introduiront dès lors des modifications souvent profondes dans le tissu épithélial qui, à première vue, deviendra sensiblement différent des formations épithéliales ordinaires, c'est-à-dire n'ayant pas subi l'abord et la pénétration des vaisseaux sanguins. Aussi ai-je proposé, il y a déjà quelques

siol.), 1881, et Travaux du Laboratoire d'Anatomie générale de la Fac. de Lyon, t. II, 1881-1882, p. 7 et 15.

(1) Représentant chez les Pétromyzons le quatrième ventricule.

années (1), d'exprimer par un mot ce genre de changement subi par les épithéliums, et de les appeler, quand les vaisseaux sanguins les ont pénétrés et prennent dès lors part à leur structure régulière, des *tissus paraépithéliaux* ou plus simplement des PARAÉPITHÉLIUMS.

Tissus paraépithéliaux d'origine entodermique. — Il n'y a pas, en effet, que le névraxe qui soit le siège de phénomènes de remaniement tels que ceux que je viens de décrire. J'ai fait remarquer, il y a plusieurs années (2) que le foie, formé par un bourgeonnement de l'épithélium de l'intestin, issu lui-même de l'entoderme, subit un remaniement tout à fait comparable à celui présenté par le névraxe, et cette fois-ci encore, résultant de la pénétration des vaisseaux sanguins en plein épithélium glandulaire. Le foie embryonnaire commence par n'être autre chose qu'une glande de constitution initiale fort simple, résultant des branchements successifs d'un diverticule tubuliforme du duodénum. C'est une glande en tubes ramifiés. Dans les espaces intertubulaires, les vaisseaux sanguins prennent place ainsi que dans les glandes ordinaires. Quand je décrirai le foie, je montrerai en outre qu'à partir d'un certain stade, les branches glandulaires s'anastomosent entre elles, de façon à constituer, à la périphérie de l'organe, une sorte de réseau. Tel est définitivement d'ailleurs le foie des Ammocètes (c'est-à-dire tant que ces larves ne subissent pas la transformation en Lamproies parfaites). Mais chez tous les mammifères, à partir de ce point du développement, les choses changent. Les cordons de cellules épithéliales, qui constituent les travées glandulaires du foie, sont pénétrés par les vaisseaux sanguins. Ceux-ci entourent individuellement chaque cellule glandulaire pour lui former un équateur et un méridien vasculaires, sans intermédiaire aucun : — car les capillaires sanguins, demeurés indéfiniment embryonnaires, adhèrent intimement aux cellules hépatiques et en sont positivement inséparables. En même temps les vaisseaux, prenant le pas dans la constitution de la glande, arrivent rapidement à *ordonner* les cellules épithéliales de celle-ci par rapport à eux-mêmes et à leur propre direction, tandis qu'auparavant ils ne l'étaient que par rapport au canal excréteur abouché dans l'intestin. Les cellules hépatiques, soudées entre elles sur certaines de leurs faces par un ciment pour constituer des travées dont la disposition reste de ce chef épithéliale, sont sur d'autres points de leur périphérie séparées et réunies par des capillaires sanguins. Elles ne satisfont donc plus à

(1) J. RENAUT, article ÉPITHÉLIAL (TISSU) du *Dictionnaire encyclopédique des sciences médicales*, p. 261.

(2) J. RENAUT, Essai sur une nomenclature méthodique des glandes. (*Arch. de physiologie*, 1881.)

la définition des épithéliums de revêtement, tout en conservant une signification épithéliale si manifeste, que jusqu'ici aucun histologiste n'a eu la tentation de la leur contester. Cela revient à dire que le parenchyme du foie est devenu un tissu *paraépithélial*.

Tissus paraépithéliaux d'origine mésodermique. — Enfin, il n'y a pas non plus, dans l'organisme des vertébrés, que des paraépithéliums d'origine soit ectodermique, comme l'épithélium olfactif et le névraxe, soit entodermique comme le foie lobulé. Je rapellerai ici que les muscles lamellaires nés au sein des protovertèbres, et dont en majorité les morphologistes font dériver la plupart des muscles fasciculés, ont une origine purement épithéliale (1). Ils se développent aux dépens de l'épithélium de la cavité viscérale. Chez les vertébrés inférieurs (élasmobranches — urodèles), il existe dans chaque vertèbre primitive une cavité centrale, simple département de la cavité pleuro-péritonéale. Cette cavité est tapissée par l'épithélium viscéral. Ce dernier est cylindrique et allongé sur toute la face de la cavité protovertébrale adjacente au névraxe embryonnaire et à la corde dorsale : c'est la *couche myogène* (fig. 357). Le même épithélium demeure prismatique sur la face opposée de la cavité. Les cellules de la couche myogène sont d'autant plus hautes qu'elles sont plus rapprochées de la région moyenne de la protovertèbre. Elles s'allongent de plus en plus, perpendiculairement à la surface du névraxe et de la corde ; puis elles prennent la forme de lames renfermant chacune un noyau unique tout d'abord. Chaque lame, qui elle-même a jusqu'ici la pure signification d'une cellule épithéliale, soudée à ses congénères par un ciment et concourant avec elles à former le revêtement d'une des parois de la cavité protovertébrale, constitue d'autre part un *myoblaste*. C'est à ses dépens que se formeront les premières cellules musculaires striées, par

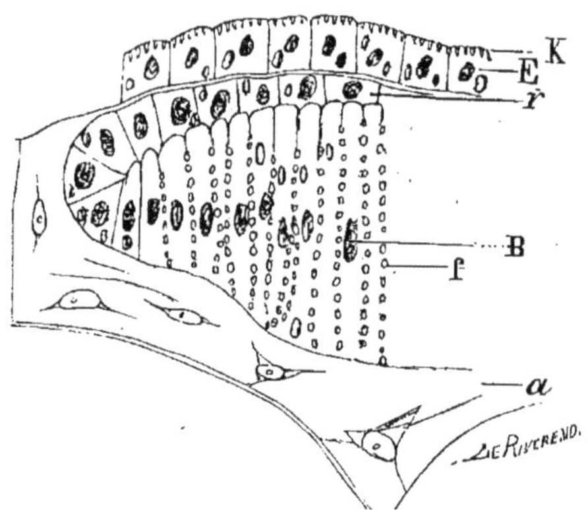

FIG. 357. — Développement des myoblastes dans les lamelles musculaires, d'après O. et R. HERTWIG *(Coelomtheorie)*.

E, cellules de l'ectoderme ; — K, ligne de leurs plateaux ; — B, cellules épithéliales de la lamelle musculaire d'une protovertèbre (myoblastes). A leur périphérie se forment les feuillets de substance contractile, disposés de chaque côté de la ligne de ciment unissant les myoblastes consécutifs ; — *f*, fibrilles de ces feuillets contractiles coupées en travers.

r, couche des cellules épithéliales limitant en haut la cavité de la protovertèbre effacée par la végétation des myoblastes ; — *a*, charpente connective du somite.

(1) Voy. t. I, p. 568.

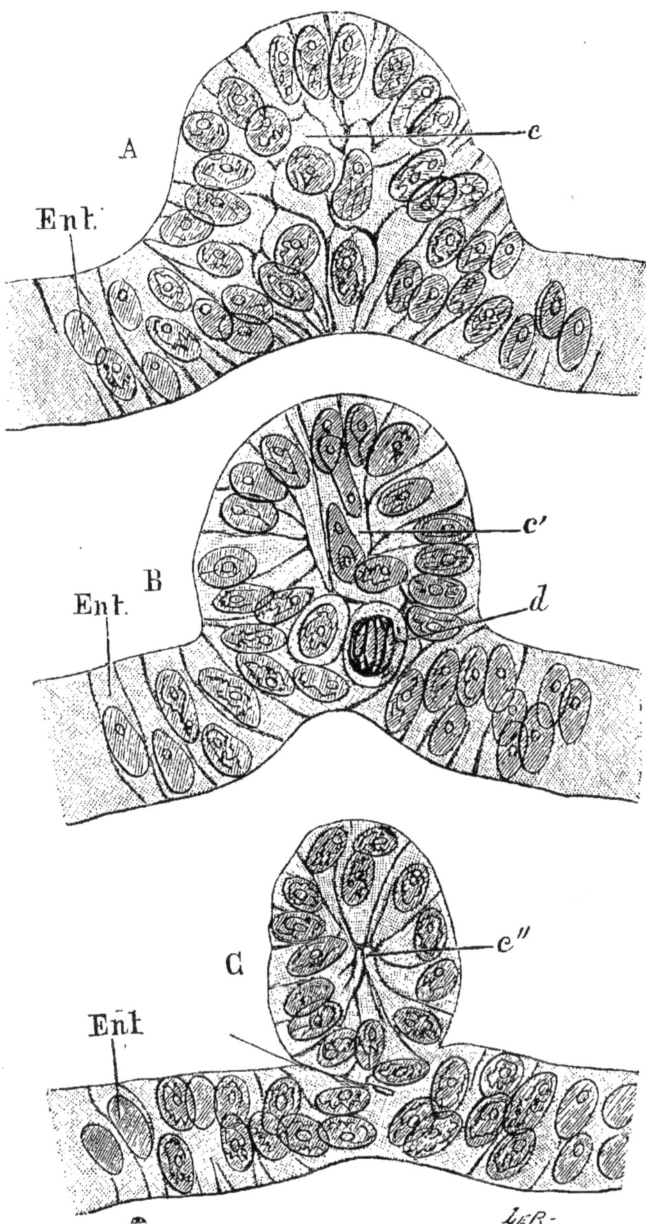

Fig. 358. — A, B, C, coupes transversales d'un embryon de Torpille (*Torpedo ocellata*), montrant le développement de l'extrémité postérieure de la corde dorsale aux dépens de l'entoderme (d'après A. Swaen).

Ent, entoderme; — *c*, bourgeon chordal primitif de l'entoderme; — *c'*, bourgeon chordal déjà formé et commençant à se dégager de l'entoderme; — *d*, l'une des cellules de ce bourgeon en voie de division indirecte; — *c''* corde déjà presque entièrement dégagée de l'entoderme, et dont les cellules affectent une ordonnance épithéliale autour d'un point central.

un mécanisme déjà étudié plus haut (1). Secondairement, et beaucoup après la formation de la substance contractile striée en long et en travers, les vaisseaux sanguins interviendront pour aborder les cellules musculaires, pénétrer la masse d'abord exsangue des muscles protovertébraux, amener à leur suite le tissu conjonctif et transformer ainsi l'épithélium myogène en un tissu paraépithélial.

Importance des formations épithéliales dans l'organisme. — Les exemples que je viens de citer montrent que l'on est désormais conduit à ramener à une origine et à la signification épithéliales, une série de tissus qui, de prime abord, semblaient s'écarter considérablement de la constitution des épithéliums. Mais le domaine des tissus épithéliaux est encore plus large. La corde dorsale (fig. 358), axe directeur et premier rudiment du squelette des vertébrés (2), le système vasculaire sanguin dans sa partie essentielle (l'endothélium vasculaire) (3), ne sont en effet rien autre chose que des différenciations de l'entoderme, c'est-à-dire de l'un des deux feuillets épithéliaux ou primaires du blastoderme. Toutes les glandes cutanées ou intestinales prennent également leur origine dans l'un ou l'autre de ces mêmes feuillets épithéliaux. En dehors d'eux, il ne reste donc que les tissus groupés par REICHERT sous le terme collectif de *tissus de substance conjonctive :* c'est-à-dire le tissu conjonctif lâche ou modelé, le tissu cartilagineux, le tissu fibrohyalin et le tissu osseux (4). Au sein de ces tissus, les cellules fixes ne sont plus reliées entre elles par un ciment suivant des interlignes étroits. Dans leurs intervalles, en revanche, a pris place la *substance collagène* (5), absolument étrangère à la constitution du protoplasma et des ciments interépithéliaux. Néanmoins on peut voir, au sein du tissu conjonctif, les formations épithéliales reparaître pour y prendre une place importante, et nommément pour constituer le type de cet épithélium particulier (fig. 359) que HIS avait tout d'abord désigné sous le nom d'ENDOTHÉLIUM.

Endothéliums. — HIS proposa ce terme nouveau pour désigner les épithéliums édifiés au sein et aux dépens du feuillet moyen du blastoderme. Pour lui, le *tissu endothélial* possédait une constitution

(1) Voy. t. I, p 570.
(2) Voy t. I, p. 325.
(3) Voy. t. I, p. 783.
(4) Je ne parlerai pas ici de l'origine ni de la signification exacte des cellules musculaires lisses. A part, en effet, le cas où ces éléments contractiles apparaissent manifestement comme des formations myo-épithéliales (Ex. chez les mammifères, les cellules myo-épithéliales des glandes sudoripares), on ne sait absolument rien de leur origine blastodermique.
(5) Par la coction à l'autoclave, la substance collagène du tissu conjonctif lâche ou modelé donne la *gélatine ;* celle de la cornée transparente et des cartilages donne la *chondrine ;* celle du tissu osseux, l'*osséine*. Ces trois substances diffèrent peu entre elles au point de vue chimique et forment un groupe naturel.

typique, caractéristique de son origine mésodermique. Il était formé de *cellules d'une minceur extrême, transparentes comme le verre, montrant à peine quelques granulations autour du noyau, soudées par des lignes de ciment invisibles en dehors de l'imprégnation préalable par le nitrate d'argent, et enfin ne se stratifiant jamais.*

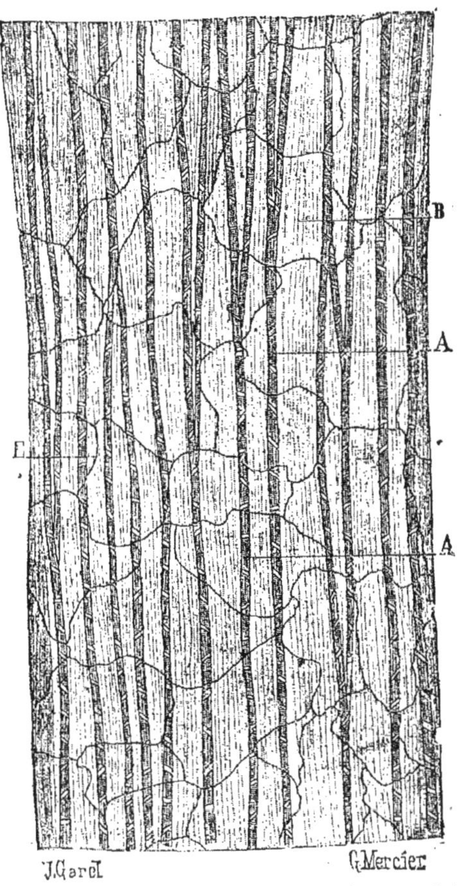

FIG. 359. — Tendon filiforme de la queue du Rat, très superficiellement imprégné par le nitrate d'argent.

A, Chaînes de cellules tendineuses occupant les espaces interfasciculaires. Le ciment qui les soude bout à bout se voit sous forme de traits clairs (il n'a pas été atteint par le nitrate d'argent); — B, faisceaux conjonctifs parallèles entre eux du tendon.
E, limites des cellules endothéliales de la surface du tendon, dessinées sous forme de traits noirs par la réduction du nitrate d'argent suivant les lignes de ciment.
Quand le tendon n'a pas été imprégné d'argent, ces traits, ainsi que les cellules endothéliales très minces qu'ils délimitent, restent invisibles. — 150 diamètres.

Un tel type d'épithélium est effectivement réalisé par celui de la séreuse arachnoïdienne des mammifères et de l'Homme, car cet épithélium se développe bien au sein et aux dépens d'une masse primitivement homogène et continue de tissu conjonctif diffus. Si l'on coupe en travers un embryon de Mouton de 3 centimètres, on voit en effet (fig. 360) que, dans toute son étendue, la moelle épinière est séparée du corps et des arcs des vertèbres par une masse de tissu muqueux d'une seule coulée, interposée à la surface du névraxe et aux tissus du squelette vertébral. Plus tard, au sein de ce tissu muqueux parcouru par des vaisseaux sanguins, se forment une série de fentes ; et de leur réunion

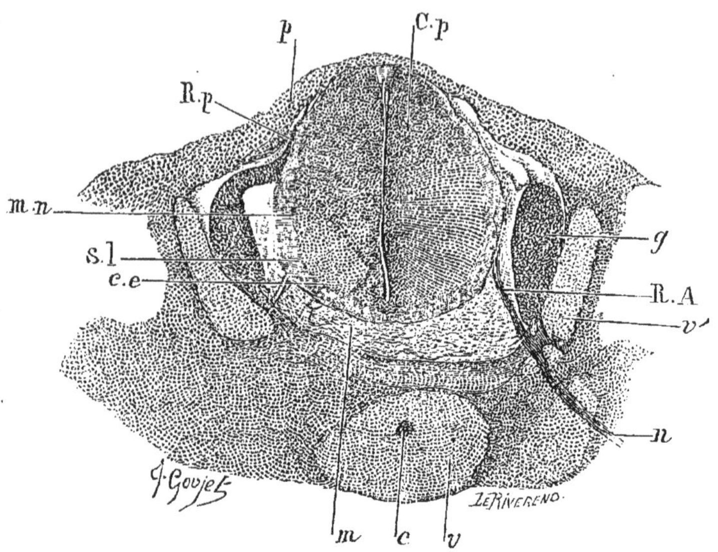

Fig. 360. — Coupe transversale de la région dorsale d'un embryon de Mouton long de 3 centimètres. (Fixation par la solution d'acide osmique à 1 pour 100; durcissement dans l'alcool fort ; coloration à l'éosine hématoxylique faible ; conservation dans la glycérine.)

C, corde dorsale ; — *v*, corps vertébral ; — *v'* lames vertébrales ; — *p*, derme cutané embryonnaire ; — C*p*, névraxe et ses chaînes de prolifération ; — *m n*, substance blanche du névraxe ; — *c c*, cornes antérieures de la moelle ; — S*l*, ébauche des cordons latéraux ; — R*p*, racine postérieure d'une paire nerveuse; R *a*, sa racine antérieure ; — *g*, ganglion de la paire nerveuse ; — *n*, nerf rachidien.

m, masse de tissu muqueux, homogène et pleine, occupant tout l'espace entre le névraxe et les pièces du squelette rachidien, et au sein de laquelle se formera plus tard la fente arachnoïdienne ou CAVITÉ NEURALE, *limitée par un endothélium né du tissu conjonctif.*

résulte la cavité arachnoïdienne. Les parois ou plutôt les surfaces de cette cavité apparaissent dès lors tapissées d'un revêtement épithélial continu, présentant tous les caractères attribués par His aux endothéliums. En suivant les progrès du développement, on peut se convaincre que les cellules minces, transparentes comme le verre, disposées sur une seule couche et soudées par un ciment qui constituent cet endothélium, ne sont autre chose que des cellules fixes du tissu conjonctif ayant pris une ordonnance et une configuration conformes à la définition même des endothéliums proposée par His.

La même vérification peut être faite pour le tissu conjonctif modelé, lequel est l'origine et comme la matrice des tissus du squelette définitif, cartilagineux ou osseux. Dans aucun tendon, dans aucun nerf embryonnaire, on ne rencontre d'abord à la surface du tendon la couche endothéliale de la synoviale tendineuse, ni à la périphérie du cordon nerveux, la gaine endothéliale de Henle ou l'endothélium de la gaine lamelleuse. Ces endothéliums ne se forment que plus tard, par un mécanisme particulier d'aplatissement et d'étalement en surface des cellules fixes du tissu fibreux. Quant aux feuillets épithéliaux primaires, l'ectoderme et l'entoderme, ils n'interviennent en rien dans la formation de semblables endothéliums : l'origine de ceux-ci est donc bien ici encore mésodermique sans conteste (1).

Mais, cela posé, il ne faudrait pas conclure, que seuls comme le croyait His, les éléments cellulaires mésodermiques soient capables de subir l'évolution endothéliale : c'est-à-dire de donner naissance à des revêtements de cellules plates et minces, disposées sur une couche unique, et soudées entre elles par un ciment qui demeure invisible, sauf quand ses traits ont été marqués en noir par l'imprégnation d'argent. L'observation a rapidement montré qu'*il ne faut désormais conserver au mot* ENDOTHÉLIUM *qu'une valeur simplement et exclusivement anatomique*. L'endothélium des vaisseaux sanguins est tout aussi bien formé de cellules minces et plates, se plissant comme des étoffes quand elles sont mises en liberté, et soudées entre elles par un ciment invisible quand il n'a pas été marqué par l'argent, que celui de la séreuse arachnoïdienne, ou de la gaine de Henle des nerfs périphériques, ou encore de la surface des tendons filiformes de la queue du Rat, par exemple. Or, nous avons vu que l'endothélium vasculaire sanguin prend son origine dans les cellules des germes vasculaires, nés eux-mêmes de l'entoderme. L'endothélium des alvéoles pulmonaires des vertébrés n'est pas non plus issu du mésoderme, mais bien de l'un des deux feuillets épithéliaux primitifs. On ne peut donc pas du tout ici passer de la forme à l'origine blastodermique, ni, de ce que l'on rencontre un revêtement épithélial répondant aux caractères

(1) Je n'ai pas pris ici pour exemple de la formation des endothéliums aux dépens des éléments cellulaires du mésoderme (c'est-à-dire des cellules connectives), l'endothélium de la cavité pleuro-péritonéale. En effet, depuis les travaux de O. et R. HERTWIG (*Cœlomthéorie*, passim.), la signification morphologique de la cavité viscérale des vertébrés a été contestée. Les frères HERTWIG considèrent son revêtement épithélial (origine de l'*endothélium pleuro-péritonéal)*, comme une PARENTÈRE, c'est-à-dire une invagination de l'entoderme (par exemple chez le Triton). Chez les mammifères et les oiseaux, cette cavité semble au contraire résulter de la réunion de fentes secondaires interceptées au sein d'un mésoderme d'abord continu. Cette question sera reprise plus loin, quand je parlerai en détail de la cavité pleuro-péritonéale ou viscérale des vertébrés.

assignés par His aux endothéliums, conclure qu'il est à coup sûr formé de cellules issues du mésoderme primitif.

Si, d'ailleurs, on étudie au simple point de vue de leur forme et de leur structure, les différents épithéliums nés soit de l'ectoderme, soit de l'entoderme, et les quelques épithéliums vrais (c'est-à-dire ne réalisant pas la disposition endothéliale) issus du feuillet moyen ou provisoirement considérés comme tels, on reconnaît de suite qu'en dehors de certaines dispositions générales, l'origine blastodermique d'un épithélium donné ne commande aucunement sa forme ni ses différenciations particulières. C'est ainsi qu'une cellule à cils vibratiles isolée des autres peut avoir sensiblement la même configuration et exactement les mêmes propriétés motrices, si on la prend dans un revêtement épithélial né de l'ectoderme, qu'une autre cellule ciliée développée au sein d'un épithélium d'origine entodermique. Il en est de même des cellules glandulaires telles que les cellules caliciformes ou que celles des épithéliums des glandes modelées en organes distincts. Les unes sont mucipares, les autres séreuses, d'autres enfin élaborent des granulations jouant probablement le rôle de ferments; et elles présentent à considérer une constitution histologique et une évolution d'un parallélisme presque absolu, encore que les unes soient d'origine ectodermique et que les autres appartiennent à l'intestin entodermique ou à ses annexes. Il en faut conclure que les cellules épithéliales, d'où qu'elles soient sorties originairement, ont une plasticité évolutive et des propriétés d'adaptation considérables. Elles sont capables de ployer similairement leur forme à leurs fonctions, quand celles-ci deviennent analogues, en réalisant le type morphologique qui doit assurer le mieux l'accomplissement des actes physiologiques auxquelles elles doivent satisfaire. Quand, donc, la fonction devient à peu près identique, la forme le devient aussi. Les éléments épithéliaux modifiés deviennent alors, pour parler comme les frères Hertwig, « les équivalents physiologiques de fonctions morphologiques différentes ». C'est exprimer en termes un peu plus métaphysiques la *loi d'économie* formulée il y a bien longtemps par H. Milne-Edwards (1), et appliquée par lui à nombre de différenciations organiques. Cela revient aussi à dire que, dans leurs différenciations, les éléments épithéliaux nés des trois feuillets blastodermiques *se copient entre eux* le plus souvent au lieu de créer des types tout à fait distincts, quand ils sont forcés de plier leurs formes à des fonctions identiques ou même simplement analogues entre elles.

(1) H. Milne-Edwards, *Leç. sur la Physiologie et l'Anat. comparées, etc.*, t. I, p. 13.

§ 2. — MORPHOLOGIE GÉNÉRALE DES ÉPITHÉLIUMS

Ce que je viens d'exposer simplifie grandement l'étude *histologique* des épithéliums, c'est-à-dire celle faite au point de vue exclusif de la configuration et de la structure de leurs éléments constitutifs. Si, en effet, on fait abstraction des différences fonctionnelles qui souvent existent pour des formes identiques anatomiquement (1), ces épithéliums se peuvent aisément ramener à un très petit nombre de variétés.

Un fait fondamental et qu'il est aisé de constater de prime abord, c'est que les épithéliums des surfaces de revêtement des divers ordres peuvent être formés, soit par une rangée unique de cellules épithéliales soudées entre elles par le ciment intercellulaire de manière à constituer une seule assise, soit au contraire par des assises de cellules superposées dont le nombre est plus ou moins grand. — Dans le pemier cas on dit que l'épithélium est *simple;* dans le second cas, on dit qu'il est *stratifié*.

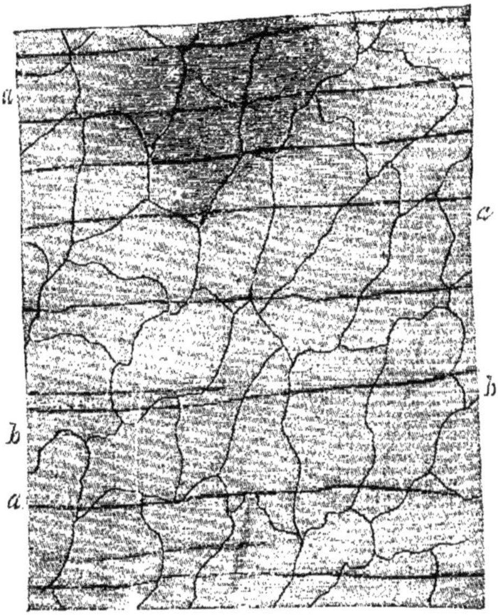

Fig. 361. — Endothélium péritonéal de la surface du ligament falciforme du foie du Lapin, tendu sur la lame de verre par demi-dessiccation, après avoir été arrosé en place avec une solution aqueuse de nitrate d'argent à 1 pour 400. — Conservation dans la glycérine.

b, *b*, lignes de ciment dessinant les contours des cellules endothéliales; — *a*, *a*, faisceaux conjonctifs, tous parallèles entre eux, de la membrane (350 diamètres).

Epithéliums simples. — Les Epithéliums simples peuvent être formés :

A. Dans un premier cas, par des cellules toutes semblables entre elles de façon générale, minces et transparentes (fig. 361). Isolées les unes des autres, ces cellules se plissent comme des étoffes (Ranvier). Sur le revêtement vivant, les lignes de ciment qui unissent les cellules

(1) *Exemple:* Une cellule glandulaire de la glande lacrymale de l'Homme ne paraît pas histologiquement différente d'une cellule glandulaire de la parotide. Elles ont toutes deux la constitution des cellules glandulaires aquipares ou séreuses, bien que les deux liquides sécrétés diffèrent beaucoup au point de vue fonctionnel.

entre elles suivant des traits de configuration variable, demeurent invisibles. Ces mêmes lignes de ciment apparaissent marquées en noir dès qu'on a imprégné la surface par le nitrate, le lactate ou le picrate d'argent. Peu de temps après la mort, le ciment se dissout et le revêtement épithélial desquame. On donne, comme je l'ai énoncé un peu plus haut, à ce type d'épithélium *et quelle que soit d'ailleurs son origine blastodermique*, le nom d'ENDOTHÉLIUM. (Exemples : le revêtement épithélial de la cavité pleuro-péritonéale, de la cavité arachnoïdienne, des cavités vasculaires; celui de l'alvéole-pulmonaire; celui de la paroi externe de la capsule du glomérule rénal.)

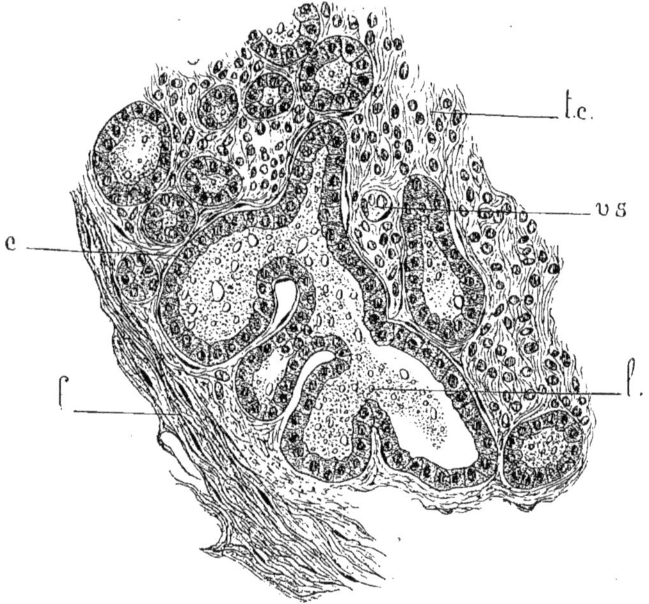

FIG. 362. — Coupe de la périphérie d'un des acini de la glande mammaire de la Chatte en lactation. (Fixation par l'alcool fort ; durcissement par la gomme et l'alcool ; coloration au picrocarminate ; conservation dans la glycérine picrocarminée.)

e, épithélium prismatique des culs-de-sac sécréteurs; — *l*, liquide sécrété remplissant les cavités glandulaires; *tc*, tissu conjonctif; — *v s*, vaisseau sanguin; — *f*, travées fibreuses de la périphérie du lobule glandulaire.

B. Dans une seconde forme, les cellules épithéliales sont constituées par des prismes à plusieurs pans, dont la hauteur n'est pas de beaucoup supérieure à la largeur. La base du prisme repose sur la surface revêtue par l'épithélium : c'est le *pôle d'insertion*. Le sommet du prisme répond à la face libre ou exposée de la cellule : c'est le *pôle libre* ou *superficiel*. Le noyau est placé au sein du prisme représentant le corps de la cellule : prisme formé par une masse de protoplasma toujours plus ou moins granuleuse, souvent même figurée comme on le verra plus tard. On donne à cette seconde variété (fig. 362), d'où qu'elle provienne embryologiquement, le nom d'ÉPI-

THÉLIUM PRISMATIQUE. (Exemples : L'épithélium de Descemet ; l'épithélium des tubes contournés du rein des mammifères ; l'épithélium des culs-de-sac sécréteurs, glandes mammaires.)

C. Enfin, les cellules peuvent être de beaucoup plus hautes que larges et représenter (fig. 363) de longues pyramides ou des sortes de

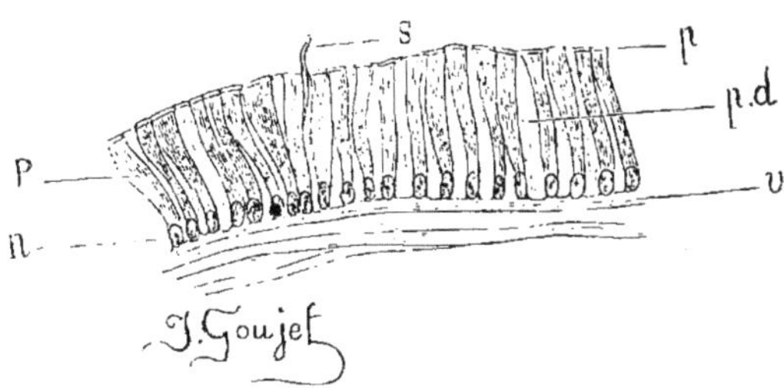

Fig. 363. — Épithélium cylindrique de la surface tégumentaire de l'*Amphioxus lanceolatus* (ectoderme du type adamantin). — Durcissement par l'alcool fort ; coloration par la glycérine hématoxylique ; conservation dans la résine Dammar.

P, cellules épithéliales dont le protoplasma est formé de bâtonnets parallèles entre eux ; — *n*, noyaux des cellules épithéliales, occupant ici tous la partie inférieure de l'élément ; — *p*, plateaux des cellules épithéliales ; — *s*, cil sensoriel — *p*, *d*, espaces occupés par le ciment interstitiel ; — *v*, membrane vitrée formée de plusieurs assises. — (Ocul. 1, obj. 9 Leitz.)

cylindres. On a dès lors affaire à un ÉPITHÉLIUM CYLINDRIQUE. On a coutume d'admettre qu'un épithélium n'est nettement cylindrique, que lorsque la hauteur des cellules qui le composent atteint ou dépasse le double de leur largeur.

Lorsque l'épithélium cylindrique est régulier, c'est-à-dire formé de cellules offrant chacune, soit la figure d'un prisme ou d'un cylindre sensiblement d'égales dimensions, soit même celle d'un tronc de cône peu accusé, les noyaux contenus par chaque cellule prennent place dans la série sensiblement à la même hauteur. Si on les réunit par la pensée, ils dessinent comme un rang de perles. Tel est par exemple le cas du revêtement épithélial des canaux excréteurs à cellules striées des glandes salivaires (fig. 364). Quant au contraire l'épithélium est formé, soit

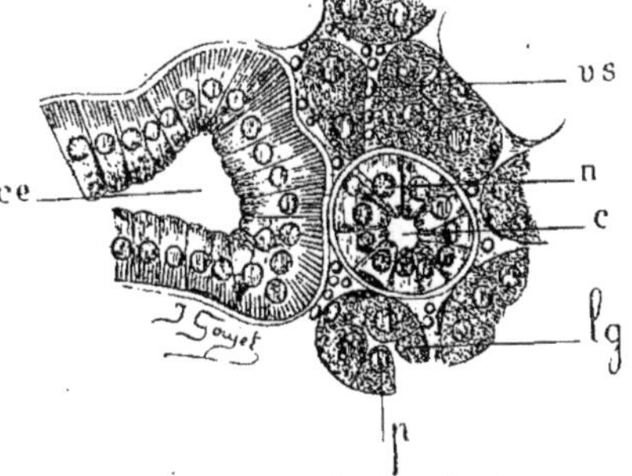

Fig. 364. — Coupe de la glande parotide du Mouton. — Fixation de très petits fragments par les vapeurs osmiques dans la chambre humide. — Alcool fort. — Coloration par la glycérine hématoxylique. — Alcool, essence de girofles, essence de bergamote, résine Dammar.

c e — canal excréteur à épithélium strié. Tous les noyaux (sauf là où la coupe atteint obliquement le canal) sont à la même hauteur dans les cellules consécutives ; — *c*, petit canal excréteur faisant suite au passage de Boll, et dont l'épithélium, formé de cellules coniques, n'est pas strié ; — *n*, noyaux ; — *p*, cellules glandulaires ; — *l g*, protoplasma semé de vacuoles des cellules glandulaires ; — *v s*, vaisseau sanguin. — (350 diamètres) de cellules cylindriques de configuration irrégulière, ou bien dont les dimensions sont variables de l'une à l'autre, soit enfin, quand le corps cellulaire de chacune d'elles a moins de largeur que le noyau au-dessus et au-dessous de ce dernier, les noyaux ne sont plus placés tous à la même hauteur dans la série des cellules consécutives. De prime abord alors, il semblerait que les noyaux sont superposés tandis qu'en réalité il n'en est rien. Ils ne sont plus à la même hauteur dans toutes les cellules, parce que celles-ci sont devenues fusiformes. Or, des fuseaux ne peuvent intercepter un revêtement continu qu'en prenant leurs contacts en série de manière à rendre leurs ventres adjacents à leurs parties atténuées.

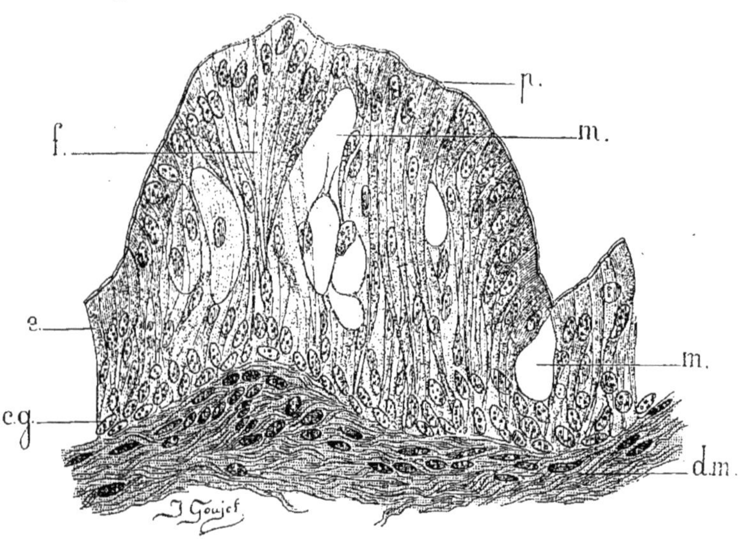

Fig. 365. — Epithélium de revêtement du canal de Sténon de l'Ane. La coupe montre sa disposition au niveau d'un petit relèvement du derme, et l'organisation des cellules cylindriques en un *groupe flocculeux* au-dessus de ce relèvement. (Cette disposition a pour but de multiplier les surfaces épithéliales). Fixation par l'alcool fort; coloration par le picrocarminate; conservation dans la glycérine picrocarminée.

La disposition flabelliforme du groupe flocculeux oblige les noyaux des cellules épithéliales à se disposer à diverses hauteurs le long du corps cellulaire. Ils paraissent, par suite, superposés. Chaque cellule épithéliale n'en renferme cependant qu'un seul.

f. Groupe flocculeux de cellules épithéliales larges à leur pôle superficiel, effilées à leur base, et dessinant au sein du revêtement une sorte d'éventail; — *p*, plateaux des cellules épithéliales; — *e*, cellules épithéliales du revêtement régnant entre les groupes flocculeux; — *c g*, couche profonde de l'épithélium; — *m*, *m*, globes des cellules caliciformes intercalaires, sectionnées en divers sens; — *d m*, derme muqueux du conduit de Sténon. — (Ocul 4, obj. 9 de Leitz.)

Quand l'épithélium doit s'insérer sur une surface c[illegible]e, telle que celle des plis, des papilles et des bourgeons qui dessinent un feston saillant, les cellules cylindriques, pour assurer la continuité du revêtement, s'élargissent un peu sur leur pôle libre. Elles prennent chacune la figure d'une pyramide allongée dont l'axe répond au rayon de courbure (fig. 365). C'est l'inverse dans les canaux étroits revêtus par un épithélium à hautes cellules, tels que, par exemple, les conduits salivaires interlobulaires (fig. 364, *c e*).

Un épithélium cylindrique non stratifié peut porter des cils vibratiles (ex. : cellules uniciliées du col du glomérule rénal du *Petromyzon marinus*, ou multiciliées de l'intestin du même animal).

Il peut n'être limité sur sa face libre que par une ligne de plateaux (ex. : l'épithélium cylindrique de l'intestin grêle des mammifères et de l'Homme), ou présenter sur sa face libre une ligne de plateaux, et une autre sur son pôle d'insertion (ex.: l'épithélium recouvrant les têtes des follicules clos de l'intestin du Lapin) (fig. 366).

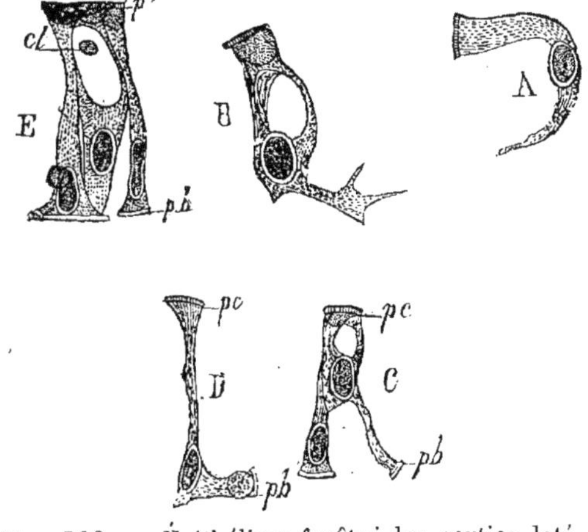

Fig. 366. — Épithélium fenêtré des parties latérales des têtes des follicules clos de l'appendice iléo-cæcal du Lapin. (Dissociation par l'alcool au tiers; coloration au picrocarminate; fixation par la solution aqueuse d'acide osmique à 1 pour 100. Conservation dans la glycérine.)

A, Cellule à plateau strié ordinaire, se terminant sur son pôle d'insertion par une extrémité effilée; — B, C, D, cellules fenêtrées par les cellules lymphatiques; — *p c*, plateau strié (vu de profil il paraît parcouru par des stries parallèles, vu de face il paraît ponctué par la coupe optique de ces mêmes stries); — *p b*, plateau basal sans structure; — *c l*, cellule lymphatique engagée dans la cavité creusée dans le corps protoplasmique d'une cellule E fenêtrée (300 diam.).

Il peut enfin ne présenter ni cils vibratiles ni plateau (tel est par exemple l'épithélium qui revêt, chez le fœtus humain de trois mois, les alvéoles pulmonaires).

Épithéliums stratifiés.— Les épithéliums stratifiés sont formés de cellules disposées de manière à constituer des assises superposées, et reliées les unes aux autres, dans tous les sens, par un ciment continu. De la sorte, si l'on compare les cellules épithéliales à des pierres et le ciment au mortier qui les joint, l'épithélium stratifié devient de son côté comparable à un mur; tandis que l'épithélium simple ne peut être comparé qu'à un pavé ou à un dallage (fig. 367).

Le type le plus simple de l'épithélium stratifié est réalisé par l'ectoderme des Batraciens anoures. Cet ectoderme, dès son apparition dans le blastoderme, est formé de deux assises superposées. L'une, constituée par des cellules cubiques ou prismatiques, est profonde, adhérente à la surface du germe qu'elle revêt; l'autre est superficielle et formée par une rangée unique de cellules aplaties. Je ferai remarquer qu'il s'agit ici d'un cas tout particulier. En effet, l'ectoderme de presque

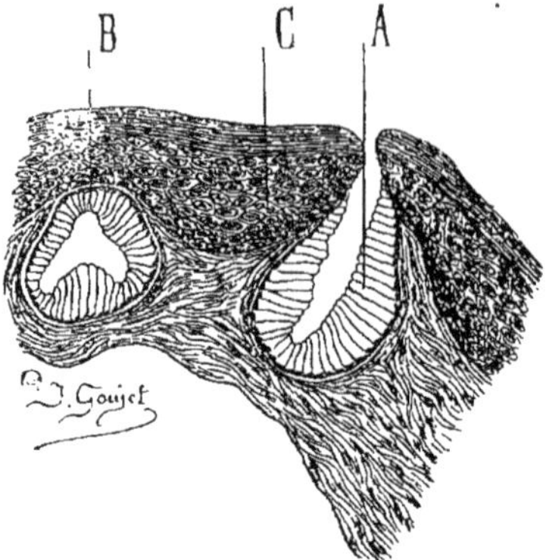

Fig. 367. — Coupe de la muqueuse œsophagienne de la Cresserelle *(Falco tinnunculus)*. — Alcool fort, gomme, alcool, picrocarminate. Conservation dans la glycérine. D'après Garel.

A, Glande muqueuse (acineuse simple), dont la cavité est tapissée par une rangée *unique* d'épithélium mucipare ; — B, une autre glande sectionnée obliquement.

C, Épithélium *stratifié* du type malpighien de la surface générale de l'œsophage.

Ocul. 1, obj. 3 de Vérick, projection sur la table réduite au tiers.

tous les autres vertébrés (1) commence par consister dans une rangée unique de cellules, laquelle constitue à elle seule le feuillet externe

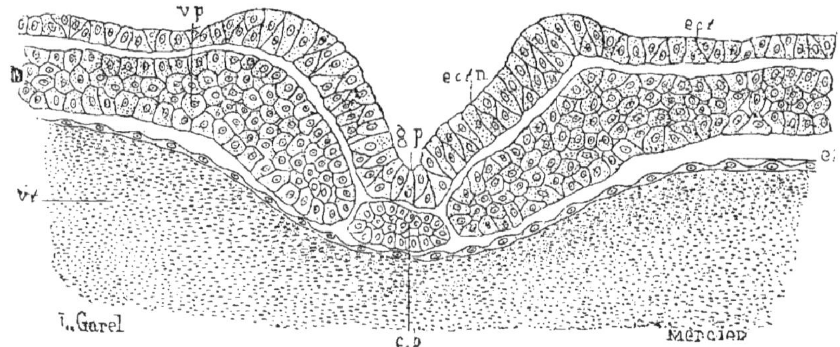

Fig. 368. — Coupe transversale de l'embryon de Poulet (40e heure à partir du début de l'incubation) — région dorsale.

ect, ectoderme tégumentaire formé d'une seule assise de cellules prismatiques ; — *ect. n*, ectoderme neural, formant la gouttière médullaire. Il est stratifié et composé de deux ou même trois assises de cellules superposées.

g p, fond de la gouttière médullaire ; — *c b*, corde dorsale ; — *ent*, entoderme ; — M, mésoderme ; — *v p*, vertèbres primitives ; *v t*, vitellus.

du blastoderme. Mais très rapidement alors l'ectoderme se stratifie aux dépens de cette première assise de cellules (fig. 368). On verra

(1) Avec les anoures, les *Lepidosteus* partagent le privilège de posséder un ectoderme constitué dès le début par deux couches superposées.

dans le livre suivant, consacré à l'étude de l'ectoderme tégumentaire, selon quelle formule générale s'effectue cette stratification, c'est pourquoi je n'y insiste pas présentement.

Différenciation des éléments cellulaires des épithéliums : épithéliums similicellulaires et variocellulaires. — Considérons un schéma tel que celui dessiné par Kölliker (1) pour figurer idéalement un épithélium. Toutes les cellules, soudées sur leurs limites par un ciment, sont disposées en une couche de revêtement où ne pénètrent pas les vaisseaux. Toutes sont semblables entre elles et morphologiquement équivalentes. Chez les vertébrés et chez l'Homme, le schéma est réalisé exactement par les endothéliums, ou du moins subsiste dans la majeure partie de l'étendue de ceux-ci (fig. 369). Là, toutes les cellules sont, pour une même variété endothéliale, de même forme générale et de même constitution histologique. Elles se valent toutes ; en aucun point de la surface il ne s'est fait de réelle différenciation entre elles. Je dirai alors qu'un tel épithélium est *similicellulaire*, pour exprimer ce fait que toutes ses cellules constitutives sont semblables entre elles, et vraisemblablement aussi d'une égale valeur physiologique. L'intestin entodermique de l'Amphioxus, celui de la grande Lamproie, offrent tout aussi bien que les endothéliums l'exemple d'un revêtement épithélial, cylindrique et muni de cils vibratiles cette fois-ci, appartenant à la variété similicellulaire. Chez la Lamproie, à partir du *vélum* pharyngien jusqu'au voisinage de la terminaison aborale, tout l'épithélium de l'intestin est constitué exclusivement par des cellules cylindriques à plateau portant des cils vibratiles. Dans de tels épithéliums, toutes

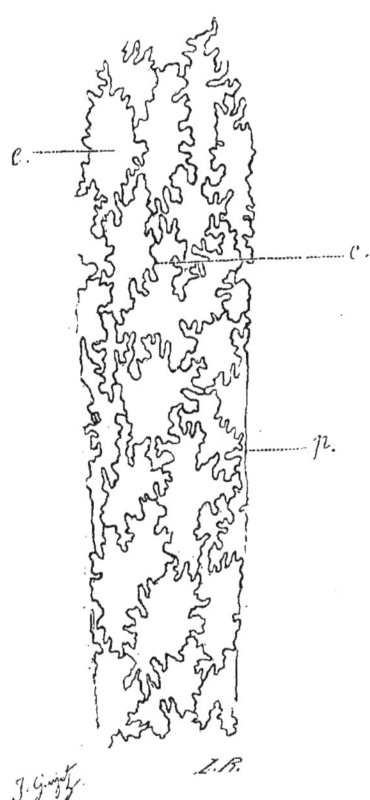

Fig. 369. — Endothélium d'un capillaire lymphatique de la sous-muqueuse de Lapin, imprégné de nitrate d'argent (obj. 7, ocul. 1, de Vérick).

e, champ ; — *c*, lignes de ciment des cellules endothéliales ; — *p*, reploiement de l'endothélium formant à lui seul la paroi du vaisseau.

L'endothélium est *similicellulaire*, formé de cellules toutes de même configuration générale festonnée.

(1) Kölliker, *Éléments d'Histologie humaine* (2e édit. française), p. 11 (fig. 1).

les fonctions sont exécutées par des instruments cellulaires identiques, quand bien même sans doute varient-elles avec le niveau où l'on considère le revêtement épithélial.

Tout au contraire, chez les vertébrés autres que les cyclostomes, l'épithélium (né de l'entoderme blastodermique), qui forme le revêtement de l'intestin grêle et du gros intestin, a rapidement cessé d'être formé de cellules cylindriques toutes semblables entre elles. De distance en distance, intercalées entre les cellules cylindriques qui ici n'ont plus de cils vibratiles, mais sont seulement munies, sur leur surface libre, d'un plateau strié, prennent place d'autres cellules épithéliales très différentes. Ce sont les *cellules caliciformes* (fig. 370),

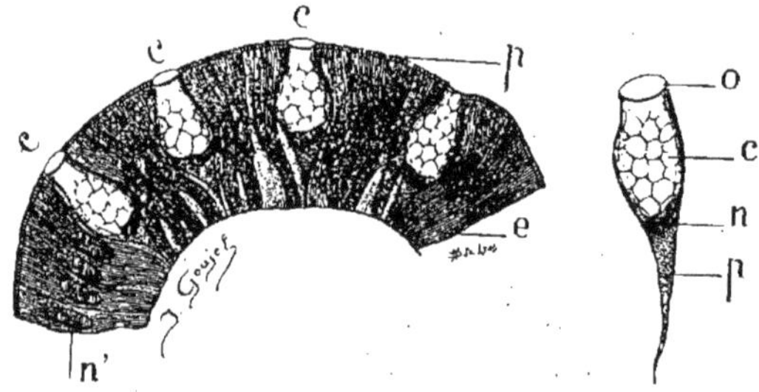

Fig. 370. — Épithélium de revêtement de la muqueuse intestinale du duodénum du Chien, dans l'intervalle de deux cryptes de Lieberkhün (liquide de Müller, gomme, alcool, éosine hématoxylique). — Une cellule caliciforme, isolée par l'alcool au tiers et colorée par l'éosine hématoxylique, a été dessinée à part (320 diam.).

e, cellules épithéliales cylindriques ; — *p*, leur plateau strié ; — *n'*, leur noyau ; — *c,c,c*, cellules caliciformes intercalaires.

o, orifice de la cellule caliciforme, ouvert sur la ligne des plateaux ; — *n*, noyau refoulé à la base ; — *p*, protoplasma de la portion non glandulaire de la cellule, formant son pied d'insertion ; *c*, cavité glandulaire de la cellule, renfermant des boules de mucigène séparées par les travées protoplasmiques.

qui chacune ont la signification morphologique et fonctionnelle d'une glande mucipare unicellulaire. La cellule cylindrique se termine sur son pôle d'implantation par un pied effilé. Du côté de la surface, le corps cellulaire se renfle en forme d'urne, de bouteille ou de cornet. La cavité urcéolaire de la cellule s'ouvre par un orifice régulièrement arrondi qui prend place entre les plateaux des cellules ordinaires, sur la surface libre du revêtement épithélial. Le noyau est refoulé au-dessous de la cavité sécrétoire de la cellule : cavité parcourue par un fin réseau de travées protoplasmiques, séparant les unes des autres les boules de substance mucigène élaborée par l'activité propre de la cellule glandulaire. Les deux ordres de cellules dont est composé le revêtement épithélial de l'intestin ne s'équivalent donc plus, ni morphologiquement ni fonctionnellement. Pour exprimer que cette double distinction anatomique et physiologique s'est opérée et éviter une périphrase explicative, je dirai donc qu'ici l'épithélium est *vario-cellulaire*.

Un second exemple fera encore mieux saisir la différence existant entre les épithéliums similicellulaires et variocellulaires. Considérons

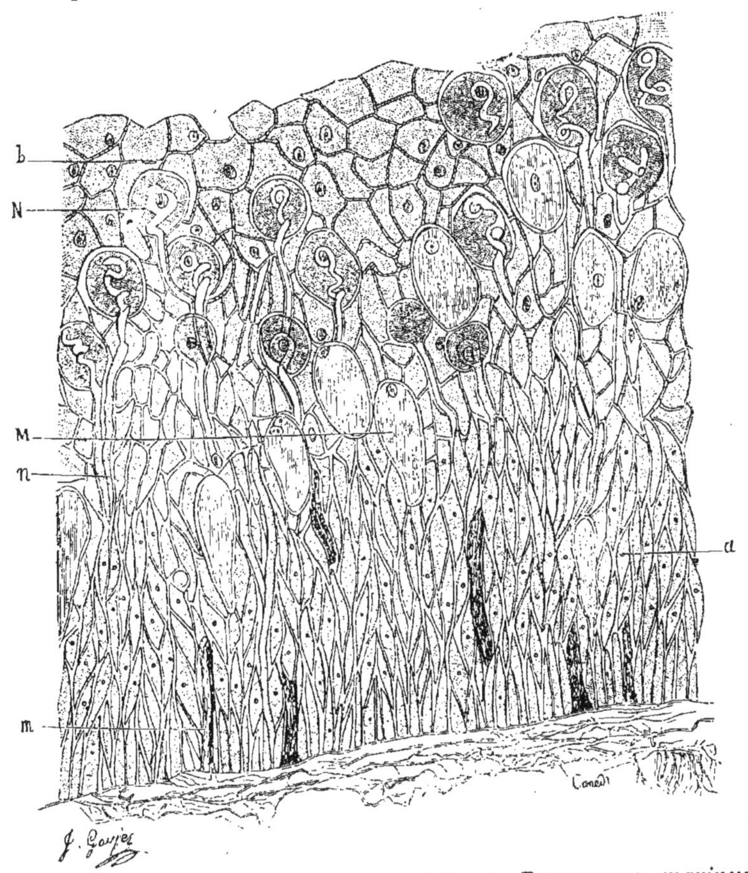

Fig. 371. — Coupe de l'épithélium tégumentaire du *Petromyzon marinus* (la rangée tout à fait superficielle de cellules cylindriques n'a pas été dessinée). Fixation par la solution d'acide osmique à 1 pour 100; alcool fort; coloration par le picrocarminate d'ammoniaque.

a, cellules profondes (cylindriques et à pied) du corps de Malpighi; — *b*, cellules de la partie moyenne du corps de Malpighi, séparées par des lignes de ciment traversées par des filaments unitifs (épines de Schultze); — N, corps des cellules granuleuses (neuroïdes); — *n*, leur prolongement analogue à un cylindre d'axe; — M, massues (cellules musculoïdes); *m*, pied des massues, implanté sur la vitrée du derme.

L'épithélium stratifié est ici au plus haut degré *variocellulaire*.

l'épithélium tégumentaire d'un poisson à peau nue, tel que l'*Ammocœtes branchialis*. Il est stratifié sur une très faible épaisseur, et l'assise supérieure est formée par une rangée de cellules cylindriques à plateau magnifiquement strié. Au fur et à mesure que l'Ammocète se développe, comme l'a bien fait voir F. E. SCHULTZE, on voit de distance en distance l'une des cellules à plateau de l'assise superficielle se transformer progressivement en une cellule caliciforme. Des boules de mucigène apparaissent au sein du protoplasma, deviennent de plus en plus nombreuses, renflent le corps cellulaire en urne. Le noyau est refoulé vers la base de l'élément; et l'ouverture de la cavité urcéolaire se fait à la surface, dans l'écart des plateaux des cellules ordinaires circonvoisines.

D'autre part, et aux dépens de certaines cellules des assises moyennes et de l'assise inférieure (génératrice) de l'épithélium stratifié, se développent des corps particuliers, les *cellules granuleuses* de KÖLLIKER (1), et les *massues*, dont la signification fonctionnelle n'a pu encore être établie. Voilà donc un épithélium renfermant, outre ses éléments initiaux et se succédant régulièrement suivant l'assise à laquelle ils appartiennent, trois nouvelles espèces de cellules. Il est au plus haut degré variocellulaire (fig. 371).

Les faits que je viens de relater ont une grande portée et celle-ci est double. En premier lieu nous reconnaissons en effet que, pour l'exécution de nouvelles fonctions, les cellules épithéliales subissent une flexion morphologique qui change leur forme, et par exemple substitue à une cellule de pur revêtement une cellule glandulaire. En second lieu, nous voyons que ce changement s'effectue çà et là dans l'épithélium, bien que dans certaines régions particulières de ce dernier, il se fasse d'une façon plus large. Mais à part cela, les cellules caliciformes ou glandulaires, les cellules granuleuses de KÖLLIKER et les massues, n'ont point de position absolument fixe au sein de l'épithélium. Celui-ci se modèle donc bien de place en place pour satisfaire à des fonctions nouvelles; mais il le fait par points, et non de façon à créer des organes nouveaux, distincts de la surface épithéliale générale.

Surfaces épithéliales différenciées. — Néanmoins, un tel changement arrive à s'opérer maintes fois dans l'organisme. J'en prendrai pour exemple la modification que subit très rapidement l'épithélium intestinal, né de l'entoderme, sur toute la surface de l'estomac proprement dit, c'est-à-dire renfermant des glandes sécrétant le suc gastrique. Chez l'Homme, le Chien, par exemple, ou chez le Chat, cet épithélium n'est plus formé, comme dans le reste de l'intestin, de cellules cylindriques à plateau strié dans les intervalles desquelles prennent place, de distance en distance, des cellules mucipares (ou caliciformes) intercalaires. La surface entière de l'estomac est tapissée

(1) Que j'ai appelées *neuroïdes*, parce qu'elles émettent un long prolongement très comparable au cylindre d'axe des cellules nerveuses ganglionnaires unipolaires. J'en parlerai plus loin en détail.

par des cellules toutes mucipares sans exception. Le revêtement épithélial entier s'est transformé en une *surface glandulaire*. Il en est de même, chez la Cistude d'Europe, de toute la portion inférieure de l'œsophage à laquelle fait suite la muqueuse gastrique (1). L'exemple est même bien plus démonstratif dans ce dernier cas, parce que, sous l'épithélium de revêtement et dans l'épaisseur du derme muqueux, on ne trouve alors aucune glande comparable aux glandes stomacales subjacentes à l'épithélium caliciforme de la surface de l'estomac. Je me borne ici à ces deux exemples de surfaces épithéliales différenciées, mais chemin faisant, nous en trouverons beaucoup d'autres.

Epithéliums modelés en organes distincts. — A côté de ces différenciations rudimentaires des épithéliums, il en existe d'autres et de beaucoup plus importantes en Anatomie générale. Revenons pour un instant à l'étude du névraxe des vertébrés. Chacun sait qu'il prend son origine dans la différenciation (le plus souvent sous forme d'une gouttière), d'une bande de l'ectoderme primitif d'abord étroite et occupant l'axe antéro postérieur de l'embryon. Voilà une surface épithéliale différenciée. Mais la gouttière neuraxiale ne tarde pas à se fermer par le rapprochement de ses bords; puis elle se détache de l'ectoderme général sous forme d'un tube distinct, entouré par la vitrée de l'ectoderme qui a participé à tout le mouvement. — Dès lors, l'épithélium du névraxe, ainsi séparé de la surface ectodermique générale, cesse rapidement de réaliser le même type épithélial que cette dernière. Il en prend un autre : le type neuro-névroglique, d'où sortiront l'épendyme, la névroglie et les cellules nerveuses proprement dites.

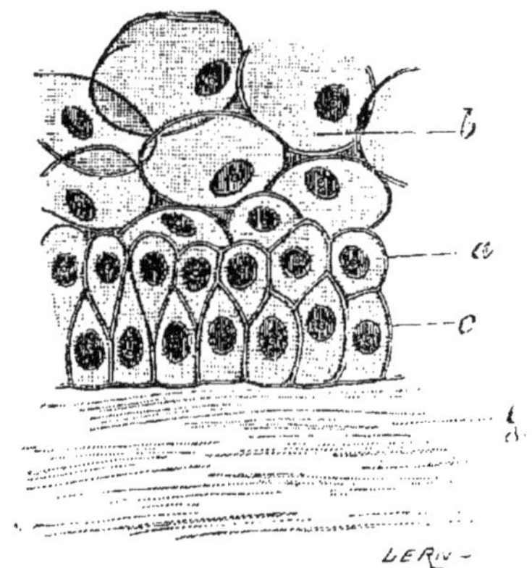

Fig. 372. — Tissu de la corde dorsale de la Lamproie adulte *(Petromyzon marinus)*.

g, gaine de la corde formée de lames très minces superposées et ne renfermant aucun élément cellulaire à son intérieur (ces lames ne décrivent pas des anneaux absolument concentriques, mais tournent plusieurs fois autour de la corde à la façon de lames enroulées dont les tours successifs se recouvrent); — *e*, ligne épithéliale de la corde; — *a*, *b*, cellules globuleuses de la corde.

Fixation par les vapeurs osmiques; achèvement du durcissement par le liquide de Müller; glycérine hématoxylique (250 diamètres).

De même, la corde dorsale des vertébrés vrais, née d'un bourgeonnement sous forme de tige pleine de l'entoderme primitif, montre bientôt des éléments cellulaires très différents (fig. 372) de ceux qui constituent le revêtement définitif de l'intestin entodermique. Ce ne sont

(1) Motta-Maia et Renaut, Note sur la Structure et la Signification morphologique des glandes stomacales de la Cistude d'Europe *(Archives de Physiol.*, 1878).

plus là, ni des cellules cylindriques ciliées comme chez les cyclostomes, ni des cellules à plateau strié entremêlées de cellules caliciformes, comme chez les autres vertébrés. Ce sont au contraire des cellules sphériques, formées d'une substance molle et transparente comme du verre, entourées d'une capsule élastique et stratifiées au-dessus de la ligne épithéliale, quand celle-ci a subsisté. Rien dans de tels éléments ne semble accuser la parenté avec ceux de l'entoderme intestinal. Pas davantage, de prime abord, on ne reconnaîtrait de par les formes, la commune origine ectodermique du corps muqueux de Malpighi et de la névroglie, par exemple.

Je dirai, dans le premier cas, que le névraxe est une formation dans laquelle l'épithélium ectodermique *s'est modelé en organe.* Je dis de même que l'épithélium de l'entoderme primitif s'est modelé en organe pour former la corde dorsale.

En dehors de telles différenciations majeures et qui donnent, dans un cas origine à tous les tissus de signification nerveuse aux dépens de l'ectoderme, dans un autre cas, naissance aux dépens de l'entoderme à l'axe primordial et directeur du squelette définitif, il y en a une foule d'autres. Ainsi se développent aux dépens de l'ectoderme tégumentaire les premiers rudiments des *phanères* (ongles, dents, poils, écailles placoïdes, dents ou odontoïdes cornées), et *toutes les glandes* de la peau et des muqueuses du type malpighien (fig. 373) ainsi que la mamelle. Le *Cristallin*, pièce de soutènement du névraxe rétinien et de ce chef homologue de la corde dorsale, nait également d'une invagination de l'ectoderme tégumentaire. Tous ces organes ont, au début, pris leur origine dans des replis ou des bourgeonnements de l'ectoderme qui, s'étant d'abord différenciés du reste de la surface, ont acquis une *position fixe* et la *valeur d'organes distincts*. Le revêtement épithélial, issu de la couche génératrice de l'ectoderme ordinaire, a pris dans ces organes une manière particulière et individuelle d'évoluer, souvent typique au point de donner au tissu des caractères exclusifs : *Il s'est modelé pour former l'organe* et satisfaire à des fonctions spéciales, dont ses flexions morphologiques réalisent dans chaque cas l'instrument, le dispositif histologique nécessaire.

On pourrait répéter les mêmes considérations pour l'entoderme, qui donne naissance, en outre de la corde et des vaisseaux sanguins, aux épithéliums des glandes de l'estomac, des glandes de Brünner, du pancréas et du foie : organes distincts de la surface entodermique générale, et dont les épithéliums se sont absolument différenciés de l'entoderme de revêtement en se modelant chacun pour sa fonction. On les pourrait non moins reproduire pour l'épithélium de la cavité viscérale, qui en se modelant en organes rapidement séparés de la surface générale, donne naissance aux épithéliums

nuleuses de Kölliker dont j'ai parlé un peu plus haut et que j'ai appelées *neuroïdes*. Elles ressemblent beaucoup à des cellules nerveuses, et poussent comme ces dernières un filament qui ressemble à un cylindre d'axe *(voy.* fig. 371, — N, *n)*. Mais ce ne sont point là des cellules ganglionnaires, telles que seul l'ectoderme neuraxial, modelé en organe, est capable d'en engendrer par une évolution spéciale et cette fois-ci complète de ses éléments cellulaires constitutifs. La différenciation que subit un épithélium quand de similicellulaire il devient variocellulaire, semble donc bien n'être qu'un simple acheminement vers la flexion morphologique qui en fera, ultérieurement ou sur un tout autre point de son étendue, un épithélium modelé. L'épithélium variocellulaire ne s'est dans ce cas modelé que cellule à cellule et pour ainsi dire par points, sans aboutir à des formations ayant la valeur de ce qu'on appelle un organe.

Formations épithéliales pleines; bourgeons épithéliaux. — Les épithéliums de revêtement, pour modeler certaines de leurs parties en organes différenciés, émettent des expansions sous une double forme.

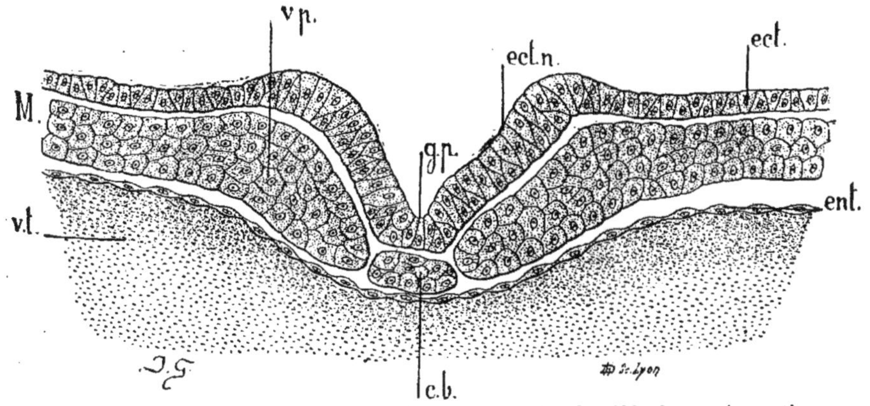

Fig. 374. — Coupe transversale de l'embryon de Poulet (40e heure à partir du début de l'incubation). — Région dorsale.

ect, ectoderme tégumentaire formé d'une seule assise de cellules prismatiques; — *ect. n*, ectoderme neural, formant la gouttière médullaire. Il est stratifié et composé de deux ou même trois assises de cellules superposées.
g p, fond de la gouttière médullaire; — *c b*, corde dorsale; — *ent.*, entoderme; — M, mésoderme; — *v p*, vertèbres primitives; — *v t*, vitellus.

Dans un premiers cas, ils dessinent un diverticule de la surface générale, au sein duquel les cellules épithéliales subiront la variation de forme nécessitée par la fonction même de l'organe formé. C'est, par exemple, ainsi que prennent naissance la gouttière médullaire (fig. 374) origine du névraxe, et le rudiment du cristallin aux dépens de l'ectoderme. Dans un second cas, le mouvement d'expansion de l'épithélium qui doit aboutir à la constitution d'un organe distinct, s'opère sous forme de bourgeonnement. Le bourgeon épithélial est plein;

les cellules épithéliales n'y sont plus ordonnées de façon à limiter une surface. Elles constituent par leur ensemble une tige compacte et solide, sans cavité centrale. Telle est la corde dorsale embryonnaire de la *Torpedo ocellata* (1), par exemple, au moment où elle se détache de l'entoderme.

En réalité, la différence entre ces deux modes d'expansion des épithéliums qui se modèlent, est moins considérable qu'il ne le semblerait de prime abord. Le névraxe épithélial primitif possède chez tous les vertébrés la même signification morphologique, bien que chez certains d'entre eux (batraciens-anoures, — Lepidosteus), il se développe aux dépens d'un bourgeon plein, ou plutôt d'une tige ectodermique pleine, et non pas aux dépens d'une invagination de l'ectoderme sous forme de gouttière comme c'est le cas le plus général. De même le foie commence par être, chez tous les vertébrés, un simple diverticule de l'anse duodénale. Mais bientôt l'épithélium continue à bourgeonner sous forme de travées pleines, aux dépens desquelles se développeront les parties du parenchyme hépatique qui font suite aux canaux biliaires. L'une des formes d'expansion épithéliale peut donc remplacer l'autre dans des édifications en fin de compte identiques, ou dans des parties différentes d'une seule et même édification.

En règle générale, les bourgeons pleins, qui réalisent une sorte de variété de l'épithélium stratifié à cela près que leurs cellules ne sont plus ordonnées en assises par rapport à une surface, subissent une modification secondaire qui les ramène à l'état d'épithélium vrai. C'est ainsi que secondairement apparaît, dans le névraxe originairement plein des anoures, le canal de l'épendyme bordé par des cellules épithéliales ciliées. Une cavité ou plus souvent une fente se montre aussi dans certains cas au sein de la corde dorsale (fig. 375). Enfin, quand il s'agit d'une glande véritable, et que l'organe d'embryonnaire est devenu fœtal (c'est-à-dire a pris sa forme générale définitive), les bourgeons qui le constituent se creusent, les cellules qui en occupent l'axe ne continuant pas à se développer. La lumière est dès lors limitée nettement par une ligne de cuticulisation, et l'épithélium glandulaire se réduit à une ou deux assises de cellules (2). Plus rarement, l'organe commence par être un diverticule de la surface générale et sa cavité s'efface secondairement. Tel est par exemple le cas du cristallin

(1) Voy. t. I, p. 324, les détails de ce développement de la corde dorsale.

(2) Ainsi dans les glandes sudoripares l'épithélium se réduit : 1° au niveau du canal excréteur, à un revêtement formé de deux couches de cellules ; 2° dans la portion glomérulaire, à une couche de cellules prismatiques séreuses, bordant la lumière, tandis que les cellules de la couche profonde ont fléchi leur forme à la fonction musculaire et sont devenues des fibres lisses, de nature myo-épithéliale.

de l'œil des animaux vertébrés. La cavité de la vésicule cristallinienne disparaît par suite de la croissance, sous forme de longues fibres, des

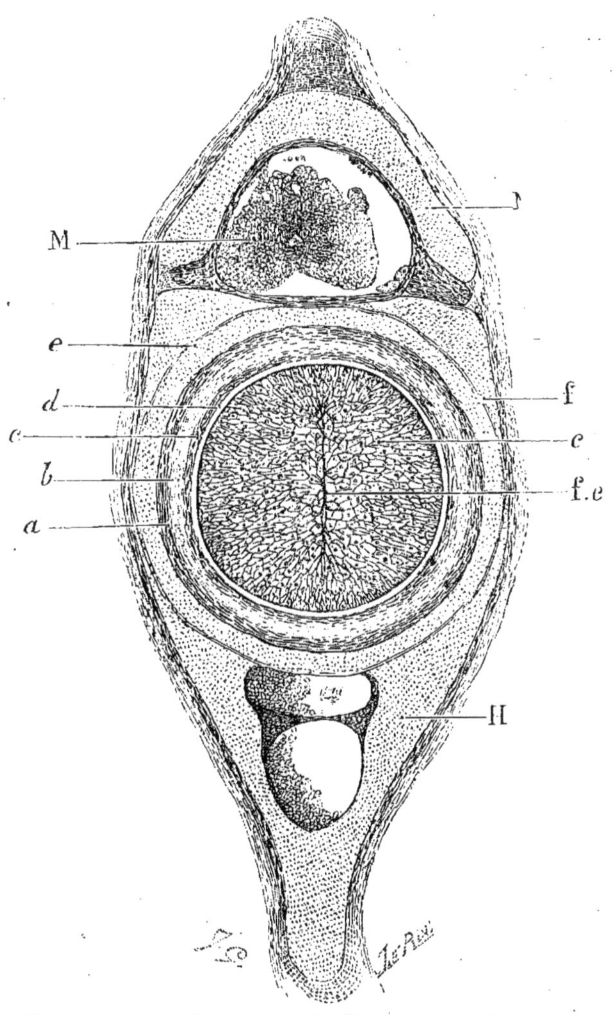

FIG. 375. — Coupe transversale du squelette d'un embryon d'Acanthias; — N, arc neural cartilagineux; — M, moelle épinière; — H, arc hémal ou viscéral cartilagineux entourant les vaisseaux.

c, corde dorsale; — f c, fente centrale verticale de la corde; — d, membrane propre ou vitrée de la corde; a, b, c, les trois zones concentriques de la gaine insegmentée de la corde; — e, f, gaine élastique de la corde, rejetée au sein du tissu cartilagineux et rompue de distance en distance (faible grossissement).

Durcissement par l'alcool fort, picrocarminate, glycérine.

cellules de la région postérieure du cristallin. Le sommet de ces cellules vient déjà, chez un embryon humain de 11 centimètres (3 mois), buter contre la ligne de cuticulisation limitant sur sa face libre l'épithélium antérieur, qui n'a pas cessé d'être prismatique. C'est dès lors cette ligne qui représente seule l'ancienne cavité cristallinienne ; et le cristallin est devenu plein et solide comme la corde dorsale, dont il joue le rôle par rapport au névraxe rétinien en tant qu'organe primitif de soutènement.

§ 3. — MEMBRANES VITRÉES ET CIMENTS INTERCELLULAIRES DES ÉPITHÉLIUMS

Reprenons la définition des épithéliums. Nous avons vu qu'ils sont formés de cellules disposées en couche de revêtement sur des surfaces continues. Une première question qui se pose naturellement, c'est de savoir comment, et par quoi est constituée cette surface continue qui sert de support et de point d'insertion aux cellules épithéliales.

Membranes vitrées : Basement-membrans de Bowman. — Sur une coupe en travers, faite perpendiculairement au névraxe et à la corde

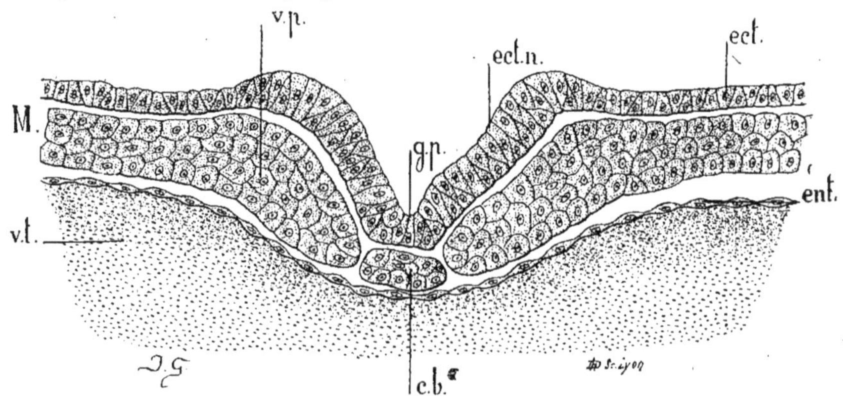

Fig. 376. — Coupe transversale de l'embryon de Poulet (40e heure à partir du début de l'incubation). — Région dorsale.

ect, ectoderme tégumentaire formé d'une seule assise de cellules prismatiques; — *ect. n*, ectoderme neural, formant la gouttière médullaire. Il est stratifié et composé de deux ou même trois assises de cellules superposées.

g p, fond de la gouttière médullaire; — *c b*, corde dorsale; — *ent*, entoderme; — M, mésoderme; — *v p*, vertèbres primitives; *v t*, vitellus.

dorsale d'un embryon de Poulet, vers la quarantième heure à partir du début de l'incubation, on voit que, partout où il se poursuit, l'ectoderme dessine la ligne continue du revêtement d'une surface (fig. 376). Sous tous les pieds consécutifs des cellules ectodermiques, passe une ligne brillante, nette comme si on l'avait tracée à l'encre, réfringente, et que les réactifs quelconques laissent incolore. Cette ligne répond à la coupe de la surface d'insertion de l'épithélium ectodermique. Elle sépare l'ectoderme de la lamelle fibro-cutanée et des protovertèbres ; elle file sous la gouttière médullaire sans s'interrompre. Elle possède un simple contour : elle n'a donc point d'épaisseur appréciable. On pourrait par suite croire qu'elle n'est qu'une apparence : qu'elle résulte de la mise en série, suivant une nappe continue, de toutes les extrémités inférieures des cellules prismatiques de l'ectoderme. A ce moment, l'embryon est trop délicat pour qu'on puisse juger la question en faisant desquamer, par des méthodes appropriées, l'ectoderme inséré sur la ligne brillante.

Mais sur un embryon de Mouton âgé de quelques semaines (15 à 30 millimètres), ou sur un têtard d'anoure quelconque sortant de la masse gélatineuse de l'œuf (1), à la place de cette ligne mince on trouve une formation homogène, brillante, à double contour, nettement séparable de l'épithélium qui la revêt, et qu'on est en droit de considérer comme résultant de la croissance de la pellicule sans épaisseur qu'on avait observée d'abord. C'est la *vitrée* de l'ectoderme cutané *(basement-membran* de BOWMAN). Au niveau du névraxe, elle devient la *membrana prima* de HENSEN. Au pourtour du cristallin, qu'elle a suivi dans sa formation, elle deviendra la cristalloïde (2).

L'ectoderme embryonnaire, au début de sa formation à l'état épithélial, et dans toute l'étendue de son développement en surface et de ses premières invaginations (névraxe, cristallin), repose donc sur

(1) TECHNIQUE. — Les embryons de Mouton sont fixés par le liquide de Müller pendant plusieurs semaines. On les lave, et l'on chasse avec un pinceau rude l'ectoderme tégumentaire. On trace ensuite, avec un scalpel bien tranchant et à lame convexe, des lignes d'incision très superficielles se croisant entre elles. Opérant sous l'eau, dans un cristallisoir disposé sur le photophore, on soulève des lamelles du tégument avec la lame ou le dos du scalpel. Celui-ci commence à détacher le derme embryonnaire ; mais à l'extrémité des lambeaux dégagés par arrachement, la vitrée forme une série de franges libres, qu'on peut examiner étalées à plat, colorer, etc.

Chez les têtards d'anoures, la vitrée a une assez grande épaisseur et peut être étudiée sur des coupes, faites après fixation par le liquide de Müller ou mieux par les solutions osmiques.

(2) On donne assez communément le nom de *membranes basales* à ce que j'appelle ici les *membranes vitrées*. J'ai préféré adopter le second de ces deux termes, introduit depuis longtemps dans la terminologie par CH. ROBIN, parce qu'il permet d'éviter la confusion des membranes sous-épithéliales, avec les formations du pôle d'insertion des cellules de certains épithéliums, auxquels je réserve le nom de *plateaux basaux*. C'est ainsi qu'il convient, par exemple, de désigner les plateaux des cellules de la première rangée de cellules de l'épithélium antérieur de la cornée de la Salamandre. Or, on sait que la cornée se termine, sous l'épithélium, par une formation également basale, la *vitrée*, que double en dehors cette ligne de plateaux appartenant en propre aux cellules épithéliales de la première rangée (ou génératrices). De même, les cellules épithéliales des têtes des follicules clos de l'appendice iléo-cœcal du Lapin possèdent des plateaux basaux qu'ils emportent avec eux, et qui sont tout à fait distincts de la vitrée de l'entoderme. On pourrait multiplier ces exemples.

une surface continue répondant à une membrane qui dessine celle-ci, et qui le sépare des éléments mésodermiques. Cette membrane, qu'on peut aisément dégager chez un embryon de Mouton de 30 millimètres, est sans structure. Le carmin aluné la laisse absolument incolore. Le picrocarminate d'ammoniaque la teint à peine en jaune orangé, l'hématoxyline en bleu de lin très pâle. Elle se plisse et s'enroule quand on l'a dégagée, mais non pas comme une étoffe souple. Elle est très élastique, mais cassante. Quand on l'a étalée à plat et recouverte d'une lamelle, elle montre de distance en distance des traits linéaires ordinairement parallèles entre eux, répondant à des brisures. On ne trouve aucun élément cellulaire lui appartenant en propre dans son épaisseur. Transparente comme du verre, au bout de quelques semaines de conservation dans la glycérine hématoxylique elle montre çà et là de fines granulations, résultant d'une altération vacuolaire de sa substance homogène ou provenant de grains étrangers qui ont fini par se colorer et qui adhèrent à l'une ou l'autre de ses faces. C'est donc bien là une formation *amorphe* et *vitrée*. Les vaisseaux sanguins ne l'abordent point et ne s'engagent jamais dans son épaisseur ; elle passe au-dessus de toutes leurs boucles ascendantes et partout les sépare de l'épithélium.

Les nerfs se comportent autrement à l'égard de la vitrée ectodermique. Sur les têtards d'anoures, on la voit traversée par ceux qui, à l'état de fines fibrilles amyéliniques, vont se répandre dans l'épithélium des arcs mandibulaires ou se terminer dans les bourgeons du goût situés en arrière du bec corné. Ces nerfs traversent la vitrée de part en part. Dans certaines régions, chez les animaux adultes, la vitrée ectodermique peut être traversée par de véritables bouquets de fibres nerveuses amyéliniques beaucoup plus volumineuses que les fibrilles ténues dont nous venons de parler, et présentant sur leur trajet des noyaux qui leur appartiennent en propre. Un bon exemple en est fourni par l'énorme vitrée subjacente aux crêtes acoustiques chez le *Petromyzon marinus* (fig. 377). De même, on peut trouver des cellules migratrices engagées dans l'épaisseur de la vitrée du derme. Mais ces cellules ne font alors que la traverser, comme le ferait un grain de plomb par rapport à une lame de gélatine ramollie par l'eau. Cela revient à dire que la vitrée peut offrir un passage facile à la progression des cellules lymphatiques, ou à la végétation des filets nerveux amyéliniques préterminaux ; mais elle ne renferme jamais aucun élément cellulaire fixe entrant dans sa structure propre.

L'étude sommaire de la vitrée de l'ectoderme, laquelle peut être avantageusement prise pour type de toutes les autres, jette un jour très grand sur la signification morphologique des membranes vitrées en général. On peut considérer celles-ci comme des formations immédiatement subjacentes aux revêtements épithéliaux, déterminant la surface que revêt l'épithélium et en en assurant la continuité. De plus les vitrées sont, comme les substances fondamentales des tissus du groupe conjonctif, et — ainsi que nous le verrons plus loin — comme les ciments interépithéliaux, *des édifications non cellulaires.* Elles ne proviennent pas d'une transformation particulière des cellules, et aucune incitation formative ne les ramène à l'état cellulaire.

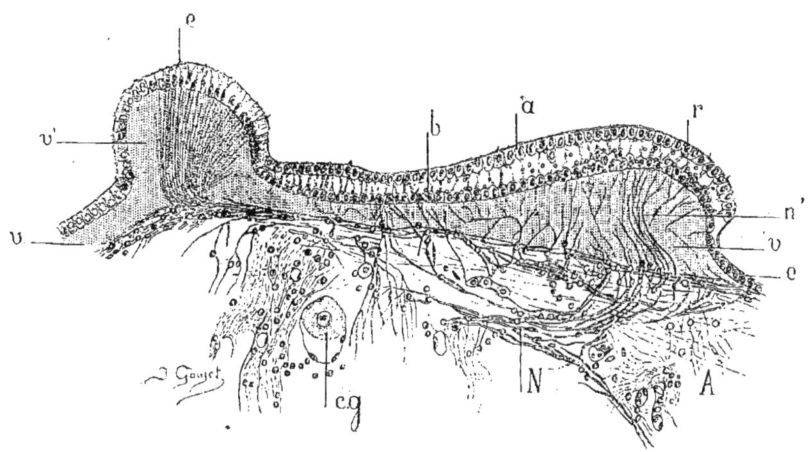

Fig. 377. — Coupe transversale d'une des crêtes acoustiques du *Petromyzon marinus*. Fixation par le liquide de Müller. — Gomme, alcool. — Éosine hématoxylique (faible grossissement).

v, *v*, vitrée énormément accrue d'épaisseur sous la crête et au niveau du relief *e* qui occupe son côté interne ; — A, tissu connectif subjacent à la crête acoustique, et limitant la masse du ganglion acoustique dont une seule cellule ganglionnaire, *cg*, a été dessinée ; — *v'*, disposition rayonnante de la substance propre de la vitrée au sein du relief occupant le côté interne de la crête acoustique.

a, cellules sensorielles (auditives) ; — *b*, cellules de soutien ; — *r*, intrication formée par les fibres nerveuses et les expansions des cellules de soutien entre le corps de celles-ci et celui des cellules auditives ; — *e*, *e*, épithélium non sensoriel.

N, faisceau de nerfs partis du ganglion acoustique et s'arborisant sous forme de fibres de Remak dans la vitrée avant de pénétrer dans l'épithélium sensoriel.

Par contre, elles semblent bien avoir été édifiées sous l'influence directrice des épithéliums adjacents. Là où l'épithélium est détruit et disloqué, par exemple à la suite d'un processus inflammatoire, les vitrées ne tardent pas à disparaître par une résorption très comparable à celle que subissent, dans les mêmes circonstances, les faisceaux connectifs et les fibres élastiques du tissu conjonctif. En revanche, elles se reconstituent dès que l'épithélium de la région s'est lui-même régénéré. Dans cet ordre d'idées, on pourrait considérer les vitrées comme les formations de substance fondamentale édifiées par les épithéliums : tout comme les faisceaux connectifs et les fibres élastiques, la substance fondamentale des os et des cartilages, l'ont été par les cellules fixes des tissus de substance conjonctive (1). Dans les deux cas, en effet, la formation de substance fondamentale se fait en dehors de l'élément cellulaire qui en motive et en dirige l'édification; elle ne fait point corps avec lui.

Les membranes vitrées ont d'ailleurs, avec les éléments du tissu conjonctif qu'elles séparent des épithéliums, des rapports tout aussi importants qu'avec ces derniers. Dans le cordon ombilical de l'Homme, on voit en effet les faisceaux connectifs de la gélatine de Wharton prendre leur insertion sur la vitrée de l'ectoderme qui limite le tissu muqueux à la périphérie de l'organe. Ils s'y terminent en s'y fondant pour ainsi dire. Le fait est plus évident encore dans la vitrée de l'œsophage de l'Escargot commun *(Hélix pomatia)*. Cette vitrée est énorme, plus épaisse que l'épithélium qu'elle supporte. On voit, sur les coupes longitudinales et transversales de l'œsophage, les gros faisceaux conjonctifs du tissu cellulaire sous-muqueux s'engager dans la substance amorphe de la vitrée, s'y pénicil!er, et y fondre en fin de compte cette pénicillation comme le fait un faisceau fibreux pénétrant dans la substance fondamentale d'un cartilage hyalin. Il y a donc une grande analogie entre les substances fondamentales des tissus du groupe connectif et les membranes vitrées. D'ailleurs, celles-ci sont les premières substances fondamentales autres que les ciments inter-épithéliaux, qui apparaissent chez l'embryon. Dans l'Amphioxus, elles constituent à elles seules presque tout le stroma de l'organisme et tiennent la place du squelette fibreux. Chez les chœtognates, le feuillet moyen tout entier se réduit même à une vitrée, intermédiaire à l'ectoderme et à l'entoderme accolés, commune aussi à ces deux feuillets. Le fait que, chez les némertiens, cette vitrée commune s'épaissit et qu'on voit pénétrer dans son épaisseur des cellules lymphatiques qui ensuite l'habitent, a même conduit les frères Hertwig à admettre que la masse fondamentale primordiale du tissu conjonctif, à laquelle ils donnent le nom de *mésenchyme*, a pris son origine dans la formation vitrée intermédiaire à l'entoderme et à l'ectoderme des animaux les plus inférieurs (2).

(1) Nulle part l'influence de l'épithélium sur la vitrée n'est plus manifeste que dans la *membrane de Descemet*, qui limite la cornée transparente du côté de la chambre antérieure, et porte un épithélium bas particulier, l'*épithélium de Descemet*, né du mésoderme initialement interposé au cristallin et à la cornée. Sur les yeux des très jeunes fœtus de vertébrés, dont l'épithélium de Descemet est à peine différencié, la vitrée ou membrane de Descemet est mince et formée d'une lamelle unique. Au fur et à mesure que l'animal avance en âge, la membrane de Descemet devient multilamellaire. Les lamelles se multiplient jusqu'à ce que l'état adulte soit acquis; comme si, pendant toute la durée de l'accroissement, l'épithélium dirigeait le dépôt de lamelles nouvelles entre lui et les lamelles déjà formées.

(2) O. et R. Hertwig : *Cœlomthéorie*.

L'épaisseur des membranes vitrées est très variable suivant qu'on les considère sur un point ou sur un autre de leur étendue. C'est ainsi que la vitrée de l'ectoderme de l'Homme et des mammifères, réfléchie au pourtour du germe du cristallin, y prend d'emblée une épaisseur considérable pour former la cristalloïde. Chez l'adulte, elle est si mince sous l'ectoderme tégumentaire transformé en corps muqueux de Malpighi, qu'il faut des méthodes particulières et très laborieuses, que j'indiquerai plus loin, pour la mettre en évidence. Mais elle rede-

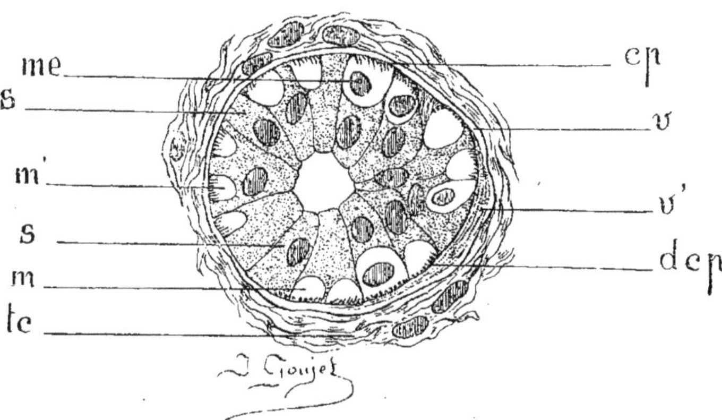

Fig. 378. — Coupe transversale d'un tour de spire de la portion glomérulaire d'une glande sudoripare du gros orteil de l'Homme (injection interstitielle du mélange osmio-picrique et de solution de nitrate d'argent). La glande a été fixée au repos. Durcissement par l'alcool fort. Coloration par la glycérine hématoxylique. Conservation dans le baume au xylol après passage dans l'alcool fort, l'essence de girofles et l'essence de bergamote.

s, cellules glandulaires; — *me*, cellules myo-épithéliales coupées au niveau de leur noyau; — *m m'*, cellules myo-épithéliales coupées en dehors de leur noyau : la section du corps cellulaire qui est fusiforme, est moins large; — *dcp*, dents répondant à des fibrilles myo-épithéliales qui ont basculé dans l'épaisseur de la coupe, et dont l'ensemble forme la *semelle contractile*.
v, vitrée du tube glandulaire, déjetée en *v'* et montrant ses sillons et ses crêtes. (Ocul. 1, obj. 9, de Leitz.)

vient très épaisse dans la portion glomérulaire des glandes sudoripares (fig. 378), et, autour de certains poils, elle paraît même multilamellaire. Sur des points où la portion superficielle du derme s'est transformée en tissu réticulé (fig. 379), comme dans l'amygdale pharyngienne, et où l'épithélium est incessamment parcouru par des cellules lymphatiques du groupe aberrant qui font issue à la surface, la vitrée ectodermique existe tout aussi bien que là où le derme est demeuré fibreux. Si l'on traite par le pinceau l'épithélium, sur une coupe épaisse d'un des festons de l'amygdale impaire faite après quelques jours d'immersion de cette dernière dans l'alcool au tiers, on dégage aisément la membrane vitrée. Elle apparaît sous la forme d'une lamelle mince et granuleuse, semblable à une pellicule de gélatine. A sa face profonde viennent s'insérer et se fondre les travées les plus superficielles du tissu caverneux subjacent ; et au-dessus de celui-ci elle est absolument continue, sans trous ni stomates. Elle est pourtant, sur ce point, incessamment traversée par les cellules migratrices en voie d'issue au dehors. Mais ces cellules lymphatiques ne laissent dans la vitrée aucune trace de leur passage. Les trous qu'elles y pratiquent par leurs mouvements amiboïdes se referment aussitôt. Nous trouvons ici un nouvel exemple d'une formation limitante qui, tout en demeurant fixe et persistante au point de

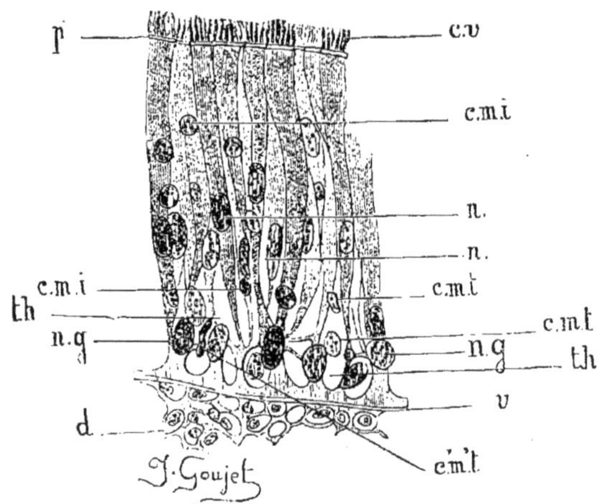

Fig. 379. — Epithélium des fosses nasales de l'Homme au-dessus d'un îlot de tissu réticulé (voisinage de l'amygdale pharyngienne). Fixation par le liquide de Müller ; gomme, alcool. Coloration par le carmin aluné. Conservation dans la résine Dammar.

v, vitrée ; — *d*, point du derme muqueux transformé en tissu réticulé ; — *ng*, *ng*, noyaux des cellules génératrices ; — *p*, plateaux ; — *cv*, cils vibratiles des cellules cylindriques ; — *n*, *n* leurs noyaux.

th, *th*, thèques ou espaces développés entre les cellules épithéliales et logeant des cellules migratrices *cmt*, *c'm't'* (celle-ci vue de profil) ; — *cmi*, *cmi*, cellules migratrices parcourant le ciment interstitiel pour faire issue au dehors. (Ocul. 1, obj. 9 de Leitz.)

vue morphologique, peut néanmoins servir de voie aux mouvements migrateurs, et permettre les échanges d'éléments mobiles entre le feuillet épithélial qu'elle limite et le milieu intérieur.

Sur nombre de points de l'organisme, la vitrée subjacente aux épithéliums s'est tellement réduite qu'on ne peut plus la mettre en évidence par les méthodes ordinaires. Tel est, par exemple, le cas pour le plus grand nombre des endothéliums. Cependant nous avons vu que Vialleton (1), sous l'endothélium des grosses artères, et Lacroix (2),

(1) L. Vialleton, *Contribution à l'étude de l'endartère de l'Homme et des animaux mammifères* (Lyon, 1885).

(2) Lacroix, *Contribution à l'histologie normale et pathologique du péricarde.* (Thèse de Lyon, 1891.)

sous celui du péricarde, ont pu démontrer l'existence de vitrées parfaitement légitimes. Jusqu'à plus ample informé, on peut donc admettre que toute surface naturelle est limitée, sous l'épithélium qui la revêt et si mince qu'il soit, par une formation limitante : celle-ci pouvant d'ailleurs se réduire à une couche d'épaisseur tout à fait négligeable, comme l'est celle de la vitrée ectodermique du germe du Poulet lors de sa première apparition. Au niveau de certaines régions de l'intestin, telles que les villosités, par exemple, on ne peut pas non plus mettre en évidence de membrane vitrée sous l'épithélium à plateau strié, semé de cellules caliciformes. DEBOVE (1) avait supposé qu'ici, et dans les culs-de-sac glandulaires de la muqueuse intestinale, d'une manière générale aussi sous tous les épithéliums, la membrane propre ou « basement membran » n'est pas amorphe, mais consiste dans un endothélium : l'*endothélium sous-épithélial*. Mais cette conception n'est plus acceptée aujourd'hui. DASTRE a montré qu'elle était erronée pour le cas particulier de l'épithélium vésical de la Grenouille, point de départ des travaux de DEBOVE. De mon côté, j'ai fait voir qu'il n'existe pas d'endothélium continu sous l'épithélium des villosités de l'intestin du Lapin. Quand on injecte les sinus lymphatiques des follicules clos à l'aide d'une solution de nitrate d'argent, de façon à déployer toutes les voies de la lymphe et à imprégner l'épithélium superficiel par transsudation, puis qu'on fixe par l'alcool fort ces mêmes trajets déployés après avoir chassé l'épithélium à l'aide du pinceau, on ne voit sous ce dernier aucun endothélium continu. Le tissu conjonctif montre seulement des figures stellaires répondant à l'image négative de ses cellules fixes, et passant sur les boyaux lymphatiques parfois larges et étalés sous l'épithélium au point de donner l'illusion d'une surface endothéliale. Mais sur les coupes, on voit que ces boyaux ne sont que des expansions des bourgeons lymphatiques parcourant l'épaisseur du tissu conjonctif.

L'endothélium sous-épithélial n'existe donc pas, et l'existence des membranes vitrées est par contre absolument démontrée. En dehors de là, il est difficile de donner les caractères précis et complets de ces formations sans les passer toutes en revue. Elles possèdent le caractère commun d'être hyalines, transparentes, sans structure autre que des striations ou des lamellations plus ou moins compliquées. Leur constitution histochimique reste très peu connue et paraît d'ailleurs variable. Toutes se gonflent, à la façon des substances fondamentales du groupe connectif, sous l'influence de la potasse et de la soude à 40 pour 100, et sous celle des acides faibles (acétique, formique, citri-

(1) DEBOVE, *Mémoire sur la couche endothéliale sous-épithéliale des membranes muqueuses*. (Arch. de Physiologie, 1874.)

que, tartrique), ou dilués. HONNORAT (1) a fait voir aussi que, sous l'influence de l'œdème chronique, la vitrée des bronches, qui dans l'état normal est tout à fait difficile à démontrer sous l'épithélium cylindrique à cils vibratiles, prend une épaisseur énorme (fig. 380), dépassant celle de la portion glomérulaire des glandes sudoripares de l'Homme, du Cheval et du Chien. Sous l'influence des diverses matières colorantes employées en histologie, les membranes vitrées ne se comportent pas toutes de la même manière : les unes se colorent, les autres non, par un même réactif. C'est ainsi que la membrane de Bowman,

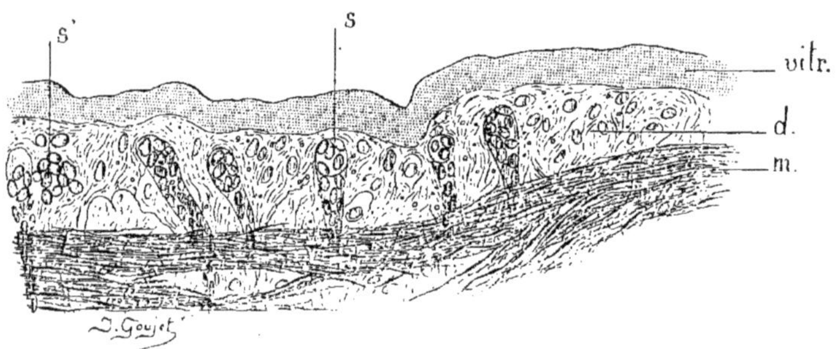

FIG. 380 — Coupe de la paroi d'une bronche interlobulaire, prise sur le poumon d'une jeune fille depuis longtemps atteinte d'œdème pulmonaire consécutif à un rétrécissement mitral pur. Fixation par le bichromate d'ammoniaque à 2 pour 100. Gomme, alcool, coloration au picrocarminate.

vitr, vitrée bronchique énormément épaissie, dessinée en un point débarrassé de l'épithélium; — *d*, derme muqueux modifié par l'œdème et renfermant un grand nombre de cellules lymphatiques; — *s*, *s'*, vaisseaux sanguins dilatés, distendus par une injection naturelle de globules rouges; — *m*, muscles de Reissessen. — (ocul. 1, obj. 7 de Leitz), chambre claire, projection sur la table de travail.

subjacente à l'épithélium antérieur de la cornée de l'Homme, se teint en rouge par le carmin quand on a conservé pendant un certain temps la préparation dans la glycérine formiquée à 1 pour 100 (RANVIER); tandis que dans les mêmes conditions la vitrée du cristallin, celle des glomérules sudoripares, reste absolument incolore. On ignore de même si la substance des vitrées fait partie du groupe des substances collagènes (gélatine, chondrine, osséine), ou si elle est formée de kératine. Mais ce qui est bien établi, c'est la signification morphologique de ces formations, leur constance à l'état plus ou moins réduit ou développé sur la ligne d'insertion des revêtements épithéliaux, et leur rôle dans la constitution des membranes propres limitant les portions des épithéliums distraites de la surface générale et modelées en organes (2).

(1) HONNORAT, *Processus histologique de l'œdème du poumon d'origine cardiaque*. (Thèse de Lyon, 1887.)

(2) Le rôle des membranes vitrées ne se réduit pas, du reste, exclusivement au soutien des épithéliums des surfaces naturelles; elles peuvent servir aussi à déterminer la délimitation exacte de certains organes interstitiels. La membrane de

Pour bien mettre ce rôle en évidence, il suffit de prendre pour exemple la corde dorsale des vertébrés inférieurs, et de rappeler la part que prend sa membrane vitrée, très épaisse et multilamellaire (fig. 381), dans la formation du squelette définitif (1). On sait que la corde dorsale est une formation épithéliale née de l'entoderme, effectuée au-dessous du névraxe par un mécanisme analogue à celui

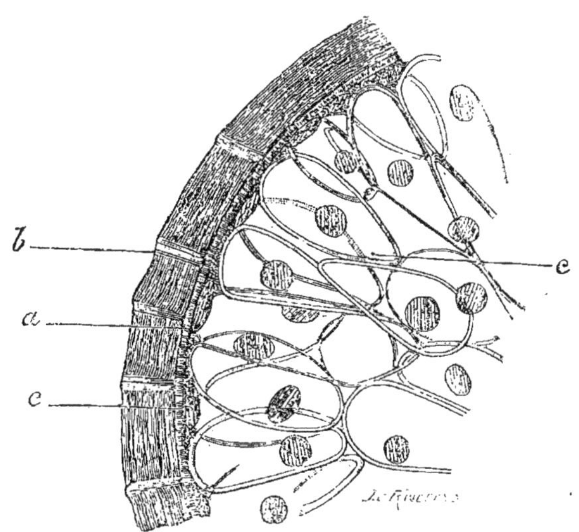

Fig. 381. — Coupe transversale de la corde dorsale de l'embryon d'Acanthias, montrant les détails du tissu de la corde et de sa gaine propre (durcissement dans l'alcool fort; picrocarminate d'ammoniaque; conservation dans la glycérine picrocarminée).

c, cellules de la corde dorsale devenues globuleuses et entourées de leur capsule; — e, ligne épithéliale continue des cellules de la périphérie de la corde, reposant sur la formation basale granuleuse qui les sépare de la membrane vitrée proprement dite; — b, membrane propre ou vitrée de la corde formée de lamelles superposées et dessinant des plis. Cette gaine ne renferme aucun élément cellulaire.

qui détache ce dernier de l'ectoderme. Jamais aucun vaisseau ne pénètre la corde. Elle est entourée chez les Ammocètes par une épaisse

Descemet, par exemple, limite la cornée et la sépare du tissu conjonctif intermédiaire chez le fœtus à cette membrane et au cristallin, bien avant que la chambre antérieure soit une cavité remplie par l'humeur aqueuse.

De même chez les cyclostomes (*Petromyzon marinus*, par ex.), tout le derme de la face supérieure de la tête est limité, du côté du tissu conjonctif sous-cutané, par une vitrée analogue à celle de Descemet, et dont cette dernière me paraît même n'être qu'un cas particulier. La vitrée sous-cutanée est tendue entre le chorion et le tissu sous-dermique (hypoderme) comme une limitante de surface naturelle, bien qu'au-dessous d'elle il n'y ait aucune cavité, mais du tissu cellulo-adipeux. Et elle sert de support à une ligne d'épithélium prismatique bas, parfaitement continue et caractéristique, que je décrirai en détail à propos du derme cutané.

(1) Voyez, *Traité d'histol. pratique*, t. I, p. 331-334.

membrane formée de deux couches, dont la plus externe présente certains caractères la rapprochant du tissu élastique. Chez l'Ammocète et le cyclostome adulte qui résulte de son développement, les vertèbres s'édifient autour de la membrane propre de la corde ainsi constituée, en prenant cette membrane pour centre et pour point d'appui. Chez certains poissons cartilagineux tels que l'Acanthias, il n'en est plus ainsi. C'est entre les deux gaines de la corde (la vitrée proprement dite et la membrane élastique), que le tissu cartilagineux prend place pour constituer le rudiment des corps vertébraux, c'est-à-dire l'axe de figure et de soutien du squelette définitif tout entier. La portion essentielle du rachis se modèle ainsi dans l'intervalle des deux formations concentriques dont l'ensemble constitue la vitrée notocordienne, comme le ferait une pièce de fonte dans un moule à double paroi.

La figure du squelette central, qui donne à l'organisation de l'animal sa signification majeure en le classant dans les vertébrés, se trouve donc dans ce cas commandée par celle d'une membrane vitrée, édifiée elle-même sous l'influence prochaine d'un épithélium (1).

Ciments intercellulaires des épithéliums. — Les ciments interépithéliaux, continus dans tous les interlignes des cellules épithéliales, sont constitués par une substance transparente, toujours sans structure aucune, molle, et dont la constitution s'éloigne de celle des substances cristalloïdes. Elle ne donne cependant point de gélatine par la coction : elle n'est pas collagène. Dans l'épiderme et ses dérivés, elle répond à une substance particulière définie, la *kératine*, et à une légère modification de celle-ci, la *neuro-kératine*, dans les épithéliums modelés qui constituent le névraxe (Kühne et Ewald). Ce fait et beaucoup d'autres concourent à faire rejeter l'ancienne hypothèse de Ranvier (2), à savoir que la substance fondamentale du tissu conjonctif pénétrerait dans les intervalles des cellules épithéliales pour y prendre la forme d'un ciment intercellulaire. Ranvier est d'ailleurs aujourd'hui d'accord avec tous les autres histologistes pour admettre que le ciment appartient tout aussi bien en propre aux tissus épithéliaux, que les cellules épithéliales elles-mêmes qu'il unit et qu'il sépare. Ces dernières perdraient, en effet, toute signification épithéliale, si elles n'étaient plus reliées par un ciment.

Sauf dans l'intervalle des cellules de l'ectoderme ayant subi l'évolution épidermique ou l'évolution cornée, les ciments ne sont pas à proprement parler formés par une substance solide, mais bien par une matière molle, de consistance comparable à celle de la gélatine

(1) Voyez t. I, p. 333, les détails de cette première mise en forme des pièces centrales du squelette définitif.

(2) L. Ranvier, article Epithélium du nouveau *Dictionnaire de médecine et de chirurgie pratiques.*

ramollie par l'eau. Aussi les cellules migratrices peuvent-elles s'y engager. En s'étirant de diverses manières, jusqu'à devenir parfois de longs boyaux filiformes, elles cheminent dans les lignes de ciment

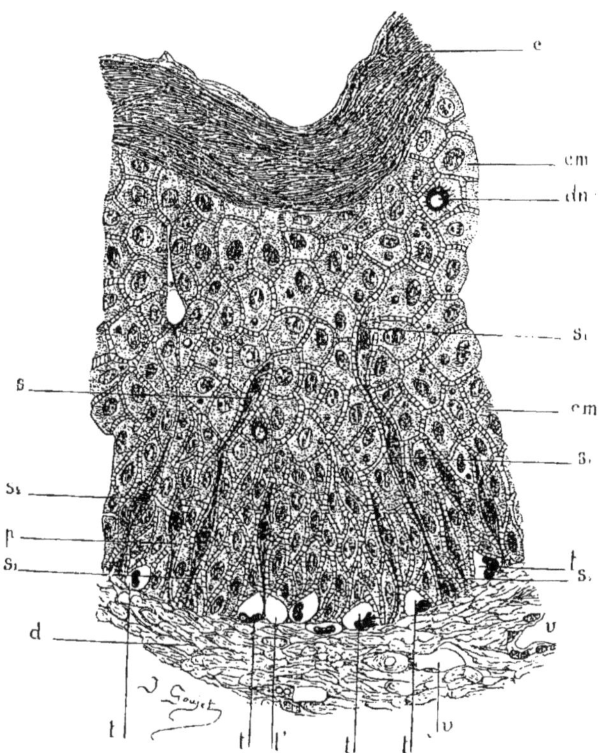

Fig. 382. — Coupe de l'épithélium de la peau de l'Homme au voisinage d'une pustule variolique. Fixation par la solution d'acide osmique à 1 pour 100; alcool fort; éosine hématoxylique faible.

e, couches épidermiques; — *cm*, *cm*, cellules du corps de Malpighi; — *dn*, l'une d'elles, dont le noyau présente l'altération dite « atrophie du noyau par dilatation du nucléole »; — *p*, cellule à pied; — *s*, S_1, S_2, séries d'élévatoires montrant la végétation des cellules génératrices et les longs filaments d'union; — *d*, portion superficielle du derme, répondant à un espace interpapillaire; — *v*, vaisseau sanguin.

t, *t*, *t*, thèques occupées par des cellules migratrices; — *t'* une thèque vide. (Ocul. 1, obj. 7 de Leitz.)

tout aussi librement que dans la substance fondamentale du tissu conjonctif muqueux ou du corps vitré de l'œil. D'autres fois, elles distendent les espaces intercellulaires occupés par le ciment; elles développent ainsi de petits espaces qu'elles remplissent et que j'ai depuis longtemps appelés *thèques intra-épithéliales* (1). Je parlerai

(1) J. Renaut, article Dermatoses du *Dictionnaire encyclopédique des sciences médicales*.

plus loin des thèques en détail ; mais je ferai remarquer dès à présent qu'on les observe de préférence dans les épithéliums d'origine ectodermique (fig. 382). La raison en est que là, le ciment est d'une extrême mollesse et parfois devient semi-fluide. Il est très hygrométrique et se gonfle sous l'influence de l'œdème inflammatoire ou même passif; au point de former des interlignes énormes que traversent longuement les filaments unitifs des cellules épithéliales. L'apparence fluide est telle, que RANVIER a même pensé que, dans le corps de Malpighi, il n'existe entre les cellules, reliées les unes aux autres par leurs filaments d'union, rien autre chose qu'un plasma purement liquide (1).

Dans les épithéliums issus de l'entoderme, le ciment est, en général, beaucoup plus solide. Il ne se gonfle plus sensiblement par les liquides de transsudation. Il apparaît d'ailleurs, sans aucun artifice histochimique, sous forme de bandes brillantes, homogènes et réfringentes entre les cellules. Quand on a traité le revêtement épithélial par la méthode de l'argent, le ciment se montre entre les cellules sous forme de traits réguliers, noirs et pleins si l'imprégnation a été pratiquée d'une façon convenable (2). Ces traits noirs sont dus à la réduction du sel d'argent partout où se poursuit, entre les cellules, la substance du ciment.

D'autre part, j'ai déjà fait observer nombre de fois que le ciment des endothéliums, possédant pendant la vie un indice de réfraction identique à celui des cellules qu'il sépare, demeure absolument invisible dans leurs intervalles. La fixation des revêtements endothéliaux par les réactifs coagulants ordinaires (alcool, solutions chromiques, picriques, osmiques, etc.) ne met pas davantage en évidence les traits de substance unissante intercellulaire. La méthode de l'argent, en

(1) L. RANVIER, *Sur la structure des cellules du corps muqueux de Malpighi.* (Comptes rendus. Acad. des sciences, 1882.)

(2) Le principe de la méthode des imprégnations d'argent repose sur la propriété que possède le ciment de la majorité des épithéliums de réduire les sels d'argent tels que le nitrate (COCCIUS, HIS, RECKLINGHAUSEN), ou que le picrate et le lactate (S. ALFÉROW), beaucoup plus rapidement que ne le fait le protoplasma des cellules épithéliales. Si donc on nettoie rapidement à l'eau distillée une surface de revêtement, puis qu'on l'arrose aussi très rapidement avec une solution de nitrate ou de lactate d'argent à 1 pour 300 ou 1 pour 500, et qu'enfin, on lave de nouveau largement pour enlever l'excès de la solution argentique, *tous les traits de ciment se montrent, après quelques instants d'exposition à la lumière diffuse, sous forme de lignes noires comme tracées à l'encre.* C'est ainsi seulement qu'on peut déterminer la forme des cellules endothéliales des séreuses, des membranes internes des vaisseaux sanguins et lymphatiques, des alvéoles des poumons. Cette méthode est encore applicable à l'étude des épithéliums prismatiques et cylindriques non stratifiés, comme ceux du rein et de l'intestin. Mais elle donne des résultats bien inférieurs quand il s'agit des épithéliums à assises multiples, tels que l'épithélium cylindrique stratifié des voies respiratoires, et que ceux du type malpighien, qui revêtent le derme cutané et celui des muqueuses buccale, vaginale, etc.

revanche, les fait apparaître avec la plus grande facilité. Tout au contraire, sauf là où elles ont subi l'évolution épidermique, les cellules épithéliales de l'ectoderme tégumentaire ou des muqueuses du type malpighien sont séparées par des traits intercellulaires fort nets, mais au niveau desquels le nitrate d'argent ne se réduit pas en noir (1). Dans l'épithélium (ectodermique) cylindrique stratifié des fosses nasales, la réduction régulière du nitrate, du lactate ou du picrate d'argent ne se fait qu'à la surface, entre les plateaux des cellules ciliées et tout autour de l'orifice arrondi des cellules caliciformes (mucipares) intercalaires. En présence des sels d'argent, tous les ciments interépithéliaux ne se comportent donc pas de façon identique. De plus, on voit qu'à ce même point de vue, la constitution du ciment n'est pas semblable au niveau des plateaux des cellules épithéliales et sur leurs plans-côtés. Il peut donc y avoir, sur divers points de la distribution d'un seul et même ciment intercellulaire, des différences de constitution assez appréciables.

Certains faits particuliers permettront peut-être de dégager la signification morphologique de ces différences. Parmi eux, je citerai d'abord celui-ci : quand, par piqûre du sinus périfolliculaire sous le péritoine, on a imprégné de nitrate d'argent, puis fixé distendues toutes les voies lymphatiques d'un ou plusieurs follicules clos de l'appendice iléo-cæcal du Lapin (2), l'épithélium intestinal apparaît

(1) Il semble que ce soit là une propriété spéciale des ciments des épithéliums stratifiés d'origine ectodermique. Sauf des cas très particuliers, que j'aurai soin de spécifier et de discuter plus loin, ils ne réduisent pas les sels d'argent et ne *s'imprègnent pas*.

(2) J'ai indiqué (t. I, p. 935, note 1) le procédé pour arriver à ce résultat. Mais si l'on veut arriver simultanément à fixer déployés les espaces lymphatiques ou les espaces interorganiques quelconques d'un tissu, et à imprégner en même temps les formations endothéliales ou épithéliales qu'il renferme en fixant exactement leur forme, il convient de choisir, comme liquide d'injection, un mélange récemment préparé comme suit :

On additionne *deux volumes* d'une solution aqueuse d'acide picrique concentrée d'*un volume* d'une solution aqueuse d'acide osmique à 1 pour 100. C'est le *liquide osmio-picrique* de mon laboratoire. Ce liquide fixe net et sans déformation aucune, les globules rouges du sang dans les réseaux vaso-formatifs des jeunes Lapins de huit jours : c'est donc là un réactif excellent pour fixer aussi la forme des éléments anatomiques ordinaires. Pour le rendre également capable d'imprégner d'argent les ciments interépithéliaux et interendothéliaux tout en les fixant dans leur forme exacte, il suffit d'ajouter, selon les cas, à trois, quatre ou cinq volumes de mélange osmio-picrique, un volume de la solution de nitrate d'argent à 1 pour 100 dans l'eau distillée. On charge la seringue de Pravaz avec le liquide osmio-picrique argentique ainsi produit ; et, l'injection interstitielle une fois faite, on achève le durcissement par l'alcool avant de pratiquer des coupes, qu'on peut ensuite colorer au carmin aluné ou à l'éosine hématoxytique avec la plus grande facilité. On les monte enfin dans le baume du Canada au xylol, en ayant soin d'éclaircir les préparations successivement par l'essence de girofle et celle de bergamote après les avoir fait passer

le plus souvent imprégné sur une plus ou moins grande étendue. Cette imprégnation s'est produite parce que, sur certains points, le liquide injecté a diffusé et a traversé le revêtement épithélial de part en part, en l'abordant sur sa ligne d'insertion pour atteindre ensuite sa surface libre. Or, il est facile de constater : 1° qu'à la surface, sur la ligne des plateaux striés, le nitrate d'argent a dessiné régulièrement entre ceux-ci les traits de ciments intercellulaires (fig. 383) ; 2° que

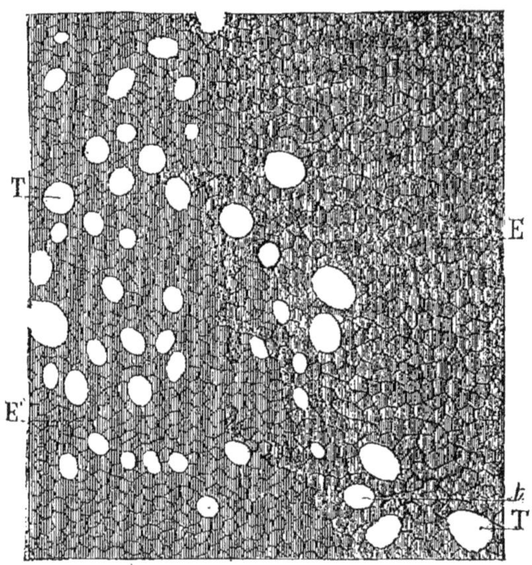

Fig. 383. — Union du sommet et des parties latérales de la tête d'un follicule clos de l'appendice du Lapin ; imprégnation de l'épithélium par le nitrate d'argent. Coupe tangentielle à la surface.

E, épithélium non modifié et formant un revêtement continu ; — T, T, *t*, trous formés par les cellules migratrices. — E', imprégnation des plateaux des cellules épithéliales occupant les intervalles des trous et rappelant la disposition des travées épiploïques. (Il importe de remarquer que l'épithélium de la tête des follicules clos ne renferme absolument pas de cellules caliciformes.) — Faible grossissement.

sur la ligne d'insertion des pieds des cellules, il existe un second réseau dessiné par l'argent et formé de polygones plus petits ; 3° que dans l'épaisseur de l'épithélium cylindrique, les plans-côtés des cellules n'ont pas subi l'imprégnation, bien que le liquide de l'injection interstitielle les ait forcément abordés. Or, on sait qu'ici les cellules épithéliales de l'intestin sont munies d'un plateau strié sur leur pôle libre, et d'un plateau basal répondant à leur pôle d'insertion. *La*

par l'alcool fort. Les éléments atteints par le mélange sont à la fois fixés exactement dans leur forme ; et les ciments intercellulaires, là où ils existent, sont régulièrement imprégnés d'argent.

réduction du sel d'argent s'est donc opérée de préférence sur les traits de ciment répondant aux interlignes des plateaux.

C'est dire en d'autres termes que la réduction s'effectue surtout au niveau des formations cuticulaires ; et ceci peut jusqu'à un certain point permettre de reconnaître l'existence de ces dernières, là où de prime abord on ne la soupçonnerait pas, par exemple dans certains endothéliums. On sait actuellement (1) que l'endothélium péritonéal du Cobaye, du Lapin, etc., est formé de cellules composées de deux

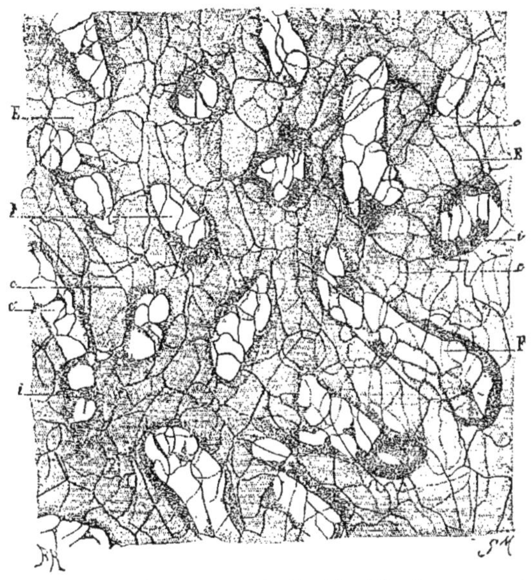

Fig. 384. — Surface interne du poumon du Protée *(Proteus anguinus)*, imprégnée de nitrate d'argent. Conservation dans le baume du Canada (faible grossissement).

E, E, capillaires sanguins; — *c*, *c*, leur endothélium ; — F, F, fossettes intercapillaires logeant les corps protoplasmiques et les noyaux (réservés en blanc) des cellules endothéliales de la surface du poumon.

Au-dessus de ces corps cellulaires, les *plaques endothéliales c*, s'étendent comme des plateaux et se rejoignent seules sur le plein des capillaires sanguins, comme cela est figuré en *i*.

parties : une plaque mince et transparente qui se soude à ses homologues suivant des traits de ciment au niveau desquels les sels d'argent se réduisent en noir, et une lame protoplasmique granuleuse et rameuse subjacente à cette plaque et renfermant le noyau. La signification morphologique de la plaque transparente superficielle apparaît actuellement d'elle-même : c'est celle d'un plateau sans structure. Même observation peut être faite pour la lame endothéliale des cellules qui forment le revêtement des alvéoles du poumon (fig. 384), laquelle est encore plus distincte de la masse protoplasmique subja-

(1) Voy. t. 1, p. 917.

cente, et que j'ai, d'ailleurs, depuis longtemps déjà ramenée à la signification d'un plateau de cellule (1). Dans d'autres endothéliums, par exemple celui des vaisseaux sanguins, il n'en est plus de même. On ne peut plus distinguer de plaque cellulaire et de lame protoplasmique, peut-être à cause, ici, de la très grande minceur de l'endothélium vasculaire.

Il convient du reste de remarquer que, si cette propriété de réduire énergiquement et avec une sorte de prédilection les sels d'argent paraît appartenir plus particulièrement aux portions du ciment, répondant à des interlignes de plateaux cuticulaires ou basaux, il n'en faudrait pas conclure que, partout où l'on observe une ligne de

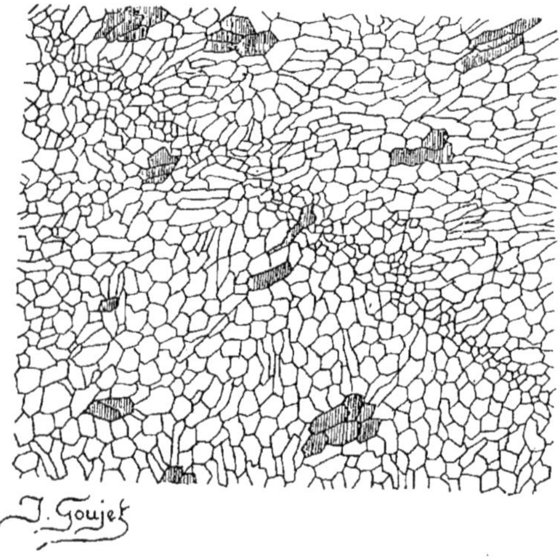

Fig. 385. — La limitante interne de la rétine du Chevreau, imprégnée de nitrate d'argent en solution à 1 pour 400. — Conservation dans le baume du Canada.

Les traits d'imprégnation limitent les pieds des cellules épithéliales de soutien (fibres de Müller) à leur insertion sur la vitrée du névraxe rétinien. En revanche, sur la limitante externe, le nitrate d'argent ne dessine aucune disposition endothéliforme.

Les taches noires répondent aux cellules nerveuses ganglionnaires situées au-dessus et au voisinage de la limitante interne. (Obj. 7, ocul. 1 de Verick.)

cuticulisation équivalant plus ou moins à un plateau sur le pôle libre ou adhérent des cellules épithéliales, la méthode de l'argent délimitera toujours ces cellules par des traits d'imprégnation. Il suffit de citer deux exemples du contraire : l'épithélium épendymaire et le neuro-épithélium de la rétine. Dans les deux cas, les cellules épithéliales sont limitées par une mince ligne cuticulaire, sur laquelle le nitrate d'argent ne dessine nullement les traits de ciment. En revanche, dans la rétine (fig. 385), il marque très nettement les pieds des cellules de

(1) J. Renaut, article Épithélial (Tissu), in *Dict. encyclopéd. des sciences médicales*, p. 310.

soutien du neuro-épithélium (fibres de MÜLLER), sous forme d'un revêtement continu doublant la limitante interne ou vitrée du névraxe rétinien. Ici donc, les plateaux basaux sont seuls dessinés par l'argent.

Il faut conclure de ces faits que les ciments intercellulaires des épithéliums ont une constitution en somme variable avec le point où on les considère, parfois au sein d'un seul et même revêtement épi-

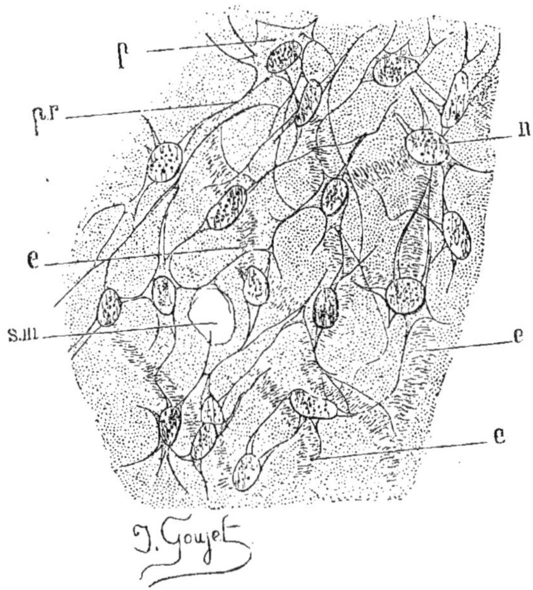

FIG. 386. — Tissu muqueux d'origine ectodermique du germe de l'émail d'une dent incluse (embryon humain de quatre mois). — Fixation par l'alcool fort. Gomme, alcool, picrocarminate. Conservation dans la glycérine picrocarminée.

p, corps protoplasmique des cellules ectodermiques, devenu stellaire à festons tous courbes par suite de l'élargissement des lignes de ciments occupées par la substance d'apparence muqueuse; — *n*, noyaux; — *p r*, prolongementt protoplasmiques unissauts de ces mêmes cellules; — *e*, *e*, *e*, empreintes des filaments unitifs sur la substance molle du ciment.

Ces empreintes permettent de prime abord de faire la distinction avec le tissu conjonctif muqueux ordinaire; — *sm*, loge d'une cellule migratrice. (Ocul. 1, obj. 9 de Leitz.)

thélial. Leurs caractères histochimiques, tout aussi bien que leurs caractères physiques de fluidité, de ténacité, etc., peuvent également varier. C'est ainsi, que par exemple, dans l'intervalle des cellules malpighiennes formant, soit le germe plein de l'émail des dents, soit la lame intermédiaire aux odontoïdes cornées superposées des cyclostomes, tels que les Lamproies, le ciment intercellulaire prend à la fois un développement si considérable (fig. 386) et une apparence si semblable à celle de la substance fondamentale muqueuse du tissu conjonctif, qu'on a pu longtemps le confondre avec cette dernière, et le tissu tout entier de l'organe de l'émail avec une masse de tissu muqueux.

Mais à part ces données d'ordre général, on ne sait encore que peu de choses sur la constitution intime des ciments intercellulaires. L'eau, et les liquides cristalloïdes tels que ceux de l'œdème, les gonflent au point de les ramollir assez, dans certains cas, pour amener la dislocation et la chute des cellules épithéliales qu'ils relient. C'est ainsi que la macération dans l'eau ou le lavage même peu prolongé, déterminent la desquamation des endothéliums et de la plupart des épithéliums autres que ceux subissant l'évolution épidermique. L'eau mélangée d'alcool (alcool au tiers de Ranvier), agit de la même manière, c'est-à-dire détache les épithéliums des surfaces. Mais en outre, l'alcool dilué au tiers dissout le ciment intercellulaire et met les cellules épithéliales en liberté, les séparant les unes des autres tandis que, d'autre part, il fixe leur protoplasma dans sa forme. *Il dissout donc le ciment en même temps qu'il coagule le protoplasma.* Il en faut conclure que le protoplasma et le ciment intercellulaire sont deux albuminoïdes très différents, puisqu'ils n'ont pas les mêmes dissolvants.

En effet, les ciments se dissolvent et disparaissent comme par une sorte de fonte moléculaire progressive, au bout d'un temps plus ou moins prolongé, sous l'influence d'une série d'agents chimiques qui, à l'exemple de l'alcool au tiers, fixent plus ou moins exactement dans sa forme le protoplasma cellulaire en le coagulant. Tels sont le sérum iodé, les solutions aqueuses très faibles, au millième par exemple, d'acide chromique ou des bichromates alcalins. Leurs dissolvants par excellence, les alcalis (ammoniaque liquide du commerce, soude ou potasse en solution dans l'eau à 40 pour 100), fixent également dans sa forme le protoplasma cellulaire ; tandis qu'au bout de quelques minutes ils ont solubilisé les ciments et mettent les cellules en liberté. Ils ne déforment, ne gonflent et ne dissolvent le protoplasma que beaucoup plus tard, d'une façon lente et progressive.

En regard de cette action dissolvante et contrastant avec elle, vient se placer celle des réactifs coagulants énergiques. L'alcool absolu, l'acide osmique en solutions à 1 pour 100 ou en vapeurs, fixent net dans leur forme les cellules épithéliales et endothéliales en même temps que les ciments qui les unissent. Un endothélium délicat, fixé par l'acide osmique, n'est plus ensuite dissocié ni par l'eau, ni par l'alcool au tiers. Il l'est même très difficilement par les alcalis. On peut soumettre la préparation à toutes sortes de manipulations ultérieures sans que le revêtement endothélial se disloque ni se détache, si mince soit-il. Le nitrate d'argent à 1 pour 300 et même à 1 pour 500 rend également le ciment très résistant en même temps qu'il l'imprègne en noir. Il soude ainsi solidement les cellules épithéliales et endothéliales, et les traits de ciment ne se dissolvent plus par la macération prolongée dans l'eau. Mais, dans ce cas, le revêtement se sépare en bloc de la surface revêtue ; et l'on peut isoler et recueillir ainsi pour les observer de larges lambeaux endothéliaux ou épithéliaux, dégagés absolument de toute complication résultant des images subjacentes, qui parfois rendent difficile l'étude d'un épithélium demeuré en place.

Enfin, les solutions chromiques (de 1 pour 200 à 1 pour 500) ou de bichromates telles que le liquide de Müller, exercent une action comparable au tannage sur les ciments intercellulaires, qu'ils rendent solides au lieu de les dissoudre comme ils le font en solutions au millième. De la sorte, certains de ces ciments, qui auparavant restaient réfractaires à toute coloration par le carmin, les couleurs d'aniline, l'hématoxyline, peuvent arriver à se colorer faiblement. Tel est le ciment intercellulaire des travées des cellules hépatiques, que la glycérine hématoxylique teint en bleu pâle violacé après qu'on a opéré la fixation des fragments du foie par le liquide de Müller. Mais dans les conditions ordinaires, les ciments intercellulaires ne prennent d'autre coloration, par les réactifs, que celle en noir produite par la réduction à leur niveau des divers sels d'argent. Quand après avoir opéré l'imprégnation par l'argent, on fait agir secondairement le chlorure d'or, ou le chlorure double d'or et de potassium pendant quelques minutes, les traits d'imprégnation prennent une coloration violette résultant d'un véritable virage tel que celui bien connu en photographie (1).

En donnant la définition des ciments intercellulaires, j'ai spécifié qu'ils ne sont jamais figurés, c'est-à-dire qu'ils sont toujours formés par une substance amorphe et de constitution en apparence homogène. Ce fait a été jusqu'ici universellement accepté. Récemment, cependant, Kolossow (2) a montré que, sous l'influence combinée de l'imprégnation par le nitrate d'argent, d'une solution hydro-alcoolique d'acide osmique et du tanin, on voit, après addition de glycérine, une figuration particulière de la partie profonde des lignes de ciment des endothéliums. Cette figuration consiste en une série d'espaces clairs, plus ou moins réguliers et successifs, occupant la partie des interlignes cellulaires située sous le ciment superficiel qui unit les plaques endothéliales, et dessinant dans ces interlignes comme des rangs de perles. Kolossow en conclut qu'il existe en effet sous la plaque endothéliale, dont le ciment seul réduit en noir les sels d'argent, des lignes intercellulaires creusées de canaux, qu'il représente même, sur des

(1) L. Ranvier, *Journal de l'anatomie et de la physiologie*, p. 216, 1868.

(2) A. Kolossow, Ueb. die Structur des Pleuroperitoneal, u. Gefässepithelsendothels (*Arch. für mikroskopische Anatomie*, 1893, p. 318). — Voy. p. 340, les détails de la technique de Kolossow, et les fig. 12, 5, 4, 3 de la pl. XII qui accompagne son travail.

coupes, étagées les unes au-dessus des autres au nombre de deux ou trois (1). Entre ces canaux passent les prolongements communicants de la partie profonde et ramifiée des cellules endothéliales. Dans les canaux on voit des cellules migratrices, étirées sous forme de longs boyaux rameux. La figuration du ciment intercellulaire consisterait donc ici en ce qu'il est creusé de méats canaliformes, pouvant servir de voie aux cellules lymphatiques tout comme il a été indiqué pour les espaces intercellulaires du corps de Malpighi.

Je crois pouvoir rapporter les figures observées par Kolossow à une tout autre origine. Depuis longtemps déjà, j'ai découvert que, si l'on étale rapidement l'épiploon d'un Lapin de dix à quinze jours sur une lame de verre préalablement portée à 45 ou 48 degrés, à l'étuve sèche ou sur une platine chauffante, et qu'en même temps on l'arrose avec un mélange de 2 volumes de solution saturée d'acide picrique avec un volume de solution aqueuse d'acide osmique à 1 pour 100, immédiatement il apparaît un dessin endothélial sur l'une et l'autre face de la membrane. Ce dessin, observé sous un faible grossissement, semble identique à celui qu'on obtiendrait avec la méthode de l'argent. Il présente aussi des points où l'imprégnation est très délicate, et d'autres où elle est grossière. Si maintenant on colore la préparation par l'éosine hématoxylique, au bout de quelques heures, on voit qu'au lieu d'être marqués *en noir*, comme dans la méthode de l'argent, tous les traits de ciment intercellulaires le sont *en rouge*. Sous un fort grossissement, on peut constater que ces traits, même les plus délicats, sont dessinés par de petites gouttes réfringentes que l'éosine du réactif a colorées, comme elle le fait des gouttes sarcodiques. De fait, il s'agit ici de gouttes sarcodiques résultant de ce que la portion profonde des cellules endothéliales de l'épiploon, qui est granuleuse, renferme le noyau et envoie aux cellules voisines des prolongements rameux anastomotiques (2), s'est brusquement rétractée sous la double action de la lame de verre chauffée et a été fixée net dans sa forme au même moment par le mélange osmio-picrique. Dans ce mouvement, elle a expulsé ses gouttes sarcodiques dans la partie profonde du ciment intercellulaire. La partie superficielle, celle séparant les champs ou plaques endothéliales, a seule été fixée net sans vacuolisation.

Il faut donc simplement conclure que, dans les cellules endothéliales d'une certaine épaisseur, bien différenciées en une plaque cellulaire superficielle représentant un plateau, et en une partie profonde granuleuse, le ciment se comporte comme dans l'épithélium cylindrique de l'intestin. Au niveau de la plaque cellulaire (équivalent morphologique d'un plateau), le ciment réduit avec élection les sels d'argent

(1) Voy. la fig. 5 du mémoire de Kolossow.
(2) Voy. t. I, p. 717.

d'une façon pour ainsi dire instantanée. Sur les courts plans-côtés des cellules endothéliales, il reste mou, fluide; les cellules migratrices peuvent aisément le parcourir : enfin, il réduit ou difficilement ou pas du tout les sels d'argent.

Ces faits ne sont pas seulement importants parce qu'ils montrent qu'en réalité, les cellules endothéliales ont une constitution très semblable à celle des cellules épithéliales plus hautes munies d'un plateau distinct, et parce que la méthode que je viens d'indiquer peut, le cas échéant, être utilisée pour mettre en évidence les endothéliums en dehors de la méthode de l'argent. Mais encore on doit en tenir compte, parce qu'ils conduisent à penser que les ciments interépithéliaux, tout amorphes qu'ils paraissent être, subissent une double différenciation ayant sa portée physiologique. Densifiés au niveau des plateaux superficiels ou basaux, et jouant à ce niveau le rôle de *pièce de charpente*, ils reprennent, dans l'épaisseur du revêtement épithélial, celui d'une sorte de milieu intérieur semi-fluide, ne réduisant plus le nitrate d'argent avec la même facilité, et pouvant servir de libre voie aux échanges, ainsi que de chemin facile aux cellules lymphatiques qui constituent les agents les plus actifs de ceux-ci.

Il convient d'ajouter dès à présent que dans certaines glandes, par exemple dans le pancréas, les lignes du ciment occupant les plans-côtés des cellules épithéliales peuvent être parcourues par de véritables canalicules, persistants et permanents, et qu'on peut injecter avec la plus grande facilité (Langerhans, Saviotti). Un réseau tout à fait comparable existe dans les lignes de ciment, unissant les unes aux autres les cellules glandulaires du foie. Toutefois, cette disposition ne peut être considérée comme une figuration du ciment. Elle résulte d'une simple flexion morphologique commandée par le perfectionnement de l'appareil glandulaire. Dans ce cas, en effet, l'émission du produit sécrété par la cellule épithéliale active peut s'opérer non seulement par sa face libre, confinant au canal excréteur, mais aussi par ses faces latérales. Quand nous aborderons la question intéressante du creusement des bourgeons glandulaires primitivement pleins, je reviendrai sur ce sujet et j'essaierai de montrer quel est le mécanisme probable de la formation des canalicules intercellulaires, au sein du ciment occupant les plans-côtés des cellules épithéliales des glandes conglobées.

Les ciments intercellulaires des épithéliums paraissent placés, tout comme les autres substances amorphes ou en général fondamentales qui n'ont point d'équivalent cellulaire (1), sous l'influence directe des cellules épithéliales qu'ils relient les unes aux autres. Si l'on injecte

(1) C'est-à-dire qui ne résultent pas de la transformation d'une cellule ou d'une portion de la substance d'une cellule.

dans le péritoine d'un Cobaye quelques gouttes d'une solution de nitrate d'argent à 1 pour 100, on voit les cellules endothéliales de l'épiploon se gonfler, devenir globuleuses, puis rameuses, et enfin se détacher de la surface de la membrane. Ramenées à l'état actif par l'irritation expérimentale, elles semblent donc liquéfier le ciment qui primitivement occupait leurs intervalles. Quand l'inflammation s'apaise (1), l'endothélium se reconstitue peu à peu à la surface des travées épiploïques. Au fur et à mesure que les cellules de celui-ci reprennent leur ordonnance, puis leur configuration endothéliale, on voit peu à peu les lignes de ciment se reformer dans leurs intervalles. La constitution du ciment ne devient parfaite que lorsque l'endothélium s'est lui-même ramené à son état absolument normal. Ceci conduit bien à supposer que l'évolution de la cellule vers l'état épithélial commande et règle la constitution et l'édification du ciment.

Dans le même ordre d'idées, la desquamation rapide consécutive à la mort des cellules endothéliales et épithéliales, telle qu'on l'observe sur le cadavre par un temps chaud, peut être rapportée à une sorte d'autodigestion dont la cellule est le théâtre et l'agent tout à la fois, et que le ciment intercellulaire subit d'une façon passive.

Ciments intercellulaires étrangers aux épithéliums proprement dits. — En dehors des épithéliums et des paraépithéliums dont nous connaissons exactement la filiation épithéliale, on voit dans certains cas des éléments cellulaires, placés en série, se relier les uns aux autres par des lignes de ciment tout à fait comparables à celles qui viennent d'être décrites dans les épithéliums vrais. Tel est le cas des cellules musculaires cardiaques (2). Tel est aussi celui des chaînes cellulaires découvertes par RANVIER et occupant les espaces interfasciculaires des tendons (3).

Entre les cellules musculaires cardiaques, les lignes de ciment occupent le trait scalariforme d'Eberth, se poursuivent dans toute l'épaisseur de l'interligne et prennent, dans la striation transversale, la position d'un disque mince. Par la méthode de l'argent, ces lignes de ciment se montrent imprégnées en noir dans toute leur étendue. Elles se comportent donc histochimiquement comme les parties du ciment interépithélial intermédiaire à des plateaux et auxquelles nous avons attribué la signification de pièces de charpente. Dans le dispositif de la striation et de l'union des cellules entre elles, ces lignes de

(1) A partir du quatrième jour, voy. à ce sujet, RANVIER, *De l'endothélium du péritoine et des modifications qu'il subit dans l'inflammation expérimentale.* (Notes de M. Ranvier, extraites des *C. R. de l'Acad. des sciences*, 1887-1892, p. 49).

(2) Voy. t. I, p. 707.

(3) Voy. t. I, p. 275, et L. RANVIER, Sur le tissu conjonctif (*Arch. de physiol.*, 1869, p. 482).

ciment apparaissent de ce chef comme ayant la même signification morphologique.

Dans les chaînes cellulaires interfasciculaires des tendons, les traits de ciment soudent bout à bout les corps cellulaires granuleux. Mais ils ne se poursuivent pas sur les expansions protoplasmiques latérales, qui sont rameuses et se comportent comme des prolongements ordinaires de cellules connectives, c'est-à-dire s'anastomosent avec leurs homologues venues des cellules voisines, à la surface des faisceaux tendineux qu'elles enveloppent d'un réseau de mailles. La portion centrale, ou *corps* des cellules tendineuses, jouit donc seule de la propriété d'édifier la substance du ciment à ses extrémités, contiguës dans le sens de la longueur du tendon. La portion latérale ne jouit pas de la même propriété. On pourrait donc à bon droit supposer ici une action trophique, dirigeant le dépôt du ciment et par conséquent la fonction morphologique dans un seul sens, celui-là même qui est nécessité par la fonction physiologique du tissu.

De même, pour le ciment unissant bout à bout les cellules musculaires cardiaques, l'influence directrice de la cellule sur la construction du ciment est rendue évidente par ce qui se passe dans ce que j'ai appelé la *dissociation segmentaire*. Sous certaines influences d'ordre pathologique ou même simplement par le fait des progrès de l'âge, le ciment occupant les traits scalariformes d'Eberth subit une modification remarquable. Il devient à la fois plus abondant, prend une consistance semi-fluide et sa résistance devient assez faible pour que, en agitant simplement dans l'eau un fragment de myocarde altéré, ou en le dilacérant légèrement avec des aiguilles, on mette en liberté les cellules musculaires exactement comme si l'on avait traité le fragment par la potasse ou la soude à 40 pour 100.

En regard de cette altération du ciment, on peut observer, sur la majorité des cellules, des modifications profondes et ne laissant pas de doute sur leur modification pathologique. Les noyaux augmentent de volume jusqu'à devenir parfois énormes. Ils sont multiformes et, en se développant, ils se sont moulés assez énergiquement sur les cylindres de Leydig entourant le faisceau protoplasmique central, pour subir de ce chef des empreintes qui les sillonnent et laissent entre elles de véritables reliefs de moulage. Au changement survenu dans la cellule et dans sa manière générale de vivre et d'évoluer, se joint donc parallèlement l'altération du ciment. D'autre part, quand la cellule musculaire cardiaque a subi la dégénérescence graisseuse, et que conséquemment elle a cessé de vivre et de fonctionner en tant que cellule contractile, le ramollissement du ciment, et la dissociation segmentaire qui en est la conséquence, s'observent d'une façon constante. Ici donc encore on peut conclure à l'influence directe des cellules sur l'édification du ciment, sur le sens où cette édification s'effectue, et aussi sur le maintien de la constitution de la substance cimentaire par la cellule qui en a commandé l'édification, tant que du moins celle-ci conserve son intégrité anatomique ou fonctionnelle.

Signification générale des ciments intercellulaires ; ciments polaires et ciments interstitiels. — En résumé, les ciments intercellulaires constituent la substance fondamentale des tissus épithéliaux. Comme

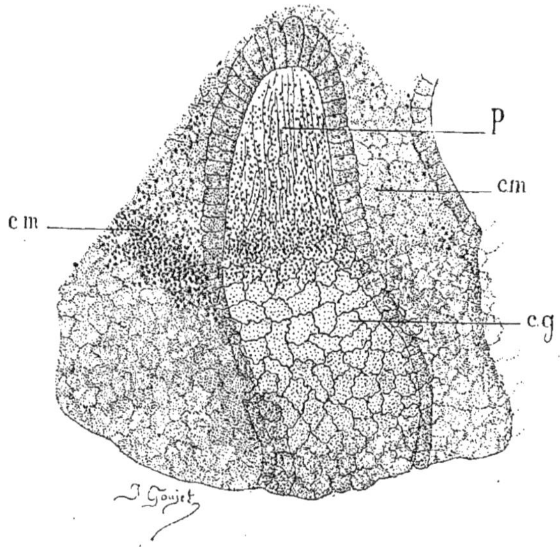

Fig. 387. — Coupe sagittale du corps papillaire et des couches épidermiques de la pulpe du gros orteil de l'Homme (amputation). Injection interstitielle du mélange d'acide picrique, d'acide osmique et de nitrate d'argent. Le liquide injecté dans le derme a diffusé à travers le corps de Malpighi jusqu'aux couches épidermiques. (Baume du Canada).

La section est épaisse; elle permet de voir en coupe optique la couche génératrice contournant la papille, et en plan celle qui l'enveloppe à sa surface, puis se réfléchit sur les espaces interpapillaires.

Cette couche *cg* est régulièrement imprégnée d'argent. L'imprégnation répond à la base d'implantation des cellules génératrices, soudées entre elles à la surface de la vitrée par un *ciment de charpente.*

Au contraire, dès que le liquide injecté s'est répandu dans le *ciment interstitiel*, *cm*, *cm*, du corps de Malpighi, il ne dessine plus de traits nets et se réduit irrégulièrement en grains, tout comme dans le tissu conjonctif de la papille *p*. (Ocul. 1, obj. 9 de Leitz.)

la substance fondamentale des tissus conjonctifs, ils s'édifient sous l'influence prochaine et trophique des cellules dont ils occupent les intervalles. Ils le font toujours en dehors d'elles et en ne leur empruntant aucune partie figurée. Comme les substances fondamentales connectives aussi, ils satisfont, par des variations de constitution toutes de détail, à un rôle double.

(a). Entre les formations relativement solides (plateaux, lignes de cuticulisation), qui sur le pôle libre ou le pôle adhérent des cellules

épithéliales, parfois au niveau de l'un et de l'autre, déterminent les deux surfaces (surface libre et surface d'implantation), du revêtement épithélial, ils jouent le rôle de pièces de charpente. Ils acquièrent dans ce cas une ténacité plus grande et un état histochimique particulier. Ils réduisent régulièrement et très énergiquement les sels d'argent. Dans la pratique, cette propriété peut aider puissamment à reconnaître ces ciments, que je proposerai d'appeler *polaires*, parce qu'ils relient les portions polaires des cellules épithéliales (fig. 387).

(b). Dans l'épaisseur des épithéliums, sur les plans-côtés des cellules épithéliales, les ciments, tout en continuant à relier ces cellules entre elles, peuvent aussi devenir pour elles des voies de la nutrition. Ils peuvent même devenir semi-fluides et servir de libres chemins aux cellules lymphatiques. Celles-ci les parcourent en s'étirant; souvent

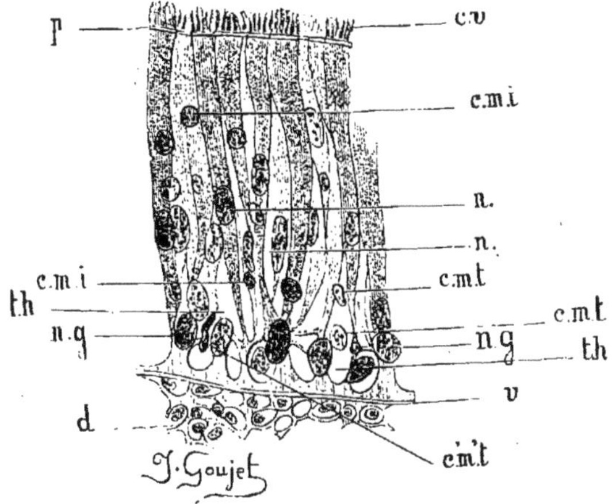

Fig. 388. — Epithélium des fosses nasales de l'Homme au-dessus d'un îlot sur le tissu réticulé (voisinage de l'amygdale pharyngienne). Fixation par le liquide de Müller ; gomme, alcool ; coloration par le carmin aluné. Conservation dans la résine Dammar.

v, vitrée ; — *d*, point du derme muqueux transformé en tissu réticulé ; — *n g*, *n g*, noyaux des cellules génératrices ; — *p*, plateaux ; — *c v*, cils vibratiles des cellules cylindriques ; — *n*, *n*, leurs noyaux.

t h, *t h*, thèques ou espaces développés entre les cellules épithéliales et logeant des cellules migratrices *c m t'* ; *c' mt''* (celle-ci vue de profil) ; *c m i*, *c m i*, cellules migratrices parcourant le ciment interstitiel pour faire issue au dehors. (Ocul. 1, obj. 9 de Leitz.)

même elles s'y creusent des loges où elles s'accumulent et demeurent un certain temps (thèques intraépithéliales). Ce sont là ce que j'appellerai les *ciments interstitiels* (fig. 388). Ils réduisent ou difficilement ou pas du tout le nitrate d'argent.

Les ciments interstitiels réalisent, à l'égard des cellules épithéliales, les conditions d'un véritable milieu intérieur. Ils semblent se développer, devenir plus fluides et plus extensibles, au fur et à mesure qu'augmente l'épaisseur des épithéliums. Constituant des lignes minces sous les plaques superficielles des cellules endothéliales de la cavité pleuro-péritonéale, le ciment interstitiel devient déjà plus étendu. Il se creuse de thèques, sur les plans-côtés des cellules épithéliales des revêtements cylindriques stratifiés (voies aériennes par ex.). Au sein du corps de Malpighi, il prend un développement encore plus grand entre la couche génératrice et les couches épidermiques où il fait place au ciment solide. Dans le germe de l'émail des dents, il occupe une si large place, qu'il déforme les cellules ectodermiques et donne au tissu l'apparence d'un tissu conjonctif muqueux. Dans la

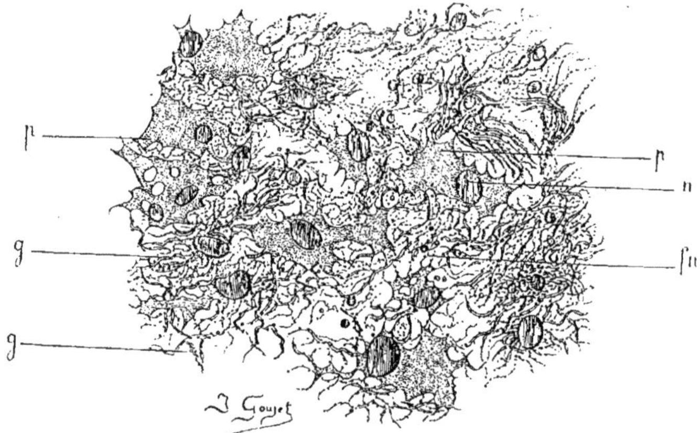

Fig. 389. — Névroglie d'un gliôme pur. (Fixation et durcissement par le liquide de Müller ; coloration par la solution de purpurine dans la glycérine; conservation dans la glycérine.)

p, *p*, corps protoplasmique des cellules névrogliques; — *n*, leurs noyaux ; — *fn*, fibres névrogliques parcourant les espaces intercellulaires occupés par le ciment, qui ici est très abondant; — *g*, *g*, granulations qui viennent se disposer comme un givre sur les filaments névrogliques (givre de Boll). — Ocul. 1, obj 8 de Reichert, chambre claire.

névroglie enfin (fig. 389), l'analogie avec le tissu conjonctif devient telle, et le ciment intercellulaire rappelle si bien la substance fondamentale du tissu conjonctif jeune, que jusqu'à nos jours quelques histologistes ont persisté à soutenir la signification connective et mésodermique de la névroglie : cela en dépit même de son origine épithéliale et ectodermique désormais avérée. Ces deux derniers exemples, mieux que toute considération, justifient pleinement le rôle de milieu intérieur que je viens d'attribuer au ciment interstitiel. Ils ne laisseront non plus, je pense, aucun doute sur l'importance qu'il convient d'accorder à cette variété du ciment qui unit et sépare interstitiellement les cellules épithéliales, et sur la légitimité de la distinction que je viens de faire entre elles et le ciment jouant purement et simplement, au niveau des *lignes de surface* ou des interlignes des formations épithéliales devenues solides (formations cornées, par ex.), le rôle d'une pièce de charpente et d'attache entre les éléments cellulaires, bien plutôt que celui d'une voie de la nutrition.

Après avoir parlé des membranes vitrées et des ciments intercellulaires des épithéliums, l'ordre logique de l'exposition semblerait devoir amener ici l'étude de la constitution des cellules épithéliales comparées entre elles. Ceci ne pourrait être fait qu'à la condition de décrire tout d'abord un à un les épithéliums de revêtement de toutes les surfaces naturelles; puis, ensuite, de montrer comment les cellules se différencient pour réaliser des agents du *mouvement*, de la *sensibilité* et des actions d'ordre nutritif, c'est-à-dire *glandulaires*.

Cette méthode n'est en réalité applicable que dans une monographie des épithéliums. La différenciation des cellules épithéliales dans le sens de la motricité a d'ailleurs été étudiée à propos du système musculaire (cellules épithéliales à cils vibratiles — cellules myo-épithéliales). Les neuro-épithéliums constituent d'autre part le système nerveux qui nous occupera plus loin.

Restent les différenciations épithéliales d'ordre glandulaire. Un examen comparatif des diverses glandes, montre que ces différenciations peuvent être ramenées à des types peu nombreux, dont l'étude préalable facilite considérablement celle des glandes disséminées en nombre de points de l'organisme. D'autre part, les glandes elles-mêmes, bien que constituées essentiellement par des cellules ayant dans chacune d'elles une valeur fonctionnelle toute spéciale, peuvent se ramener également à un petit nombre de formes anatomiques. Il est donc avantageux d'avoir étudié les épithéliums glandulaires et le mécanisme histologique de la sécrétion en général, et, d'autre part, d'avoir établi une nomenclature méthodique des glandes, avant d'engager l'étude analytique des tissus et des organes d'origine ectodermique et entodermique, dans lesquels les formations glandulaires tiennent toujours une très large place. Je dirai donc maintenant un mot des cellules glandulaires. Je donnerai aussi une classification des glandes telle qu'on la peut établir au point de vue qui seul nous occupe ici, c'est-à-dire celui de l'anatomie générale.

CHAPITRE II

ÉPITHÉLIUMS GLANDULAIRES

§ 1. — CELLULES ÉPITHÉLIALES GLANDULAIRES

Distinction entre l'activité formative du protoplasma et son activité sécrétoire. — Pour acquérir une juste notion de la constitution histologique et surtout de la signification morphologique des cellules glandulaires, il est indispensable de distinguer l'activité formative du protoplasma de son activité sécrétoire. En effet, les principaux éléments des produits de sécrétion, tels que le mucigène, le glycogène, les granulations zymogènes, par exemple, prennent naissance au sein du protoplasma et y demeurent pendant un certain temps avec une figuration parfaitement définie : tout commme le font les édifications protoplasmiques telles que les cylindres primitifs des muscles lisses ou striés, ou encore les bâtonnets des cellules épithéliales des canaux contournés du rein et excréteurs des glandes salivaires (fig. 390). Mais ces édifications protoplasmiques, qui sont des *formations* du protoplasma, sont destinées à subsister dans la cellule adulte au sein de laquelle elles ont pris naissance dans la période du développemment. Elles s'y constituent régulièrement, puis s'accroissent et s'entretiennent par la nutrition. Elles remplissent leur rôle physiologique sans jamais, une fois formées, dépenser leur propre substance dans le fonctionnement. La substance contractile d'un muscle qu'on excite jusqu'à complet épuisement se fatigue, il est vrai, devient inactive et inexcitable ; mais elle n'est pas éliminée au fur et à mesure qu'elle agit, pour être remplacée dans la période de repos par une substance contractile nouvelle, régénérée par le protoplasma de la cellule musculaire. De même se comporteront un cil vibratile, des fibrilles nerveuses différenciées au sein d'une cellule ganglionnaire, etc.

Au contraire, quand on excite la corde du tympan et qu'on fait fonctionner jusqu'à épuisement les cellules de la glande sous-maxillaire du

Chien, laquelle partiellement est une glande muqueuse, le mucigène que renfermait chacune de ces cellules est expulsé au fur et à mesure du fonctionnement. Quand la quantité totale est épuisée, la glande

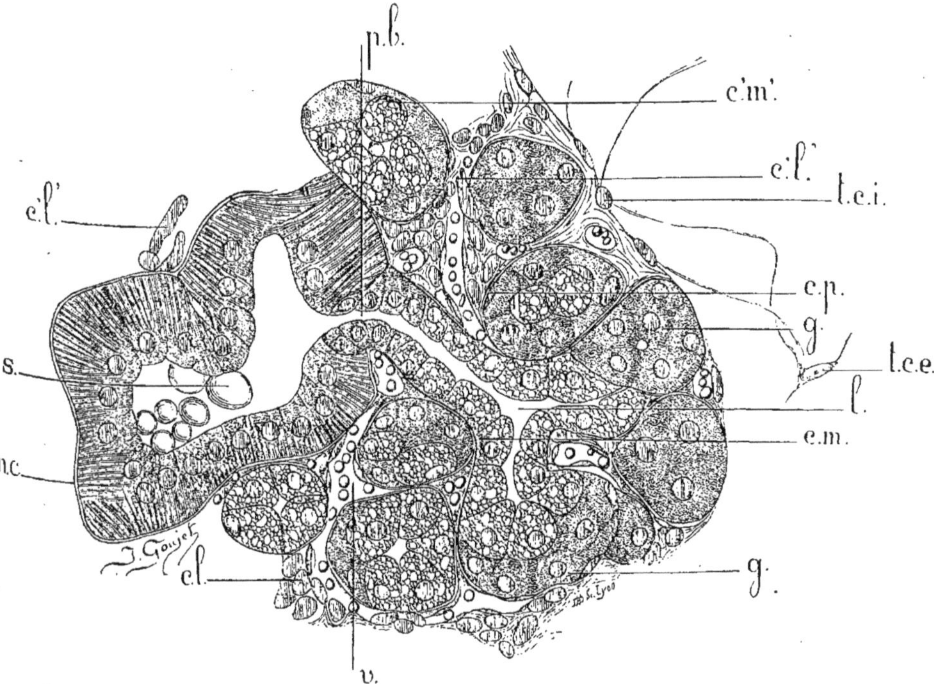

Fig. 390. — Coupe de la glande sous-maxillaire de l'Ane, après excitation prolongée de la corde du tympan. La portion qui a été dessinée montre les rapports d'un acinus formé d'alvéoles glandulaires (dont les uns sont mixtes et les autres exclusivement formés de cellules séreuses *g*) avec le canal excréteur intralobulaire à épithélium strié. — Fixation par les vapeurs osmiques ; alcool fort; éosine hématoxylique. Le dessin a été projeté à la chambre claire. Les détails étudiés avec l'ocul. 1 et l'obj. 9 de Leitz.

s, lumière du canal excréteur intralobulaire, occupée en ce point par des gouttes sarcodiques exsudées des cellules épithéliales à bâtonnets; — *l*, lumière de l'acinus glandulaire, communiquant avec celle du canal excréteur par le *passage de Boll pb* qui est ici très court, et dont on voit les cellules épithéliales cubiques, hyalines et dépourvues de bâtonnets; — *m c*, membrane vitrée du canal excréteur.

c m, cellules mucipares. Leur noyau s'est développé. Elles renferment des boules de mucigène irrégulières et le protoplasma est redevenu granuleux autour du noyau; — *c'm'*, une cellule muqueuse vue obliquement, avec son noyau en cupule, elle a échappé à l'excitation; — *g*, *g*, cellules granuleuses, les unes formant le croissant de Giannuzi, les autres tapissant un grain glandulaire séreux dont on distingue la lumière étroite; — *c p*, cellules en panier de Boll, situées à la surface interne de la vitrée; — *v*, vaisseaux sanguins capillaires remplis de globules rouges ; — *c l*, *c' l'*, cellules lymphatiques abondamment répandues entre les alvéoles glandulaires et répondant à la diapédèse fonctionnelle; celles figurées en *c*, *l*, sont de grande dimension (macrocytes); — *t*, *c*, *i*, tissu conjonctif interlobulaire; — *t*, *c*, *e*, cellule fixe de ce même tissu conjonctif.

Les bâtonnets de l'épithélium strié répondent à une *édification protoplasmique*, et les grains de mucigène des cellules glandulaires à un *produit de sécrétion* figuré.

devient elle aussi inactive et inexcitable; mais c'est ici parce qu'elle a dépensé la totalité de sa réserve sécrétoire, accumulée dans les mailles du protoplasma des cellules glandulaires sous la forme de boules de mucigène. Rien momentanément alors ne subsiste du matériel sécrétoire de la glande; tandis que dans le muscle fatigué, si du moins on se place au simple point de vue anatomique, rien dans la substance contractile n'a paru changer à la suite de la mise en jeu de la contractilité.

L'*activité formative* du protoplasma aboutit donc, par une sorte de ségrégation intra-protoplasmique, à l'édification de parties différenciées fixes, jouissant de propriétés fonctionnelles distinctes, mais indéfiniment liées à l'élément cellulaire qui leur a donné naissance. L'accroissement de ces parties, et ensuite leur entretien, sont assurés par la nutrition, que l'élément cellulaire vecteur dirige à leur égard dans le sens particulier qui leur est propre et aussi le plus favorable. De telles formations ne sont ni dépensées à l'intérieur, ni expulsées hors de la cellule, dans les périodes de fonctionnement.

L'*activité sécrétoire* consiste, par contre, dans une série d'opérations intérieures en vertu desquelles une cellule élabore, au sein de son protoplasma, des substances particulières distinctes du protoplasma lui-même, et destinées à être ensuite *dépensées*, soit en dehors, soit à l'intérieur même de la cellule, dans l'accomplissement d'un acte fonctionnel. Après quoi, soit pendant une période de repos physiologique, soit aux dépens de cellules nouvelles, le protoplasma reforme de la même façon ces mêmes substances, qui seront utilisées et dépensées à leur tour (1).

Envisagée de cette manière, l'activité sécrétoire n'apparaît pas dévolue seulement aux cellules des épithéliums glandulaires; elle constitue l'une des propriétés cardinales du protoplasma, alors même qu'il n'a subi aucune différenciation. On sait depuis longtemps que les cellules lymphatiques, après avoir capté des corps transformables comme le sont par exemple les globules rouges du sang, les font disparaître par une sorte de digestion, et transforment au bout d'un certain temps l'hémoglobine en pigment noir après l'avoir extraite

(1) On peut très bien rencontrer l'activité formative et l'activité sécrétoire réunies et distinctes tout à la fois dans un seul et même élément cellulaire. Ainsi, le faisceau primitif des muscles striés des embryons de mammifères, constitué par un cylindre central de protoplasma semé de noyaux et entouré d'une écorce de substance contractile, est, sur sa marge, occupé par une *formation* du protoplasma, la *substance contractile*. En dedans de celle-ci, le protoplasma renferme un produit de *sécrétion*, le *glycogène*, qui gonfle ses mailles dans l'intervalle des noyaux. Ce glycogène est destiné à se dépenser dans les actes nutritifs et évolutifs dont la jeune cellule musculaire est le théâtre. Au fur et à mesure de son épuisement, il est reformé pour être dépensé encore. Sur sa marge, le protoplasma construit donc, par ségrégation de leurs matériaux dans son sein, des formations permanentes (fibrilles musculaires striées réunies en cylindres primitifs); par son centre, il sécrète à la façon d'une cellule glandulaire, d'une cellule du foie par exemple.

du corps globulaire et l'avoir diffusée dans leur propre masse protoplasmique. Une telle activité sécrétoire forme la base même de la théorie du « phagocytisme », néologisme synthétisant une série de faits déjà anciennement connus, et d'autres faits par contre extrême ment intéressants et nouveaux (1). D'un autre côté, les différenciations même les plus élevées, subies par les cellules, ne font pas nécessairement disparaître en elles l'activité sécrétoire. Je citerai pour exemple l'épithélium pigmenté de la rétine des vertébrés. Dans cet épithélium, les cellules sont à la fois sensibles à la lumière, capables sous l'influence de celle-ci de faire mouvoir leurs grains de pigment le long de leurs franges multiples. Elles jouissent en outre de la propriété de sécréter, dans l'obscurité, la pourpre rétinienne qui passe ensuite dans le segment externe des bâtonnets pour y être détruite par les rayons lumineux.

Cependant, dans la plupart des cellules différenciées autrement que pour devenir glandulaires, l'activité sécrétoire s'atténue le plus souvent ou du moins devient larvée. C'est ainsi que chez les cellules musculaires striées parvenues à l'état adulte, l'aptitude à sécréter le glycogène demeure très peu accusée en regard de ce qu'elle était aux périodes embryonnaire et fœtale. Mais ce n'est pas à dire que les cellules musculaires ne sécrètent dès lors plus rien. La série des opérations intimes qui, par exemple, accompagnent le fonctionnement, donne dans ce cas en même temps naissance, en regard du travail mécanique effectué, à une foule de produits dont l'existence a été signalée plus haut (2) et parmi lesquels on compte un certain nombre de substances toxiques. Il faut conclure en somme, que l'*activité sécrétoire est toujours une propriété actuelle du protoplasma vivant*. Pour l'exercer, ce protoplasma agit comme celui des ferments vivants, des bactéries et des levures. Il en puise les éléments dans le milieu ambiant à la cellule. Ensuite, et par des opérations qui lui sont propres, il transforme ces éléments en des substances actives (poisons, venins, ferments solubles, etc.), dont certaines sont emmagasinées pour se dépenser dans des actes physiologiques, c'est-à-dire utiles, tandis que d'autres inutiles ou même immédiatement nuisibles doivent être expulsées d'abord de la cellule, puis de son voisinage et enfin de l'organisme. Les premières substances constituent l'élément récrémentitiel ou utilisable de la sécrétion, les secondes son

(1) E. METCHNIKOFF, *Leçons sur la pathologie comparée de l'inflammation faites à l'Institut* PASTEUR *en avril et mai 1891*, Paris, G. Masson, 1892. — Voy. en particulier p. 22, l'action digestive du protoplasma des amibes sur les bactéries, en vertu de laquelle elles arrivent à se colorer par certaines couleurs d'aniline, notamment la vésuvine, qui au contraire ne colorait pas les mêmes bacilles non captés et vivants.

(2) Voy. t. I, p. 763.

élément excrémentitiel. — C'est dire en d'autres termes que toute cellule vivante, en mettant en jeu son activité dans un sens quelconque, se comporte au fond comme une levure ou comme un ferment bactérien, et qu'elle réalise elle aussi à proprement parler un ferment vivant.

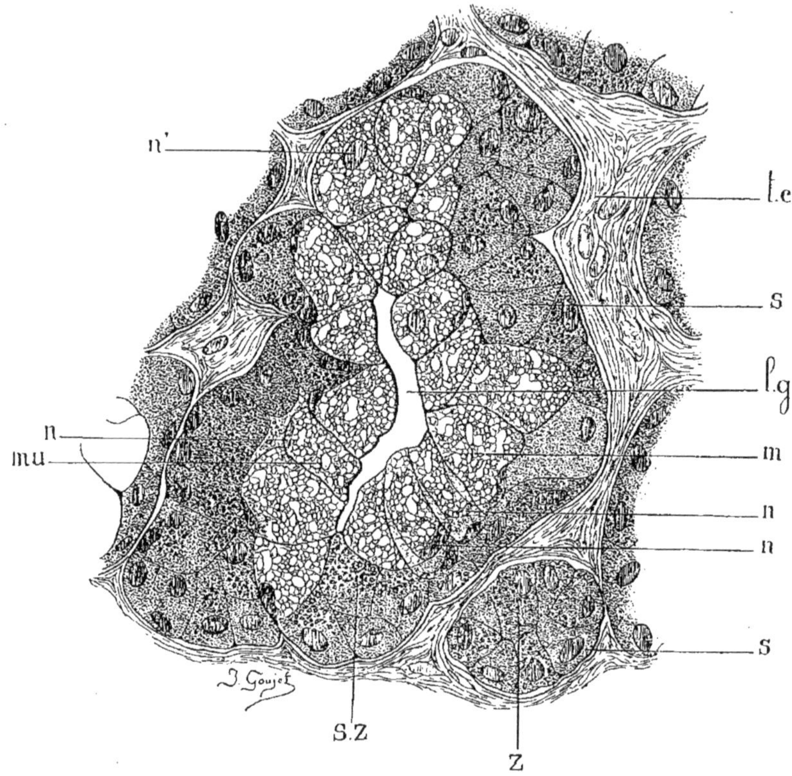

Fig. 391. — Coupe longitudinale de l'épiglotte du Mouton, faite après fixation par les vapeurs osmiques dans la chambre humide. Un seul grain glandulaire a été dessiné à la chambre claire (obj. 9, ocul. 1 de Leitz, tube demi-levé). — Coloration à l'éosine hématoxylique. Alcool éosiné, essence de girofles, essence de bergamote, conservation dans la résine Dammar.

lg, lumière glandulaire; — *tc*, cloison de tissu conjonctif séparant les grains glandulaires. Chaque grain glandulaire renferme des cellules *mucipares m*, limitant la lumière glandulaire *lg*, elles renferment des boules de mucigène *mu*, séparées par un réseau de travées protoplasmiques colorées en rose; — *n*, *n*, *n*, noyaux des cellules muqueuses excavées en cupule répondant au repos glandulaire. Là où ils paraissent superposés, ils sont vus par transparence dans des cellules muqueuses situées sur un autre plan.

Les cellules muqueuses sont doublées sur une série de points de l'acinus par un croissant de Giannuzzi formé de cellules granuleuses, ou *séreuses* telles que celle figurée en *s*; ou renfermant un grand nombre de granulations de ferment et par conséquent *zymogènes*, *z*; ou mixtes, *séreuses et zymogènes* à la fois, telles que celles figurées en *s z*. De telles cellules présentent même une zone séreuse et une zymogène réunies dans le même corps protoplasmique et nettement distinctes.

Nous dirons maintenant qu'une cellule devient GLANDULAIRE, lorsque chez elle l'activité sécrétoire se développe, prend le pas, et fait de cette cellule un instrument différencié en vue de la sécrétion, comme d'autres cellules se sont différenciées pour devenir motrices, ou sensitives, excito-motrices, etc. On voit alors la forme de l'élément cellulaire se plier à sa fonction, et prendre des caractères variables suivant chacun des modes de détail de l'activité sécrétoire, mais qui à part cela peuvent se ramener à un petit nombre de types majeurs.

Cellules épithéliales glandulaires. — Toutes les cellules épithéliales devenues glandulaires se distinguent par un caractère commun. C'est à savoir que la majeure partie de leur masse protoplasmique est dévolue aux opérations de la sécrétion et en constitue l'instrument exclusif (exactement comme dans une cellule musculaire, par exemple, la substance contractile tient la plus grande place et le protoplasma inter-contractile occupe le minimum d'étendue). Autour du noyau, qui individualise la cellule et probablement dirige son mouvement vital tout entier, il ne reste plus qu'une atmosphère réduite de protoplasma ordinaire. Tout le reste est consacré à l'activité sécrétoire et l'exerce spécialement. Cette activité sécrétoire peut aboutir à la formation de produits de sécrétion très différents, souvent dans des glandes de même nom considérées chez divers animaux, ou dans les diverses parties d'une même glande (fig. 391). D'une manière générale, si l'on met à part certains cas tout particuliers de la sécrétion, tel que celui de la formation de la pourpre rétinienne, les produits de sécrétion peuvent être ramenés à des mucus, des ferments, du glycogène, des graisses, et enfin des liquides d'apparence séreuse, transparents comme de l'eau et dont le type peut être pris dans la sécrétion lacrymale. Nous distinguerons par suite des cellules glandulaires mucipares, à ferment, à glycogène ; des cellules sécrétant des graisses ; et enfin des cellules aquipares ou séreuses.

Cellules mucipares. — Les cellules glandulaires sécrétant le mucus peuvent se présenter sous deux formes bien différentes : (A), celle de *cellules caliciformes*, intercalaires aux cellules épithéliales ordinaires au sein des épithéliums de revêtement des surfaces naturelles ou de leurs fossettes et de leurs plis glanduleux ; (B), celles de *cellules mucipares différenciées*, ou si l'on veut de *cellules mucipares glandulaires proprement dites;* car, en effet, cette deuxième forme de cellules mucipares appartient exclusivement aux organes glandulaires, et non plus aux épithéliums des surfaces muqueuses ou des cryptes muqueux.

(A). Les *cellules caliciformes* furent décrites tout d'abord par GRÜBY et DELAFOND sous le nom d' « épithélium capitatum », puis étudiées plus tard par F.-E. SCHULTZE (1) et la série des histologistes

(1) F.-E. SCHULTZE, Epithel- und Drüsenzellen *(Arch. für mikroscopische Anatomie*, 1867, p. 137).

contemporains. Elles peuvent prendre place tout aussi bien dans les épithéliums stratifiés que dans les épithéliums simples. Seulement, dans le premier cas (1), elles appartiennent toujours à la rangée la plus élevée, formés de cellules cylindriques. Dans le second cas, on a toujours affaire à un épithélium cylindrique ou du moins prismatique (2).

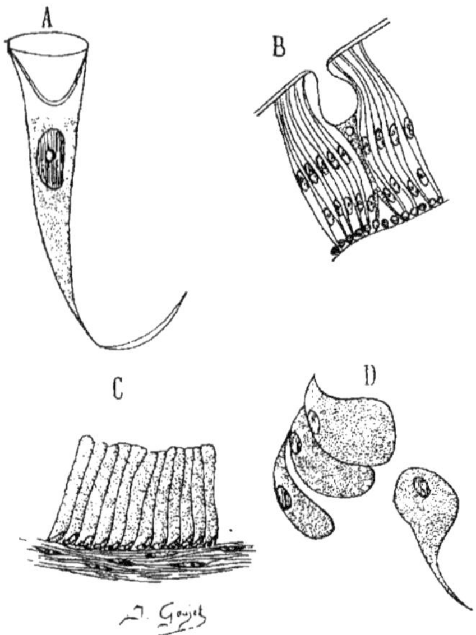

Fig. 392. — Montrant la configuration générale des diverses cellules caliciformes.

A, cellule *cupuliforme* de la surface de l'estomac de la Salamandre. La cavité glandulaire est évasée en cornet comme un verre à boire (ocul. 1, obj. 8 de Vérick). Picrocarminate d'ammoniaque. Cellule isolée par l'alcool au tiers.

B, cellule *lagéniforme*, intercalée aux cellules cylindriques du revêtement intestinal du *Squalius cephalus* (même grossissement).

C, cellules à *mucus*, cylindriques, des glandules œsophagiennes de l'œsophage de la Cresserelle. Le noyau occupe la base, repliée pour s'insérer, et il est excavé en cupule; — D, cellules muqueuses de la partie moyenne (col) d'une glande gastrique de la Salamandre. Cette figure montre comment les pieds effilés des cellules consécutives se replient et s'engagent les uns sous les autres pour s'insérer obliquement sur la membrane propre (même grossissement). Ces figures sont empruntées à la thèse de Garel.

Si l'on isole ces cellules par l'action de l'alcool au tiers, puis qu'on les colore à l'aide du picrocarminate d'ammoniaque, on voit (3) que dans

(1) *Exemple :* L'épithélium tégumentaire malpighien des Ammocètes, des jeunes Truites, etc. — l'épithélium des fosses nasales, de la trachée et des bronches (cylindrique stratifié) de l'Homme et des animaux mammifères.

(2) *Exemple :* L'épithélium de l'intestin grêle et du gros intestin de l'Homme et des mammifères.

(3) *Préparation :* On prélève un petit fragment de la membrane renfermant les cellules caliciformes qu'on veut examiner, et on le suspend par un fil dans quelques centimètres cubes d'alcool au tiers. Au bout de quelques jours, en raclant la surface épithéliale avec un scalpel, on enlève un grand nombre de cellules qu'il suffit d'agiter dans un tube d'essai avec 1 ou 2 centimètres cubes de picrocarminate d'ammoniaque, pour qu'elles s'isolent toutes les unes des autres. La dissociation est parfaite au bout d'une heure, si, en outre, on fixe le tube sur l'une des branches d'un diapason actionné par un courant interrompu. — On ajoute ensuite quelques gouttes d'une solution d'acide osmique, afin que les cellules épithéliales, à la fois dissociées et colorées par le picrocarminate, soient en outre fixées dans leur forme. Au bout de cinq à six heures, tous les éléments dissociés déjà se déposent au fond du tube comme un sédiment.

A. — On porte une goutte de ce sédiment, prélevée avec une pipette, sur la lame de verre. On la mélange à l'aide d'une aiguille, doucement, avec une goutte de glycérine picrocarminée. On recouvre d'une lamelle ; on lute à la paraffine et on observe. La préparation est persistante dans la glycérine.

B. — Si l'on veut avoir une préparation persistante dans la résine Dammar ou toutes, le protoplasma granuleux forme un croissant rejeté vers la base de l'élément cellulaire. Ce croissant, ou plutôt cette cupule protoplasmique, renferme le noyau. Au-dessus du noyau, le corps de la cellule est creusé d'une cavité véritable, soit disposée en cornet ou en coupe : *cellules cupuliformes* (Ex. cellules intercalaires de l'épithélium œsophagien de la Grenouille), ou encore en gobelet : *cellules caliciformes proprement dites* (Ex. épithélium de l'œsophage de la Cistude d'Europe), soit enfin figurant une urne antique avec son ventre renflé : *cellules lagéniformes* (Ex. épith. intestinal du *Squalius cephalus)*. Chez un même animal, on peut rencontrer ces différents types (fig. 392) au sein des épithéliums de revêtement renfermant des cellules mucipares intercalaires.

La cavité dont je viens de parler s'ouvre, sur le pôle libre de la cellule caliciforme, par un orifice arrondi situé dans le plan de la ligne des plateaux des cellules épithéliales ordinaires. Il joue le rôle d'un véritable petit orifice émissaire de la glande, réduite ici à une cellule unique (fig. 393). Si l'on traite la surface épithéliale par la méthode de l'argent, les lignes de ciment régnant entre les plateaux se marquent en noir et dessinent des polygones à côtés rectilignes. De distance en distance, on voit une série de traits de ciment, limitant des cellules épithéliales ordinaires, tomber sur un trait d'imprégnation arrondi qui limite un trou clair, lequel n'est autre chose que l'orifice permanent de la cellule caliciforme sur la ligne générale des plateaux.

Les cellules caliciformes n'ont donc point de plateau. Sur leur pôle libre, leur orifice persistant est cependant limité par une mince bor-

dans le baume du Canada, il faut procéder autrement. On enlève d'abord, avec une pipette, le picrocarminate qui surnage le sédiment. On ajoute un peu d'eau distillée. Au bout de quelques heures, on décante de nouveau ; on ajoute derechef un peu d'eau distillée et on laisse encore reposer. On décante une dernière fois le liquide qui surnage le sédiment et qui n'a plus qu'une faible coloration. On ajoute quelques gouttes d'alcool, puis un peu après une grande quantité d'alcool fort et l'on agite le tube. Au bout de vingt-quatre heures, on peut enlever l'alcool qui surnage, prendre avec une pipette une goutte du sédiment qui s'est reformé au fond du tube, la porter sur la lame de verre, et la mélanger à l'aide d'une pipette avec une ou deux gouttes d'alcool absolu. On laisse s'évaporer un peu l'alcool, et, avant que la dissociation ne se dessèche sur la lamelle (ce qu'il faut éviter parce qu'alors les cellules épithéliales se déformeraient), on traite par l'essence de girofles, puis par celle de bergamote. On monte enfin dans la résine Dammar ou dans le baume du Canada.

On obtient ainsi des dissociations parfaites des cellules épithéliales. Elles montrent tous les détails de structure, grâce à la fixation par l'acide osmique et à l'action de l'essence de bergamote suivant celle de girofles. De plus, elles sont inaltérables, et elles supportent l'examen avec les lentilles à immersion, l'essuyage, etc., sans aucunement s'altérer ni se déplacer dans la préparation. — La méthode que je viens de décrire au long est donc la méthode de choix pour l'étude démonstrative des cellules épithéliales à l'état d'isolement.

dure réfringente et rigide comme la substance du plateau des cellules épithéliales ordinaires. En effet, si l'on traite l'épithélium imprégné d'argent par la potasse à 40 pour 100, l'orifice des cellules caliciformes mises en liberté garde sa forme, et montre de face un double contour mince : alors que tout le ciment intercellulaire a été dissous, y compris celui qui limitait par un cercle noir chaque cellule mucipare dans la ligne des plateaux. De même, après l'action de l'alcool au tiers qui dissout le ciment, ce même orifice subsiste avec sa configuration arrondie et sensiblement les mêmes dimensions qu'il avait en place. Il est donc, en effet, limité par une étroite formation cuticulaire figurant une bague.

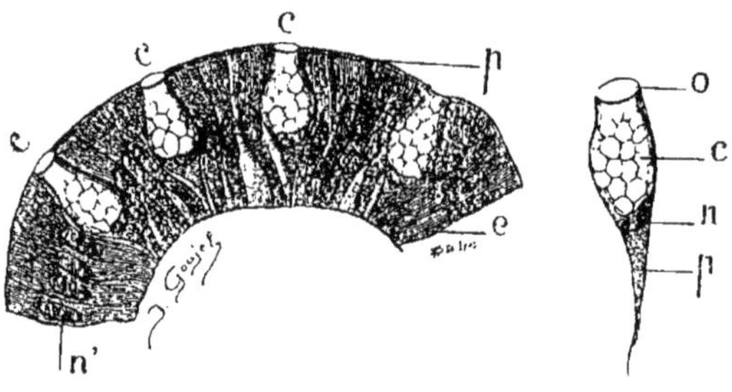

Fig. 393. — Epithélium de revêtement de la muqueuse duodénale du Chien, dans l'intervalle de deux cryptes de Lieberkühn. (Liquide de Müller, gomme, alcool; éosine hématoxylique). — Une cellule caliciforme isolée par l'alcool au tiers, et colorée par l'éosine hématoxylique, a été dessinée à part (320 diam.).

e, cellules épithéliales cylindriques à plateau strié *p*; — *c*, *c*, *c*, cellules caliciformes intercalaires; — *n*, noyau des cellules à plateau strié.

o, orifice de la cellule caliciforme isolée, ouvert sur la ligne des plateaux; — *n*, noyau refoulé à la base; — *p*, pied protoplasmique de la cellule; — *c*, cavité glandulaire de la cellule, traversée par un réseau de travées protoplasmiques séparant les boules de mucigène déjà sécrété.

De prime abord, quand on examine la cavité glandulaire d'une cellule caliciforme, il semble qu'elle soit occupée par une masse réfringente et homogène de mucus. Mais quand on a fixé l'épithélium par les vapeurs osmiques ou même simplement par le liquide de Müller ou le bichromate d'ammoniaque à 2 pour 100, on reconnaît aisément qu'il n'en est rien. Il suffit, par exemple, de colorer la cellule par l'éosine hématoxylique, pour se convaincre qu'en réalité la cavité est parcourue par un réseau continu de travées protoplasmiques découvertes par Lavdowsky (1). Celles-ci, partant de la masse de protoplasma qui entoure le noyau refoulé vers la base, ou se détachant des parois latérales de la cupule jusqu'à la mince bordure limitant son orifice, sont colorées en rose magnifique comme tout le reste du protoplasma. Elles

(1) Lavdowsky, Zur feiner Anatomie und Physiologie der Speicheldrüsen. (*Arch. für mikr. Anatomie*, t. XIII, p. 281, 1877.)

parcourent toute la cavité à la façon du réseau d'une éponge. Elles dessinent des mailles curvilignes exactement occupées par des boules bleuâtres. Ces boules sont le *mucigène* de la sécrétion. Elles sont de dimensions très variables, comme les mailles protoplasmiques qui les unissent et les séparent. On comprend d'emblée qu'elles se sont formées chacune individuellement au sein du protoplasma primitivement compact, et qu'elles ont réduit ce dernier en un rets de travées minces, occupant leurs intervalles, par le simple fait de leur croissance.

Vacuoles. — Dans les travées du protoplasma intermédiaire aux boules de mucigène, il se passe un mouvement tout particulier et très différent de celui qui a donné naissance à celles-ci. En observant à l'état vivant les cellules caliciformes du revêtement épithélial de la mince membrane qui recouvre le sac lymphatique rétro-lingual de la Grenouille, Ranvier (1) a constaté la présence de vacuoles de nombre et de forme variables dans l'intérieurde la cavité occupée par le mucigène dans chaque cellule. Quand on a retranché la membrane rétro-linguale sur l'animal vivant, puis qu'on l'a tendue et fixée à l'aide d'un anneau de platine sur le disque du porte-objet chambre humide, dans une goutte d'humeur aqueuse, on voit les cellules caliciformes de front, sous forme de globes clairs et réfringents, de distance en distance. Entre ces globes clairs vibrent les cils des cellules épithéliales ordinaires. Les vacuoles situées à l'intérieur des globes sont sphériques ou ovalaires, ou bien étirées en bissac, ou enfin de figure irrégulière comme si elles étaient formées de plusieurs vacuoles confluentes. Leur configuration varie pendant l'observation. Elles se déplacent au sein du globe, se déforment, s'agrandissent ou au contraire diminuent d'étendue et disparaissent: tandis qu'il s'en forme d'autres sur un point différent. Elles renferment un liquide beaucoup moins réfringent que le mucigène et deviennent obscures quand on éloigne l'objectif. Elles répondent donc bien à des cavités renfermant un contenu séreux. Si maintenant on fixe la membrane par les vapeurs d'acide osmique, les vacuoles disparaissent. Mais si ensuite on fait agir sur la préparation fixée par l'osmium des vapeurs d'acide perruthénique (2), qui colorent le mucigène en noir, on voit les vacuoles reparaître sous forme de bulles bosselées et incolores entre les boules de mucigène teintes en noir. Elles occupent donc l'épaisseur des travées protoplasmiques étendues entre les boules du mucigène. De plus, comme elles n'ont subi par la double action de l'acide osmique

(1) L. Ranvier, Des vacuoles des cellules caliciformes, des mouvements de ces vacuoles et des phénomènes intimes de la sécrétion du mucus. *(Comptes rendus de l'Académie des Sciences*, 1887.)

(2) L. Ranvier, *Traité technique d'Histologie* (2e édit.), p. 213-214.

et de l'acide perruthénique aucune coloration, elles ne peuvent renfermer aucune matière organique. Le contenu des vacuoles consiste donc exclusivement en de l'eau probablement chargée de sels minéraux.

Ainsi, l'activité sécrétoire du protoplasma s'exerce, au sein des cellules mucipares du type caliciforme, dans deux sens très différents. Une portion du protoplasma sécrète le mucigène, ou pour mieux dire elle est *mucipare*. Ce qui subsiste ensuite du protoplasma entre les amas de mucigène déjà formé, sécrète l'eau plus ou moins chargée d'éléments salins qui occupe les vacuoles ; cette seconde portion du protoplasma est *aquipare*. De plus, elle a conservé la motilité, puisque par ses mouvements intérieurs comparables aux mouvements amiboïdes, elle déforme les vacuoles et les promène en sens divers entre les boules du mucigène. Je reviendrai sur ce point capital dans un instant.

Au sein des revêtements épithéliaux qui ont déjà subi un commencement de différenciation dans le sens glandulaire (surfaces glandulaires ou plis glanduleux), les cellules caliciformes se sont multipliées tandis que les cellules épithéliales ordinaires ont disparu (1); elles sont toutes au contact les unes des autres. Quand il s'agit de plis étroits et compliqués comme ceux de « l'arbre de vie » du col utérin, ou de surfaces qui, comme celle de l'estomac de l'Homme ou du Chien, sont mamelonnées par suite de la présence d'innombrables cryptes muqueux (infundibula des glandes tubuleuses agminées gastriques), les cellules caliciformes peuvent aisément prendre place les unes à côté des autres et conserver leur forme effilée par le bas tout en s'implantant droit. Il n'en est plus ainsi lorsque la surface mucipare est tout à fait planiforme, comme c'est le cas, par exemple, dans la partie inférieure de l'œsophage de la Cistude d'Europe (2). Alors la queue effilée de chaque cellule, renfermant le noyau et non occupée par le mucigène, se plie sous la cupule à angle vif, comme le tuyau d'une pipe sous son fourneau, et s'insère un peu obliquement sur la vitrée. Il en résulte que les cellules consécutives sont disposées les unes à côté des autres, de façon que leurs cupules, gorgées de mucigène et affectant chacune la forme de gobelet, sont toutes en contact : le pied coudé de chaque cellule s'engageant un peu sous la cupule de la précédente. Et ainsi de suite, les pieds protoplasmiques s'imbriquent comme le feraient des pieds humains engagés les uns sous les autres de façon que les jambes fussent juxtaposées en série continue.

(1) *Exemple :* La surface de la muqueuse gastrique de l'Homme, du Chien, du Chat, de la Grenouille, etc.

(2) Motta-Maia et J. Renaut. — Note sur la Structure et la Signification morphologique des glandes stomacales de la Cistude d'Europe. *(Arch. de Physiologie,* 1878.)

Les cellules caliciformes sécrètent exclusivement le *mucus des surfaces*, et celui de leurs dépendances directes : fossettes glanduleuses, cryptes glanduleux, aires et plis glandulaires. Dans certains cas, on peut même constater une différence histochimique entre ce mucus et celui des glandes muqueuses différenciées. C'est ainsi qu'au cardia, après fixation par l'acide osmique ou le liquide de Müller, l'éosine hématoxylique teint seulement en rose le globe des cellules caliciformes de la surface; tandis qu'il colore en bleu très pâle le mucigène des dernières glandes muqueuses œsophagiennes, qui se poursuivent un peu au delà du cardia dans le derme muqueux de l'estomac chez le Chien.

(B). Les *cellules mucipares des glandes différenciées des surfaces* sous forme d'organes glandulaires proprement dits, diffèrent essentiellement des cellules caliciformes en ce *qu'elles n'ont pas d'orifice préformé*, jouant le rôle d'orifice émissaire sur leur pôle libre. Sur ce même pôle libre, elles ne présentent pas non plus de plateau.

Qu'il s'agisse de cellules mucipares appartenant soit à la sous-maxillaire, aux glandes labiales de l'Homme ou du Chien, soit enfin aux glandes pharyngiennes, œsophagiennes, etc., du Chien, de l'Homme ou du Mouton, la constitution générale est la même (fig. 394). En place, les cellules glandulaires apparaissent sous forme d'éléments de grande dimension, clairs, rangés les uns à côté des autres en série continue pour former le revêtement épithélial du cul-de-sac glandulaire. La cavité de ce cul-de-sac est limitée par les pôles libres de chaque cellule, lesquels dessinent un léger feston convexe vers cette cavité, A la base de chaque cellule, lorsque celle-ci est au repos, on voit le noyau engagé dans une lame mince de protoplasma granuleux. Cette lame se continue par un pied effilé, replié sous le corps de la cellule exactement à la façon de celui des cellules caliciformes de l'épithélium mucipare de la Cistude d'Europe. Quand on a isolé les cellules mucipares des glandes par l'action de l'alcool au tiers, cette disposition devient évidente (voy. fig. 392, D, p. 64).

Après fixation par les vapeurs osmiques et coloration à l'éosine hématoxylique, ou double coloration par l'hématoxyline ou le carmin aluné et l'éosine, on reconnaît d'emblée que le grand corps clair, qui répond à la majeure partie du corps cellulaire, représente exactement la cupule ou globe mucipare d'une cellule caliciforme. Il est occupé par des boules de mucigène, entre lesquelles règne un réseau protoplasmique à mailles curvilignes enveloppant les boules. Ici, le réseau, coloré en rose magnifique, prend une importance considérable. Il saute aux yeux même sous un faible grossissement. Mais ce réseau part à la fois de la lame protoplasmique occupant le fond de la cellule et renfermant le noyau, des parois latérales et du bord libre, colorés en rose plus foncé et répondant aussi chacun à une lame de protoplasma continue. Le noyau, rejeté au fond, ordinairement sur le prolongement du pied protoplasmique coudé, affecte une configuration caractéristique. Il est, comme je l'ai dit, très aplati; de plus, il est déprimé

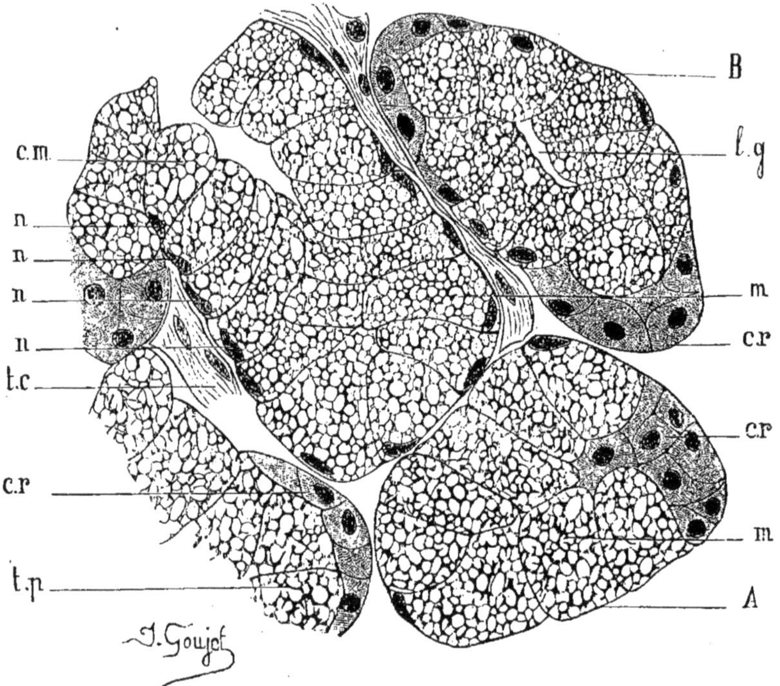

Fig. 394. — Culs-de-sac glandulaires d'une des glandes mixtes au repos de la muqueuse pharyngée du Mouton. Fixation par les vapeurs osmiques, alcool fort, coloration des coupes (qui doivent être très minces) par l'éosine hématoxylique. Conservation dans ce même réactif très affaibli. — Ocul. 3, obj. 8 de Reichert; éclairage Abbe. Chambre claire.

cm, cellules muqueuses bordant la lumière glandulaire; — *lg*, lumière glandulaire; — *m*, boules de mucigène teintes en bleu clair, séparées les unes des autres par les travées protoplasmiques *t p* (ces travées sont colorées en rose magnifique par l'éosine du réactif); — *n*, *n*, *n*, *n*, noyaux des cellules muqueuses occupant leur base et excavés en cupule; — *c r*, *c r*, croissants de Giannuzzi, formés de cellules granuleuses, non mucipares; — *t c*, bandes de tissu connectif séparant les grains glandulaires.

(En A, le grain glandulaire a été sectionné tangentiellement, dans l'épaisseur du revêtement épithélial. On ne voit pas la lumière non plus que la plupart des noyaux des cellules muqueuses. En B, la section, légèrement oblique, a coupé le grain glandulaire en travers; on voit la section de la lumière glandulaire et les noyaux de toutes les cellules sauf trois).

en *cupule* du côté de la partie claire de la cellule, renfermant le mucigène. On voit de prime abord que cette disposition résulte de l'accumulation du mucigène sécrété. En outre, les boules de mucigène impriment au noyau, en agissant chacune sur lui, des empreintes souvent multiples et qui lui donnent une apparence bizarre quand on l'observe de front par le fond de la cellule. On peut bien faire cette observation dans les coupes renfermant une certaine étendue de la paroi glandulaire et la présentant à l'objectif par sa surface extérieure.

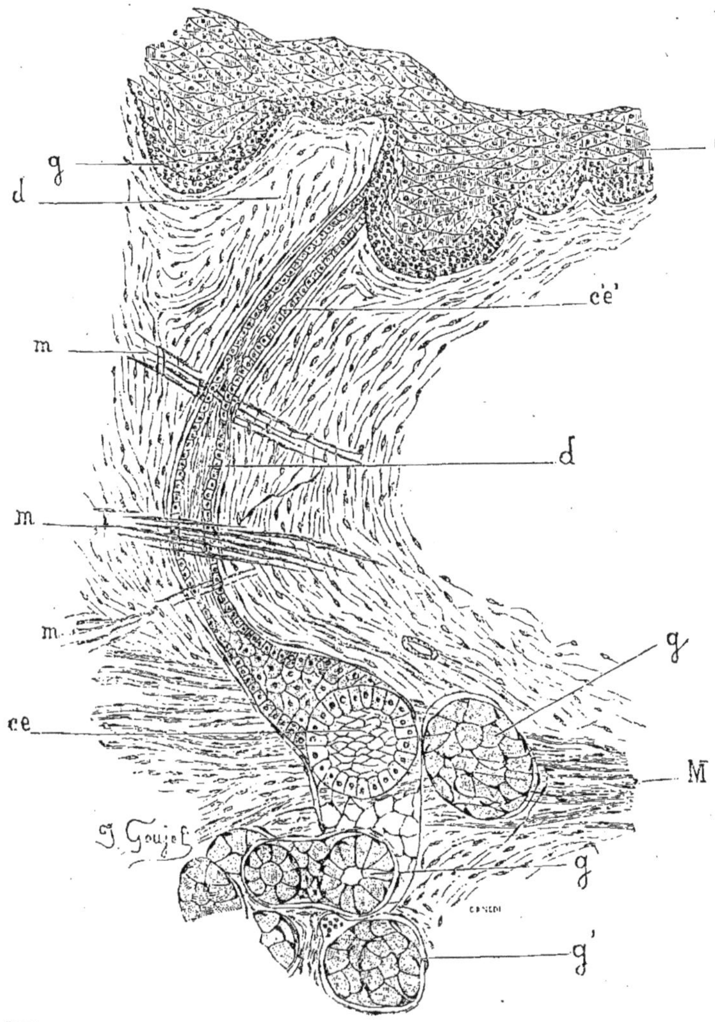

Fig. 395. — Une glande muqueuse du point de passage de la muqueuse œsophagienne à la muqueuse gastrique du Chien. Cette glande appartient à l'œsophage. Liquide de Müller, gomme, alcool; coloration par la glycérine hématoxylique. Alcool fort, essence de girofles, essence de bergamote, résine Dammar. — Obj. 3. ocul. 1 de Verik. Chambre claire.

l, épithélium du type malpighien de la partie inférieure de l'œsophage; — *g*, sa couche génératrice; — *d*, derme muqueux; — *g*, *g*, culs-de-sac glandulaires tapissés de cellules toutes mucipares, et coupés l'un tangentiellement, l'autre en travers. On voit comment se comporte, dans ces deux cas, l'espèce de mouvement tournant des noyaux excavés en cupule; — *g'* cul-de-sac vu de front par son fond, montrant l'arrangement des noyaux et les empreintes de leur face concave, formées par l'appui des boules de mucigène; — *c e*, *c' e'*, canal excréteur.

M, musculaire muqueuse; — *m*, *m*, *m*, faisceaux musculaires émanés de celle-ci et passant en avant et en arrière du canal excréteur, renflé au-dessous des points où il est croisé par les rubans musculaires.

Il est évident que le mouvement de repli subi par le pied de toutes les cellules sous leur portion claire, occupée par le mucigène, prend son origine dans l'énorme développement de celle-ci. Les noyaux, engagés dans la substance protoplasmique de la base du pli, subissent ce mouvement d'une façon uniforme dans les cellules consécutives. Leur direction générale continue sensiblement celle du pied replié. Aussi, quand une coupe passe exactement par le travers ou dans l'axe d'une glande mucipare, telle que les glandes du Cardia du Chien (fig. 395), voit-on tous les noyaux des cellules consécutives se présenter de profil et dessiner une sorte de mouvement tournant autour de cet axe. Ces divers caractères des noyaux permettent de reconnaître d'emblée les cellules mucipares, du moins alors qu'elles sont au repos. Il était donc indispensable de les signaler en détail ici.

Le mouvement de repli des pieds protoplasmiques des cellules mucipares des glandes, constitue une disposition en rapport avec la différenciation glandulaire. En effet, ces pieds coudés se superposent et s'imbriquent, pour s'insérer plus loin sous les portions claires des cellules qui représentent chacune la partie active de l'élément, celle où s'exerce l'activité sécrétoire. Il en résulte que toute la surface développable de la cavité glandulaire est exclusivement occupée par la partie de ses cellules épithéliales dévolue à la sécrétion.

J'ai dit que le réseau protoplasmique régnant entre les boules de mucigène qui occupent la partie claire de la cellule, est d'une admirable régularité et beaucoup plus facile à mettre en évidence que dans les cellules caliciformes intercalaires des épithéliums de revêtement. Quand ce réseau a été fixé par l'acide osmique, puis coloré par l'éosine, il se montre formé par des travées de protoplasma actif et très granuleux ; mais on ne peut y observer de vacuoles. En effet, la fixation par l'acide osmique fait disparaître celles-ci. En revanche, nous verrons un peu plus loin que, lorsque tout le mucigène a été expulsé, comme il arrive dans la sous-maxillaire du Chien épuisée par une longue excitation de la corde du tympan, ces vacuoles reparaissent au sein du protoplasma débarrassé de son mucigène. Il est donc très probable qu'elles existent également au sein des travées protoplasmiques de la cellule mucipare au repos. Seulement, on n'a pu jusqu'ici le constater *de visu*, faute de posséder une méthode permettant de les observer à l'état vivant, et d'assister aux phénomènes de mouvement intérieur dont leur protoplasma trabéculaire est sans doute le siège.

Ranvier, qui a découvert et étudié ces vacuoles dans les cellules caliciformes chez la Grenouille (1), a reconnu qu'elles sont le résultat

(1) L. Ranvier, Des vacuoles des cellules caliciformes, des mouvements de ces vacuoles et des phénomènes intimes de la sécrétion du mucus. *(Comptes rendus de l'Académie des Sciences,* 1887.)

d'un mouvement vital et intérieur du protoplasma, mouvement qui cesse avec la mort de la cellule par anoxémie, ou par excès de chaleur quand on porte par exemple celle-ci à + 43° sur la platine chauffante. De plus, il a vu que certaines vacuoles, après avoir présenté des variations de volume et des déplacements, disparaissent plus ou moins rapidement sans arriver pourtant à la surface de la muqueuse. Il en conclut avec raison que, se rompant à l'intérieur même de la cellule, elles déversent le liquide formé d'eau et de sels qu'elles renferment, sur les boules du mucigène pour ensuite entraîner celui-ci. Elles le font en se mêlant à lui et en l'hydratant de façon à le gonfler et à le rendre fluide, comme le fait par exemple l'eau agissant sur la gomme adragante. Ce phénomène répond à la *transformation du mucigène en mucus :* c'est-à-dire en une masse de mucigène hydraté, dans laquelle les boules formées au sein des mailles protoplasmiques ne gardent plus leur individualité, car on ne les y retrouve plus, — et qui en outre renferme un certain nombre de sels primitivement étrangers à la constitution du mucigène.

Ce sont là des faits d'une grande importance et jetant un véritable jour sur le mécanisme de la sécrétion considéré en général. Outre que l'on comprend seulement ainsi que le mucus, formé par le concours du mucigène et du liquide des vacuoles, puisse arriver à diffuser à travers la lame mince, mais continue, de protoplasma régnant sur le pôle libre des cellules muqueuses des glandes vraies, on voit aussi que ce même mucus, en tant que produit définitif de l'activité sécrétoire, n'a pas été constitué d'un coup et d'une pièce. Il résulte au contraire de la réaction l'une sur l'autre des deux substances formées séparément par le protoplasma : le mucigène et le liquide des vacuoles. Il ne faut donc pas chercher toujours le produit de la sécrétion à l'état complet dans un même point de la cellule épithéliale de la glande. L'observation nous montrera que ce n'est qu'exceptionnellement qu'on l'y rencontre tout formé. De même, on ne trouve pas davantage, dans les liquides de la sécrétion, les matériaux accumulés à l'état figuré dans la cellule par le mouvement sécrétoire. Il n'y a plus de boules de mucigène à l'état distinct dans le mucus excrété.

Cellules granuleuses. — Dans nombre de cellules glandulaires, on peut observer des granulations différant absolument des boules de mucigène et des granulations protéiques ordinaires du protoplasma. Elles sont réfringentes, et ordinairement colorées en jaune brun ou clair. Elles se teignent en outre plus ou moins vivement sous l'influence des matières colorantes. Le picrocarminate d'ammoniaque leur donne une coloration jaune verdâtre. L'éosine les teint en rouge vif. L'acide osmique les fixe dans leur forme, et les colore en brun foncé ou en bistre. Cette dernière réaction a été considérée par NUSSBAUM (1) comme caractéristique de la substance des ferments. Les granulations colorées en brun par l'acide osmique dans la plupart des cellules glandulaires (cellules pancréatiques, cellules de revêtement des glandes du fond de l'estomac, cellules des glandes à venin des urodèles et des anoures) sont en effet des grains de *zymogène*, particuliers aux glandes qui sécrètent des ferments. Mais toutes les substances se colorant en brun par l'acide osmique et infiltrées dans le protoplasma des cellules glandulaires, ne paraissent pas répondre nécessairement à du zymogène diffus (2); tandis que tous les grains figurés, colorables à la fois en jaune verdâtre par le picrocarminate, en rouge par l'éosine et en brun par l'acide osmique, me paraissent bien constitués par une substance destinée à entrer dans la composition d'un ferment, tout comme les boules de mucigène le sont à prendre part à la constitution d'un mucus.

Quand le zymogène affecte la forme de grains d'un certain volume, on peut voir le protoplasma s'étendre entre les grains pour former un réseau, exactement comme entre les boules de mucigène dans les cellules à mucus. Les grains de zymogène développés au sein du protoplasma peuvent d'ailleurs y être répandus sans ordre (cellules de revêtement des glandes gastriques du Chien) (fig. 396), ou au contraire y dessiner des ordonnances soit rangées en série (cellules pancréatiques), soit rayonnantes. Mais le noyau, dans aucun cas, n'est refoulé vers la base, ni excavé en cupule, ni même déformé par le contact des grains le plus ordinairement. C'est là un caractère qui, joint à la forte réfringence et à la coloration jaune plus ou moins foncée du zymogène, permet de distinguer du premier coup les cellules glandulaires à ferment des cellules mucipares. L'action de l'acide osmique permettra d'autre part de différencier les granulations zymogènes des granulations graisseuses. Ces dernières se teignent en effet en noir et non plus en brun clair ou foncé.

Le zymogène rassemblé sous forme de granulations figurées dans les cellules glandulaires ne constitue pas à lui seul, dans la majorité des cas, le ferment proprement dit, mais bien une substance destinée à entrer dans sa composition. RANVIER a démontré que les grains de zymogène sont, aussi bien que les boules du mucigène, mobilisés et

(1) NUSSBAUM, Ueber den Bau und die Thätigkeit der Drüsen. (*Arch. f. mikroskopische Anatomie*, t. XIII, p. 721.)

(2) RANVIER (*Traité technique d'histologie*, 2e édit., p. 211) fait observer avec raison que, tandis que les acini de la glande sous-maxillaire du Lapin (glande séreuse) renferment régulièrement au niveau de leur col des cellules infiltrées d'une substance que l'acide osmique colore en brun foncé, la salive sous-maxillaire ne transforme pas l'amidon en sucre, comme l'avait d'ailleurs fait déjà remarquer HEIDENHAIN.

en même temps gonflés et hydratés par un liquide vacuolaire (1). Mais on ne retrouve pas plus ces grains dans le liquide sécrété, que les boules de mucigène dans les mucus.

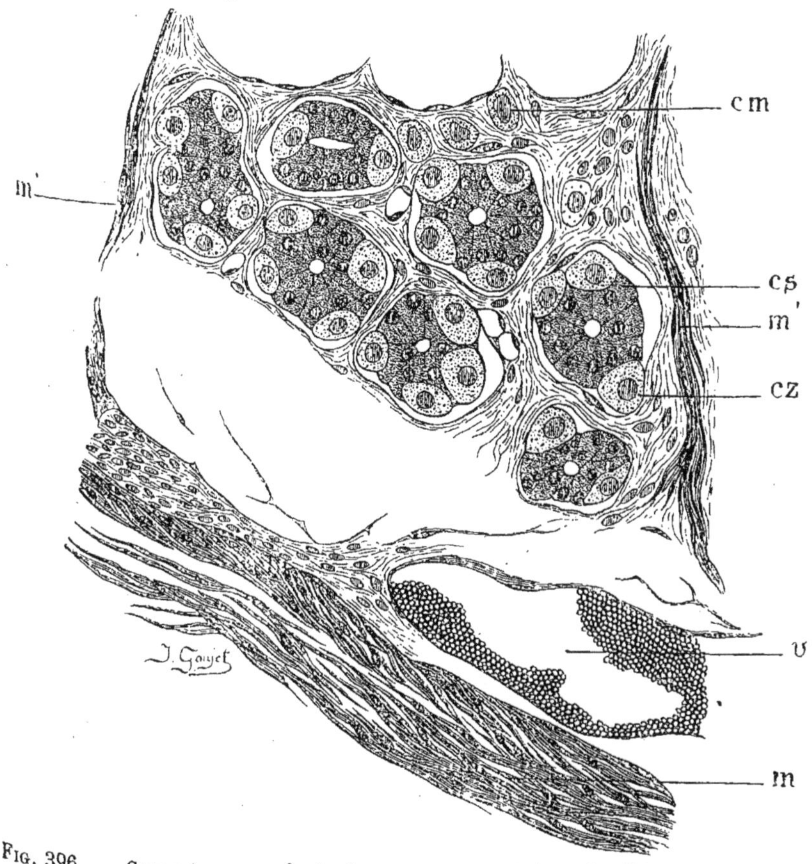

FIG. 396. — Coupe transversale de la muqueuse gastrique du Chien (voisinage du cardia). On a représenté un seul groupe de glandes en tubes, répondant à un crypte émissaire commun, toutes coupées exactement en travers. — Liquide de Müller, gomme, alcool; éosine hématoxylique. Résine Dammar. (Ocul. 1, obj. 8 de Reichert; éclairage Abbe, diaphragme fermé. Chambre claire.)

m, musculaire muqueuse envoyant des expansions *m' m'* autour du petit groupe glandulaire pour lui former un panier contractile enveloppant.
c s, cellules séreuses, *c z*, cellules granuleuses, renfermant des granulations zymogènes, des glandes tubuleuses gastriques, dont on voit la lumière centrale coupée en travers ou obliquement; — *v*, vaisseau sanguin; — *c m*, cellules migratrices du type lymphoïde.

D'autre part je montrerai tout à l'heure que, dans une seule et même cellule glandulaire, on peut distinguer parfois d'une façon nettement tranchée une région du protoplasma purement aquipare et ne

(1) L. RANVIER, Sur le mécanisme histologique de la sécrétion des glandes granuleuses. (*Comptes rendus de l'Acad. des Sciences*, 5 février 1894.)

renfermant que des vacuoles, et une autre région occupée par des grains de zymogène. Les deux modes de l'activité sécrétoire, aquipare et zymogène, existent donc là simultanément et réunis d'une manière indiscutable. Enfin, quand une glande à cellules granuleuses, telle que la sous-maxillaire du Rat, a été excitée pendant un certain temps, les cellules glandulaires, au sein desquelles on ne rencontrait qu'un très petit nombre de vacuoles peu distinctes pendant le repos, en renferment presque un aussi grand nombre que les cellules aquipares proprement dites.

Cellules aquipares. — Le type de ces cellules glandulaires est fourni par les cellules de la glande lacrymale de l'Homme, laquelle sécrète un liquide tout à fait comparable à celui des vacuoles des cellules mucipares, *les larmes*, constituées par de l'eau tenant en solution des sels minéraux. Aussi, les petits fragments de la glande lacrymale de l'Homme, par exemple, fixés vivants par l'acide osmique (1), donnent des coupes des acini glandulaires où les cellules apparaissent absolument claires, tandis que tous les nerfs à myéline et les vésicules adipeuses du voisinage sont colorés en noir. Mais ici, l'action de l'acide osmique ne fait plus disparaître les vacuoles. Chaque acinus glandulaire a la configuration d'un grain allongé, renfermant les cellules aquipares. Celles-ci affectent la forme prismatique haute, ou même cylindrique, et bordent une lumière étroite répondant à la cavité de l'acinus. Le noyau occupe la partie inférieure de la cellule ; il est régulièrement arrondi. Le protoplasma forme à travers le corps cellulaire une série de travées noueuses colorées en rose clair par l'éosine hématoxylique ; et ces travées limitent des vacuoles absolument incolores, de configuration et de volume variables (fig. 397). Sur la glande au repos, les vacuoles s'étagent sensiblement en série du fond de la cellule vers sa surface : de façon que, sous un faible grossissement, le corps cellulaire paraît vaguement strié dans le sens de la hauteur. Les travées protoplasmiques intervacuolaires doivent leur apparence granuleuse aux nœuds résultant de leur épaississement entre trois, quatre ou cinq vacuoles voisines les unes des autres. Mais à part cela, le protoplasma ne renferme pas de granulations figurées ; c'est pourquoi il ne se colore pas en brun foncé par l'acide osmique. Dans un même acinus, on trouve toujours quelques cellules renfermant des vacuoles beaucoup plus grandes que celles dont je viens de parler. Fixées par le réactif qui a agi instantanément, elles affectent la forme de bulles bourgeonnantes, répandant leurs bouillons multiformes dans un sens quelconque. Cette

(1) Solution à 1 pour 100 ; petits fragments qui, une fois fixés, sont durcis par l'alcool fort ou la gomme et l'alcool. — Coupes minces à main levée ou au microtome. Eosine hématoxylique. Examen dans la glycérine ou dans la résine Dammar.

disposition répond à un fonctionnement actif. Quand on a provoqué artificiellement, par la pilocarpine, la sécrétion lacrymale chez le Chien, avant de fixer les acini dans leur forme par les solutions ou mieux par les vapeurs osmiques, toutes les cellules glandulaires se montrent semées de vacuoles nombreuses et de grande dimension (1).

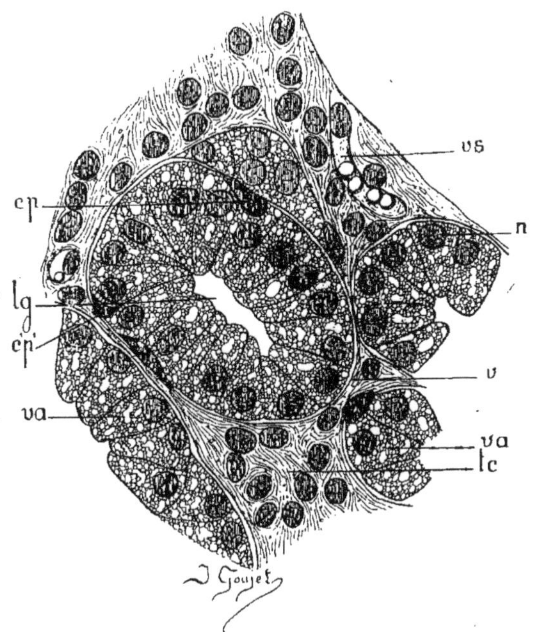

Fig. 397. — Coupe d'un lobule aberrant de la lacrymale de l'Homme enlevée sur le vivant. Fixation par la solution d'acide osmique à 1 pour 100; éosine hématoxylique; conservation dans la résine Dammar. (Ocul. 1, obj. 9 de Leitz.)

l g, lumière glandulaire; — *v a*, *v a*, vacuoles claires, occupant le protoplasma des cellules glandulaires; — *v*, membrane propre (vitrée) des culs-de-sac glandulaires; *c p*, *c' p'*, noyaux des cellules en panier de Boll occupant la face interne de cette vitrée.
t c, tissu conjonctif, renfermant de nombreuses cellules migratrices; — *v s*, capillaire sanguin renfermant des globules rouges du sang.

Dans le protoplasma des cellules de la glande lacrymale, aquipares par excellence, il n'existe donc point de granulations figurées au sein des travées protoplasmiques intervacuolaires. Les vacuoles renferment de l'eau chargée de sels inorganiques. Voilà pourquoi les cellules sont claires; et aussi pourquoi l'acide osmique, qui teint énergiquement les grains de zymogène et les granulations graisseuses,

(1) J'ai observé ce fait dès 1875, sur des lacrymales de Chien mises en activité par le jaborandi, au cours des premières expériences d'Albert Robin sur cette substance médicamenteuse, alors toute nouvelle, et dont il mit en lumière l'action motrice-glandulaire telle qu'on la connaît depuis lors.

ne colore pas davantage ici les cellules glandulaires que ne le ferait l'alcool fort.

Cellules séreuses. — Il existe chez l'Homme et les animaux, des glandes, telles par exemple que la parotide, qui sécrètent un produit ayant à l'émission toute l'apparence de l'eau, mais renfermant, outre

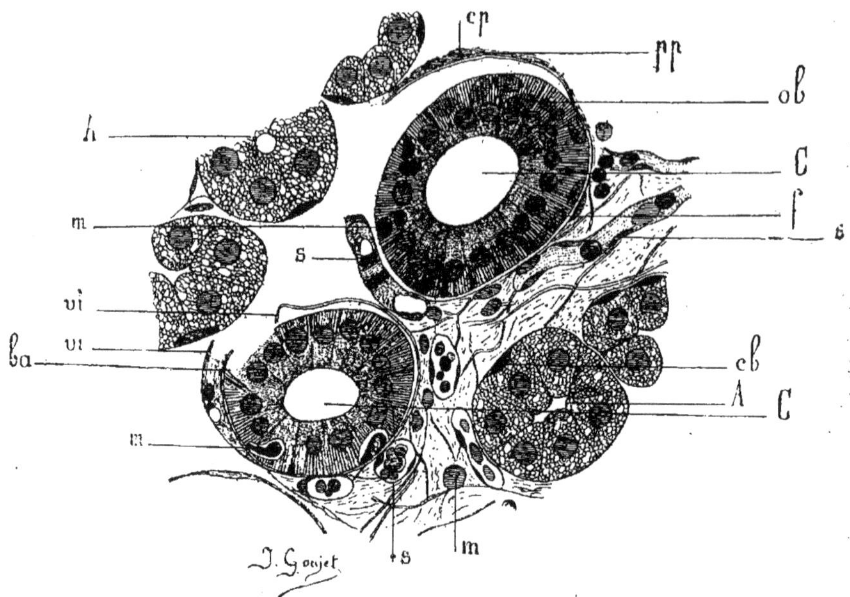

FIG. 398. — Canaux excréteurs et grains glandulaires de la parotide du Mouton (glande séreuse). — Fixation par la solution d'acide osmique à 1 pour 100. Alcool, coloration par la glycérine hématoxylique; conservation dans la résine Dammar après passage des coupes dans l'alcool fort, l'essence de girofles et l'essence de bergamote. (Ocul. 1, obj. 7 de Vérick. Chambre claire.)

A, A, acini glandulaires dont l'un est coupé perpendiculairement à son axe, l'autre un peu obliquement. La lumière glandulaire est arrondie dans le premier. Les cellules glandulaires sont tout à fait semblables à celles de la lacrymale, mais le liquide de leurs vacuoles est légèrement teinté par l'acide osmique; — *c b*, cellules en panier de Boll.

c, *c*, coupes des canaux excréteurs interlobulaires dont les cellules sont striées; — *b a*, *b a*, vitrée des canaux excréteurs, rompue et vue à plat sur une petite étendue en *v i*; — *p p*, paroi conjonctive des canaux et ses cellules plates *c p*; — *f*, cellules de la rangée profonde de l'épithélium d'un canal excréteur interlobulaire, répondant au rang des cellules en panier; — *s*, *s*, vaisseaux sanguins; — *m*, *m*, cellules migratrices dont une a pénétré l'épithélium d'un canal excréteur; — *o b*, point où l'épithélium du canal a été coupé obliquement sur un coude du tube excréteur.

l'eau et des sels minéraux, une certaine proportion de substances albuminoïdes (1). Leur épithélium sécréteur est très analogue à celui des glandes aquipares proprement dites dont la lacrymale de l'Homme et les glandules de la membrane nyctitante de la Grenouille, fournissent les types purs. Les cellules glandulaires ont encore ici leur protoplasma semé de vacuoles (fig. 398). Seulement, ces cellules se colorent

(1) CL. BERNARD, *Leçons de physiologie appliquée à la médecine*, t. II, p. 68.

faiblement en bistre léger par l'acide osmique. Cette réaction indique qu'au sein du protoplasma sont répandues, soit à l'état diffus, soit sous forme de fines granulations protéiques solubles, des substances albuminoïdes. Dans ce cas, nous avons affaire à des *glandes séreuses*.

Les cellules des glandes séreuses peuvent d'ailleurs être le siège d'une activité sécrétoire s'exerçant sous diverses formes. Prenons pour exemple les cellules des glandes sudoripares de l'Homme, du Cheval, etc. Dans l'épaisseur des travées protoplasmiques intervacuolaires, il se forme de fines granulations de graisse neutre (1) qui, tout à fait à la façon des boules de mucigène et des grains de zymogène, sont expulsées par les mouvements vacuolaires et tombent dans le liquide de la sécrétion sans s'y mêler ni y disparaître, bien entendu, puisque ce dernier est un liquide cristalloïde aquiforme. Quand par une injection interstitielle d'un mélange de solution d'acide picrique avec une solution d'acide osmique (2), on a fixé dans leur forme les glandes sudoripares de la pulpe d'un doigt ou d'un orteil, on voit sur les coupes épaisses, éclaircies par l'essence de girofles, les granulations graisseuses parsemer irrégulièrement le protoplasma des cellules séreuses. Si l'on substitue à l'essence de girofles de l'essence de bergamote, on reconnaît que ces granulations sont tout à fait distinctes d'autres granulations protéiques que l'acide osmique ne colore pas en noir, lesquelles occupent les travées intervacuolaires montantes et dessinent la striation granuleuse que j'ai découverte il y a déjà nombre d'années (3), et dont RANVIER a depuis confirmé l'existence dans le protoplasma des cellules sudoripares.

Les amas de cellules rejetées au fond ou sur les côtés des grains glandulaires des glandes en grappe mixtes, c'est-à-dire à la fois séreuses et mucipares (sous-maxillaire du Chien, glandes gutturales et épiglottiques du Mouton par exemple), amas qui portent le nom de *croissants de Giannuzzi* (4), sont en règle formés de cellules séreuses. Dans les glandes en grappes simples de l'épiglotte du Mouton, les cellules de bon nombre de croissants, sauf qu'elles sont de forme polyédrique et qu'elles ne limitent pas une lumière glandulaire, sont aussi très semblables aux cellules séreuses de la parotide, par exemple. Mais dans certains croissants, on constate en outre qu'une ou plusieurs cellules renferment des grains de zymogène réfringents,

(1) RANVIER, Sur la structure des glandes sudoripares. *(Comptes rendus de l'Acad. des Sciences*, 29 décembre 1879.)

(2) Solution aqueuse saturée d'acide picrique, 4 volumes; solution d'acide osmique à 1 pour 100 dans l'eau distillée, 1 volume.

(3) J. RENAUT, Leçons sur les tissus d'origine ectodermique. *(Annales de dermatologie*, 1877.)

(4) GIANNUZZI, *Von den Folgen des beschleunigten Blutstroms für die Absonderung des Speichels.* (Sächsische Academ. Sitzungbericht. Mat. phys. 1865.)

colorés en jaune bistre clair après l'action de l'acide osmique en vapeurs et que l'éosine hématoxylique teint en rouge foncé (fig. 399).

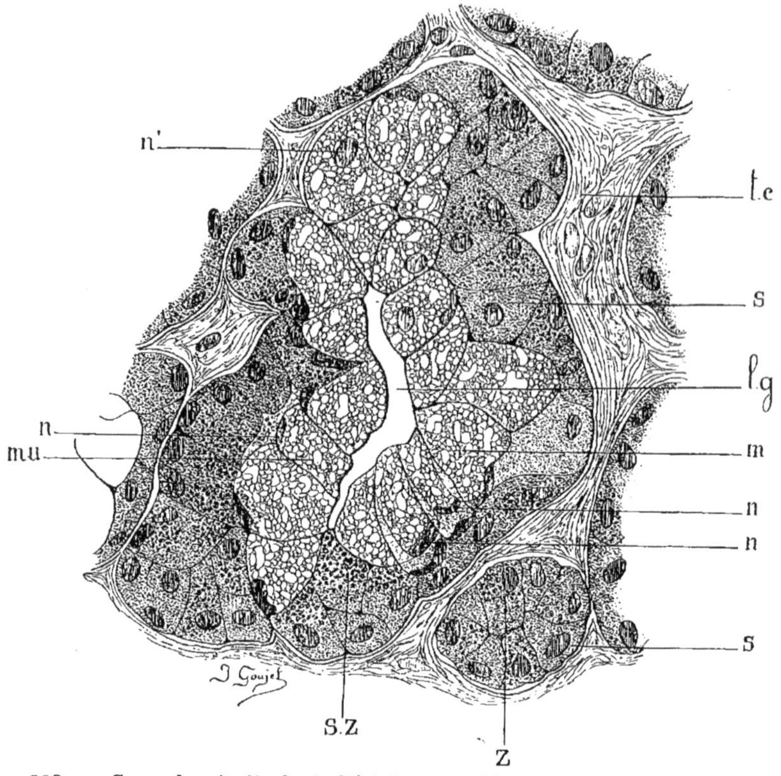

Fig. 399. — Coupe longitudinale de l'épiglotte du Mouton, faite après fixation par les vapeurs osmiques dans la chambre humide. Un seul grain glandulaire a été dessiné à la chambre claire (obj. 9, ocul. 1 de Leitz, tube demi-levé). — Coloration à l'éosine hématoxylique. Alcool éosiné, essence de girofles, essence de bergamote, conservation dans la résine Dammar.

l g, lumière glandulaire; — *t c*, cloison du tissu conjonctif séparant les grains glandulaires. Chaque grain glandulaire renferme des cellules *mucipares*, *m*, limitant la lumière glandulaire *l g*, elles renferment des boules mucigènes *m u*, séparées par un réseau des travées protoplasmiques colorées en rose; — *n*, *n*, *n*, noyaux des cellules muqueuses excavées en cupule répondant au repos glandulaire. Là où ils paraissent superposés, ils sont vus par transparence dans des cellules muqueuses situées sur un autre plan.

Les cellules muqueuses sont doublées sur une série de points de l'acinus par un croissant de Giannuzzi formé de cellules granuleuses ou *séreuses* telles que celle figurée en *s*; ou renfermant un grand nombre de granulations de ferment et, par conséquent, *zymogènes*, *z*; ou mixtes, *séreuses et zymogènes* telles que celles figurées en *s z*. De telles cellules présentent même une zone zymogène réunies dans le même corps protoplasmique et nettement distinctes.

Les grains de zymogène peuvent être très peu nombreux au sein du protoplasma de la cellule séreuse; ou bien au contraire ils occupent le protoplasma en si grand nombre, que la cellule séreuse est de ce chef transformée en une cellule à ferment. Enfin, sur quelques cellules, les grains de zymogène occupent toute une moitié de la cellule glandulaire, tandis que l'autre moitié n'en contient aucun et est demeurée entièrement séreuse. Cette observation, comme je l'ai annoncé plus haut, jette un très grand jour sur la signification des cellules séreuses, ou plutôt sur l'importance de la sécrétion aquipare dans les cellules qui élaborent autre chose que des fluides vacuolaires.

On voit en effet par là qu'une cellule séreuse, telle que celles des glandes sudoripares, peut devenir accessoirement pimélogène et sécréter de la graisse. On voit aussi qu'une cellule séreuse peut devenir zymogène sur quelques points seulement, ou le devenir sur tous, ou enfin se départir en deux zones, l'une séreuse et l'autre zymogène, dans la continuité d'un même épithélium glandulaire : celui d'un croissant de Giannuzzi, par exemple. Or, comme d'autre part on connaît le rôle des vacuoles dans l'expulsion et la fluidification du mucigène, on est amené par suite à supposer que dans toute cellule glandulaire, telle que celles étudiées jusqu'ici, c'est la sécrétion ou aquipare ou séreuse, qui joue le rôle fondamental, qui est l'expression primordiale de l'activité sécrétoire, et aussi celle du *mouvement* sécréteur du protoplasma. Ce mouvement est, de plus, l'instrument de l'expulsion des produits sécrétés séparément, c'est-à-dire l'agent actif du phénomène de *l'excrétion exocellulaire.*

Dans la portion du protoplasma non dévolue à la sécrétion aquipare, ou à la sécrétion séreuse qui n'en est qu'un cas particulier et plus complexe, l'activité sécrétoire aboutit à la formation de produits variés, tels que le mucigène, les grains de zymogène, les granulations graisseuses, etc. Le mouvement vacuolaire amène ce matériel progressivement dans la lumière glandulaire; le liquide des vacuoles hydrate certaines de ces substances ou leur soustrait des principes solubles. Ceux-ci peuvent être d'ailleurs soit expulsés au dehors avec le liquide des vacuoles, soit repris par les vaisseaux sanguins et lymphatiques adjacents à la paroi glandulaire. Ils y pénètrent alors par diffusion, et ils constituent ce que, depuis les immortels travaux de Cl. Bernard sur la glycogénie hépatique et ceux très postérieurs de Brown-Séquard, on est convenu d'appeler la *sécrétion interne* des glandes.

Je reviendrai sur ce sujet; mais je veux présentement insister sur un fait dont l'importance me paraît de premier ordre en anatomie générale. C'est à savoir que, dans des glandes de même nom chez des animaux différents, et dans un seul et même épithélium glandulaire chez un seul et même animal, l'activité sécrétoire peut changer de mode, et substituer à une cellule séreuse une cellule à zymogène ou une cellule à mucigène avec la plus grande facilité. C'est ainsi que, tandis que la sous-maxillaire de l'Homme et du Chien présente un épithélium en majeure partie formé de cellules mucipares, celle du Lapin ne renferme absolument que des cellules séreuses, tout comme la parotide de l'Homme et du Chien. De même, dans certains culs-de-sac des glandes pharyngiennes ou des glandes épiglottiques du Mouton, tous les croissants de Giannuzzi sont formés de cellules séreuses. Mais dans d'autres croissants, on voit se substituer aux cellules séreuses des cellules renfermant des grains de zymogène peu nombreux. Même certains croissants ne renferment plus que des cellules glandulaires absolument remplies de grains zymogènes.

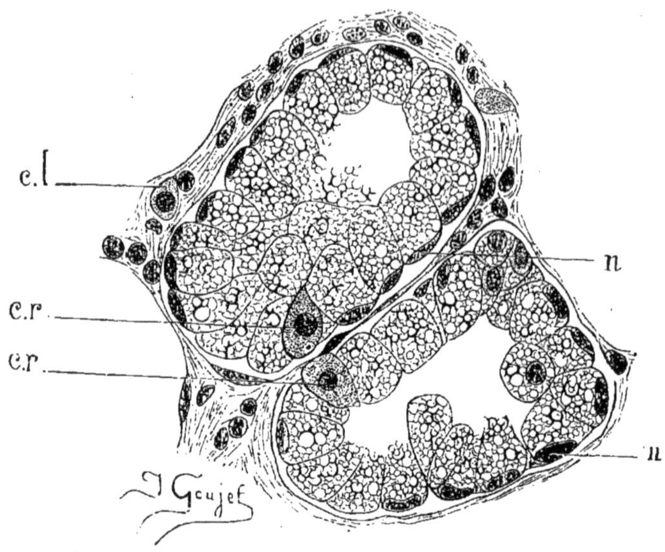

Fig. 400. — Coupe transversale des glandes pyloriques de l'Homme au voisinage d'un néoplasme. (Pièce enlevée sur le vivant par Maurice Pollosson. — Liquide de Müller, gomme, alcool ; éosine hématoxylique. (Ocul. 1, obj. 8, de Reichert.)

Les cellules bordant la lumière montrent des boules de mucigène séparées par des travées protoplasmiques colorées en rose ; — *n*, *n*, leurs noyaux occupant le fond de chaque cellule, et excavés en cupule (forme du noyau caractéristique des cellules mucipares); — *c r*, *c r*, cellules granuleuses (de revêtement) renfermant des grains zymogènes colorés en rouge vif. Le noyau est central ; — *c l*, cellules lymphatiques occupant le tissu conjonctif interglandulaire.

Dans un autre ordre d'idées, au-dessous des cordes vocales, chez le Mouton, toutes les glandes bronchiques ont un épithélium formé de cellules séreuses. Dans la muqueuse bronchique irritée par une inflammation catarrhale (comme c'est le cas habituel chez l'Homme dont on recueille le poumon à l'amphithéâtre), en majorité, les glandes bronchiques renferment des cellules mucipares.

En dehors du mouvement vacuolaire, qui paraît le phénomène fondamental traduisant l'activité sécrétoire du protoplasma, les autres modalités de cette activité qui font de telle ou telle cellule glandulaire une cellule à mucus ou à ferment, etc., sont donc contingentes ou du moins peuvent varier. Je citerai encore un exemple et je le choisirai chez l'Homme. Normalement, les glandes pyloriques de l'Homme ont un épithélium clair. Les cellules montrent chacune leur noyau déprimé en cupule et rejeté à la base de l'élément. On ne trouve entre elles aucune cellule de revêtement renfermant des grains de zymogène. Mais s'il s'agit de glandes pyloriques irritées par le voisinage d'une tumeur (fig 400) ou modifiées par le catarrhe chronique de l'estomac, certaines de leurs cellules glandulaires, peu nombreuses il est vrai, reprennent au milieu des autres les fonctions et la forme des cellules de revêtement granuleuses, telles qu'on les rencontre, dans les glandes de la grosse tubérosité de l'estomac, mélangées aux cellules séreuses avec lesquelles elles concourent à la sécrétion du suc gastrique.

Cellules glandulaires douées d'une activité sécrétoire à expressions multiples. — Cellule hépatique. — Les cellules hépatiques, isolées, par exemple, avec des aiguilles sur un fragment du foie du Rat convenablement fixé dans sa forme par un mélange d'acide osmique et d'acide picrique (1), se montrent avec l'apparence de corps polyédriques renfermant chacun un noyau central. Autour du noyau, le protoplasma est granuleux. Sur la marge de la cellule, il est homogène et forme une bordure réfringente. Si l'on introduit sous la lamelle, par capillarité, une goutte de sérum fortement iodé ou de solution iodée, la substance glycogène apparaît dans les cellules sous forme de boules irrégulières colorées en brun d'acajou. Entre les masses du glycogène, le protoplasma s'étend du noyau à la portion marginale de l'élément, sous forme de travées rayonnantes. Si, en même temps que le glycogène, la cellule hépatique renferme de la graisse comme c'est le cas chez la femelle en lactation, cette graisse est contenue dans l'épaisseur des travées protoplasmiques, sous forme de granulations de volume variable que l'acide osmique teint en noir. Enfin, les travées protoplasmiques renferment aussi des granulations protéiques et des vacuoles plus ou moins nombreuses. Mais en aucun point de la cellule hépatique, on ne trouve rien qui ressemble à la matière biliaire (sauf dans le cas où il existe un ictère prolongé et où le foie est devenu ictérique, comme

(1) On peut prélever, sur l'animal qu'on vient de sacrifier, de petits fragments du foie qui ne doivent pas avoir plus de 3 ou 4 millimètres de côté, et qu'on laisse suspendus vingt-quatre heures dans un mélange de 3 volumes de solution aqueuse concentrée d'acide picrique et de 1 volume de solution aqueuse d'acide osmique à 1 pour 100. Ce mélange doit être récemment préparé. On lave ensuite les fragments à l'eau distillée, et l'on peut ensuite briser à leur surface de petits grains de la substance hépatique qu'on dissocie ensuite sur la lame de verre, soit dans le picrocarminate d'ammoniaque, soit dans le sérum fortement iodé si l'on veut étudier le glycogène. On examine après avoir simplement recouvert la préparation d'une lamelle, puis bordé à la paraffine afin d'éviter la dessiccation rapide.

on peut l'observer fréquemment chez l'Homme ou chez un mammifère quelconque à la suite de la ligature du canal cholédoque).

Quand on a fixé dans leur forme les cellules hépatiques par l'alcool fort, on peut observer d'abord que le glycogène, colorable en brun d'acajou par le sérum fortement iodé, se présente à l'état de grains solides. De plus, entre les grains de glycogène, les travées protoplasmiques sont semées de granulations et de vacuoles. Mais ces dispositions ne répondent plus à l'état naturel. Le glycogène a été, en effet, coagulé par l'alcool. D'autre part, ce réactif, en agissant brusquement sur le protoplasma, l'a fait revenir brusquement aussi sur lui-même avant de le fixer dans sa forme. Le protoplasma, dans ce mouvement, a exprimé sa propre substance en réunissant les liquides dont il était imprégné dans les vacuoles, et en condensant d'autres substances sous forme de granulations protéiques. Si l'on dissocie un fragment du foie frais dans le sérum iodé, de façon à mettre les cellules hépatiques en liberté, on voit au contraire que le glycogène est répandu dans les mailles du protoplasma comme une substance molle et sirupeuse. Il se forme alors des gouttes sarcodiques au sein du corps cellulaire. Dans ces gouttes, une portion de la substance glycogène passe, et sort avec elles de la cellule. L'iode du réactif colore, en effet, les gouttes sarcodiques en brun acajou autour de celle-ci ; et cette coloration persiste un certain temps après que les boules, devenues libres, sont tombées dans le liquide additionnel.

Ces faits sont très instructifs. Ils montrent d'abord que le protoplasma de la cellule glandulaire possède des aptitudes sécrétoires multiples. Il exerce ces aptitudes en des points distincts de la masse protoplasmique. On ne trouve pas de gouttes de graisse au milieu des masses sirupeuses de glycogène qui gonflent le protoplasma comme un liquide épais répandu dans les mailles d'une éponge. C'est dans les travées du protoplasma qui ne sécrètent pas de glycogène, qu'on trouve les granulations graisseuses. Par conséquent, c'est bien là qu'elles se forment. Quant à la matière biliaire, on ne la trouve toute formée nulle part : sinon hors des cellules glandulaires, dans les canaux biliaires. Il en faut conclure que, très probablement, les matériaux de la bile sont séparément formés par le protoplasma des cellules hépatiques, et aussi séparément expulsés de ces cellules dans les canaux excréteurs. Là seulement, la bile prend naissance par le mélange de ses éléments constitutifs élaborés distinctement, et réagissant ensuite les uns sur les autres après leur issue hors des cellules hépatiques.

Une preuve d'ailleurs qu'il en est bien ainsi, c'est qu'en dissociant avec des aiguilles de verre des fragments de tissu hépatique dans l'eau distillée additionnée de 2 pour 100 d'acide nitrique ou même dans l'acide nitrique pur, on ne voit pas apparaître, au niveau ni au pourtour des cellules, la coloration caractéristique de Gmelin, qui, au contraire, se produit régulièrement autour d'un brin de coton préalablement trempé dans une solution, même très étendue, du liquide de la sécrétion biliaire dans l'eau distillée, et qu'on a engagé dans la préparation après l'avoir essuyé avec un fragment de papier buvard.

Ce qui vient d'être constaté pour la sécrétion biliaire est d'ailleurs loin de constituer une exception. C'est ainsi qu'on sait depuis longtemps que seule la salive mixte, résultant du mélange des liquides émis par les diverses glandes salivaires, jouit du pouvoir réellement actif de transformer l'amidon en dextrine, puis en glycose. De même, on a vainement cherché à déceler au sein des glandes du fond de l'estomac la présence de l'acide libre du suc gastrique, qui probablement n'est pas le résultat direct de leur activité sécrétoire.

Activité sécrétoire du mode mérocrine. — Dans toutes les cellules glandulaires que nous venons de passer rapidement en revue, nous avons pu constater un phénomène qui leur est à toutes commun : c'est à savoir qu'il se forme dans leur protoplasma, et en vertu d'une activité particulière de celui-ci, des substances variées : mucigène, zymogène, glycogène, graisse, qui sont ensuite hydratées et expulsées ou mobilisées simplement (graisse des cellules sudoripares) hors de la cellule, par l'action combinée de la portion du protoplasma demeurée motrice et du liquide des vacuoles dont ce protoplasma moteur est parsemé. Après cette expulsion, le protoplasma libéré reprend à nouveau son activité sécrétoire dans la cellule demeurée en place. Cette cellule, comme je l'indiquerai plus en détail à propos du mécanisme général de la sécrétion, ne mobilise donc et ne dépense qu'une portion de sa propre substance : celle précisément qu'elle a constituée au sein du protoplasma en vertu de la mise en jeu de l'activité sécrétoire de ce dernier. Ce sont de pareilles cellules glandulaires que RANVIER (1) appelle *mérocrines*. Les épithéliums glandulaires doués de l'activité sécrétoire du mode mérocrine sont d'ailleurs les plus nombreux. La seule cellule neuro-épithéliale douée de l'activité glandulaire qui existe chez l'Homme et les animaux supérieurs, c'est-à-dire la cellule de l'épithélium pigmenté de la rétine, est une cellule mérocrine. Mais un petit nombre de cellules glandulaires se comportent tout autrement.

Activité sécrétoire du mode holocrine. — Dans les glandes sébacées de l'Homme et des animaux, de même que dans les glandes de Meibomius et les glandules de Montgommery du mamelon qui ne sont que des cas particuliers des glandes sébacées (fig. 401), les cellules douées de l'activité sécrétoire font partie d'un épithélium stratifié, modification pure et simple de l'épithélium du type malpighien de la peau et des muqueuses. Il n'y a pas là à proprement parler de cavité glandulaire. Les culs-de-sac de la glande sont revêtus d'une rangée de cellules

(1) L. RANVIER, *Traité technique d'histologie*, 2e édit., p. 214.

prismatiques *(cellules génératrices)*, qui, en se multipliant par division indirecte d'une façon lente mais continue, ont produit de nouvelles cellules qui prennent place au-dessus d'elles : les cellules le plus nouvellement formées repoussant les autres vers le centre du cul-de-sac et les y amenant progressivement à leur tour. En même temps que ce mouvement d'*élévation* se produit, l'activité sécrétoire

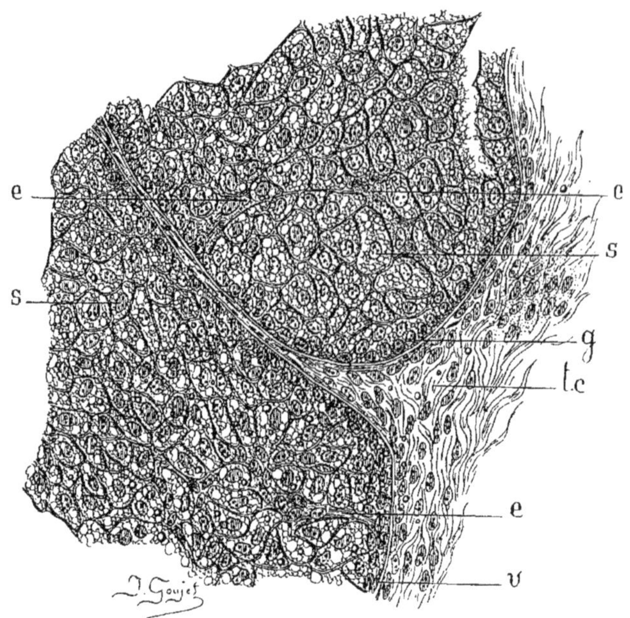

Fig. 401. — Une portion de deux lobes adjacents entre eux d'une glande sébacée de la peau de la lèvre de l'Homme. — Alcool fort, éosine hématoxylique; conservation dans ce même réactif affaibli. (Ocul. 1, obj. 5 de Leitz.)

g, cellules de la couche génératrice, prismatiques basses; — il s'en détache en *e*, *e*. *e*, des séries de cellules malpighiennes ordinaires, subissant simplement l'évolution épidermique et dont l'ensemble forme un réseau cloisonnant la masse pleine du grain glandulaire.

Dans les mailles de ce réseau se voient les cellules glandulaires *s*, *s*, à noyau central, remplies de grains de graisse arrondis et ici incolores, séparés par des travées protoplasmiques tout comme les grains de mucigène des cellules muqueuses.

v, vitrée de la glande sébacée; — *t c*, tissu conjonctif du derme cutané au voisinage de la glande.

Il n'y a pas de lumière glandulaire.

du protoplasma développe, dans la majorité des cellules, une série de grains disposés, tout comme les boules de mucigène, dans un réseau de travées protoplasmiques étendues radialement du noyau, qui reste central, à tout le pourtour de la cellule. L'acide osmique colore ces grains en noir ; ils répondent chacun à une granulation graisseuse et se montrent disposés, autour du noyau, sensiblement en rayons de roue, à la suite les uns des autres. Les grains grossissent au fur et à mesure que la cellule est repoussée vers le centre de la glande; en même temps ils deviennent de plus en plus nombreux. Au centre, les cellules se résolvent en une multitude de grains graisseux. Le noyau, mis en liberté, s'atrophie et meurt. Les gouttelettes de graisse, n'étant plus individualisées par des travées protoplasmiques, peuvent confluer les unes avec les autres. Bref, il en résulte un produit de sécrétion formé par de la graisse fluide et les débris des cellules glandulaires qui ont éclaté. C'est le *sébum* ou sécrétion sébacée. Pour concourir à la formation de ce sébum, les cellules glandulaires y tombent tour à tour comme des fruits mûrs, se fragmentent et passent tout entières dans dans la sécrétion. De telles cellules possèdent une activité sécrétoire du mode *holocrine*. Les glandes constituées par elles sont des glandes holocrines (Ranvier). Elles reforment, pour les étapes successives de la sécrétion, chaque fois un nouvel épithélium sécréteur. Les éléments cellulaires de celui-ci sont destinés à se morceler et à passer fragmentairement dans le produit de la sécrétion, dont ils ont eux-mêmes élaboré la partie active, qui ici est la graisse.

Les glandes *mérocrines* possèdent donc des épithéliums fixes, qui ne se détruisent pas davantage en fonctionnant qu'une cellule musculaire ne le fait en mettant en jeu sa contractilité. Leurs cellules glandulaires ne desquament pas dans le liquide de la sécrétion. Le contraire arrive pour les glandes *holocrines :* groupe limité d'ailleurs aux glandes sébacées ou similaires, du moins si l'on considère les glandes à l'état normal (1).

(1) Dans les glandes ordinaires, mérocrines, on peut en effet voir l'épithélium devenir desquamant dans les circonstances pathologiques. C'est ainsi que, dans les entonnoirs ou même dans la lumière alors élargie des glandes de l'estomac, on peut voir fixées dans le liquide de la sécrétion, qui alors prend les qualités du mucus, un certain nombre de cellules de revêtement, remplies de grains de zymogène, mobilisées et desquamantes. Dans l'estomac de l'Homme réséqué sur le vivant, j'ai pu nettement constater ce phénomène, tandis que je ne l'ai jamais observé, ni dans les glandes gastriques du Chien, ni dans celles de l'estomac de deux suppliciés que j'ai eu l'occasion d'examiner, sur des fragments de muqueuse prélevés quelques minutes après la mort, et fixés du suite et encore vivants par l'alcool fort, le liquide de Müller ou l'acide osmique à 1 p. 100.

Le catarrhe des glandes, en les transformant plus ou moins complètement en glandes holocrines et en suscitant de ce chef une rénovation rapide et hâtive de l'épithélium sécréteur, peut changer le type de ce dernier et transformer par exemple des cellules séreuses en cellules mucipares. C'est ce qui arrive constamment dans la bronchite, par exemple. Je signale ici ce fait à nouveau à cause de sa grande importance en anatomie pathologique.

§ 2. — NOMENCLATURE DES GLANDES

Le problème de la nomenclature méthodique des glandes (1) a longtemps préoccupé et préoccupe encore vivement aujourd'hui les anatomistes, les histologistes et les physiologistes. Comme les uns et les autres se placent chacun à leur point de vue qui est différent, il en résulte que la question n'a pas été résolue : parce que le problème n'a pas encore été réellement posé. Dans un organe glandulaire, les ana-

(1) Lorsque l'on étudie des glandes très simples, comme celles de Lieberkühn ou celles de la peau, l'on en peut faire aisément l'analyse et se rendre un compte exact de leur signification morphologique en l'absence de toute nomenclature régulière. Il en est encore de même pour des organes glanduleux très nettement différenciés comme les glandes salivaires. Mais quand on en vient à certaines glandes, telles que les glandes duodénales de Brünner, celles du larynx, ou encore le foie, on reconnaît qu'il s'agit d'organes très complexes ; et, pour comprendre exactement la disposition de leurs parties, il est absolument nécessaire d'être, au préalable, en possession d'une nomenclature des glandes assez nette et claire pour que les termes employés dans les descriptions aient tous leur valeur propre, bien définie, et puissent être attribués avec précision dans chaque cas particulier.

On éprouve un certain étonnement à constater que, cependant, une pareille nomenclature n'existe pas. De prime abord, rien ne semble plus clair que la notion d'une glande en grappe ou d'une glande en tube, que celle d'un acinus ou d'un grain glandulaire, que celle d'un follicule ou d'un crypte muqueux. Ces termes se retrouvent partout, et chacun pense les comprendre. Mais, quand il s'agit de comparer entre elles les diverses glandes, et de savoir au juste à quel groupe naturel elles appartiennent, quel nom il convient de donner à chacune de leurs parties, la difficulté commence. Les termes que j'énonçais tout à l'heure ne sont en effet qu'imparfaitement définis par les classiques contemporains; et bien souvent, dans mon laboratoire, nous avons été embarrassés, mes élèves et moi, pour savoir si une glande donnée, l'une de celles contenues dans l'épaisseur des replis aryténo-épiglottiques ou dans la muqueuse de la trachée, par exemple, était une glande en tubes ramifiés ou une glande en grappe ? ou encore si une glande de Meïbomius était une glande tubuleuse composée ou une production acineuse? Et si maintenant nous passons de ces glandes relativement simples à des objets tels que le foie ou le pancréas, l'embarras s'exagère, et il devient presque impossible de ranger de pareilles productions à leur place exacte dans la série des organes glandulaires.

La difficulté que nous ressentons actuellement, les anciens anatomistes l'éprouvaient eux-mêmes et sans doute plus que nous, puisqu'ils étaient à peu près dépourvus de tout moyen de la lever. Il nous est aujourd'hui facile, avec les méthodes de technique que nous possédons, d'analyser les glandes et de les disposer en séries d'après les caractères principaux, analogiques et différentiels, que nous aurons constatés dans leur structure. Les anciens ne le pouvaient pas. Aussi, l'un d'entre eux et des plus illustres, BOERHAAVE, avait renoncé à classer et même à définir les glandes d'après leurs caractères anatomiques. Il affirmait ainsi l'impossibilité qu'il avait constatée: *Glandularum facies adeò diversæ sunt, ut nulla definitio proponi possit quæ omnem earum varietatem complectatur* (Prælect. Academicæ, § CCXLI, t. II, Gottingæ, 1740, p. 386).

D'où venait cette difficulté ? — En majeure partie de ce qu'à cette époque l'anatomistes considèrent en effet avant tout la forme générale ; les histologistes, la structure des éléments anatomiques ; les physiologistes, la nature et le mécanisme, enfin, la valeur fonctionnelle propre à chaque sécrétion prise en particulier. Sur de pareilles données, il est impossible d'établir une nomenclature des glandes, satisfaisant tout le monde.

Pour tout anatomiste, la glande sous-maxillaire de l'Homme et du Chien constitue un organe glandulaire tout à fait homologue de la glande sous-maxillaire du Lapin. La forme générale, la texture, les

tomie générale n'existait point. Les savants ne la soupçonnaient même pas, ni comme science ni comme méthode, quand bien même ils réunissaient instinctivement dans un même groupe des organes dont la similitude était trop évidente pour ne pas forcer l'attention En dehors de là, on décrivait alors isolément les objets tels que les dissections les montraient, et on les comparait à ceux connus de tous auxquels il paraissaient ressembler le plus : sans aucun souci de la concordance des termes employés pour la description des parties homologues d'organes pourtant tout à fait similaires. Ainsi fait-on du reste encore à présent en anatomie pathologique descriptive. Tel des anciens anatomistes découvrait une glande dont les particules élémentaires lui semblaient pleines, et il les comparait à des grains solides *(corpuscula)*. Tel autre analysait une production glandulaire voisine de la précédente par sa forme générale, mais dont les éléments sécréteurs lui semblaient creux ; il comparait ces éléments soit à des grains de raisins *(acini)*, soit à des follicules *(folliculi)*, soit à des dépressions simples *(cryptæ)*, en cherchant simplement l'exactitude dans ses comparaisons à l'exclusion de toute idée de nomenclature générale. Les termes de l'ancienne phraséologie anatomique eurent donc d'abord une signification purement comparative. Cependant, les *descriptions particulières* des premiers anatomistes subsistèrent ; elles se transmirent sans grands changements jusqu'à nos jours, simplement copiées et recopiées par les auteurs des compilations, des compendiums et des manuels. Voilà pourquoi certains mots, tels par exemple que celui de *follicule*, ont une signification aujourd'hui tout à fait indéterminée. Trois objets aussi disparates que le sont une glande sébacée, une glande de Lieberkühn, et les grains blanchâtres que l'on trouve accolés dans la rate aux ramifications des artères, sont souvent désignés par ce même nom. Ils ne l'avaient primitivement mérité que parce que les anciens leur avaient trouvé une ressemblance grossière avec des fruits disposés en follicules, ou avec les folioles d'une feuille composée auxquelles on donnait alors également le nom de follicules.

Une seconde cause de confusion naquit de la lutte mémorable qui s'éleva, dans la première partie du siècle dernier, entre les partisans des idées de MALPIGHI et l'illustre anatomiste RUYSCH qui porta l'art des injections à un si haut degré de perfection (1). Comme tous ceux qui introduisent dans la science des méthodes nouvelles, RUYSCH attendait de la sienne la solution de presque toutes les questions pendantes. Il l'appliqua à l'étude de la structure des viscères glanduleux et arriva à cette conception qu'ils étaient tous formés exclusivement par des vaisseaux entrelacés ou enroulés en glomérules. *(Omnia viscera solis vasorum glomeribus absque fabrica glandu-*

(1) On s'est quelquefois demandé si véritablement RUYSCH méritait, pour ses injections, le renom universel qu'il possède encore. Je crois être un des anatomistes qui ont été le plus à même d'étudier les injections de RUYSCH, car l'une d'elles (peau de toute une moitié latérale de la tête, de la face et du cou), et faisant partie de la collection de mon compatriote, M. RENOU (de Tours), a été mise à ma disposition. Le derme était transparent comme de la corne, et avec un objectif n° 1 ou 2 de VERICK, laissait voir les réseaux vasculaires injectés à la cire d'Espagne rouge, comme dans l'une de nos meilleures injections histologiques contemporaines.

connexions organiques et les rapports sont identiques dans les deux. Nous savons cependant déjà que, tandis que la sous-maxillaire de l'Homme et celle du Chien sont des glandes muqueuses, celle du Lapin est une glande séreuse, fournissant à la sécrétion salivaire non du mucus, mais bien un liquide aquiforme comparable au liquide parotidien. De plus, nous avons vu que, non seulement les glandes du même nom, considérées chez des espèces animales voisines, secrètent ici du mucus, là des ferments, ailleurs des fluides séreux; mais encore que dans les parties homologues d'une même glande (glandes épiglottiques du Mouton), on peut trouver, ou rien que des cellules séreuses, ou rien que des cellules à grains zymogènes, soit encore les deux variétés de cellules glandulaires réunies. Enfin, il se rencontre dans ces mêmes glandes, des cellules qui, prises en particulier, se montrent mi-partie

losa fieri. HALLER, *Prælect. Acad.*, *loc. cit.*, p. 389, note *a)*. A tous les raisonnements de ses adversaires, il opposait ses préparations dans lesquelles il montrait manifestement le passage de la matière à injection dans les canaux excréteurs sans aucun intermédiaire, et cela notamment dans le rein (1), dans le foie (2), dans la glande lacrymale (3), c'est-à-dire dans trois types de glandes très différents. De plus, en faisant macérer dans l'eau ses préparations injectées, il mettait en évidence les réseaux vasculaires enveloppants des culs-de-sac glandulaires, et concluait de là que la membrane propre de ces culs-de-sac était uniquement constituée par des vaisseaux sanguins entrelacés. Tout se réduisait donc pour lui à des cryptes *(cryptæ)* ou à des enroulements vasculaires *(glomeri, glomeruli)*. La théorie de RUYSCH, faiblement attaquée par BOERHAAVE (4), et à peu près adoptée par le plus grand des classiques du XVIIIe siècle, HALLER, venant encore superposer sa terminologie propre aux nomenclatures anciennes, acheva de les embrouiller et d'en rendre les termes de plus en plus indéterminés.

Et cependant, MALPIGHI et ses élèves avaient absolument raison contre RUYSCH. Il est bien démontré maintenant que les liquides glandulaires sont sécrétés dans des cavités closes particulières dont les conduits émissaires s'ouvrent tous sur les muqueuses ou à la peau. De plus, si notre nomenclature des glandes est aujourd'hui confuse et renferme des termes mal précisés pour la plupart, je me hâte de dire que la faute n'en est pas non plus à MALPIGHI. Ce grand anatomiste, je pourrais presque dire ce *grand histologiste*, puisque l'histologie lui doit des découvertes capitales, avait non seulement analysé et décrit, mais encore classé les glandes dans un ordre logique et simple que l'on aurait dû conserver, et prendre même pour base de la nomenclature actuelle. J'exposerai brièvement dans une autre note, p. 98, la classification de MALPIGHI avant de donner celle que j'adopte; car cette dernière n'en sera que le simple développement. Dans une question de taxinomie anatomique où il s'agit surtout de régler la valeur des termes et de donner à chacun un sens précis, j'ai été heureux de pouvoir m'appuyer sur une autorité grande et ancienne, et de lui emprunter les termes fondamentaux de ma division des glandes. J'espère éviter ainsi le reproche que méritent trop souvent les auteurs d'ouvrages et d'articles didactiques: à savoir de se borner à créer des mots nouveaux pour décrire des choses parfaitement connues.

(1) BOERHAAVE, *Prælect. Acad.*, § 247, t. II, p. 426.
(2) ORTLOB, *Obcon. anim.*, p. 132.
(3) RUYSCH, *Thes. X*, n° 124.
(4) BOERHAAVE, *Epistola de Gland. fabr. ad Ruyschium.*

séreuses et mi-partie zymogènes. C'est-à-dire que *la modalité de l'activité sécrétoire, commandant la forme et la constitution histologiques des cellules glandulaires, est en somme chose assez contingente et variable dans de certaines limites*. On ne peut donc classer les glandes d'après la constitution histologique de leurs cellules épithéliales glandulaires : on ne peut que distinguer les types mêmes de ces cellules. On peut dire qu'il existe des cellules aquipares, séreuses, mucipares, zymogènes, glycogènes, etc. — On ne peut affirmer à coup sûr, en dehors du pancréas et du foie, que telle ou telle glande connue et classée en anatomie sera aquipare, mucipare, etc., chez des animaux d'apparence même très similaire, et voisins entre eux dans un même genre. A plus forte raison ne le peut-on pas dans une même classe d'animaux, tels par exemple que les mammifères, les oiseaux ou les poissons. La même remarque peut être faite si l'on se place au point de vue physiologique. Car, pour le physiologiste tout aussi bien que pour l'histologiste, une glande salivaire qui donne du mucus comme la sous-maxillaire du Chien, ne peut être identifiée avec une glande salivaire fournissant un liquide séreux comme la sous-maxillaire du Lapin.

Quant à la division des glandes en holocrines et en mérocrines, elle repose il est vrai sur une distinction essentielle dans le mode suivant lequel s'exerce l'activité sécrétoire. Mais elle ne sépare de l'immense majorité des glandes mérocrines que les glandes sébacées et leurs similaires, lesquelles constituent à elles seules le tout petit groupe des holocrines. Il faut donc chercher une autre base de la classification.

Il en est une précisément qui, du moins en Anatomie générale, me paraît échapper à toute critique : c'est la *morphologie* pure et simple des organes glandulaires. La morphologie des glandes a en effet une grande fixité, comme du reste celle de la plupart des organes chez les animaux d'une même classe, telle que celle des vertébrés que nous étudions ici plus particulièrement avec l'Homme. Toutes les glandes *tubuleuses*, toutes les glandes *racémeuses* ont une constitution générale commune et fondamentale, qui ne change pas dans les divisions et les subdivisions qu'on peut en faire. Ce nom, la définition en étant donnée une fois pour toutes, fait surgir d'un coup l'image générale de la glande et ne laisse plus à spécifier en elle que des détails. Il est vrai que ces détails porteront le plus souvent sur l'épithélium glandulaire, dont la modalité sécrétoire devra alors être indiquée par un énoncé particulier.

Pour prendre un exemple : voici deux glandes *tubuleuses agminées*, telles que je vais les définir dans la nomenclature que j'ai été amené à proposer. Je sais d'emblée qu'il s'agit de glandes également formées d'un plus ou moins grand nombre de culs-de-sac allongés, non sensiblement renflés en ampoule à leur extrémité borgne ou terminale, venant s'ouvrir dans un *crypte muqueux*, c'est-à-dire dans une dépression infundibuliforme ou en doigt de gant de la surface muqueuse générale. L'une de ces glandes sera par exemple une glande pylorique du Chien, l'autre une glande du fond de l'estomac du même animal. Quand j'aurai ajouté que l'épithélium de la glande pylorique est formé de cellules mucipares, et qu'au contraire celui de la glande gastrique est constitué par la réunion de cellules séreuses et de cellules à granulations zymogènes, j'aurai achevé de différencier les deux glandes entre elles très aisément, sans être forcé de répéter pour chacune d'elles la description de leur constitution générale qui est identique dans les deux. Je pourrais répéter cette comparaison pour deux glandes en grappe, l'une simple comme celle des replis ary-épiglottiques, l'autre composée comme la sous-maxillaire; et cela chez l'Homme, chez le Chien, chez le Mouton, chez le Lapin ; encore que dans chacun d'eux, l'épithélium glandulaire puisse varier dans des glandes de même nom comme je l'ai déjà indiqué. Mais en revanche, la constitution générale (c'est-à-dire la forme des grains glandulaires, la succession des canaux excréteurs et leur structure) ne variera en elles aucunement. J'en conclus qu'on la doit prendre pour base de la classification en Anatomie générale, tout en se gardant bien de partir de là pour supposer que toutes les glandes en tube ou en grappe, du même type, réalisent le même mode d'activité sécrétoire constaté chez l'une d'entre elles. J'ai surabondamment fait voir, au contraire, que cette assertion serait fausse la plupart du temps ; et je l'ai fait comprendre assez par le simple exemple d'une seule et même formation épithéliale glandulaire, au sein de laquelle l'activité sécrétoire s'exerce d'après des modes différents. Personne ne se méprendra donc désormais, je pense, sur la portée de la classification des glandes que j'ai proposée il y a déjà plusieurs années (1), en prenant pour base leur morphologie, laquelle reste fixe tandis que les diverses modalités de leur activité sécrétoire sont essentiellement contingentes : surtout en ce qui regarde les glandes du tractus alimentaire qui précisément sont les plus nombreuses (2).

La cellule caliciforme représente une glande monocellulaire. — Nous avons vu que les cellules caliciformes constituent, au sein des

(1) J. Renaut, Essai sur une nomenclature méthodique des glandes *(Arch. de Physiologie*, 1881).

(2) Il est à peine nécessaire de dire ici le pourquoi de cette variabilité des épithéliums glandulaires dans les glandes du tube digestif des différents vertébrés ou même des divers mammifères. Sauf pour le foie et le pancréas, dont l'activité sécrétoire est sensiblement du même mode et commande les mêmes formes cellulaires chez tous ou presque tous les vertébrés, la variété considérable des modes d'alimentation nécessite absolument la variation des épithéliums glandulaires dans les glandes de même nom, telles que les glandes salivaires, les glandes gastriques, etc.

épithéliums de revêtement, chacune une glande monocellulaire à mucus, c'est-à-dire un agent de la sécrétion réduit à une seule cellule. Dans ce cas, il n'existe aucun dispositif vasculaire particulier dans le derme muqueux au niveau de chaque cellule caliciforme. Le degré plus ou moins accusé de la fonction glandulaire exercée par le revêtement épithélial dépend alors du plus ou moins grand nombre de cellules caliciformes qui y sont contenues. Ce nombre est lui-même contingent, c'est-à-dire qu'il n'est soumis à aucune règle fixe. Pour devenir de plus en plus doués de la fonction glandulaire du mode mucipare, les revêtements épithéliaux des membranes muqueuses n'ont à leur disposition que deux procédés :

Plis, fossettes et cryptes glanduleux. — Le premier consiste à augmenter l'étendue de la surface épithéliale semée de cellules caliciformes, par un ou plusieurs replis, tels par exemple que les *valvules conniventes* de l'intestin grêle de l'Homme. Ces plis se projettent à l'intérieur de la cavité naturelle limitée par le revêtement épithélial. A leur surface, l'épithélium n'a pas d'ailleurs une autre constitution que dans leurs intervalles, et le plus souvent les cellules caliciformes n'ont pas augmenté de nombre. Mais, par suite de la présence de ces PLIS GLANDULEUX, la fonction mucipare est nécessairement accrue, puisqu'ils constituent un moyen d'augmenter dans la région le nombre des cellules caliciformes. Ces plis peuvent être transversaux : c'est le cas des valvules conniventes chez l'Homme. Mais chez l'Homme aussi, les valvules conniventes se montrent de distance en distance, reliées par des plis obliques et courts. Quand cette disposition devient très accusée, comme c'est le cas dans l'estomac des cyprins, il en résulte une véritable disposition alvéolaire. Chaque alvéole est une FOSSETTE GLANDULEUSE ; celle-ci forme une sorte de département particulier de la surface muqueuse autour duquel les vaisseaux sanguins prennent souvent un développement particulier ou des dispositions spéciales. Ainsi que l'a très bien fait voir mon élève GAREL (1), la muqueuse stomacale de la Carpe, de la Tanche, etc., ne possède aucune autre disposition glandulaire que de telles fossettes, revêtues comme le reste de l'intestin entodermique, par un épithélium à plateau strié semé d'un plus ou moins grand nombre de cellules caliciformes.

Les CRYPTES GLANDULEUX ne sont qu'un cas particulier des fossettes glanduleuses. Ce sont là, en effet, des fossettes glanduleuses régularisées sous forme de longues dépressions en doigt de gant, soit infundibuliformes, soit tubuliformes, de la surface épithéliale dans la profondeur du derme muqueux. Telles sont les glandes de Lieberkühn de l'intestin de l'Homme, du Chien, etc. Car il importe de remarquer

(1) GAREL, *Glandes de la muqueuse intestinale et gastrique de l'Homme et des vertébrés*. Thèse de Lyon, Paris, Delahaye, 1879.

que les glandes de Lieberkühn ne sont pas des glandes au sens propre et exact du mot : leur épithélium n'est absolument pas différent de l'épithélium occupant leurs intervalles ou la surface des villosités intestinales. Dans tous les cas, il s'agit d'un épithélium cylindrique à plateau strié, parsemé de cellules caliciformes. Celles-ci ne sont pas sensiblement plus nombreuses dans le crypte qu'à la surface de la muqueuse. En revanche, la forme générale du crypte est bien celle d'une glande tubuleuse. La lumière glandulaire y apparaît régulière. Tout autour de la dépression en doigt de gant, comme autour d'une glande vraie, les vaisseaux sanguins ordonnent leurs capillaires en un réseau de mailles enveloppantes. En ce sens, les cryptes de Lieberkühn constituent une forme très intéressante de passage des dépressions glanduleuses aux glandes proprement dites.

Il me paraît nécessaire cependant de séparer les cryptes muqueux des glandes. Leur mode de développement, l'absence de différenciation spéciale de leur épithélium, et l'existence constante au sein de ce dernier de cellules caliciformes à orifice préformé, qu'on ne retrouve pas dans les véritables glandes différenciées sous forme d'organes, légitiment assez la distinction que je propose. Je définirai les cryptes : *des dépressions d'une surface muqueuse, disposées en entonnoir ou en doigt de gant, revêtues d'un épithélium identique à celui de la surface dont le crypte n'est que le diverticule.* Il faut joindre à cette définition cette autre notion, c'est que les cryptes glanduleux servent fréquemment de point d'issue aux glandes différenciées sous-jacentes. C'est ainsi que les canaux collecteurs des glandes duodénales de Brünner viennent tous s'ouvrir dans un crypte de Lieberkühn chez l'Homme et chez le Chien.

Surfaces glandulaires, plis glandulaires. — Le second procédé pour augmenter l'activité sécrétoire en un point donné d'une muqueuse, c'est la substitution d'un épithélium exclusivement formé de cellules caliciformes, à celui qui n'en renfermait qu'un plus ou moins grand nombre semées entre les cellules épithéliales ordinaires. On a alors affaire à une surface épithéliale différenciée. En fait, il s'agit constamment alors de cellules mucipares. La surface tout entière de l'estomac de l'Homme, du Chien, du Chat, celle de la portion du renflement stomacal munie de glandes gastriques chez le Cheval, le Rat, etc., est dans ce cas. Elle est devenue une surface glandulaire et mucipare continue. Cette surface peut donner naissance à des diverticules ou cryptes muqueux, revêtus dans toute leur étendue de cellules caliciformes identiques à celles de la surface elle-même. Chez l'Homme, le Chien, etc., ces cryptes muqueux sont représentés, dans la muqueuse de l'estomac, par les entonnoirs à l'extrémité desquels viennent s'agminer les glandes tubuleuses gastriques ou pyloriques, et qui leur servent de cavités collectrices et de canaux émissaires (fig. 402).

Les surfaces muqueuses peuvent aussi s'étendre par la formation de plis cloisonnants plus ou moins nombreux, et compliqués eux-mêmes de plis secondaires, tertiaires, etc. Tels sont les plis de l'arbre de vie du col utérin, les fossettes signalées par HERRMANN (1) à l'union du rectum et de l'anus chez l'Homme, et aussi ceux de la région admira-

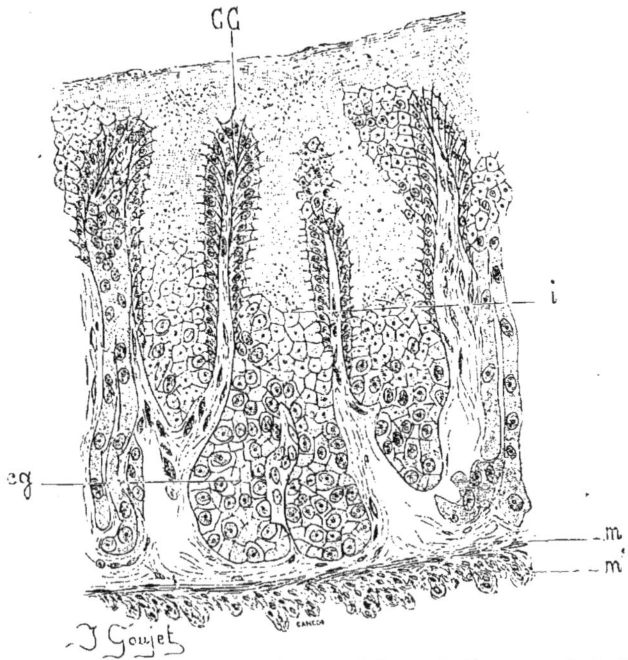

FIG. 402. — Coupe sagittale de la couche glanduleuse de l'estomac de la Grenouille verte. Alcool fort, gomme, alcool, picrocarminate. Conservation dans la glycérine.

Les canaux glandulaires de la muqueuse de l'estomac, *c, g*, forment des groupes qui viennent s'ouvrir dans un crypte muqueux revêtu, comme la surface générale de l'estomac, de cellules caliciformes C, C.

i, cellules du col de la glande, vues de front ; — *m*, musculaire muqueuse ; — *m'*, couche musculaire profonde.

blement plissée et mucipare décrite par GAREL, à la partie inférieure de l'œsophage de la Vipère. En vertu de ce simple dispositif, et dans des régions jouant le rôle de points de passage qui doivent être franchis aisément ou d'un coup par le contenu des cavités naturelles, le mucus des surfaces arrive à être sécrété en très grande quantité. La surface plissée peut, en se déployant à un certain degré, s'étaler aussi sur le corps mobile, et en même temps le lubrifier sur tous ses points de contact infiniment mieux que ne le ferait un mucus issu d'une ou de plusieurs glandes, différenciées sous forme d'organe en dehors ou dans l'épaisseur de la muqueuse.

(1) HERRMANN, Thèse de Paris, 1880.

En résumé, qu'il s'agisse de surfaces, de plis, de fossettes, de cryptes glandulaires, dans tout ce dont nous venons de parler nous n'avons jamais affaire, en fait de cellule glandulaire, qu'à la cellule caliciforme. Sa présence exclusive indique non seulement qu'il s'agit d'une sécrétion purement mucipare, mais encore que cette sécrétion a pour agent une portion d'un épithélium de revêtement ordinaire; — et que le mucus produit est un *mucus des surfaces*. Cela posé, le mouvement de différenciation que je viens de décrire peut être résumé dans le tableau suivant :

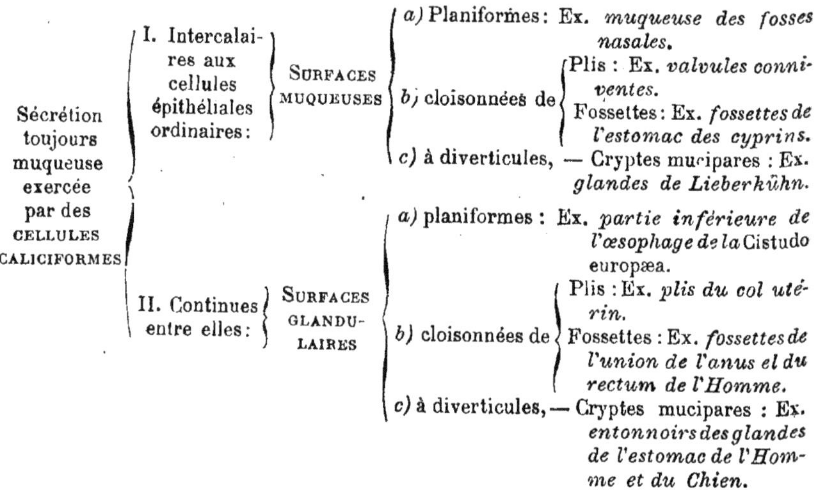

Sécrétion toujours muqueuse exercée par des CELLULES CALICIFORMES

I. Intercalaires aux cellules épithéliales ordinaires : SURFACES MUQUEUSES
- a) Planiformes : Ex. *muqueuse des fosses nasales.*
- b) cloisonnées de
  - Plis : Ex. *valvules conniventes.*
  - Fossettes : Ex. *fossettes de l'estomac des cyprins.*
- c) à diverticules, — Cryptes mucipares : Ex. *glandes de Lieberkühn.*

II. Continues entre elles : SURFACES GLANDULAIRES
- a) planiformes : Ex. *partie inférieure de l'œsophage de la* Cistudo europæa.
- b) cloisonnées de
  - Plis : Ex. *plis du col utérin.*
  - Fossettes : Ex. *fossettes de l'union de l'anus et du rectum de l'Homme.*
- c) à diverticules, — Cryptes mucipares : Ex. *entonnoirs des glandes de l'estomac de l'Homme et du Chien.*

Glandules intra-épithéliales. — L'épithélium de la région olfactive présente à considérer, chez la Grenouille, des formations extrêmement intéressantes en ce qu'elles établissent une véritable transition entre les dispositions que nous venons d'étudier et les glandes proprement dites, c'est-à-dire différenciées des surfaces sous forme d'organes distincts. Ce sont des glandules de configuration générale utriculaire, dont les unes sont intra-épithéliales tandis que d'autres s'enfoncent dans le derme muqueux à la façon des glandes vraies. A leur niveau, les cellules glandulaires sont différenciées dans les deux cas et d'ailleurs semblables entre elles. Mais il ne s'agit plus du tout ici de cellules caliciformes.

Parmi ces glandules, les plus intéressantes (fig. 403) sont celles engagées dans l'épithélium ordinaire immédiatement voisin du neuro-épithélium olfactif : parce que là, on peut mieux étudier leurs connexions avec les cellules épithéliales non-glandulaires (1). L'épithélium

(1) Fixation de l'épithélium de la région olfactive par les vapeurs osmiques; durcissement par le liquide de MÜLLER; coloration des coupes par le carmin aluné; examen dans la glycérine picro-carminée.

est cylindrique stratifié. Au-dessus de la couche génératrice, on voit les pieds des cellules cylindriques s'infléchir sur les coupes à droite et à gauche, ménageant le contour de l'utricule glandulaire intra-épithélial. Les cellules glandulaires s'ordonnent autour de la cavité de l'utricule et adossent leurs corps tout à fait à la façon des cellules mucipares d'une glande acineuse. Elles replient sous elles et imbriquent leurs

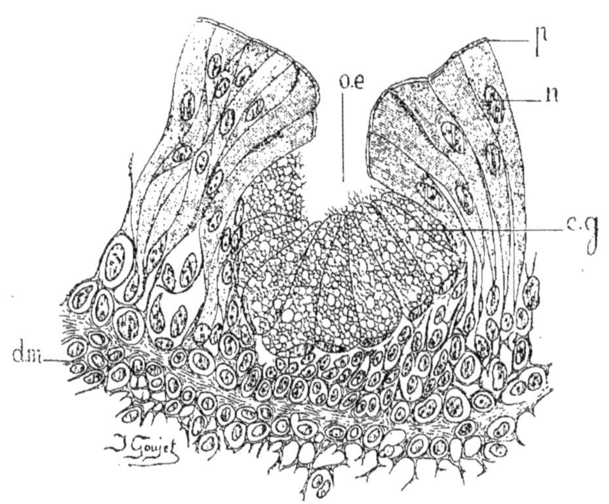

Fig. 403. — Glandule intra-épithéliale de la région olfactive de la Grenouille (*R. esculenta*). — Fixation par les vapeurs osmiques, coloration par le carmin aluné. Coupes en série après inclusion dans la paraffine. Glycérine picrocarminée. (Ocul. 1, obj. 9, de Leitz.) — Chambre claire.

p, plateaux, *n*, noyau des cellules épithéliales ordinaires de l'épithélium cylindrique stratifié. Au-dessus du derme, on voit la couche génératrice de cet épithélium qui, incurvé autour de la glandule intra-épithéliale, est nécessairement coupé obliquement ou en travers sur plusieurs points (notamment à la droite du lecteur).

o, *e*, orifice émissaire de la glandule; — *c*, *g*, ses cellules glandulaires avec le noyau refoulé et disposé en cupule; — *d*, *m*, derme muqueux.

pieds protoplasmiques, qui, plus bas, s'effilent ou se divisent et deviennent continus avec ceux des cellules épithéliales ordinaires voisines ou avec les cellules génératrices. La portion sécrétante de la cellule est claire, remplie de granulations sphériques à peu près toutes de même diamètre (1). Le bord libre, limitant la cavité glandulaire, ne présente ni plateau, ni orifice préformé. Ce sont là des cellules glandulaires absolument différenciées et qui sécrètent un liquide particulier, lequel semble essentiellement différent du mucus des surfaces. Mais il n'y a point là de paroi propre limitant en dehors l'épithélium sécréteur.

En revanche, il en existe une, formée par une dépression sacciforme

(1) Ranvier, *Traité technique d'Histologie*, 2e édit., p. 720.

de la membrane vitrée de l'épithélium, autour de glandules voisines, toutes semblables et mêlées aux autres, mais qui s'enfoncent plus ou moins profondément dans le derme muqueux. Cette vitrée devient dès lors une membrane propre identique à celle des glandes vraies dont je vais maintenant parler.

Glandes en cul-de-sac et glandes conglobées. — (A). Dans la majorité des glandes, qu'il s'agisse d'une glande simple établie sur le type des cryptes de Lieberkühn, ou compliquée comme la parotide, on reconnaît facilement, sur les préparations dont les vaisseaux ont été préalablement injectés, que les cellules glandulaires affectent constamment une ordonnance épithéliale continue à la surface interne d'une paroi membraniforme qui les entoure et qui est disposée en *cul-de-sac*. Les pôles libres de ces cellules limitent une lumière centrale qui se poursuit avec celle de l'orifice émissaire abouché lui-même, soit directement, soit par l'intermédiaire d'un système plus ou moins arborisé de canaux excréteurs, sur une muqueuse ou sur la peau. En tout cas, *jamais le sytème vasculaire sanguin ni le tissu conjonctif ne pénètrent entre les cellules glandulaires*. La paroi propre les en sépare toujours, à la façon de la vitrée des épithéliums dont elle est ici l'homologue, ou, pour parler plus exactement, le prolongement et le reflet.

C'est cette paroi propre qui donne le modèle du cul-de-sac glandulaire. Parfois, comme il arrive par exemple dans les glandes sudoripares (Homme, — Cheval), elle prend un développement considérable en épaisseur et réalise une vitrée de dimensions très accrues. D'autres fois, elle demeure extrêmement mince. Dans les deux cas, elle sépare les vaisseaux de l'épithélium sécréteur. La glande est donc ici représentée par *un organe individualisé, limité par une membrane propre disposée en cul-de-sac, tapissée en dedans par un épithélium sécréteur continu, interceptant une lumière centrale qui se poursuit avec celle de l'orifice émissaire*. — Le cul-de-sac est entouré par des vaisseaux sanguins, artériels, capillaires et veineux, *ordonnés en réseaux extérieurs à la paroi*. C'est la définition de la glande élémentaire proposée par MALPIGHI et par BOERHAAVE, ici simplement précisée et étendue (1).

(1) MALPIGHI décrivit quatre ordres de glandes : 1° simples ou élémentaires *(simplicissimæ)* ; 2° agminées ; 3° conglomérées ; 4° conglobées (*a*).

A. La glande élémentaire est considérée par cet anatomiste et par ceux qui suivirent son opinion comme *un organe creux, formé par une simple paroi déprimée en cavité. Autour de la paroi* ET TOUJOURS EN DEHORS D'ELLE *viennent s'ordonner en réseau des vaisseaux contenant du sang artériel* (*b*) *fournissant les*

(*a*) MALPIGHI, *De Glandulis conglobatis ; ab init.*, p. 2.

(*b*) Des capillaires artériels que les anciens appelaient des *artères cylindriques; cylindricas*

Un premier groupe d'organes glandulaires doit donc être distingué : c'est celui des GLANDES EN CUL-DE-SAC, dans lequel les groupes de cellules sécrétoires ne sont jamais pénétrés ni morcelés par les vaisseaux sanguins.

(B). A côté de ces glandes, il en existe d'autres, peu nombreuses il est vrai, mais dont certaines tiennent dans l'organisme des animaux supérieurs une place considérable, tant au point de vue morphologique que fonctionnel, et qui sont édifiées sur un type tout différent. Tel est, par exemple, le foie, disposé en une masse compacte ou plus ou moins grossièrement lobée, et qui ne rappelle les glandes ordinaires que par son canal excréteur arborisé, constituant les voies biliaires.

Si l'on examine le foie du Porc, dont tous les lobules sont individuellement entourés par un prolongement de la capsule de Glisson et séparés ainsi les uns des autres, il est facile de reconnaître, même sur des préparations dont les vaisseaux n'ont pas été injectés, qu'il n'y a aucun point commun entre ce lobule et un grain ou *acinus* d'une glande telle que la parotide. Le lobule entier n'est nullement limité

éléments de la sécrétion, laquelle s'amasse dans la cavité pour s'en écouler ensuite par un orifice excréteur particulier (c). Tels sont, dit HALLER (d), presque tous les follicules mucipares du système digestif, respiratoire, urinaire et les follicules sébacés du tégument. Cette définition n'était pas même sérieusement discutée par RUYSCH, qui reconnaissait l'existence d'une membrane propre limitant le follicule dont il changeait seulement le nom pour l'appeler crypte ; se montrant par là subtil *(iniquior Malpighio)*, ajoutait HALLER, qui n'approuvait pas ce changement de dénomination, et le considérait comme concourant à obscurcir la terminologie. Nous avons déjà vu combien il avait raison. Je ferai remarquer ici combien aussi cette définition ancienne de la glande élémentaire est exacte ; il n'y manque absolument que la notion du revêtement épithélial du cul-de-sac (e). A cela près, l'on reconnaît aisément la disposition fondamentale des glandes simples que chacun peut avoir étudiées : de la glande sudoripare ou du follicule mucipare sacciforme de l'œsophage de la Cresserelle commune, par exemple.

B. *Les glandes agminées* sont formées par la réunion des glandes élémentaires. Elles se forment quand plusieurs follicules simples réunissent en un seul leurs orifices émissaires *(emissaria)*. Telles sont certaines glandes sébacées complexes (f), celles de Meibomius et les glandes odorantes du pourtour de l'anus de quelques animaux (g).

C. *Les glandes conglomérées* constituent le troisième ordre. Elles sont, du reste, de toutes les plus remarquables : ce qui fait que, considérées comme glandes à la simple inspection de leurs lobes et de leurs canaux ramifiés, elles ne paraissaient pas avoir besoin d'être autrement définies *(conglomeratas... fere a facie definiunt*

esse, ubi unum globulum sanguineum vehunt, necesse est. (Haller, in *Prælect. Acad.*, p. 598, t. II, note *b.)*

(c) BOERHAAVE, *loc. cit.*, § 241, p. 388.

(d) *Ibid.*, note *a*.

(e) Quelle que soit aujourd'hui l'importance fondamentale de cette notion, on conçoit que les anciens anatomistes, dépourvus des ressources de l'analyse histologique précise, n'aient pu l'acquérir.

(f) MALPIGHI, *In posth.*, p. 126, tab. XVI, f. 10.

(g) WEPFER, EN. C, Dec. I, Ann. II, obs. 251.

sur son pourtour par une membrane propre. En outre, les vaisseaux sanguins y pénètrent (fig. 404). Ils y forment un réseau de capillaires tributaires d'une veine centrale, et dans les mailles étroites duquel les cellules glandulaires sont comprises: chacune d'elles étant entourée d'un équateur et d'un méridien vasculaire à la façon d'une vésicule adipeuse. Les canaux excréteurs, ou biliaires, s'arrêtent sur la marge du lobule, et de prime abord ne semblent se raccorder, à l'intérieur de celui-ci, avec aucune lumière glandulaire. Dans le foie de l'Homme, comme l'a fait remarquer avec raison SABOURIN (1), les lobules hépatiques ne sont pas même individualisés par un prolongement de la capsule de Glisson sur tout leur pourtour. Enfin, chez un certain nombre d'animaux, le parenchyme hépatique n'est pas même non plus divisible en lobules incomplètement individualisés. Il forme une masse continue plus ou moins lobée, parcourue par des vaisseaux capillaires communiquant tous entre eux et dans les intervalles des-

anatomici) (*h*), disait HALLER ; il ajoutait cependant que pour l'école de MALPIGHI et pour BOERHAAVE, ces *glandes sont formées de grains (acini), enveloppés chacun par une petite membranule distincte entourée extérieurement par les vaisseaux sanguins, et disposés sur un canal excréteur ramifié recevant un à un leurs orifices émissaires.* Des cloisons de tissu cellulaire, enveloppant par séries les grains glandulaires, déterminent la lobulation de la masse entière en même temps qu'elles en relient entre eux les éléments *(partes factæ ex acinis, qui propriis membranulis conclusi fabricâ cellulosâ uniuntur)* (*i*). MALPIGHI faisait, du reste, de la conglomération un cas particulier de l'agmination et rapportait souvent les glandes conglomérées à son deuxième ordre de glandes.

D. Enfin, dans un quatrième ordre étaient rangées les glandes dites *conglobées*, distinguées pour la première fois, des précédentes par SYLVIUS DE LE BOË (*j*), puis étudiées en détail successivement par NICOLAS STÉNON (*k*) et par MALPIGHI (*l*). Sous ce nom, les anatomistes anciens désignaient unanimement les glandes lymphatiques.

Dans cette nomenclature si simple et si précise, rien ne paraît manquer de fondamental si ce n'est la distinction de la glande en tube et de la glande formée de grains glandulaires arrondis. Les ganglions lymphatiques sont compris dans la classification sous le nom de glandes conglobées ; on les a depuis, à juste titre, séparés des glandes vraies. Mais le terme de *glande conglobée* sera retenu par nous. Il définit en effet très bien des corps glandulaires, tels que le foie, qui ne sont divisibles par le scalpel ni en lobules ni en lobulins, qui forment souvent une masse parenchymateuse, et qui surtout ne se comportent pas par rapport aux vaisseaux sanguins à la façon des glandes ordinaires. La seule innovation taxinomique que nous proposerons aura donc simplement pour résultat d'appliquer à certaines glandes un nom qui existait dans l'ancienne nomenclature de MALPIGHI, et qui, tombé en désuétude et ne se rapportant plus actuellement à aucun organe glandulaire vrai, peut être relevé et recevoir une définition nouvelle.

(1) A. SABOURIN, *Rech. sur l'Anat. normale et pathologique de la glande biliaire de l'Homme*, Paris, 1888, p. 7 à 29.

(*h*) HALLER, *loc. cit.*
(*i*) *Voyez* aussi BOERHAAVE, *loc. cit.*, § 241 et § 257.
(*j*) *Disput. med.*, V., 25, 26, 27.
(*k*) STÉNON, *De musculis et glandulis*, p. 32.
(*l*) *De gland. conglob.*, p. 2.

quels la masse des cellules glandulaires est comme coulée. Sur ces premières données, on peut donc déjà conclure que la glande hépatique des mammifères est d'un tout autre type que les glandes ordinaires de ces mêmes animaux.

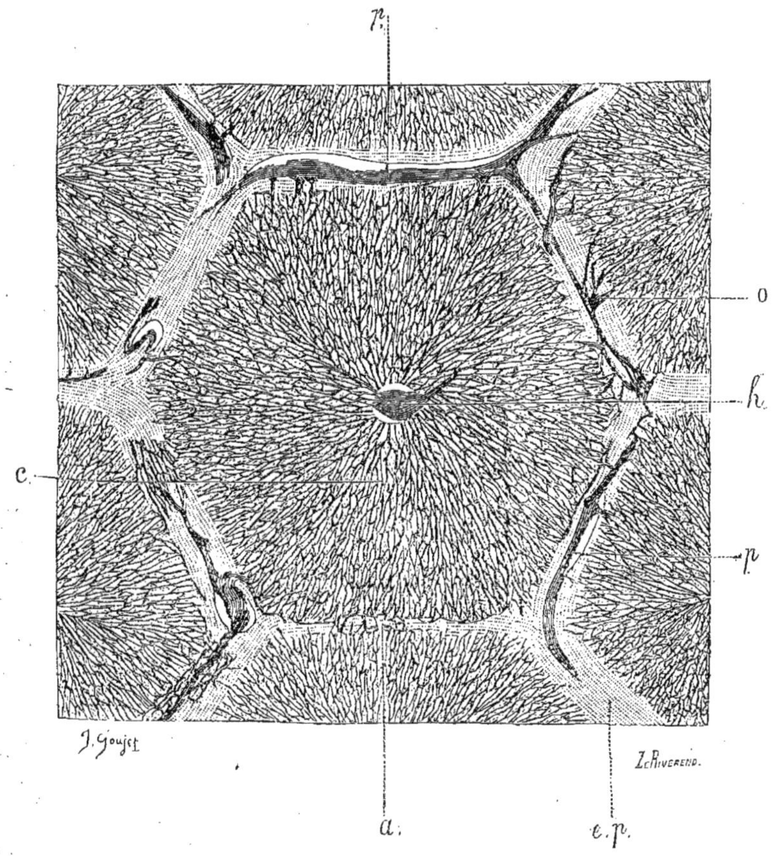

Fig. 404. — Lobule hépatique du Lapin, dont les vaisseaux ont été injectés avec une masse à la gélatine et au carmin. Durcissement par l'alcool fort. Conservation dans le baume du Canada. — (Faible grossissement.)

p, *p*, branches de la veine porte; — O, ombelles vasculaires des vaisseaux portes avant leur résolution en capillaires radiés intra-lobulaires; — *c*, capillaires intra-lobulaires; — *h*, veine sus-hépatique centrale du lobule; — *a*, communication des capillaires radiés du lobule avec ceux d'un lobule voisin.

Cependant, chez tous les vertébrés, le foie se développe à la façon d'une glande d'origine entodermique. Il prend naissance dans un diverticule d'abord double de l'anse duodénale ; puis dont les deux moitiés se fusionnent ensuite en un canal unique. Celui-ci, revêtu par l'épithélium entodermique, commence par végéter et se branche un certain nombre de fois en conservant d'abord tous les caractères d'une formation glandulaire. Les tubes glandulaires deviennent enfin anastomotiques entre eux à la périphérie du foie embryonnaire. Il en résulte un réseau, dans les mailles duquel prennent place les vaisseaux sanguins. Tel est, par exemple, encore le foie de l'Ammocète et jusqu'à un certain point celui des cyclostomes adultes. Mais déjà dans certains points, chez l'*Ammocœtes branchialis*, on voit que les boyaux glandulaires tendent à constituer des travées solides, analogues aux bourgeons pleins des glandes cutanées. Dans les embryons des mammifères et de l'Homme, ce changement se généralise. Au fur et à mesure que les jeunes cellules glandulaires se multiplient, leur ordonnance épithéliale le long de la paroi propre fait place à des travées pleines, formées de cellules polyédriques soudées les unes avec les autres. La large lumière glandulaire des premiers canaux hépatiques et de leurs branches, s'efface et fait place à un système de méats intercellulaires. Enfin, on peut voir (embryons de Mouton de 12 à 15 millimètres), les travées de cellules glandulaires abordées par des vaisseaux en voie de croissance ou pénétrées par des cellules globuligènes. De telle façon qu'en fin de compte, les vaisseaux sanguins ont pénétré l'épithélium. Ils l'ont entouré de leurs capillaires cellule par cellule; et en même temps ils ont en quelque sorte remanié comme une pâte molle les travées épithéliales de la glande en voie de formation, déviant leur ordonnance primitive par rapport aux canaux excréteurs dans une large mesure : si bien que cette ordonnance primitive et fondamentale semble avoir cessé d'exister dans le lobule hépatique de l'Homme, du Chien, du Lapin, etc.), pour faire place à une ordonnance nouvelle *par rapport aux vaisseaux sanguins*. Tandis, en effet, qu'il est si facile de voir que chaque cellule hépatique est dans le lobule entourée par une double ceinture de capillaires, et que la configuration des traînées de cellules glandulaires est absolument commandée par celle des capillaires rayonnant de la périphérie du lobule à sa veine centrale, il a fallu tous les travaux de NATALIS GUILLOT, de HERING et de GERLACH pour retrouver entre ces cellules ce qui représente l'ancienne lumière glandulaire, et la raccorder aux canaux biliaires partant de la périphérie du lobule.

Il s'est donc opéré, dans le foie des vertébrés supérieurs, un remaniement très important consistant : 1° dans la pénétration des vaisseaux sanguins au sein de l'épithélium glandulaire; 2° dans une sorte de *détournement* des cellules glandulaires de leur ordonnance normale, par rapport à la lumière glandulaire et aux canaux excréteurs dont elle est le prolongement, pour substituer à ces dispositions premières une ordonnance nouvelle par rapport aux vaisseaux sanguins. Du premier chef, l'épithélium sécréteur de la glande hépatique a perdu sa signification d'épithélium vrai pour devenir un paraépithélium. Du second chef, il est résulté que le groupement majeur des éléments cellulaires est devenu subordonné à celui des vaisseaux.

C'est la radiation des capillaires portes autour de la veine centrale du lobule qui détermine dès lors la configuration de celui-ci, et non plus le branchement des canaux biliaires. Les cellules hépatiques d'un seul et même lobule du foie du Porc — lobule bien limité par le tissu conjonctif qui règne sur tout son pourtour — répondent en effet à plusieurs canaux biliaires d'origine différente; tandis que ce lobule, isolé par le scalpel, se montre dépendant d'une ramification unique des veines sus-hépatiques : ramification qui forme son axe et à laquelle il est appendu, tout comme un lobule de la parotide l'est à son canal excréteur terminal.

Dans d'autres glandes, le remaniement est d'un ordre un peu différent. Dans le thymus, il est encore plus complet que dans le foie. Chaque grain glandulaire est en même temps pénétré par des capillaires disposés en rayons de roue et par du tissu conjonctif, lequel prend la place des cellules glandulaires qui disparaissent, et s'organise ensuite en tissu réticulé. Il ne reste plus du dispositif glandulaire initial que sa forme générale. Dans la glande thyroïde, c'est au contraire le canal excréteur qui disparaît. Les bourgeons glandulaires deviennent anastomotiques par séries pour former des lobes ou îlots cunéiformes; et en même temps il se développe un immense dispositif lymphatique et vasculaire qui individualise ces lobes et ces îlots. Dans le pancréas, le remaniement est moindre, il se borne à rendre les culs-de-sac de la glande solidaires des vaisseaux sanguins à la suite d'une pénétration incomplète. Mais celle-ci suffit pour modifier sensiblement le dispositif des voies d'excrétion. On voit alors apparaître, sur tout le pourtour des cellules épithéliales glandulaires, des canalicules absolument comparables aux canalicules biliaires intra-lobulaires découverts par Gerlach, et qu'on appelle ici les canalicules de Saviotti.

Toutes les glandes du groupe ont cessé d'être formées de grains ou de culs-de-sac glandulaires ordinaires, séparables par le scalpel. Elles n'offrent plus qu'une constitution à proprement parler *pseudo-acinique*. On n'y peut séparer que des lobes et des lobules en forme de coin ou de polyèdre toujours absolument liés entre eux, inséparables quand ils dépendent d'un seul et même vaisseau.

J'ai donc donné à cette seconde sorte d'organes glandulaires un nom particulier, celui de Glandes conglobées, terme tombé en désuétude parce que les anciens anatomistes désignaient par là les ganglions lymphatiques, et que je relève ici avec une signification nette et définie. Ce terme sépare absolument et comme il convient les glandes qui ont subi le remaniement vasculaire, des glandes ordinaires avec lesquelles elles présentent de si grandes différences morphologiques. Il permet également de comprendre dans un seul et même groupe naturel les glandes qui ont perdu leurs voies d'excrétion (*glandes vasculaires sanguines* des classiques), et celles qui, tout en les ayant conservées, ont subi le même remaniement général, par exemple le foie. Il ne sera plus, dès lors, nécessaire d'avoir recours à la conception qui faisait de cet organe une glande bimembre, vasculaire sanguine d'un côté, biliaire de l'autre, chaque portion étant desservie par les mêmes cellules servant à deux fins (Ch. Robin).

Nous arrivons de la sorte à effectuer une première coupure dans le groupe des organes glandulaires, et à proposer la dichotomie suivante :

(1) Organes glandulaires.	A. Les groupes d'éléments glandulaires séparés des vaisseaux par une paroi propre disposée en cul-de-sac vrai.	I. Glandes en cul-de-sac.
	B. Les groupes d'éléments glandulaires pénétrés par les vaisseaux ou le tissu conjonctif, et sans paroi sacciforme continue	II. Glandes conglobées.

Classification morphologique des glandes ordinaires. — Laissant pour le moment de côté les glandes conglobées, qui seront chacune décrites à part analytiquement en leur lieu, je vais maintenant donner la nomenclature des glandes ordinaires, c'est-à-dire de celles qui n'ont subi aucun remaniement de la part du tissu conjonctif et des vaisseaux.

Parmi les glandes qu'on peut observer, il en est un certain nombre dont la configuration ne diffère absolument pas des cryptes de Lieberkühn dont j'ai parlé plus haut. Elles ont la forme d'un tube limité par une paroi propre, mince, à l'extérieur de laquelle les vaisseaux sanguins s'ordonnent en réseaux de mailles enveloppantes, et à l'intérieur de laquelle est disposé régulièrement l'épithélium sécréteur. Le tube glandulaire se termine toujours comme un tube d'essai fermé à la lampe, sans aucun renflement ampullaire terminal dans nombre de cas, et dans ceux où il existe un renflement léger, sans que celui-ci soit relié au tube glandulaire par un pédicule rétréci distinct. Ce sont ces particularités tout anatomiques que nous prendrons pour caractéristique des *glandes tubuleuses*. Elles distinguent nettement celles-ci des autres glandes (telles par exemple que celles de l'œsophage de la Cresserelle *(falco tinunculus)*, dont la membrane propre est renflée à son extrémité borgne de manière à figurer soit une bourse à demi-fermée, soit un sac en forme de poire ou de graine de raisin. Ces dernières glandes, élargies à leur extrémité, ont pour éléments premiers non pas des tubes, mais des ampoules ou des grains *(acini)*. Pour cette raison, elles méritent le nom de *glandes acineuses*,

(2) A. Glandes en cul-de-sac.	α. Tubes cylindriques sans renflement ampullaire terminal relié par un col rétréci distinct	Tubuleuses.
	β. Grains glandulaires renflés à leur base en bourse ou en poire	Acineuses.

Glandes tubuleuses. — Examinons d'abord les glandes tubuleuses. Les unes sont formées par un tube constitué par un cylindre droit, borgne à son extrémité profonde et revêtu à son intérieur par un épithélium mucipare continu (glandes pyloriques de la Grenouille); elles ne diffèrent des cryptes de Lieberkühn que parce que leur lumière est bordée de cellules glandulaires différenciées de celles de la surface. D'autres, comme les glandes sudoripares de la Taupe, sont légèrement renflées en massue au niveau de leur terminaison en cul-de-sac. Parfois aussi le tube s'est enroulé autour de son extrémité borgne. Tel est le cas des glandes sudoripares de l'Homme, où la portion contournée constitue un long tube de diamètre uniforme, bien que très nettement supérieur à celui du canal excréteur qui descend droit vers la partie glomérulaire à travers le derme. De telles glandes forment un groupe naturel parmi les tubuleuses : ce sont les GLANDES TUBULEUSES SIMPLES.

Les glandes tubuleuses simples peuvent être *isolées* (ex. glandes sudoripares), ou *agminées* de façon à former un petit groupe dont tous les orifices émissaires s'ouvrent sur un même point de la surface, le plus ordinairement dans une fossette ou un crypte glanduleux. Tel est le cas des glandes tubuleuses du pylore du Chien, des glandes du fond de l'estomac du Chien et de l'Homme, etc.

Dans l'estomac de l'Homme et du Chien, le petit groupe glandulaire ainsi formé s'ouvre dans un long infundibulum tapissé de cellules caliciformes, et il est individualisé au sein du derme muqueux par une série de relèvements des fibres musculaires lisses de la *muscularis mucosæ*. De cette façon, une véritable unité glandulaire est constituée au moyen du rassemblement de glandes tubuleuses simples, que le mouvement musculaire exprime simultanément et par une seule et même contraction.

Dans ces mêmes glandes de l'estomac de l'Homme et du Chien, on peut constater que dans un seul et même groupe glandulaire, certaines glandes tubuleuses se ramifient à leur extrémité profonde pour devenir multifides (fig. 405). Les tubes secondaires se terminent alors en cul-de-sac sans présenter de renflement, à la façon des doigts d'un gant (estomac de la Vipère, quelques glandes du cardia de l'Homme). Nous donnerons à ces glandes le nom de *glandes tubuleuses ramifiées*.

Enfin, l'on observe des glandes composées de tubes entés les uns sur les autres à la façon de rameaux se divisant suivant les lois de la dichotomie fausse, jusqu'à devenir innombrables et à former, par leur groupement, des lobes, des lobules et des lobulins analogues à

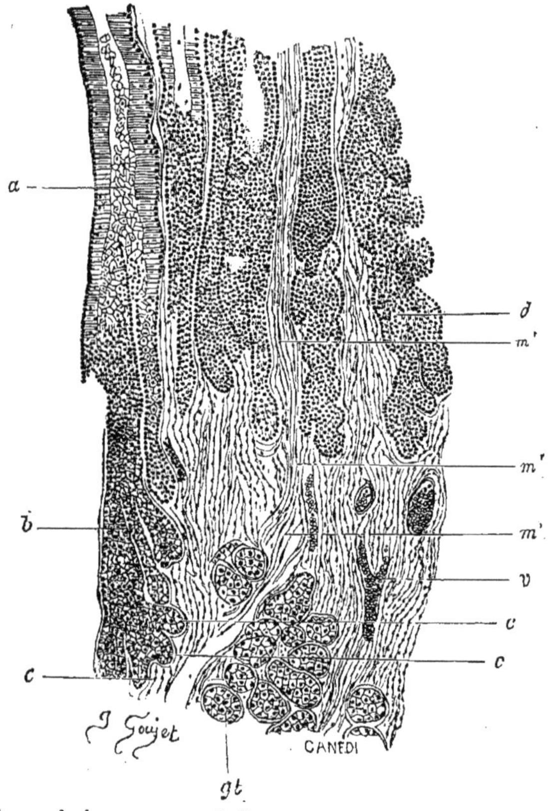

Fig. 405. — Coupe de la muqueuse de l'estomac de l'Homme au voisinage du pylore, montrant sous un faible grossissement (60 diam.), la partie profonde de cette couche : les parties superficielles de la muqueuse n'ont pas été dessinées. — Fixation du fragment retranché sur le vivant par le liquide de Müller. Gomme, alcool, glycérine hématoxylique; conservation dans la résine Dammar.

a, partie profonde d'un des longs cryptes muqueux, tapissé de cellules exclusivement caliciformes, constituant l'orifice émissaire commun d'un groupe de glandes tubuleuses; — *b*, une glande tubuleuse pylorique subdivisée en tubes secondaires : l'un de ceux-ci est multifide à son extrémité profonde, *c*, *c*, *c*; — *d*, portion profonde d'un tube glandulaire de même disposition; — *g*, *t*, tubes glandulaires coupés en travers.

m, pinceaux de fibres musculaires lisses, relèvements de la musculaire muqueuse, pénétrant entre les tubes glandulaires en *m'*, *m'*; — *v*. vaisseau sanguin rempli de globules rouges.

ceux des glandes, que les anciens appelaient conglomérées. Cette disposition est surtout évidente dans le testicule, elle l'est, quoique à un moindre degré dans les glandes duodénales de Brünner. Ce qui donne à ces sortes de productions glandulaires leur caractère typique, c'est qu'en réalité elles semblent bien être formées par les ramifications successives d'un même tube qui donne naissance à d'autres tubes insérés sur lui, de diamètre à peine inférieur au sein propre, terminés en cul-de-sac, sans renflement. Certaines offrent en outre cette particularité, que l'épithélium de revêtement y est identique partout, aussi bien dans les canaux collecteurs que dans les culs-de-sac terminaux. Les tubes ramifiés des glandes de Brünner, par exemple, s'ouvrent soit directement au fond des plis de la muqueuse duodénale, soit dans l'un des cryptes de Lieberkühn contenu au sein de cette muqueuse. En dehors de là, ils n'ont pas de canaux excréteurs différenciés. De pareilles glandes ressemblent par leur forme lobulée générale aux glandes en grappe vraies; elles en diffèrent par l'absence de canaux excréteurs et par la forme nettement tubulaire de leurs culs-de-sac sécréteurs. Nous leur donnerons donc le nom de *glandes conglomérées tubuleuses*, qui leur convient de par leurs caractères morphologiques et suffit, en outre, à les séparer des glandes racémeuses vraies du type lacrymal et salivaire.

La nomenclature des glandes tubuleuses peut être résumée dans le tableau suivant :

(3) Glandes tubuleuses	I. Simples . . Ex.	Glande pylorique de la Grenouille. Glande sudoripare.
	II. Ramifiées . . Ex.	Glandes du cardia de l'Homme.
	III. Conglomérées. Ex.	Testicule. Glandes de Brünner.

Glandes folliculeuses. — Nous avons vu qu'à côté des glandes tubuleuses, dont les culs-de-sac sont cylindriques dans tout leur parcours, il existe des glandes que nous avons nommées acineuses, et qui sont caractérisées par ce fait que leurs grains glandulaires sont renflés à leur extrémité borgne sous forme de bourse ou de poire. Examinons de plus près ces culs-de-sac renflés. Nous verrons que les uns, isolés ou disposés en groupes, ne sont jamais insérés sur un système distinct de canaux excréteurs : telles sont les glandes muqueuses œsophagiennes, palatines, celles de Meibomius, dont les lobes, quand ils existent, s'ouvrent dans une cavité générale tapissée d'un épithélium sécréteur semblable au leur propre et qui s'ouvre elle-même directement sur une surface muqueuse par un orifice émissaire. Les autres, telles que la parotide, insèrent sur un système excréteur arborisé leurs petits sacs sécréteurs aciniformes. Les premières glandes se réduisent donc à ces cavités piriformes que les anciens nommaient follicules ; aussi leur réservons-nous le nom de *glandes acineuses folliculeuses*.

Les glandes folliculeuses comprennent deux variétés : 1° glandes folliculeuses simples ; 2° glandes folliculeuses agminées.

Le type des glandes folliculeuses simples nous est fourni par les glandes œsophagiennes de la Cresserelle jeune adulte (fig. 406). A leur niveau, l'ectoderme est comme coupé à l'emporte-pièce pour ménager l'orifice émissaire. La paroi de la glande, dessinant une simple dépression en forme de poire, est formée par du tissu connectif disposé en mince membrane lamelleuse tout autour du cul-de-sac glandulaire, et doublé d'une vitrée mince. C'est sur cette vitrée que s'insèrent les cellules à mucus; et là où elles manquent, c'est-à-dire au voisinage de la perforation de l'ectoderme qui sert d'orifice excréteur, la membrane fibreuse de soutènement cesse aussi d'exister. Elle est semée de noyaux aplatis qui sont ceux des cellules connectives occupant les espaces interlamellaires, et se termine du côté de la glande par un bord festonné. C'est dans ces festons, ou plutôt dans les loges analogues à des impressions digitales qu'ils interceptent à la surface de la membrane d'enveloppe, que reposent, par leur fond, les cellules destinées à la sécrétion du mucus. Il ne s'agit plus, ici, de cellules caliciformes à orifice préformé et persistant, mais de cellules cylindriques claires, imprégnées de mucus dans toute leur hauteur et présentant un noyau logé tout à fait au fond de la cellule, c'est-à-dire directement appliqué sur la paroi propre. Je ferai remarquer que cette constitution de l'organite sécréteur sera désormais retrouvée dans les glandes plus complexes dont la description va suivre, à l'exclusion des cellules caliciformes véritables, munies d'uu orifice disposé en gobelet, en coupe ou en goulot. A l'individualisation complète de la cellule glandulaire fait ainsi place l'individualisation de plus en plus accusée du cul-de-sac sécréteur.

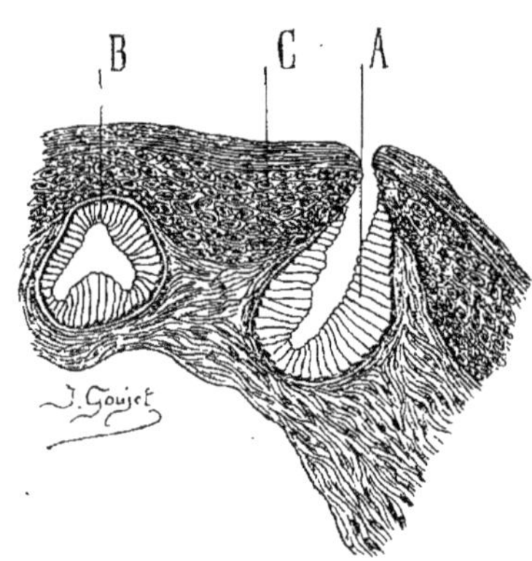

Fig. 406. — Coupe de la muqueuse œsophagienne de la Cresserelle (*Falco tinunculus*). — Alcool fort, gomme, alcool, picrocarminate. Conservation dans la glycérine. D'après Garel.

A, Glande muqueuse (acineuse simple), dont la cavité est tapissée par une rangée *unique* d'épithélium mucipare; — B, une glande sectionnée en travers.

C, Epithélium *stratifié* du type malpighien de la surface générale de l'œsophage.

Ocul. 1, obj. 3 de Vérick, projection sur la table réduite au tiers.

De la réunion d'un certain nombre de follicules simples analogues à celui que nous venons de décrire, naissent les glandes folliculeuses agminées. Elles sont de deux ordres, suivant que leur complication résulte du cloisonnement de la cavité folliculaire qui forme le centre de l'agmination, ou qu'elle est produite par un bourgeonnement de cette cavité créant, autour d'elle, une série de follicules secondaires disposés à son égard comme les folioles d'une feuille composée par rapport au pétiole primitif qui les supporte.

Les glandes folliculeuses agminées et cloisonnées ont pour type les nombreux organes glandulaires qui, situés dans la seconde portion de l'œsophage du pigeon, sont considérés par les naturalistes comme pouvant devenir le siège d'une sécrétion analogue à celle du lait : sécrétion qui naît au moment où l'oiseau doit nourrir ses jeunes, et disparaît ensuite, restituant à l'organe glanduleux sa fonction sécrétoire ordinaire (1). De pareilles glandes ont un contour régulier, et chacune d'elles forme un grand cul-de-sac dont la paroi générale est absolument lisse comme celle d'un follicule glandulaire simple. De gros vaisseaux de distribution destinent un réseau à mailles larges autour de cette paroi. Mais, à l'intérieur, la membrane propre de la glande subit une série de relèvements et dessine une quantité de cloisons qui rendent alvéolaire sa cavité. Chaque alvéole est profond, disposé en cul-de-sac élargi à sa base, entouré par un fin lacis de vaisseaux conduits par les replis cloisonnants, et revêtu d'épithélium prismatique. Dans une pareille formation, un seul alvéole représente exactement une glande folliculeuse simple. La glande a donc vu ses surfaces se multiplier par des cloisons de refend, ou en, d'autres termes, par le mécanisme du bourgeonnement *endogène de sa paroi*.

Les glandes du type *diverticulaire* peuvent être au contraire représentées par celles de Meibomius. Autour d'une cavité unique, jouant le rôle de canal collecteur, mais ne possédant pas d'épithélium différencié, sont groupés une foule de follicules sébacés, renflés à leur base, et s'insérant sur le canal collecteur à la façon des folioles des feuilles composées du type penné sur la nervure qui leur sert de pétiole commun. Chaque follicule fait une saillie latérale et constitue un diverticule. Ici la glande a ses surfaces multipliées et se compose, par le mécanisme de la végétation de sa paroi, sous forme de plis ou de *bouillons exogènes*. Nous établirons donc, pour le double groupe des glandes folliculeuses, le tableau suivant :

(4) Glandes folliculeuses agminées.	**Cloisonnées.** Les follicules secondaires interceptés par cloisonnement endogène . . . . . Ex.	Glandes œsophagiennes du Pigeon.
	Diverticulaires. Les follicules secondaires interceptés par des expansions latérales sacciformes . Ex.	Glandes de Meibomius.

(1) Je n'ai pas eu l'occasion de vérifier directement ce dernier fait, indiqué depuis longtemps par les naturalistes.

Jusqu'ici, dans les glandes acineuses dont nous venons de faire la rapide revue, nous n'en avons pas trouvé possédant des canaux excréteurs nettement différenciés. Le canal commun qui sert d'aboutissant à tous les orifices émissaires secondaires d'une glande de Meibomius n'est qu'une *cavité collectrice*, qui n'est individualisée ni par un épithélium particulier, ni par une charpente connective spéciale.

Lorsque les glandes acineuses se *conglomèrent*, pour former une glande composée d'un grand nombre de sacs sécréteurs dont le produit de sécrétion doit être déversé sur un point unique d'une muqueuse, on voit apparaître les canaux différenciés et arborisés qui sont caractéristiques de la glande *racémeuse* ou en grappe proprement dite.

Glandes en grappe simple. — *(a)* Considérons un premier type de ces glandes : les glandes contenues dans l'épaisseur des replis aryépiglottiques ou situées entre la muqueuse du vestibule laryngé et le système aryténo-corniculé qui lui sert de squelette.

La glande est formée de longs culs-de-sac, branchés les uns sur les autres comme des doigts de gant ramifiés, à la façon de ceux des glandes conglomérées tubuleuses (ex. glandes duodénales de Brünner). Mais ces tubes sont, à leur extrémité terminale, et latéralement sur leur parcours, munis de bosselures diverticulaires qui s'insèrent sur eux comme une série de grains. Ces bosselures sont tapissées d'un épithélium granuleux semblable à celui des glandes à ferment ; ils répondent exactement aux croissants de Gianuzzi de la sous-maxillaire. Les boyaux tubulaires sur lesquels ils sont insérés sont revêtus d'un épithélium mucipare clair, analogue à celui des glandes de Brünner. Une série de diverticules en doigts de gant ainsi constitués viennent tous s'ouvrir dans un large canal collecteur revêtu de hautes cellules mucipares claires, tout à fait analogues à celles d'une glande pylorique. Ce canal individualise un lobule ; il occupe le centre de ce dernier, et reçoit chemin faisant tous ses boyaux arborisés. Dans les intervalles de ceux-ci, il est lui-même entouré de calottes renfermant des cellules granuleuses, dont les grains sont rendus d'un jaune verdâtre par la fixation faite à l'aide de vapeurs d'osmium, et qui se teignent fortement en rouge sous l'influence de l'éosine hématoxylique : tandis que les cellules mucipares du canal collecteur et des boyaux arborisés prennent une belle teinte bleue par l'action du même réactif.

Chaque canal collecteur se joint à l'un de ses similaires émané d'un lobule voisin. Il présente cette particularité qu'il reçoit tous les culs-de-sac qui se déversent dans sa cavité, sans qu'au point de jonction l'on puisse remarquer d'étranglement qui pédiculise l'acinus à son insertion.

Tous les canaux collecteurs d'une pareille glande s'ouvrent dans un conduit commun tapissé d'un épithélium particulier, et limité par une paroi propre formée de tissu connectif lamelleux en dehors de laquelle les vaisseaux sanguins dessinent un réseau de mailles particulier. L'épithélium est çà et là formé de celulles caliciformes vraies, puis devient sur d'autres points cylindrique et non sécréteur. Cet épithélium s'aplatit dans certaines régions du canal qui se renflent de façon à dessiner les dilatations ampullaires. Il se relève dans les portions étroites. Enfin, le canal excréteur s'ouvre sur la muqueuse, revêtue ici d'épithélium stratifié du type malpighien ou de cellules cylindriques ciliées.

Une semblable glande est la plus simple de celles en grappe, elle possède des canaux excréteurs différenciés de deux ordres seulement : canaux collecteurs et canal excréteur. Pour s'insérer sur ces canaux les acini ne se pédiculisent pas. J'appellerai cette production glandulaire *glande racémeuse simple.*

Glandes en grappe composée. — *(b)* Considérons maintenant la glande sous-maxillaire de l'Ane ou du Cheval (fig. 407) : deux, trois ou quatre diverticules piriformes, munis de croissants ou calottes de Gianuzzi, sont formés par les bosselures diverticulaires d'une même membrane propre et constituent par leur union *un acinus composé*. Les lumières festonnées des divers culs-de-sac rapprochés confluent en un même canal à épithélium bas ; c'est le *passage de Boll* ou orifice émissaire commun du groupe. Les parois minces de ce canal sont continues avec la membrane d'enveloppe des culs-de-sac groupés. Le canal lui-même est étroit, il a des dimensions peu supérieures à celles des artérioles adjacentes ; il constitue le *pédicule* de l'acinus composé.

Ce pédicule émissaire s'insère lui-même sur un canal qui n'est que sa continuation et que j'appellerai *canal intra-lobulaire*. Les parois de ce dernier sont minces, formées par une membrane connective réduite à une seule lamelle ; elles sont intérieurement tapissées d'une couche *unique* de cellules hautes, prismatiques, très délicates et qui, même saisies par l'acide osmique, laissent exsuder des gouttes sarcodiques qui remplissent la lumière du tube qu'elles limitent. Ces cellules sont finement striées dans le sens de leur hauteur à la façon de celles des tubuli contorti du rein (Heidenhain, Pflüger, Ranvier). Voici donc des canaux de *second ordre*.

Les canaux intra-lobulaires s'insèrent sur des conduits plus grands et plus compliqués qui reçoivent le produit de sécrétion d'un grand nombre de lobules implantés sur eux comme des feuilles sur leurs rameaux. La tunique adventice de ces canaux est épaisse, formée de tissu connectif lâche recevant de nombreux vaisseaux et des nerfs non moins nombreux. Elle se termine du côté de l'épithélium par une membrane limitante nette. L'épithélium, ainsi que je l'ai constaté nettement chez les solipèdes et chez l'Homme, est ici tout à fait parti-

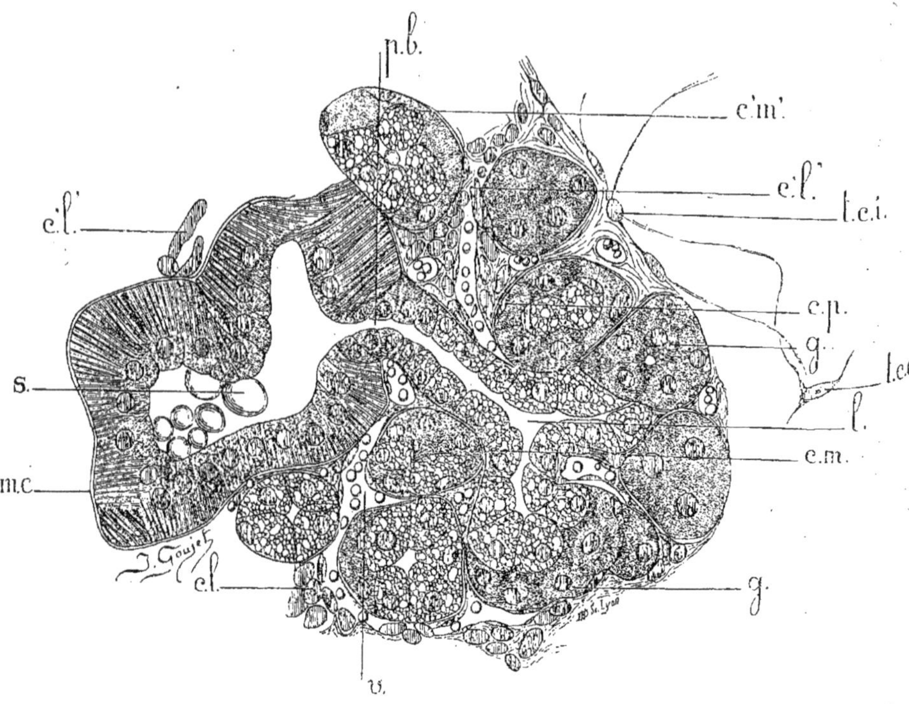

Fig. 407. — Coupe de la glande sous-maxillaire de l'Ane, après excitation prolongée de la corde du tympan. La portion qui a été dessinée montre les rapports d'un acinus, formé d'alvéoles glandulaires (dont les uns sont mixtes et les autres exclusivement formés de cellules séreuses *g*, avec le canal excréteur intralobulaire à épithélium strié). — Fixation par les vapeurs osmiques; alcool fort; éosine hématoxylique. Le dessin a été projeté à la chambre claire. Les détails étudiés avec l'ocul. 1 et l'obj. 9 de Leitz.

s, lumière du canal excréteur intralobulaire, occupée en ce point par des gouttes sarcodiques exsudées des cellules épithéliales à bâtonnets; — *l*, lumière de l'acinus glandulaire, communiquant avec celle du canal excréteur par le *passage de Boll p, b*, qui est ici très court, et dont on voit les cellules épithéliales cubiques, hyalines et dépourvues de bâtonnets; — *mc*, membrane vitrée du canal excréteur.

mc, cellules muciparcs. Leur noyau s'est développé, elles renferment des boules de mucigène irrégulières et le protoplasma est redevenu granuleux autour du noyau; — *c m'*, une cellule muqueuse vue obliquement, avec son noyau en cupule, elle a échappé à l'excitation; — *g*, *g*, cellules granuleuses, les unes formant le croissant de Giannuzi, les autres tapissant un grain glandulaire séreux dont on distingue la lumière étroite; — *c, p*, cellules en panier de Boll, situées à la surface interne de la vitrée; — *v*, vaisseaux sanguins capillaires remplis de globules rouges; — *c l*, *c' l'*, cellules lymphatiques abondamment répandues entre les alvéoles glandulaires et répondant à la diapédèse fonctionnelle; celles figurées en *c. l*, sont de grande dimension (macrocytes); — *t, c, i*, tissu conjonctif interlobulaire; — *t, c, e*, cellule fixe de ce même tissu conjonctif.

culier. Il ne forme plus une rangée unique de cellules cylindriques, mais deux couches absolument distinctes sur lesquelles j'insisterai un instant parce que cette disposition n'est pas indiquée dans les traités classiques d'histologie.

Immédiatement au-dessus de la membrane vitrée, on voit (fig. 408) une ligne discontinue de cellules ovoïdes à gros noyau nucléolé et développé, absolument claires. Chacune de ces cellules (1) est coiffée par une cellule cylindrique dont la base, au lieu d'être effilée en pied, est

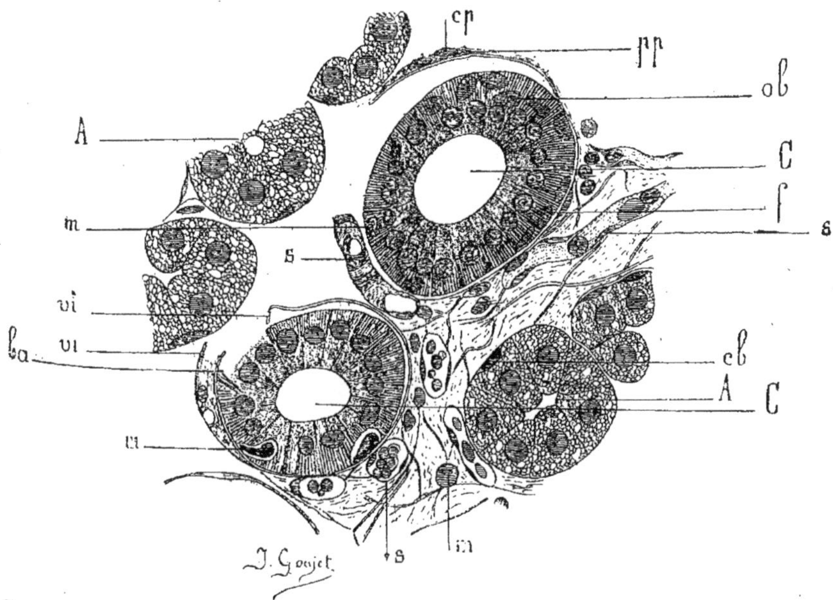

Fig. 408. — Canaux excréteurs et grains glandulaires de la parotide du Mouton (glande séreuse). — Fixation par la solution d'acide osmique à 1 pour 100. Alcool, coloration par la glycérine hématoxylique; conservation da la résine Dammar après passage des coupes dans l'alcool fort, l'essence de girofles et l'essence de bergamote. (Ocul. 1, obj. 7 de Vérik. Chambre claire.)

A, A, acini glandulaires dont l'un est coupé perpendiculairement à son axe, l'autre un peu obliquement. La lumière glandulaire est arrondie dans le premier. Les cellules glandulaires sont tout à fait semblables à celles de la lacrymale, mais le liquide de leurs vacuoles est légèrement teinté par l'acide osmique. — *c b*, cellules en panier de Boll.

c, *c*, coupes des canaux excréteurs interlobulaires dont les cellules sont striées; — *b a*, *b a*, vitrée des canaux excréteurs, rompue et vue à plat sur une petite étendue en *v i* ; — *p p*, paroi conjonctive des canaux, et ses cellules plates *c p*; — *s*, cellules de la rangée profonde de l'épithélium d'un canal excréteur interlobulaire, répondant au rang des cellules en panier; — *s*, *s*, vaisseaux sanguins; — *m*, *m*, cellules migratrices dont une a pénétré l'épithélium d'un canal excréteur; — *o b*, point où l'épithélium du canal a été coupé obliquement sur un coude du tube excréteur.

large et excavée en fond de bouteille, de façon à couvrir la cellule ovoïde subjacente comme le ferait une calotte. Le noyau de chacune des cellules cylindriques qui forment la rangée interne est rapproché

(1) Ces cellules répondent à la continuation du système des *cellules en panier* de Boll sur les canaux excréteurs. J'insisterai un peu plus loin sur cette formation et sa signification morphologique, qui me paraît très importante.

de la lumière, le corps protoplasmique est délicatement strié dans le sens de sa hauteur.

Voici un *troisième ordre* de canaux que j'appellerai *collecteurs interlobulaires*. Tous ces canaux se branchent sur les canaux excréteurs proprement dits, qui constituent comme leur tronc commun et dont le type est le canal de Wharton dans la sous-maxillaire, ou celui de Sténon s'il s'agit de la parotide. Ici, la membrane propre est épaisse,

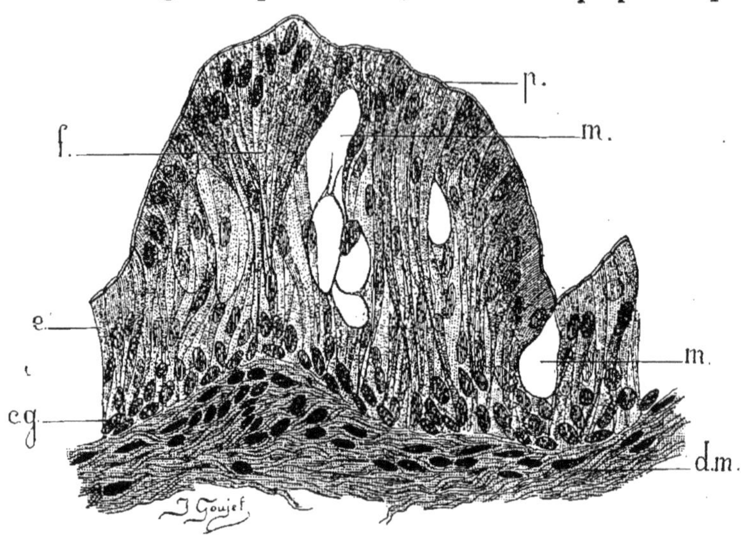

Fig. 409. — Épithélium de revêtement du canal de Sténon de l'Ane. La coupe montre sa disposition au niveau d'un petit relèvement du derme, et l'organisation des cellules cylindriques en un *groupe flocculeux* au-dessus de ce relèvement (cette disposition a pour but de multiplier les surfaces épithéliales). Fixation par l'alcool fort; coloration par le picrocarminate; conservation dans la glycérine picrocarminée.

La disposition flabelliforme du groupe flocculeux oblige les noyaux des cellules épithéliales à se disposer à diverses hauteurs le long du corps cellulaire. Ils paraissent, par suite, stratifiés. Chaque cellule épithéliale n'en renferme cependant qu'un seul.

f, Groupe flocculeux de cellules épithéliales larges à leur pôle superficiel, effilées à leur base, et dessinant au sein du revêtement une sorte d'éventail; *p*, plateaux des cellules épithéliales; — *e*, cellules épithéliales du revêtement régnant entre les groupes flocculeux ; — *c g*. couche génératrice de l'épithélium ; — *m*, *m*, globes des cellules caliciformes intercalaires sectionnées en divers sens; — *d m*, derme muqueux du conduit de Sténon. (Ocul. 4 obj. 9 de Leitz.)

fibro-élastique, sillonnée de plis longitudinaux et revêtue de cellules cylindriques non striées, entre lesquelles sont disséminées de nombreuses cellules caliciformes en cupule ou en urne (fig. 409).

C'est ce canal de *quatrième ordre* qui s'ouvre sur la muqueuse dont l'épithélium, comme invaginé, se poursuit souvent à l'intérieur du conduit excréteur sur un trajet plus ou moins long.

Les glandes que je viens de décrire méritent seules le nom de *glandes en grappe composée*. Telles sont la sous-maxillaire, la parotide, la lacrymale, dont les acini, simples ou formés de grains agminés, sont insérés par un pédicule distinct sur un système de canaux arborisés. L'analogie avec la grappe composée de la vigne est ici complète : l'acinus représente le grain de raisin ; le passage de Boll, son pédoncule; les canaux intralobulaires et interlobulaires, les pédoncules secondaires ramifiés ; le canal excréteur, l'axe de la grappe entière.

Nous construirons donc le tableau suivant :

(5) **Glandes acineuses conglomérées, ou racémeuses.** Canaux excréteurs différenciés et arborisés.	*a*) Acini non pédiculés. Deux ordres de canaux excréteurs : Glandes en *grappe simple* : Ex.	Glande laryngienne.
	b) Acini pédiculés. Plus de deux ordres de canaux excréteurs. Glandes en *grappe composée* : Ex.	Glande sous-maxillaire.

Si, maintenant, nous voulons envisager d'un seul coup d'œil la classification des glandes proprement dites ou en cul-de-sac, il devient facile de construire le tableau suivant :

Tableau de la classification des organes glandulaires.

						Types
Glandes en cul-de-sac. *Les groupes d'éléments glandulaires séparés des vaisseaux par une paroi propre continue.*	α. **Tubuleuses** . . . . . Tubes cylindriques sans renflement ampullaire terminal.		**I. Tubuleuses simples**		(1)	Glande sudoripare.
			II. Tubuleuses ramifiées		(2)	Glande du cardia de l'Homme.
			III. Tubuleuses conglomérées. . . .		(3)	Testicule. Glande de Brünner.
	β. **Acineuses** . . Grains glandulaires renflés à leur base en bourse ou follicule.	*a*) **Folliculeuses** Pas de canaux excréteurs différenciés.	**IV. Folliculeuses simples**		(4)	Glande œsophagienne de la Cresserelle.
			V. Folliculeuses agminées.	**Cloisonnées**	(5)	Glande œsophagienne du Pigeon.
				Diverticulaires .	(6)	Glande de Meïbomius.
		b) **Conglomérées ou racémeuses.** Canaux excréteurs différenciés et arborisés.	**VI. En grappe.** — Acini non pédiculés : 2 ordres de canaux.	**Grappe simple** .	(7)	Glandes ary-épiglottiques.
			VI. En grappe. — Acini pédiculés : plus de 2 ordres de canaux.	**Grappe composée.**	(8)	Sous-maxillaire.

§ 3. — MÉCANISME DE LA SÉCRÉTION ET DE L'EXCRÉTION GLANDULAIRES

Le protoplasma est l'agent exclusif de l'activité sécrétoire. — Nous avons vu déjà que tous les produits de l'activité sécrétoire des cellules glandulaires prennent naissance au sein du protoplasma. Le mucigène, le zymogène des glandes à ferment, le glycogène des cellules hépatiques, les granulations graisseuses des cellules des glandes sébacées, sont formés sur place et par points distincts, puis s'accroissent ensuite dans la masse protoplasmique. Et c'est de leur accroissement individuel que résulte la réduction du protoplasma en un réseau de travées dans leurs intervalles. De même, le liquide des vacuoles est le résultat d'une ségrégation faite par le protoplasma dans les liquides de la nutrition qui abordent les glandes et concourent à former leur milieu intérieur.

Le protoplasma est le siège de mouvements et l'agent exclusif de l'excrétion cellulaire. — Il paraît aujourd'hui démontré, en outre, que le mouvement vacuolaire, résultant d'une série de changements de forme des travées protoplasmiques des cellules glandulaires, mobilise vers leur surface libre les produits de l'activité sécrétoire différenciée. Ce mouvement arrive ainsi à expulser du corps cellulaire le mucigène, le zymogène, les granulations plus petites des cellules granuleuses concourant à la formation des diastases, etc. En même temps, le liquide des vacuoles gonfle certains de ces produits de sécrétion intra-protoplasmique initialement figurés. Parfois même il arrive à les dissoudre dans le moment où granulation et liquide vacuolaire sortent ensemble de la cellule et deviennent libres. Je répéterai, en effet, qu'on ne trouve point de boules de mucigène distinctes dans le mucus, ni de granulations de zymogène dans les sucs pancréatique ou gastrique. D'autre part, certains produits de sécrétion intra-protoplasmique sont insolubles dans le liquide des vacuoles. Telles sont par exemple les granulations graisseuses, que sécrètent les cellules glandulaires des glomérules sudoripares en même temps que la partie séreuse de la sécrétion sudorale.

Dans les glandes absolument aquipares, telles que la lacrymale de l'Homme, le produit de sécrétion est à peu près exclusivement constitué par le liquide des vacuoles. Ce liquide est d'autant plus abondant que la glande est davantage en activité. Il est amené hors de la cellule par les mouvements intérieurs du protoplasma. Les vacuoles, remaniées par ces mouvement intérieurs, rendues confluentes, divisées de nouveau, mobilisées en fin de compte vers la surface libre, y viennent une à une crever et répandre leur contenu au dehors. Il importe de bien faire remarquer que les vacuoles sont passives. Leurs dimensions, il est vrai, s'accroissent au fur et à mesure qu'elles reçoivent le liquide élaboré par le protoplasma ; mais en dehors de là, c'est le protoplasma intervacuolaire qui les mobilise : c'est lui qui est l'agent actif de ce que l'on pourrait appeler l'*excrétion exocellulaire*.

J'entends par là, le phénomène de mobilisation à l'intérieur de la cellule glandulaire, puis de départ hors d'elle, des produits accumulés par l'activité sécrétoire du protoplasma. Une fois arrivé dans la lumière ou la cavité glandulaire, le produit de la sécrétion, résultant du mélange du liquide vacuolaire et des produits figurés, solubles ou non, en sera chassé, soit directement au dehors, soit indirectement en suivant la voie de canaux excréteurs plus ou moins compliqués. Cette dernière étape pourrait recevoir, elle aussi, un nom particulier, car elle est tout à fait différente de la première. Je lui donnerai le nom d'*excrétion exoglandulaire*.

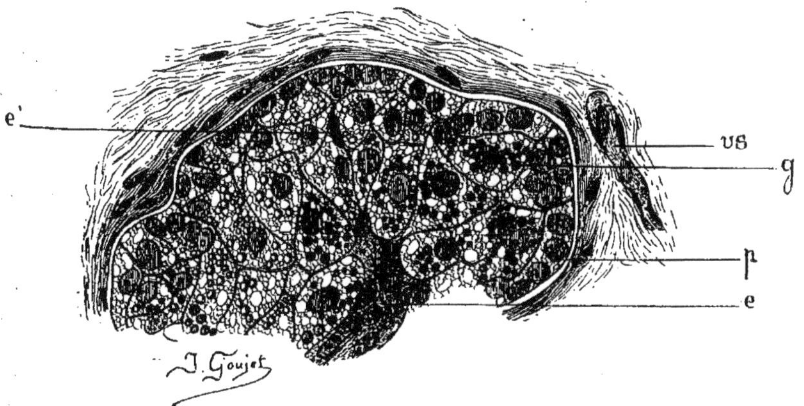

Fig. 410. — Une portion d'un cul-de-sac d'une des glandes sébacées de la peau de la lèvre inférieure de l'Homme. Fixation par injection interstitielle de liquide osmio-picrique. Alcool fort. Éosine hématoxylique. Conservation dans le baume du Canada au xylol, après passage dans l'essence de girofles et l'essence de bergamote. (Ocul. 1, obj. 7, de Leitz.)

p, membrane propre (vitrée) de la glande en dedans de laquelle on voit les cellules génératrices qui ici ont un protoplasma déjà envahi par des grains pimélogènes séparés par des travées protoplasmiques ; — *g*, granulations graisseuses résultant de l'évolution complète des granulations protéiques pimélogènes. Elles sont colorées en noir ; — *e*, *e'*, cellules épithéliales ordinaires, subissant l'évolution épidermique et non l'évolution graisseuse.

Dans les sébacées et leurs variétés, qui constituent le type absolument pur des glandes holocrines, l'acte physiologique de la sécrétion est réduit à un seul de ses termes. Il ne consiste plus que dans le stade initial, celui de la ségrégation intra-protoplasmique du produit élaboré. La cellule glandulaire subit alors un double mouvement : 1° celui de l'*élévation* progressive, absolument identique à celui qui amène, dans l'ectoderme ordinaire, une cellule de la profondeur du corps de Malpighi vers sa surface ; 2° celui de la *maturation*, consistant dans la croissance et l'évolution graisseuse de plus en plus parfaite des grains de substance pimélogène, qui ont pris naissance au sein du protoplasma et que séparent les uns des autres les travées protoplasmiques (fig. 410). Arrivée à maturité, la cellule se résout en ses granulations graisseuses. Elle se dissocie et, en tant que cellule, elle meurt, tout comme une cellule épidermique qui desquame.

Il en va tout autrement dans les glandes mérocrines, c'est-à-dire dans l'immense majorité des glandes ou plutôt dans toutes, sauf les glandes sébacées et leurs variétés. En fonctionnant, la cellule glandulaire ne se détruit pas comme on le pensait généralement il y a quelques années. Elle subit seulement un certain nombre de changements, comparables à ceux qui surviennent dans un faisceau musculaire primitif au moment et ensuite de sa mise en jeu. A part cela, la cellule glandulaire qui sécrète ne se détruit pas davantage que le faisceau musculaire ne se détruit lorsqu'il se contracte.

Pour étudier les stades histologiques du phénomène très complexe de la sécrétion, il importe de s'adresser surtout aux glandes mérocrines qui obéissent à l'excitation des nerfs moteurs glandulaires tout comme les muscles obéissent à celle de leurs nerfs moteurs proprement dits. En comparant la glande au repos avec celle qui vient d'être excitée d'une façon ménagée, puis avec celle qu'on a forcé de fonctionner jusqu'à l'épuisement complet, on peut arriver à se faire une idée nette du mécanisme de la *sécrétion* intra-protoplasmique, tout aussi bien que de celui de l'issue hors de la cellule des produits sécrétés, ou *excrétion exocellulaire ;* enfin du départ hors de la cavité glandulaire ou *excrétion exoglandulaire* de ces mêmes produits.

Inondation lymphatique circumglandulaire. — On sait que, tout comme les glandes salivaires, les glandes sudoripares obéissent à l'excitation motrice glandulaire de nerfs sécréteurs. On peut donc les faire fonctionner par l'excitation de ces nerfs comme l'a montré Navrocki, puis les fixer net dans la peau au moyen d'une injection interstitielle d'un mélange convenable d'acide picrique et d'acide osmique. On peut aussi ajouter à ce mélange une proportion variable de solution de nitrate d'argent à 1 pour 100, si l'on veut obtenir une imprégnation des vaisseaux lymphatiques du voisinage des glandes (1).

(1) Chez les animaux, le Chat par exemple, on met en activité les glandes sudoripares de la pulpe des pattes en excitant le sciatique ; puis on fait, aussitôt après avoir décapité l'animal, une injection interstitielle dans le derme à l'aide d'une seringue de Pravaz à canule d'or ou de platine iridié, chargée de liquide osmio-picrique constitué par le mélange de 4 volumes d'une solution concentrée d'acide picrique dans l'eau distillée, et de 1 volume d'une solution également aqueuse d'acide osmique à 1 pour 100. Si l'on veut en même temps obtenir les lymphatiques (et suivant les hasards de la piqûre, souvent avec eux les vaisseaux sanguins) fixés-déployés et imprégnés

Sur celles qui n'occupent pas les pelotons adipeux, mais qui sont comprises dans le derme, on constate aisément alors le phénomène de l'*inondation lymphatique circumglandulaire*, sur lequel j'ai appelé l'attention il y a déjà plusieurs années (1).

Il consiste dans la présence, au sein du tissu conjonctif entourant la portion glomérulaire de la glande et dont la constitution rappelle celle du tissu conjonctif lâche, d'un plus ou moins grand nombre de globules blancs du sang émigrés des vaisseaux par diapédèse. Les vaisseaux sanguins sont eux-mêmes gorgés de globules rouges et renferment plus de globules blancs qu'à l'ordinaire. A côté des cellules lymphatiques, on trouve toujours, dans les espaces du tissu conjonctif, des globules rouges extravasés par suite du mouvement intense de diapédèse qui s'est opéré au moment de la mise en activité de la sécrétion sudorale. Quand celle-ci a été à la fois intense et soutenue pendant plusieurs jours (comme il arrive dans la peau de l'Homme au début de la variole), les globules blancs réunis autour du glomérule et entre ses tours de spire sont tellement nombreux, qu'on dirait ce glomérule entouré par un véritable lac de lymphe ou plutôt circonscrit par une atmosphère de tissu adénoïde. En effet, si l'on chasse les cellules lymphatiques à l'aide du pinceau, on dégage un tissu conjonctif grossièrement rétiforme. Il ne s'agit point cependant ici de tissu réticulé vrai. L'aspect rétiforme tient simplement à ce que, pour prendre place, les cellules lymphatiques ont écarté les faisceaux conjonctifs, qui dès lors passent et repassent entre leurs groupes en dessinant des sortes de mailles irrégulières.

Quand en même temps les lymphatiques ont été fixés-déployés et imprégnés d'argent, on les voit sous forme de trajets bosselés, comme s'ils résultaient de la confluence de bulles de savon ouvertes les unes dans les autres, et limités par un endothélium festonné en jeu de patience. Ils parcourent le tissu conjonctif lâche disposé au pourtour des glomérules, mais en demeurant toujours exactement limités et clos par leur couche endothéliale, laquelle repose sur les faisceaux connectifs entre-croisés. Ils apparaissent remplis d'une lymphe renfermant un petit nombre de cellules lymphatiques, distendant au maximum le trajet vasculaire qui semble injecté par un coagulum réfringent, semé

d'argent, on ajoute à 4 volumes du mélange osmio-picrique précité, 1 volume de solution de nitrate d'argent à 1 pour 100 dans l'eau distillée. On immerge ensuite les fragments de peau dans une grande quantité d'alcool fort, et on les y laisse quarante-huit heures à l'abri de la lumière. On achève ou non le durcissement par la gomme et l'alcool avant de pratiquer des coupes, qu'on examine après ou sans coloration par le carmin aluné, le carmin aluné et l'éosine, ou mieux encore l'éosine hématoxylique faiblement chargée d'hématoxyline.

(1) J. Renaut, article Dermatoses (Anatomie pathologique des), du *Dictionnaire encyclopédique des Sciences médicales*.

de très fines granulations. Ce coagulum s'est formé au moment où le liquide fixateur a agi sur la lymphe que renferme le vaisseau. Le petit nombre de cellules lymphatiques qu'il englobe montre que, *presque immédiatement, la sérosité de l'œdème circumglandulaire est reprise par les lymphatiques*. Au contraire, les globules blancs extravasés habitent pendant un certain temps le voisinage de la glande, qui puise très probablement dans la sérosité occupant les mailles de tissu conjonctif les éléments du liquide des vacuoles élaboré par ses cellules glandulaires.

Sur les glandes acineuses fixées dans le stade de l'activité, soit provoquée (par exemple pour la sous-maxillaire par l'excitation du nerf tympanico-lingual), soit spontanée, on observe aussi le phénomène de l'inondation lymphatique au sein du tissu conjonctif séparant les acini les uns des autres. La présence de nombreuses cellules lymphatiques dans les espaces connectifs périacineux est donc encore ici le signe histologique d'une activité sécrétoire actuelle et en cours.

Dans l'état de repos, ces mêmes espaces du tissu conjontif périacineux sont du reste toujours occupés par quelques cellules lymphatiques ; mais alors celles-ci ne sont pas toutes semblables entre elles. A côté des cellules lymphatiques ordinaires, on en rencontre de beaucoup plus volumineuses et dont le noyau arrondi est entouré d'une masse de protoplasma également considérable. Il est probable qu'elles répondent à des cellules lymphatiques depuis un certain temps émigrées des vaisseaux, et habitant dès lors les espaces du tissu conjonctif intraglandulaire pour y jouer le rôle d'éléments semi-sédentaires, assez semblables aux grosses cellules vacuolaires, ou encore aux grandes cellules de la lymphe péritonéale. Ce sont des macrocytes. Sous l'influence de l'éosine hématoxylique, certains de ces macrocytes prennent la coloration rouge brique caractéristique de l'hémoglobine. Ce fait confirme l'hypothèse que je viens d'énoncer, et en vertu de laquelle on est amené à considérer de telles cellules comme exerçant une sorte d'action phagocytaire, soit sur les globules extravasés lors des coups de diapédèse répondant aux périodes d'activité glandulaire antérieure, soit sur les granulations de fibrine ayant pris naissance au sein du plasma transsudé des vaisseaux sanguins pendant ces mêmes périodes, et occupant les espaces du tissu conjonctif.

Signes histologiques de l'activité sécrétoire des cellules glandulaires. — Nous avons vu déjà que, s'il s'agit d'une glande purement aquipare comme la lacrymale, ou d'une glande à cellules granuleuses sécrétant à la fois une diastase et de l'eau, comme la sous-maxillaire du Rat, l'indice de l'existence actuelle de l'activité sécrétoire consiste dans l'augmentation du nombre, du volume et de l'étendue des vacuoles au sein du protoplasma des cellules glandulaires. En même temps, le noyau se gonfle légèrement et vient occuper une position voisine du milieu de la cellule. Il est probablement un peu mobilisé par le mouvement vacuolaire, qui se dirige toujours alors de la base de la cellule vers son pôle libre. Quand ce mouvement vacuolaire ascendant s'effectue avec lenteur et régularité, il en résulte des séries de vacuoles plus ou moins régulièrement superposées de la base de la cellule glandulaire vers son sommet, et sous un faible grossissement sa masse protoplasmique paraît striée dans le sens de la hauteur de la cellule. C'est ce qui arrive quand la glande fonctionne lentement ou reste au repos relatif. Un fonctionnement très actif, en suscitant une action motrice du protoplasma qui mobilise les vacuoles dans tous les sens, fait disparaître la striation granuleuse. De plus, quand la glande est épuisée, ses cellules glandulaires montrent chacune une masse de protoplasma actif, très granuleux, renfermant un moins grand nombre de vacuoles que lorsque l'activité sécrétoire était arrivée à son maximum, auparavant que la cellule glandulaire fût épuisée. Dans ces conditions, après fixation par l'acide osmique, on voit les cellules granuleuses se teindre énergiquement en rose vif par les réactifs du protoplasma, tels que l'éosine de l'éosine-hématoxylique, par exemple.

Les cellules mucipares au repos (fig. 411), fixées et colorées de la même façon, montrent leurs boules de mucigène teintes en bleu très pâle tandis que dans leurs intervalles les travées protoplasmiques, qui les séparent et renferment les vacuoles, sont teintes en rouge et dessinent un réseau régulier et admirable. Au fur et à mesure du fonctionnement, les boules de mucigène sont hydratées par le liquide des vacuoles, puis expulsées. L'importance des travées protoplasmiques s'accuse alors de plus en plus. Sur la glande épuisée, les cellules mucipares sont redevenues granuleuses. Le noyau, cessant d'être refoulé contre la paroi par le mucigène accumulé, redevient central et globuleux (Ranvier) (1). Néanmoins, même alors on peut voir, avec un bon objectif apochromatique et sous l'éclairage Abbe, que la cellule renferme encore du mucigène diffus, répandu entre les travées et donnant au protoplasma une coloration légèrement bleuâtre. Quand il s'agit d'une glande mixte comme la sous-maxillaire, on constate aisément, comme Arloing et moi l'avons indiqué depuis longtemps (2), que les cellules granuleuses du croissant de Gianuzzi, sécrétant de l'eau et de la diastase, sont colorées en rose franc et se distinguent de prime abord des cellules mucipares qui sont devenues granuleuses elles aussi, mais restent teintes en bleu pâle. C'est même cette constatation qui, ainsi que le fait remarquer Beaunis (3), a coupé court définitivement à la discussion

(1) L. Ranvier, *Traité technique d'Histologie*, 2e édit., p. 217.

(2) Arloing et Renaut, Sur l'état des cellules glandulaires de la sous-maxillaire après l'excitation de la corde du tympan *(Comptes rendus de l'Académie des sciences*, 30 juin 1879).

(3) Beaunis, *Nouveaux élém. de Physiologie humaine*, t. II, p. 35.

pendante entre les partisans de l'opinion d'HEIDENHAIN (1) et ceux de l'opinion toute contraire de RANVIER. HEIDENHAIN pensait que les cellules mucipares d'une glande mixte se détruisent en fonctionnant et sont remplacées au fur et à mesure par les cellules du croissant.

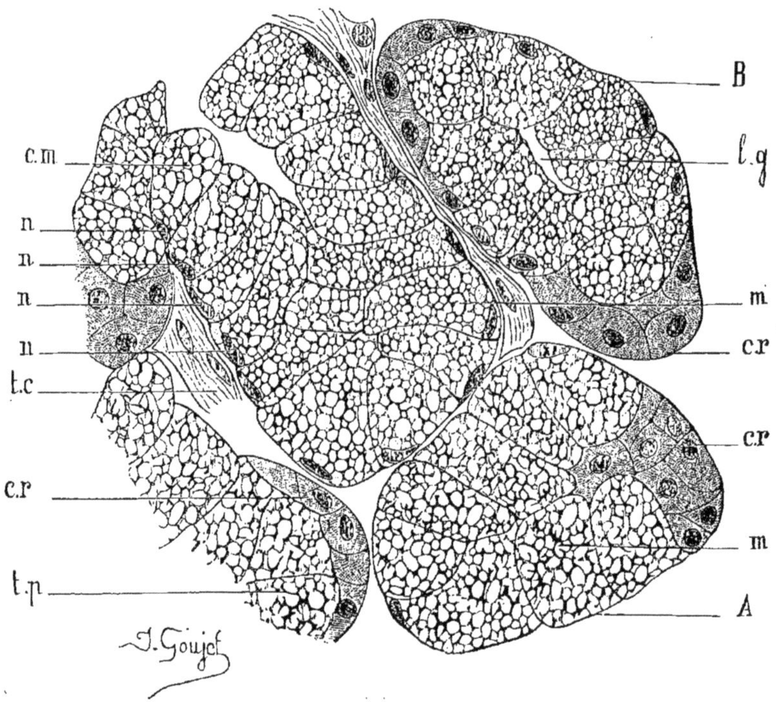

FIG. 411. — Culs-de-sac glandulaires d'une des glandes mixtes au repos de la muqueuse pharyngée du Mouton. Fixation par les vapeurs osmiques, alcool fort, coloration des coupes (qui doivent être très minces) par l'éosine hématoxylique. Conservation dans ce même réactif très affaibli. (Ocul. 3, obj. 8 de Reichert; éclairage Abbe. Chambre claire.)

c, m, cellules muqueuses bordant la lumière glandulaire ; — *lg*, lumière glandulaire ; — *m*, boules de mucigène teintes en bleu clair, séparées les unes des autres par les travées protoplasmiques *p t* (ces travées sont colorées en rose magnifique par l'éosine du réactif); — *n, n, n, n*, noyaux des cellules muqueuses, occupant leur base et excavés en cupule; — *c r, c r*, croissants de Gianuzzi, formés de cellules granuleuses, non mucipares ; — *c t*, bandes de tissu connectif séparant les grains glandulaires.

(En A, le grain glandulaire a été sectionné tangentiellement, dans l'épaisseur du revêtement épithélial On ne voit pas la lumière non plus que la plupart des noyaux des cellules muqueuses. En B, la section, légèrement oblique, a coupé le grain glandulaire en travers; on voit la section de la lumière glandulaire et les noyaux de toutes les cellules, sauf trois).

Au contraire, RANVIER admet avec raison que les deux ordres de cellules survivent à la période de fonctionnement, et ne font pendant cette dernière que débiter et reformer les matériaux de leur sécrétion jusqu'à ce qu'arrive la fatigue, laquelle commande alors pour un temps

(1) HEIDENHAIN, *Studien der physiologischen Instituts zu Breslau*, 1868.

le repos des cellules glandulaires et la suspension de leur activité sécrétoire (fig. 412).

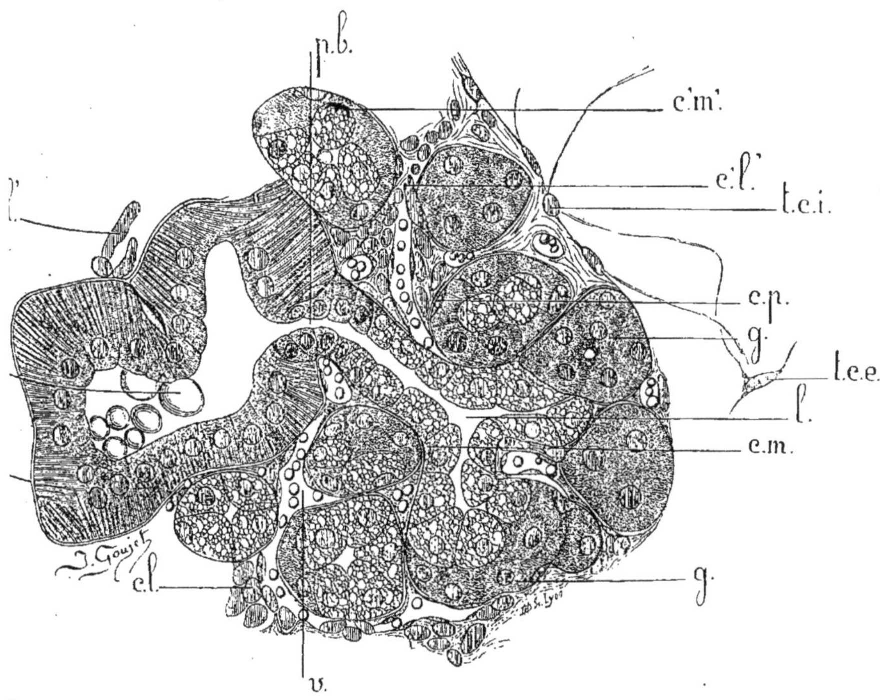

Fig. 412. — Coupe de la glande sous-maxillaire de l'Ane, après excitation prolongée de la corde du tympan. La portion qui a été dessinée montre les rapports d'un acinus, formé d'alvéoles glandulaires (dont les uns sont mixtes et les autres exclusivement formés de cellules séreuses *g*, avec le canal excréteur intralobulaire à épithélium strié). — Fixation par les vapeurs osmiques; alcool fort; éosine hématoxylique. Le dessin a été projeté à la chambre claire. Les détails étudiés avec l'ocul. 1 et l'obj. 9 de Leitz.

s, lumière du canal excréteur intralobulaire, occupée en ce point par des gouttes sarcodiques exsudées des cellules épithéliales à bâtonnets; — *l*, lumière de l'acinus glandulaire, communiquant avec celle du canal excréteur par le *passage de Boll*, *pb* qui est ici très court, et dont on voit les cellules épithéliales cubiques, hyalines et dépourvues de bâtonnets; — *mc*, membrane vitrée du canal excréteur.

cm, cellules mucipares. Leur noyau s'est développé ; elles renferment des boules de mucigène irrégulières et le protoplasma est redevenu granuleux autour du noyau; — *c'm'*, une cellule muqueuse vue obliquement, avec son noyau en cupule, elle a échappé à l'excitation ; — *g*, *g*, cellules granuleuses, les unes formant le croissant de Gianuzzi, les autres tapissant un grain glandulaire séreux dont on distingue la lumière étroite; — *cp*, cellules en panier de Boll, situées à la surface interne de la vitrée; — *v*, vaisseaux sanguins capillaires remplis de globules rouges; — *cl*, *c'l'*, cellules lymphatiques abondamment répandues entre les alvéoles glandulaires et répondant à la diapédèse fonctionnelle; celles figurées en *c*, *l*, sont de grande dimension (macrocytes); — *t*, *c*, *i*, tissu conjonctif interlobulaire ; — *t*, *c*, *e*, cellule fixe de ce même tissu conjonctif.

Dans toutes les glandes obéissant au commandement des nerfs moteurs glandulaires, des phénomènes analogues ont pu être observés. Le mouvement vacuolaire s'exagère; les matériaux de sécrétion accumulés au sein du protoplasma (mucigène, zymogène, etc.), sont plus ou moins rapidement expulsés. Le protoplasma redevient granuleux et actif; le noyau se développe, se gonfle et reprend une position plus ou moins centrale. J'ai, par exemple, indiqué depuis longtemps ces modifications dans les cellules glandulaires des sudoripares épuisées par une diaphorèse soutenue (1). Ces cellules, on le sait, sécrètent à la fois un liquide séreux et de la graisse. Dans la glande épuisée, le nombre des granulations graisseuses est devenu tout à fait petit. Elles ont été expulsées comme le sont les boules de mucigène des cellules à mucus, et la masse protoplasmique, devenue très granuleuse, renferme un noyau développé qui y tient une place beaucoup plus considérable que durant le repos.

En résumé, l'on peut conclure que, dans une cellule glandulaire, le protoplasma jouit de deux ordres de propriétés. Il possède l'*activité sécrétoire* qui lui permet de produire les éléments des sécrétions (mucigène, zymogène, graisse, etc., — eau des vacuoles). Il possède, d'autre part, une *activité motrice* spéciale qui lui permet d'expulser ces éléments et devient ainsi l'instrument de ce que j'ai appelé l'*excrétion exocellulaire*.

Aussi, quand une glande fonctionne, observe-t-on (du moins dans les cas où il a été possible (2) d'étudier de près le processus de la sécrétion) : — 1° l'inondation lymphatique circumglandulaire, qui répond à la mise à la disposition des éléments sécréteurs de la glande d'une certaine quantité de liquide nourricier où ceux-ci vont puiser les matériaux de la sécrétion; — 2° le retour du protoplasma des cellules glandulaires à l'état actif : l'expulsion des éléments accumulés dans la masse protoplasmique indiquant elle-même la mise en jeu de l'activité motrice de celle-ci. Ce sont là deux signes histologiques positifs de l'existence actuelle du phénomène de la sécrétion. Pas plus que les signes histologiques du stade de contraction dans un faisceau primitif de muscle strié, ceux-ci ne donnent la clef ni l'explication intégrale, encore moins ne dévoilent le mécanisme intime des actes sécrétoires. Ils ne font connaître que les changements de forme et de constitution

(1) J. RENAUT, Sur l'état des cellules glandulaires du glomérule sudoripare pendant le repos et l'activité (Société de Biologie, et *Gaz. médic.* de Paris, 1878).

(2) Je tiens à faire remarquer très expressément ici, que ce qui se passe dans des glandes très faciles à mettre en sécrétion expérimentalement, et, de plus, faciles à fixer dans l'état d'activité et à étudier ensuite histologiquement (sous-maxillaire, sudoripares, etc.), peut simplement nous donner une idée sommaire du processus de la sécrétion en général, sans qu'on soit autorisé ensuite à passer de là au mécanisme sécrétoire, probablement très distinct en ses modalités et aussi plus complexe, de glandes telles que le pancréas, le foie, etc. Le mécanisme des *sécrétions internes*, c'est-à-dire dont l'excrétion exocellulaire se fait vers les vaisseaux et non plus dans des cavités glandulaires, demeure à peu près entièrement inconnu.

histologique des organes sécréteurs pendant les divers stades de l'activité, comparativement à cette même forme observée durant le stade de repos physiologique.

Mécanisme de l'excrétion proprement dite, ou exoglandulaire. — Si, dans une glande soumise au commandement des nerfs moteurs glandulaires et qui était au repos, on excite ces nerfs, on voit très rapidement le liquide sécrété couler abondamment par les canaux excréteurs. L'issue en masse de ce liquide hors des cavités glandulaires où l'excrétion exocellulaire l'a rassemblé, constitue le phénomène de l'excrétion exoglandulaire.

Pour assurer son exécution, un grand nombre de glandes possèdent un dispositif musculaire particulier, lequel est annexe, soit des culs-de-sac glandulaires eux-mêmes dont il constitue partie intégrante *(muscles myo-épithéliaux)*, soit d'une série de culs-de-sac glandulaires ou de la glande tout entière. Dans ce dernier cas, il s'agit de muscles lisses n'appartenant pas en propre à la glande elle-même *(réseaux musculaires annexes des glandes)*. Enfin, dans une série de glandes où les muscles myo-épithéliaux semblent manquer et qui sont aussi dépourvus de réseaux musculaires annexes, on trouve une formation spéciale, les *cellules en panier* (Boll), dont la contractilité n'a pas été expérimentalement démontrée jusqu'ici, mais qui ressemblent beaucoup cependant à des cellules musculaires myo-épithéliales, à cela près qu'elles sont rameuses et anastomosées en réseau. P. Unna les regarde, et je crois avec raison, comme une simple variété des cellules myo-épithéliales ; c'est pourquoi je vais en parler ici.

A. *Muscles myo-épithéliaux.* — Nombre de glandes d'origine ectodermique possèdent des cellules musculaires myo-épithéliales, occupant une position intermédiaire entre la membrane propre ou vitrée, et les cellules glandulaires. Telles sont les glandules séreuses de la nyctitante de la Grenouille, par exemple (1). Chez l'Homme, le Cheval, le Chat, etc., la portion sécrétante des glandes sudoripares renferme aussi de pareils muscles myo-épithéliaux (fig. 413), découverts par Heynold (2). Ce sont eux naturellement que je prendrai ici pour type de tous les autres : et cela bien que leur structure soit assez compliquée, parce qu'ils nous intéressent en physiologie humaine et en médecine.

Comme on le verra plus loin, une glande sudoripare telle que celles de la pulpe des doigts et des orteils de l'Homme peut être subdivisée en trois parties : 1° l'*orifice émissaire*, qui n'est qu'un trajet régularisé, et de configuration spiroïde, à travers le corps de Malpighi et les

(1) Ranvier, *Journal de micrographie*, t. VIII, p. 31.

(2) Heynold, Ueber die Knaüeldrusen der Menschen *(Arch. de, Virchow*, t. LXI, p. 77).

couches épidermiques ; 2° le *canal sudorifère*, qui traverse le derme, et qui, à son extrémité inférieure se plie et se replie en prenant part à la constitution du glomérule ; 3° le *cul-de-sac sécréteur*, qui fait aussi partie du glomérule et consiste en un tube beaucoup plus large que le canal sudorifère, tapissé de cellules glandulaires sécrétant la sueur.

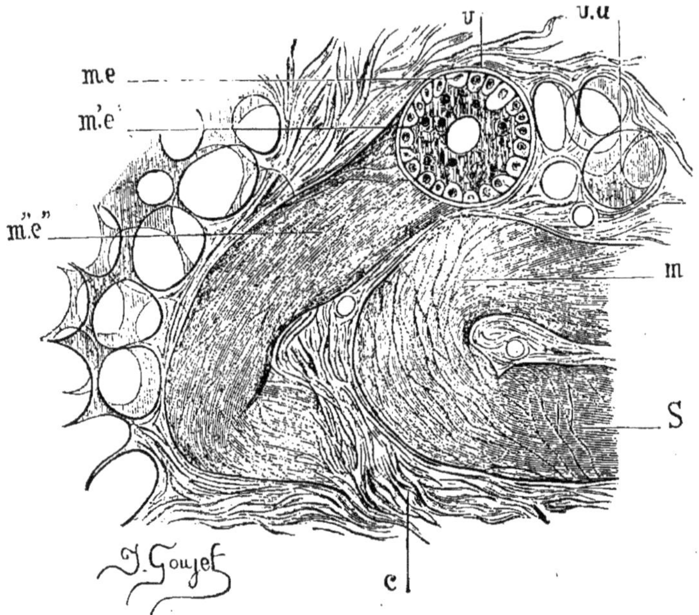

Fig. 413. — Tubes sécréteurs d'une glande sudoripare du gros orteil de l'Homme dont les cellules myo-épithéliales ont été fixées-contractées, et imprégnées d'argent par la méthode indiquée dans le texte, p. 128. — Alcool fort, exposition à la lumière diffuse pendant vingt-quatre heures dans l'essence de girofles. Conservation dans le baume au xylol. (Ocul. 1, obj. 5 de Leitz, chambre claire.)

S, tube sudoripare ; — *m*, dessin continu des semelles contractiles des cellules myo-épithéliales marqué par l'argent ; — *m e*, corps des cellules myo-épithéliales renfermant le noyau ; — *m' e'*, raccord de ces corps avec les traits d'imprégnation des semelles contractiles qui tournent en spirale autour du tube et dont on a dessiné le plan profond *m'' e''* ; — *v*, vitrée ou membrane propre du tube sécréteur ; — *c*, tissu conjonctif ; — *v a*, vésicules adipeuses.

Ce tube est replié un grand nombre de fois et se termine par une extrémité borgne. Le long du canal sudorifère se poursuit un reflet de la vitrée de l'ectoderme. Celle-ci, autour du cul-de-sac sécréteur, subit un épaississement considérable. A sa surface extérieure et lisse, confinant le tissu conjonctif, on voit s'appliquer un certain nombre de cellules connectives minces et plates, mais discontinues et ne constituant nullement un vernis endothélial comme le croyait Czerny. La surface interne de la vitrée (fig. 414), confinant à l'épithélium sécréteur, est au contraire sillonnée d'une multitude de plis annulaires ou plutôt spiraux, eux-mêmes surmontés d'une infinité de petits mamelons saillants du côté de la cavité glandulaire. C'est sur cette surface interne que s'appliquent les semelles contractiles des cellules musculaires myo-épithéliales. L'épithélium sécréteur, formé d'une rangée unique de cellules cylindriques basses du type aquipare, mais sécrétant aussi des granulations graisseuses, est placé en dedans de la couche des cellules musculaires.

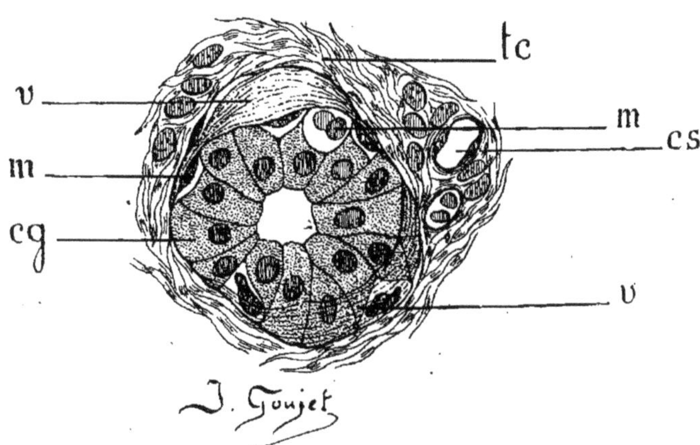

Fig. 414. — A, coupe transversale d'un tube sécréteur d'une glande sudoripare du gros orteil de l'Homme, *fixée au repos* par la méthode indiquée dans la note 1, p. 128. (Ocul. 1, obj. 9 de Leitz, chambre claire.)

v, *v*, vitrée, vue sur une certaine épaisseur et montrant ses plis; — *cg*, cellules glandulaires sudoripares; — *m*, *m*, corps de cellules myoépithéliales reposant à la surface interne de la vitrée; — *t c*, tissu conjonctif périglandulaire renfermant de nombreuses cellules migratrices; — *c s*, capillaire sanguin coupé en travers.

La cellule myo-épithéliale *m*, à droite du lecteur semble renfermer deux noyaux. En réalité, il s'agit de coupes optiques consécutives et superposées du noyau, qni est allongé dans le sens de la semelle contractile.

Ranvier a étudié avec soin ces cellules (1). Il a noté leur disposition spiroïde autour du cul-de-sac sécréteur, et les denticulations que présente leur corps contractile, — denticulations qui répondent à celles de la surface interne de la vitrée. Mais il a considéré la couche musculaire comme discontinue. Il admet que les cellules glandulaires s'insèrent sur la vitrée dans les intervalles des cellules myo-épithéliales, et que leurs plans-côtés se rapprochent ensuite au-dessus de ces dernières pour former le revêtement continu de la cavité du cul-de-sac.

Quand, sur un doigt ou un orteil qui vient d'être amputé, on pratique une injection interstitielle d'un mélange de liquide jaune

(1) Ranvier, *Traité technique d'Histologie*, 2e édit., p. 687.

osmio-picrique et de nitrate d'argent (1), sans injection préalable d'eau distillée, on développe, on fixe net, et l'on imprègne d'argent en même temps les lymphatiques, la gaine de Henle des petits nerfs du derme etc., comme je l'ai déjà indiqué plus haut. En même temps, l'acide osmique fixe les éléments cellulaires les tubes nerveux et les

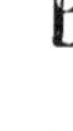

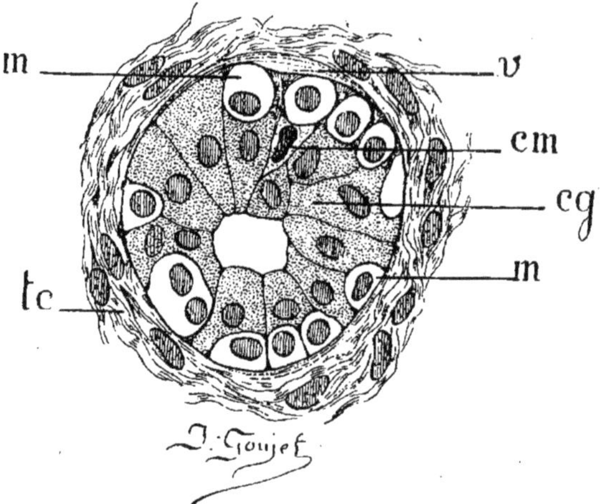

Fig. 415. — B, Coupe transversale d'un tube sécréteur d'une glande sudoripare du gros orteil de l'Homme, *fixée-contractée* par la méthode indiquée dans la note (même grossissement que pour la fig. 412, A).

v, vitrée et ses plis; — *c g*, cellules glandulaires dont l'ordonnance a été bouleversée par la contraction des cellules myo-épithéliales *m*, *m*. Le corps de celles-ci forme un grand cercle clair, tout semblable à la coupe optique du ventre des cellules musculaires lisses fixées-contractées dans les artérioles voisines atteintes par le réactif; — *c m*, cellule migratrice engagée dans l'épithélium glandulaire; — *t c*, tissu conjonctif périglandulaire.

globules du sang dans leur forme exacte. Si l'on achève le durcissement par l'alcool, on peut aisément pratiquer, dans le derme et le pannicule adipeux sous-cutané, des coupes minces qui renferment des anses glomérulaires de glandes sudoripares sectionnées dans

(1) Le mélange employé consiste en 4 centimètres cubes de liquide jaune osmio-picrique (4 volumes de solution concentrée d'acide picrique et 1 volume de solution d'acide osmique à 1 pour 100), et 1 centimètre cube de solution de nitrate d'argent à 1 pour 100.

On pique, avec la canule d'or ou de platine iridié de la seringue de Pravaz, aussi superficiellement que possible dans le derme. Quand l'injection a bien pénétré (ce qu'on reconnaît à ce qu'il se forme un nuage jaune qui se développe marginalement autour du point piqué), on plonge l'orteil ou le segment de doigt amputé dans une grande quantité d'alcool fort. On conserve à l'abri de la lumière. Au bout de vingt-quatre heures, on pratique des coupes qu'on monte dans le baume au xylol par les procédés ordinaires, et qu'on peut aussi colorer par le carmin aluné ou l'éosine hématoxylique.

différents sens. Le premier fait que l'on constate alors, c'est que la lumière des canaux sudorifères, ou excréteurs, qui ne renferment pas de muscles myo-épithéliaux, est parfaitement régulière tout aussi bien au sein du glomérule qu'en dehors de lui. En revanche, la lumière des culs-de-sac sécréteurs est rétrécie, et en outre, elle n'est plus régulière du tout (fig. 416). Les cellules glandulaires affectent des formes variées; les unes sont basses, d'autres au contraire sont

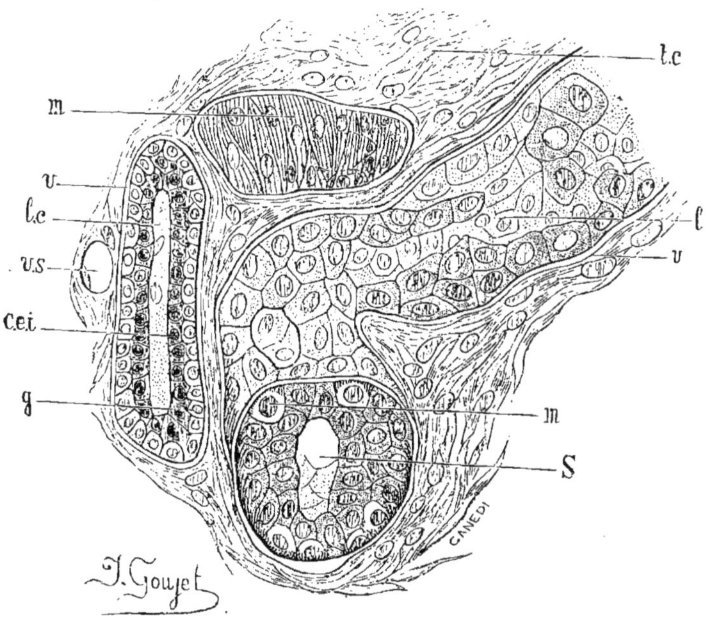

Fig. 416. — Coupe d'une portion d'un glomérule sudoripare de la peau de la pulpe du gros orteil de l'Homme, fixée-*contractée*, et imprégnée de nitrate d'argent par la méthode indiquée dans le texte immédiatement après une amputation du pied. (Ocul. 1, obj. 7 de Leitz.)

l, lumière glandulaire devenue irrégulière par les saillies de l'épithélium sécréteur exprimé. Les cellules plus foncées répondent à ces reliefs, vus de front sur la coupe longitudinale du tube sécréteur. Celui ci est coupé transversalement en S; — *m*, corps des cellules myo-épithéliales; — en haut de la figure, *m*, montre, vue de front, la surface des semelles contractiles continues entre elles, avec leur striation identique à celle des cellules musculaires lisses. Cette striation répond à des cylindres primitifs, très réfringents. On voit les noyaux myo-épithéliaux par transparence.

v, *v*, vitrée; — *g*, couche génératrice de l'épithélium d'un canal excréteur engagé dans le glomérule et coupé obliquement. Ses cellules sont claires comme les cellules myo-épithéliales, dont elles continuent la rangée à la surface interne de la vitrée; — *c e i*, cellules épithéliales de la rangée interne du canal excréteur, faisant suite aux cellules glandulaires; — elles limitent la lumière du canal excréteur par une ligne de cuticulisation nette, ayant les caractères d'un mince plateau; — *t c*, tissu conjonctif; — *v s*, vaisseau sanguin coupé en travers.

comme étirées, déformées de façons diverses. Certaines renferment de très grandes vacuoles sphériques. Quelques-unes enfin sont arrivées au contact des cellules glandulaires du côté opposé; elles forment comme des ponts qui cloisonnent la cavité glandulaire irrégulière et moniliforme. Bref, de prime abord, un pareil épithélium ne ressemble en rien à celui des glandes sudoripares fixées au repos par l'alcool, le liquide de Müller ou les solutions osmiques dans les conditions ordinaires. Il semble que l'épithélium sécréteur ait été comme exprimé par une action de force vers la cavité glandulaire (fig. 416). J'ai pu me convaincre qu'il en est bien ainsi ; et la raison en est que l'injection interstitielle a agi comme un excitant (probablement par le nitrate d'argent qu'elle contient), sur les muscles myo-épithéliaux. Ceux-ci, atteints et fortement excités, alors qu'ils sont vivants encore, se sont contractés et ont déterminé l'expression de la glande en bloc et sans ménagement.

De plus, *ils ont été fixés-contractés et en même temps imprégnés d'argent.* On peut reconnaître que, dans cet état de contraction, ils forment une couche continue autour du cul-de-sac sécréteur. Mais ce n'est pas la contraction qui les rend adjacents entre eux ; ils sont tout aussi bien continus dans une glande sudoripare au repos.

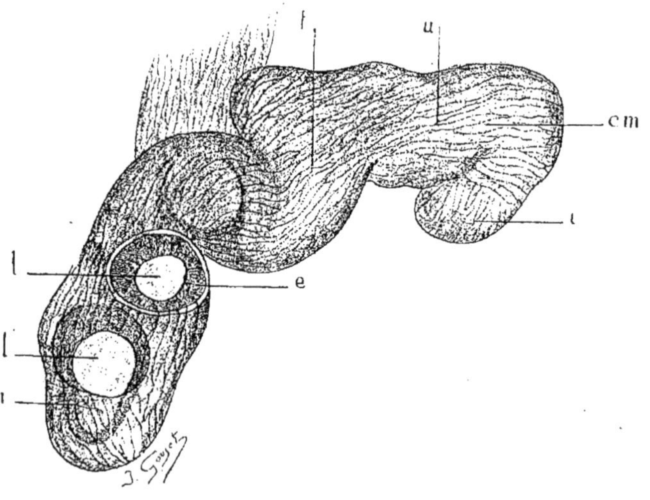

FIG. 417. — Une portion d'un glomérule sudoripare de la peau de l'abdomen de la Chatte, fixée dans sa forme et imprégnée d'argent à l'état de repos par la méthode indiquée dans le texte.

t, tube sécréteur montrant une couche continue de cellules myo-épithéliales *cm* ; — les traits de ciment soudent les semelles contractiles sur leurs côtés et à leurs extrémités atténuées *a* ; — *i i*, changement de direction des traits d'imprégnation sur la paroi inférieure, déterminant des croisements apparents ; — *l*, lumière du tube glandulaire vue en coupe optique en *l'*. Elle est béante, et la couche des cellules glandulaires, vue ici sans détails, est régulière autour d'elle. — (170 diam. chambre claire).

En effet, si l'on attend deux ou trois heures après l'amputation pour pratiquer l'injection interstitielle, les cellules myo-épithéliales ont eu le temps de mourir ou du moins elles restent inexcitables. Elles apparaissent alors cependant imprégnées d'argent sous forme d'une couche continue. Seulement, dans ces conditions, la lumière du tube glandulaire reste béante et l'épithélium sécréteur n'est plus bouleversé. Il se montre sous la forme d'un revêtement régulier de cellules prismatiques basses (fig. 417).

Ces faits sont très importants (1). Ils démontrent d'abord que les cellules myo-épithéliales des glandes sudoripares, que personne jusqu'ici n'avait pu voir se contracter, sont bien des éléments contractiles puisqu'on peut à volonté les mettre en contraction et les fixer dans cet état. Ils font voir ensuite qu'une assise de cellules épithéliales peut devenir tout entière musculaire, sans pour cela cesser de satisfaire à la définition des épithéliums et de faire partie d'un épithélium stratifié.

Les cellules myo-épithéliales des glomérules sudoripares s'unissent entre elles, dans cette assise, à peu près comme les fibres musculaires des artérioles, mais en décrivant des spires à angle très aigu et conséquemment très allongées par rapport à l'axe du tube sécréteur. Au voisinage de l'union de ce dernier avec le canal sécréteur chez l'Homme, les tours de spire se rapprochent, et il en résulte une sorte de tourbillon de fibres musculaires en forme de sphincter (2). Comme l'imprégnation d'argent se poursuit sur le canal excréteur, on voit aisément que le tourbillon dont je viens de parler se continue avec la ligne des cellules génératrices de ce dernier canal. Celles-ci sont très allongées, à la façon des fibres musculaires des artérioles. Mais on reconnaît de suite qu'il s'agit bien d'un canal excréteur, parce qu'on voit la coupe optique de sa lumière, limitée par une rangée plus interne de cellules à plateau.

Sur les coupes bien longitudinales des canaux sécréteurs (fig. 418), on voit que chaque champ d'imprégnation répondant à une cellule myo-épithéliale est strié de fines lignes parallèles. Ces lignes répondent aux cylindres primitifs des muscles myo-épithéliaux. Ce sont aussi ces cylindres primitifs qui, faisant relief à la surface de la vitrée, occupent les sillons de celle-ci. Enfin, sur les coupes obliques du cul-de-sac sécréteur, on voit les cylindres primitifs, isolés au voisinage du plan de section, se poursuivre plus loin entre l'épithélium sécréteur et la vitrée. Leur ensemble forme une lame mince de substance contractile. Le noyau de chaque cellule myo-épithéliale, entouré d'un protoplasma clair sur les cellules contractées, fait saillie, du côté de

(1) J. Renaut, *Société de Dermatologie et de Syphiligraphie*, séance du 4 août 1894.

(2) Chez le Chat, une portion étendue du tube sécréteur se dégage du glomérule et monte droit à travers le derme, pour se continuer directement avec le canal excréteur. L'union entre les deux est indiquée par un brusque rétrécissement du calibre du tube. Les cellules myo-épithéliales sont toutes longitudinales ou décrivent de très légers mouvements de spire dans cette portion extra-glomérulaire. Elles ne dessinent pas de tourbillon au voisinage du canal excréteur.

l'épithélium sécréteur, au-dessus de l'espèce de semelle contractile étendue au loin à la surface interne de la vitrée.

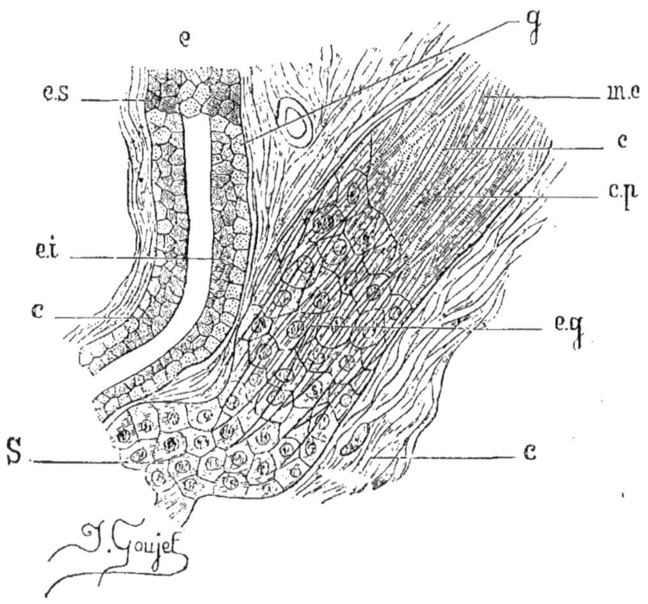

FIG. 418. — Tube sécréteur et tube excréteur d'une sudoripare de l'orteil de l'Homme. Fixation et imprégnation par le mélange de liquide osmio-picrique et de nitrate d'argent, par injection interstitielle dans le derme. Glycérine hématoxylique et baume du Canada (210 diam.). Chambre claire, projection sur la table.

m e, semelles contractiles des cellules myo-épithéliales; — *c p*, leurs cylindres primitifs parallèles entre eux, et se poursuivant de semelle en semelle exactement à la façon de ceux des plans de fibres musculaires lisses; — *c*, lignes de ciment soudant les semelles entre elles et en couche continue.

Les lignes de ciment séparatives des semelles contractiles passent au-dessous du dessin d'imprégnation des bases d'implantation des cellules glandulaires *e g*. *L'épithélium glandulaire forme donc une couche continue concentrique à la couche continue des cellules myo-épithéliales.*

e, canal excréteur du glomérule sudoripare; — *e s*, imprégnation régulière, vue de front, des pieds des cellules génératrices; — *c*, lumière du canal, limitée par une seule assise de cellules cuticulisées sur leur bord libre, disposée au-dessus de la couche génératrice *g*, comme on le voit dans la partie inférieure du canal; — *e i*, cette couche de cellules superficielles vue de front parce qu'en ce point la coupe du canal excréteur est plus épaisse, et qu'on voit les cellules superficielles de face, tournant en gouttière autour de la lumière.

Chaque cellule myo-épithéliale est donc formée d'un corps protoplasmique, renfermant le noyau et prenant place entre les pieds des cellules glandulaires. Au-dessous de ce corps protoplasmique, s'étend une lame ou semelle contractile (fig. 419) qui va s'étaler en une longue fibre ou plutôt en un ruban formé de cylindres primitifs parallèles entre-eux, lequel passe sous les pieds des cellules glandulaires (fig. 418) et se soude à ses similaires, à la surface interne de la vitrée, suivant des lignes de ciment que l'imprégnation d'argent met en évidence. Les muscles myo-épithéliaux occupent donc ici la place de la couche génératrice de l'ectoderme. C'est aussi la couche génératrice, à cellules allongées et concentriques, qui leur fait suite dans le canal excréteur ou sudorifère. A ce niveau, les cellules génératrices ont un protoplasma clair, comme celui des cellules myo-épithéliales et comme celui des cellules génératrices de la gaine externe des poils (1).

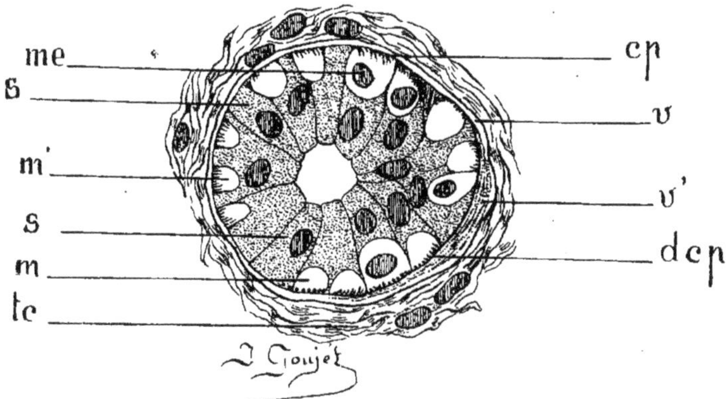

Fig. 419. — C, Coupe transversale d'un tube sécréteur d'une glande sudoripare de l'orteil de l'Homme, imprégnée d'argent et fixée à l'état de contraction incomplète, seulement bien accusée à droite du lecteur entre *v* et *v'*, où l'épithélium est un peu bouleversé. — Méthode indiquée dans le texte. Glycérine hématoxylique, puis glycérine formiquée à 4 pour 100. Conservation dans la résine Dammar après passage dans l'alcool fort, l'essence de girofles et l'essence de bergamote. (Ocul. 1, obj. 9 de Leitz; chambre claire.)

v, vitrée; — v', point où la vitrée se voit de front avec ses plis; — *s*, *s*, cellules sudoripares; — *me*, corps des cellules myo-épithéliales coupé au niveau du noyau; — *m m'*, les mêmes coupés en dehors du noyau; — *c p*, cylindres primitifs de substance, contractile de la semelle, vus obliquement dans l'épaisseur de la coupe. Légèrement virés, ils simulent des dents en *d c p*; — *t c*, tissu conjonctif.

Cela posé, il est maintenant facile de comprendre le rôle des cellules myo-épithéliales dans le phénomène de l'excrétion exo-glandulaire. C'est la contraction spiroïde de leurs rubans ou pieds contractiles qui chasse avec force vers l'extérieur le liquide amené dans la lumière

(1) On remarquera d'emblée l'homologie existant entre les cellules myo-épithéliales que je viens de décrire et les cellules *neuro-musculaires* décrites par Kleinenberg dans l'ectoderme des hydres d'eau douce (voy. t. I, p 565). Le corps cellulaire, qui renferme le noyau, prend dans l'un et l'autre cas rang dans le revêtement épithélial. La portion contractile de l'élément (pied contractile — ruban contractile) s'étend tangentiellement par dessous à la surface de la vitrée. Chacun sait que les germes des sudoripares sont formés par un bourgeon ectodermique plein originairement, lequel s'accroît d'abord, puis se creuse ensuite d'une lumière. Celle-ci apparaît en premier lieu à l'extrémité profonde du germe plein, puis remonte ensuite de là vers la portion qui représente le canal sudorifère, et ne gagne l'orifice émissaire intra-ectodermique qu'en dernier lieu. C'est à ce moment que les cellules génératrices, au lieu de continuer à se multiplier, se différencient à l'état myo-épithélial et ne donnent plus de nouvelles cellules, tout en gardant leur position à la périphérie du germe ectodermique de la glande.

par l'excrétion exocellulaire dont le mouvement vacuolaire est l'instrument. Pour exécuter ces deux actes distincts de l'excrétion totale, l'épithélium sudoripare n'emprunte rien aux éléments anatomiques étrangers. Le protoplasma des cellules de la rangée glandulaire mobilise le liquide des vacuoles et les granulations graisseuses dans la lumière. Le pied contractile des cellules de la rangée myo-

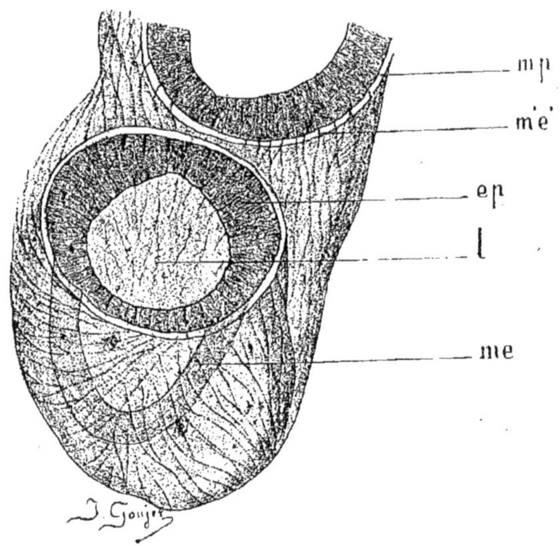

Fig. 420. — Anse d'un tube sécréteur d'une sudoripare de la Chatte en un point où ce tube subit une inflexion pour le contourner dans le glomérule (partie inférieure, entre *l* et *l'* de la figure 417). — *Fixation au repos :* lumière béante et régulière.

m p, membrane propre ou vitrée du tube sécréteur ; — *m e*, imprégnation des semelles contractiles des cellules myo-épithéliales ; tourbillon formé par ces semelles sur les deux faces du coude d'inflexion du tube, dont la lumière se voit en coupe optique *l* ; — *m' e'*, traits d'imprégnation des semelles passant sous la vitrée. Le revêtement épithélial est coloré uniformément en brun par le mélange osmio-picrique argentique, fortement réduit à la lumière diffuse (48 heures).

épithéliale (fig. 420), entrant en jeu à son tour, chasse le produit complet de la sécrétion de la lumière glandulaire dans le canal sudorifère, et de là au dehors. Quand ce dernier mouvement acquiert son maximum d'énergie, la glande est exprimée comme un linge qu'on tord, et rejette d'un coup les liquides qui sont le produit de cette expression.

B. **Réseaux et plans musculaires annexes des glandes.** — Certaines glandes, et d'une importance fonctionnelle très grande, sont absolument dépourvues de muscles myo-épithéliaux. Telles sont, par exemple, celles de l'estomac de l'Homme et du Chien, tout aussi bien les pyloriques, que celles du grand cul-de-sac qui sécrètent les éléments du suc gastrique. Néanmoins, on trouve encore dans ce cas un dispositif musculaire capable d'exprimer vers l'orifice émissaire le contenu de la glande ; mais ce dispositif est dès lors emprunté.

Au-dessous de la série des glandes de la muqueuse gastrique, passe le plan de muscles lisses désigné sous le non de *muscularis mucosæ*. Autour de chaque groupe de glandes tributaires d'un même crypte muqueux jouant le rôle d'orifice émissaire commun, la musculaire

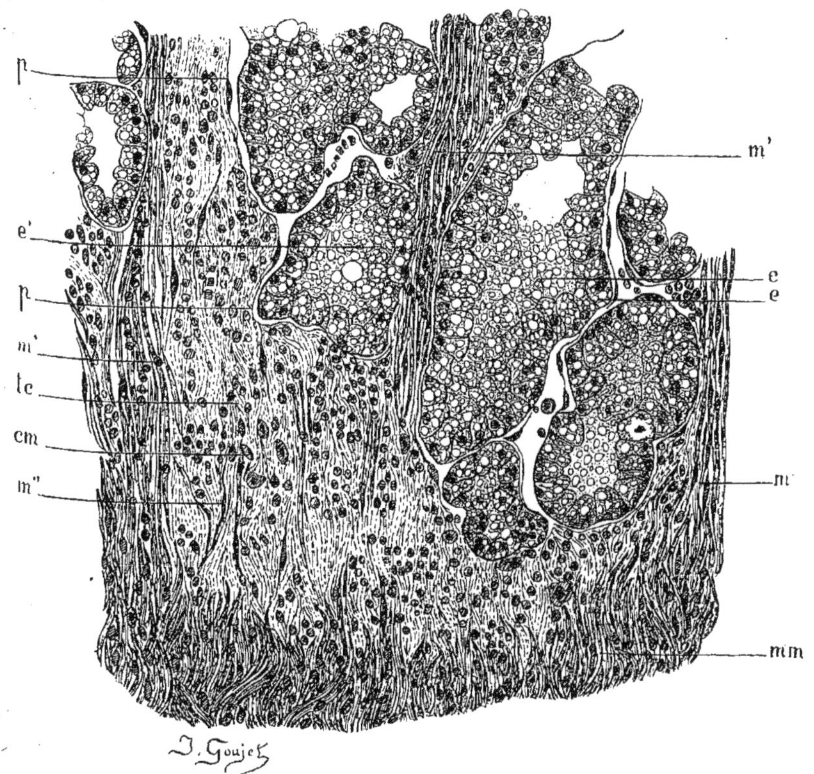

FIG. 421. — Coupe sagittale de la couche glandulaire (partie profonde de la muqueuse du pylore de l'Homme, retranchée sur le vivant). — Fixation par le liquide de Müller, gomme, alcool ; éosine hématoxylique. (Ocul. 1, obs. 7, de Vérick, 210 diam., chambre claire.)

La partie profonde, terminale des glandes pyloriques a été seule dessinée.

m m, musculaire muqueuse formée de fibres lisses et envoyant une série de relèvements vers la couche glanduleuse ; — *m*, *m'*, *m'*, faisceaux musculaires ascendants séparant les groupes glandulaires successifs ; — *m''*, faisceaux musculaires plus grêles, dont certains sont formés de fibres-cellules unies bout à bout et pénétrant entre les tubes glandulaires du groupe.

e, *e*, *e'*, épithélium glandulaire vu de profil ou de front ; — *p*, cellules plates limitant le tissu conjonctif interglandulaire ; — *c m*, cellules migratrices répandues dans ce tissu conjonctif.

muqueuse envoie une série de relèvements sous forme de feuillets de fibres lisses, qui remontent, se divisent et se subdivisent pour intercepter une sorte de rets. Superficiellement et dans les intervalles des groupes glandulaires, ces feuillets se dissocient en fibres lisses qui vont s'insérer à diverses hauteurs au sein du derme muqueux. Dans les intervalles des glandes tubuleuses d'un même groupe, s'insinuent également des pinceaux de fibres musculaires lisses. A la simple inspection, l'on comprend comment ces sortes de paniers musculaires,

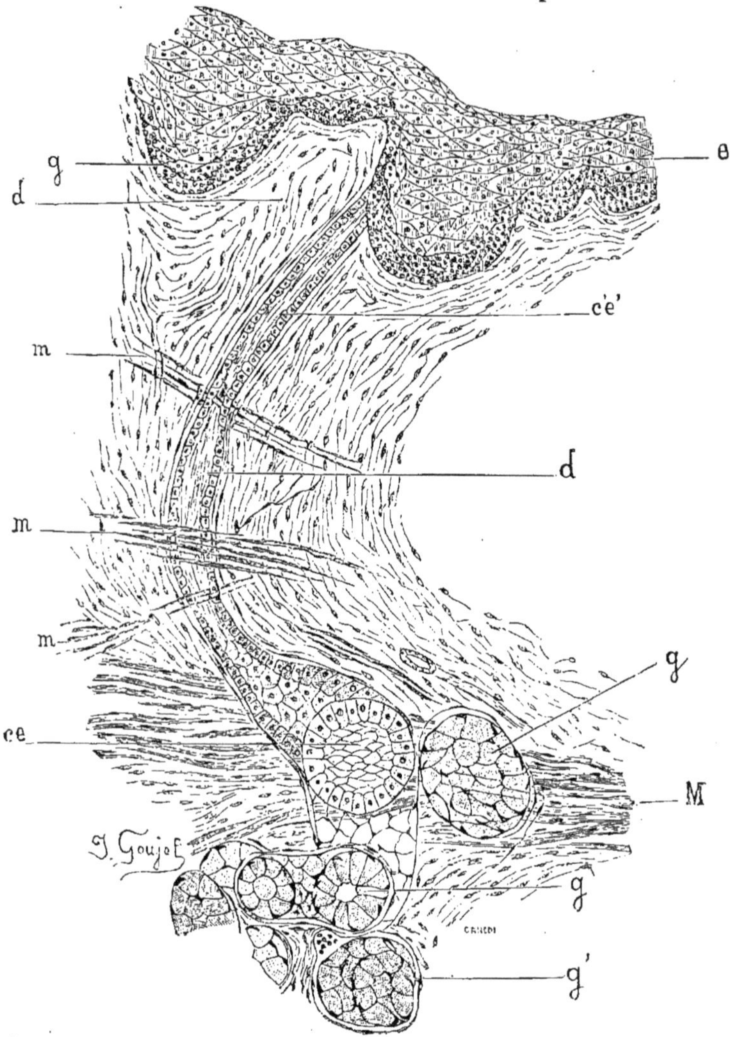

Fig. 422. — Glande muqueuse de la portion tout à fait inférieure du cardia du Chien au voisinage de la jonction avec l'estomac. — Liquide de Müller, gomme, alcool, glycérine hématoxylique. Conservation dans la résine Dammar (80 diam.).

e, épithélium malpighien de la surface; — *g*, sa couche génératrice, *d*, tissu conjonctif du derme muqueux.

g, *g*, culs-de-sac glandulaires mucipares; — *c e*, canal excréteur renflé au-dessous des brides musculaires *m*, *m*, *m*, qui passent en avant et en arrière de lui de façon à influer sur son débit; — M, musculaire muqueuse, se dissociant en pinceaux qui passent entre les acini glandulaires de façon à les envelopper de plans contractiles.

en se contractant, expriment le liquide accumulé dans les lumières des glandes d'un même groupe, et le chassent de là vers l'extérieur (fig. 421).

D'autres fois, et c'est le cas pour les glandes œsophagiennes du cardia du Chien, la musculaire muqueuse se dissocie en plans qui passent et repassent entre les acini glandulaires. Ceux-ci sont alors pris dans de minces feuillets contractiles qui, en entrant en jeu, expriment aussi très énergiquement leur contenu et le chassent à l'extérieur (fig. 422). Enfin, chez le Cheval, on peut constater un fait intéressant : c'est qu'à côté du dispositif myo-épithélial assurant l'excrétion exoglandulaire des sudoripares, il en existe un autre, emprunté et fourni par l'arrecteur des poils voisins qui, au contraire, a pour effet de *modérer* le phénomène de l'excrétion proprement dite.

En effet, dans la peau de l'aisselle, par exemple, il est facile de voir qu'à chaque follicule pilo-sébacé répond une glande sudoripare. La portion ascendante de celle-ci, rencontre l'arrecteur du poil correspondant et, soit le traverse, soit passe directement en avant ou en arrière de lui en s'y accolant. Il en résulte que, dès que l'arrecteur entre en contraction, il efface net la lumière du canal sudorifère, et par conséquent met obstacle à l'ascension du liquide qu'il contient. Aussi, trouve-t-on régulièrement une dilatation du canal immédiatement au-dessous du muscle arrecteur. Cette dilatation est ordinairement fusiforme, mais elle peut aussi affecter la figure d'une sorte d'ampoule. Dans certaines conditions, et par exemple pendant le frisson, alors que se produit la contracture de l'arrecteur ayant pour conséquence le phénomène de la *peau ansérine*, l'excrétion exoglandulaire de la sueur ne peut donc plus s'effectuer qu'avec une certaine difficulté.

C. **Paniers de Boll.** — Les glandes racémeuses telles que la parotide, la sous-maxillaire, la lacrymale, la mamelle, ne possèdent ni muscles myo-épithéliaux tels que ceux des sudoripares, ni dispositifs musculaires annexes comparables à ceux présentés par les glandes de la muqueuse de l'estomac. Le phénomène de l'excrétion exoglandulaire s'effectue cependant chez elles d'une façon remarquable. L'écoulement de la salive sous-maxillaire par le canal de Wharton suit *immédiatement*, chez le Chien, l'excitation du nerf moteur glandulaire (1). En outre, cet écoulement se fait *sous pression :* car si l'on a muni le canal excréteur d'une canule, et qu'à l'extrémité de celle-ci l'on raccorde un manomètre à mercure, la colonne mercurielle est rapidement soulevée à une certaine hauteur.

Or, dans de pareilles glandes, on trouve régulièrement, disposées tout autour de chaque acinus ou grain glandulaire, les cellules particulières (fig. 423) décrites pour la première fois par F. Boll (2) sous le

(1) Cl. Bernard, *Leçons de Physiologie expérimentale appliquée à la médecine*, t. II, 1856, p. 76.

(2) F. Boll, Ueber den Bau der Thranendrüse (*Arch. f. mikr. Anat.*, t. IV, p. 146).

nom de « cellules en panier ». J'ajouterai que, contrairement à ce qu'avait avancé BOLL, elles ne tiennent pas lieu ici de membrane propre. Elles sont appliquées à la surface interne de celle-ci : c'est-à-dire qu'elles s'interposent entre la vitrée et l'épithélium glandulaire. Elles occupent en réalité la place exacte des cellules myo-épithéliales des glandes sudoripares et des glandes séreuses de la membrane nyctitante qui sont les homologues des sudoripares chez les anoures. Mais ce n'est pas pour cette seule raison que je suis disposé à prendre en considération l'opinion de UNNA, qui les regarde comme des éléments contractiles (1).

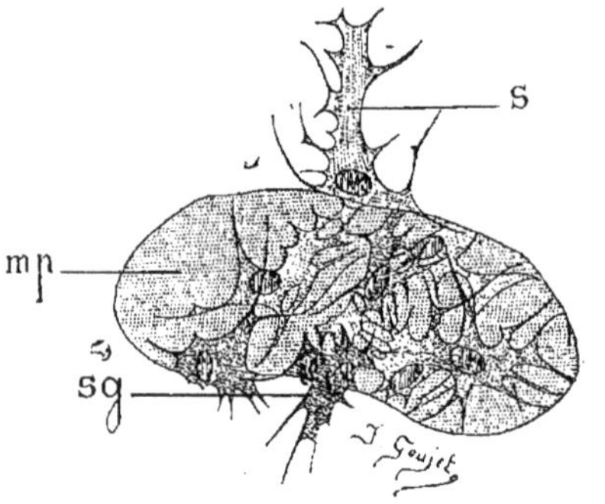

FIG. 423. — Cellules en panier d'un alvéole glandulaire de la lacrymale de l'Homme, préparées comme il est dit dans la note (1). — 210 diamètres, chambre claire.

m p, membrane propre étalée à plat et sa face répondant à l'épithélium tournée en haut ; — *s g*, une cellule en panier à demi dégagée et rejetée sur le côté ; — s, une cellule semblable montrant un protoplasma parcouru par des stries parallèles entre elles.

Quand il a été convenablement isolé, le *panier* ou *réseau de Boll* se montre avec l'apparence d'un filet continu, moulé sur la forme même de l'acinus glandulaire auquel il appartient (fig. 424). Ce filet résulte du concours

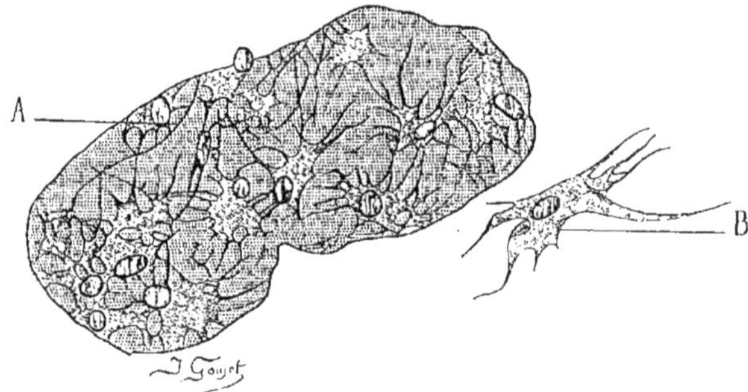

FIG. 424. — Le réseau complet des cellules en panier occupant la face interne de la membrane propre d'un acinus d'un lobule aberrant de la lacrymale de l'Homme (préparation de LACROIX). Le réseau n'a été dessiné que sur la paroi supérieure de la membrane, où il double la vitrée. — 210 diamètres, chambre claire.

A. Ensemble du réseau formé par les cellules de Boll ; — B, une cellule de Boll tout à fait isolée.

d'une série de cellules de figure stellaire. Le noyau de chaque

(1) Pour bien voir et surtout pour dégager les cellules en panier, il convient de choisir une glande séreuse ou mieux une glande aquipare vraie, telle que la lacrymale de l'Homme ou du Chien. On fixe de petits fragments par l'acide osmique à 1 p. 100 ; puis, après avoir achevé le durcissement par l'alcool, on pratique des coupes

cellule occupe le centre de l'étoile; il est ovalaire et plat, et renfermé dans une masse de protoplasma réfringent, très mince, d'où partent des prolongements également très réfringents. — Ces prolongements, de même que les corps cellulaires en forme d'étoiles qui les émettent, sont d'importance et de grandeur variables. Ils se continuent avec ceux partis d'une autre étoile, en épousant exactement sur leur trajet la forme extérieure du grain glandulaire dont l'épithélium a été enlevé pour dégager le panier. Le panier, dans son ensemble, offre alors l'apparence d'une carcasse rigide et fenêtrée, formée de fils, de rubans ou de fibres dont les points nodaux principaux sont stellaires et renferment les noyaux plats. Les prolongements sont fragiles et offrent une sorte de cassure conchoïde quand ils ont été fixés par l'acide osmique. Ils se colorent en rouge amarante par l'éosine hématoxylique faible, et en violet foncé par ce même réactif renfermant une forte proportion d'hématoxyline. L'acide acétique et l'acide formique les décolorent alors, mais sans les gonfler notablement. Les noyaux, placés au centre des étoiles, se teignent en violet foncé à la façon de ceux des cellules myo-épithéliales des sudoripares.

Enfin, LACROIX (1) a démontré récemment un fait tout à fait intéressant et suggestif : c'est à savoir que les principaux prolongements du réseau, ceux qui ont la forme de larges rubans curvilignes et qu'on peut observer analytiquement parce qu'ils ne constituent plus de simples fils, présentent une striation parfaitement régulière, répondant à une série de baguettes, parallèles entre elles et à la marche du prolongement au pourtour de l'acinus. Ces baguettes, noyées dans le protoplasma réfringent, ont absolument l'ordonnance et l'aspect optique des cylindres primitifs des muscles lisses et des semelles contractiles des cellules myo-épithéliales des sudoripares. Leur existence permet donc déjà de considérer la manière de voir de UNNA autrement que comme une hypothèse gratuite. Je ferai même observer qu'on n'en savait pas davantage sur les cellules myo-épithéliales des sudoripares,

épaisses qu'on traite d'abord au pinceau et qu'on dissocie ensuite avec des aiguilles. Les cellules aquipares, formées d'un protoplasma peu résistant et semé de vacuoles, se réduisent très aisément en grains de petit volume que le pinceau enlève totalement ensuite. On peut aussi désagréger sans aucune peine ces mêmes cellules en laissant pendant quelques heures les coupes entières ou déjà morcelées par les aiguilles, dans un petit tube bouché renfermant de l'eau distillée, et collé sur l'une des branches d'un diapason actionné par un courant interrompu. On colore les dissociations soit au picrocarminate d'ammoniaque, soit à la purpurine ou mieux encore à l'éosine hématoxylique, et on les monte dans la glycérine ou dans la résine Dammar. Quand l'opération a été bien faite, on parvient à isoler des réseaux entiers, répondant à l'enveloppement de tout un acinus par les cellules en panier.

(1) LACROIX, *Comptes rendus de l'Académie des sciences*, 1894.

avant que je n'eusse fixé en place le phénomène de leur contraction. On les comparait alors seulement aux cellules myo-épithéliales des glandules séreuses de la nyctitante de la Grenouille dont la contractilité était hors de doute, et de là on avait conclu qu'elles se contractaient aussi (1).

Je suis en conséquence conduit à penser que les paniers de Boll ne sont autre chose que des réseaux contractiles, et que les cellules de Boll sont des cellules myo-épithéliales. La cavité glandulaire affectant ici la forme d'un grain et non plus celle d'un tube, et l'excrétion exoglandulaire étant, comme je l'ai dit plus haut, très rapide et très énergique dans les glandes munies de paniers de Boll, on conçoit que le dispositif musculaire le plus favorable soit ici le *réseau*, et non plus une *série de fibres*. Même changement est réalisé pour le cœur et jusqu'à un certain point pour l'aorte, comparativement à la musculature spiroïde des artères de distribution.

Boll avait d'abord pensé qu'au pourtour des grains glandulaires tels que ceux de la sous-maxillaire, de la lacrymale, etc., il n'existait pas de membrane propre ; que le rets fenêtré du panier en tenait lieu, et portait l'épithélium glandulaire disposé sur sa face interne (2). Il admit ensuite, qu'outre leurs branches rameuses, les cellules en panier émettent dans l'intervalle de celles-ci des expansions membraneuses (3). Mais en réalité, il est facile de voir (sur les préparations de la lacrymale de l'Homme, dissociées avec ménagement et colorées par l'éosine hématoxylique), une membrane propre parfaitement typique et continue au pourtour de tout l'acinus. Elle est très mince, sans structure ; le réactif la teint en bleu très pâle ; elle se plisse à plis nets comme la vitrée de l'ectoderme des embryons, et revient ensuite à sa forme en vertu de l'élasticité qui lui est propre. Par des mouvements ménagés de la lamelle, on peut la séparer sous ses yeux, et sans rupture, des cellules en panier qui doublent sa face interne. On voit alors les cellules rameuses se soulever, et c'est dans ces conditions qu'on peut le mieux observer leur striation (fig. 425). Quand la dissociation a été poussée un peu loin, on trouve dans la préparation un grand nombre de cellules en panier, mises en liberté parce que tous leurs prolongements ont été rompus. Ces cellules, courbes comme une main qui, les doigts écartés, voudrait embrasser une sphère, sont parfaitement lisses sur leur face concave, et n'ont le plus souvent emporté avec elles aucun lambeau membraniforme.

(1) L. Ranvier, Les membranes muqueuses et le système glandulaire (*Journal de Micrographie*, t. VIII, 1).

(2) F. Boll, *loc. cit.*

(3) F. Boll, *Beiträge zur mikroskopischen Anatomie der acinösen Drüsen* (Berlin, 1869).

J'ajouterai enfin ceci. Quand on a pratiqué une injection interstitielle de liquide osmio-picrique et de nitrate d'argent dans une glande dont les grains renferment des paniers de Boll, telle que la lacrymale, la parotide ou la mamelle, et qu'on expose pendant vingt-quatre à quarante-huit heures à la lumière les préparations montées dans le baume du Canada, on met aisément en évidence les images négatives

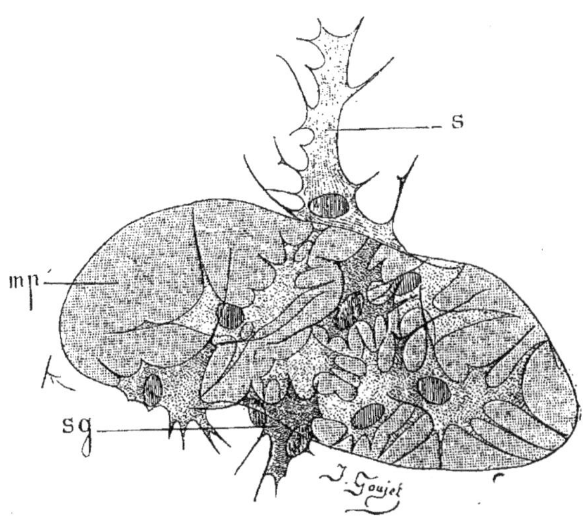

Fig. 425. — Le réseau des cellules en panier représenté déjà (fig. 422), mais dessiné sous l'ocul. 1, et l'obj. 9 de Leitz et l'éclairage Abbe.

m p, membrane propre, doublée en dedans par les cellules en panier. On voit dès lors que, le sac formé par la membrane propre étant ouvert en haut, les cellules de Boll qui s'en détachent chavirent en dehors en restant *appliquées à la surface interne* de la vitrée par une partie de leur lame protoplasmique mince ; — *s g*, l'une de ces cellules encore en relation avec les autres par ses extrémités restées adhérentes à la face interne de la vitrée ; — *s*, une autre cellule semblable dont le corps cellulaire est parcouru par une série de baguettes parallèles, noyées dans un protoplasma réfringent.

des paniers de Boll. Les cellules de Boll, réservées en blanc, dessinent des réseaux d'une extrême élégance autour des grains glandulaires. Sur quelques-unes des branches de ces réseaux, on peut observer de rares traits transversaux ou obliques; mais, en général, les branches sont continues entre elles sans aucun accident. Le nitrate d'argent réserve en blanc pur les plus grêles d'entre elles, qui parfois sont minces comme des fils. En revanche, les intervalles des branches sont occupés par une nappe uniforme d'argent réduit en bistre foncé. Ils ne sont donc pas occupés par des expansions cellulaires membraniformes, mais répondent à la substance fondamentale de la membrane propre (fig. 426).

Il faut donc admettre que le réseau de Boll ne remplace pas, mais double la vitrée de chaque grain glandulaire. Il prend place entre celle-ci et l'épithélium sécréteur, tout comme le font les muscles myo-épithéliaux. La forme en réseau répondrait ici à une adaptation fonctionnelle, en vue de l'expression régulière et ménagée, homogène aussi et propagée concentriquement, du contenu d'une cavité glandulaire sphéroïdale dans un orifice émissaire (le canal de Boll) occupant l'un de ses pôles (1).

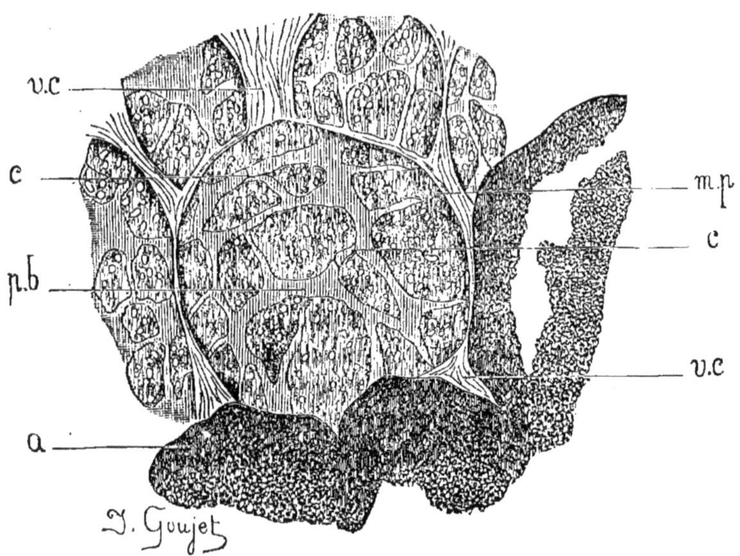

Fig. 426. — Acinus de la glande mammaire de la Chatte en lactation montrant les figures négatives, réservées en blanc, des réseaux de cellules en panier (Méthode indiquée dans le texte. — Baume au xylol.). Obj. 9, ocul. 1 de Leitz. Chambre claire.

Les cellules en panier *p b* se continuent entre elles pour former un réseau, sauf en quelques points *c*, *c*, où l'on voit un trait de ciment qui unit leurs branches; — *m p*, membrane propre du grain glandulaire, semé de grains blancs répondant à des vacuoles de l'épithélium sécréteur, vues par transparence. Le nitrate d'argent s'est réduit en noir sur cette membrane dans les intervalles des cellules de Boll.

a, acini non atteints par le nitrate d'argent et colorés en noir par l'acide osmique ; — *v c*, *v c* vaisseaux capillaires sanguins inter-acineux, dont l'endothélium est régulièrement imprégné par par le nitrate d'argent.

Rôle des canaux excréteurs dans le phénomène du cheminement du liquide sécrété. — Dans certaines glandes, les canaux excréteurs qui font suite au canal émissaire possèdent des fibres musculaires lisses ordinaires, développées au sein d'une formation de tissu conjonctif, qui double la vitrée du canal et constitue la tunique adventice de ce dernier. Tel est le cas du canal cholédoque (Grancher et Renaut), par exemple. Mais ces fibres musculaires, qui concourent puissamment, on

(1) Comme les muscles myo-épithéliaux, les paniers de Boll n'ont été observés jusqu'ici (à ma connaissance, du moins), que dans les glandes dont l'épithélium sécréteur est d'origine ectodermique.

le conçoit, à la projection du produit de sécrétion vers l'extérieur, n'existent pas dans tous les canaux excréteurs; elles manquent notamment dans ceux de la sous-maxillaire, de la lacrymale, des glandes bucco-labiales, etc. Dans ce cas, on peut observer une disposition particulière.

Un premier canal, à lumière étroite et tapissé de cellules basses (*passage de Boll*), fait suite au col de l'acinus et constitue son conduit émissaire. De là, le liquide sécrété passe dans des canaux de second ordre, auxquels aboutissent une série de passages de Boll et qui ne possèdent pas davantage de fibres musculaires. En revanche, leur épithélium est constitué par une rangée unique de cellules cylindriques striées très régulièrement dans le sens de leur hauteur, comme l'a le premier indiqué HENLE (fig. 427). Cette striation divise, au pourtour du noyau, le protoplasma en une série de bâtonnets parallèles et très délicats, auxquels PFLÜGER (1) attribua à tort la signification de terminaisons nerveuses, fibrillaires et intra-épithéliales. RANVIER, de son côté, a émis l'hypothèse qu'il s'agit ici de cellules épithéliales contractiles ; et il l'a étayée sur ce fait que, chez le Chien morphiné, la salive sous-maxillaire renferme des masses muqueuses, véritables moules de canaux excréteurs, alternativement minces et renflées (2). A vrai dire, on ne peut, en effet, expliquer cette forme qu'en admettant une variation méthodique et successive du calibre des fins canaux excréteurs faisant suite au passage de Boll. La variation de calibre aurait pour résultat d'activer singulièrement la marche du liquide sécrété, en agissant à la façon du tube de caoutchouc qu'on étire pour amorcer un siphon : c'est-à-dire en faisant le vide devant

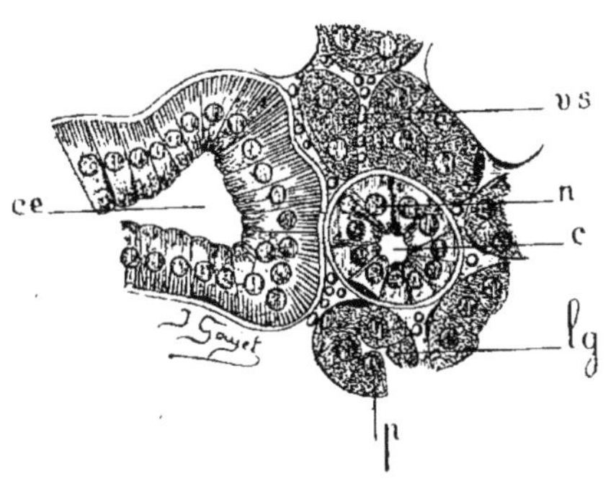

FIG. 427. — Un canal excréteur intralobulaire, à épithélium strié, *ce*, et le canal de Boll auquel il fait suite et qui le rejoint dans un autre plan, pris sur une coupe de la parotide du Mouton. (Vap. osmiques, alcool, glycérine hématoxylique, conservation dans le baume du Canada). 160 diamètres.

c e, canal excréteur à cellules striées ; — *c*, canal de Boll, faisant suite à l'orifice émissaire d'un acinus composé d'une série d'alvéoles; — *n*, noyaux des cellules de ce petit canal, dépourvues de striation; — *p*, cellules glandulaires (séreuses) d'un alvéole glandulaire ; — *lg*, lumière glandulaire ; — *vs*, vaisseau sanguin (capillaire interalvéolaire).

(1) PFLÜGER, *Die Endigungen der Absonderangsnerven in den Speicheldrüsen*, Bonn, 1866.

(2) RANVIER, *Note au Traité d'Histologie* de FREY (1re édition française, 1870), reproduite dans le *Traité technique d'Histologie* (2e édition), p. 214.

le produit de sécrétion au niveau de chaque élargissement qui vient de se former. RANVIER va même jusqu'à admettre que la contraction de l'épithélium strié est l'unique cause de l'excrétion dans les glandes telles que la sous-maxillaire du Chien. « Cette dernière (dit-il) s'effectue dans les gros conduits glandulaires, tapissés d'épithélium strié (1). »

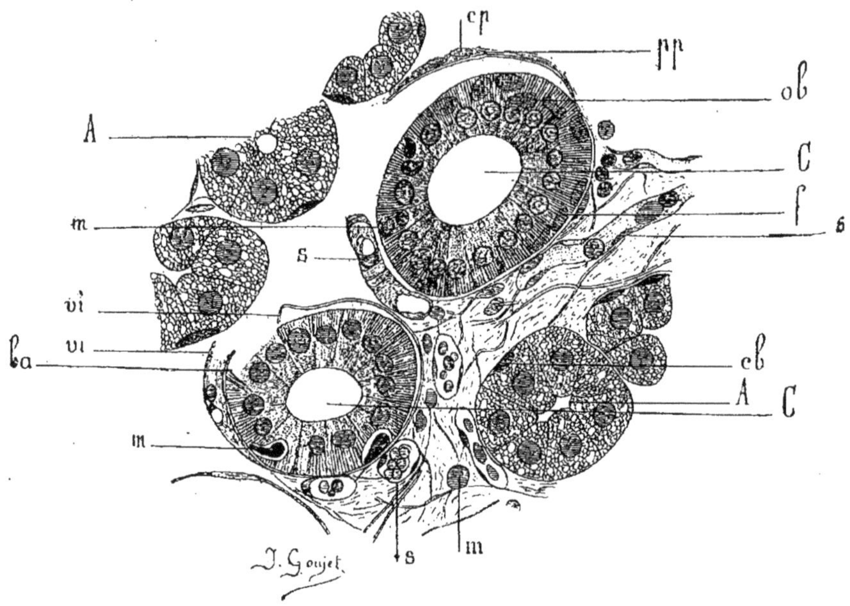

FIG. 428. — Canaux excréteurs et grains glandulaires de la parotide du Mouton (glande séreuse). — Fixation par la solution d'acide osmique à 1 pour 100. Alcool, coloration par la glycérine hématoxylique ; conservation dans la résine Dammar après passage des coupes dans l'alcool fort, l'essence de girofles et l'essence de bergamote. (Ocul. 1, obj. 7 de Vérick. Chambre claire.)

A, A, acini glandulaires dont l'un est coupé perpendiculairement à son axe, l'autre un peu obliquement. La lumière glandulaire est arrondie dans le premier. Les cellules glandulaires sont tout à fait semblables à celles de la lacrymale, mais le liquide de leurs vacuoles est légèrement teinté par l'acide osmique ; — *cb*, cellules en panier de Boll.

c, *c*, coupes des canaux excréteurs interlobulaires dont les cellules sont striées ; — *b a*, *b a*, vitrée des canaux excréteurs, rompue et vue à plat sur une petite étendue en *v i* ; — *pp*, paroi conjonctive des canaux et ses cellules plates *c p* ; — *f*, cellules de la rangée profonde de l'épithélium d'un canal excréteur interlobulaire, répondant au rang des cellules en panier ; — *s*, *s*, vaisseaux sanguins ; — *m*, *m*, cellules migratrices dont une a pénétré l'épithélium d'un canal excréteur ; — *o b*, point où l'épithélium du canal a été coupé obliquement sur un coude du tube excréteur.

Prolongement des paniers de Boll sur les canaux excréteurs. — En regard de l'hypothèse précédente, il convient de signaler un fait nouveau. C'est à savoir que, dans toutes les glandes en grappe composée d'origine ectodermique, le système des paniers de Boll se poursuit sur les canaux excréteurs, entre la vitrée de ceux-ci et leur épithélium de revêtement (fig. 428).

(1) RANVIER, *Traité technique d'Histologie*, 2e édit., p. 218.

Les noyaux des cellules de Boll occupent la profondeur de l'épithélium. On les voit, entre la vitrée et les pieds des cellules à protoplasma strié des canaux intralobulaires et interlobulaires de la lacrymale, de la parotide et de la sous-maxillaire du Mouton, de l'Ane, etc., prendre place entre les pieds des cellules cylindriques ou coiffés par ce même pied excavé en cupule. Autour du noyau, règne un cercle clair, exactement comme dans les cellules myo-épithéliales des sudoripares. Dans les canaux intralobulaires de petit calibre de la lacrymale ou de la parotide du Mouton, la rangée profonde des noyaux répondant aux cellules de Boll n'est pas régulière. Elle l'est davantage dans les canaux interlobulaires. Chez l'Ane, dans ces mêmes canaux interlobulaires, elle forme tout autour du canal excréteur comme un rang de perles. Les imprégnations, faites à l'aide d'une injection interstitielle de liquide osmio-picrique et de nitrate d'argent, mettent en évidence des figures rameuses répondant aux cellules de Boll.

En outre, Lacroix (1) a dégagé ces mêmes paniers de Boll à la surface interne de la vitrée des canaux intralobulaires, interlobulaires et galactophores de la mamelle, jusqu'au voisinage de l'abouchement de ces derniers avec les méats du mamelon. Le réseau intercepté par les cellules en panier est à mailles étroites, longitudinales. Les noyaux, saillants du côté de l'épithélium, occupent les points nodaux du réseau.

Or, on sait que l'épithélium des canaux excréteurs de la mamelle est formé de cellules cylindriques disposées sur une seule rangée, et ne présentant aucune striation comparable à celle existant dans l'épithélium des canaux excréteurs des glandes salivaires. Il ne peut donc être question ici d'une action de l'épithélium sur le cheminement du liquide de la sécrétion le long des canaux excréteurs. Cependant, ce cheminement est extrêmement rapide dans les canaux galactophores. Si maintenant on admet que les cellules en panier sont douées de contractilité comme le pense Unna, on s'expliquera, au contraire, très bien la déplétion rapide des canaux excréteurs arborisés des glandes en grappe composée, tant dans la mamelle qui ne renferme pas d'épithélium strié, que dans les glandes salivaires et lacrymales dont les canaux excréteurs en sont pourvus. J'incline donc à reporter l'hypothèse de Ranvier de l'épithélium strié aux cellules rameuses des paniers de Boll, et à considérer ces dernières comme des formations myo-épithéliales, bien que leur type diffère sensiblement de celui des éléments myo-épithéliaux, tels que ceux des sudoripares dont la contractilité a été mise hors de doute par l'expérimentation.

(1) Lacroix, De l'existence des cellules en panier dans l'acinus et les canaux excréteurs de la glande mammaire (*Comptes rendus de l'Académie des sciences*, octobre 1894).

Sur ces données, on peut conclure que, de même que l'excrétion exoglandulaire, le cheminement dans les canaux peut être assuré, soit par la contractilité résidant dans des appareils musculaires annexés aux canaux excréteurs, soit à leur défaut par celle des épithéliums devenus contractiles de ces mêmes canaux. Mais ces dispositions contractiles n'apparaissent que lorsque le trajet du liquide sécrété doit être très long dans les voies d'issue. Dans ce cas aussi, l'arbre plusieurs fois ramifié des canaux excréteurs n'est qu'un appareil surajouté, destiné à grouper en un même organe une infinité d'individualités glandulaires distinctes. Dans une sous-maxillaire, par exemple, l'acinus et son passage de Boll est l'homologue de la glande sudoripare tout entière : cul-de-sac sécréteur et canal sudorifère. L'acinus possède son réseau de cellules en panier, le cul-de-sac sudoripare ses cellules myo-épithéliales ; l'une et l'autre formation pouvant être considérée comme l'agent de l'expression de la glande dans son conduit émissaire. Au delà, tout se borne au cheminement du liquide vers l'extérieur le long des voies d'issue plus ou moins compliquées. Ce cheminement est, de son côté, assuré par des dispositions variables, concourant à l'achèvement du phénomène initial de l'excrétion exoglandulaire. Celui-ci constitue un acte individuel et fondamental de la glande, ou de l'élément de glande s'il s'agit d'une glande composée. Et, si le germe épithélial de cette glande en est capable (comme il arrive pour tous les organes glandulaires nés de l'ectoderme), il différencie pour l'exécuter spécialement, certaines cellules au milieu des autres, et les fait évoluer sous forme de myo-épithéliums (1).

(1) J'ai essayé, dans ce chapitre, de mettre en lumière certains faits qui me semblent éclairer vivement la physiologie générale, jusqu'ici demeurée très obscure, des phénomènes de la sécrétion. Je ferai remarquer qu'ici, pas plus que lorsqu'il s'agissait de la contraction musculaire, l'étude des organes sécréteurs telle qu'on peut la faire au point de vue tant de l'anatomie générale que de l'histologie analytique, ne livrera à nos esprits le *secret du phénomène intime de la sécrétion*. Nous n'en pouvons voir que les effets immédiats sur les éléments qui sont eux-mêmes doués du pouvoir mystérieux de l'exécuter. Nous ne déterminons que les variations de forme et d'état correspondant aux diverses phases du fonctionnement, et celà seulement dans certains cas. Mais il est au moins une conception qui ressort d'une pareille étude : c'est celle de l'énorme importance du *mouvement* dans la mise en jeu des actes sécréteurs. Dans les exemples que j'ai choisis pour l'exposition, les phénomènes de mouvement (vacuolaire instrument de l'excrétion exocellulaire, myo-épithélial instrument de l'excrétion exoglandulaire, etc.) sont absolument évidents. Mais il ne faudrait pas croire que partout on puisse saisir ainsi les phénomènes en rapport avec la mobilisation des produits de l'activité sécrétoire. C'est ainsi que nous ignorons totalement comment s'effectue le départ des produits de la *sécrétion interne* de certaines glandes : c'est-à-dire le passage de ces produits dans le sang ou la lymphe, comme il arrive dans le foie pour le glycogène, et pour des produits que nous savons exister, mais qui ne sont pas encore définis, dans la thyroïde par exemple. Pour le foie, un fait très important et que je veux signaler au lecteur, a été indiqué par METCHNIKOFF

(*Pathologie comparée de l'Inflammation*, 1892, p. 168), c'est à savoir que l'endothélium des capillaires hépatiques, qui comme on sait demeure indéfiniment embryonnaire, jouit de la propriété « phagocytaire » ; c'est-à-dire qu'il peut capter, englober et détruire certaines bactéries, telles que celle du rouget des Porcs. Il a donc conservé l'aptitude aux mouvements protoplasmiques actifs, propriété qui n'est peut-être pas sans importance au point de vue des phénomènes glandulaires, et en particulier de l'extraction du glycogène et des graisses élaborés par la cellule hépatique.

CHAPITRE III

VIE, NUTRITION, CROISSANCE, MORT ET RÉGÉNÉRATION DES ÉPITHÉLIUMS

Les épithéliums proprement dits, c'est-à-dire ceux qui ne sont pas pénétrés par les vaisseaux sanguins, sont formés de cellules vivant d'une vie propre, hautement différenciée et individuelle, et qui conséquemment nécessite des échanges importants. Mais les cellules épithéliales sont à la fois des éléments tout à fait fixes, et vivant cependant à distance des vaisseaux. Leur entretien par les liquides nourriciers, qui, chez les animaux supérieurs et chez l'Homme, constituent le véhicule circulant des matériaux nutritifs, sollicite donc une étude particulière. Il se présente même, de prime abord, avec l'apparence d'un problème.

En réalité, pourtant, l'étude que nous avons faite du milieu intérieur nous a déjà montré que la vie par le sang ne réside pas du tout dans la mise en contact immédiat avec lui des éléments anatomiques fixes, qui en tirent les matériaux de leur entretien et de leurs échanges nutritifs. Par exemple, dans un muscle strié tel que le biceps, et bien qu'il emprunte au sang toutes ses substances mouvantes y compris son hémoglobine musculaire, il n'y a point de contact direct entre le faisceau primitif et les capillaires sanguins préposés à sa nutrition. Les capillaires entourent, il est vrai, chacun des faisceaux primitifs d'un réseau de mailles ; mais entre celles-ci et le sarcolemme, on trouve toujours le tissu conjonctif, c'est-à-dire l'un des chemins de la lymphe. C'est celle-ci qui constitue à vrai dire le milieu nutritif de la cellule musculaire ; c'est en elle, et non pas directement dans le sang, que cette cellule puise les éléments de sa vie et de son fonctionnement propres. Les éléments nutritifs dont je viens de parler ont été eux-mêmes soit diffusés, soit apportés dans la lymphe des espaces conjonctifs par les globules blancs migrateurs. La nutrition par le sang du faisceau musculaire primitif est donc bien indirecte ; et l'on pourrait multiplier les exemples d'un semblable mode de nutrition, car il est général.

Les épithéliums vrais n'admettent, dans leur constitution, ni les vaisseaux sanguins ni les vaisseaux lymphatiques. Ils ne sont abordés — et encore pas tous — que par les ramifications nerveuses amyéliniques. Celles-ci, en outre de leur rôle bien connu de terminaisons sensitives, peuvent en remplir un autre et amener dans les tissus épithéliaux les incitations trophiques, influençant la nutrition, la croissance et l'évolution des éléments cellulaires. On en a la preuve par les troubles qui surviennent, par exemple dans les épithéliums du type malpighien, à la suite des sections ou des altérations des nerfs mixtes distribués à la région (mal plantaire perforant, névrites, etc.). Mais cette donnée physiologique, mise hors de conteste par les observations pathologiques et dans certains cas particuliers par l'expérimentation, est démeurée jusqu'à présent simplement générale. Le détail des actions nerveuses sur les éléments cellulaires n'est point du tout déterminé. Certains faits montrent, néanmoins, que cette action trophique est en grande partie régulatrice du mouvement de nutrition, d'accroissement et de prolifération des épithéliums (1). Quoi qu'il en soit, nous pouvons actuellement réunir un certain nombre de données sur les phénomènes histologiques relatifs au *mouvement nutritif*, à l'*évolution* et à la *régénération* des épithéliums. Je les exposerai dans ce court chapitre.

§ 1. — NUTRITION INTIME DES ÉPITHÉLIUMS

Au-dessous de toute rangée de cellules épithéliales autres que certains endothéliums issus d'une simple modification des cellules fixes du tissu conjonctif (2), on trouve cette couche limitante que nous avons décrite plus haut sous le nom de *membrane vitrée* et qu'on appelle aussi très souvent *membrane basale*. C'est cette limitante qui sépare la formation épithéliale du milieu général de la nutrition constitué par le tissu conjonctif parcouru par les vaisseaux. Elle joue le rôle d'un dialyseur par rapport aux liquides transsudés des capillaires sanguins, et à la lymphe des espaces conjonctifs qui elle-même tire son origine des liquides de transsudation. Cette lymphe passe incessamment à travers la membrane vitrée, pour se répandre dans le tissu épithélial. Elle suit la voie du ciment interstitiel dans les épithéliums stratifiés tels que celui des voies respiratoires ou le corps

(1) BIZZOZERO, Congrès de Rome, 1894.

(2) *Exemples :* L'endothélium de la gaine lamelleuse des nerfs, de la surface des tendons filiformes de la queue du Rat, etc.

muqueux de Malpighi. Si l'on enlève à l'aide d'une lancette et avec précaution, les couches épidermiques sur la face dorsale d'une phalange, par exemple, en ayant soin d'effectuer l'opération avec le minimum d'irritation des parties subjacentes, il ne se produit pas la moindre rougeur vasculaire au point intéressé. Néanmoins, au bout de quelques instants, on voit perler sur la surface dénudée une goutte d'un liquide clair comme de l'eau. Si on le recueille et qu'on l'examine au microscope, on reconnaît qu'il est formé par un plasma chargé de fibrinogène, lequel ne tarde pas à donner des réseaux de fibrine. Dans ce plasma, nagent des cellules migratrices parfaitement vivantes et actives ; car on peut réveiller en elles des mouvements amiboïdes en portant la préparation à + 37° ou 38° sur la platine chauffante. L'épithélium est donc parcouru par un courant ascendant de lymphe, dirigé de la profondeur vers la surface, et renfermant des cellules lymphatiques tout comme la lymphe des espaces connectifs.

Ces cellules migratrices appartiennent au groupe aberrant. Dans le corps de Malpighi, sur des préparations faites après fixation par l'acide osmique ou même par l'alcool, on les voit occuper les espaces intercellulaires parcourus par les filaments unitifs, c'est-à-dire ceux du ciment interstitiel. Elles s'étirent de façons diverses et prennent le plus souvent même des figures stellaires pour cheminer dans les intervalles des cellules du corps muqueux. Avec la méthode de l'or, elles se montrent fréquemment colorées en violet plus ou moins foncé, tout comme les fibres nerveuses dépourvues de myéline des nerfs intra-épithéliaux. Comme ceux-ci cheminent également dans les lignes de ciment et qu'ils sont quelquefois tout à fait en contact avec les cellules lymphatiques rameuses, on a souvent pris ces dernières pour des cellules nerveuses telles qu'on en rencontre aux points nodaux des réseaux nerveux amyéliniques. Au-dessus de la couche granuleuse, dans l'ectoderme tégumentaire exposé à l'air, on ne trouve plus de cellules lymphatiques. Elles parcourent donc simplement les espaces intercellulaires du corps de Malpighi, c'est-à-dire ceux du ciment interstitiel, tout comme elles progressent dans les espaces du tissu conjonctif lâche au sein du feuillet moyen.

Dans l'épithélium cylindrique stratifié des fosses nasales, du pharynx, de la trachée et des bronches, les cellules migratrices engagées dans les intervalles des cellules sont encore plus abondantes que dans le corps de Malpighi. Un grand nombre d'entre elles dépassent la ligne des plateaux ciliés et tombent dans le monde extérieur. On les retrouve dans le mucus de la surface, où elles sont l'origine des *corpuscules du mucus*.

Passons aux épithéliums d'origine entodermique : On sait que la surface entière de la muqueuse stomacale du Chien est, de même que chez l'Homme, exclusivement formée par un revêtement continu de cellules caliciformes. Dans les points correspondant aux mamelons interglandulaires, on voit çà et là quelques cellules migratrices engagées dans l'épithélium. Mais tout le revêtement de cellules caliciformes répondant aux cryptes muqueux qui servent d'orifice émissaire commun aux groupes de glandes tubuleuses, spécialement aux glandes pyloriques, est à l'état normal le siège d'une véritable infiltration de cellules lymphatiques. Celles-ci sont en migration active vers la cavité du crypte glanduleux : elles sont étirées longuement entre les cellules caliciformes, saisies et fixées en marche et affectant parfois la figure de longs bâtonnets étroits. Ce fait, qui s'observe sur la muqueuse de l'estomac absolument normal et d'une façon régulière, est intéressant à plus d'un titre. En particulier il montre que, dans un même revêtement épithélial, certains points sont plus spécialement abordés, et conséquemment influencés dans leur mode de vivre, par les éléments migrateurs.

Dans l'épaisseur des épithéliums glandulaires, on rencontre aussi, même pendant le stade de repos des glandes à fonctionnement non continu, des cellules migratrices plus ou moins nombreuses. Les épithéliums sont donc en général abordés, traversés plus ou moins largement comme nous le distinguerons dans un instant, par les cellules mobiles de la lymphe. Les unes, comme il arrive dans le corps muqueux limité en dehors par des couches épidermiques, ne traversent pas le revêtement de part en part. Elles y épuisent sans doute la majeure partie de leur activité. Les autres, comme on l'observe dans les épithéliums cylindriques, vont plus loin et font en plus ou moins grand nombre issue à la surface (fig. 429).

Le cheminement interstitiel de la lymphe et des cellules migratrices dans l'épaisseur des épithéliums n'est d'ailleurs pas l'apanage des seuls revêtements soit stratifiés, soit à hautes cellules cylindriques. Comme je l'ai dit plus haut, entre les cellules endothéliales telles que celles de la cavité pleuro-péritonéale, il existe, au-dessous du ciment réductible par le nitrate d'argent et unissant les plaques superficielles, une ligne assez épaisse de ciment semi-liquide. Les prolongements protoplasmiques rameux et communicants occupent un plan plus inférieur. Or, dans ce ciment mou, Kolossow (1) a constaté l'existence de nombreuses cellules lymphatiques en migration. Quelques-unes sont étirées en longs bâtonnets rectilignes ou rameux, ou bien affectent la figure d'étoiles qui de prime abord les rendent difficiles à reconnaître. De la sorte, on peut conclure que dans son épaisseur, si minime que soit d'ailleurs celle-ci, le revêtement endothélial est incessamment parcouru par des cellules migratrices.

(1) A. Kolossow, Ueber die Structur des Pleuroperitoneal- und Gefässepithels (Endothels) (*Arch. für mikroskopische Anatomie*, 1893, pl. XXII, fig. 4 et 5.)

Les cellules épithéliales, de même que les éléments cellulaires fixes du tissu conjonctif et du tissu musculaire, sont donc en réalité baignées de tous côtés par le plasma de la lymphe et abordées par les cellules migratrices sans aucun intermédiaire. Elles évoluent et elles vivent dans ce milieu. Quand leur évolution est terminée comme il arrive dans les épithéliums stratifiés du type malpighien, et qu'elles

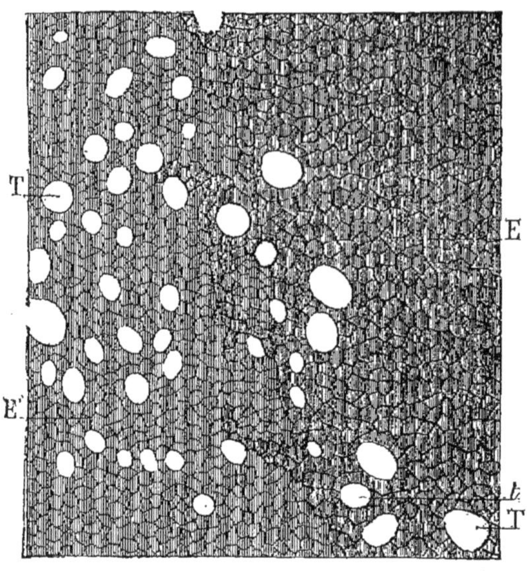

Fig. 429. — Union du sommet et des parties latérales de la tête d'un follicule clos de l'intestin du Lapin ; imprégnation de l'épithélium par le nitrate d'argent. Coupe tangentielle à la surface.

E, épithélium non modifié et formant un revêtement continu; — T, T, *t*, trous formés par les cellules migratrices ; — E', imprégnation des plateaux des cellules épithéliales occupant les intervalles des trous et rappelant la disposition des travées épiploïques. (Il importe de remarquer que l'épithélium de la tête des follicules clos ne renferme absolument pas de cellules caliciformes.) — Faible grossissement.

ont abouti à des cellules des couches épidermiques ou à des formations cornées (ongles, poils), le ciment qui les unit et les sépare cesse d'être perméable aux cellules migratrices et devient une pièce de charpente. Les échanges sont alors réduits au minimum, et le tissu épithélial ne reçoit plus qu'une petite quantité de plasma, qui le pénètre par diffusion.

Thèques intra-épithéliales. — Dans leur portion vivante et active, au niveau de la couche génératrice pour les épithéliums stratifiés, et des espaces développables du ciment interstitiel pour les épithéliums disposés sur une seule rangée, on voit les cellules migratrices séjourner sur certains points, et former quelquefois même des sortes de colonies composées d'un plus ou moins grand nombre de cellules lymphatiques. Dans ce cas, on peut observer une disposition toute particulière. Les cellules épithéliales s'écartent dans tous les sens de façon à intercepter des sortes de loges. Celles-ci sont de forme et de dimensions très variables, mais parfois elles affectent une configuration très régulière. Quand on a chassé les cellules migratrices qui les occupaient par groupes de deux, trois ou même davantage, elles se montrent avec l'apparence de petites loges vides, dont les parois sont limitées par les plans-côtés des cellules épithéliales. Le plancher, quand la loge est profonde, est formé par la vitrée de l'épithélium. J'ai donné il y a fort longtemps à ces loges le nom de *Thèques intra-épithéliales*, terme qui évite une périphrase quand on veut les désigner dans les descriptions.

Dans une multitude de points de l'épithélium cylindrique et stratifié sur deux assises des voies aériennes, on voit des thèques de dimen-

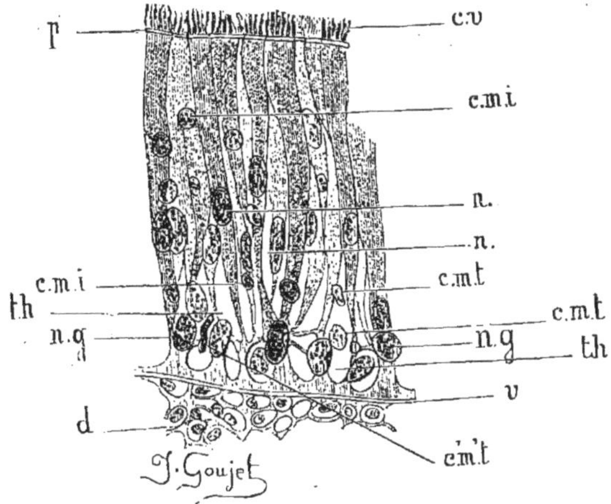

FIG. 430. — Epithélium des fosses nasales de l'Homme au-dessus d'un îlot de tissu réticulé (voisinage de l'amygdale pharyngienne). Fixation par le liquide de Müller; gomme alcool; coloration par le carmin aluné. Conservation dans la résine Dammar.

v, vitrée ; — *d*, point du derme muqueux transformé en tissu réticulé ; — *ng*, *ng*, noyaux des cellules génératrices; — *p*, plateaux ; — *cv*, cils vibratiles des cellules cylindriques; — *n*, *n*, leurs noyaux.

th, *th*, thèques ou espaces développés entre les cellules épithéliales et logeant des cellules migratrices *cmt*; *c'm't* celle-ci (vue de profil); — *cmi*, *cmi*, cellules migratrices parcourant le ciment interstitiel pour faire issue au dehors. (Ocul. 1, obj. 9 de Leitz.)

sions et de configuration variables (fig. 430). Elles occupent ordinairement le niveau de la couche génératrice, et leur voûte remonte un peu dans l'assise des cellules cylindriques, dont les pans incurvés au-dessus de la thèque dessinent cette voûte elle-même. Parfois, une thèque est cloisonnée par le pied d'une cellule cylindrique qui s'engage dans sa cavité, puis se bifurque dans son intérieur pour aller plus bas prendre son insertion. Les cellules lymphatiques qui occupent la thèque sont ordinairement fixées sous la forme sphérique, et leur noyau est régulièrement arrondi. Ce sont là des cellules lymphatiques au repos ou peu actives, et qui semblent former à l'intérieur de l'épithélium une sorte de réserve d'éléments migrateurs momentanément immobilisés.

Dans l'épithélium malpighien, les thèques occupent également la partie profonde de l'épithélium. Elles sont ménagées entre les pieds des cellules génératrices. C'est surtout quand la peau est un peu irritée

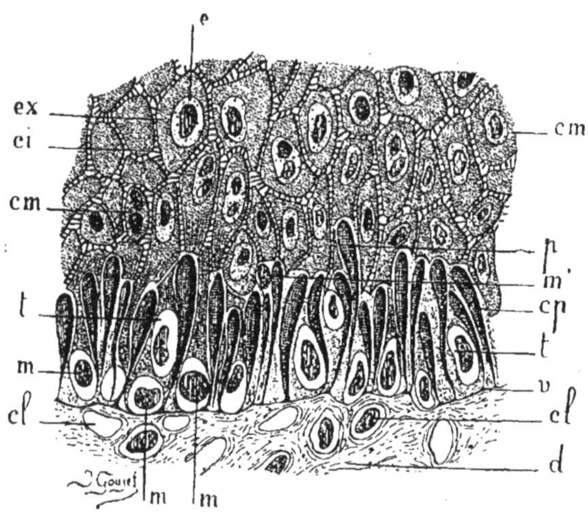

Fig. 431. — Coupe de la partie profonde du corps de Malpighi et superficielle du derme de la lèvre inférieure de l'Homme. Fixation par injection interstitielle du mélange osmio-picrique. Eosine hématoxylique; alcool fort, essence de bergamote, baume au xylol. (Ocul. 1, obs. 9 de Leitz. Chambre claire.)

v, vitrée du derme; — *c p*, cellules génératrices affectant ici presque toutes la forme de « cellules à pied »; — *p*, tête d'une cellule à pied très engagée dans le corps de Malpighi; — *cm*, cellules du corps de Malpighi; — *e*, leur zone endoplastique renfermant le noyau, double en *cm* à gauche; — *e x*, leur exoplasme; — *ci*, lignes du ciment traversées par les filaments unitifs; — *d*, derme.

t, *t*, thèques renfermant des cellules migratrices *m*; — *m'*, cellule migratrice engagée dans le corps muqueux; — *c l*, *c l*, cellules lymphatiques dans le derme superficiel.

qu'on les observe en plus grand nombre, dans les intervalles des cellules à pied étirées en massue et en voie de végétation active (fig. 431). Elles sont beaucoup plus nombreuses dans le corps de Malpighi des muqueuses (bouche, prépuce, etc.), que dans celui du tégument exposé à l'air et revêtu d'épiderme desquamant. De même, celles de l'épithélium cylindrique des voies aériennes se trouvent surtout dans la muqueuse des fosses nasales et du cavum pharyngien, dans le revêtement épithélial constamment infiltré de cellules migratrices de l'amygdale pharyngienne et de la muqueuse du pharynx, au niveau des points lymphatiques ou des points folliculaires. Les thèques se forment donc de préférence là où il existe, au sein de l'épithélium, un grand mouvement de pénétration des éléments lymphatiques.

De même, dans le revêtement épithélial unistratifié de l'intestin, les thèques les plus remarquables se trouvent sur les côtés latéraux des têtes des follicules clos du Lapin, dans l'énorme appendice iléo-cæcal qui, chez cet animal, constitue une plaque de Peyer unique et géante. Là, les cellules lymphatiques forment, dans l'épaisseur de l'épithélium cylindrique, des colonies de 10, 15, 20 cellules ou même davantage. Pour prendre place, ces cellules fenêtrent même certaines cellules épithéliales tout comme celles d'une colonie interstitielle fenêtrent les faisceaux conjonctifs pour les réduire à l'état de travées du tissu réticulé. On peut isoler ces cellules épithéliales sous forme d'une sorte de panier, limité à la surface par un plateau strié plus ou moins déformé et aminci, et profondément par un pied de configuration variable terminé par le plateau basal d'insertion (fig. 432). Ici donc, on peut conclure que les cellules lymphatiques occupant les thèques sont actives et remanient l'épithélium, fenêtrent ses cellules, et transforment le point du revêtement épithélial qu'elles habitent en une sorte de tissu réticulé d'une nature toute particulière, il est vrai, mais rappelant celui des ganglions et des points lymphatiques du tissu conjonctif. De même, il est tout naturel de comparer de telles colonies intra-épithéliales de cellules lymphatiques à celles qui occupent et qui créent, au sein du tissu conjonctif, les nappes de tissu réticulé, les points folliculaires et les ganglions lymphatiques.

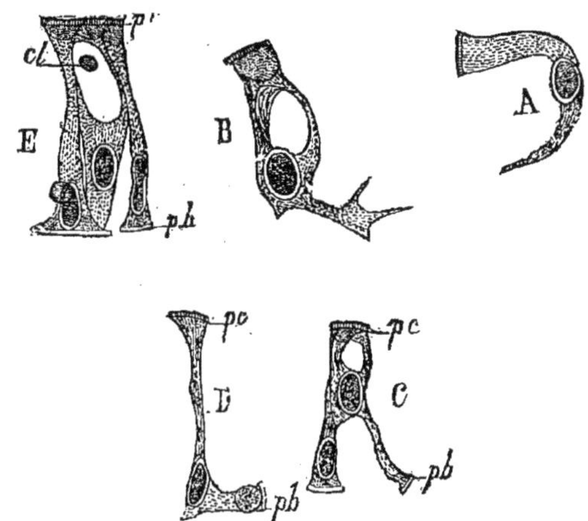

Fig. 432. — Cellules fenêtrées des parties latérales de la tête des follicules clos de l'appendice iléo-cæcal du Lapin. (Dissociation par l'alcool au tiers ; coloration au picro-carminate ; fixation par l'acide osmique à 1 pour 100. Conservation dans la glycérine.)

A, cellule à plateau strié ordinaire; — B, C, D, cellules fenêtrées ; — *pc*, plateau strié (vu de profil et de face à la fois) ; — *p b*, plateau basal sans structure; — *cl*, cellule lymphatique engagée dans la cavité creusée au sein d'une cellule fenêtrée (300 diamètres).

Or, on sait maintenant que, dans les formations de tissu réticulé, les cellules lymphatiques se multiplient activement (1). Il est donc probable que l'apparition des thèques au sein des revêtements épithéliaux dont l'activité soit évolutive, soit fonctionnelle subit un accroissement anormal ou doit être normalement plus considérable, est en relation

(1) Voy. t. I, p. 952.

avec l'accroissement parallèle et proportionnel de la nutrition de ces épithéliums par la lymphe. Les éléments de celle-ci, les cellules lymphatiques, s'accumulent alors dans les thèques qu'elles construisent par leur activité propre, qu'elles habitent pendant un certain temps, et où très probablement aussi elles augmentent de nombre.

Matériaux apportés aux épithéliums par le plasma et les cellules lymphatiques. — Le plasma, qui aborde les épithéliums en y pénétrant par diffusion, est celui des espaces du tissu conjonctif. Car après être sorti des vaisseaux sanguins, il doit nécessairement traverser ces espaces et y subir des modifications particulières avant d'arriver au contact des éléments épithéliaux. Ce n'est que dans le lobule hépatique, et peut-être aussi dans la substance corticale du rein où le tissu conjonctif intermédiaire est à peu près annulé, que la diffusion du plasma s'opère directement entre les vaisseaux et l'intimité des formations épithéliales. En diffusant à travers la membrane vitrée, laquelle joue le rôle d'un dialyseur, le plasma subit une sorte de filtration. Il se débarrasse de la grande majorité des cellules lymphatiques qu'il renfermait. Celles-ci, en effet, quand elles pénètrent au sein d'un revêtement épithélial, le font une à une en perçant la membrane vitrée. Elles opèrent cette effraction en vertu de leurs mouvements amiboïdes propres, c'est-à-dire en y mettant chacune un certain temps; tandis que le plasma diffuse d'une manière continue en vertu des lois physiques de l'osmose. Quand la vitrée et la rangée des cellules génératrices qui la double sont encore exemptes de lésions, comme il arrive dans l'ectoderme tégumentaire au début de la prépustulation variolique, l'appareil réticulaire qui s'est formé au sein du réseau de Malpighi se remplit d'un liquide clair, qui n'est autre que le plasma de transsudation, mais qui ne renferme d'abord aucune cellule migratrice (1). Celles-ci n'envahissent que plus tard le liquide de la prépustule pour transformer cette dernière en une pustule vraie, c'est-à-dire en une cavité renfermant les éléments cellulaires transformables en corpuscules du pus.

Une série de matériaux cristalloïdes sont distribués aux cellules épithéliales par le plasma qui, diffusé d'abord entre les cellules par la voie des espaces colloïdes du ciment interstitiel, aborde enfin ces cellules elles-mêmes par leurs plans-côtés s'il s'agit d'un épithélium cylindrique, et par toute leur périphérie s'il s'agit d'un épithélium stratifié comme le corps de Malpighi. C'est au plasma qu'est emprunté le liquide des vacuoles occupant les travées protoplasmiques des cellules glandulaires : liquide consistant exclusivement en de l'eau et des sels minéraux à l'exclusion de toute matière albuminoïde (puisque l'acide

(1) J. Renaut, Nouvelles recherches anatomiques sur la prépustulation et la pustulation varioliques (*Annales de Dermatologie et de Syphiligraphie*, 1881).

osmique le laisse incolore). Le plasma occupant les espaces intercellulaires des épithéliums renferme aussi des matières protéiques, puisque dans les phlyctènes on voit se former des réseaux de fibrine. Mais il est surtout chargé d'une substance analogue aux graisses, colorable par l'acide osmique en noir enfumé très faible, à la façon des graisses phosphorées. Cette substance est diffusée dans le plasma et ne consiste pas du tout en fines granulations. Elle est aussi soluble dans l'alcool (RANVIER). C'est elle qui, fixée en place avec le plasma quand on traite les épithéliums par les solutions ou les vapeurs osmiques, donne au revêtement épithélial un éclat gras et vitreux qui noie les détails histologiques et détermine cet aspect flou et indécis de la préparation, lequel au contraire n'existe pas quand on a fixé le tissu vivant par l'alcool fort, qui dissout facilement la matière grasse.

Le plasma lymphatique, de même que le plasma sanguin, constitue un milieu oxydant. Il reste bleu quand on a injecté dans le sang d'un animal vivant des sels de soude solubles de bleu d'alizarine ou de céruléine, comme l'a montré EHRLICH dès 1890. Ce plasma, qui baigne les cellules épithéliales et qui occupe les voies de leur nutrition, c'est-à-dire les espaces du ciment, constitue donc, au pourtour de chacune d'elles, un milieu au sein duquel se passeront les phénomènes d'oxydation extra-cellulaire. Ceux-ci auront pour résultat de brûler ou de transformer une foule de produits élaborés par les cellules au sein du milieu réducteur formé, comme nous le verrons un peu plus loin, par leur propre protoplasma (1).

Les substances apportées au sein des épithéliums par le plasma sont souvent extraites de ce dernier, par les cellules épithéliales, avec une grande rapidité. Tel est le carmin d'indigo qui, injecté dans les veines, s'accumule au bout de quelques minutes dans certaines cellules épithéliales (cellules hépatiques, cellules épithéliales des tubes contournés du rein), et les teint énergiquement en bleu (2). Tel aussi le bleu de méthylène qui, dans les mêmes conditions, se combine avec la substance des fibrilles nerveuses des cylindres-axes (3), lesquels, comme on le sait aujourd'hui, ne sont que des prolongements particuliers des cellules ganglionnaires. Les éléments cellulaires puisent donc, avec une avidité et une activité d'ailleurs variables, toute une série de substances dans le plasma qui les baigne. Elles y rejettent certaines autres substances, qui doivent être reprises et ramenées dans le

(1) A. GAUTIER, La nutrition de la cellule *(Revue scientifique*, 28 avril 1894, p. 520 et 517).

(2) R. HEIDENHAIN, Physiologie der Absonderungsvorgänge *(Handbuch der Physiologie*, Bd. V).

(3) EHRLICH, Ueber die Methylenblaureaction der lebenden Nervensubstanz *(Biologische Centralblatt*, t. VI, 1887).

tissu conjonctif et les vaisseaux. C'est ainsi que la graisse, après avoir pénétré d'abord par absorption dans les cellules épithéliales cylindriques à plateau strié des villosités intestinales, en est expulsée après avoir très probablement subi des modifications préalables, et vient s'accumuler dans les espaces du ciment entre les plans-côtés des cellules de l'épithélium (Ranvier). Elle y est ensuite reprise par les globules blancs migrateurs et, enfin, emportée par eux dans les voies lymphatiques (1).

Ces exemples suffisent pleinement pour mettre en évidence le rôle du plasma cheminant par la voie du ciment interstitiel dans les intervalles des cellules, et pour faire entrevoir son importance en tant que voie et milieu ambiant de la nutrition des cellules épithéliales. Mais le rôle des cellules migratrices n'est pas moins important et intéressant. En tant que douées des propriétés amiboïdes, ces cellules nous apparaissent naturellement comme apportant au sein des épithéliums une certaine quantité d'oxygène. Car si elles n'en étaient pas chargées et si, là comme partout ailleurs, elles ne le laissaient pas rayonner autour d'elles, elles ne progresseraient pas dans les lignes du ciment interstitiel. Elles apportent donc leur contingent au milieu oxygéné qui baigne les éléments cellulaires des épithéliums.

De plus, les cellules lymphatiques sont chargées de certains matériaux nutritifs, et elles peuvent les céder aux éléments fixes des tissus qu'elles abordent librement. Elles renferment, on le sait, du glycogène, des graisses et des granulations de nature intermédiaire aux substances protéiques et aux graisses (vitellinoïdes ou éosinophiles). Elles apportent ces corps gras dans un état de préparation particulier : ce sont des *corps gras azotés* pour la plupart, tels que l'amidodistéarine [$C^3 H^5 (A_2 H^2) (C^{18} H^{35} O^2)^2$], formés aux dépens des graisses de l'alimentation ou des matériaux protéiques transformés par le protoplasma des globules blancs en vertu de dédoublements complexes. On sait enfin qu'au contact de ces mêmes globules blancs, les peptones sont rapidement transformées en sérine (2). Tout ceci jette également un certain jour sur l'importance de l'abord des épithéliums par les cellules migratrices au point de vue de leur nutrition intime. Et l'on voit que les cellules épithéliales, non seulement peuvent puiser librement dans le plasma, circulant dans les lignes de ciment, comme les plantes puisent dans le sol les produits solubles et directement assimilables de leur nutrition ; mais, qu'en outre, les cellules migratrices, agissant comme des distributeurs électifs, les viennent aborder pour leur céder une série de substances venues de loin, préparées et comme choisies à souhait pour leurs besoins individuels.

(1) L. Ranvier, *Comptes rendus de l'Académie des Sciences*, avril 1894.
(2) Arm. Gautier, *loc. cit.*, p. 514.

Parmi ces substances, il en est que les cellules migratrices laissent directement saisir par l'observation histologique. Tel est, comme nous le verrons plus loin, le pigment granuleux ou figuré des épithéliums du type malpighien, tandis que le pigment diffus est, au contraire, un produit de l'activité propre des cellules épithéliales, bien que sa composition paraisse peu différente de celle du pigment figuré.

Mouvement nutritif intérieur des cellules épithéliales. — Le mouvement nutritif des cellules épithéliales, de même que celui de tous les autres éléments cellulaires, est réductible à trois phases distinctes : 1° l'*absorption*, consistant dans l'introduction des matériaux de ce mouvement ; 2° la *fermentation*, phase de transformation de ces mêmes matériaux, par l'activité propre de la cellule, en substances assimilables et en substances de déchet auxquelles viennent se joindre les produits de l'usure organique; 3° l'*excrétion*, ou phase de rejet des substances de déchet. Cela posé, le mouvement nutritif est, dans ses détails, entièrement individuel pour chaque espèce cellulaire différenciée. La cellule est autonome, quant à sa façon d'absorber, d'élaborer, de rejeter certaines substances d'une façon spéciale ou prépondérante. C'est cette autonomie qui lui donne, d'ailleurs, sa caractéristique physiologique.

1° **Absorption**. — L'ABSORPTION est un phénomène absolument électif et non pas un simple fait de diffusion des substances solubles à travers la couche marginale ou exoplastique des cellules vivantes. Tandis, par exemple, que les solutions de bleu de méthylène, de violet de méthyle, de cyanine, de vésuvine, fuchsine ou safranine sont facilement absorbées par le protoplasma vivant, celui-ci résiste à la coloration par les solutions de nigrosine, de bleu d'aniline, d'éosine (1). Ces substances teignent, au contraire, immédiatement et parfois, comme je l'ai fait voir pour l'éosine, avec élection le protoplasma, dès que celui-ci a été frappé de mort. Sous l'influence des solutions de bleu de méthylène faibles dans lesquelles on les a déposés, les œufs fécondés des échinodermes prennent rapidement une coloration intense, et la segmentation de l'œuf, bien que ralentie, s'accomplit pourtant normalement. Alors, la matière colorante s'amasse spécialement dans les cellules de l'entoderme (2), en vertu d'un mouvement d'absorption électif et propre aux cellules épithéliales de ce feuillet. Même élection, et se produisant en quelques minutes, de la part des cellules épithéliales des tubes contournés du rein des mammifères (Chien, Lapin), pour le carmin d'indigo injecté dans les veines (HEIDENHAIN). De même, comme l'a

(1) W. PFEFFER, Ueber Aufnahme von Anilinfarben in lebende Zellen (*Untersuchungen aus dem botan. Institut zu Tubingen*, Bd. II).

(2) OSCAR et RICHARD HERTWIG, *Experimentelle Studien am thierischen Ei vor während und nach der Befruchtung*, 1890.

fait voir Ranvier, les cellules glandulaires soustraient au plasma ambiant seulement de l'eau et des sels inorganiques pour former le liquide des vacuoles. On pourrait varier ces exemples ; mais ceux-ci suffisent pour montrer que, en absorbant, les cellules font un choix parmi les matériaux solubles placés dans leur voisinage.

Quant aux matériaux insolubles, tels que les graisses, la question est plus difficile encore à résoudre.

Nous avons vu que certaines d'entre elles (celles qui chargent le plasma diffusé dans les épithéliums tels que celui de la cornée par exemple) sont amenées dans un état particulier et probablement analogue à celui des savons. Elles peuvent donc pénétrer par diffusion dans le protoplasma des cellules épithéliales. Mais le problème se complique quand il s'agit de l'absorption par la surface extérieure de la cellule, comme c'est le cas pour les cellules cylindriques à plateau strié qui forment le revêtement des villosités intestinales et de tout l'intestin entodermique. La plupart des histologistes, et tout récemment avec eux Ranvier (1), admettent que la striation du plateau répond à une série de canalicules d'une finesse extrême, qui percent celui-ci de part en part et mettent ainsi la masse protoplasmique en communication avec l'extérieur par une infinité de chemins préformés minuscules. Je ne veux pas chercher actuellement à déterminer si le plateau strié des cellules cylindriques de l'intestin ou de l'ectoderme des larves de Triton, des cyclostomes, etc., est effectivement perforé par une série de fins canaux, ou si la striation résulte de la juxtaposition d'une série de bâtonnets. Le fait, c'est que la graisse passe à travers le plateau sans que jamais on l'y puisse saisir à l'état d'engagement. Mais on la retrouve au-dessus du plateau au sein du protoplasma, sous forme de granulations. Celles-ci sont ensuite rejetées dans les intervalles des cellules, après avoir très probablement subi une modification particulière sous l'influence du protoplasma cellulaire.

L'absorption des particules solides telles que celles constituant, par exemple, dans l'ectoderme, le pigment granuleux, est un fait également facile à constater, mais dont on ne saisit pas le mécanisme. On peut, il est vrai, invoquer ici la contractilité du protoplasma, puisqu'on sait positivement que celle-ci existe et qu'elle est l'instrument de la locomotion des vacuoles au sein du corps cellulaire. Le pigment figuré, apporté par les cellules migratrices qu'on en trouve chargées dans les vaisseaux de la papille des gros poils de barbe de l'Homme, par exemple, occupe dans la couche génératrice qui recouvre cette papille à la fois les lignes de ciment et le protoplasma des cellules épithé-

(1) L. Ranvier, Des chylifères du Rat et de l'absorption intestinale (*Comptes rendus de l'Académie des Sciences*, 19 mars 1894.)

liales. Sur ce point il dessine d'élégantes figures rameuses, allongées dans le sens de la poussée de l'écorce du poil. Un peu au-dessus de la couche génératrice, il occupe certaines parties du protoplasma des cellules malpighiennes en voie d'évolution cornée, et se présente là sous forme de grains. Dans la corne du sabot de l'embryon du Cheval, les granulations de pigment peuvent s'accumuler même dans la couche circumnucléaire (endoplasme) sous forme d'une fine poussière noire. Il y a donc là absorption, transport au sein du protoplasma et répartition des grains pigmentaires dans certaines régions de la cellule. Or, ceci ne peut s'expliquer que par l'existence de mouvements intérieurs comparables à ceux qui font mouvoir les vacuoles dans les cellules épithéliales glandulaires. Ces mouvements, bien que différents des mouvements amiboïdes, seraient, en effet, très capables de produire la dissémination des granulations solides au sein du corps protoplasmique, à la condition qu'on supposât qu'ils prennent leur origine à la surface de la cellule au contact de laquelle les particules du pigment ont été préalablement amenées par les cellules lymphatiques.

C'est aussi de cette manière qu'on est forcément amené à expliquer l'englobement des bactéries dénuées de mouvement propre et circulant avec le sang dans les capillaires, par l'endothélium de ces derniers. Les bacilles lépreux, absolument inertes, ont été retrouvés par Neisser (1), puis par Touton (2) en quantité tellement considérable dans les cellules de l'endothélium vasculaire sanguin, qu'ils formaient parfois une sorte d'enveloppe aux noyaux endothéliaux. Metchnikoff a vu de même que les bacilles du rouget des Porcs, qui sont également dénués de tout mouvement propre, sont captés et englobés par le protoplasma des cellules endothéliales des capillaires portes chez le Pigeon (3). Il est vrai de dire que, dans ce dernier cas, on a affaire à des capillaires embryonnaires, où la plaque endothéliale différenciée n'existe pas et où la contractilité protoplasmique peut et doit s'exercer jusqu'à l'extrême surface, c'est-à-dire au contact du sang et des particules inertes qu'il charrie.

2° **Fermentation.** — J'ai dit que la phase de transformation des matériaux introduits par l'absorption au sein de l'organisme cellulaire répond à une FERMENTATION. Ce fait est beaucoup plus facile à démontrer dans les cellules épithéliales que dans les autres cellules fixes de l'organisme des animaux : c'est pourquoi j'y insisterai ici.

« Chaque espèce de cellules nourrit son protoplasma et forme ses matières protéiques spécifiques, aux dépens des mêmes matières

(1) Neisser, *Virchow's Archiv*, t. LXXXIV, 1881.
(2) Touton, *Forschritte d. Medicin*, 1886, n° 2, p. 48; *Virchow's Archiv*, t. CIV, 1886, p. 381.
(3) Metchnikoff, *Pathologie comparée de l'Inflammation*, 1892, p. 168, fig. 60.

albuminoïdes apportées par le sang. Le mystère de cette synthèse assimilatrice est de même ordre que celui de la spécificité de la cellule (1). » Dans les cellules glandulaires, par exemple, se constituent les pepsines, diastases, toxines ou venins propres à chacune d'elles. Ce sont là des matériaux d'exportation. Dans ces mêmes cellules épithéliales glandulaires, et aussi dans les cellules des divers épithéliums de revêtement, se produisent aussi, aux dépens des matériaux absorbés, des substances destinées à la consommation sur place ou réalisant des agents ou des produits de transformation évolutive: éléidine (lanoline de LIEBREICH), formations exoplastiques, etc. Or, dans tout ce mouvement, qu'il se forme ou non de l'urée ; que celle-ci soit remplacée partiellement ou totalement par des amides divers ou des uréides ; que dans ces transformations variables d'une cellule à l'autre il se dégage ou non de l'acide carbonique libre, *le protoplasma,* ainsi que l'a démontré ARM. GAUTIER (2), *reste toujours réducteur.* La dislocation de la molécule albuminoïde protoplasmique se produit toujours en dehors de toute intervention de l'oxygène. L'urée, par exemple, qui se forme dans les cellules épithéliales du parenchyme hépatique, résulte de l'hydrolyse des substances albuminoïdes et non de leur oxydation par l'oxygène libre ou à l'état d'oxyhémoglobine dans le sang. *Le protoplasma cellulaire agit dans ce cas à la façon d'un ferment figuré anaérobie.*

Les propriétés réductrices du protoplasma des cellules épithéliales ou dérivées des épithéliums (paraépithéliales) ont été mises en lumière par EHRLICH par un procédé élégant et ressortissant au premier chef à l'anatomie générale. Il injecte sur des animaux vivants, dans les veines, des sels de soude solubles de bleu d'alizarine ou de céruléine. Ces substances sont très colorées ; mais en s'hydrogénant, elles deviennent incolores et permettent par suite de déduire, du fait de la disparition plus ou moins complète et hâtive du colorant dans un tissu donné, le pouvoir réducteur plus ou moins puissant dont jouissent leurs éléments cellulaires constitutifs. Si, par exemple, après avoir injecté dans les veines d'un Lapin du bleu d'alizarine, on le sacrifie et qu'on examine aussitôt la coloration présentée par ses divers tissus, on reconnaît que, tandis que les plasmas sanguin et lymphatique sont restés bleus, le parenchyme hépatique, la substance corticale du rein sont absolument décolorés, et par conséquent composés d'éléments cellulaires essentiellement réducteurs. Il en est de même des épithéliums pulmonaires, bien qu'ils soient en contact direct avec l'oxygène de l'air inspiré. Les épithéliums de revêtement sont à peine teintés de bleu et,

(1) ARM. GAUTIER, La nutrition de la cellule (*Revue scientifique,* 28 avril 1894, p. 516).

(2) ARM. GAUTIER, *loc. cit.,* p. 517.

par suite sont très réducteurs, mais à un moindre degré que les épithéliums précités. Les épithéliums des glandes salivaires, muqueuses ou séreuses et de la glande mammaire, et enfin ceux du pancréas ne réduisent pas la céruléine et l'indigo d'une manière immédiate.

Seuls, du reste, le pancréas et les glandes sous-maxillaires (séreuses chez le Lapin) ne se décolorent pas à la longue après la mort, alors que le sang oxygéné n'arrivant plus aux tissus, le pouvoir réducteur de ceux-ci n'est plus entravé et s'accroît d'une façon rapide. Mais, chez les animaux injectés à la céruléine, les glandes telles que les lacrymales et les parotides se décolorent après 15 à 45 minutes. Le protoplasma de leurs cellules épithéliales constitutives est donc bien aussi réducteur essentiellement, seulement cette action réductrice est extrêmement lente.

En grande majorité donc, les cellules de l'organisme se comportent au point de vue du mouvement histo-chimique dont leur protoplasma est le théâtre, comme des ferments figurés anaérobies. Elles forment comme ces ferments une série de substances actives; et en ce qui regarde en particulier les épithéliums, on sait quelle est l'individualité et parfois la spécificité des produits de cet ordre. Du travail chimique de fermentation protoplasmique, résulte aussi la mise en liberté de près du cinquième (19 pour 100. ARM. GAUTIER), de l'oxygène excrété. Le fonctionnement du protoplasma contribue donc très sensiblement ainsi à la respiration interstitielle. Car s'il semble bien que le protoplasma soit en général réducteur, les éléments cellulaires n'en ont pas moins besoin, pour vivre et fonctionner, de respirer par leur surface. On connaît par exemple l'action d'arrêt exercée par la privation d'oxygène sur les mouvements des cils vibratiles d'une part, et d'autre part sur ceux des cellules lymphatiques, c'est-à-dire sur la motilité du protoplasma.

3° **Exportation des produits mobilisables.** — Dans tous les épithéliums sans exception, l'on peut constater que le mouvement nutritif aboutit à la formation de produits qui doivent être exportés et prendre leur issue par les surfaces naturelles. Pour tous les épithéliums glandulaires, le fait est évident par le phénomène de l'excrétion. Dans les glandes sébacées, le produit sécrété et la cellule glandulaire mûre tombent en même temps dans le monde extérieur. La sécrétion du mode holocrine n'est du reste qu'un cas particulier de la desquamation. Dans l'ectoderme malpighien, une certaine quantité de graisse, et là où existe l'évolution épidermique chez les mammifères des quantités également considérables d'éléidine formée dans la couche granuleuse, sont ainsi rejetées continuellement au dehors, comme en vertu d'une sorte de sécrétion en surface. L'épithélium pigmenté de la rétine forme incessamment à l'obscurité la *pourpre rétinienne*, et la livre aux segments externes des bâtonnets, etc. Tous ces faits sont bien connus, et je ne les rappelle encore une fois que pour faire mieux pénétrer dans l'esprit du lecteur cette notion, très importante, de l'activité sécrétoire considérée comme une propriété non pas spéciale exclusivement aux épithéliums glandulaires, mais bien générale et répandue dans tous les épithéliums et dans toutes les cellules vivantes.

De même, tous les épithéliums cèdent au plasma intercellulaire et au tissu conjonctif subjacent des produits qui rentrent dans le liquide nourricier, lymphe ou sang, et qui constituent ce que Brown-Séquard a nommé la *sécrétion interne.* Dans les cellules de l'épithélium hépatique, c'est la bile qui constitue la sécrétion externe ; c'est le glycogène, et chez la femelle en lactation la graisse, qui constituent la sécrétion interne. De même le pancréas, dont la structure fondamentale est peu différente de celle du foie, exporte par ses canaux excréteurs le suc pancréatique renfermant une série de ferments, et d'un autre côté il envoie dans les veines une substance encore à l'étude (ferment glycolytique, Lépine — ferment inhibitoire de la glycogénie hépatique, Kauffmann) destinée à prévenir l'excès du sucre dans le sang. Nous avons vu un peu plus haut que la graisse alimentaire, absorbée d'abord en nature par l'épithélium à plateau strié de l'intestin, est d'abord ingérée par le protoplasma des cellules épithéliales, puis ensuite expulsée entre les cellules pour être ultérieurement reprise par les chylifères. C'est encore là, à proprement parler, un cas particulier de la sécrétion interne ; car la graisse qui a été modifiée par le protoplasma devient une graisse azotée (Arm. Gautier).

Le fait de la sécrétion interne est donc, pour les épithéliums, un fait général, quand bien même il prend son plus grand développement dans les glandes conglobées et principalement dans les formations épithéliales de cet ordre qui, comme le foie, ont des voies d'excrétion très petites par rapport à leur masse, ou qui n'en ont point du tout comme la glande thyroïde. Dans le premier cas, les cellules épithéliales modifient leur arrangement : elles deviennent tout aussi bien et même davantage ordonnées par rapport aux vaisseaux sanguins que par rapport aux canalicules et aux canaux excréteurs (lobule hépatique). Dans le second cas, on observe un très grand développement des vaisseaux sanguins autour des grains glandulaires dépourvus de voie d'excrétion, et, en même temps (thyroïde), un immense déploiement des voies lymphatiques inter-acineuses.

Dans certaines glandes, telles que la lacrymale (type des glandes aquipares et séreuses), il existe dans les intervalles des lobules des lymphatiques véritablement géants. Ces lymphatiques, par exemple dans la lacrymale du Mouton, sont, quand on les a fixés développés (1), d'un diamètre triple ou quadruple de celui des artères inter-

(1) Injection interstitielle d'une solution osmio-picrique additionnée de nitrate

lobulaires et au moins double de celui des veines. Les énormes sacs périlobulaires du poumon du Bœuf (fig. 433) sont aussi très probablement en relation avec une exportation interne de produits particuliers traversant l'endothélium alvéolaire. Tout aussi bien dans la lacrymale que dans le poumon et dans la thyroïde, ces larges voies lympha-

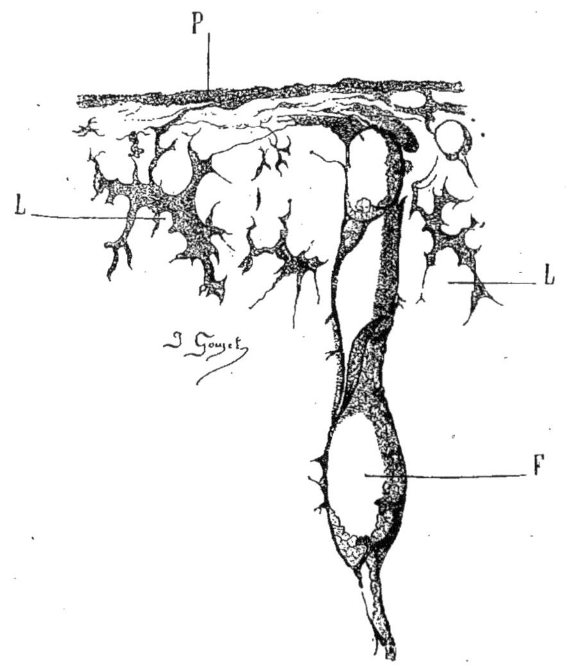

Fig. 433. — Une fente lymphatique interlobulaire semi-cloisonnée du poumon du Bœuf, fixée, développée et imprégnée de nitrate d'argent (faible grossissement).

F, fente lymphatique avec ses fausses cloisons valvuloïdes revêtues comme elle d'une couche continue d'endothélium sinueux, réfléchi comme un vernis sur toute la surface des lobules composés adjacents L L; — P, plèvre viscérale. (Pierret et Renaut.)

tiques ont pour paroi un simple revêtement endothélial : ce sont des capillaires géants, semi-cloisonnés et communicants.

Inversement, au-dessous des épithéliums dont la sécrétion interne est très réduite, les grands capillaires lymphatiques font défaut. Dans la peau, au dessous du corps de Malpighi qui, revêtu de couches épidermiques, n'absorbe pas à l'état normal, les trajets lymphatiques sont distants de l'épithélium sauf au niveau des grandes papilles. Ils forment un plan situé sur les limites de la couche superficielle et de la couche tendiniforme du derme cutané. Au-dessous de l'épithélium intestinal,

d'argent telle que celle dont j'ai donné la formule plus haut. — Durcissement par l'alcool ; essence de girofles et baume au xylol; exposition des coupes ainsi montées à la lumière diffuse sur l'échelle de Malassez pendant vingt-quatre heures.

au contraire, les lymphatiques prennent un grand développement. Leurs ampoules terminales viennent souvent s'accoler à la vitrée sur de larges surfaces dans l'appendice iléo-cæcal du Lapin, lequel est cependant dépourvu de villosités, mais possède, en revanche, d'innombrables follicules clos, c'est-à-dire des organes disposés pour l'absorption rapide de produits ayant traversé l'épithélium.

§ 2. — MOUVEMENT ÉVOLUTIF DES ÉPITHÉLIUMS

Les épithéliums, tant ceux qui demeurent disposés en couches de revêtement que ceux qui se sont modelés en organes, sont constitués par la réunion de cellules essentiellement fixes, mais dont l'évolutilité est variable. Dans certains tissus de signification épithéliale, tels que le neuro-épithélium du névraxe, les éléments cellulaires, une fois développés dans la phase d'accroissement et de différenciation, semblent en majeure partie demeurer tels et subsister d'une façon pour ainsi dire indéfinie. Par contre, les cellules du corps muqueux de Malpighi subissent une évolution régulière, progressive, au terme de laquelle elles sont rejetées dans le monde extérieur, tandis que d'autres se reforment au-dessous d'elles pour évoluer à leur tour. Les cellules des glandes mérocrines, c'est-à-dire la plupart des cellules glandulaires, occupent une situation intermédiaire. Quand l'incitation évolutive est réveillée chez elles, par exemple dans l'inflammation soit expérimentale, soit pathologique, on les voit également se détacher et tomber. Il est probable que leur durée est aussi limitée dans l'état normal. En somme, on peut considérer les épithéliums comme des tissus où l'évolution cellulaire est continue, bien qu'elle devienne extrêmement réduite dans certains cas.

Les épithéliums dont le mouvement évolutif est à l'état normal constant et régulier, et qui présentent réunies les unes à côté des autres des cellules jeunes, puis devenant adultes, ensuite mûres et enfin qui se détachent et tombent, sont ceux qui peuvent le mieux nous donner l'idée du processus d'évolution qui fait l'objet de ce paragraphe. Ce sont les épithéliums tégumentaires d'origine ectodermique, ceux de la peau et des muqueuses dermo-papillaires. Ils ont ceci de particulier, qu'immédiatement au-dessus de la membrane vitrée qui les sépare du tissu conjonctif, ils présentent une assise ou *couche génératrice*, dont les éléments sont constamment actifs, se reproduisent par division indirecte, et donnent ainsi naissance à de nouvelles cellules au fur et à mesure que celles qui sont arrivées au terme de leur évolution deviennent caduques et cessent de faire partie du tissu.

Considérons l'un des plus simples des épithéliums de cette variété, celui qui tapisse la surface interne du canal de Sténon ou du canal de Wharton, par exemple. Il est formé de deux assises superposées. L'assise profonde *(couche génératrice)* consiste dans un rang de cellules prismatiques ou plutôt de configuration ovoïde, dont le noyau est volumineux et occupe la majeure partie du corps cellulaire. Ce sont ces cellules qui, en se multipliant par division indirecte, fournissent les éléments de l'assise superficielle formée exclusivement de cellules cylindriques, les unes portant un mince plateau non cilié et non strié, les autres caliciformes. Les cellules cylindriques sont reliées aux cellules génératrices par leur pied, soit effilé, soit bifurqué d'une façon plus ou moins compliquée. Or, entre les cellules cylindriques complètement développées, de distance en distance on en trouve d'autres dont la hauteur n'égale pas celle des cellules ordinaires. Au-dessus du noyau, le corps protoplasmique a la forme d'un cylindre ou d'un bâtonnet plus ou moins allongé. Ce sont là de jeunes cellules cylindriques en voie de croissance, reliées très nettement à l'une des cellules génératrices par leur extrémité basale. Leurs prolongements supra-nucléaires en forme de bâtonnets s'insinuent entre les cellules cylindriques adultes; on en trouve de courts, d'autres arrivent au-dessous de la ligne des plateaux, mais aucun ne possède encore de plateau sur son extrémité libre. Enfin, si l'on imprègne l'épithélium à l'aide du nitrate d'argent et qu'on l'observe de front, on voit de distance en distance, entre les champs polygonaux dessinant les limites des plateaux des cellules cylindriques adultes, d'autres champs tout petits, qui répondent au plateau des nouvelles cellules, qui sont venues s'intercaler et n'ont pas achevé d'étendre leurs dimensions. On peut, par ces observations, se rendre compte du mouvement continu d'évolution dans les épithéliums cylindriques stratifiés. Les mêmes faits peuvent aisément s'observer dans l'épithélium des voies aériennes, qui n'est différent de celui des canaux collecteurs salivaires qu'en ce que celles de ses cellules cylindriques qui ne sont pas caliciformes portent à leur extrémité superficielle un plateau cilié.

Groupes floconneux. — Revenons à l'épithélium cylindrique, stratifié sur deux assises des canaux de Sténon ou de Wharton. La membrane fibreuse de ces canaux, revêtue intérieurement par l'épithélium, paraît unie et plane sous un faible grossissement quand on a chassé l'épithélium à l'aide du pinceau. Sur les coupes et aussi sous un faible grossissement, on remarque des apparences de villosités. Mais il est aisé de se convaincre que les reliefs sont dus à une évolution de l'épithélium toute particulière, qui se fait par points, de distance en distance. Sous quelques-uns de ceux de ces reliefs qui se dessinent le plus hautement, on voit cependant un petit feston minuscule et aigu du derme, une ébauche de relèvement (fig. 434). Mais la plupart en sont dépourvus et les plus petits reliefs, ceux qui sont encore en voie de croissance, n'en possèdent jamais. Les relèvements du derme semblent donc s'être produits secondairement aux reliefs de l'épithélium.

Voici en quoi consistent ces derniers. Sur un point donné, répondant à deux ou trois cellules génératrices ou même à une seule, on voit un groupe de cellules cylindriques plus longues se différencier en quelque sorte au milieu des autres et se disposer en une sorte de petit éventail sur la coupe, en réalité dans l'épaisseur du revêtement épithélial sous celui d'un petit cône ou floccule, qui commence à se projeter en saillie sur la surface libre : la ligne des plateaux du floccule se raccordant sur la marge de celui-ci avec celle de l'épithélium de

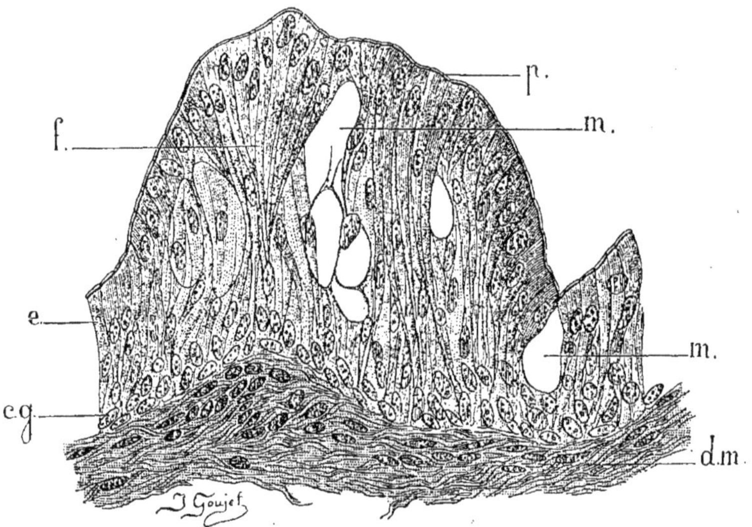

Fig. 434. — Epithélium de revêtement du canal de Sténon de l'Ane. La coupe montre sa disposition au niveau d'un petit relèvement du derme, et l'organisation des cellules cylindriques en un *groupe flocculeux* au-dessus de ce relèvement. (Cette disposition a pour but de multiplier les surfaces épithéliales). — Fixation par l'alcool fort; coloration par le picrocarminate; conservation dans la glycérine picrocarminée.

f, groupe flocculeux de cellules épithéliales larges à leur pôle superficiel, effilées à leur base, et dessinant au sein du revêtement une sorte d'éventail; — *p*, plateaux des cellules épithéliales; — *e*, cellules épithéliales du revêtement régnant entre les groupes flocculeux; — *cg*, couche génératrice de l'épithélium; *m*, *m*, globes des cellules caliciformes intercalaires sectionnées en divers sens; — *d m*, derme muqueux du conduit de Sténon (Ocul. 4, obj. 9 de Leitz.)

hauteur uniforme et ordinaire. C'est là ce que j'ai appelé un *groupe flocculeux*. Quand le groupe flocculeux s'est entièrement développé, il est formé de cellules cylindriques, ordinaires et caliciformes mélangées les unes aux autres, mais dont le corps protoplasmique s'allonge et s'élargit au-dessus du noyau, et s'étire au-dessous en une longue fibre grêle. Les noyaux, placés sur le trajet et à une hauteur variable du corps protoplasmique ainsi étiré, sont forcés, pour prendre place, de se disposer les uns au-dessus des autres dans les cellules consécutives du floccule. En fin de compte, et en vertu d'une simple modification évolutive des cellules épithéliales à ce niveau, on voit se réaliser une disposition qui multiplie considérablement la surface absorbante et sécrétante de l'épithélium. Il se constitue là, en un mot, une villosité purement épithéliale tout comme nous avons vu plus haut se réaliser, dans l'épithélium olfactif de la Grenouille, une glandule intra-épithéliale.

De tels groupes flocculeux s'observent fréquemment dans l'épithélium des voies aériennes. On les trouve en quantité innombrable dans l'épithélium du larynx et de la trachée de l'embryon humain de trois mois, dans celui qui revêt les fongosités des fosses nasales (Barbier), etc. Mais ils ne sont pas du tout spéciaux à l'épithélium cylindrique stratifié. Chez la Chevaine *(Squalius cephalus)*, aussi bien dans l'intestin que dans l'estomac, l'épithélium cylindrique simple (d'origine entodermique) projette, à la surface des plis de la muqueuse qui remplacent ici les glandes, une innombrable et régulière succession de groupes flocculeux de configuration foliacée et qui se touchent tous. Si l'intestin ou l'estomac de ce poisson est rempli d'un liquide, chaque petit système flocculeux nage même librement dans ce dernier; car il n'est relié au derme muqueux que par les extrémités effilées de ses longues cellules composantes, réunies en pédicule au niveau du point d'insertion. De cette manière, la surface épithéliale de l'intestin entodermique se trouve considérablement multipliée (1).

Aptitudes évolutives et réactionnelles des épithéliums. — Le sens de l'évolution des cellules épithéliales vers leur type définif est le plus souvent dirigé de la surface d'implantation sur la vitrée vers la surface libre; mais il n'en est pas toujours ainsi. Dans le neuro-épithélium du névraxe, dans les myo-épithéliums, il apparaît dirigé en sens inversé. Le mouvement de stratification part, dans le névraxe, de la couche de cellules épithéliales qui limite le canal de l'épendyme; et c'est cette rangée superficielle qui est le point de départ des chaînes de prolifération. Dans les glandes sudoripares, c'est la couche génératrice du germe qui, après avoir fourni la somme totale des cellules de ce dernier, se différencie sous forme d'éléments contractiles et ne semble plus concourir désormais à la rénovation de l'assise glandulaire superficielle. Enfin, dans le tégument cutané des cyclostomes, ce sont des cellules placées à diverses hauteurs dans le corps de Malpighi, et non pas celles de la surface ou les cellules génératrices,

(1) J. Garel, *Recherches sur l'anatomie générale comparée, etc., des glandes de la muqueuse intestinale et gastrique des animaux vertébrés* (thèse de Lyon, et Paris, Adr. Delahaye, 1879, p. 40).

qui évoluent sous la forme la plus différenciée, celle de cellules granuleuses de KÖLLIKER (cellules neuroïdes) (fig. 435).

Le mouvement évolutif des diverses cellules épithéliales n'est pas non plus toujours identique aux différentes périodes de la vie de

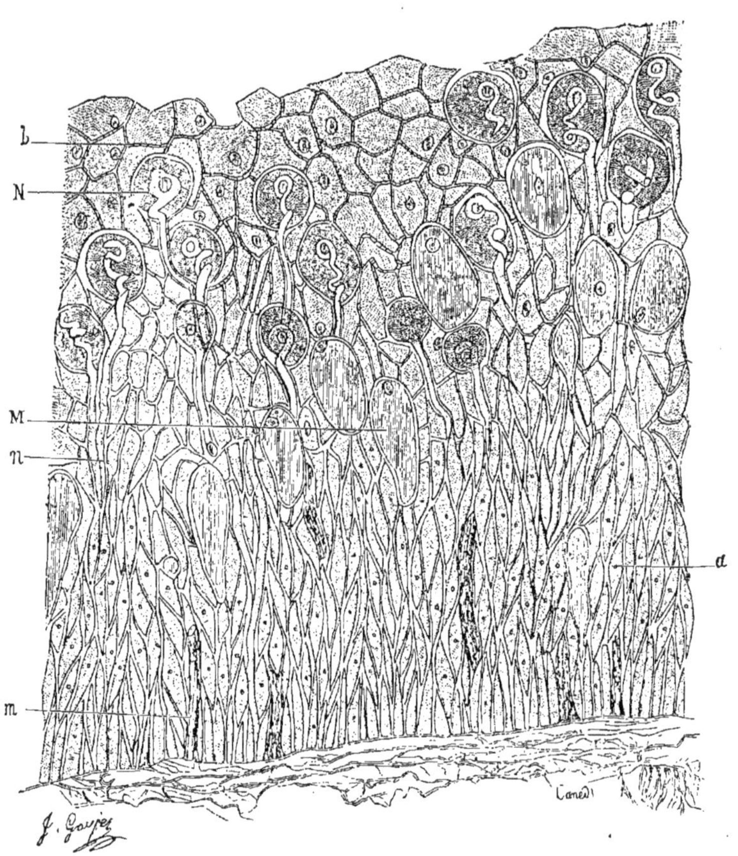

FIG. 435. — Coupe de l'épithélium tégumentaire du *Petromyzon marinus* (la rangée tout à fait superficielle de cellules cylindriques n'a pas été dessinée). Fixation par la solution d'acide osmique à 1 pour 100; alcool, fort; coloration par le picrocarminate d'ammoniaque.

a, cellules profondes (cylindriques et à pied) du corps de Malpighi; — *b*, cellules de la partie moyenne, du corps de Malpighi, séparées par des lignes de ciment traversées par des filaments unitifs (épines de SCHULTZE); — N, corps des cellules granuleuses (neuroïdes); — *n*, leur prolongement analogue à un cylindre d'axe; — M, massues (cellules musculoïdes); — *m*, pied des massues, implanté sur la vitrée du derme.

L'épithélium stratifié est ici au plus haut degré *variocellulaire*.

l'individu. C'est ainsi par exemple que, chez le fœtus, les cellules épithéliales des voies aériennes, y compris celles de l'alvéole pulmonaire, sont de hautes cellules cylindriques qui peu à peu subissent la transformation muqueuse (JALAN DE LA CROIX — LAGUESSE), tandis que, dès la naissance, le revêtement alvéolaire est immédiatement ramené à la forme endothéliale. C'est là un fait de *métatypisme évolutif* qui a même beaucoup exercé les observateurs sans qu'on en ait trouvé la raison évidente. Un pareil métatypisme se retrouve beaucoup plus fréquemment dans les épithéliums modifiés par l'état pathologique, comme l'a bien montré Malassez. Je citerai pour exemple la transformation de l'endothélium du péricarde en un épithélium prismatique type, dans les intervalles des points symphysés consécutivement à la péricardite chronique (1).

Dans un seul et même épithélium, les aptitudes évolutives sont donc variables. Suivant le point de l'organisme, ou le mode de conditionnement nutritif de cet épithélium, et encore aussi très fréquemment consécutivement aux variations de l'incitation trophique amenée par les nerfs, on voit ces aptitudes se développer dans des sens qui, de prime abord, paraissent très divers. Cependant il y a toujours, pour les épithéliums similaires et de même origine blastodermique, des ressemblances fondamentales dans leur manière d'évoluer, et une équivalence morphologique saisissable des formations caractéristiques résultant de cette évolution. Il appartient à l'anatomie générale de mettre en lumière ces ressemblances, par une sorte de synthèse des données analytiques fournies par l'histologie. Pour ne citer qu'un exemple, la cellule ectodermique possède avant tout l'aptitude à différencier la périphérie de son corps protoplasmique sous forme de fibres. Les filaments unitifs des cellules du corps de Malpighi, les fibres de la névroglie, les fibrilles de l'écorce des cellules nerveuses ganglionnaires et enfin celles qui constituent leur prolongement cylindre axe, deviennent ainsi des *formations homologues* en anatomie générale, bien qu'histologiquement différentes entre elles et physiologiquement sans aucun rapport les unes avec les autres. Les épithéliums entodermiques ont d'autres aptitudes évolutives, etc. Ce n'est pas ici le lieu d'en passer en revue toutes les variétés. Mais il importe, en revanche, de faire remarquer que pour les épithéliums, tout comme pour les autres tissus, il est une limite de plasticité que les cellules du tissu ne peuvent franchir. Cette limite des flexions morphologiques et évolutives, réalisées en vue de plier l'élément anatomique à son fonctionnement, est variable pour les divers épithéliums. Elle est atteinte quand, pour réaliser la flexion morphologique nécessitée par une fonction, il faudrait que la cellule effectuât des opérations évolutives dont les épithéliums sont incapables.

C'est ainsi qu'un tissu épithélial tel que l'ectoderme pourra élargir considérablement les espaces du ciment interstitiel qui unit et sépare

(1) Lacroix, *Contribution à l'histologie normale et pathologique du péricarde* (thèse de Lyon, 1891, p. 119).

ses cellules constitutives, et même leur donner un développement tel, et au ciment une telle consistance, que les espaces intercellulaires deviendront absolument comparables à ceux du tissu conjonctif muqueux (exemple: masse muqueuse du germe ectodermique des dents) (fig. 436). Mais ce même tissu épithélial ne pourra pas différencier, au sein de ce milieu muqueux intercellulaire, des faisceaux conjonctifs ni élastiques, c'est-à-dire des formations *indépendantes des cellules*

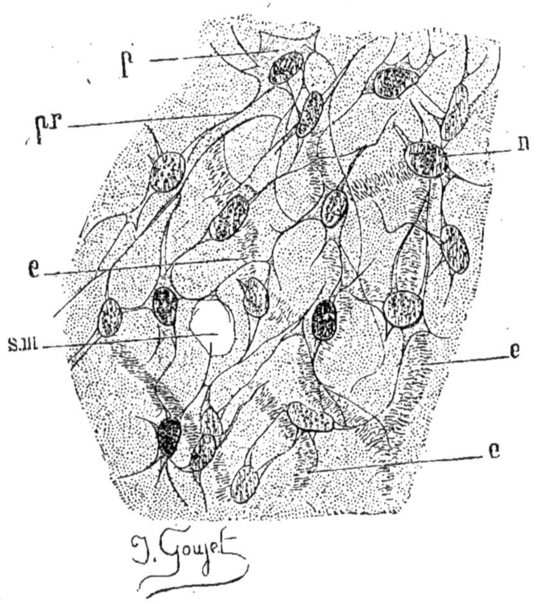

Fig. 436. — Tissu muqueux d'origine ectodermique du germe de l'émail d'une dent incluse (embryon humain de quatre mois). — Fixation par l'alcool fort. Gomme, alcool, picrocarminate. Conservation dans la glycérine picrocarminée.

p, corps protoplasmique des cellules ectodermiques, devenu stellaire à festons tous courbes par suite de l'élargissement des lignes de ciment occupées par la substance d'apparence muqueuse; — *n*, noyaux; — *pr*, prolongements protoplasmiques unissants de ces mêmes cellules; — *e*, *e*, *e*, empreintes des filaments unitifs sur la substance molle de ciment.
Ces empreintes permettent de prime abord de faire la distinction avec le tissu conjonctif muqueux ordinaire; — *sm*, loge d'une cellule migratrice. (Ocul. 1, obj. de Leitz.)

fixes du tissu. S'il doit y avoir des fibres, la cellule épithéliale les créera par un artifice, en envoyant ses longs prolongements à travers les lignes de ciment, ou en différenciant en fibres raides ses filaments unitifs (névroglie). Et ce qui lui servait de courts moyens d'union de cellule à cellule dans le réseau de Malpighi, ce qui constituait les filaments nerveux, c'est-à-dire sa plus haute et sa plus noble différenciation dans la cellule ganglionnaire, la cellule ectodermique en fera dans la névroglie une copie approximative, et aussi jusqu'à un certain point l'équivalent fonctionnel de la fibre connective qu'elle est hors d'état de réaliser complètement. *Au sein d'un épithélium, la substance intercellulaire peut donc s'accroître, elle ne peut jamais se figurer.* Voilà une limite nette des aptitudes épithéliales, répondant au maintien de la signification majeure de l'épithélium, qui est d'être formé de cellules que joint un ciment amorphe. Dans le domaine de l'entoderme, cette loi sera toujours aussi bien respectée que dans celui de l'ectoderme. Les cellules hépatiques, qui représentent la portion du tissu épithélial de cette origine qui a été le plus remaniée, demeureront dans le lobule unies les unes aux autres par certaines de leurs faces, bien que séparées sur les autres par les capillaires portes. Et encore, là, les capillaires seront réduits à leur endothélium embryonnaire, c'est-à-dire à une formation épithéliale entodermique pénétrant une autre formation épithéliale de même origine. Car le tissu conjonctif manque entre les capillaires hépatiques et les travées de cellules glandulaires; il s'arrête à la marge du lobule.

Mais par contre, toute cellule épithéliale pourra fournir aisément des différenciations la conduisant à l'un des types glandulaires connus. La cellule ectodermique donnera une cellule mucipare absolument identique dans sa constitution à celle produite par la cellule entodermique, témoin les cellules caliciformes, etc. Une cellule du tissu conjonctif ne parvient au contraire jamais à ce résultat. Le faux épithélium des franges articulaires décrit par Soubbotine (1) est formé d'éléments subissant simplement la transformation muqueuse, mais ne sécrétant nullement des boules de mucigène comparables à celles contenues dans le réseau protoplasmique des cellules des véritables glandes muqueuses. Et rien ne ressemble moins à une cellule glandulaire pimélogène que la vésicule adipeuse, qui pourtant est le siège d'une véritable activité sécrétoire.

Les aptitudes évolutives et réactionnelles sont fondamentalement les mêmes dans les divers épithéliums issus d'un seul et même feuillet blastodermique. C'est ainsi que la propriété de différencier à la périphérie de leur corps protoplasmique des fibres qui vont se projeter au loin, constitue l'aptitude évolutive majeure de la cellule ectodermique : encore bien que cette propriété semble disparaître dans telle ou telle cellule épithéliale née de l'ectoderme, devenue glandulaire par exemple. Elle peut en effet reparaître à un moment donné, dans des circonstances pathologiques notamment; tandis qu'on ne la verra pas intervenir dans une flexion morphologique quelconque de la cellule entodermique.

Les éléments de l'entoderme, par contre, manifestent dès le début

(1) Soubbotine, Recherches histologiques sur la structure des membranes synoviales (*Arch. de Physiologie*, 1880, p. 532).

la tendance à former des *plasmodiums*, c'est-à-dire des réunions ou colonies de cellules, dont les masses protoplasmiques sont semées de noyaux et demeurent indivises entre eux. Cette forme d'évolution se montre de très bonne heure dans l'entoderme marginal du germe; elle s'accuse dans les germes vasculaires, elle persiste dans les capillaires embryonnaires indéfiniment du bouquet vasculaire du glomérule rénal (Renaut et Ch. Hortolès), du foie (Ranvier), du capillaire marginal des villosités intestinales du Rat (Ranvier). Les bourgeons pleins de l'entoderme ont également une grande tendance à végéter dans cet état, à former des branches qui s'anastomosent et se fondent entre elles (fig. 437) et qui ainsi aboutissent à la constitution de réseaux (germes vasculaires, — cellules vaso-formatives de Ranvier, — travées périphériques du foie, etc.). Cependant de prime abord, et quand on considère simplement les épithéliums de revêtement et la plupart des épithéliums glandulaires issus de l'entoderme, il ne semblerait pas qu'il en fût ainsi. Ces revêtements sont en effet des épithéliums simples, cylindriques ou prismatiques. A ne voir que ceux-là, on n'imaginerait pas la tendance très marquée que je viens d'indiquer, et, dans le domaine de l'anatomie pathologique, on s'exposerait à de très graves erreurs quant à l'interprétation de certaines formes en apparence métatypiques.

Je devais donc indiquer sommairement tous ces faits ici. Eux seuls permettent de se faire une idée de la plasticité des cellules épithéliales d'origine blastodermique diverse, et de prévoir l'étendue et aussi les limites de cette plasticité dans les divers cas. Tout ce que je viens de dire montre que cette plasticité, pour très large qu'elle soit, n'est pas indéfinie. Le fait aussi qu'il existe tout aussi bien des cellules épithéliales caliciformes (glandes mucipares unicellulaires), dans l'ectoderme que dans l'entoderme, et qu'elles sont constituées d'une façon fondamentalement identique, montre bien qu'à partir de la phase blastodermique la fixation des aptitudes évolutives n'est pas absolue pour les éléments cellulaires répartis dans les feuillets épithéliaux. Du reste, en faveur de cette fixation nette, aboutissant à une sorte de prédestination des éléments cellulaires dès les premiers stades de l'évolution, il n'y a jusqu'ici que des phrases et pas un fait positif.

Une propriété commune à tous les épithéliums, tout aussi bien à ceux issus du feuillet entodermique qu'à ceux nés de l'ectoderme et qu'on retrouve même dans certains endothéliums (1), c'est de diffé-

(1) Grunau, *Ueber die Flimmerepithel auf dem Bauchfelle des weiblichen Frosches*, etc., Dissertation, Königsberg, 1875.

— Nikolsky, *Ueber die Flimmerlemente auf den serösen Häuten des Frosches*, Dissertation, Saint-Pétersbourg, 1880.

— A. Kolossow, Ueb. die Structur des Pleuroperitoneal- u. Gefässepithels (Endothels) (*Arch. f. mikroskopische Anat.*, 1893 (octobre), p. 354, fig. 13 et 14, pl. XXII).

rencier, les uns sur leur plateau, les autres sur leur plaque endothéliale, des organes du mouvement, les cils vibratiles. Mais chez les Vertébrés supérieurs et chez l'Homme, il n'y a plus que les cellules de l'ectoderme qui donnent des différenciations myo-épithéliales

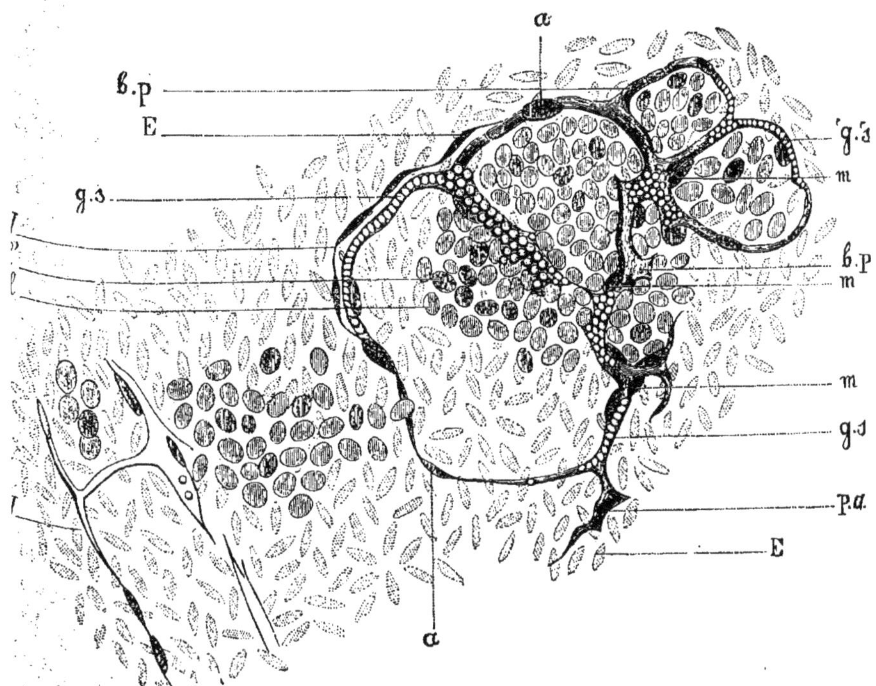

FIG. 437. — Cellule vasoformative globulifère 1 de la figure 324, prise dans l'épiploon du Lapin né depuis cinq jours.

a, *a*, noyaux axiaux des branches protoplasmiques pleines ; — *m*, *m*, *m*, noyaux marginaux ; — *b.pm*, branches protoplasmiques moniliformes et présentant une fragmentation du protoplasma, — *p a*, pointe d'accroissement pleine et renfermant un noyau.

gs, *g s*, globules sanguins définitifs, sans noyau ; — *g' s'*, les mêmes globules, très petits, développés dans des branches protoplasmiques grêles, et formant un îlot circonscrit de tous côtés par le protoplasma des branches pleines.

PV, point du réseau vasoformatif où les globules d'une part, et de l'autre, la paroi vasculaire se sont différenciés : entre la rangée de globules, adhérant à la paroi comme dans les berceaux des globules sanguins et encore englobés dans le protoplasma, et la paroi vasculaire différenciée sur le côté opposé, on voit la lumière du vaisseau apparaître sous forme d'une fente marginale.

cl, cellules de la tache laiteuse ; — *c'l'*, cellules de cette même tache dont le protoplasma est infiltré d'hémoglobine (cellules rouges ou érythroblastes) ; — V, vaisseaux sanguins d'une tache laiteuse déjà vascularisée et reliée à l'artère en voie de croissance (A de la fig. 325) ; — D, tache laiteuse intermédiaire à ce réseau et à la cellule globulifère : elle renferme quelques érythroblastes plus foncés ; — E, noyaux endothéliaux de l'épiploon. (400 diamètres.)

(ex. Glandes séreuses de la nyctitante de la Grenouille — glandes sudoripares). Nous avons vu que, dans les glandes sudoripares, la semelle contractile de chaque cellule myo-épithéliale forme, avec ses congénères, un revêtement continu à la surface de la vitrée, et que cette semelle est formée de filaments édifiés par le protoplasma. Les différenciations sous forme de fibres de la cellule épithéliale d'origine ectodermique peuvent donc prendre la valeur fonctionnelle, soit de simples fibres *unitives* (corps de Malpighi, névroglie), soit de fibres *nerveuses*, soit enfin de fibres *musculaires* et aussi celle de cils vibratiles ou de cils sensoriels. C'est dire que ces différenciations sont très étendues; et il n'est pas de meilleur exemple d'une flexion fonctionnelle extrêmement variée d'un type morphologique commun de différenciation.

Au point de vue de leurs aptitudes réactionnelles, les diverses cellules épithéliales, bien qu'issues d'un même feuillet, présentent souvent un très grand nombre de variations, comme on pouvait le supposer par la variété également très grande de leurs différenciations individuelles. Mais on peut dire en général que, les épithéliums étant formés de cellules essentiellement fixes et dont la nutrition est entretenue par le milieu intérieur d'une façon laborieuse, celles-ci sont au plus haut degré vulnérables et ne se défendent que difficilement par leur action propre. Cela est d'autant plus vrai que la cellule épithéliale est plus hautement spécialisée. Celle-ci ne se défend même presque pas, elle meurt, quand les conditions qui assuraient sa nutrition régulière viennent à être modifiées au delà d'une certaine limite. La cellule des centres nerveux, née de l'ectoderme primitif tout comme celle du corps muqueux de Malpighi, cessera de vivre quelques minutes après que la circulation sanguine aura pris fin ; tandis qu'au bout de plusieurs heures, on pourra transplanter la cellule malpighienne à la surface d'une plaie bourgeonnante et en faire une greffe fertile (J. Reverdin). Parmi les causes complexes qui commandent ce résultat, la principale est que la cellule ganglionnaire, résultat d'une évolution lente, élément stable et de très longue durée dès qu'il a évolué vers sa forme parfaite, consacre aussi toute son activité à sa fonction, tandis que sa nutrition dépend de son milieu et qu'elle ne s'en occupe plus pour ainsi dire. Elle devient ainsi le jouet des conditions ambiantes. Au contraire, le fragment du corps de Malpighi transplanté a pour tendance fondamentale l'évolution et le renouvellement successifs de ses cellules constitutives. Il a gardé pour cela l'aptitude à régler sa nutrition, et à intervenir pour compenser les modifications adventices de celle-ci par son initiative propre. C'est aussi peut-être la cellule du corps de Malpighi qui se prête le mieux, parmi les épithéliums, à l'étude du processus réactionnel développable par ceux-ci à l'encontre des agents irritants ou vulnérants; aussi à ce point de vue je la prendrai pour exemple.

La cellule malpighienne renferme un noyau autour duquel existe une masse sphérique ou ellipsoïdale de protoplasma granuleux, actif, occupant une cavité préformée, creusée au sein du corps cellulaire.

Marginalement, règne la zone corticale (ou exoplastique) du protoplasma. C'est celle-ci qui subit l'évolution cornée, et au sein et à la surface de laquelle se différencient les filaments unitifs. En présence de certains agents irritants, au début par exemple du processus de pustulation variolique ou vaccinale, le corps de Malpighi réagit d'une façon trés comparable aux éléments du tissu conjonctif influencé par un agent phlogogène quelconque. Il subit à sa manière l'*inflammation*. Ceci revient à dire qu'il développe à l'encontre de l'agent pathogène une série d'actions défensives ou *fonctions réactionnelles*. La cavité endoplastique qui règne autour du noyau commence par s'agrandir ; elle se remplit d'un liquide clair au sein duquel existent de nombreuses granulations. La cellule augmente de volume et devient globuleuse : c'est l'altération cavitaire de LELOIR. Ce qui montre bien sa signification réactionnelle, c'est qu'on l'observe au début d'une série de processus, irritatifs du corps de Malpighi, (papillomes et verrues). L'altération cavitaire existe aussi dans les cellules malpighiennes au cours de la rougeole boutonneuse (CATRIN) ; mais alors on la voit aboutir à la formation d'une substance colloïde particulière autour du noyau. Dans ces conditions, et sous l'empire d'irritations pathogènes diverses, la cellule épithéliale se défend en développant un mode particulier du mouvement nutritif auquel elle est apte. Dans le cas particulier de la pustulation, ce mouvement ne suffit pas pour faire prévaloir l'élément anatomique. Les cellules malpighiennes, devenues globuleuses et souvent énormes, s'ouvrent les unes dans les autres et constituent l'appareil réticulaire de la prépustule par l'ensemble de leurs coques exoplastiques. Çà et là on rencontre, au sein du réseau, des corps cellulaires à un ou deux noyaux granuleux, revenus à l'état fœtal ; mais la plupart des cellules intéressées par l'altération cavitaire finissent par succomber et à se résoudre en débris. Sur la marge de la pustule, on trouve en revanche des cellules devenues isolément cavitaires, mais qui ont résisté et se sont élevées jusqu'au voisinage ou au niveau de la ligne granuleuse. Elles ont donc continué à vivre et à évoluer : ce qui montre bien que nous avons ici affaire à un processus réactionnel qui peut prévaloir sur la cause pathogène, et que dans ce sens on peut ramener à la signification inflammatoire.

Dans certaines circonstances, toutes les cellules subsistent devant la cause pathogène ; seulement, pour lui résister, elles deviennent métatypiques : c'est-à-dire qu'elles se nourrissent de façon à demeurer prépondérantes dans la lutte, mais aux dépens de l'intégrité de leur configuration. Tel est le cas de l'acné varioliforme. On sait aujourd'hui qu'il s'agit là d'une affection parasitaire. On voit d'abord se développer la zone péri-nucléaire dans les cellules intéressées ; puis cette cavité se remplit d'une substance ayant beaucoup de ressemblance avec la matière colloïde. Après quoi, chaque cellule, énorme et globuleuse, se kératinise individuellement en élaborant une substance cornée anormale. Si bien que le pseudo-comédon du *molluscum contagiosum* est entièrement constitué par de telles cellules serrées les unes contre les autres en une masse solide et compacte. Pour pouvoir continuer à vivre en présence du parasite, les cellules malpighiennes ont donc ici déployé un effort réactionnel considérable, changeant leur mouvement nutritif régulier et aussi la régularité de leur évolution ordinaire. Il est extrêmement probable que le métatypisme, tel qu'on l'observe dans les diverses variétés de tumeurs d'origine épithéliale, n'a pas une cause sensiblement différente. Sollicitée à la réaction contre une variation considérable et dangereuse pour elle de son conditionnement nutritif, la cellule cherche à vivre et à neutraliser, par son action propre, l'agent pathogène qui menace son existence. De là naîtront de nouvelles fonctions nécessitant des flexions morphologiques correspondantes, d'où pourront aussi résulter de larges variations dans l'évolutilité. Dans le cas où ces fonctions défensives ne suffisent pas, ou bien quand la cellule épithéliale est trop hautement différenciée pour les développer et réagir, elle a le dessous dans la lutte et finit par mourir.

C'est par exemple ce qui arrive dans la plupart des inflammations dites *catarrhales*. Dans les voies aériennes, à la suite d'inflammations très légères telles que la trachéite subaiguë, on n'observe d'abord qu'une suractivité du fonctionnement des cellules caliciformes. Les crachats expulsés sont (ainsi que je l'ai constaté sur moi-même nombre de fois), exclusivement constitués alors par un mucus tenace renfermant de très nombreux globules blancs, mais pas une seule cellule épithéliale desquamée. Si l'inflammation catarrhale s'accuse, on trouve avec les globules blancs, au sein du mucus, des cellules à cils vibratiles devenues caduques. Certaines sont globuleuses, renferment un liquide clair et souvent aussi des cellules lymphatiques qui les ont pénétrées en vertu de leur activité amiboïde. On connaît l'observation de Ranvier (1) qui, dans le liquide séreux du début du coryza, a trouvé des cellules rondes, granuleuses, hérissées de cils vibratiles implantés sur la masse protoplasmique. Ce sont là des cellules cylindriques ciliées dont le protoplasma est redevenu actif, et dont le plateau a disparu sous l'influence du processus inflammatoire. Ce processus les a amenées à un état profondément métatypique avant de les faire se détacher du revêtement épithélial. Les conditions de la nutrition au sein de ce dernier subissent alors des variations considérables, du chef surtout de l'œdème inflammatoire subjacent. On en peut juger par les modifications de la vitrée. Quand l'œdème a été à la fois

(1) Ranvier, *Traité technique d'Histologie* (2e édition), p. 198, fig. 74.

intense et soutenu, cette membrane, invisible sur les coupes des bronches dans l'état normal, apparaît dépassant, et parfois du double, l'épaisseur de la membrane de Descemet de la cornée du Mouton (1). A sa surface, les cellules épithéliales sont peu solidement implantées. Le revêtement renferme un grand nombre de cellules jeunes; les lignes de ciment sont larges entre celles-ci et occupées par de très nombreuses cellules lymphatiques. Le mucus de la surface est rempli de cellules caduques. L'influence de l'œdème, brusque et considérable, sur la desquamation des cellules épithéliales est encore plus évidente dans l'entérite cholérique. On sait que, dans ce cas, les villosités et même dans presque toute leur hauteur les cryptes de Lieberkühn apparaissent dépourvus d'épithélium, tout comme si l'on avait chassé celui-ci au pinceau (2). Il a été frappé de mort et enlevé en masse.

§ 3. — RÉGÉNÉRATION DES ÉPITHÉLIUMS

Chez les vertébrés, les cellules épithéliales naissent des cellules épithéliales par division indirecte; c'est là un fait aujourd'hui en dehors de toute contestation (3). La division indirecte est d'ailleurs le mode de segmentation par excellence des éléments cellulaires fixes, chez lesquels l'action mécanique du protoplasma sur le noyau ne peut s'opérer librement et efficacement, pour le diviser en vertu d'une action de force. Les globules rouges à noyau, qui n'ont pas de mouvements amiboïdes, se divisent par karyokinèse. Nous avons vu qu'il en est ainsi des cellules lymphatiques elles-mêmes, alors qu'elles se trouvent immobilisées comme par exemple dans la substance folliculaire des ganglions lymphatiques.

J'ai décrit plus haut (t. I, p. 30) la division indirecte en ce qu'elle a de plus général. Je reviendrai plus loin (à l'occasion de l'histoire particulière des organes génitaux) sur ce phénomène, et notamment sur la constitution du filament chromatique du noyau. Actuellement, je ne veux parler que des faits qui intéressent plus spécialement la multiplication des cellules épithéliales, et en particulier de ceux qui jettent quelque lumière sur les causes de l'ordon-

(1) HONNORAT, *Processus histologique de l'œdème du poumon d'origine cardiaque*, thèse de Lyon, 1887.

(2) KELSCH et RENAUT, Note sur les altérations histologiques de l'intestin et sur quelques modifications du sang dans le choléra (*Société médicale des hôpitaux de Paris*, 23 septembre 1873 — et *Progrès médical*, 1873).

(3) La division directe de certaines cellules épithéliales a été observée chez les arthropodes par JOHNSON (Amitosis in the embryonal envelopes of the Scorpion, *Bullet. of the Museum of comparative Zoology at Harward College*, vol. XXII, 1892).

nance de ces cellules *en stratification*, ou en *simple série*. Enfin, au sein des épithéliums modelés en organe, il s'établit fréquemment des différenciations interstitielles, qu'on ne peut non plus comprendre aisément sans quelques données préalables.

Détermination du plan de division des corps cellulaires : Sphères attractives. — ED. VAN BENEDEN a désigné en 1887 (1), sous le nom de *sphères attractives* (fig. 438), de nouveaux organes de la cellule tout à fait distincts du protoplasma et du noyau (2). Ces organes jouent un rôle absolument prépondérant dans la détermination du sens de la division des corps cellulaires; car ils déterminent le plan qui répond à celui occupé par les bâtonnets chromatiques groupés pour former la plaque équatoriale. On sait en effet que, dans une cellule qui se divise, si le plan de la plaque équatoriale est perpendiculaire à la hauteur de l'élément, les deux cellules filles

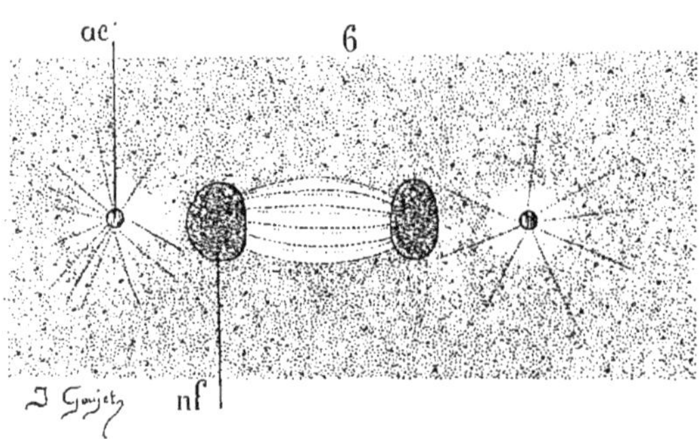

FIG. 438. — Blastoderme de la Seiche. *nf*, noyaux résultant de la division indirecte d'une cellule, et dont le filament nucléaire vient de se former par coalescence des anses chromatiques aux pôles; — *ac*, sphère directrice au milieu du centrosome. — (Ocul. 2, obj. J. imm. de Zeiss). — Prép. de VIALLETON.

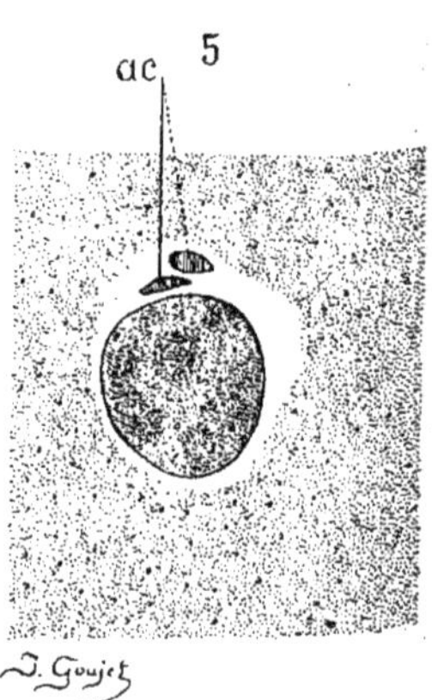

FIG. 439. — Noyau fils tout récemment formé et préparant une division indirecte. — *ac*, dédoublement de la sphère directrice. (Ocul. 3, obj. 9 à imm. de Vérick.). — Préparation de VIALLETON.

seront *superposées*. Si au contraire ce plan est parallèle à la hauteur de l'élément, les deux cellules filles seront *juxtaposées*, c'est-à-dire viendront prendre place l'une à côté de l'autre. Enfin, si ce même plan devient oblique, les cellules filles prendront place à droite

(1) ED. VAN BENEDEN et NEYT, Nouvelles recherches sur la fécondation et la division mitosique chez l'Ascaride mégalocéphale (*Bulletin de l'Acad. des Sciences de Belgique*, 3e série, t. XIV, Bruxelles, 1887).

(2) Dès les premières recherches sur la division indirecte, les auteurs signalèrent, aux sommets du fuseau des cellules en voie de division, de petits corps fortement colorés par certains réactifs (Polkörperchen, — Areal corpuscles, MERCK). Mais ils ne suivirent pas la destinée de ces corps dans toutes les phases de la division, et n'acquirent par suite à leur sujet que des données incomplètes.

et à gauche, sur une perpendiculaire à l'aire de la plaque équatoriale. L'ordonnance des cellules épithéliales, entre elles et par rapport à la surface de revêtement qu'elles concourent à former, dépend donc absolument de l'orientation initiale du plan de division chez les cellules mères.

Dans une cellule qui se divise, les sphères attractives sont au nombre de deux, et occupent chacune un des pôles du fuseau sous forme d'une petite masse globuleuse. Au centre de la masse, se trouve le *centrosome*. C'est un très petit corps réfringent, qui se colore avec élection au moyen de substances spéciales, notamment par les couleurs acides d'aniline, la safranine et l'orange, la fuchsine acide. Le centrosome est entouré d'un halo clair, répondant à une simple modification du protoplasma cellulaire à son voisinage *(zone médullaire* de VAN BENEDEN — *archoplasma)*. Sur la marge du halo, le protoplasma ambiant dessine la *zone corticale :* c'est de cette zone que partent les rayons des asters.

Mon élève VIALLETON (1), qui, aussitôt après ED. VAN BENEDEN et BOVERI (2), fit l'étude des sphères attractives sur le blastoderme de la Seiche, fut le premier qui donna des détails précis sur leur division (fig. 439) et qui insista sur l'importance prépondérante du centrosome. Le centrosome est le corps essentiel de la sphère attractive dont il occupe le centre aux deux pôles opposés du fuseau. Lorsque, la division indirecte s'étant achevée, les noyaux fils se sont reconstitués, on voit les centrosomes placés derrière ces derniers, aux deux extrémités d'une ligne qui les joint entre eux et qui est exactement perpendiculaire au plan de la division qui vient de s'opérer (fig. 438).

Si, maintenant, la karyokinèse se poursuit dans les cellules filles, on voit en premier lieu (fig. 439) que le centrosome, placé derrière le noyau de chacune de celles-ci, se divise en deux moitiés qui ensuite se mobilisent en s'écartant l'une de l'autre (fig. 440). Elles glissent pour ainsi dire à la surface du noyau (fig. 441), le contournent et viennent se placer en face l'une de l'autre aux deux extrémités d'un même diamètre nucléaire (fig. 442). Dans cette position antagoniste, elles occupent les pôles du nouveau fuseau qui va se former. Le diamètre nucléaire dont elles constituent les points opposites devient donc l'axe du fuseau : axe auquel le plan de la nouvelle plaque équatoriale doit être forcément perpendiculaire (fig. 443). Le plan de division cellulaire est ainsi déterminé. Et il l'est par les centrosomes : puisque, de la position choisie pour ainsi dire par ceux-ci à la surface du noyau, s'ensuit

(1) VIALLETON, Recherches sur les premières phases du développement de la Seiche *(Annales des sciences naturelles*, Paris, 1888).

(2) TH. BOVERI, Zellenstudien *(Jenaische Zeitschr. f. Naturw.*, 1887, 1888, 1890, t. XXIV).

fatalement la position des pôles, c'est-à-dire, l'orientation même de la nouvelle figure de division.

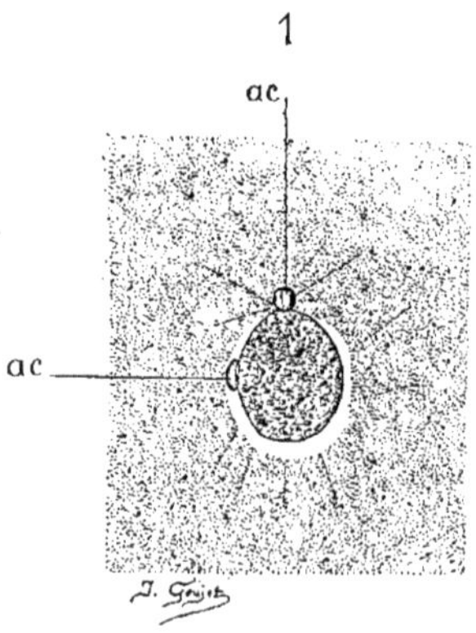

Fig. 440. — Blastoderme de la Seiche ; noyau nouvellement formé. Les sphères attractives *ac*, *ac*, sont encore assez rapprochées l'une de l'autre. (Ocul. 2, obj. J. à immers. dans l'eau de Zeiss). — Préparation de Vialleton.

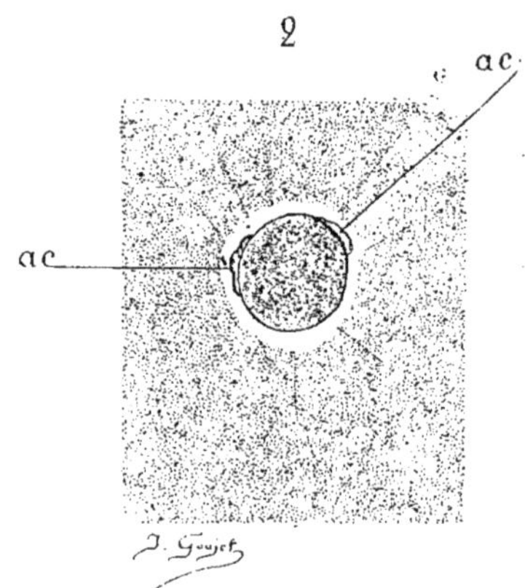

Fig. 441. — Blastoderme de Seiche ; noyau nouvellement formé. Les sphères attractives *ac*, *ac*, glissent autour du noyau en sens inverse l'une de l'autre. (Ocul. 2, obj. J, à immers. dans l'eau de Zeiss.) — Préparation de Vialleton.

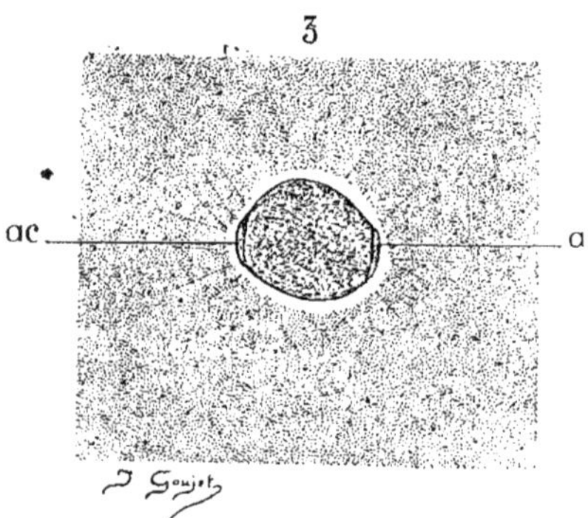

Fig. 442. — Blastoderme de Seiche. Noyau jeune. Les sphères attractives *ac*, *ac* se sont placées aux pôles opposés d'un même diamètre nucléaire. (Même grossissement). — Préparation de Vialleton.

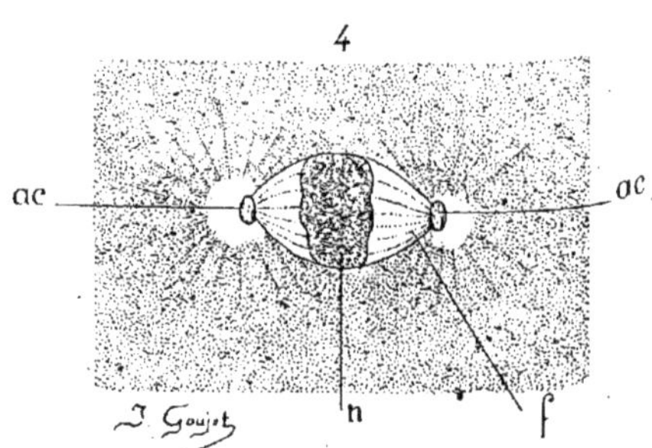

Fig. 443. — Blastoderme de la Seiche. Apparition du fuseau *f*, entre les deux sphères attractives *ac*, *ac*, autour du noyau *n*. (Même grossissement.) — Préparation de Vialleton.

Le noyau se ratatine, sa membrane se plisse, en même temps que les fils du fuseau se projettent des centrosomes occupés par les sphères attractives.

(N. B. — Les numéros des figures 1, 2, 3, 4, 5, marquent la suite des stades qui se succèdent à partir du début du glissement en sens inverse des deux centrosomes, jusqu'à leur division à nouveau en centrosomes fils dans la cellule fille. — 6, p. 180, fig. 438, est le stade intermédiaire à 4 et 5.)

Les déplacements des centrosomes fils autour du noyau, à partir du point où est d'abord situé le centrosome père, issu de la division immédiatement précédente, s'effectuent dans des limites très variables, comprises entre 0° et 180°. Cette constatation est très importante et on la doit à VIALLETON. Elle démontre que, dans leur gravitation autour du noyau, les centrosomes issus de la bipartition du centrosome père peuvent prendre toutes les positions, et, conséquemment, déterminer la division cellulaire dans le plan d'un grand cercle quelconque du sphéroïde nucléaire. Le centrosome est donc l'organe directeur de la division cellulaire. C'est, en outre, de lui que part tout le mouvement karyokinétique. C'est aussi par rapport à lui que viennent s'ordonner tous les mouvements seconds de cet acte important (asters, filaments du fuseau et plaque équatoriale), avec une régularité véritablement géométrique (1).

Sens divers de la division indirecte des cellules épithéliales. — La nouvelle fonction cellulaire que nous venons d'indiquer, et qui consiste dans le choix du plan de partage des cellules qui vont se multiplier par division indirecte, rend compte de ce qui se passe dans les revêtements épithéliaux en cours de développement, d'accroissement et de régénération. La constitution d'un épithélium en une seule rangée

(1) La situation que prennent les centrosomes fils à la surface du noyau peut être le résultat de la forme du corps cellulaire, la ligne qui les réunit passant en général par le grand axe de la cellule (O. HERTWIG). Mais VIALLETON a constaté que cette règle est bien loin d'être absolue.

ED. VAN BENEDEN et, avec lui, actuellement la plupart des cytologistes considèrent les sphères attractives comme des éléments permanents, comme de véritables organes de la cellule, à peu près au même titre que le noyau. A l'appui de cette manière de voir, on peut citer les recherches dans lesquelles l'existence de ces sphères a été mise en lumière dans un grand nombre de cellules : globules blancs de la lymphe et du sang (FLEMMING — HEIDENHAIN), cellules de la moelle rouge des os (HEIDENHAIN), cellules du tissu conjonctif des larves de Salamandre (FLEMMING), cellules pigmentées du derme de l'*Esox lucius* (SOLGER), cellules épithéliales du poumon des larves de Salamandre (FLEMMING), cellules épithéliales des alvéoles pulmonaires de l'Homme (HEIDENHAIN). — Mais il faut remarquer que, dans la plupart des cas précités, la signification de sphères attractives a été attribuée à de petits corps colorés présentant bien certainement quelques-uns des caractères de ces sphères, mais dont par contre l'évolution n'a pas été suivie : de sorte que leur nature ne peut pas être affirmée d'une manière tout à fait absolue. Un dernier fait important, et qui concourt à démontrer que le centrosome est bien un organe de la cellule en général, c'est son existence dans les cellules végétales, récemment signalée par GUIGNARD.

Voyez sur cette question les travaux suivants : — BALBIANI, Centrosome et Dotterkern (*Journal de l'Anat. et de la Physiol.*, t. XXIX, 1893) ; — FLEMMING, Ueber Theilung und Kernf. bei Leukocyten (*Arch. f. Mikr. Anat.*, t. XXXVII, 1891) ; — Ueber Zeilltheilung (*Verand. d. Anat. Gesellsch*, München, 1891) ; — HEIDENHAIN, Ueber die Centr. und. Attractionsph. der Zellen (*Anatomisch. Anzeiger*, 1891) ; — HENNEGUY, Nouvelles recherches sur la division cellulaire (*Journal de l'Anat. et de la Physiol.*, t. XXVII, 1891) ; — KÖLLIKER, Das Œquivalent der Attract. etc. (*Anat. Anzeiger*, 1889) ; — SOLGER, Zur Struktur der Pigmentzelle (*Zool. Anzeiger*, 1889), et Nachtrag zu dem Artikel zur Structur der Pigm. (*Ibid.*, 1890) ; — VIALLETON, La division indirecte des cellules (*Revue scientifique*, 28 mai 1892).

cellulaire est déterminée par ce fait que, là où cette constitution doit s'établir, toutes les figures de division sont orientées de façon que l'axe du fuseau soit parallèle à la surface. Les cellules filles se juxtaposent dès lors exclusivement en série et concourent à augmenter l'étendue de l'épithélium sur le plan de revêtement. Toutes les figures

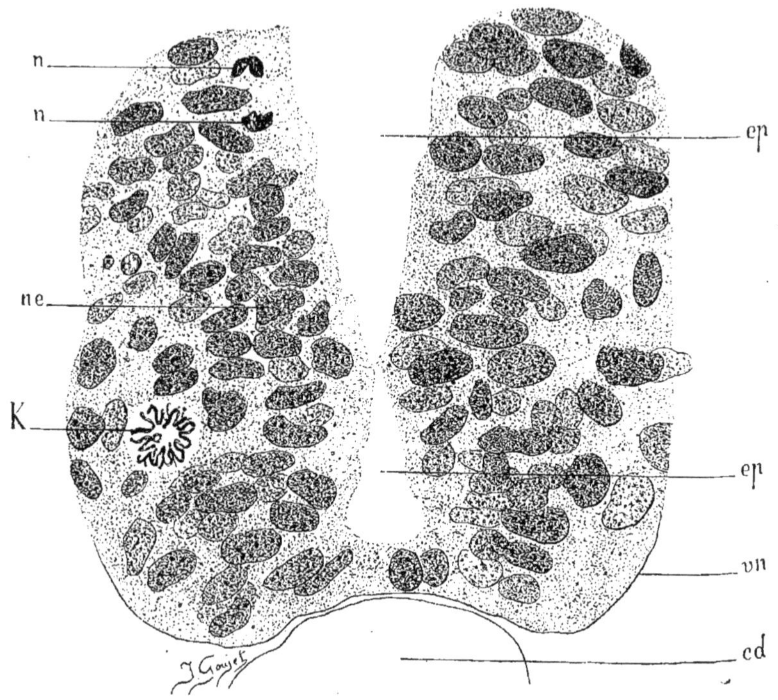

Fig. 444. — Coupe du névraxe d'une larve de Triton faite perpendiculairement au grand axe de l'embryon. Fixation par la liqueur de Kleinenberg, coupes en série, carmin boracique, baume au xylol. — (Ocul. 1, obj. 8 de Leitz.) Chambre claire,

ep, *ep*, canal de l'épendyme; — *vn*, vitrée du névraxe; — *cd*, corde dorsale; — *ne*, noyaux des chaînes de prolifération du neuro-épithélium; — *n*, *n*, deux noyaux fils de la ligne de l'épendyme, résultant d'une division indirecte aboutissant à une juxtaposition de cellules filles; — *k*, une couronne équatoriale montrant que les noyaux profonds se divisent aussi eux par mitose. Préparation de L. Vialleton.

de division sont disposées de cette façon, par exemple, dans l'épithélium de l'intestin en voie de croissance et dans l'endothélium de la cavité viscérale, où il est encore plus aisé de les observer (1).

Au contraire, dans les épithéliums stratifiés, on observe une disposition double. Les figures de division occupent la couche génératrice,

(1) Epiploon du Lapin de quatre à neuf jours, tendu sur la lame de verre. Fixation par le liquide osmio-picrique (4 volumes de solution d'acide picrique, 1 volume de solution d'acide osmique à 1 p. 100). Coloration par l'éosine hématoxylique ou le carmin aluné. Examen dans la glycérine ou le baume.

qui parfois est formée elle-même de plusieurs assises. De ces figures de division, les unes ont leur fuseau parallèle à la surface de revêtement, et les cellules filles sont juxtaposées suivant cette surface dont elles augmentent l'étendue. Les autres ont leur fuseau perpendiculaire à la surface de revêtement, et aboutissent à la formation de cellules superposées, comme on peut bien le voir dans l'ectoderme tégumentaire végétant par le mécanisme des cellules à pied. Ce sont ces cellules superposées qui déterminent la stratification de l'épithélium en augmentant le nombre de ses assises.

Dans l'ectoderme neural en voie de développement où la couche génératrice est représentée par la ligne des cellules épendymaires, l'inspection des figures de division est très instructive, parce qu'on a prétendu que la prolifération des cellules épendymaires n'avait pour objet que d'augmenter l'étendue en surface du revêtement neuro-épithélial. On se fondait sur ce fait, que les figures karyokinétiques répondent exclusivement à des divisions longitudinales, aboutissant à la juxtaposition des cellules filles les unes à côté des autres. Il est facile de se convaincre qu'il n'en est rien, et que les cellules épendymaires donnent aussi des figures de division transversale, aboutissant à la formation de cellules filles qui viennent se placer et se superposer entre la ligne épendymaire et la vitrée du neuro-épithélium. De plus, on peut voir encore que ces cellules filles sont elles-mêmes fertiles et donnent, dans la profondeur du névraxe embryonnaire, des figures de division orientées dans n'importe quel sens (fig. 444). On acquiert ainsi la certitude que des phénomènes de multiplication actifs peuvent se passer interstitiellement dans nombre de points du neuro-épithélium du névraxe et y aboutir à des formations non seulement complexes, mais dont les éléments cellulaires prennent des positions extrêmement variées. Tout ce travail directeur, dont le résultat est l'apparition ultérieure des groupes ganglionnaires, des bandes ou des assises de substance blanche, etc., n'est en somme que l'œuvre des centrosomes, dont un tel exemple mettra, mieux que tout autre je crois, l'importance en lumière. Le centrosome apparaît nettement, de cette façon, comme le réel instrument du trophisme directeur, comme le déterminant des formes organiques. En effet, il met en place les cellules, et fixe leurs rapports réciproques avant même qu'elles aient pris naissance.

LIVRE SIXIÈME

L'ECTODERME

PREMIÈRE DIVISION

L'ECTODERME TÉGUMENTAIRE

L'ECTODERME primitif, tel qu'il existe dans le feuillet externe de la majorité des vertébrés à la phase blastodermique, alors que ce feuillet vient de s'individualiser, est constitué par une rangée de cellules épithéliales prismatiques, reposant sur une vitrée si mince que sa coupe est tout à fait linéaire. Cette limite nette sépare l'ectoderme du feuillet moyen partout où ce dernier a fait son apparition. Les cellules ectodermiques sont en général de même hauteur (fig. 445), et cette hauteur mesure l'épaisseur du feuillet externe initial. Latéralement, elles sont unies entre elles par un ciment de manière à satisfaire à la définition générale des épithéliums.

Contrairement à ce qu'on observera pour l'entoderme, primitivement stratifié le plus généralement, mais tendant sans cesse à se simplifier de façon à ne consister plus qu'en une rangée de cellules là où il deviendra un épithélium de revêtement (épithélium intestinal, — endothélium vasculaire sanguin), l'ectoderme tend constamment à devenir plus complexe en se stratifiant. Déjà, dans l'organisme trifolié de l'embryon des anoures (Grenouille, par exemple), et avant même l'apparition de la gouttière médullaire, l'ectoderme est formé de deux assises. Je les appellerai *assises principales*, parce que leur séparation est la première en date et d'une grande importance morphologique parmi toutes les autres différenciations ectodermiques.

Couche génératrice et couche épidermique. — L'assise la plus profonde, reposant sur la vitrée, est formée d'une couche de cellules prismatiques dont la hauteur est normale à la surface revêtue par l'ectoderme : c'est la *couche nerveuse* des auteurs, terme auquel nous préférons substituer celui de *couche génératrice*, on va voir pourquoi. — Au dessus de cette couche génératrice qui renferme un grand nombre de cellules montrant des figures de division, il existe une rangée de cellules aplaties, à noyau quiescent et parfois même déjà plus ou moins atrophié : c'est la *couche épidermique*.

La subdivision de l'ectoderme primitif en ses deux assises principales s'opère, chez les vertébrés autres que les anoures et le Lépi-

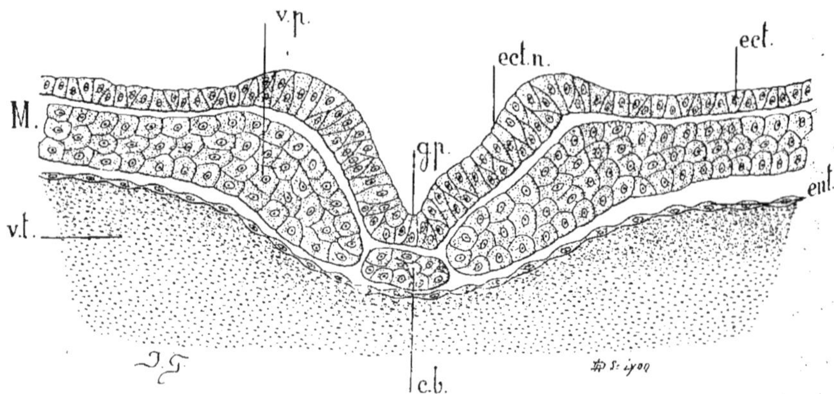

Fig. 445. — Coupe transversale de l'embryon de Poulet (40e heure à partir du début de l'incubation). — Région dorsale : gouttière médullaire.

ect, ectoderme tégumentaire, formé d'une seule rangée de cellules prismatiques dont la hauteur mesure celle du feuillet externe. Elles reposent sur une vitrée dont la coupe est linéaire ; — *ec tn*, ectoderme neural déjà formé de deux assises ; — *gp*, fond de la gouttière médullaire.

c b, corde dorsale ; — *v p*, vertèbres primitives ; — *e*, entoderme ; — *vt*, vitellus.

dosteus, à une époque plus tardive. Mais une fois que cette subdivision s'est effectuée, le rôle majeur de la *couche génératrice* ne tarde pas à devenir évident. C'est en effet de cette rangée de cellules prismatiques que toutes les formations d'*ectoderme modelé en organe* prendront désormais leur point de départ.

Tous les bourgeonnements ectodermiques devant aboutir à la constitution d'un organe distinct auquel l'ectoderme prend part et dont il doit former le modèle, ont pour source première la couche des cellules prismatiques implantées droit sur la vitrée. La couche épidermique ne prend d'abord aucune part à ce mouvement formateur, qui s'effectue par une série d'étapes successives.

Subdivision de l'ectoderme primitif en ectoderme neural et en ectoderme tégumentaire. — Chez tous les vertébrés supérieurs, l'axe de l'embryon est d'abord dessiné par la *ligne primitive*. A peu près suivant la direction de ce sillon, et s'étendant du blastopore vers l'extrémité qui deviendra céphalique, on voit apparaître une gouttière, *la gouttière médullaire* (fig. 445), formée par une dépression de l'ectoderme primitif. Cette gouttière deviendra plus tard un tube par le rapprochement de ses lèvres droite et gauche (fig. 446). Elle s'isolera ensuite du reste de l'ectoderme en se fermant complètement du côté dorsal, et donnera ainsi naissance au *névraxe épithélial*, origine de tout le système nerveux de l'organisme futur.

L'ectoderme ainsi mis à part du reste et modelé en un organe distinct ne cultivera plus, dans son évolution ultérieure, qu'une seule des potentialités qui existaient à l'état latent dans l'ectoderme primitif.

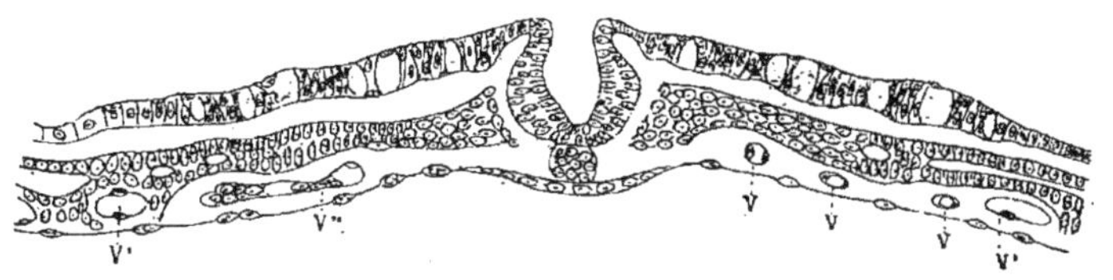

Fig. 446. — Coupe transversale d'un embryon de Poulet à dix protovertèbres (Ocul. 3, obj. 4, de Reichert). — Préparation de L. Vialleton.

V, V', V'', vaisseaux sanguins disposés entre l'ectoderme et le mésoderme qui commence à entourer l'un d'eux en V'.

Le feuillet épithélial supérieur, l'*ectoderme*, dessine dans l'axe de l'embryon la *gouttière médullaire* origine du névraxe, encore ouverte ici.

Entre la gouttière médullaire et l'*entoderme* qui occupe le plan inférieur, on voit un îlot arrondi de cellules embryonnaires : c'est la coupe en travers de la *corde dorsale*.

Il deviendra un *neuro-épithélium*, uniquement capable, dans l'immense majorité des points de son développement, d'exercer l'*impressionnabilité*, la *sensibilité*, et d'agir par l'*excito-motricité* sur les éléments contractiles subordonnés à son action propre. Il évoluera sous forme de *cellules ganglionnaires* émettant des prolongements nerveux, de *cellules nerveuses intermédiaires* ou de grains nerveux (cellules amacrines), enfin d'éléments cellulaires *névrogliques* et, à la périphérie, de végétations cellulaires *sensorielles* intercalées aux épithéliums de même origine ectodermique, mais demeurés de simples épithéliums de revêtement. Un tel ectoderme sera devenu l'Ectoderme neural. En un seul de ses points à ma connaissance, on retrouvera s'exerçant côte à côte, dans une même cellule, et simultanément, la sensibilité, la motricité, la fonction glandulaire ou activité sécrétoire. Là aussi, l'ectoderme aura conservé sa dispositien initiale : celle de revêtement d'une surface par des cellules juxtaposées en une rangée unique. Je veux parler de l'épithélium pigmenté de la rétine : sensible à la lumière, mouvant son pigment sous l'influence de celle-ci comme au commandement, et sécrétant en outre la pourpre rétinienne pour la céder ensuite aux bâtonnets des cellules visuelles.

Or, dans la différenciation du névraxe, c'est la couche génératrice de l'ectoderme primitif qui seule entre en jeu. En voici la preuve.

Chez les embryons qui, comme les anoures et le Lépidosteus, possèdent un ectoderme déjà pourvu de deux assises à la phase blastodermique, c'est de la couche de cellules prismatiques (génératrice) que le névraxe prend son origine sous forme d'une invagination pleine, à la surface de laquelle, du côté dorsal, le feuillet épidermique se poursuit sans rien du tout fournir à la formation neuro-épithéliale. Cette dernière se creuse ensuite, de manière à dégager la lumière du canal central, au lieu de prendre naissance, comme chez l'Homme, les mammifères et les oiseaux, sous forme d'une gouttière produite par l'invagination du feuillet ectodermique unistratifié.

Partout, en dehors de l'invagination neurale, l'ectoderme primitif garde la signification et les fonctions d'une surface de revêtement. Il devient l'origine de tout l'ECTODERME TÉGUMENTAIRE, c'est-à-dire de celui de la peau et des muqueuses d'origine ectodermique. Dans toute l'étendue de ce développement, il va maintenant satisfaire à une série de fonctions. La première consistera à remplir le rôle de surface extérieure et défensive de l'organisme, raccordée au pôle oral et au pôle aboral (stomodœum et proctodœum) avec l'intestin d'origine entodermique. Cette surface sera le lieu de la réception des impressions extérieures et le siège des terminaisons, sensitives et sensorielles, des cellules ectodermiques devenues neurales. En outre, l'ectoderme tégumentaire donnera lieu à des différenciations très multiples. Il modèlera, à l'aide de ses éléments constitutifs, des organes distincts, bien que constituant ses dépendances propres. Ce seront d'une part les *phanères*, agents de protection et de défense (ongles, cornes, poils, écailles placoïdes, dents) ; d'autre part, les glandes cutanées et les muqueuses d'origine ectodermique.

Pour édifier les bourgeons formateurs des phanères et des glandes, c'est toujours la couche profonde, *génératrice*, qui interviendra (fig. 447). C'est à ses dépens que nous avons déjà vu se différencier les cellules myo-épithéliales. C'est aussi aux dépens d'une inflexion de l'assise des cellules prismatiqnes, suivie d'un mouvement de la vitrée absolument parallèle vers la profondeur des tissus, que se constitueront les modèles ectodermiques des organes futurs : phanères ou glandes. La couche profonde de l'ectoderme, celle à laquelle il est réduit dans le blastoderme de la plupart des vertébrés, est donc bien la génératrice des différenciations multiples de ce feuillet sous forme d'organes différenciés, y compris le plus important de tous, le neuro-épithélium du névraxe. De plus, son mouvement de végétation et d'expansion à l'origine, pour édifier les germes d'organes différenciés, est toujours dirigé de la surface générale revêtue par l'ectoderme vers la profondeur. Cette végétation est, en d'autres termes, interstitielle.

Assise ectodermique accessoire ou de Malpighi. — Au contraire, sur la majorité des points de la surface générale et de ses inflexions de raccordement avec le canal nutritif dont l'épithélium est né de

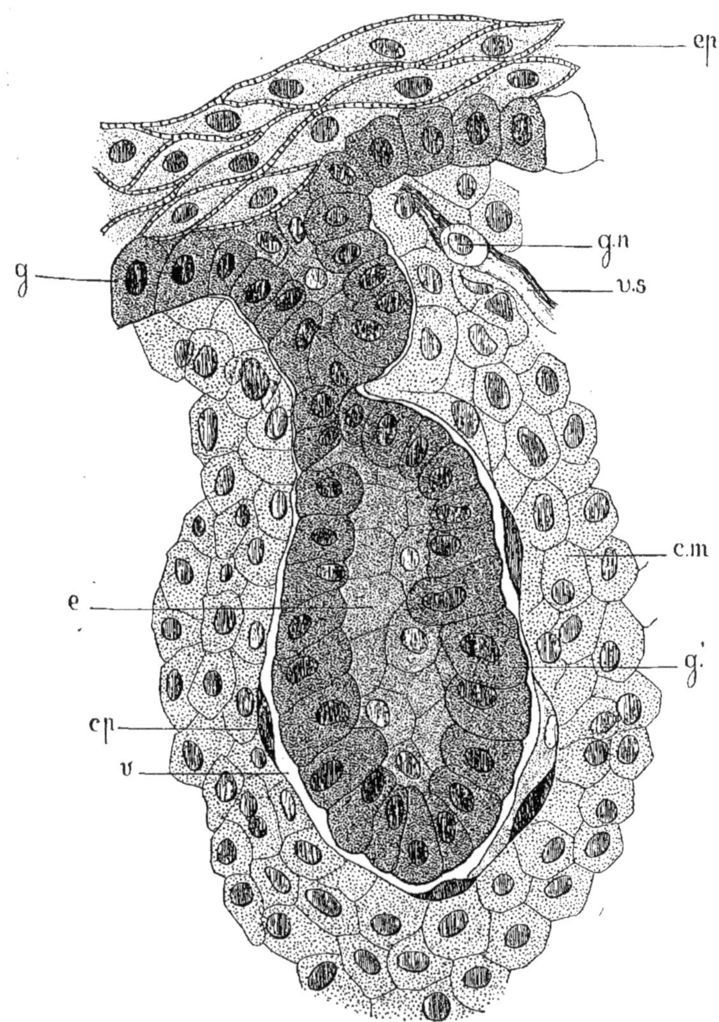

FIG 447. — Coupe de la voûte palatine d'un embryon humain de 11 centimètres de long (3 mois). — Fixation par le liquide de Müller; gomme, alcool. Coloration par la glycérine hématoxylique.

e p, couches épidermiques ; — *g*, couche génératrice de l'épithélium palatin. Cette couche se réfléchit sur le bourgeon de la glande palatine embryonnaire, et forme la couche génératrice *g'* de ce bourgeon plein ; — *e*, cellules épithéliales du centre du bourgeon plein, continues comme on le voit avec l'ectoderme tégumentaire.

c m, cellules (mésodermiques) du derme muqueux embryonnaire, au contact les unes des autres et devenues polyédriques par pression réciproque ; — *c p*, cellules plates disposées à la surface extérieure de la vitrée.

v, vitrée du bourgeon glandulaire : elle est amorphe, beaucoup plus épaisse que sous la couche génératrice de l'ectoderme tégumentaire, avec la vitrée duquel on la voit se continuer au niveau du col du bourgeon glandulaire plein. — (Ocul. 1, obj. 9 de Leitz.)

l'entoderme (par ex. : cavité bucco-pharyngienne, — anus), l'ectoderme doit demeurer dans son ensemble un simple épithélium de revêtement. Il est du moins toujours tel à l'origine et ne se modèle qu'ultérieurement sous forme d'organes glandulaires ou de phanères. On voit alors apparaître, tôt ou tard et à l'état de développement plus ou moins complet, un troisième feuillet entre la couche généra-

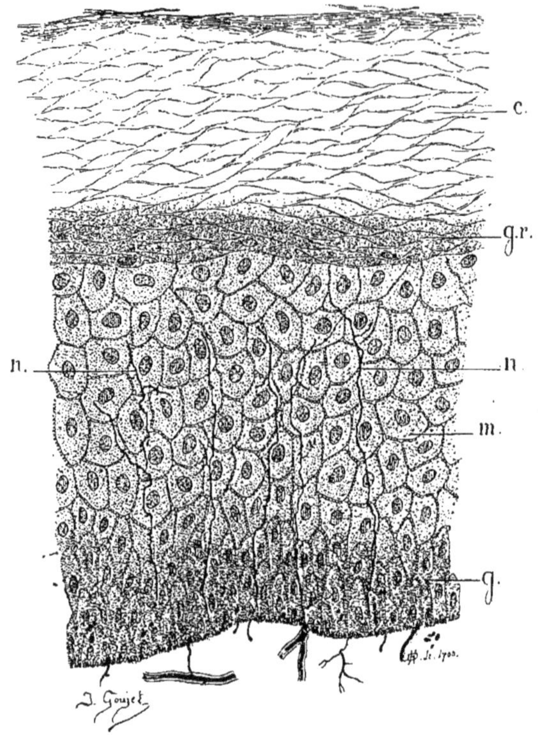

Fig. 448. — Coupe sagittale de la peau de la pulpe du doigt d'un enfant de deux mois. Méthode de l'or (mélange de chlorure d'or et d'acide formique préalablement bouilli, puis refroidi, pendant une heure; réduction à la lumière diffuse dans l'eau légèrement acétifiée).

g, couche génératrice; — *c*, assise épidermique; — *m*, corps de Malpighi formant l'assise accessoire, ici séparée de la couche épidermique par le *stratum granulosum g r*; — *n n*, fibres nerveuses intra-épithéliales engagées dans le réseau de Malpighi.

trice et la couche épidermique. C'est le réseau ou *corps de Malpighi* (fig. 448). Il s'agit ici d'une assise de perfectionnement et en somme contingente, bien qu'elle règne sur presque toute l'étendue de la surface ectodermique chez les vertébrés (1). Aussi la désignerons-nous sous le nom d'*assise accessoire*. Le corps de Malpighi doit son origine, tout comme l'assise superficielle ou épidermique, au bourgeonnement

(1) Excepté au niveau de la surface respiratoire (fosses nasales, certaines parties du pharynx, etc.).

des cellules de l'assise génératrice, tout aussi bien que les expansions de cette dernière modelées en organes. Mais la végétation se fait alors en sens inverse. La *stratification* de l'épithélium s'opère au-dessus de la vitrée vers l'extérieur, tandis que le *bourgeonnement* formateur des rudiments d'organes refoule celle-ci interstitiellement dans la profondeur du mésoderme.

Ces prémisses posées, je vais étudier analytiquement les tissus et les organes d'origine ectodermique en les rangeant sous les deux grandes catégories indiquées par le développement. L'histoire de l'ECTODERME TÉGUMENTAIRE, cutané, stomodœal et proctodœal, remplira la première division du présent livre. Dans la seconde, je traiterai de l'ECTODERME NEURAL : c'est-à-dire du système nerveux, et des neuro-épithéliums sensoriels non compris dans le névraxe qui restent engagés dans l'ectoderme tégumentaire.

CHAPITRE PREMIER

ANATOMIE GÉNÉRALE DE LA PEAU ET DES MUQUEUSES DU TYPE MALPIGHIEN

La *peau* n'est autre chose que l'ectoderme primitif qui, dans toute son étendue, en dehors des points où il s'est invaginé pour former le premier rudiment du névraxe, s'est doublé d'une portion de la lamelle fibro-cutanée qui devient le *derme*. Dès que cette union de l'ectoderme et du derme s'est produite, l'ectoderme satisfait à la définition exacte des épithéliums. Il est formé de cellules soudées entre elles par un ciment, disposées en surface de revêtement par rapport au derme et à ses accidents; et les vaisseaux sanguins ni lymphatiques ne pénètrent jamais dans son épaisseur.

Avant d'avoir contracté des connexions étroites et définitives avec une membrane vasculaire née du feuillet moyen, c'est-à-dire tout à fait au début du développement, l'ectoderme, tout en offrant la disposition générale des revêtements épithéliaux, ne constituait pas en réalité un épithélium véritable. Je fais ici cette remarque parce que les embryologistes ont actuellement une tendance très accusée à considérer l'arrangement des cellules en séries régulières comme une marque de leur nature épithéliale, et à faire dériver de tels épithéliums de formations dont l'évolution est toute différente de celles qui, véritablement, prennent leur origine dans les épithéliums légitimes. Au point de vue de l'anatomie générale, un épithélium n'est complet et typique que lorsqu'il est supporté par un derme, ou par une formation du tissu connectif modelé qui en soit l'équivalent. — Les limites du tégument d'origine ectodermique ne sont pas bornées exclusivement à la portion de la périphérie de l'organisme exposée à l'air ou baignée par l'eau, suivant que la vie de l'individu considéré est aérienne ou aquatique. Pour raccorder l'intestin primitif avec l'extérieur, soit au niveau du pôle buccal, soit au niveau du pôle aboral de l'embryon, l'ectoderme et le derme qui le supporte subissent des invaginations, courtes au pôle aboral, souvent très étendues au pôle buccal. Pour prendre un exemple, la membrane muqueuse qui revêt le tube digestif à partir des lèvres jusqu'à près de la moitié de l'estomac, chez le Cheval et chez l'Ane, présente la structure fondamentale de la peau. Son revêtement épithélial est constitué par un corps de Malpighi, à peine différent de celui qui recouvre et limite les portions exposées du tégument.

Uni au derme qui le supporte, et formant ainsi la surface tégumentaire, l'ectoderme ne subit, dans les portions de son étendue où il reste planiforme, que des différenciations appartenant en propre à ses éléments constitutifs et qui sont dues à la mise en activité de ses aptitudes évolutives diverses, toujours simples et, en quelque sorte, rudimentaires. Il répond alors à la définition que j'ai donnée plus haut de l'ectoderme de revêtement. D'un autre côté, sur des points particuliers, on voit à la fois se modifier l'ectoderme et le derme qui le supporte. De cette modification simultanée naissent les *formations modelées* de l'ectoderme ou plutôt du tégument, c'est-à-dire les phanères, les pièces ectodermiques de l'exosquelette, et les glandes. Dans les divers paragraphes de ce chapitre, consacré à l'étude de l'ectoderme diffus et de la membrane fibreuse ou derme qui le supporte, nous étudierons successivement : 1° les propriétés générales et les divers types des cellules ectodermiques; 2° leurs modes de stratification et d'évolution variables ; 3° le derme et ses vaisseaux ; 4° enfin les conditions dans lesquelles s'effectue la nutrition du tégument considéré dans son ensemble.

§ 1. — PROPRIÉTÉS GÉNÉRALES ET TYPES DIVERS DES CELLULES DE L'ECTODERME

Chez l'embryon de la grande majorité des vertébrés, l'ectoderme n'est pas d'abord stratifié, il ne le devient que secondairement. Il est formé par une rangée unique de cellules prismatiques, toutes semblables entre elles et implantées normalement à la surface de la limitante vitrée qui les supporte. Cette disposition peut être à bon droit considérée comme primordiale, car, chez l'Amphioxus, elle répond à l'état permanent.

Ectoderme adamantin. — L'ectoderme de l'*Amphioxus lanceolatus* (1) est constitué par des cellules hautes, cylindriques, transformées

(1) Durcissement dans l'alcool. Coupes longitudinales ou transversales perpendiculaires à la surface du tégument. Coloration au picrocarminate d'ammoniaque ou à l'éosine faible. Conservation dans la glycérine picrocarminée ou salée suivant qu'il s'agit du premier mode de coloration ou du second.

en prismes par leurs contacts réciproques. Le noyau occupe la partie tout à fait inférieure de l'élément. Le protoplasma cellulaire, clair et transparent, limité à sa surface libre par un mince plateau, est divisé en bâtonnets ou fibres parallèles entre elles et à la hauteur de la cellule (fig. 449). Cette disposition donne au corps cellulaire une grande solidité : les pressions extérieures agissant, au niveau de chaque cellule, en réalité sur un faisceau de bâtonnets qui se présente debout. De plus, les cellules ectodermiques de l'Amphioxus, bien que claires et transparentes, sont à la fois très résistantes et élastiques. Les réactifs coagulants ont sur elles une action nulle. Si nous cherchons un tel épithélium chez les vertébrés supérieurs, nous ne le retrouvons reproduit, à de minimes différences près, que dans les seuls points de l'organisme où l'ectoderme a pris la forme d'un *organe de l'émail* (germes des dents des mammifères et de l'Homme, germes des écailles placoïdes des élasmobranches). Pour cette raison, j'ai donné à cette forme d'ectoderme le nom d'*ectoderme du type adamantin* (1).

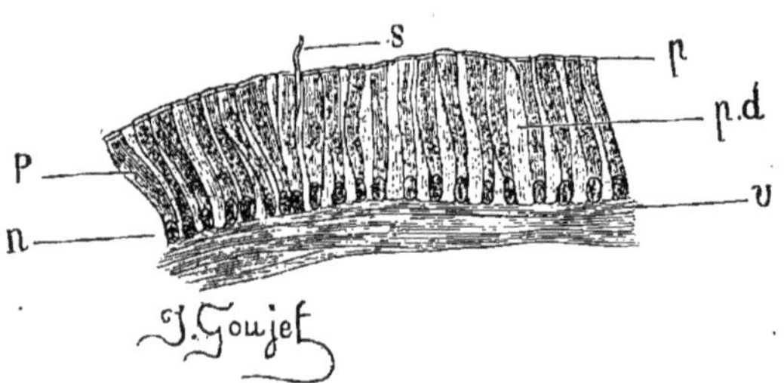

FIG. 449. — Coupe sagittale du tégument de l'*Amphioxus lanceolatus* (ectoderme du type adamantin). Durcissement par l'alcool fort; coloration par la glycérine hématoxylique; conservation dans la résine Dammar.

P, cellules épithéliales cylindriques, dont le protoplasma est formé de bâtonnets parallèles entre eux; — *n*, noyaux des cellules épithéliales occupant ici tous la partie inférieure de l'élément; — *p*, plateau des cellules épithéliales; — S, cil sensoriel; — *p d*, espaces occupés par le ciment interstitiel et répondant aux plans-côtés des cellules cylindriques; — *v*, vitrée formée de plusieurs assises. — (Ocul. 1, obj. 9 de Leitz.)

L'ectoderme adamantin, généralisé chez l'Amphioxus à toute la surface du tégument, présente une grande importance théorique et cela pour deux raisons : la première, c'est qu'il représente la forme primordiale non stratifiée du revêtement épithélial du tégument des vertébrés ; la seconde, c'est qu'il met en lumière, par son développement sous forme de cellules identiques à celles de l'émail, ce fait qu'à l'ori-

(1) L'ectoderme adamantin, exclusivement destiné, sans aucune différenciation, à la limitation extérieure et à la protection du corps de l'animal, n'est en réalité qu'une sorte de degré de perfectionnement de l'ectoderme des articulés. Chez les articulés, les cellules ectodermiques ont produit, par une sorte de sécrétion, la *couche chitineuse* qui forme la carapace ou exosquelette. Mais l'*ectoderme chitinisé* ne laisse aucune trace dans l'organisme des vertébrés, tandis que l'*ectoderme adamantin* s'y retrouve constamment à l'état de germe de l'émail, soit des dents, soit des formations placoïdes : c'est-à-dire des deux productions qui tiennent la première place dans l'exosquelette. C'est pourquoi je laisse de côté l'ectoderme chitinisé pour ne m'occuper que de celui qui revêt la forme adamantine.

gine de la série des vertébrés, l'ectoderme tout entier avait la signification d'une formation exosquelettale.

Ectoderme des vertébrés. — Chez tous les vertébrés presque sans exception, l'ectoderme est constitué, dans sa partie profonde, par une rangée de cellules prismatiques disposées, comme celles de l'ectoderme adamantin, perpendiculairement à leur surface d'implantation sur la vitrée du derme. Nous donnons avec CH. ROBIN le nom de *couche génératrice* à cette rangée de cellules droites qui ne manque jamais : parce qu'elle est capable, à elle seule, de reconstituer toutes les autres qui lui sont extérieures. Au-dessus de cette couche, l'ectoderme tend à se stratifier. Chez un embryon de Mouton de six semaines, les cellules prismatiques de l'ectoderme sont déjà surmontées d'une ou deux couches de cellules en forme de calottes ou d'ombrelles, qui coiffent l'extrémité libre arrondie ou renflée en tête des cellules de la couche génératrice, et tendent à se disposer dans le sens tangentiel. Chez un fœtus humain de quatre mois, sur la majorité des points, le tégument cutané est revêtu d'un ectoderme stratifié en assises multiples, dont la plus profonde est formée par un rang de cellules prismatiques, les moyennes de cellules en forme d'ombrelles ou de calottes, les plus extérieures de cellules plates, disposées suivant une stratification feuilletée et plus ou moins serrée. Ces dernières cellules, par une évolution qui leur est propre, ont pris une dureté et une résistance que n'ont pas les cellules plus profondes. Ce changement s'est opéré parce que l'ectoderme s'est chargé d'une matière cornée que, pour plus de simplicité, nous appellerons avec les auteurs classiques, la *kératine*. On donne pour cette raison, à l'ectoderme d'un tel type, le nom d'*ectoderme corné* ou *kératinisé*.

Dans l'état embryonnaire, l'ectoderme stratifié de cette façon est formé de cellules molles, dont le protoplasma renferme des granulations nombreuses au niveau de la couche génératrice et de la zone des calottes, Ces granulations sont tout à fait comparables aux grains indicateurs des cellules de la névroglie (granulations internes de VIGNAL) et présentent des réactions similaires. Le protoplasma renferme en outre une forte proportion de substance glycogène (1). Dans les assises les plus externes, répondant aux couches déjà kératinisées, les cellules sont de moins en moins granuleuses à mesure qu'on s'approche de la surface. Elles sont imprégnées de substance glycogène à l'état de diffusion et paraissent hyalines, uniformément colorées en brun d'acajou, quand on fait agir sur elles, à l'état frais, le sérum fortement iodé. Mais, à part leur transformation cornée plus ou moins parfaite, elles ne présentent aucun indice de différenciation.

(1) Coloration brun acajou sous l'action de la solution iodée ordinaire et du sérum fortement iodé.

Elles sont limitées par des lignes étroites de ciment qui réduit l'argent régulièrement sous forme de traits noirs, soit tout à fait rectilignes, soit légèrement sinueux. On peut s'en assurer en imprégnant, par exemple, l'ectoderme très mince qui recouvre le cordon ombilical d'un fœtus à terme. Les corps cellulaires sont étroitement pressés les uns contre les autres de manière à prendre leurs empreintes réciproques. C'est là même ce qui détermine la forme en calottes des cellules de l'assise moyenne, qui coiffent les extrémités arrondies en forme de cloche renversée des cellules génératrices qu'elles surmontent.

Tous les éléments cellulaires de l'ectoderme sont donc en contact, séparés les uns des autres par un ciment interépithélial ordinaire, et peu abondant. Cette constitution très simple, transitoire sur tous les points qui doivent être exposés plus tard directement à l'air, devient définitive pour l'ectoderme qui recouvre la cornée transparente. A ce niveau, comme nous le verrons plus en détail à propos de la terminaison des nerfs dans la cornée, l'ectoderme achève son évolution suivant un type fœtal, même chez l'Homme et les mammifères les plus élevés en organisation.

On pourrait croire de prime abord qu'une telle constitution de l'ectoderme stratifié est en rapport avec l'existence d'un milieu intérieur liquide. La cornée transparente est continuellement baignée par les larmes ; le liquide de l'amnios baigne de toutes parts l'ectoderme du fœtus. Mais la présence d'un liquide au contact incessant de l'ectoderme n'est nullement la raison de la conservation de son type embryonnaire. Chez les vertébrés inférieurs à peau nue et à vie aquatique, tels que les cyclostomes, l'ectoderme présente en effet des différenciations évolutives semblables à celles qu'il affecte chez les animaux supérieurs à vie aérienne. Celles-ci, marquant l'indépendance des tendances formatives et de l'action du milieu extérieur, présentent pour cette double raison un très grand intérêt.

Ectoderme du type malpighien. — L'ectoderme de la tête de la Lamproie repose sur une membrane vitrée formant, à la surface du derme, une ligne tangentielle à double contour aussi nette que celle qui soutient l'ectoderme embryonnaire d'un fœtus de mammifère quelconque. Les cellules génératrices emportent avec elles cette limitante quand on la dissocie après l'action du sérum iodé et de l'alcool au tiers; mais toujours plusieurs cellules prennent, par un pied rétréci, simultanément leur implantation sur un élément de surface de la vitrée fragmentée. Cette dernière ne se dissocie pas en une série de plateaux basaux. Les cellules génératrices, claires et transparentes, renferment un noyau unique et prennent la forme de massues en s'élevant au-dessus de leur point d'implantation. Ces cellules sont courtes sur les points rapprochés de la région des branchies, très hautes au contraire, sur la tête elle-même et surtout au voisinage de la bouche. Leur protoplasma, homogène autour du noyau, présente une striation longitudinale, parallèle à la hauteur de l'élément, dans sa portion périphérique qui de la sorte tend à prendre la signification d'une écorce différenciée, ou *exoplasme*.

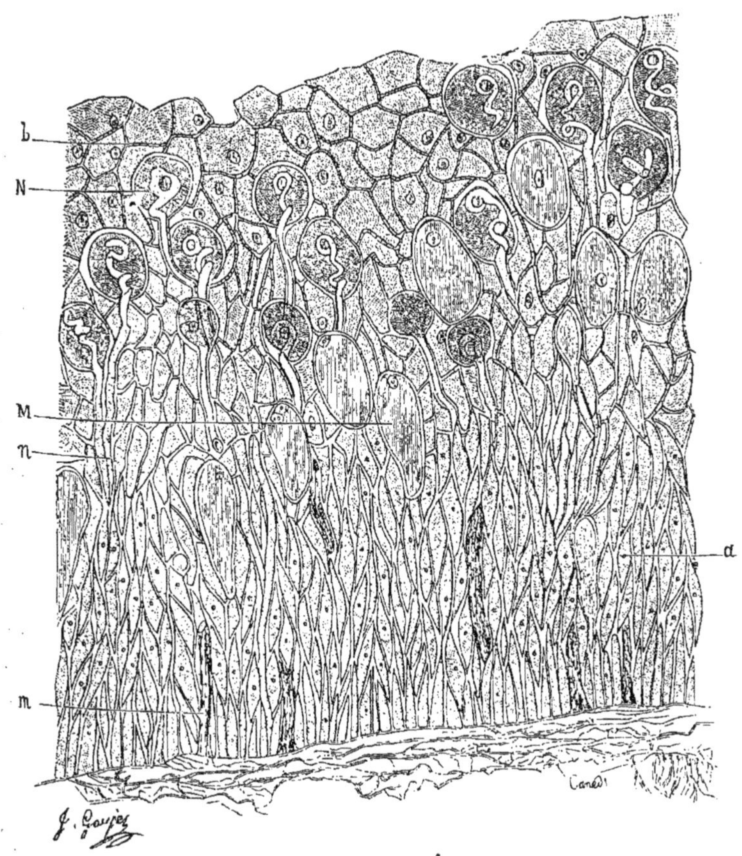

Fig. 450. — Coupe de l'épithélium tégumentaire du *Petromyzon marinus* (la rangée tout à fait superficielle de cellules cylindriques n'a pas été dessinée). Fixation par la solution d'acide osmique à 1 pour 100 ; alcool fort ; coloration par le picrocarminate d'ammoniaque.

a, cellules profondes (cylindriques et à pied) du corps de Malpighi ; — *b*, cellules de la partie moyenne du corps de Malpighi, séparées par des lignes de ciment traversées par des filaments unitifs (épines de Schultze); — N, corps des cellules granuleuses (neuroïdes); — *n*, leur prolongement analogue à un cylindre d'axe ; — M, massues (cellules musculoïdes); — *m*, pied des massues, implanté sur la vitrée du derme.

Cette couche est surmontée par une ou plusieurs assises de cellules en forme de calottes. Plus extérieurement, les lignes de ciment deviennent plus larges entre les éléments cellulaires. Les empreintes de ces derniers les uns sur les autres sont par suite moins accusées.

Les cellules sont alors simplement placées d'une manière générale de façon à former des assises, c'est-à-dire plutôt dirigées dans le sens tangentiel que dans le vertical. Enfin, un peu au-dessus de la zone des calottes, les éléments cellulaires subissent une différenciation remarquable qui, dans les assises successives, s'opère par degrés. Autour du noyau, le protoplasma reste granuleux et actif; à la périphérie de l'élément, on voit paraître une écorce brillante, comme fibrillaire, mais dont la striation se fond dans une substance réfringente disposée au pourtour de la cellule comme une enveloppe assez épaisse. De cette écorce exoplastique se dégagent des épines qui, traversant les lignes de ciment très élargies, vont gagner l'écorce similaire d'une cellule voisine en rayonnant dans tous les sens et en donnant aux espaces intercellulaires une apparence scalariforme. Ces épines sont les pointes de SCHULTZE ou filaments unitifs. La transformation qui vient d'être décrite a donné à l'ectoderme un type nouveau (fig. 450), le plus répandu dans le tégument des animaux supérieurs : le *type malpighien*.

Tout à fait extérieurement, la disposition des éléments stratifiés de l'ectoderme change encore. Les cellules ectodermiques reprennent la disposition en palissades ou en rangées prismatiques. Ces cellules prismatiques se touchent toutes. Elles sont plus hautes que larges et montrent une striation longitudinale de leur écorce, tout comme les cellules prismatiques profondes ou génératrices. L'extrémité libre de ces cellules superficielles est occupée par un plateau large et épais, au-dessous duquel les lignes de striation verticale de l'exoplasme s'infléchissent de manière à former une sorte de collier. Le plateau lui-même est parcouru par des bâtonnets réfringents, verticaux, tous parallèles entre eux et offrant des caractères optiques et histochimiques identiques à ceux des cils vibratiles des cellules ciliées. Mais ces bâtonnets, tous d'égale hauteur et terminés inférieurement par une extrémité arrondie comme celle d'un agitateur de verre, ne sont ni mobiles ni libres. Ils sont englobés dans une substance hyaline, transparente, moins réfringente qu'eux-mêmes et qui permet de les distinguer : c'est la substance propre du plateau (1).

Cette substance, formant un exoplasme polaire de la variété cuticulaire, est répandue entre les bâtonnets et dans les limites exactes de leur hauteur. Tout à fait superficiellement, elle s'étend au-dessus des extrémités des bâtonnets en une mince pellicule sans structure, hyaline et transparente comme le verre, et formant au-dessus de toutes les cellules à plateau une cuticule en apparence continue (fig. 451).

Sur le corps de l'Ammocète, la même disposition fondamentale

(1) Fixation par les vapeurs osmiques. Purpurine. Examen dans la glycérine.

existe; seulement les cellules génératrices forment une série moins régulière parce que certaines d'entre elles sont subjacentes à de grandes cellules cylindriques tandis que d'autres s'engagent dans les intervalles des cellules cylindriques. Ces cellules allongées affectent alors (fig. 451, *g*) fréquemment la forme de *cellules à pied* (Lott). Leur protoplasma est étiré suivant la hauteur comme une substance ductile. Les stries de leur écorce se poursuivent de la partie adhérente à la vitrée vers celle qui, renflée en tête, occupe la zone des calottes et ne diffère d'une cellule en calotte que parce qu'elle

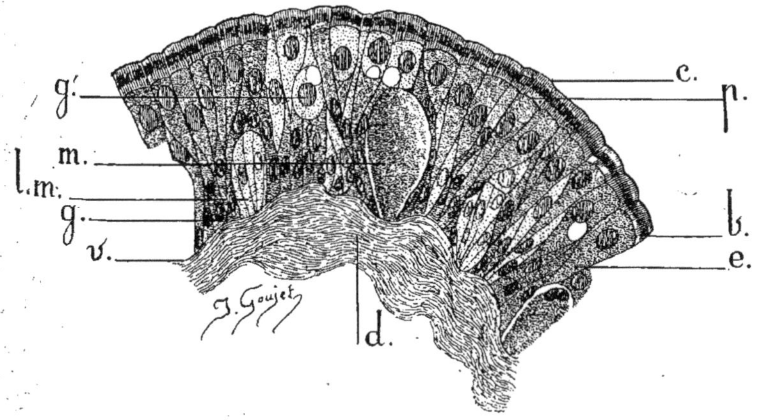

Fig. 451. — Coupe de l'épithélium tégumentaire du corps d'une Ammocète (*A. branchialis*). — Fixation par les vapeurs osmiques dans la chambre humide; liquide de Müller; coloration à l'éosine hématoxylique; conservation dans la résine Dammar — (Ocul. 1, obj. 9 de Leitz; chambre claire.).

d, derme; — *v*, membrane vitrée du derme; — *g*, cellules génératrices dont plusieurs végètent en s'étirant en pied et renferment deux noyaux superposés; — *m*, massues; — *lm*, loges des massues dans l'écart des cellules ordinaires; — *g'* cellules granuleuses de Kölliker; — *e*, cellules cylindriques à plateau; — *p*, plateau; — *c*, portion superficielle, cuticulaire du plateau; — *b*, bâtonnets du plateau : le réactif les a colorés en violet foncé.

est continue avec la portion étirée en pied. Souvent une semblable cellule renferme deux noyaux, l'un situé dans le pied, l'autre dans la tête. Enfin sur quelques points, on voit une mince ligne de ciment, transversale ou oblique, former une démarcation entre la tête et le pied. Les côtes saillantes, qui strient suivant la hauteur le système formé par ces deux cellules, se poursuivent directement du pied dans la calotte en prenant, dans l'interligne de ciment, la forme de fibres sur un court trajet, pour redevenir plus haut des côtes adhérant tangentiellement au corps cellulaire. De la calotte, ces fibres, continuant à monter directement dans l'ectoderme et droit devant elles, strient de la même façon, comme par un système général de hachures verticales, une série de cellules placées sur leur trajet. Ce sont ces crêtes qui, atteignant les plateaux striés des cellules cylindriques, se recourbent au-dessous d'eux pour se terminer dans un emmêlement, disposé en anneau parallèle à la direction du plateau.

Entre les cellules à plateau strié, de distance en distance, les cellules cylindriques de la surface prennent une nouvelle configuration : celle de cellules caliciformes ou à mucus. Le plateau est alors perforé comme l'orifice d'une urne, circulairement ; le noyau est refoulé à la base de l'élément. La cavité développée dans la cellule est remplie par des boules de mucigène que l'hématoxyline colore en bleu pur. L'ectoderme peut donc prendre de la sorte, par quelques-uns des éléments disséminés dans son épaisseur, la fonction *glandulaire* quand bien même il reste disposé en surface de revêtement pure et simple.

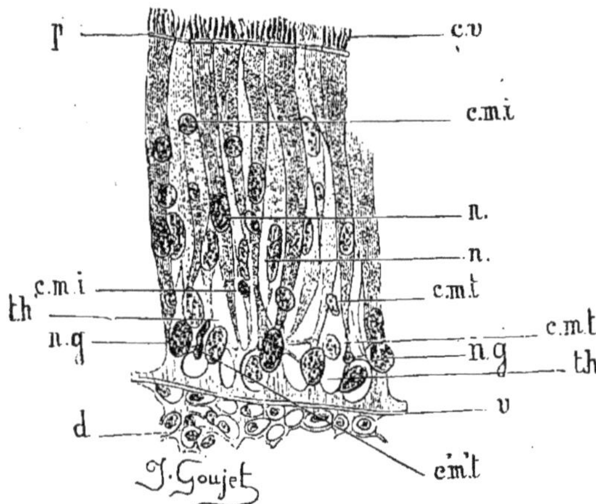

Fig. 452. — Epithélium des fosses nasales de l'Homme au-dessus d'un îlot de tissu réticulé (voisinage de l'amygdale pharyngienne). Fixation par le liquide de Müller ; gomme, alcool. Coloration par le carmin aluné. Conservation dans la résine Dammar.

v, vitrée ; — *d*, point du derme muqueux transformé en tissu réticulé ; — *n g*, *ng*, noyaux des cellules génératrices ; — *p*, plateaux ; — *cv*, cils vibratiles des cellules cylindriques ; — *nn*, leurs noyaux.

th, *th*, thèques ou espaces développés entre les cellules épithéliales et logeant des cellules migratrices *cmt* ; *c'm't*, (celle-ci vue de profil) ; — *cmi*, *cmi*, cellules migratrices parcourant le ciment insterticiel pour faire issue au dehors. (Ocul. 1. obj., 9 de Leitz.)

Quant aux plateaux striés formés par des bâtonnets soudés entre eux, des considérations d'anatomie générale comparée dans le détail desquelles je ne puis entrer ici, mais qui trouveront plus loin leur place (à propos notamment de l'épithélium entodermique), me conduisent à les considérer comme constitués à l'origine par des lignes de cuticulisation portant des cils vibratiles. Du reste, chez les mammifères et chez l'Homme, l'ectoderme du pharynx et du vestibule laryngé reproduit, comme on le verra plus loin, exactement le mode de stratification que je viens de décrire. Il est formé par des cellules cylindriques à cils vibratiles, répondant à la rangée la plus externe d'un épithélium stratifié. Celui-ci est du type malpighien ; ou du moins, il reste toujours constitué par deux couches superposées (fig. 452), dont la plus profonde représente la couche génératrice de l'ectoderme ordinaire. Ainsi donc, dans certaines circonstances commandées par les besoins du fonctionnement, les cellules de l'ectoderme sont aptes à se transformer en éléments spécialement disposés pour la *motricité du type ciliaire*.

Si l'on joint à cette notion celle de la cellule *myo-épithéliale* d'origine ectodermique, on peut conclure qu'il existe une série de formes des éléments cellulaires de l'ectoderme exclusivement spécialisées pour les divers modes de la contractilité (1).

Nous voyons donc que l'ectoderme, par de simples modifications de ses éléments propres, peut adapter ces derniers à des fonctions très variées. Aux fonctions de limitation et de défense, correspondent les types *adamantin* et *corné*, origines de la plupart des différenciations exosquelettales. Les neuro-épithéliums nous montrent l'ectoderme disposé pour la *sensibilité*, ou plus généralement pour la neurilité. Enfin, viennent les éléments *glandulaires* et *contractiles* de l'ectoderme. Un seul feuillet primordial est donc ainsi capable, en se ployant pour ainsi dire aux nécessités fonctionnelles survenues, de satisfaire aux trois qualités fondamentales de l'organisme : neurilité, contractilité, fonction glandulaire. En réalité, chez tout vertébré, l'ectoderme fournit à l'organisme tous les éléments de sa sensibilité, tous les excitants de sa motricité musculaire, une grande partie de ses glandes et les organes premiers de toutes ses défenses extérieures (écailles, ongles, cornes et dents). Mais en dehors de ses parties hautement différenciées, modelées comme je les appelle, l'épithélium ectodermique garde des dispositions très simples, et qu'il convient maintenant de résumer.

Subdivisions de l'ectoderme stratifié. — L'ectoderme tégumentaire tend à se stratifier à partir de la *couche génératrice* (rangée de cellules prismatiques qui ne manque jamais), vers l'extérieur. La couche génératrice repose sur une membrane vitrée. Parfois ses cellules présentent, au niveau de leur insertion, un *plateau basal* tout à fait distinct de la vitrée, se colorant en rose par le carmin et soit homogène (2), soit strié dans le sens de la hauteur de l'élément, perpendiculairement à la ligne d'implantation de l'épithélium sur la vitrée (3). Au-dessus des cellules génératrices, on trouve *le corps muqueux de Malpighi*, soit exclusivement constitué (4) par des lits

(1) La *cellule ectodermique ciliée* (fosses nasales, pharynx, voies aériennes) est une forme très répandue dans l'organisme. La *cellule myo épithéliale lisse* est représentée par les cellules subjacentes à l'épithélium des glandes sudoripares et disposées à la surface de l'épaisse vitrée qui recouvre ce dernier. Quant à la *cellule myo épithéliale striée* répondant au mode brusque de contraction, elle ne paraît pas représentée chez les animaux supérieurs. Nous avons vu qu'au contraire cette forme est très répandue chez certains cœlentérés.

(2) Ectoderme de la bouche de la grande Lamproie au voisinage des odontoïdes (liquide de Müller, gomme, alcool, picrocarmin, glycérine).

(3) Ectoderme de la cornée transparente de la Salamandre terrestre (alcool au tiers vingt-quatre heures, raclage, picrocarmin) (RANVIER).

(4) Cornée transparente du Mouton, par ex. (Epithélium antérieur). Vapeurs

de cellules disposées en calottes, munies de fossettes pour recevoir les têtes des cellules prismatiques subjacentes, soit formé d'une couche plus ou moins épaisse de cellules en forme de calottes, au-dessus de laquelle on trouve des cellules séparées par de larges lignes de ciment traversées par des épines ou pointes de Schultze, qui rendent toutes les cellules solidaires les unes des autres.

Au-dessus de ce corps de Malpighi, les dernières couches de l'ectoderme peuvent être formées par deux sortes de cellules :

Ectoderme stratifié à cellules cylindriques. — *A.* Les unes sont des cellules cylindriques, à plateau simple, strié ou portant des cils vibra-

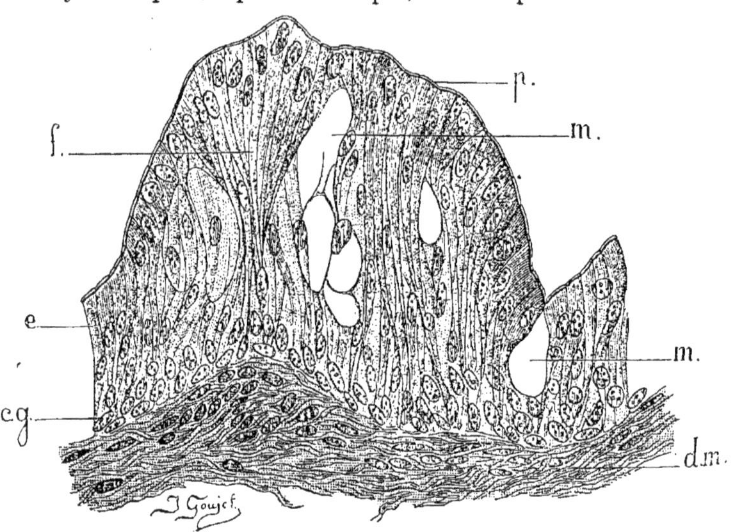

Fig. 453. — Epithélium de revêtement du canal de Sténon de l'Ane. La coupe montre sa disposition au niveau d'un petit relèvement du derme, et l'organisation des cellules cylindriques en un *groupe flocculeux* au-dessus de ce relèvement. (Cette dispostion a pour but de multiplier les surfaces épithéliales) — Fixation par l'alcool fort; coloration par le picrocarminate; conservation dans la glycérine picrocarminée.

La disposition flabelliforme du groupe flocculeux oblige les noyaux des cellules épithéliales à se disposer à diverses hauteurs le long du corps cellulaire. Ils paraissent par suite stratifiés. Chaque cellule épithéliale n'en renferme cependant qu'un seul.

f, groupe flocculeux de cellules épithéliales larges à leur pôle superficiel, effilées à leur base et dessinant au sein du revêtement une sorte d'éventail; — *p*, plateaux des cellules épithéliales; — *e*, cellules épithéliales du revêtement régnant entre les groupes flocculeux; — *cg*, couche génératrice de l'épithélium; — *mm*, globes des cellules caliciformes intercalaires sectionnées en divers sens; — *dm*, derme muqueux du conduit de Sténon. — (Ocul. 4, obj. 9 de Leitz.)

tiles. Entre elles s'intercalent, de distance en distance, de petites glandes monocellulaires à mucus, ou cellules caliciformes (fig. 453). L'ectoderme, limité à sa face profonde par une vitrée doublée ou non

osmiques, coupes minces, coloration à la glycérine hématoxylique très faible ou au picrocarminate. Examen dans la glycérine.

d'une ligne de plateaux basaux, se termine alors sur sa face libre par une ligne de plateaux cuticulaires. Tel est l'ectoderme tégumentaire entier des cyclostomes ; tel encore celui du vestibule laryngien des mammifères et de l'Homme. Nous l'appellerons *ectoderme stratifié du type cylindrique*. Il ne subit jamais l'évolution cornée.

Ectoderme stratifié à évolution cornée. — *B*. Dans la seconde forme, ou type corné, au-dessus du corps de Malpighi l'ectoderme est composé de cellules placées les unes sur les autres, par lits ou assises, et qui ont subi la transformation cornée, ou kératinisation, à des degrés divers. Là où cette transformation s'opère dans un milieu humide (cornée transparente, conjonctive, bouche, vagin), les portions superficielles de l'ectoderme, ou *couches cornées*, restent indéfiniment molles et offrent une solidité peu considérable. Sur le tégument exposé à l'air, au contraire, les couches cornées sont solides, souvent très épaisses et très résistantes. On voit alors à la fois la constitution du corps muqueux et le mode de kératinisation varier. C'est dans ces points qu'il convient d'étudier surtout ce que j'ai appelé les différenciations exosplastiques de l'ectoderme : les crêtes et les filaments unitifs, et de chercher leurs rapports entre elles et avec l'écorce solide des cellules du corps muqueux, ainsi que leur signification morphologique exacte. Cette étude est donc intimement liée avec celle de la stratification de l'ectoderme cutané proprement dit.

§ 2. — STRATIFICATION ET KÉRATINISATION DE L'ECTODERME CORNÉ

L'ectoderme corné a pour caractéristique de se terminer, sur sa face libre, par une assise plus ou moins épaisse de cellules soudées entre elles, disposées tangentiellement, et subissant la kératinisation. Quand au contraire l'ectoderme se termine par un rang de cellules cylindriques, il ne se kératinise jamais. C'est pourquoi, par exemple, chez la grande Lamproie, au voisinage des odontoïdes cornées qui occupent le fond de la bouche, on voit disparaître les cellules cylindriques à plateau strié et les cellules à mucus intercalaires. Alors seulement, l'épithélium du tégument acquiert la consistance et, d'une manière générale, toutes les qualités qui sont propres à l'ectoderme résistant, tel que celui de la peau des mammifères dans les parties exposées à l'air. Chez ces derniers animaux, on peut observer un passage inverse de l'ectoderme corné de la bouche à celui des replis aryténo-épiglottiques, qui se termine par un rang de cellules à cils vibratiles et ne subit plus, dès lors, aucune trace de kératinisation.

Procédant du simple au composé, je décrirai successivement la stratification de l'ectoderme kératinisé 1° dans l'épithélium antérieur de la cornée transparente; 2° dans l'épithélium d'une portion de la bouche dépourvue de papilles (la luette de l'Homme, par exemple); 3° enfin, dans le revêtement épithélial de la peau de la pulpe d'un doigt.

1° **Ectoderme du type cornéen.** — La membrane vitrée ou basale antérieure de la cornée, quand elle existe à l'état distinct, ou la dernière lamelle de la cornée, quand la vitrée n'existe pas, offrent une configuration régulière, celle d'un élément de surface courbe sans aucun relèvement ni accident. La couche génératrice est représentée par les *cellules à pied* (Rollett) dont il a été déjà parlé. Sur leur base d'implantation, celles-ci montrent bien développé chez certains animaux le plateau strié décrit dans le précédent paragraphe. L'extrémité supérieure des cellules est coiffée par l'assise des cellules en calottes, formées de plusieurs rangées chez l'Homme, le Mouton, et la plupart des autres mammifères. Au-dessus de cette zone des cellules en calottes, qui représente le corps muqueux comme nous l'avons vu en étudiant l'ectoderme du fœtus, sont disposées les cellules cornées, toutes dirigées dans le sens tangentiel. Ces cellules possèdent des noyaux qui ne s'atrophient pas et qui existent encore dans la rangée la plus superficielle, celle qui est baignée par les larmes.

Les cellules génératrices sont molles et très délicates, à noyau simple ou double. Certaines sont étirées en massue dont la tête reproduit la forme d'une cellule en calotte. Si l'on fixe la cornée du Mouton encore vivante par les vapeurs osmiques, ces cellules génératrices se teignent en noir peu intense; il en est de même des cellules en forme de calottes qui les recouvrent. Tout l'ectoderme cornéen prend, par suite, une apparence analogue à celle que fournirait un dessin net de l'ectoderme, tracé à la plume et que l'on aurait lavé d'encre de Chine avant que l'esquisse fût sèche. Sur un pareil dessin, les limites des cellules paraîtraient vagues. Si, au contraire, on a fixé l'épithélium antérieur par une solution osmique faible, les limites des cellules paraissent très nettes, mais leur masse protoplasmique est semée de vacuoles et le protoplasma ne garde sa teinte enfumée que dans les points qui n'ont pas été atteints par la vacuolisation. Il est aisé de se convaincre, en examinant les cellules épithéliales dissociées dans le sérum iodé, que les vacuoles sont produites par le départ de gouttes sarcodiques qui rappellent la myéline par leur aspect optique et leur vermiculation. Comme la myéline, elles se colorent en noir d'encre de Chine par l'acide osmique (Ranvier) (1). Cette substance est répandue diffusément dans le

(1) *Leçons d'anat. générale*, Cornée, Paris, 1881, p. 310.

protoplasma de toutes les cellules de l'épithélium antérieur qui n'ont pas subi la kératinisation : d'où la teinte uniformément lavée des assises profondes. Dans certaines cellules génératrices, disposées en forme de tuile courbe sur le passage d'un rameau nerveux important, la teinte noire est plus accusée qu'au niveau des cellules voisines. Il en est de même de certaines cellules génératrices de forme généralement olivaire, étroitement liées à la cellule en calotte qui les surmonte, et dans la cavité de laquelle elles engagent leur extrémité supérieure profondément, comme dans un étui. De telles cellules répondent à des éléments qui viennent de se segmenter. Leur portion active, ou pied, est formée d'un protoplasma plus granuleux, plus actif que celui du bourgeon séparé en calotte, et aussi que celui des cellules génératrices voisines qui ne sont pas en division indirecte.

Bien qu'elles soient solidement unies entre elles par un ciment, les cellules de l'ectoderme cornéen peuvent être aisément isolées les unes des autres et mises en liberté par la potasse à 40 p. 100. *Le ciment seul les unit donc les unes aux autres*. Cependant, sur une coupe perpendiculaire à la surface de la cornée, elles paraissent striées. C'est sur les cellules génératrices étirées en pied que cette striation est le plus apparente. Elle est parallèle à la hauteur de l'élément et est formée par des reliefs de son écorce molle disposés en côtes. C'est pour cette raison, je crois, que la marge de ces cellules ne paraît épineuse que lorsque l'on examine la coupe optique de l'élément vu de front. C'est pour un motif identique que la coupe d'une colonne cannelée, vue aussi de front, se montre sous la forme d'une roue dentée. Mais en réalité, je me suis assuré que nulle cellule de la cornée (du moins chez l'Homme, le Mouton et le Chat) ne possède de véritables pointes de Schultze. Ce fait est très important, on le verra, et doit être soigneusement retenu.

Les côtes, qui forment la striation verticale de l'écorce des cellules génératrices, se poursuivent directement sur les calottes surmontant celles-ci. L'ensemble des parties profondes de l'ectoderme, de la profondeur à la couche cornée, paraît donc, sous un faible grossissement, parcouru par un système de hachures fines, parallèles entre elles, perpendiculaires à la surface de la cornée, et qui passent sans dévier sur une série d'éléments cellulaires placés les uns au-dessus des autres. Sur les préparations fixées rapidement par les vapeurs osmiques, les lignes de ciment qui séparent les têtes des cellules génératrices des premières cellules en calottes, et ces dernières des couches plus extérieures des cellules de même forme, sont nettes et, droites ou courbes, ne présentent aucun accident. Sur les préparations fixées par les liquides, ces mêmes lignes de ciment forment des interlignes nets sur leurs côtés.

En revanche, entre la cellule génératrice qui occupe la base de système et les deux ou trois cellules disposées au-dessus d'elle comme des calottes superposées, l'interligne cimentaire est dentelé. Les dentelures, dont les points saillants répondent à des côtes, entrent les unes dans les autres et paraissent être le résultat d'une légère rétraction des corps cellulaires.

Nous conclurons de là que, dans un tel ectoderme achevant son développement sur le type embryonnaire ,la seule différenciation de la périphérie des cellules, c'est une ébauche de *crêtes unitives*, reliant en hauteur les séries de cellules superposées de la ligne d'implantation sur le derme aux premières cellules kèratinisées. Mais en réalité, ces crêtes n'établissent aucune solidarité effective entre les cellules des couches profondes, puisqu'il suffit, pour les dissocier, d'exercer sur leur ensemble des actions mécaniques un peu énergiques ou de dissoudre leur ciment à l'aide du réactif de Moleschott (potasse à 40 pour 100).

2° **Ectoderme du type bucco-œsophagien** (1). — A ce type, appartiennent toutes les muqueuses qui, nées d'une invagination de la peau, n'ont pas cessé d'être recouvertes par un épithélium stratifié à évolution cornée. Telles sont celles du tractus digestif à ses deux extrémités, du vagin, etc. Un tel ectoderme est rarement planiforme à la façon de l'épithélium antérieur de la cornée ; plus souvent il est compliqué par des papilles. Il est formé par une couche génératrice, un réseau muqueux de Malpighi et des couches cornées, superposées du derme muqueux vers l'extérieur. Le corps de Malpighi n'est plus ici simplement formé par l'union de cellules à pied avec plusieurs rangées de cellules en calottes ; il y prend une constitution très semblable à celle qu'il affectera dans l'ectoderme cutané proprement dit. Les cellules génératrices n'ont plus, sauf de rares exceptions (bouche de la Lamproie) de plateau basal. Elles sont prismatiques, à protoplasma toujours actif, fixant énergiquement les matières colorantes (hématoxyline, carmin). Au-dessus d'elles, les cellules du réseau muqueux ont pris la forme de polyèdres séparés par des lignes de ciment à double contour et que traversent des pointes de Schultze d'une finesse extrême. Cette disposition rappelle celle de l'ectoderme cutané où elle va davantage se développer. Mais, au-dessus du réseau muqueux

(1) Préparation. — Un bon objet d'étude est la face interne des joues ou bien, chez l'Homme, la luette ou des fragments des lèvres enlevés sur le vivant. On fixe par les vapeurs osmiques dans la chambre humide ou le liquide de Müller. On achève le durcissement dans le second cas par la gomme et l'alcool. Dans le premier, il faut faire des coupes à main levée au sortir des vapeurs osmiques. On colore ensuite au picrocarminate ou à l'éosine hématoxylique et l'on monte dans la glycérine, ou dans la résine Dammar après passage dans l'alcool et les deux essences de girofle et de bergamote.

et sans aucune ligne nette de démarcation, on voit prendre place les couches cornées, dont les cellules conservent leur noyau non atro-

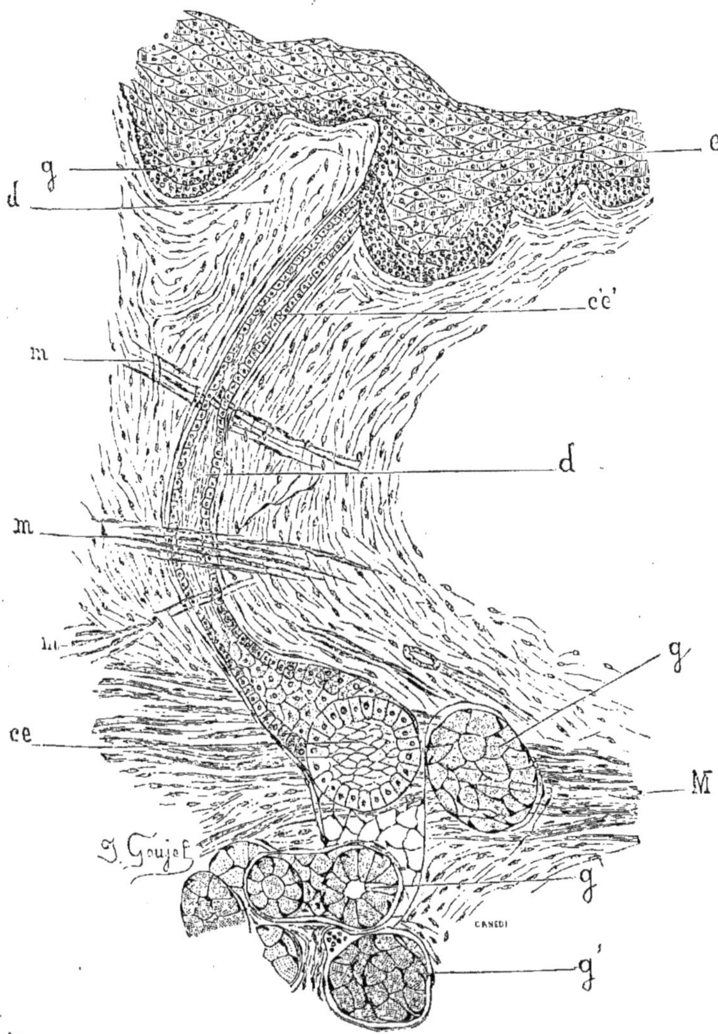

Fig. 454. — Coupe longitudinale de l'œsophage au voisinage du cardia. — Liquide de Müller, gomme, alcool; coloration par la glycérine hématoxylique. Alcool fort, essence de girofles, essence de bergamote. Conservation dans la résine Dammar. — (Obj. 3, ocul. 1 de Vérick; chambre claire.)

g, couche génératrice de l'épithélium malpighien : au-dessous d'elle, le derme *d* dessine quelques papilles adélomorphes; — *e*, couches épidermiques, succédant au corps muqueux disposé entre elles et la couche génératrice : toutes les cellules *épidermiques ont conservé leur noyau* que l'hématoxyline a coloré en violet.

g g g', glande œsophagienne; *ce*, *c'e'*, son canal excréteur; — M, musculaire muqueuse; — *m m m*, ses expansions bridant le canal excréteur dilaté en *d* sous une bride.

phié, comme dans l'épithélium cornéen, jusqu'à la dernière rangée (fig. 454). L'ensemble de ces cellules forme une assise tout à fait tranchée au-dessus du réseau muqueux. Dans les coupes de muqueuses fixées par l'alcool fort et colorées au picrocarminate d'ammoniaque, cette assise est, en effet, teinte en jaune vif, tandis que le corps de Malpighi subjacent a pris une nuance orangée. On reconnaît alors les deux formations, et l'on délimite leur étendue du premier coup.

Le changement qui s'est ici opéré dans les portions profondes de l'ectoderme, répondant au corps muqueux, est fondamental. La macération soulève en masse les couches cornées ; mais, quoi qu'on la prolonge, elle ne dissocie pas le corps muqueux en ses éléments cellulaires. La potasse à 40 pour 100, l'alcool au tiers, le sérum iodé, qui agissent plus ou moins rapidement comme dissolvants des ciments intercellulaires, restent sans action sur le corps muqueux. Les cellules munies de pointes de Schultze, sont, en effet, devenues comparables à des blocs de bois dont on aurait non seulement collé les surfaces, mais encore et en outre chevillé les joints. Le corps muqueux forme dès lors un tout solide, dont les éléments cellulaires deviennent aussi tous solidaires entre eux. Comme, d'un autre côté, la transformation cornée, s'opérant dans les couches superficielles, s'est à la fois effectuée au niveau des cellules ectodermiques et dans leurs lignes de ciment, il en résulte que l'assise kératinisée est rendue homogène et très solide. Aussi, quand le liquide de l'œdème, agissant brusquement sur un point limité d'une muqueuse tend à se répandre dans l'ectoderme et à le disloquer par la pression qu'il développe, le corps muqueux résiste, les couches cornées résistent aussi. Sur la limite des deux formations un clivement s'opère. Il se produit alors une *phlyctène superficielle*, ou bulle, dont la voûte est formée par la couche cornée, le plancher, par le corps muqueux. Entre les deux, l'exsudat prend place. En soulevant la voûte de la phlyctène, il détermine la saillie en ampoule bien connue de cette dernière.

La différenciation de la portion moyenne de l'ectoderme (1), au-dessus de la couche génératrice, en un corps de Malpighi dont les cellules sont reliées entre elles par des pointes de Schultze, réalise un premier perfectionnement organique qui va prendre tout son développement seulement au niveau de l'ectoderme exposé à l'air. Avec les pointes de Schultze, on voit aussi apparaître, de distance en distance, dans quelques-unes des cellules du corps muqueux placés sur les limites de la couche cornée, des granulations disséminées d'*éléi-*

(1) Sur certains points (à la face interne et à la base de l'épiglotte par exemple) voisins de la limite à partir de laquelle l'ectoderme va cesser d'être corné pour prendre le type cylindrique à cils vibratiles, la stratification devient tout à fait rudimentaire et se réduit à une couche génératrice presque immédiatement recouverte d'une assise de cellules kératinisées.

dine (Ranvier), substance particulière sur laquelle je reviendrai plus loin.

3° **Ectoderme du type cutané.** — Considérons maintenant (fig. 455)

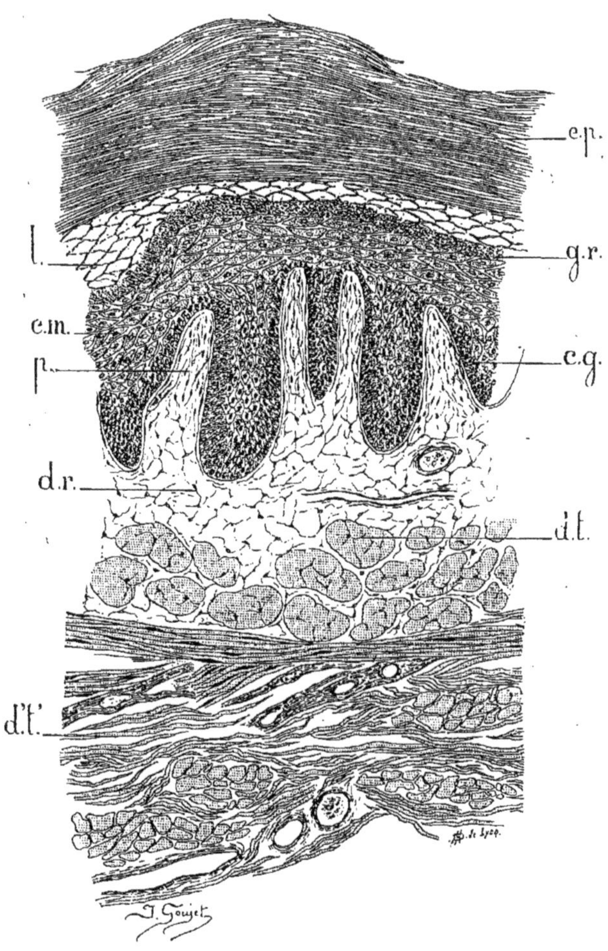

Fig. 455. — Coupe de la peau de l'avant-bras de l'Homme, perpendiculaire à la surface cutanée. Liquide de Müller. Durcissement par la gomme et l'alcool. Coloration par l'éosine hématoxylique forte. Acide formique ; alcool ; conservation dans la résine Dammar.

cg, couche génératrice ; — *cm*, réseau muqueux de Malpighi ; — *g, r*, couche granuleuse. *l*, couche homogène transparente (*stratum lucidum*), dont l'acide formique a développé les cellules épithéliales ; mais les noyaux ne se colorent plus ; — *ep*, couche feuilletée de l'épiderme, terminée à la surface par la couche desquamante, dont les lamelles se soulèvent de distance en distance.

dr, couche superficielle du derme, relevée en papilles et limitée sous l'épithélium par la vitrée ; — *dt*, assise superficielle de la couche tendiniforme du derme ; — *d' t'*, assises profondes de cette même couche. — (Faible grossissement.)

la stratification de l'ectoderme cutané dans le tégument proprement dit et là où, par suite de l'existence des papilles, il prend la disposition la plus compliquée ; nous reviendrons ensuite sur la signification morphologique des papilles. Je choisirai pour objet d'étude le revêtement épithélial de la pulpe du doigt de l'Homme ; parce que là, l'ectoderme à la fois acquiert le summum de son développement, et qu'il ne donne pas naissance à des poils dont la présence compliquerait la description.

Sur une coupe normale à la surface de la peau (1), on observe, du derme à la surface, les détails suivants :

Au sommet des papilles, mais principalement sur leurs côtés, le derme se termine par une mince bordure hyaline répondant à la couche vitrée et présentant des festons ou dentelures. Dans les intervalles des papilles, cette couche vitrée forme une limite nette dépourvue de sinuosités, comme du reste dans les portions où le tégument demeure disposé en surface plane. Au-dessus de cette limite festonnée continue, s'étend l'ectoderme stratifié. Il se dispose en une série de six couches distinctes dont voici l'énumération sous forme de tableau.

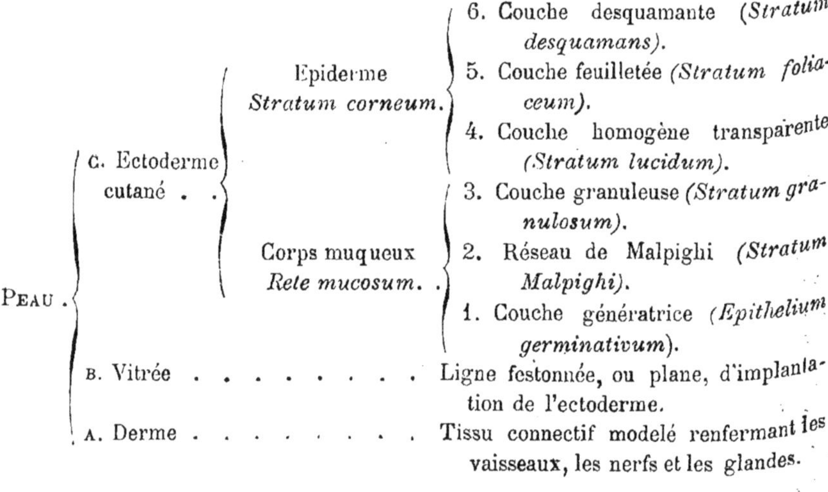

Peau .	C. Ectoderme cutané . .	Épiderme *Stratum corneum.*	6. Couche desquamante (*Stratum desquamans*).
			5. Couche feuilletée (*Stratum foliaceum*).
			4. Couche homogène transparente (*Stratum lucidum*).
		Corps muqueux *Rete mucosum.* .	3. Couche granuleuse (*Stratum granulosum*).
			2. Réseau de Malpighi (*Stratum Malpighi*).
			1. Couche génératrice (*Epithelium germinativum*).
	B. Vitrée		Ligne festonnée, ou plane, d'implantation de l'ectoderme.
	A. Derme		Tissu connectif modelé renfermant les vaisseaux, les nerfs et les glandes.

Corps muqueux. — Toutes les cellules qui forment cette assise, moins celles de la couche granuleuse, présentent le caractère commun d'être munies de prolongements à leur périphérie et d'être anastomosées en réseau par leurs prolongements.

Cellules génératrices. — Les cellules qui confinent directement au derme, et qui par conséquent forment la rangée inférieure ou la plus profonde, sont toutes cylindriques ou prismatiques : ce sont les *cel-*

(1) Fixation par l'alcool fort. Coloration faite avec le picrocarminate d'ammoniaque à 1 pour 200, sous la lamelle, dans la chambre humide et très lentement. Substitution par capillarité, et aussi très lentement, de glycérine picrocarminée très faiblement.

lules génératrices. Elles sont, même dans un ectoderme modifié par la présence de papilles, toutes implantées perpendiculairement à la surface du derme et non aux lignes de courbure des saillies papillaires qu'elles recouvrent. Elles montent donc toutes sensiblement dans le sens vertical, à la façon des tiges de blé sur les sillons d'un champ labouré. Ces cellules présentent, sur leurs faces profondes en rapport avec les festons du derme, de grossières dentelures protoplasmiques qui *s'engrènent* avec les saillies et les dépressions de la surface dermique. Dans les sillons interpapillaires, ces dentelures manquent, et la cellule repose par une face plane, dépourvue de plateau basal, sur la surface dermique plane elle-même. Les cellules génératrices sont courtes au sommet des papilles ; elles sont au contraire hautes et longues dans les espaces interpapillaires. Quand le tégument est planiforme, elles ont partout à très peu près la même hauteur, et dessinent une rangée d'épithélium prismatique ou cubique. Ces mêmes cellules fixent plus énergiquement le carmin du picrocarminate ou l'hématoxyline que celles qui leur sont superposées. Enfin, elles ne sont pas exactement au contact les unes des autres latéralement ni avec les cellules du réseau de Malpighi qui les surmontent. Entre elles et les cellules voisines existent des lignes de ciment à double contour, traversées par des épines ou pointes de Schultze qui établissent des communications de cellule à cellule au travers du ciment et relient les éléments de la couche génératrice entre eux et avec les autres cellules malpighiennes.

Réseau de Malpighi. — Les cellules du *réseau de Malpighi*, au lieu de former des prismes implantés verticalement sur la surface générale du derme, sont polyédriques et présentent leur grand diamètre, ainsi que leur plus grande surface, disposés parallèlement au plan général cutané. Si donc elles procèdent, comme nous le démontrerons un peu plus loin, d'une végétation des cellules de la couche génératrice, elles ont subi une sorte de retournement et ont évolué de 90 degrés environ autour de leur axe primitif. On voit, par ce qui précède et par la comparaison avec l'ectoderme du fœtus, que le réseau de Malpighi est une couche surajoutée dont la puissance est variable, et qui est surtout destinée à combler extérieurement les vallonnements créés par la croissance des papilles. Elle nivelle en effet les dépressions interpapillaires au niveau desquelles elle acquiert son maximum d'épaisseur. Par contre, sur les espaces dépourvus de sillons et de papilles, elle se réduit à un rudiment, tandis que la couche profonde des cellules génératrices ne manque jamais.

Entre toutes les cellules du réseau muqueux, marchent des lignes de ciment qui sont le prolongement des bandes de ciment ascendantes qui séparent les cellules génératrices les unes des autres. Les réactifs colorants tels que le carmin, l'hématoxyline, l'éosine laissent ces lignes absolument incolores. Le nitrate d'argent ne se réduit pas régulièrement en noir au niveau du ciment, qui partout est traversé par des pointes de Schultze de manière à présenter un aspect scalariforme tout à fait remarquable. Ce ciment intercellulaire a donc pris ici une constitution spéciale, comparable à celle qu'il affecte dans la névroglie.

Les cellules du corps muqueux complètement développé possèdent toutes chacune un noyau vésiculeux bi-nucléolé que l'hématoxyline et le carmin teignent assez faiblement, comme il arrive pour tous les

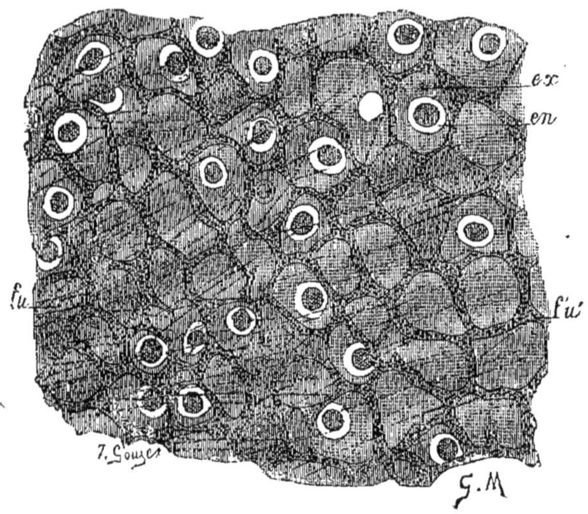

Fig. 456. — Coupe du corps muqueux de Malpighi du modèle épidermique de l'onglon du Veau, faite perpendiculairement à la surface. — Fixation par les vapeurs osmiques; purpurine; conservation dans la glycérine neutre.

en, endoplasme formant une cavité au centre de laquelle est le noyau ; — *ex*, exoplasme; *fu*, *f'u'*, fibres unitives principales des cellules malpighiennes. Ce sont des différenciations tangentielles de leur écorce exoplastique se poursuivant droit sur des séries de cellules. Dans la traversée des lignes de ciment, elles constituent les épines de Schultze.

Ici, où toutes les cellules du modèle épidermique en contact avec le liquide amniotique sont globuleuses, les espaces de ciment sont étroits. Les fibres unitives qui les parcourent et qu'on voit de front, coupées en travers, se montrent comme des points.

noyaux très hautement différenciés. Autour du noyau existe une zone arrondie ou ovalaire de protoplasma, signalée pour la première fois par Ranvier (1) : c'est la *zone protoplasmique circumnucléaire*. Sur sa marge, la cellule limitée par des plans ou des fossettes résultant d'empreintes, présente une écorce brillante que l'acide picrique colore en jaune, le picrocarminate en orangé, l'éosine hématoxylique en rouge vif à la façon des fibres de la névroglie. Cette écorce répond à la portion périphérique de l'élément, différenciée pour former un *exoplasme* (fig. 456).

(1) Ranvier, *Traité technique d'histologie*, 2e édit., p. 210.

C'est de cette écorce que se dégagent les épines ou pointes, découvertes par SCHRÖN (1), qui traversent les lignes de ciment. Sur des coupes très régulières et très minces, on reconnaît aisément que ces pointes ne s'engrènent pas les unes dans les autres à la façon des crénelures d'une roue dentée comme le pensait MAX SCHULTZE, qui les rapporta le premier à des prolongements cellulaires solides et non pas à des canaux poreux comme l'avait d'abord admis SCHRÖN (2). Ainsi que l'a démontré depuis BIZZOZERO (3), l'union des dentelures de deux cellules voisines s'opère, non à la façon des doigts de la main qu'on intriquerait en faisant pénétrer les extrémités des doigts d'un côté dans les espaces interdigitaux de l'autre, mais bien à la façon de ces mêmes doigts que l'on ferait se toucher par leurs pulpes. Au point apparent d'union, l'on remarque souvent une sorte de nodule en saillie qui a fait croire qu'une soudure existant sur les points de contact. Mais sur une préparation qui n'est pas revenue sur elle-même, comme par exemple dans une coupe de peau du doigt légèrement œdématisée et fixée par les vapeurs osmiques, on voit nettement que le nodule n'existe pas et que son apparence est due, là où on l'observe, à ce que l'ectoderme est fixé à l'état de retrait. En réalité, les pointes de Schultze se continuent sans accident, à travers la ligne de ciment, d'une écorce exoplastique à l'autre, en conservant leur individualité. Ce ne sont pas là non plus, ainsi que le pensait LOTT (4) des piquants accolés latéralement par leurs extrémités, comme deux doigts peuvent l'être si l'on superpose en sens contraire leurs phalangettes. RANVIER (5) a reconnu le premier leur disposition exacte en émettant l'hypothèse que les piquants qui hérissent les cellules du réseau muqueux isolées par dissociation « sont des restes de filaments qui, à l'état normal, réunissent les cellules les unes aux autres ». De plus, il a reconnu que ces filaments ne sont pas les seuls qui unissent les cellules entre elles, « on en voit d'autres beaucoup plus longs qui, se dégageant obliquement d'une cellule, se couchent sur une de ses faces pour atteindre une cellule voisine et s'y insérer comme sur la première » (fig. 457). Ces filaments *(longs filaments)* forment des faisceaux groupés d'une manière élégante en différents points de la surface de la coupe; ils peuvent être considérés comme « des filaments

(1) SCHRÖN, *Moleschott's Untersuchungen sur Naturlehre*, IX.

(2) SCHULTZE (MAX), Die Stachel, und Risszellen der tieferen Schichten der Epidermis, dicker Pflasterepithelien und der Epithelialkrebse *(Arch. de Wirchow*, t. XXX, p. 260, 1864).

(3) BIZZOZERO, Sulla Struttura degli Epiteli pavimentosi stratificati *(Centralblatt*, 1871, p. 482).

(4) LOTT, *Ueber d. feineren Bau und die Physiologische Regeneration der Epithelien* (Institut physiologique et histologique de Graz, 1873, p. 266).

(5) RANVIER, *Comptes rendus Acad. des Sciences*, 20 oct. 1879, et *Traité techn.* p. 673.

d'union ordinaires distendus par suite des changements de rapport qu'éprouvent les cellules dans l'évolution épidermique ». En somme, l'écorce de chaque cellule malpighienne émet, dans des directions diverses et par séries, des filaments d'union qui relient cette cellule

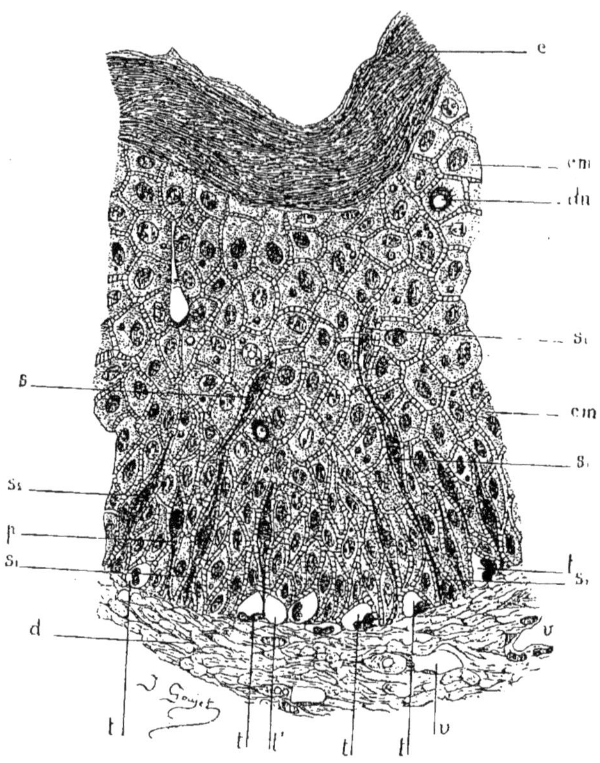

FIG. 457. — Coupe de l'épithélium de la peau de l'Homme au voisinage d'une pustule variolique. Fixation par la solution d'acide osmique à 1 pour 100 ; alcool fort; éosine hématoxylique faible.

e, couches épidermiques; — *cm*, *cm*, cellules du corps de Malpighi; — *dn*, l'une d'elles, dont le noyau présente l'altération dite : « atrophie du noyau par dilatation du nucléole »; — *p*, cellule à pied ; — S, S_1, S_2, séries élévatoires montrant la végétation des cellules génératrices et les longs filaments d'union; — *d*, portion superficielle du derme, répondant à un espace interpapillaire; — *v*, vaisseau sanguin.
t, *t*, *t*, thèques occupées par des cellules migratrices ; — *t'*, une thèque vide. — (Ocul. 1, obj. 7, de Leitz.)

aux autres, en s'engageant dans leur écorce ou en prenant appui à la surface de celle-ci.

Il résulte de cette disposition que tous les éléments cellulaires du réseau muqueux, primitivement indépendants les uns des autres (ectoderme du très jeune fœtus, — de la face antérieure de la cornée), sont secondairement reliés entre eux et aux cellules de la couche génératrice, par une multitude de filaments qui se dégagent de l'exoplasme de chaque cellule, traversent les lignes de ciment et vont s'engager dans l'exoplasme d'une autre cellule, parfois très distante de la première (1). De cette façon, l'ensemble du réseau muqueux et de la couche génératrice forme un tout solide, que les actions mécaniques les plus énergiques ne peuvent arriver à disloquer et à résoudre en ses éléments constitutifs. Ce fait justifie d'abord la réunion des deux formations (cellules génératrices et stratum de Malpighi) sous une dénomination commune : celle de *corps* ou *réseau de Malpighi*. Le même fait explique pourquoi la potasse à 40 pour 100, l'alcool au tiers, le sérum iodé, etc., ne résolvent pas le corps de Malpighi en ses cellules. Pour dégager l'une d'elles de ses connexions, il faut agir avec des aiguilles. Elle se montre alors sous forme d'un corps semblable à une pomme épineuse à contour irrégulier, et dont toutes les épines présentent à leur extrémité une cassure.

Filaments unitifs : leur signification morphologique. — Quelle est maintenant la signification morphologique exacte des pointes de SCHULTZE ou filaments d'union de RANVIER ? Quels rapports affectent ces filaments avec la portion corticale des cellules, d'où ils se dégagent ? Comment se comportent-ils dans cette écorce ? Chaque écorce cellulaire émet-elle un système de filaments qui lui soit propre, ou les filaments sont-ils ordonnés par rapport à des séries de cellules ? Jusqu'ici, ces problèmes n'avaient même pas été posés ; ce sont eux cependant dont la solution va nous fournir une conception morphologique claire des objets en discussion.

Si l'on observe une cellule du corps muqueux de Malpighi de la pulpe du doigt de l'homme isolée par le procédé de RANVIER (2), on voit au centre son noyau entouré d'une zone arrondie de protoplasma granuleux. Sur sa marge, découpée en un polyèdre aplati tangentielle-

(1) Au début de la pustulation variolique, la zone protoplasmique périnucléaire s'agrandit (transformation cavitaire de LELOIR). Si l'on fait alors une coupe mince et qu'on l'agite dans l'eau, sur nombre de points les noyaux et la poussière granuleuse qui les entoure partent et laissent seulement en place l'écorce exoplastique et les lignes de ciment. Après coloration par l'éosine hématoxylique, on voit alors très nettement l'ectoderme réduit à une série de cages exoplastiques vides d'où se dégagent les pointes de Schultze, colorées en rouge comme la cage elle-même et traversant les lignes de ciment élargies par l'œdème (fixation par la solution osmique à 1 pour 100, alcool fort). Il est aisé dans ces conditions de reconnaître que le système des formations corticales et des épines qui s'en dégagent est l'agent exclusif de la concaténation des cellules du corps muqueux.

(2) Longue macération de petits fragments (4 à 5 millimètres de côté) de peau fraîche de la pulpe des doigts dans le sérum iodé. Coupes épaisses; séparation des couches cornées avec des aiguilles. Dans cette opération, quelques cellules du corps muqueux se détachent et sont mises en liberté. On ajoute une goutte de picrocarmin et l'on fait pénétrer lentement la glycérine pour rendre la préparation persistante. L'observation est plus facile dans le picrocarminate faible.

ment et marqué d'empreintes, règne son écorce munie de pointes. Si l'on élève et l'on abaisse successivement l'objectif, on voit apparaître, successivement aussi, des séries de pointes de Schultze qui se montrent comme des sortes de peignes, c'est-à-dire ordonnées en rangées parallèles ou en éventail. Elles semblent tourner et se présentent les unes après les autres de face, puis par leur extrémité dentelée. La ligne des extrémités, bien mise au point, apparaît comme un rang de grains. Les fibres vues de face, et dont ces

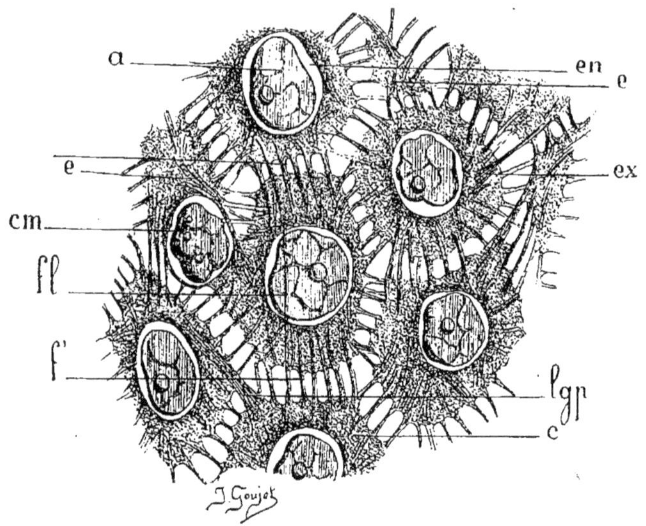

Fig. 458. — Coupe excessivement mince du corps de Malpighi de la pulpe d'un index pris sur une main amputée et rendu turgide par une injection vasculaire à la gélatine. Durcissement par l'alcool fort; purpurine; conservation dans la glycérine. Très fort grossissement.

a, noyau montrant le nucléole et le réseau chromatique; — *en*, zone endoplastique circumnucléaire; — *ex*, zone corticale, exoplastique; — *cm*, couche marginale du noyau; — *e*, *e*, filaments unitifs se dégageant sous forme d'épines; — *f'*. filaments unitifs passant sur des séries de cellules en adhérant au passage sur l'écorce de chacune d'elles; — *fl*, l'un de ces filaments passant à la surface, en avant du noyau; — *lgp*, longs filaments fasciculés.

Dans l'épaisseur de l'écorce, on voit les filaments unitifs fins, nés sur place ou résultant de la pénicillation des filaments principaux; quand ils sont coupés au travers, on les voit sous forme de points. — En passant dans les lignes de ciment, les filaments unitifs principaux, rigides, forment le système des « épines de Schultze ».

grains sont l'extrémité, semblent au contraire s'engager tangentiellement dans l'écorce pour s'y poursuivre. Elles ressortent plus loin, sur un autre pôle de l'élément compris ou non dans le même plan optique, de nouveau sous la forme d'un peigne à dents cassées. Il semble donc déjà que les filaments engagés dans les lignes de ciment se poursuivent dans l'écorce de la cellule qui leur donne naissance, sous forme de fibres noyées dans cette écorce, et la traversant pour ressortir plus loin et gagner une autre ligne de ciment. Autrement dit, les filaments d'union forment un système de fibres rigides, contenues dans exoplasme de la cellule et y conservant, durant ce trajet, leur individualité.

Considérons maintenant une oupe très mince, normale à l'implantation de l'ectoderme sur le erme (1). Dans la portion du orps muqueux située un peu auessus des papilles, les cellules ctodermiques sont disposées en its superposés de façon à combler es vallonnements déterminés ar les saillies des portions lermiques des papilles. Elles ne ont pas ordonnées les unes par apport aux autres en séries égulières, ascendantes ni tangentielles. On voit alors les filaments unitifs rayonner dans tous es sens, d'abord sous forme de ibres droites ou curvilignes, oyées dans l'épaisseur de l'écorce et y formant un treillis. Sur la marge de chaque cellule, ces filaments se dégagent à l'état de fibres roides traversant les lignes de ciment. Puis ils gagnent l'écorce d'une autre cellule et y pénètrent, ou prennent un appui sur sa surface en s'y accolant à la façon d'un pilastre. Enfin, dans certaines circonstances, quand les lignes de ciment sont très larges, les épines semblent formées de filaments groupés en faisceau (2). — (Fig. 458).

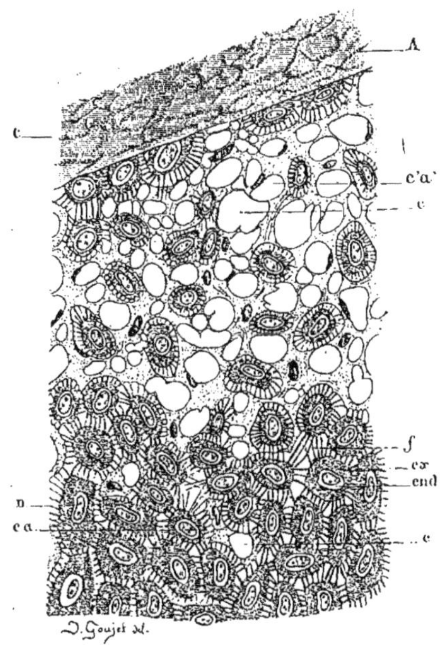

Fig. 459. — Coupe sagittale de la lame épithéliale intermédiaire entre deux cônes cornés des odontoïdes ou dents cornées de la grande Lamproie. — Fixation par le liquide de Müller; gomme, alcool; coloration à l'éosine hématoxylique. Conservation dans la glycérine. — (Obj. 9, ocul. 1 de Leitz. Chambre claire.)

A, partie inférieure de la lame cornée placée au-dessus ; — *e*, traînées de pigment supérieur parcourant la lame cornée.

n, noyau des cellulles malpighiennes ; — *end*, endoplasme ; — *ex*, exoplasme de ces mêmes cellules ; — *f*, fibres unitives reliant les cellules entre elles et disposées en faisceaux dans les lignes de ciment très élargies.

c, espaces du ciment très agrandis ; — *ca*, cellule atrophiée par suite du développement des espaces du ciment ; — *c'a'*, cellule encore plus atrophiée par ce même développement. Ce processus donne, à la partie modifiée entièrement, l'apparence d'un tissu végétal.

Dans les espaces interpapillaires, les cellules génératrices sont longues et les cellules du corps muqueux placées au-dessus

(1) Coupe de la pulpe de l'index sur un doigt pris sur une main amputée et que l'on a rendu turgide par une injection vasculaire à la gélatine afin de bien déployer l'ectoderme. Alcool fort vingt-quatre heures. Glycérine purpurinée faible pour colorer les noyaux. Examen dans la glycérine.

(2) Lame épithéliale intermédiaire entre deux cônes cornés des odontoïdes ou dents cornées du Petromyzon.

d'elles sont aussi allongées et semblent les prolonger. On peut suivre parfois des séries de trois ou quatre cellules superposées, toutes étirées dans le même sens. Chacune de ces séries est parcourue par des crêtes ou côtes unitives qui passent comme des stries continues d'une cellule à l'autre sans dévier leur direction. Ces crêtes dessinent donc de fines hachures parallèles entre elles et à la direction générale de la série. Elles traversent, *sous forme de filaments libres ou pointes de Schultze*, les lignes de ciment qui unissent les cellules en hauteur. Latéralement, on voit se dégager des crêtes les épines qui unissent les cellules par leurs côtés. Si l'on élève l'objectif, on voit apparaître une série de grains le long de chaque crête unitive, de la ligne de ciment inférieure à la supérieure. Ces grains sont chacun la coupe optique d'une pointe de Schultze qui se dégage de la crête. Enfin, si l'ectoderme a été modifié par l'œdème (1) de manière que les lignes de ciment soient sensiblement élargies, on voit nettement que les épines de Schultze se dégagent des crêtes unitives sous forme de fibres d'une grande délicatesse qui se recourbent pour traverser les lignes de ciment perpendiculairement ou un peu obliquement à leur direction. De la sorte, les lignes prennent l'aspect d'échelles entre les échelons desquelles le ciment, sur les coupes très minces, apparaît divisé en sortes de perles incolores et réfrigentes.

La relation des crêtes unitives avec les pointes de Schultze apparaît ici d'elle-même. Ces crêtes sont des différenciations tout à fait comparables aux fibres de la névroglie que nous étudierons plus loin. Comme ces dernières, elles sont noyées dans la substance de la cellule tant qu'elles traversent celle-ci ; ou bien elles y font relief comme des côtes ou des pilastres. Elles deviennent des fibres vraies dans les lignes de ciment. Elles prennent, comme les fibres névrogliques, appui sur diverses cellules successives, font corps avec elles tant qu'elles les traversent, reprennent leur liberté dans les intervalles des cellules. Ainsi de suite, le tout sans changer leur direction. Ce sont là, en un mot, des différenciations tangentielles des cellules ectodermiques tout à fait homologues entre elles. et qui, dans les deux cas affectent la forme de fibres rigides.

Les pointes de Schultze, comme les fibres de la névroglie, se colorent en jaune par les bichromates et l'acide picrique, en rouge par le picro-carmin et en pourpre foncé magnifique par l'éosine. Comme les fibres de la névroglie et à l'inverse des fibres élastiques, elles sont roides, cassantes, non volubiles et ne se branchent pas en Y.

Elles ne jouissent, dans les lignes de ciment, que d'une extensibilité limitée à $\frac{1}{12}$ ou $\frac{1}{10}$ de leur longueur, si du moins on en juge par

(1) Peau du doigt dans l'intervalle de deux pustules varioliques au début. (Acide osmique à 1 pour 100, alcool fort. Eosine hématoxylique.)

les variations que leur font subir les actions mécaniques. Mais, quand les lignes de ciment intercellulaire s'accroissent par un procédé d'évolution qui leur est propre, comme il arrive par exemple dans la lame ectodermique interposée entre la dent cornée de la grande Lamproie et la dent en voie de formation située au-dessous qui doit la remplacer (voyez pag. 310 la description de ces odontoïdes), l'allongement des filaments d'union est beaucoup plus considérable. On les voit alors prendre, dans l'intervalle des cellules atrophiées par le développement du ciment, l'aspect de longues fibres ou même de longs faisceaux de fibres. Il n'y a plus alors de grande différence entre une cellule ectodermique ainsi modifiée et une cellule de la névroglie, si du moins on se place au point de vue morphologique pur (1).

(1) PRÉPARATION DU CORPS MUQUEUX ET DES COUCHES ÉPIDERMIQUES. — Pour bien étudier le corps muqueux et les couches épidermiques de la peau et des muqueuses du type malpighien, il convient de faire des coupes minces et régulières de l'ectoderme et de la portion superficielle du derme, afin de bien voir les rapports qu'ils affectent entre eux. — On fixe de petits fragments de peau (retranchée entre des incisions nettes sur un doigt ou un membre amputé, ou sur un animal qu'on vient de sacrifier), par le liquide de Müller ou une solution de bichromate d'ammoniaque à 2 pour 100 pendant quelques jours. On achève le durcissement à l'aide de la gomme et de l'alcool. On pratique ensuite des coupes dirigées en divers sens à travers l'ectoderme et le corps papillaire. Ces coupes peuvent être faites à main levée, ou au microtome, ou même en série avec le microtome à guillotine après inclusion dans la paraffine. Seulement, dans ce dernier cas, le corps papillaire et le derme subjacents à l'épithélium sont altérés par l'action de la chaleur indispensable pour dégager les coupes. Les cellules malpighiennes, en revanche, ne subissent alors aucune altération.

On reçoit les coupes dans l'eau. On les laisse se dégommer; puis on les charge sur la lame de verre et on les colore soit à l'éosine hématoxylique, soit successivement par une solution d'hématéine qui colore les noyaux en violet, et l'éosine qui teint en rouge le protoplasma et les filaments unitifs. Les couches épidermiques, ainsi que le *stratum lucidum*, se colorent en rose. L'éléidine de la couche granuleuse se teint en violet presque noir. Les coupes doivent être d'une extrême minceur : car le corps muqueux est extrêmement opaque. Sur de pareilles préparations, montées dans la glycérine salée additionnée d'une petite quantité d'éosine hématoxylique, on peut observer des particularités très intéressantes. — On distingue aisément, dans les cellules du corps muqueux, la zone périnucléaire entourant le noyau. L'éosine hématoxylique teint en bleu très pâle, mais très pur, cette zone périnucléaire même alors qu'elle ne renferme aucune granulation. Elle est donc occupée par un plasma particulier, différent du plasma diffusé dans le corps muqueux, lequel plasma est enlevé par les solutions chromiques tout aussi bien que par l'alcool fort ou absolu. En revanche, j'ai déjà dit que les solutions et les vapeurs osmiques le fixent en place.

Les filaments unitifs, colorés en rouge foncé, se voient très bien sur les préparations dont je viens de parler. Cependant, pour bien voir dans le corps muqueux de l'Homme leur disposition et la façon dont ils se comportent à la surface ou dans l'épaisseur de la zone corticale (exoplasme) des cellules malpighiennes, il est préférable de choisir une autre méthode. Une condition essentielle, c'est de bien déployer le corps muqueux à la surface du derme. Pour cela, sur un doigt amputé récemment, on remplit les vaisseaux sanguins avec une masse de gélatine, qui développe le derme

Couche granuleuse. — La couche granuleuse, ou *stratum granulosum* de UNNA (1), existe constamment à la surface du corps muqueux dont elle forme la dernière assise, dans l'ectoderme exposé à l'air et destiné à subir la desquamation insensible (voy. fig. 455, *gr*). Elle est surtout marquée dans les régions munies de papilles. Elle comprend alors deux ou trois rangs de cellules disposées tangentiellement et formant une bande, continue dans toute l'étendue du tégument, seulement un peu onduleuse au-dessus du relief de chaque éminence papillaire. Dans les portions planes de la peau, elle est souvent réduite à une ligne mince ne comprenant qu'une cellule dans son épaisseur. Quand le corps de Malpighi et le stratum corné s'épaississent simultanément, comme dans les papilles colossales qui se développent autour de l'ulcère du mal perforant, la couche granuleuse se stratifie et présente plusieurs rangées cellulaires superposées.

Les cellules de la couche granuleuse diffèrent à la fois de celles du réseau de Malpighi et de celles de la couche cornée. Sur les préparations de peau non colorées elles forment une traînée blanche, ce qui avait d'abord conduit ŒHL et SCHRÖN à les confondre avec le *stratum lucidum*. Mais cette ligne blanche est due à ce que les cellules

et tend le corps muqueux et les couches épidermiques au-dessus de lui. Ou bien on utilise des fragments de peau dont le derme a été développé par une injection interstitielle du mélange osmio-picrique et de nitrate d'argent. Le déploiement du corps muqueux y est très suffisant. On choisit des points où le liquide fixateur et imprégnant n'a pas atteint la couche génératrice, ou du moins ne l'a pas dépassée. Les fragments ayant été achevés de durcir par l'alcool fort, on pratipue des coupes minces avec le rasoir mouillé d'alcool; on les reçoit dans l'alcool, et on les charge sur la lamelle sans les faire passer par l'eau. On substitue à l'alcool quelques gouttes d'essence de bergamote; on recouvre le tout d'une lamelle et l'on borde à la paraffine. — A l'aide d'un objectif à grand angle d'ouverture (9 sec. de Leitz, ocul. 3), on examine alors le corps muqueux. On voit les noyaux au centre de la zone périnucléaire de chacune d'elles; ils sont grisâtres et chatoyants comme de petites perles. L'exoplasme réfringent se montre, à la périphérie, parcouru par une foule de filaments unitifs qui deviennent brillants pour les positions de l'objectif qui rendent l'exoplasme obscur et *vice versa*. On voit ces filaments se grouper par pinceaux : chaque groupe occupant un plan et marchant dans un sens différent. On les poursuit dans les espaces intercellulaires et on les voit s'engager dans l'exoplasme d'une ou plusieurs cellules malpighiennes consécutives.

Ce n'est cependant pas dans le corps muqueux du tégument adulte qu'il faut étudier les filaments unitifs pour se faire une bonne idée de leur constitution et de leur signification morphologique, mais bien dans le modèle épidermique des sabots et dans le corps de Malpighi embryonnaire des fœtus de Mouton ou de Veau. Ce n'est en effet qu'alors qu'on peut distinguer les fibres unitives principales des filaments unitifs accessoires (voyez plus loin p. 235).

La fixation par les vapeurs ou les solutions osmiques, si avantageuse dans nombre de cas, ne vaut rien pour le corps de Malpighi, à cause de la fixation du plasma de l'ectoderme qui s'opère alors, et rend les préparations nébuleuses. L'alcool fort est préférable quand on veut ensuite employer le picrocarminate comme colorant.

(2) UNNA, *Arch. f. micros. Anat.*, t. XII, p. 665.

précitées renferment, au sein de leur protoplasma, des granulations nombreuses et réfringentes. Ces granulations se comportent à la manière des globules d'une émulsion ; chaque granule est le siège de phénomènes de réflexion totale à la surface, et de là résulte l'aspect opalescent. Les cellules de la couche granuleuse ne possèdent plus de prolongements protoplasmiques réguliers, disposés sous forme de pointes de Schultze ; elles sont pour cette raison très incomplétement solidaires les unes des autres. La potasse à 40 pour 100 les isole aisément des autres éléments de l'ectoderme sous forme de cellules ovalaires, comme vésiculeuses, renfermant un noyau petit et ratatiné, et limitées par un double contour indicateur d'une membrane. Cette membrane est l'écorce de l'élément cellulaire au sein et à la périphérie de laquelle les filaments d'union, origines des pointes de Schultze, ont disparu par une sorte de fonte. Il ne reste de l'écorce que la substance homogène qui noyait ces filaments.

La ligne granuleuse, comprise entre les couches épidermiques solidement soudées entre elles par la substance cornée, et celles du corps de Malpighi proprement dit dont les cellules sont rendues solidaires entre elles par les prolongements épineux de l'écorce qui les entoure, *constitue donc le point faible du stratum ectodermique* considéré dans son ensemble. A ce niveau, le corps de Malpighi et les couches cornées peuvent se cliver d'une façon relativement facile. C'est pourquoi, la macération prolongée enlève les couches cornées et les sépare du corps muqueux suivant la ligne de la couche granuleuse. C'est pourquoi encore un œdème congestif brusque, s'opérant sur un point limité, décolle aussi la couche cornée dans l'aire de son action au niveau de la couche granuleuse. Ainsi se produit la *phlyctène superficielle* au niveau de laquelle la couche granuleuse est détruite tandis que l'épiderme corné forme la voûte de la lésion. Le reste du corps muqueux, que l'irruption brusque du liquide exsudé n'a pu disloquer, constitue le plancher de cette même lésion. Le plancher est séparé de la voûte par le liquide émané des vaisseaux et qui a pris place entre les deux (1).

Eléidine. — Quand on colore une coupe de la peau soit avec les solutions d'hématoxyline dans la glycérine, soit mieux avec le picrocarminate d'ammoniaque cristallisable en solution très étendue (Ranvier), on reconnaît que les cellules de la couche granuleuse se teignent énergiquement en violet (hématoxyline) ou en rouge (picrocarminate). Le noyau n'est pas la partie la plus colorée de la cellule ;

(1) Exemples : Phlyctène de la brûlure au deuxième degré, du pemphigus successif, de l'urticaire bulleuse. Quand la phlyctène ne dépasse pas le volume d'une tête d'épingle, on la nomme *phlycténule*.

au contraire, il présente constamment des signes d'atrophie (1). On ne peut donc considérer cette couche, avec LANGERHANS (2), comme un point où les cellules de l'ectoderme reprennent des caractères embryonnaires avant de se transformer en cellules cornées. La coloration foncée vient de ce que les éléments cellulaires sont imprégnés d'une substance que le carmin ou l'hématoxyline colorent énergiquement. Cette substance est liquide, d'apparence huileuse; c'est pourquoi RANVIER qui l'a découverte lui a donné le nom d'*éléidine*. Quand on comprime la préparation ou qu'on l'abandonne à elle-même dans la chambre humide, on voit l'éléidine sortir des cellules sous forme de flaques réfringentes, colorées en rose foncé par le picrocarminate et en beau violet par l'hématoxyline (3). Dans l'état normal, la substance précitée imprègne non seulement la masse cellulaire, mais elle est réunie en grosses gouttes distinctes au sein du protoplasma qui devient de la sorte granuleux. Ainsi les cellules de la couche granuleuse, au moment même où elles perdent leurs filaments marginaux d'union ou pointes de Schultze, voient apparaître dans leur sein l'éléidine, substance qui diffère absolument des graisses en ce que l'acide osmique ne la teint pas en noir, et dont nous devrons rechercher un peu plus loin la signification dans le processus de la kératinisation (4).

Plasma cellulaire. — Bien que l'acide osmique ne colore pas en noir le corps de Malpighi, ce corps est cependant imprégné diffusément d'une substance particulière, liquide et assez réfringente, que l'acide osmique colore en brun fauve et l'éosine en rouge. Cette substance n'occupe pas les lignes de ciment; elle imprègne seulement les cellules. Dans les préparations de peau fixée vivante par les vapeurs osmiques, elle reste en place comme dans les cellules de l'épithélium antérieur de la cornée traité de la même façon. Les cellules malpighiennes se montrent alors comme des blocs homogènes sur la marge desquels on voit se dégager les pointes de Schultze, mais ne laissant apercevoir aucun détail intérieur de structure. Une telle substance, imbibant les éléments cellulaires et noyant les fibres de leur écorce dans un milieu liquide isoréfringent, me paraît devoir être considérée comme une sorte de *plasma cellulaire*. Ce plasma joue un rôle important dans la constitution des éléments cellulaires du corps muqueux, en leur permettant de produire des différenciations délicates, telles que les filaments d'union, et qui sont soutenues par le liquide du plasma. Par

(1) Coloration à la purpurine qui teint en rouge les noyaux seulement sans colorer les granulations dont est semé le protoplasma des cellules de la couche granuleuse.

(2) P. LANGERHANS, Ueber Tastkörperchen und Rete Malpighi (*Arch. f. mikr. Anat.*, t. IX, 1873).

(3) RANVIER, sur une substance nouvelle de l'épiderme et sur le processus de kératinisation du revêtement épidermique (*Acad. des sciences*, 30 juin 1879).

(4) L'éléidine ne paraît être autre chose que la *lanoline* de H. LIEBREICH.

cette même constitution, le corps muqueux acquiert aussi une incompressibilité et une élasticité parfaites. Le plasma cellulaire, très analogue au point de vue optique et aussi par ses réactions avec celui des cellules nerveuses ganglionnaires, est gonflé par l'eau avec une grande facilité. C'est pourquoi les cellules du corps muqueux se montrent gonflées après l'action des solutions chromiques et même osmiques ayant pour véhicule l'eau. L'alcool, bien que son action coagulante soit rapide et énergique, agit d'une façon analogue. L'indice de réfraction des filaments d'union devient alors supérieur à celui du protoplasma dans lequel ils sont noyés ; et ces filaments deviennent aisément visibles tandis qu'on n'en voit aucune trace, dans l'écorce exoplastique des cellules de Malpighi, lorsqu'on observe une coupe de l'ectoderme fixée pendant quelques minutes par les vapeurs osmiques.

Assises épidermiques. — Au-dessus de la couche granuleuse, entre cette couche et la surface extérieure de l'ectoderme, est disposé le *stratum corné*, ou épiderme proprement dit. Cet épiderme, dans la peau exposée à l'air, est formé de trois assises distinctes qui sont, de la profondeur à la surface : le *stratum lucidum*, la *lame feuilletée intermédiaire*, la lame superficielle ou *desquamante*.

Lame homogène profonde, stratum lucidum (Schrön). — Cette assise doit son nom à son apparence homogène, vitreuse, transparente comme le serait une mince lame de gélatine ramollie. Sur les coupes, elle forme une sorte de bande ou de ruban d'épaisseur variable. Sur la pulpe des doigts endurcis par le travail, elle est festonnée et envoie des prolongements profondément dans chacun des espaces interpapillaires. L'acide osmique ne la teint pas en noir comme il le fait pour les deux autres couches cornées ; le *stratum lucidum* ne renferme donc pas de graisse (Ranvier) (1). L'hématoxyline, la purpurine et le picrocarminate d'ammoniaque ne montrent dans son épaisseur aucun noyau si ce n'est sur quelques-unes de ses cellules profondes, immédiatement adjacentes à la couche granuleuse.

Dans le *stratum lucidum* en effet, et immédiatement au-dessus de la couche granuleuse, les cellules de l'ectoderme ont changé du tout au tout. Elles n'ont plus aucun filament d'union sur leur marge, elles sont constituées, quand on les a isolées par la potasse à 40 pour 100 ou mieux par l'ammoniaque (après fixation par le liquide de Müller) chacune par une lame mince polyédrique de protoplasma transparent comme du verre. Les noyaux sont atrophiés : à peine leur place est-elle indiquée par une petite couronne de granulations. Les cellules se disposent par lits horizontaux dont les lamelles, formées par des lignes de cellules superposées, sont serrées au point de donner à

(1) Ranvier, *Traité technique*, p. 883.

l'ensemble un aspect homogène. Bien que transparentes, déjà kératinisées, et solidement unies entre elles par des traits minces d'une substance intercellulaire continue qui elle-même a subi la kératinisation, ces cellules sont encore imprégnées d'éléidine. Quand on colore une coupe de peau par le picrocarminate d'ammoniaque affaibli, on voit en effet l'éléidine sortir du *stratum lucidum* et former des flaques colorées à la surface de la préparation (Ranvier).

Lame feuilletée intermédiaire. — Dans cette région, l'évolution cornée des cellules de l'ectoderme est achevée. Ces cellules ne sont plus imprégnées d'éléidine ; elles forment des lits horizontaux serrés, disposés à la façon d'un système de tentes et interceptant des fissures que l'action des liquides développe parfois considérablement. C'est à cette disposition que l'épiderme corné doit la propriété de se gonfler en présence de l'eau et de ses analogues. C'est aussi pourquoi, quand on traite une coupe d'épiderme par le picrocarminate d'ammoniaque, certaines parties retiennent le carmin et se colorent en rouge tandis que le reste prend une coloration uniforme d'un jaune citron. Tous les noyaux sont atrophiés. Quand on isole les cellules de la couche cornée (1), elles se montrent comme des plaques à bords sinueux, anguleux, sans trace de noyau. Outre les empreintes dues à l'impression des cellules les unes sur les autres, elles présentent une striation filamenteuse irrégulière. Le picrocarminate les teint en jaune pur et non plus en rose comme les éléments du stratum lucidum.

La lame feuilletée intermédiaire est d'épaisseur très variable suivant les régions où on l'observe. Elle acquiert son maximum d'épaisseur à la plante du pied et sur la marge de certaines lésions telles que l'ulcère atone du mal plantaire perforant. En réalité, c'est elle qui donne à l'épiderme corné exposé à l'air son épaisseur propre, variable suivant le degré d'incitation formative de l'ectoderme en un point donné.

Lame superficielle desquamante. — Superficiellement, cette couche est limitée par une zone dans laquelle les cellules cornées, réduites à des lames minces portant les empreintes les unes des autres et n'offrant plus aucun vestige de noyau, sont disposées en lamelles serrées constituant par leur ensemble une sorte de pellicule homogène et translucide. C'est cette lame homogène qui donne à la peau son vernis. Par sa face supérieure, elle desquame continuellement d'une façon insensible ; son poli n'est dû qu'à l'action incessante des pressions et des contacts extérieurs. C'est pourquoi je l'ai appelée « couche desquamante ». C'est en effet à son niveau, que soit isolément,

(1) Potasse à 40 pour 100, — Ammoniaque liquide. Ce dernier réactif est préférable, il permet de colorer ensuite avec le picrocarmin et de rendre la préparation persistante en substituant de la glycérine picrocarminée.

soit par lames, l'épiderme se sépare de la lame feuilletée encore solide et tombe dans le monde extérieur (1).

La lame desquamante et la lame feuilletée qu'elle recouvre présentent encore une autre particularité : elles sont chargées de graisse neutre que l'acide osmique réduit en noir. Cette graisse vient des glandes sébacées et aussi en partie de la sueur. C'est pour cette raison que l'eau d'un bain roule en perles sur l'épiderme et, qu'en réalité, *elle ne mouille pas la peau*. De là, la presque impossibilité de faire absorber par l'épiderme intact les substances cristalloïdes. De là aussi la facile pénétration des agents médicamenteux qu'on fait entrer dans la constitution des pommades et des onguents. Une série de bains de sublimé n'amènent pour ainsi dire jamais la salivation mercurielle; cette salivation suit au contraire rapidement les frictions réitérées d'onguent napolitain sur le tégument. La raison en est que *seules les graisses mouillent l'épiderme*, imbibé lui-même de graisse jusqu'au voisinage du corps muqueux de Malpighi.

Ciment intercellulaire de l'ectoderme malpighien. — Comme je l'ai indiqué plus haut (voy. t. II, p. 54) les bases d'implantation des cellules génératrices sur la vitrée sont circonscrites par des lignes de ciment réduisant régulièrement le nitrate d'argent (fig. 460). A ce niveau, il s'agit d'un ciment *polaire*, jouant le rôle de pièce de charpente. Sur les préparations faites après l'injection interstitielle d'un mélange de liquide osmiopicrique et de nitrate d'argent, on reconnaît qu'en certains points le réactif a atteint la face profonde de l'ectoderme, puis ensuite a diffusé dans le corps muqueux et parfois même dans le *stratum lucidum* et les couches épidermiques. Les cellules génératrices se montrent alors délimitées, à leur base, par des traits de ciment homogènes et réguliers, festonnés de façon à rappeler la configuration des endothéliums lymphatiques. Mais il ne s'agit pas ici d'un endothélium sous-épithélial. Chaque trait de ciment circonscrit exactement une cellule prismatique et la petite aire festonnée ne répond qu'à la base d'implantation de celle-ci. Sur les plans-côtés des cellules prismatiques, les traits d'imprégnation se montrent d'abord homogènes; puis ils deviennent discontinus dès que commencent à se dégager des filaments unitifs,

(1) Ordinairement cette desquamation est tout à fait insensible, mais dans certaines circonstances on peut juger de son activité. Chez les personnes qui ne changent leur linge que très rarement il est facile, en faisant macérer ce linge dans l'alcool au tiers faiblement coloré par l'éosine, puis en agitant au bout de quelques heures ce même linge dans l'eau, d'isoler de fines pellicules qui sont formées chacune d'un étage de la couche desquamante. J'ai eu en 1878 l'occasion, au cours d'une expertise médico-légale faite avec Gromier, de constater que la chemise d'une enfant de huit ans était doublée, sur la face joignant la peau, d'une série de lamelles desquamantes superposées atteignant à peu près 1 millimètre d'épaisseur (c'est-à-dire à très peu près l'épaisseur de la couche feuilletée de l'épiderme dans les régions autres que la paume des mains et la plante des pieds).

c'est-à-dire au voisinage de l'extrémité supérieure des cellules génératrices. Là, l'interligne paraît formé par une succession de grains noirs, dont les intervalles répondent au passage des filaments unitifs qui n'ont pas réduit le sel d'argent.

Au-dessus des cellules génératrices, on rencontre encore quelques interlignes cellulaires marqués par une réduction de l'argent sous forme de grains, régulièrement tout autour de chaque cellule. Plus haut, on ne voit plus qu'une réduction irrégulière, résultant de la dissémination de la solution argentique dans tous les sens, telle qu'elle se peut faire dans un milieu semi-liquide, où la précipitation des grains métalliques s'opère irrégulièrement, çà et là et sans ordre. Il en est de même dans tout le reste de l'étendue du corps muqueux. Entre ses cellules, le ciment est donc semi-liquide et du type *interstitiel*. Quand l'injection a pénétré le *stratum lucidum* et les couches épidermiques, des lignes d'imprégnation régulières, formées de grains très fins placés à la file, reparaissent et se poursuivent dans l'épiderme. Le ciment y redevient donc solide et y joue le rôle d'une pièce de charpente, bien qu'à ce niveau il ne réduise que difficilement et très irrégulièrement les sels d'argent.

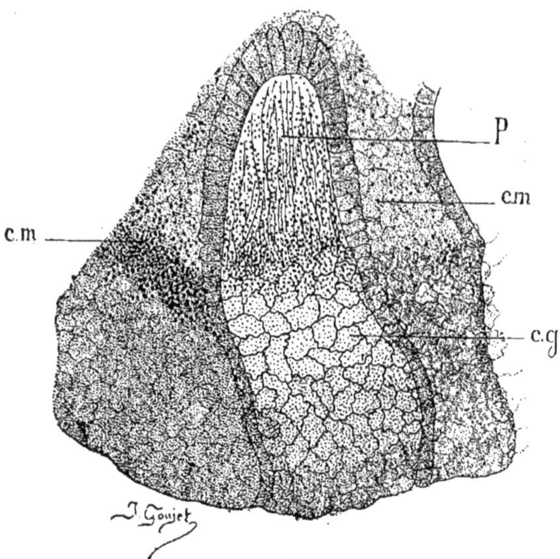

Fig. 460. — Coupe sagittale du corps papillaire et des couches épidermiques de la pulpe du gros orteil de l'Homme (amputation). Injection interstitielle du mélange d'acide picrique, d'acide osmique et de nitrate d'argent. Le liquide injecté dans le derme a diffusé à travers le corps de Malpighi jusqu'aux couches épidermiques. (Baume du Canada.)

La section est épaisse, et permet de voir en coupe optique la couche génératrice contournant la papille, et en plan celle qui l'enveloppe à sa surface, puis se réfléchit sur les espaces interpapillaires.

Cette couche *c g*, est régulièrement imprégnée d'argent. L'imprégnation répond à la base d'implantation des cellules génératrices, soudées entre elles à la surface de la vitrée par un *ciment de charpente*.

Au contraire, dès que le liquide injecté s'est répandu dans le *ciment interstitiel*, *cm*, *cm* du corps de Malpighi, il ne dessine plus de traits nets. Il se réduit irrégulièrement en grains, tout comme dans le tissu conjonctif de la papille *p*. (Ocul. 1, obs. 9 de Leitz.)

Nous avons maintenant acquis les connaissances suffisantes pour aborder le problème de l'évolution de l'ectoderme malpighien et la kératinisation.

Multiplication et évolution des cellules malpighiennes. — L'évolution des cellules du corps muqueux s'effectue de bas en haut d'une façon continue et progressive. Les noyaux des cellules de la couche génératrice sont, de tous, ceux qui fixent le plus énergiquement l'hématoxyline, la purpurine et le carmin. Ceux du corps muqueux se teignent moins vivement; ceux de la ligne granuleuse présentent des caractères non équivoques d'atrophie. Dans les couches moyenne et supérieure du *stratum lucidum* aucune cellule ne renferme plus de noyau : tous ont disparu. Les cellules au contact du derme montrent de plus (FLEMMING) des figures de division : ce sont donc là des cellules jeunes et actives. Tout se passe ici comme si chaque cellule ectodermique, au fur et à mesure qu'elle vieillit, s'élevait, par un mouvement continu, de la profondeur du corps muqueux vers les couches cornées; pour ensuite se kératiniser, perdre en même temps progressivement le caractère de cellule vivante, et revêtir le type d'un simple produit d'évolution.

L'étude de la *phlyctène* ordinaire, ou *superficielle*, montre que lorsque le corps muqueux est dénudé, il reproduit très rapidement à sa surface les couches cornées. L'examen d'une *phlyctène profonde* met en évidence un autre fait bien plus important, c'est que l'ectoderme peut se reformer avec toutes ses couches : corps de Malpighi, ligne granuleuse, *stratum lucidum*, couches cornées proprement dites; pourvu que la couche de cellules prismatiques, disposées à la surface du derme suivant une ligne continue, n'ait pas été séparée de ce dernier (1). Si, en effet, l'on observe une phlyctène profonde un peu ancienne et qui a commencé à se réparer, on est surpris de voir qu'au-dessous de la voûte de la lésion, formée par l'arrachement de l'ectoderme et comprenant toutes ses couches moins une, il s'est reformé un ectoderme complet, bien qu'encore mince. Les couches épithéliales de la peau sont donc ici superposées et doubles. La face profonde de la voûte de la phlyctène formée par le corps de Malpighi présente une série de saillies et de dépressions répondant aux sillons interpapillaires et au relief des papilles. La cavité est remplie par un réticulum fibrineux récent ou déjà granulo-graisseux, renfermant des éléments cellulaires migrateurs et des globules sanguins morts et déformés. Le nouvel ectoderme est subjacent à cet exsudat, en continuité avec les cellules prismatiques recouvrant le derme. Latéralement, sur la marge de la lésion, les assises néoformées vont rejoindre leurs similaires de l'ectoderme non altéré, qui, sur ce point, se bifurquent vers la voûte de la

(1) La phlyctène profonde se produit de préférence dans les régions telles que la paume des mains ou la plante des pieds, au niveau des points où l'épiderme a acquis une grande épaisseur et une dureté voisine de celle des lames unguéales. Le clivement de l'ectoderme ne s'opère plus alors suivant la ligne granuleuse, mais au-dessus de la couche de cellules prismatiques. La voûte de la lésion est formée par l'épiderme et le réseau muqueux soulevés en bloc.

phlyctène répondant à l'ectoderme arraché et vers l'ectoderme néoformé sur son plancher. Que conclure de là ? sinon que la couche profonde des cellules cylindriques, dont les éléments sont restés adhérents par îlots à la surface papillaire dénudée, a agi comme une véritable *couche*

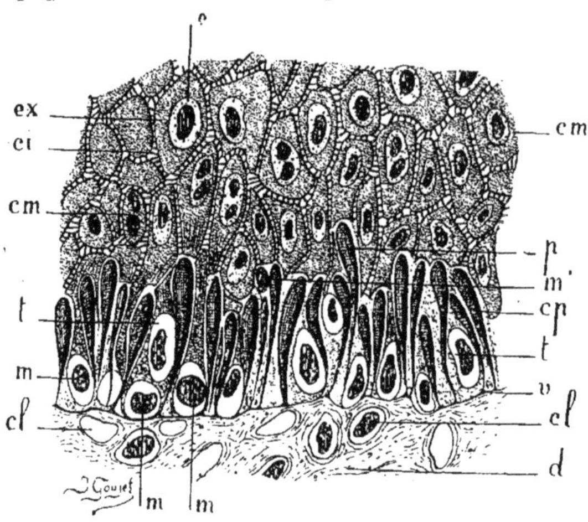

Fig. 461. — Coupe de la partie profonde du corps muqueux légèrement irrité (lèvre inférieure de l'Homme). — Fixation par le liquide osmio-picrique, éosine hématoxylique.

Cette préparation montre surtout le prémier stade de la végétation des cellules génératrices qui ont pris la configuration de cellules à pied effilé et à tête renflée en massue.

v, vitrée du derme ; — *d*, derme ; — *c p*, cellules génératrices devenues des cellules à pied. — *p*, tête renflée en massue d'une cellule à pied plus haute que les autres et engagée dans le corps muqueux. Elle se détachera du pied et donnera naissance à une jeune cellule malpighienne.

e, endoplasme ; — *ex*, exoplasme ; — *c i*, ciment des cellules du corps de Malpighi *cm*, *cm* ; — *t*, *t*, thèques ; — *m m'*, cellules migratrices engagées dans l'épithélium et occupant les thèques ; — *c l c l*, cellules lymphatiques dans le derme.

génératrice (fig. 461) qui, par sa seule action propre, a reproduit l'ectoderme entier (1).

Quel est maintenant le mécanisme de cette reproduction, origine du mouvement élévatoire qui porte les cellules néoformées de la profondeur du corps muqueux à sa surface ? Si nous considérons un ectoderme très simple, tel que celui qui recouvre la face antérieure de l'avant-bras, nous voyons que les cellules génératrices, sur nombre de points, ont subi une croissance en hauteur, de façon que leur tête, renflée en massue, s'engage dans la zone des calottes. Sur d'autres cellules la tête apparaît tranchée par une lgne de ciment, et reliée seulement par les fibres unitives au pied étiré qui la supporte. Dans le premier cas, la cellule en massue possède un ou plus rarement deux

(1) J. Renaut, article Dermatoses, *Dict. encyclopédique des sciences médicales*, p. 215.

noyaux ; dans le second il y a toujours un noyau dans la tête devenue une cellule en calotte, et un autre dans le pied (fig. 462). Il est donc probable que, suivant la conception formulée par Lott, les cellules des calottes sont des portions des cellules génératrices qui se détachent les unes après les autres pour former le réseau muqueux. Mais on ne saurait

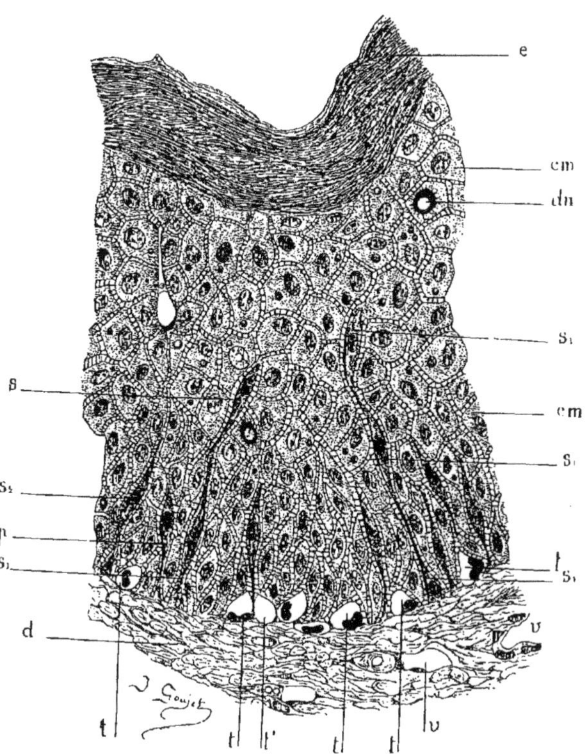

Fig. 462. — Coupe de l'épithélium de la peau de l'Homme au voisinage d'une pustule variolique. Fixation par la solution d'acide osmique à 1 pour 100 ; alcool fort ; éosine hématoxylique faible.

e, couches épidermiques ; — *cm, cm*, cellules du corps de Malpighi ; — *dn*, l'une d'elles, dont le noyau présente l'altération dite : « atrophie du noyau par dilatation du nucléole » ; — *p*, cellule à pied ; — *sss*, séries élévatoires montrant la végétation des cellules génératrices et les longs filaments d'union ; — *d*, portion superficielle du derme, répondant à un espace interpapillaire ; — *v*, vaisseau sanguin.

ttt, thèques occupées par des cellules migratrices ; — *t'*, une thèque vide. (Ocul 1, obj. 7, de Leitz.)

admettre, avec cet histologiste, que la tête séparée pour former la calotte emporte avec elle le noyau de la cellule génératrice, abandonnant un pied sans noyau au sein duquel un nouveau noyau se régénère. Les observations de Flemming sur l'ectoderme de la Salamandre montrent d'autre part que les noyaux de l'assise répondant à la couche génératrice de l'ectoderme des vertébrés supérieurs présentent tou–

jours des figures de division. Celles de ces figures dont la plaque équatoriale est transversale répondent à la stratification de l'épithélium: elles sont renfermées dans les têtes des cellules à pied qui vont donner naissance aux cellules en calottes.

Une fois formées, les cellules en calottes sont repoussées vers la surface par une nouvelle croissance des cellules génératrices qui, reformant leur tête claviforme et agissant sur les calottes déjà détachées, impriment les fossettes caractéristiques sur la face profonde de celle-ci. Cette déformation montre, comme le fait remarquer avec raison Ranvier, que les cellules de la couche génératrice ont une consistance plus ferme que les bourgeons cellulaires émanés d'elles et séparés de leur portion restée active. Néanmoins entre ces bourgeons détachés et les pieds végétants, une certaine solidarité subsiste, accusée par la persistance des crêtes unitives sur la série axiale émanée de la végétation d'une même cellule à pied (fig. 462).

Sur la peau de l'Homme, les phénomènes de croissance sont infiniment moins faciles à suivre que sur l'épithélium antérieur de la cornée. Chez l'enfant, les cellules ont souvent deux noyaux placés l'un au-dessus de l'autre; chez l'adulte cette disposition est plus rare. Mais quand l'ectoderme est légèrement irrité, comme par exemple dans l'intervalle de deux pustules varioliques, on voit de distance en distance des cellules génératrices longuement étirées et montant comme des filaments dans l'intérieur du corps de Malpighi (fig. 462). Ces filaments sont moniliformes, chacun de leurs renflements renferme un noyau. La traînée entière, composée de deux, trois ou même quatre cellules reliées par des ponts protoplasmiques étranglés, est parcourue par de longues crêtes unitives d'où se dégagent latéralement des pointes de Schultze, qui les rattachent aux autres cellules du corps muqueux. Cette disposition, qui montre que la théorie de Lott, modifiée comme il a été dit plus haut, est applicable à l'ectoderme du type cutané, rend en outre compte de la production des longs filaments de Ranvier. Elle explique encore l'existence des longues crêtes unitives des espaces interpapillaires. Là, en effet, où les cellules de l'ectoderme s'accroissent dans un sens prépondérant, leurs différenciations tangentielles s'effectuent pour la plupart parallèlement à l'axe de croissance de la série et s'ordonnent sur toute sa longueur. De la sorte, l'ensemble des cellules reliées par des crêtes unitives continues et formant un faisceau parallèle, prend la signification d'un groupe *isogénique:* c'est-à-dire un groupe de cellules émané des bourgeonnements élévatoires successifs de la cellule génératrice qui, occupant la base du système, en forme le pied et sur laquelle le faisceau des crêtes unitives prend son origine.

Très fréquemment, les portions supérieures des séries moniliformes que je viens de décrire dans l'ectoderme irrité s'infléchissent tangentiellement. Les cellules correspondantes achèvent ensuite leurs différenciations corticales dans un sens quelconque. C'est probablement pour cette raison que leurs filaments d'union, qui sont comme je l'ai déjà montré des différenciations secondaires, se disposent en treillis dans l'écorce, pour s'en dégager normalement à la direction des lignes de ciment qui entourent la cellule de divers côtés. C'est alors que l'élément dans son ensemble acquiert, quand il a été isolé par dissociation, l'apparence d'une pomme épineuse. Les cellules du corps muqueux disposées tangentiellement et qui sont le point de départ d'un long prolongement plus ou moins arqué, ont sans doute une telle origine. Après le retournement subi par elles, il devient impossible de reconnaître la série élévatoire à laquelle elles appartenaient tout d'abord.

Quoi qu'il en soit, dans l'ectoderme normal, les cellules du corps muqueux, une fois individualisées, paraissent avoir perdu la propriété de se multiplier. Leur noyau, bien que muni ordinairement de deux nucléoles, se teint faiblement par l'hématoxyline comme tous ceux des éléments entièrement individualisés et fixés au repos. Au-dessus de la couche génératrice, l'activité formative de la cellule ectodermique semble donc épuisée; cette cellule ne subit plus que le mouvement élévatoire résultant de la formation de nouvelles cellules dans les couches profondes. Elle arrive ainsi jusqu'à la ligne granuleuse par un mouvement lent et continu, qui, en même temps qu'il la soulève, l'étale tangentiellement. A ce niveau, brusquement, le phénomène de la kératinisation s'opère.

Mécanisme anatomique de la kératinisation. — La kératine est une substance albuminoïde dont l'hydrate est de la forme $C^m. H^{2m}. Az^2. 2H^2O$. Elle contient en outre de 2 à 5 pour 100 de soufre. Cette substance envahit à la fois le corps protoplasmique des cellules et les lignes de ciment qui les séparent. Cependant, la kératinisation du ciment est toujours moins complète que celle des cellules. En effet, il suffit de soumettre un ectoderme kératinisé quelconque à l'action de la potasse à 40 pour 100 pour le résoudre au bout d'un temps variable en ses éléments cellulaires constitutifs. Les lignes de ciment kératinisées subissent alors une véritable fonte, et les cellules qu'elles unissent sont mises en liberté.

Les portions kératinisées de l'ectoderme, aussi bien celles d'une muqueuse du type malpighien que l'ectoderme exposé à l'air (épiderme proprement dit) ou que celles d'une phanère cornée (ongle ou poil), se colorent en jaune vif sous l'influence du picrocarminate d'ammoniaque. C'est pourquoi ce réactif teint d'abord la peau des doigts en orangé; puis, si l'on effectue un lavage, il laisse une tache jaune presque indélébile. L'épiderme fixe en effet avec élection l'acide picrique du réactif.

Mais tandis que dans les muqueuses et les phanères cornées, telles que les ongles et les poils, la kératinisation s'opère d'emblée au-dessus du corps de Malpighi et s'effectue sur des cellules vivantes qui ont gardé leur noyau actif, colorable par l'hématoxyline, la purpurine et le carmin, il n'en est plus de même dans l'épiderme ordinaire exposé à l'air. La kératinisation ne s'effectue dans ce cas qu'après que les cellules du corps muqueux se sont modifiées dans la ligne granuleuse, ont à ce niveau perdu leurs pointes de Schultze, se sont remplies de granulations d'éléidine, et que leurs noyaux se sont atrophiés. Un tel épiderme corné n'est solide qu'à l'air. La macération prolongée, par exemple sous les cataplasmes, le détruit dans toutes ses parties situées au-dessus du *stratum lucidum;* tandis que la même action ne modifie ni un ongle ni un poil dans leurs parties kératinisées.

« La formation de l'éléidine dans le *stratum granulosum*, dit Ranvier (1), sa diffusion dans le *stratum lucidum*, et sa disparition dans la couche cornée, indiquent que cette substance joue un rôle important dans le processus de kératinisation de l'épiderme ». Mais quel est ce rôle? Les cellules du corps muqueux, arrivées à la ligne granuleuse, se chargent-elles d'éléidine comme par une sorte de sécrétion glandulaire? Et cette substance une fois produite se change-t-elle aussitôt en substance cornée qui, diffusant dans les cellules du *stratum lucidum*, imprègne les corps cellulaires et achève ensuite rapidement sa transformation en kératine? J'ai moi-même adopté autrefois cette hypothèse; mais un examen plus approfondi des faits m'a depuis obligé à y renoncer. En d'autres termes, je ne pense pas que l'éléidine soit une substance *kératogène*.

L'épaisseur de la couche granuleuse est proportionnelle à celle des couches épidermiques qui la recouvrent (Suchard) (2), de telle sorte qu'au premier abord on pourrait croire qu'elle constitue la véritable matrice de l'épiderme exposé à l'air. En réalité, pour que l'épiderme cutané se forme, il est nécessaire que les cellules du corps muqueux subissent un changement capital. Ce changement consiste dans ce fait que, brusquement, toutes les pointes de Schultze disparaissent par une sorte de fonte et que le noyau s'atrophie. La cellule n'est kératinisée que lorsqu'elle a perdu son activité cellulaire et ses relations unitives avec ses similaires.

Que deviennent, dans ce mouvement rétrogade, la substance qui formait les pointes de Schultze et les fibres qui les prolongent dans

(1) Ranvier, *Comptes rendus de l'Académie des sciences*, séance du 30 juin 1879.

(2) Suchard, Modifications et disparition du *Stratum granulosum* de l'épiderme, etc. (*Arch. de physiol.*, 1882, et *Trav. du lab. d'Histol.* du collège de France, 1882, p. 98-102).

l'écorce cellulaire? Comme on voit à ce moment apparaître l'éléidine, on peut émettre l'hypothèse que cette substance prend en majeure partie son origine dans les produits de destruction des filaments d'union. Cette hypothèse me fut tout d'abord suggérée par un fait. Quand on pratique des coupes minces de l'ectoderme et du corps papillaire de la pulpe du doigt, cette coupe n'est jamais tout à fait franche. A sa surface, on voit se dessiner des stries en dents de peigne, résultant de l'arrachement des filaments unitifs du corps de Malpighi sur certains points du parcours du rasoir. Les filaments étirés d'abord, puis rompus, reviennent sur eux-mêmes en exsudant une substance qui, de même que la coupe optique de ces mêmes filaments brisés après étirement et faisant saillie de champ, se colore en rouge sous l'influence du picrocarminate affaibli en simulant parfaitement l'éclat gras et la réfringence spéciale des gouttelettes d'éléidine. Mais ce qui donne ici la clef du processus de l'évolution épidermique, c'est l'étude à ce point de vue des cellules du corps de Malpighi et des couches épidermiques au stade fœtal dans la peau et le modèle ectodermique du sabot des ruminants. Ici, en effet, les éléments sont très volumineux; ils évoluent activement, et dans un milieu liquide où les détails délicats de leur structure fine se présentent avec une entière évidence, pourvu qu'ils aient été exactement fixés dans leur forme sur le vivant.

Étude de l'évolution épidermique et de l'évolution cornée dans le modèle du sabot des ruminants. — Chez un embryon de Mouton dont les phalangettes n'ont pas encore été envahies par la préossification, le modèle du sabot a la consistance d'une gelée (1). Le germe du limbe ou « paroi » occupe le pli de la matrice. Il est noyé dans un ectoderme subissant l'évolution ordinaire, né de la matrice du périople outidure et qui va rejoindre, au delà du limbe et en contournant ce dernier encore inclus, l'ectoderme également à évolution épidermique répondant à la sole. On peut donc aisément comparer l'évolution *cornée* dans le limbe, à l'évolution simplement *épidermique* en dehors de lui.

a) *Evolution cornée dans le limbe.* — Au-dessus de la couche génératrice, qui est ici à plusieurs assises, le corps muqueux se montre formé de magnifiques cellules globuleuses, dont le volume s'accroît d'assise en assise. L'endoplasme forme une zone claire, ellip-

(1) Fixation pendant douze heures dans la chambre humide par les vapeurs osmiques. On achève ensuite cette fixation par le liquide de Müller, et, au bout de quelques jours, on pratique les coupes à main levée. Le modèle du sabot a pris alors une consistance plus ferme; mais ni dans son ensemble, ni au point de vue de ses éléments cellulaires, il n'a subi du chef de la fixation aucune déformation. Il en serait autrement à la suite du durcissement par l'alcool fort. La forme générale du sabot serait altérée profondément, et tous les éléments cellulaires de l'ectoderme seraient rétractés et méconnaissables. On colore à l'éosine hématoxylique ou à la purpurine, et on examine les préparations dans la glycérine.

tique, bien déterminée autour du noyau. L'endoplasme constitue une écorce nette comme la paroi d'une perle soufflée, que l'éosine teint en rose, le picrocarminate en rouge orangé, la glycérine hématoxylique en bleu de lin pâle. Cet exoplasme émet des filaments unitifs puissants, roides, sous forme de reliefs de moulage à la surface des cellules, libres dans les lignes de ciment comme des baguettes rigides (fig. 463). On les voit passer droit sur des séries de cellules et y prendre adhérence en passant. Ceci est d'évidence absolue dans les coupes longitudinales de la paroi, parce que là en majorité les fibres unitives ont une

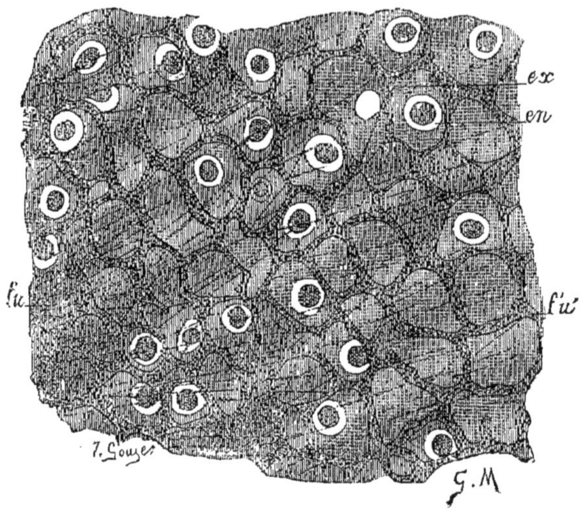

Fig. 463. — Coupe du corps muqueux de Malpighi du modèle épidermique de l'onglon du Veau faite perpendiculairement à la surface. — Fixation par les vapeurs osmiques; purpurine; conservation dans la glycérine neutre.

en, endoplasme formant une cavité au centre de laquelle est le noyau; — *ex*, exoplasme; — *fu*, *f'u'*, fibres unitives principales des cellules malpighiennes. Ce sont des différenciations tangentielles de leur écorce exoplastique se poursuivant droit sur des séries de cellules. Dans la traversée des lignes de ciment, elles constituent les épines de Schultze.

Ici, où toutes les cellules du modèle épidermique en contact avec le liquide amniotique sont globuleuses, les espaces de ciment sont étroits. Les fibres unitives qui les parcourent et qu'on voit de front, coupées en travers, se montrent comme autant de points.

direction oblique en sens inverse de la poussée du limbe. Dans les lignes de ciment, on en voit cependant un grand nombre coupées obliquement ou en travers. Elles se projettent donc dans toutes les directions, bien que conservant une orientation prépondérante qui les rend parallèles ou légèrement divergentes en éventail dans un même sens. Ce sont là les *fibres unitives principales*, celles dont nous retrouverons les homologues dans les fibres de la névroglie. Le long d'elles, on voit des grains, qui dans leur portion libre, répondant aux lignes de ciment, se montrent faisant corps avec elles comme de petites excroissances. Je considère ces grains comme les homologues des grains du *givre de Boll* névroglique.

Mais en outre, dans l'épaisseur de l'exoplasme qui ici se montre avec tout son développement, comme une bulle soufflée, on distingue d'autres filaments plus fins. Ces filaments circulent autour du globe représenté par la cellule, formant des gerbes de striation qui se poursuivent de cellule en cellule, dans le sens de l'évolution élévatoire. Les auteurs jusqu'ici n'en ont pas parlé. Examinés avec les meilleurs objectifs de Zeiss à grand angle d'ouverture et à immersion homogène, ils se montrent bien comme des fils et non comme des plis. Ce sont là des

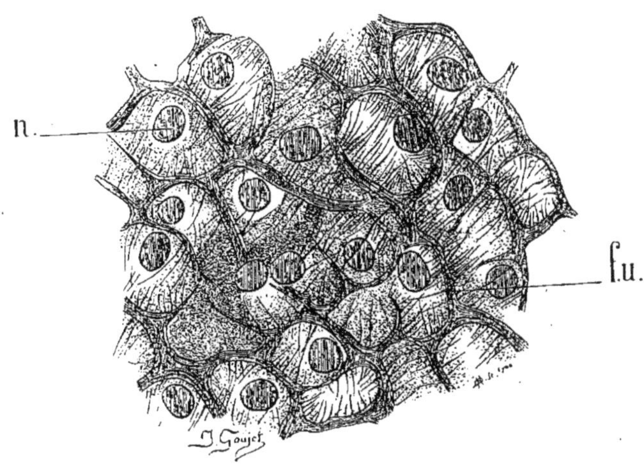

Fig. 464. — Une partie de la coupe précédente étudiée sous un plus fort grossissement (ocul. 1, obj. 9 de Leitz), et dans laquelle les filaments secondaires ont été seuls dessinés. Pour cela, dans chaque cellule, on a mis l'objectif au point sur l'épaisseur de l'écorce exoplastique et non plus à sa surface.

n, noyau occupant la zone endoplastique. On ne voit plus cette zone limitée par un cercle parfait que sur une seule cellule, parce que la bulle corticale qui la limite renferme les filaments exoplastiques secondaires, *fu*, et c'est elle qui est dessinée.

filaments exoplastiques secondaires (fig. 464), que nous verrons seuls subsister dans les cellules subissant l'évolution épidermique.

Dans les limites du limbe (future paroi du sabot) répondant à l'ongle vrai, c'est-à-dire à une corne persistante, les cellules malpighiennes évoluent sans l'intermédiaire de l'éléidine. Le noyau ne subit aucune atrophie. *Aucun des filaments unitifs principaux ni secondaires ne disparaît.* Le tout est noyé dans une substance réfringente qui a l'éclat gras de la corne homogène. La kératinisation envahit donc ici des éléments cellulaires solidement liés entre eux, sans modifier leurs connexions et sans amener la disparition de leur noyau.

b) *Évolution épidermique dans la sole et l'outidure.* — Dans la corne non unguéale répondant à la sole, au contraire, l'aspect du corps muqueux restant identique à celui que je viens de décrire dans la matrice et le lit, l'évolution des cellules malpighiennes se fait par l'intermédiaire de l'éléidine. Celle-ci paraît sous forme de gouttes dans les cellules munies, comme les précédentes, de magnifiques fibres unitives (fig. 465). D'assise en assise et de bas en haut, les gouttes d'éléidine se multiplient. Vient enfin la véritable couche granuleuse, sous forme d'une rangée de cellules teintes par l'acide osmique en noir diffus, semées de granulations d'éléidine très nombreuses. Au-dessus de cette

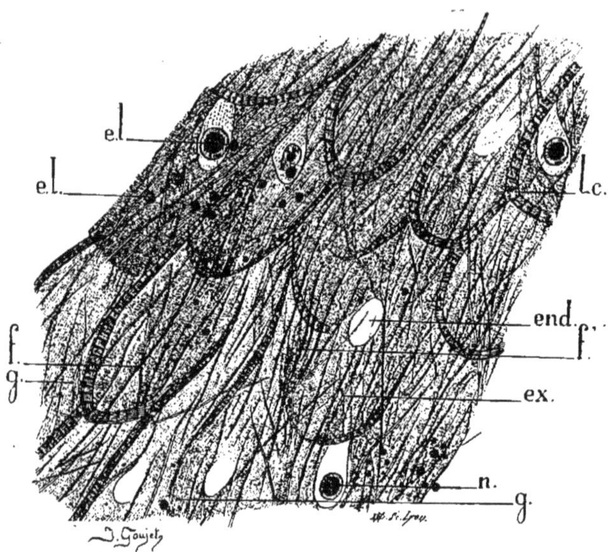

Fig. 465. — Evolution épidermique d'une partie du modèle épidermique du sabot du Veau répondant à la sole (même procédé de fixation que dans la fig. 463). Glycérine hématoxylique. Très fort grossissement.

n, noyaux occupant la zone endoplastique; -- *end*, cette zone vidée par chute du noyau pendant la préparation: — *ff*, filaments unitifs principaux : entre eux on voit les petites granulations satellites *gg*, à la surface de l'exoplasme *ex*; — *lc*, lignes de ciment; — *el*, *el*, gouttelettes d'éléidine.

(La région dessinée est immédiatement au-dessous de l'épaisse assise du *stratum granulosum.*)

assise, *toutes les fibres unitives principales ont disparu* (fig. 466). On voit d'abord une rangée de grosses cellules claires, à peine granuleuses, dont l'exoplasme est parcouru seulement par de fins filaments empelotonnés ou passant de cellule à cellule dans le sens de la poussée élévatoire, souvent de façon à dessiner des fibrillations élégantes. Ce sont les filaments exoplastiques secondaires, qui ont seuls subsisté. Comme les cellules sont très globuleuses et se touchent toutes par leurs faces, il est impossible de savoir ce que deviennent les filaments secondaires dans les lignes de ciment. La cavité endoplastique paraît énorme: d'abord parce que la cellule devient de plus en plus globuleuse au fur et à mesure qu'elle s'élève, ensuite parce que son noyau subit l'atrophie. Souvent il se morcelle en deux, trois ou plusieurs fragments arrondis, réfringents, formés chacun par une boule de chromatine. La cellule a subi l'évolution épidermique, qui ici n'est nullement masquée parce que l'imprégnation par la kératine est incomplète. Elle est en tout cas arrivée à maturité après avoir perdu ses moyens solides de connexion avec ses voisines. En constatant ainsi que là où l'éléidine apparaît, disparaît net tout le dispositif des fibres unitives principales, je crois aussi pouvoir émettre logiquement l'hypothèse que celle-ci est en rapport avec la fonte sur place de celles-là.

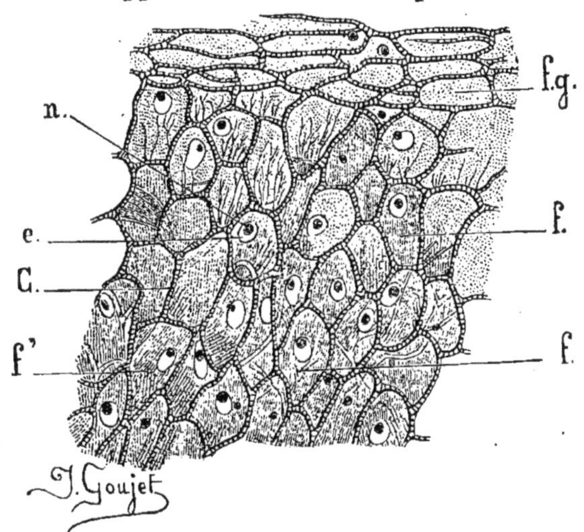

Fig. 466. — Portion superficielle du modèle épidermique du sabot du Veau, répondant à l'évolution épidermique (outidure). Même préparation que dans la figure 463. Coloration à la glycérine hématoxylique.

c. lignes du ciment; — *e*, endoplasme; — *n*, noyau; — *ff*, filaments secondaires fins subsistant seuls au-desus de la ligne granuleuse; — *f'*, croisements des filaments secondaires dans l'épaisseur de l'exoplasme; — *fg*, cellules ayant subi l'évolution épidermique et occupant la surface du sabot embryonnaire. Leurs noyaux sont atrophiés et leur exoplasme est parcouru par un réseau granuleux. On voit sur la figure le point où les filaments exoplastiques cessent d'exister, un peu au-dessous de l'assise des cellules épidermiques mûres, disposées tangentiellement.

Poursuivons maintenant l'évolution épidermique jusqu'à son terme. — Dans les assises tout à fait superficielles, au niveau de la sole, et au-dessus du limbe de l'ongle fœtal dans les limites de la pellicule épidermique (outidure) qui le recouvre, on constate qu'à partir d'un certain niveau, les filaments secondaires parcourant l'exoplasme subissent une modification remarquable. Ils présentent des vacuoles sur leur parcours. Puis, ces filaments vacuolaires concourent pour former un réseau irrégulier (fig. 467). Les cellules ayant subi cette dernière modification sont mûres pour la desquamation épidermique. Elles se flétrissent par affaissement de leur zone périnucléaire, et forment deux au trois assises d'éléments aplatis dont les écorces sont venues au contact. Le noyau plus ou moins atrophié et fragmenté occupe l'intervalle des écorces supérieure et inférieure. De là, quand on dissocie la pellicule du sabot, c'est-à-dire la lame d'épiderme (outidure) qui l'enclôt, la mise en liberté de lamelles polygonales sans noyau et marquées d'empreintes sur leurs faces. Ces lamelles représentent chacune, non pas une cellule entière évoluée qui desquame, mais le plus souvent la moitié d'une écorce cellulaire dont l'autre moitié reste engagée encore dans les couches épidermiques.

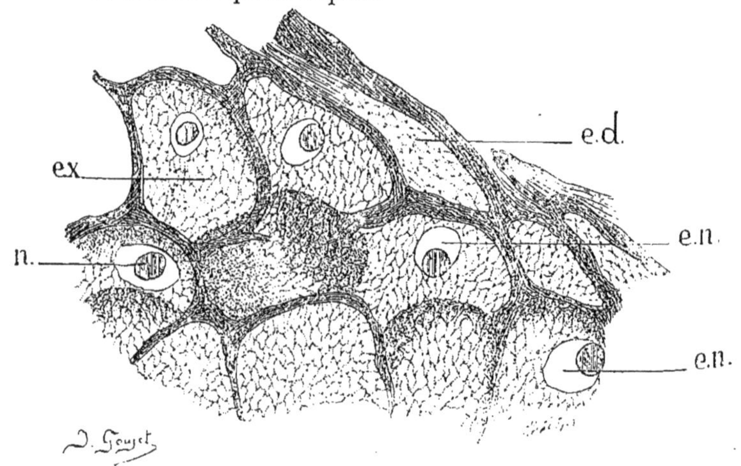

FIG. 467. — Évolution épidermique; portion tout à fait superficielle de la figure précédente. (Obj. 9, ocul. 3, de Leitz, tube levé.)

n, noyau très petit, atrophié; — *en*, *en*, endoplasme renfermant le noyau; — *ex*, écorce exoplastique parcourue par un réseau; — *ed*, cellule épidermique mûre pour la desquamation et occupant l'extrême surface. Elle est aplatie tangentiellement et ne renferme plus de noyau.

Les faits que nous venons de constater ont une grande portée. Bien qu'on ne puisse les étudier avec fruit que dans l'ectoderme du stade fœtal parce que celui-ci évolue sans se charger intégralement de substance cornée et laisse voir tous ses détails de structure, ils jettent une pleine lumière sur les deux types principaux de l'évolution de l'ectoderme malpighien.

1° **Évolution cornée.** — Dans l'évolution *cornée*, propre à la corne des phanères (ongles, écorce et épidermicule des poils, des dents cornées), la kératinisation s'opère sur les cellules malpighiennes munies de tous leurs filaments unitifs, principaux et secondaires. *L'éléidine n'intervient jamais dans ce processus.* Les cellules kératinisées suivant ce type d'évolution conservent leur noyau et continuent à vivre d'une vie plus ou moins larvée, imprégnées de kératine tout en restant solidement reliées les unes aux autres. La formation cornée est persistante et solide.

2° **Évolution épidermique.** — L'évolution épidermique, particulière à l'ectoderme malpighien des portions du tégument de l'Homme et des mammifères exposées à l'air, s'effectue par l'intermédiaire de l'éléidine. Les cellules du corps de Malpighi perdent, par une sorte de fonte subite, toutes leurs fibres unitives principales au niveau de la couche granuleuse. Probablement aussi comme chez le fœtus, elles perdent leurs filaments exoplastiques secondaires par vacuolisation au niveau de la couche épidermique desquamante. *La présence de l'éléidine en couche continue est la caractéristique histologique d'un épiderme destiné à desquamer.*

3° **Evolution du type muqueux.** — Elle tient le milieu entre les deux autres. Nous avons vu que dans la bouche, dans l'œsophage, le vagin, etc., les cellules conservent leurs noyaux en subissant la kératinisation. Mais çà et là, sur les limites du corps muqueux, on peut observer une formation discrète et discontinue d'éléidine (Ranvier). Il en résultera un ectoderme résistant, parce qu'il n'a pas perdu ses filaments unitifs, mais subissant néanmoins la desquamation insensible (1).

(1) Dans l'ectoderme diffus du tégument des cyclostomes il n'y a point d'éléidine, bien qu'au-dessous des cellules cylindriques à plateau strié le corps muqueux possède des fibres unitives et des pointes de Schultze. Il n'y a pas là, en effet, de couches cornées. Les fibres unitives se poursuivent sur les cellules cylindriques et vont se terminer sous leurs plateaux pour former les sortes de colliers filamenteux à direction tangentielle dont j'ai indiqué l'existence.

On ne rencontre d'ailleurs l'éléidine que dans l'ectoderme malpighien des mammifères.

Il est assez intéressant d'étudier et de mettre en rapport avec le rôle de l'éléidine, tel que je viens de l'exposer, les variations subies par cette substance dans certaines lésions cutanées Quand l'épiderme s'épaissit (bourrelet du mal perforant, durillons, voisinage de la pustule variolique), la couche granuleuse se stratifie. Ce phénomène est simplement relatif à l'activité avec laquelle l'épiderme se forme. Il faut alors qu'en un même point, plus de cellules malpighiennes se dépouillent de leurs épines et subissent l'atrophie des noyaux pour entrer dans la constitution d'une couche cornée qui se forme plus largement et plus hâtivement.

Au contraire, quand l'épiderme change de constitution, comme dans une vésicule d'eczéma, pour prendre l'état vésiculeux résultant de la transformation cavitaire, l'éléidine disparaît. Il en est de même quand l'épithélium cutané prend une constitution analogue à celle d'un épiderme muqueux, comme dans le psoriasis. Il n'y a plus d'éléidine. Les cellules se kératinisent sans perdre leurs pointes de Schultze ou sans les perdre toutes, et elles gardent leurs noyaux actifs. Aussi, les couches cornées s'accumulent-elles sous forme d'une squame solide et brillante ; mais la formation cornée est fissurée sur nombre de points. Je rapporte ce peu de solidité de la corne formée, à ce que les cellules du corps muqueux subissent par traînées l'atrophie des noyaux par dilatation des nucléoles (lésion qui est la principale cause de la desquamation de l'épiderme du type muqueux comme je le dirai plus loin). Dans les plis cutanés, la squame micacée disparaît et l'ectoderme est absolument disposé comme dans une muqueuse. On sait d'ailleurs que dans les plis cutanés le psoriasis syphilitique devient une *plaque muqueuse* type.

D'autre part, dans l'épithéliome lobulé, entre les globes épidermiques et le corps muqueux il existe une large couche granuleuse. Les globes épidermiques n'offrent, on le sait, aucune homogénéité et se dissocient d'eux-mêmes en leurs cellules sous l'influence de l'écrasement. Morphologiquement, ils répondent à des couches épidermiques à évolution concentrique.

Les variations de l'éléidine dans une série de lésions cutanées ont été bien étudiées

§ 3. — DERME ET PAPILLES DERMIQUES

Au début, chez l'embryon, l'ectoderme repose sur la vitrée, membrane sans structure, à double contour, qui établit sa démarcation avec le tissu conjonctif du feuillet moyen (1). Par les progrès du développement, la portion de la lamelle fibro-cutanée qui est subjacente à la membrane vitrée se divise en deux formations secondaires. L'une d'elles, plus extérieure, prend les caractères d'une membrane fibreuse disposée suivant le type des aponévroses : c'est le *derme*. L'autre répond au tissu connectif qui unit et sépare les masses musculaires, et se continue avec les pièces du squelette définitif pour former leur périoste ou leur périchondre. Chez l'Amphioxus il n'y a point de lame connective interposée entre ces deux formations, dermique et myosquelettale. Le derme, par sa face profonde, se continue avec le tissu connectif qui forme la charpente des masses musculaires. Chez les vertébrés supérieurs au contraire, et chez les mammifères sans aucune exception, il existe en outre, interposée entre le derme et les masses musculaires, une troisième formation connective qui constitue le tissu conjonctif ou le pannicule adipeux sous-cutané. Sauf sur certains points déterminés, la *peau*, constituée par l'union de l'ectoderme et du derme, devient de la sorte capable de glisser sur les plans profonds, auxquels elle n'est plus reliée que de distance en distance, par des tractus émanés de ce qu'on nomme les *cônes fibreux* du tégument (2).

par SUCHARD *(loc. citat.)*. Ce même auteur dans un second travail *(Trav. du lab. d'histologie du Collège de France*, 1882, p. 170-171) a en outre démontré que, dans les inflammations de la matrice et au lit de l'ongle, l'éléidine apparaît, tandis qu'à l'état sain ces parties en sont tout à fait dépourvues. Le processus de kératinisation unguéale, qui est du type corné, fait alors place au processus de la kératinisation épidermique. La lame unguéale devient dans ce cas feuilletée et perd toute solidité. C'est uniquement parce que, avant de subir la transformation cornée, les cellules ectodermiques ont perdu leurs filaments unitifs et toute leur activité par suite de l'atrophie de leurs noyaux.

(1) Cette disposition s'observe encore dans toute sa simplicité sur les doigts et les orteils d'un embryon quelconque de mammifère, alors que le derme cutané est déjà formé dans le reste du tégument. Cela vient de ce que les doigts et les orteils sont des formations secondaires et tardives des bourgeons des membres. En remontant par des coupes sucessives le long de ces derniers, on suit facilement toutes les étapes de la différenciation du derme et du tissu cellulaire sous-cutané qui le sépare des masses musculaires subjacentes. (Embryon de Rat ou de Lapin durcis dans le bichromate d'ammoniaque pendant un an au moins, ou fixés par l'acide osmique).

(2) *Préparation du derme cutané et du derme des muqueuses dermo-papillaires.* — L'ectoderme, les assises superficielle et profonde du derme, et enfin l'hypoderme occupé soit par du tissu conjonctif lâche, soit par du tissu adipeux, se

Constitution fondamentale du derme cutané. — Pour dégager la signification histologique du derme considéré en tant que formation du tissu conjonctif, il convient de l'étudier tout d'abord sur les animaux où il ne renferme que peu ou point de vaisseaux; car la végétation vasculaire est secondaire dans cette membrane, et en altère considérablement le type primitif. Chez les Lamproies, le derme de la région antérieure de la tête, au voisinage de l'organe olfactif, constitue, je crois,

superposent dans le tégument avec une consistance qui varie d'assise en assise. Pour avoir de bonnes préparations de la peau, montrant toutes ses parties individuellement et dans leurs rapports les unes avec les autres, il faut rendre toutes les assises homogènes entre elles. Pour cela, il faut employer une bonne méthode de fixation et de durcissement.

Pour *fixer* dans leur forme les éléments anatomiques, on peut employer l'alcool à 36° de Cartier. On suspend de petits fragments de peau de 10 à 15 millimètres de côté, enlevés sur la peau vivante entre des incisions franches (par ex. sur un doigt amputé), dans 80 ou 100 grammes d'alcool fort. Au bout de quarante-huit heures on peut pratiquer des coupes soit à main levée, soit au microtome, sur le fragment de peau inclus dans de la moelle de sureau. L'inclusion dans la paraffine ne convient pas ici, à cause du stade de chauffage indispensable pour dégager les coupes de la paraffine, et de l'altération profonde qu'il fait éprouver aux faisceaux conjonctifs. Mais le meilleur résultat est fourni par les fragments de peau ayant passé successivement par l'alcool, la gomme et l'alcool. Ce sont même, avec celles ayant passé par la gomme et l'alcool après fixation durant cinq à six jours par le liquide de Müller, les seules permettant d'obtenir des coupes à la fois minces et franches de toutes les assises du tégument. On colore ces coupes par le picrocarminate quand la fixation a été faite à l'aide de l'alcool, ou encore par le carmin aluné ou la purpurine de Ranvier qui ne colorent que les noyaux. On emploie, après fixation par le liquide de Müller, l'acide chromique ou les bichromates, l'éosine hématoxylique qui donne les meilleures et les plus nombreuses élections dans ce cas. Les noyaux sont colorés en violet pur, le protoplasma en rose vif et clair, les fibres élastiques en rouge pourpre foncé, les globules sanguins en rouge brique lumineux caractéristique. Les faisceaux conjonctifs se teignent en bleu de lin très pâle. On examine dans la glycérine additionnée d'une faible quantité d'éosine hématoxylique; ou bien on monte dans la résine Dammar ou le baume au xylol, après passage successif dans l'alcool à 90° éosiné, l'essence de girofles et l'essence de bergamote. Les préparations faites par ce dernier procédé sont inaltérables, et grâce à l'action successive des deux essences, elles laissent voir les moindres détails de structure tout aussi bien que celles conservées dans la glycérine salée éosinée ou chargée d'éosine hématoxylique. Enfin, ce même mode de coloration et de montage (cette fois-ci exclusivement dans le baume au xylol) est le seul donnant de bons résultats quand on a fixé les fragments de peau par l'acide osmique. Dans ce dernier cas, on doit employer de tout petits fragments, — de 1 mm. 1/2 à 3 mm., — et achever le durcissement par l'alcool.

La méthode d'injection interstitielle de liquide osmiopicrique et de nitrate d'argent que j'ai décrite plus haut à propos de l'étude des muscles myo-épithéliaux des glandes sudoripares (voy. t. II, p. 127) convient également bien pour l'étude de la peau. C'est la seule qui mette en évidence, à l'état de déploiement, les voies lymphatiques du derme, les gaines lamelleuses ou de Henle des nerfs à myéline engagés dans la peau, et qui renseigne sur la constitution du ciment ectodermique dans le corps de Malpighi, les gaines externes des poils, les canaux excréteurs des glandes, etc. On obtiendra des préparations superbes, par exemple sur la peau d'un doigt qui vient

à ce point de vue le meilleur objet à choisir (fig. 468). Il est formé par une série de plans de faisceaux conjonctifs énormes. Sur les coupes

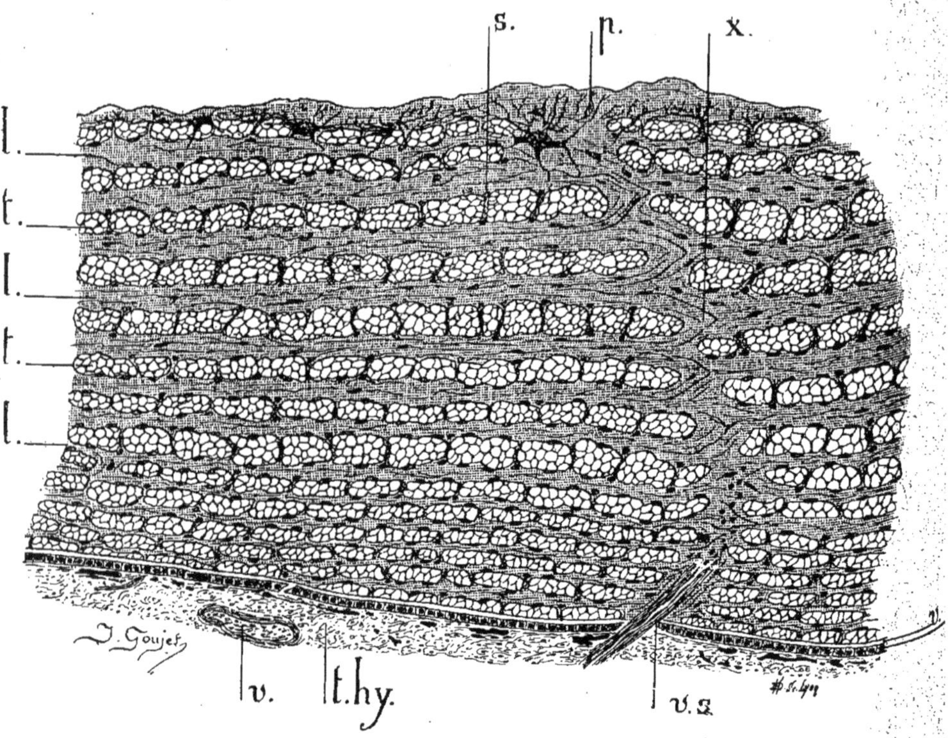

Fig. 468. — Coupe sagittale du derme de la tête de la grande Lamproie un peu en avant du sac olfactif. L'ectoderme n'a pas été dessiné. — Fixation par l'alcool fort; coupes à main levée; coloration à la glycérine hématoxylique. Conservation dans la résine Dammar. (Faible grossissement.)

l, l, l, assises du derme formées par des faisceaux longitudinaux, alternant avec ces assises *t, t, t*, formées de faisceaux transversaux qu'on voit coupés en travers; — *v s*, entrée d'un vaisseau sanguin du tissu conjonctif sous-cutané dans le derme. Cette entrée a lieu sur un point où s'opère un croisement en *x*; — *p*, assise superficielle occupée par des chromoblastes; — *s*, fibres suturales.

Les cellules fixes occupent les intervalles des faisceaux comme dans une aponévrose. A sa partie profonde, le derme est limité nettement par une vitrée comparable à la membrane de Descemet; — *e*, épithélium prismatique doublant cette vitrée et homologue exact de l'épithélium de Descemet; — *v*, vaisseau sanguin sous-dermique; — *t, hy*, tissu fibro-hyalin occupant ici l'hypoderme.

d'être amputé, en faisant d'abord une injection des vaisseaux sanguins avec une masse au carmin, puis en pratiquant une injection interstitielle de liquide osmio-picrique et de nitrate d'argent dès que la masse à injection sera refroidie. En plongeant le doigt tout entier dans une grande quantité d'alcool, à l'abri de la lumière, on pourra obtenir, au bout de vingt-quatre à quarante-huit heures, des coupes montrant les vaisseaux sanguins injectés en rouge, les lymphatiques imprégnés d'argent et fixés comme insufflés à l'état de développement parfait; et enfin les nerfs à myéline teints en noir par l'acide osmique, tandis que leur gaine de Henle est imprégnée par le sel d'argent. On colorera ces coupes par la purpurine et on les montera dans le perpendiculaires à la surface du tégument, on reconnaît que, sur de vastes étendues, il existe une disposition d'une simplicité idéale qui est la suivante : Chaque plan est constitué par une série de faisceaux parallèles entre eux ; dans les plans successifs, la direction des faisceaux varie, tout comme dans l'aponévrose fémorale de la Grenouille. De telle sorte que, si la première assise à partir de l'ectoderme présente ses faisceaux coupés tous en travers, l'assise suivante présentera les siens coupés en long, la troisième en travers : et ainsi de suite d'assise en assise, jusqu'à ce qu'on rencontre une membrane vitrée, exactement homologue de la membrane de Descemet de la cornée, qui sépare nettement le derme du tissu conjonctif sous-cutané. Cette vitrée est également revêtue d'une rangée de cellules plates ou plutôt prismatiques basses, que l'hématoxyline colore de façon intense. J'en reparlerai quand je décrirai plus loin la cornée de l'œil.

Quand on fait des délamellations du derme ainsi constitué, et qu'on imprègne les lamelles par le nitrate d'argent, on obtient des figures tout à fait comparables à celles données par une imprégnation de la cornée transparente ou de l'aponévrose fémorale d'une Grenouille. Les figures stellaires réservées en blanc donnent chacune le négatif d'une cellule fixe du tissu conjonctif. Chacune d'elles renferme un noyau. Par ce procédé et par l'étude des coupes colorées au picrocarminate ou à l'hématoxyline, on se convainc aisément qu'ici les cellules fixes reproduisent exactement la disposition de celles des aponévroses à plusieurs plans. Elles occupent les intervalles des faisceaux, portent des empreintes, etc. Bref, un tel derme est une formation de tissu conjonctif modelé du type exact des aponévroses, et dont rien ne vient encore altérer la parfaite régularité. Pas plus que les aponévroses, il ne renferme de réseaux vasculaires.

Mais, de distance en distance, on voit l'ordonnance varier. Par exemple, un faisceau longitudinal d'une assise passe obliquement, et par un trajet brusque, à travers l'assise intermédiaire pour gagner la

baume au xylol (car l'acide osmique diffuse dans la résine Dammar et enfume les préparations ; il faut donc éviter ce mode de montage).

Pour se rendre bien compte des rapports des cellules fixes du tissu conjonctif du derme avec les faisceaux de celui-ci, il faut avoir recours à la fixation de tout petits fragments du derme par l'acide osmique à 1 pour 100, comme le recommande RANVIER (*Traité technique*, p. 668, 2e édition). On achève le durcissement par la gomme et l'alcool, et l'on colore avec l'éosine hématoxylique. On constate ainsi que les cellules fixes occupent les espaces interfasciculaires et reposent à la surface des faisceaux. En exposant pendant plusieurs jours à la lumière une coupe de la peau faite après injection interstitielle d'un mélange de liquide osmio-picrique et de nitrate d'argent, puis colorée au carmin aluné, on obtient réservées en blanc les images négatives des cellules fixes. Elles renferment chacune un noyau coloré par le carmin, et on les voit communiquer entre elles par des expansions membraniformes ou filiformes circulant entre les faisceaux conjonctifs.

suivante également à faisceaux longitudinaux. Ou bien, un tel faisceau passe et se coude dans l'assise au-dessus ou au-dessous de la sienne, qui est à faisceaux transversaux. On voit encore un faisceau se dégager de son assise, et remonter ou descendre à travers toutes les autres jusqu'à la limite supérieure ou inférieure de la membrane : ce sont là des sortes de faisceaux suturaux. Enfin, sur des points presque régulièrement équidistants, on constate que, dans une série d'assises ou

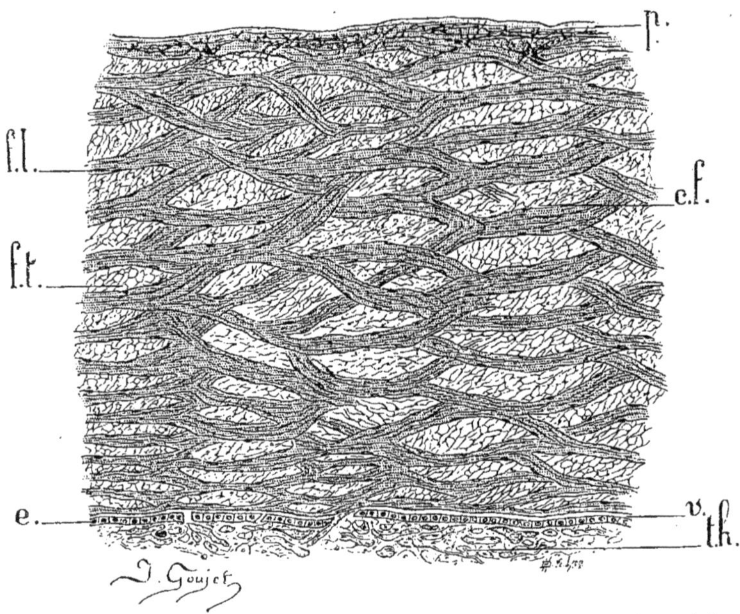

Fig. 469. — Mouvement de nattage des assises du derme de la même région que celui dessiné dans la fig. 468. Sur une coupe un peu étendue, on observe ce mouvement de distance en distance, au voisinage surtout des points de pénétration des vaisseaux sanguins.

p, assise superficielle portant l'épithélium et renfermant des chromoblastes ; — *fl*, faisceaux longitudinaux ; — *ft*, faisceaux transversaux nattés avec les longitudinaux de façon à former dans toute l'épaisseur du derme un système régulier ; — *cf*, cellules fixes occupant la surface des faisceaux ; — *v*, membrane limitante sous dermique ; — *e*, son épithélium. La limitante est interrompue par le passage d'un faisceau issu du système natté et s'engageant dans l'hypoderme occupé par du tissu fibro-hyalin *th*.

dans toutes, les faisceaux se croisent comme des doigts de mains jointes. Il en résulte une intrication en natte qui rend toutes les assises superposées solidaires entre elles (fig. 469).

Dans chaque assise prise en particulier, tous les faisceaux sont parallèles entre eux et leur parallélisme fait un angle très ouvert, mais qui n'est pas exactement droit, avec celui des autres assises. Et comme cet angle change d'assise en assise, le parallélisme des faisceaux *semble tourner*, quand, observant sous un faible grossissement le derme étalé à plat, on élève ou l'on abaisse rapidement l'objectif. C'est exactement là aussi ce qui arrive pour les différentes lamelles de la cornée : lamelles qui renferment des fibrilles parallèles entre elles et non plus des faisceaux parallèles. Même observation pour les aponévroses à plans multiples. Nous avons donc ici affaire à une formation du tissu conjonctif modelé affectant le type des aponévroses, c'est-à-dire à une membrane fibreuse d'ordre squelettal, jouant avant tout le rôle d'une pièce solide de charpente.

Mais dans un tel derme et bien qu'ils y soient extrêmement peu nombreux, les vaisseaux sanguins pénètrent pourtant çà et là. Il est facile de constater que, dans les points où ils se sont engagés, l'ordonnance si régulière que je viens de décrire est le plus souvent troublée. Tandis que certains vaisseaux, répondant le plus ordinairement à des capillaires, se bornent à s'insinuer dans les espaces interfasciculaires et à déranger légèrement les faisceaux fibreux, ceux d'un plus grand calibre, tels que les veines et surtout les artères, relèvent les faisceaux suivant leur trajet. Ils les rendent parallèles par séries à leur marche ; ou bien ils les font changer soit de place, soit de direction dans une même assise. Il devient dès lors évident que l'introduction de plus en plus large des réseaux vasculaires ne laisserait absolument rien persister de l'ordonnance primitive si simple, si régulière et pour ainsi dire géométrique de la membrane.

Derme fœtal des mammifères. — Sur les embryons de Mouton de 20 à 30 millimètres, il est facile de se convaincre que la constitution initiale du derme est absolument comparable à celle qui est permanente chez les cyclostomes (1). Il est limité du côté de l'ectoderme fœtal par une membrane vitrée absolument sans structure et tout à fait planiforme, sans crêtes ni sillons. On peut aisément dégager cette vitrée sur une certaine étendue. Elle est transparente, tend à s'enrouler et est donc très élastique. Quand on l'a étalée à plat et recouverte d'une lamelle, elle présente une série de cassures linéaires. Au-dessous d'elle, on voit le derme formé de faisceaux fibreux embryonnaires, disposés par assises dont chacune croise les autres à angle très obtus ou droit. Tous les faisceaux d'une même assise sont parallèles entre eux. Les cellules fixes sont ordonnées, par rapport aux faisceaux, en séries qui occupent les espaces interfasciculaires. Le parallélisme des faisceaux tourne d'assise en assise d'un tout petit angle : les parallélismes des couches successives étant presque perpendiculaires entre

(1) On fixe les embryons de Mouton par le liquide Müller. Au bout de plusieurs mois, il est facile, à l'aide d'un pinceau rude, d'enlever les couches épidermiques et le corps de Malpighi. On incise alors *très légèrement* le tégument avec un scalpel à lame convexe, en entre-croisant les traits d'incision. Avec le dos de la lame et en opérant sous l'eau, on dégage par arrachement des lambeaux du derme qu'on peut étaler sur la lame de verre et colorer à loisir. Beaucoup portent à leur extrémité des lambeaux de la vitrée entièrement dégagée, et il est facile alors d'observer celle-ci.

eux. Les lames fibreuses d'un tel derme fœtal échangent tout aussi bien que les assises du derme des cyclostomes des pinceaux ou des éventails de faisceaux fibreux ; aussi, sur les coupes on les voit s'atténuer de distance en distance et paraître comme coupées en sifflet. De là résulte, lorsqu'on a coloré les cellules fixes dans une coupe sagittale, que l'ensemble des noyaux occupant les interlignes des assises dessine une sorte d'ordonnance moirée et non pas des séries continues superposées suivant des plans exactement parallèles entre eux. On peut conclure de ces observations que la disposition primordiale du derme des mammifères est encore ici celle d'une membrane fibreuse à plans superposés, absolument comparable à l'aponévrose fémorale de la Grenouille commune. Cette disposition est celle qui répond à la période où le derme est encore exsangue, c'est-à-dire non pénétré par les vaisseaux. Elle demeure définitive dans les parties du derme qui ne sont pas remaniées par la végétation vasculaire. C'est ce qu'on observe, par exemple, chez l'Homme au niveau de la cornée oculaire, qui n'est autre chose que le derme devenu transparent et qui ne s'est jamais vascularisé, afin de ne pas devenir l'analogue d'un verre de couleur placé en avant des milieux réfringents.

Les changements qui s'opèrent dans l'ordonnance primitivement régulière et formée de plans fibreux superposés du derme fœtal et encore exsangue sont, en effet, exclusivement dus à la végétation secondaire des vaisseaux sanguins au sein de cette membrane. Au-dessous du derme, entre lui et les masses musculaires ou les pièces du squelette, on voit, en effet, se former une nappe de tissu connectif muqueux offrant tous les caractères du tissu conjonctif lâche embryonnaire. C'est dans cette couche que pénètrent les fusées vasculaires artérielles et veineuses émanées du système aortique. De nombreux bourgeons vasculaires et des îlots vasoformatifs se forment alors au voisinage des premiers vaisseaux, dans les intervalles laissés par les cônes fibreux du derme qui relient ce dernier aux tissus fibreux des formations myosquelettales subjacentes. Sous le derme, les vaisseaux embryonnaires affectant pour la plupart la disposition en réseaux limbiformes, voient dans l'intervalle de leurs mailles s'édifier des pelotons adipeux; telle est l'origine du *pannicule*. Plus profondément, la vascularisation est moins riche et le tissu muqueux s'organise à l'état de tissu conjonctif diffus, permettant la mobilisation du derme sur les parties profondes. Ainsi se constitue la nappe lâche du tissu cellulaire sous-cutané, qui rend possibles les glissements et donne sa mobilité à la peau.

Mais des mêmes vaisseaux de distribution, situés sur la limite du derme et de la masse du tissu muqueux subjacente, part un autre système de végétation vasculaire : celui des vaisseaux propres du derme cutané et des glandes ou des phanères qu'il doit contenir. Ce stème de vaisseaux végète de bas en haut, de la profondeur du rme vers l'ectoderme qui le recouvre. En poussant dans ce sens, les isseaux entraînent sur leur trajet des portions des lames dermiques

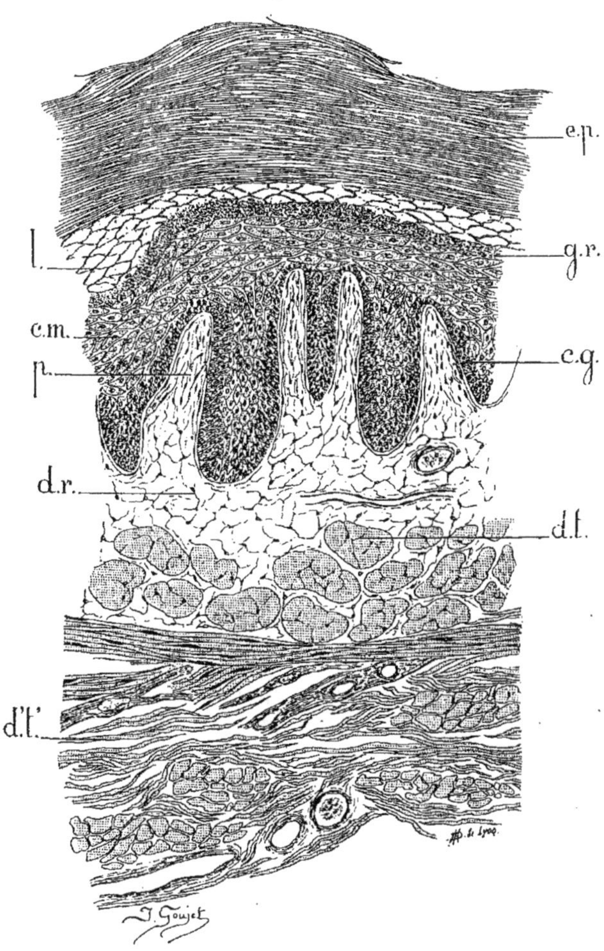

IG. 470. — Coupe de la peau de l'avant-bras de l'Homme, perpendiculaire à la surface cutanée. Liquide de Müller. Durcissement par la gomme et l'alcool. Coloration par l'éosine hématoxylique forte. Acide formique; alcool; conservation dans la résine Dammar.

cg, couche génératrice; — *cm*, réseau muqueux de Malpighi; — *gr*, couche granuleuse. *l*, couche homogène transparente *(stratum lucidum)* dont l'acide formique a développé les llules, mais les noyaux ne se colorent plus; — *ep*, couche feuilletée de l'épiderme, terminée à la rface par la couche desquamante, dont les lamelles se soulèvent de distance en distance. *dr*, couche superficielle du derme, relevée en papilles et limitée sous l'épithélium par la trée; — *dt*, assise superficielle de la couche tendiniforme du derme; — *d't*, assises profondes cette même couche. — (Faible grossissement.)

u'ils traversent et ils les disposent suivant un trajet décurrent. Par ne série de relèvements ou d'inflexions, ils détruisent l'ordonnance primitivement régulière des assises fibreuses dermiques. Le derme considéré dans son ensemble se montre alors comme un système irrégulier de faisceaux nattés, n'offrant plus que des éléments de plans parallèles sur un court trajet, puis subissant des relèvements et des enfoncements multiples qui défient toute description. Après que ce remaniement s'est opéré sous l'influence de la végétation vasculaire (1), le *derme* ou *chorion* a pris sa disposition définitive, et le système des fibres et des réseaux élastiques, développé en dernier lieu dans l'intervalle des faisceaux, vient donner à la membrane, avec un élément puissant de concaténation et de résistance, une configuration permanente et qui ne doit plus changer (fig. 470).

Zone superficielle (ou de remaniement) du derme. — Il est cependant une portion du derme, celle tout à fait superficielle et subjacente à la vitrée, au sein de laquelle les réseaux élastiques (dont le développement indique dans tout tissu connectif l'arrivée à la période de fixité), ne se développent pas ou restent rudimentaires, c'est-à-dire à l'état de fibres grêles et de grains. Dans cette bande, le tissu connectif offre une structure intermédiaire entre celle du tissu fibreux et du tissu connectif lâche ; il reste parcouru par de nombreux éléments migrateurs. C'est là une portion du derme demeurée transformable, au sein de laquelle, secondairement, les relèvements papillaires prendront leur origine. C'est pourquoi je lui ai donné le nom de *zone superficielle de remaniement*. Dans les portions superficielles du derme qui doivent rester planiformes, cette zone s'atrophie et disparaît. Quand, au contraire, la surface tégumentaire tend à se multiplier par la formation des papilles, elle redevient en partie ou tout à fait embryonnaire (2), et apparaît comme l'instrument essentiel de la complication qui s'est opérée. Le derme se couvre alors de saillies et devient plus épais dans sa totalité. Son augmentation d'épaisseur paraît tout entière due à l'édification des papilles, c'est-à-dire à l'activité de sa zone superficielle de remaniement ; car sa face profonde ne subit aucune modification appréciable.

Zone tendiniforme ou profonde du derme. — Dans ses parties

(1) Un bon exemple de cette influence de la poussée des vaisseaux sur la constitution du derme est fourni par la comparaison du derme buccal de la Lamproie avec celui du reste du tégument. Tandis que ce dernier, atteint par de rares vaisseaux, a conservé sa disposition aponévrotique régulière et montre des assises stratifiées par plans parallèles, l'ectoderme de la bouche (région des dents cornées), parcouru par de nombreux vaisseaux, est devenu irrégulièrement natté comme celui de la peau des mammifères.

(2) Quand les papilles se développent lentement, en tant que formations adventices, comme au pourtour de l'ulcère du mal plantaire perforant, la zone superficielle du derme ne redevient pas toujours entièrement embryonnaire. Quand l'incitation formative est plus vive, comme dans le lichen hypertrophique, les éminences papil-

yenne et inférieure, le derme de l'Homme adulte (1) est composé de sceaux de tissu fibreux entremêlés et comme nattés dans des direcns diverses, tout en offrant de distance en distance des dispositions séries parallèles continues. Ces séries s'infléchissent ensuite pour se socier, s'abaisser, se relever ou passer dans un autre plan. Les lules fixes occupent les intervalles des faisceaux et sont disposées à r surface comme des tuiles courbes de même rayon, exactement de nême manière que dans les aponévroses. Le derme est donc, à proment parler, une aponévrose, ou plutôt une intrication d'une multde de petits tendons dont les éléments constitutifs sont plus ou ins régulièrement nattés. Les espaces interfasciculaires d'un pareil u, lesquels sont les chemins de la lymphe, affectent naturellement configuration irrégulièrement prismatique. Quand les faisceaux it ils occupent les intervalles sont coupés en travers, ces espaces nnent l'apparence de lacunes étoilées (2).

es sont, au début, formées par un tissu embryonnaire vrai, très analogue à celui bourgeons charnus.

1) Pour préparer le derme on le dégage, là où l'on veut l'observer, soigneuseit du pannicule adipeux. On le tend sur une lame de liège et on l'expose aux eurs osmiques pendant cinq à six heures ; puis on achève le durcissement par ool fort et l'on colore soit au picrocarminate, soit à l'éosine hématoxylique très le. Cette méthode a l'avantage de montrer la membrane, ses vaisseaux, le con des espaces interfasciculaires, dans leur forme absolument exacte. Pour prendre idée générale du derme entier et surtout étudier ses réseaux élastiques, il est préble d'employer l'alcool, la gomme et l'alcool, puis de colorer au picrocarminate.

2) La constitution du derme varie dans les divers points de la peau. Cette variane porte du reste que sur des détails et n'intéresse pas assez l'anatomie générale r motiver une description particulière de chacun des types propres à chaque région. lques remarques à ce sujet sont cependant utiles.

'est dans la peau munie de nombreuses papilles (pulpe des doigts et des orteils, -palmaire des mains et plantaire des pieds, etc.), que la différenciation du tissu jonctif du derme en assises distinctes est le plus nettement marquée. Là, on disue nettement du reste le corps papillaire et la zone superficielle ou de remanieit du derme, dont le corps papillaire n'est lui-même qu'un bourgeonnement. Les nents de la trame conjonctive sont très délicats dans cette assise. Il s'agit de ceaux connectifs grêles ou de moyenne dimension et de fins réseaux élastiques. s de ce que j'ai dit qu'à ce niveau le tissu conjonctif reprend quelques-uns des actères du tissu connectif diffus ou de la nutrition, il ne faudrait pas du tout conre que nous ayons affaire ici à du tissu conjonctif lâche. Il s'agit bien de tissu conctif modelé. Les faisceaux conjonctifs sont parallèles entre eux par séries, et reliés des réseaux élastiques fins ordonnés par rapport à leur direction générale. Seuent, ces petits trousseaux connectifs se mêlent et s'entremêlent dans une série de ections : de manière que, sur les coupes soit sagittales soit tangentielles du tégut, ils donnent l'impression d'un feutrage serré, dont les espaces interfascicues sont stellaires, étroits et de configuration très variable. Les cellules fixes sont onnées par séries à la surface des faisceaux, sur lesquels elles reposent comme dans le formation de tissu conjonctif modelé. Autour des vaisseaux sanguins, et noment au niveau des bouquets formés par ces derniers dans les papilles, on voit

Le derme est donc formé par le tissu conjonctif modelé sous la forme fibreuse, à la façon de celui du squelette. A ce titre, il devient chez nombre de vertébrés le lieu du développement de pièces osseuses ou analogues aux os (écailles à derme osseux de l'Orvet — dents et écailles placoïdes — gaine osseuse discontinue des poils tactiles de la Taupe, etc.) Ce sont là des formations exosquelettales. Chez certains mammifères, tels que les solipèdes, le derme se résout

de longs faisceaux conjonctifs s'ordonner parallèlement à la marche des vaisseaux dans leur voisinage immédiat.

Mais ce qui rappelle le tissu conjonctif diffus ou de la nutrition, c'est le nombre relativement considérable de cellules lymphatiques en voie de migration que renferme la zone superficielle ou de remaniement. Bien qu'ici les espaces interfasciculaires ne soient pas largement développables, comme ils sont en revanche extrêmement nombreux, ils peuvent devenir les voies de parcours d'une infinité de cellules migratrices. Aussi, dans les inflammations dermiques du type congestif telles que l'érysipèle, la zone de remaniement apparaît comme véritablement infiltrée de cellules lymphatiques. Quand l'œdème soutenu pendant longtemps détermine dans le derme la série de changements sur lesquels j'ai autrefois insisté, c'est dans la couche de remaniement que ces changements s'opèrent d'abord. Le tissu conjonctif y est plus ou moins rapidement ramené à l'état de tissu muqueux ; et c'est dans cet état qu'il prolifère et donne naissance à la croissance des papilles (Voy. J. Renaut. *Contribut. à l'étude anatomique et clinique de l'érysipèle et des œdèmes de la peau*, thèse de Paris, 1874). En même temps, les vaisseaux sanguins se multiplient et le tissu jeune est parcouru par une infinité de capillaires embryonnaires. L'assise tendiniforme demeure beaucoup plus longtemps inaltérée. Le terme de « zone ou assise de remaniement », que j'ai proposé pour désigner la couche superficielle du derme, est donc justifié à la fois par l'anatomie générale normale et par l'histologie pathologique.

L'assise tendiniforme peut se subdiviser, au niveau de la pulpe des doigts et des orteils, en une couche plus superficielle, confinant à celle de remaniement, et en une couche plus profonde, confinant à l'hypoderme et d'où se dégagent les cônes fibreux de la peau. Dans la couche superficielle, l'aspect tendiniforme est extrêmement net. On y voit une série de petits faisceaux fibreux secondaires (c'est-à-dire résultant du groupement d'une série de faisceaux conjonctifs), coupés en long, obliquement ou en travers comme s'il s'agissait d'une intrication de tendons filiformes tels que ceux de la queue du Rat. Mais il ne s'agit pas ici de tendons vrais : les cellules fixes ne forment pas à la surface des faisceaux conjonctifs les chaînes de Ranvier. Elles sont disposées comme celles du ligament falciforme du Rat et du Cobaye ; c'est-à-dire que, bien qu'ordonnées par rapport aux faisceaux et reposant à leur surface, elles ne sont pas soudées en série par des traits de ciment. L'assise dont je parle est très solide ; ses faisceaux constitutifs s'écartent difficilement les uns des autres.

Au-dessous d'elle, la couche profonde, qui dans le derme de la peau des doigts et des orteils forme plus des 2/3 de l'épaisseur de celui-ci entre l'hypoderme et la zone superficielle ou de remaniement, est constituée par des faisceaux conjonctifs plus gros, mais moins étroitement liés les uns aux autres, conséquemment offrant des espaces interfasciculaires moins développables. C'est elle qui chez l'Homme renferme un certain nombre de glandes sudoripares, et qui donne naissance aux cônes fibreux de la peau.

Là où la peau est mince et dépourvue de papilles, comme par exemple au niveau de l'avant-bras, la zone superficielle ou de remaniement est peu épaisse; et la couche tendiniforme ne se subdivise pas aussi nettement en un étage à faisceaux serrés superficiels, et en un étage profond à faisceaux fibreux plus lâches.

sur sa face profonde en une série de tendons vrais, qui se dégagent du tissu fibreux et donnent une insertion cutanée aux muscles à contraction brusque moteurs de la peau, ou muscles peaussiers.

Réseau élastique du derme et cônes fibreux de la peau. — Mais un caractère important distingue le derme des tendons et des aponévroses

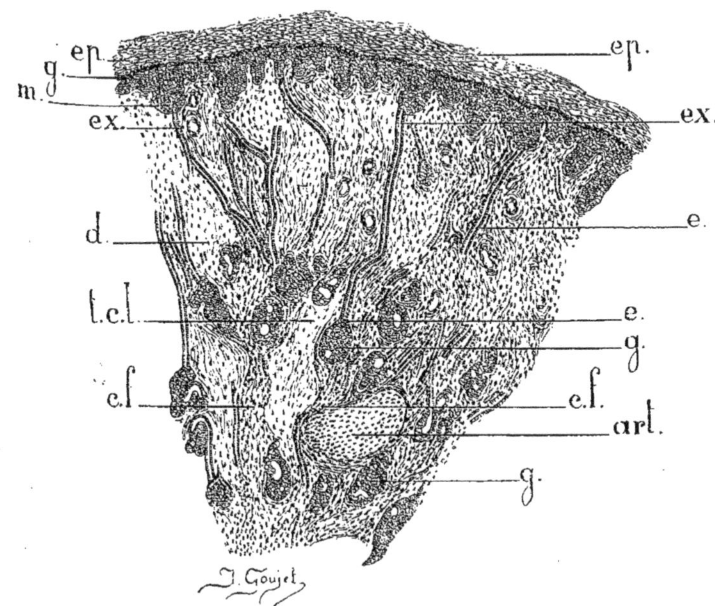

Fig. 471. — Coupe sagittale de la pulpe du gros orteil de l'Homme. Injection interstitielle de mélange osmio-picrique. (Sol. d'acide picrique 3 vol. — Sol. d'acide osmique à 1 pour 100, 1 vol.). — Cette préparation, conservée dans le baume, met en évidence la disposition générale des glandes sudoripares et de leurs canaux excréteurs, ainsi que celle des « cônes fibreux de la peau » à la partie profonde du derme. — Faible grossissement.

ep, ep, épiderme; — *g*, couche granuleuse; — *m*, corps de Malpighi; — *ex, ex*, canaux excréteurs des glandes sudoripares; — *e*, épithélium du tube excréteur; — *gg*, glomérules des sudoripares.

cf, cf, cônes fibreux se dégageant de la partie profonde du derme; — *d*, derme; — *tcl*, tissu conjonctif lâche occupant les loges limitées par les cônes fibreux, — *art*, une grosse artère de distribution de la peau, coupée obliquement de façon à présenter un segment de sa paroi compris dans l'épaisseur de la préparation.

ordinaires : c'est à savoir que les éléments fibreux y sont englobés dans un réseau élastique puissant, qui chez les solipèdes et les autres animaux munis de muscles peaussiers à contraction brusque, suit les tendons grêles de ces muscles en les entourant de mailles résistantes (1).

(1) Pour étudier avec fruit les réseaux élastiques du derme et de l'hypoderme dont la disposition est très variable dans les divers points de la peau, il convient de mettre en usage le procédé élégant indiqué depuis longtemps déjà par Balzer. On fixe les

Chez l'Homme, sauf à la face, ces tendons n'existent pas. Le derme envoie seulement, de distance en distance, des tractus fibreux (fig. 471, *cf*) qui pénètrent obliquement ou perpendiculairement dans le pannicule adipeux sous-cutané. Il en résulte que ce dernier est segmenté en loges limitées par des bandes fibreuses dont j'ai déjà parlé, et que les anciens appelaient les « cônes fibreux de la peau ». Ces cônes ont une importance réelle en pathologie. Ils constituent une région de la peau et font partie de la zone nommée par E. Besnier l'*hypoderme*, qui semble jouir d'une certaine autonomie au point de vue du fonctionnement et des localisations morbides. Le réseau élastique qui relie, comme par les mailles d'un filet, tous les plans fibreux du derme de sa surface à la profondeur, s'engage en se pénicillant dans les cônes fibreux de la peau, et gagne avec eux les parties profondes du tissu cellulaire sous-cutané.

Le derme proprement dit ne renferme point de vésicules adipeuses. Ces dernières n'existent que dans la région des cônes fibreux, et sont le résultat de l'évolution particulière des cellules conjonctives comprises entre les mailles des vaisseaux capillaires de cette région. Leur ensemble constitue le pannicule adipeux sous-cutané. Ce pannicule, en vertu même de la manière dont il se développe, réalise une formation tout à fait secondaire et éminemment variable. Aussi, le voit-on changer d'épaisseur souvent très rapidement dans les circonstances pathologiques, telles qu'une maladie chronique et progressive comme la phtisie, ou que la convalescence d'une fièvre grave. La graisse emmagasinée dans les cellules du tissu connectif inter-

fragments de peau par l'alcool fort pendant vingt-quatre à quarante-huit heures. On achève le durcissement par la gomme et l'alcool, et l'on pratique ensuite les coupes, qu'on reçoit dans l'eau et qu'on colore sur la lame de verre en déposant à la surface de chacune d'elles une goutte de solution aqueuse d'éosine à 1 pour 100. Au bout de quelques minutes, la coloration très intense et uniforme de la coupe est effectuée. On enlève l'excès de solution d'éosine avec un papier buvard ; puis, on dépose à la surface de la coupe une goutte de solution de potasse à 40 pour 100 et l'on recouvre d'une lamelle. On lute à la paraffine, et l'on conserve la préparation dans la chambre humide.

Si l'on veut éviter l'emploi de celle-ci, on monte la préparation dans une cellule de Cogit.

On peut alors la conserver plusieurs jours.

Au bout de quelques heures, tous les réseaux de fibres et de grains élastiques apparaissent dans la préparation avec une netteté admirable. Ils sont colorés en rouge pourpre foncé, tandis que tous les autres éléments ont été décolorés par la potasse et subissent sous son influence une destruction progressive.

Le défaut de ces préparations est de n'être pas persistantes. On peut cependant tourner la difficulté, en employant, au lieu du réactif de Moleschott, une solution de potasse à 40 pour 100 dans l'alcool absolu. Quand, sous un faible grossissement, on s'est assuré que le réseau élastique reste seul coloré en rouge dans la préparation, on agite celle-ci rapidement dans l'air pour la dessécher, et on la monte ensuite dans le baume.

asculaire est alors reprise par l'absorption interstitielle. Les cellules onjonctives reviennent à leur type initial, pour se recharger ou non le graisse plus tard et redevenir ou non des vésicules adipeuses.

Papilles. — Sur sa face superficielle, recouverte par l'ectoderme, e derme reste en très peu de points du tégument, et toujours sur de etites surfaces, absolument planiforme tel qu'il l'était au début chez embryon. Il apparaît sur ces points limité par une très mince bordure rillante où viennent se terminer, comme en s'y fondant, les faisceaux onjonctifs. Cette bordure anhiste répond à la vitrée du derme, ou asale des auteurs ; elle est alors lisse du côté de l'ectoderme dont les ellules génératrices se terminent, sur leur face d'implantation, égalenent par une base plane qui paraît sur les coupes comme un trait. Iais dans la majorité des points le derme envoie, du côté de l'ectoderme, es relèvements plus ou moins accusés constituant une série de proongements destinés à multiplier les surfaces. Ces prolongements enferment toujours des vaisseaux qui se sont développés en végétant ontre l'ectoderme et qui, en entraînant autour d'eux le tissu conjonctif, nt ainsi joué le rôle principal dans l'édification de chaque relèvement, u'on appelle une *papille* (1).

Au point de vue de l'anatomie générale, l'étude des formations apillaires présente une importance de premier ordre ; car sauf l'ongle onsidéré en particulier chez l'Homme, toutes les formations répondant ux phanères sont constituées par l'union de papilles, ou relèvements u derme, et de bourgeons ectodermiques enfoncés dans son intéieur. Il importe donc de connaître les divers types de papilles que on peut considérer, à la surface de l'ectoderme diffus, comme une remière différenciation qui sert de précurseur à l'apparition des hanères.

A. **Papillation oblique.** — Si l'on observe la première formation les papilles, sur des coupes parallèles à l'axe longitudinal, dans un loigt de fœtus humain de douze à seize semaines, on voit que les

(1) L'influence des vaisseaux et de leur croissance vers la surface sur la formaion des papilles est un fait mis hors de doute par l'étude du développement de la eau (fœtus de trois à cinq mois) et par les circonstances pathologiques où se dévepent les papilles adventices. J'ai montré par exemple que, dans l'œdème chronique e la peau, on voit d'abord de nombreuses néoformations vasculaires apparaître sur es limites du derme et du pannicule. Il part de cette nappe des vaisseaux ascendants ui refoulent l'ectoderme et forment des papilles dont le corps est d'abord constitué ar un petit nodule de tissu embryonnaire disposé autour des vaisseaux ; puis par du ssu muqueux ; enfin par du tissu conjonctif ordinaire adulte. Quand il apparaît dans de elles papilles un réseau élastique, la croissance de la formation papillaire est arrêtée. l résulte de là deux faits : 1° Que les papilles sont bien réellement des édifications asculaires ; 2° que le tissu connectif qui forme leur masse passe par toutes les hases ordinaires du développement de ce tissu. (Voy. article DERMATOSES, *Diction. ncycl. des sciences médicales*, p. 203-205.)

vaisseaux superficiels du derme poussent des bourgeons contre l'ectoderme. Ces bourgeons forment des anses vasculaires non pas droites, mais atteignant angulairement l'ectoderme pour le soulever en festons obliques. — En avant des vaisseaux, on remarque une sorte de petite calotte formée de cellules embryonnaires rondes. C'est cette masse (nodule papillaire), satellite de la végétation vasculaire, qui formera le corps de la papille. Toutes les papilles embryonnaires du doigt, aussi bien celles de la pulpe que celles de la face dorsale, appartiennent au type incliné. Ce type est donc celui de la papillation fondamentale; il n'est que temporaire sur la pulpe des doigts et des orteils, mais il reste définitif dans les portions peu tactiles de la peau, telles que la face antérieure du bras et de l'avant-bras par exemple. La disposition inclinée se retrouve du reste dans la plus simple de toutes les phanères : l'ongle humain, disposé à angle aigu entre la saillie dermique qui constitue son *manteau*, et la portion crêtée du derme ou *lit*, qui le supporte.

B. **Papillation droite.** — Les papilles de ce type forment des saillies à peu près normales à la surface du tégument. Elles existent soit sur la peau, soit sur les muqueuses du type malpighien, à divers états de développement qui commandent leur forme extérieure.

1° Un premier exemple peut être pris dans les papilles de la face buccale de la luette de l'Homme. Cette face paraît lisse, les couches épidermiques n'y subissent pas de vallonnement appréciable. Cependant, profondément, le corps de Malpighi est relevé de distance en distance par des éminences papillaires simples ou composées, du type droit, mais que les portions superficielles de ce même corps muqueux effacent, en s'étendant au-dessus d'elles comme le ferait une nappe uniforme. Dans les parties exposées à l'air, telles que la peau des joues par exemple, on voit la ligne granuleuse passer au-dessus de ces papilles sans saillie en dessinant seulement un léger feston. Ce festonnement n'est plus appréciable au-dessus du *stratum lucidum*. C'est pourquoi l'on pourrait appeler ces papilles cachées, papilles droites *adélomorphes*, c'est-à-dire qu'on ne voit pas à la simple inspection du tégument observé par sa surface (fig. 472).

2° Sur la face pulpaire des doigts et des orteils, au contraire, la saillie des papilles est appréciable à l'extérieur : elles sont *délomorphes*. A ce niveau le derme, pour multiplier son étendue, émet vers la surface des prolongements en forme de plis continus disposés comme les sillons d'un champ labouré. Ce sont les *lignes papillaires* bien connues disposées en séries élégantes, concentriques ou en tourbillons. Ces plis portent eux-mêmes une série de mamelons qui sont les papilles proprement dites, séparées les unes des autres par de profonds sillons interpapillaires.

Lorsqu'on a enlevé totalement l'ectoderme d'un fragment de peau de la pulpe du doigt (1), l'on reconnaît que, dans les sillons interpapillaires, le derme se termine par une surface continue, qui forme une ligne très

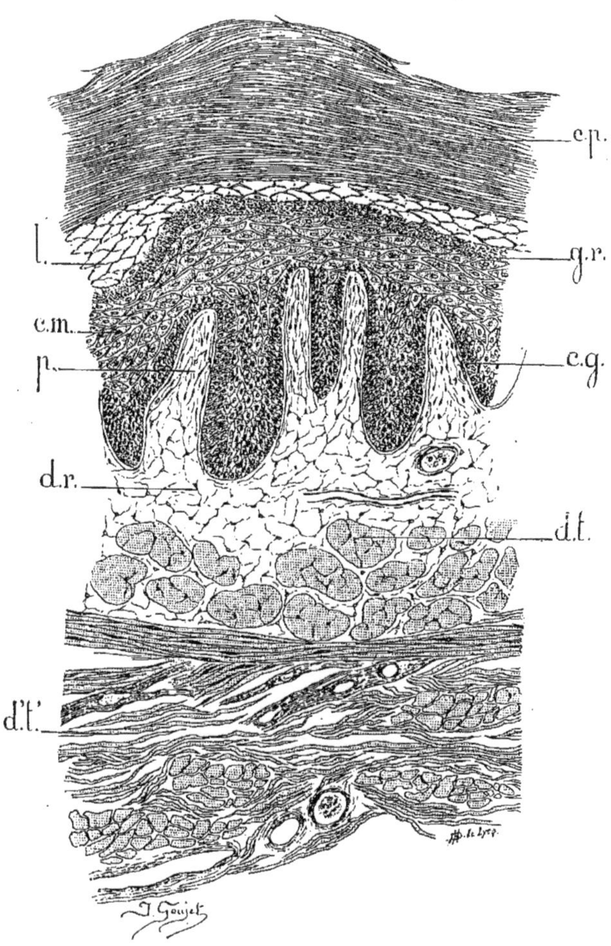

Fig. 472. — Coupe de la peau de l'avant-bras de l'Homme, perpendiculaire à la surface cutanée. Liquide de Müller. Durcissement par la gomme et l'alcool. Coloration par l'éosine hématoxylique forte. Acide formique; alcool; conservation dans la résine Dammar.

cg, couche génératrice; — *cm*, réseau muqueux de Malpighi; — *gr*, couche granuleuse. *l*, couche homogène transparente (*stratum lucidum*), dont l'acide formique a développé les cellules, mais les noyaux atrophiés ne se colorent plus; — *ep*, couche feuilletée de l'épiderme, terminée à la surface par la couche desquamante, dont les lamelles se soulèvent de distance en distance.

dr, couche superficielle du derme, relevée en papilles et limitée sous l'épithélium par la vitrée; — *dt*, assise superficielle de la couche tendiniforme du derme; — *d't'*, assises profondes de cette même couche. — (Faible grossissement.)

(1) On arrive à ce résultat, quoique difficilement, en laissant macérer très longtemps dans le sérum faiblement iodé de tout petits fragments de peau de la pulpe des doigts ou des orteils. Puis on fait des coupes sagittales du fragment pris dans la fente

mince homogène et sans structure dans laquelle viennent se terminer, en s'y fondant, les faisceaux connectifs les plus superficiels. Cette ligne répond à la vitrée du derme non modifiée (fig. 473). Au contraire, sur les côtés et au sommet des reliefs papillaires, la vitrée dermique paraît

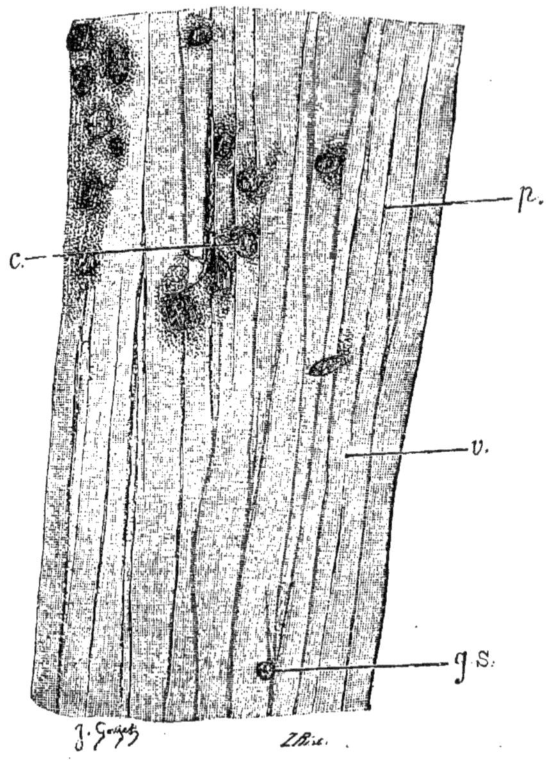

Fig. 473. — Vitrée dermique planiforme et non encore modifiée par les relèvements vasculaires de la peau des flancs d'un embryon de Mouton de 32 millimètres. — Fixation par le liquide de Müller; isolement par arrachement de lambeaux à l'extrémité desquels la vitrée est délamellée d'avec le derme embryonnaire. Coloration à l'éosine hématoxylique faible. Conservation dans la glycérine salée.

v, vitrée homogène et sans structure, cassante suivant une série de plis *p*.
c, cellules appartenant au derme et emportées par le lambeau de la vitrée; — *gs*, un globule rouge définitif emporté de la même façon.

sillonnée de crêtes qui, sur les coupes très minces, se montrent comme des dents (Ranvier) (1) qui ne sont que la section des crêtes elles-mêmes. Ce sillonnement, que l'on retrouvera plus accusé sur la vitrée des poils, semble dû à ce fait que, dans l'éminence papillaire, les faisceaux

d'un morceau de moelle de *Ferdinanda eminens*. On enlève l'ectoderme par le pinceau ou on l'arrache avec des aiguilles ; et on observe ensuite les coupes dans le picrocarminate faible à l'aide d'un bon objectif à immersion.

(1) Ranvier, *Traité technique*, 2e édition, p. 669.

du derme, plus grêles et plus étroitement intriqués qu'ailleurs, ont une direction ascendante, comme s'ils avaient été entraînés par le relèvement des vaisseaux sanguins. En se terminant par séries sur la membrane vitrée, ces faisceaux concourent probablement à créer la disposition de cette dernière en sillons. Car ceux-ci sont d'autant plus accusés et d'autant plus droits qu'on s'avance vers le sommet de la papille, exactement comme les faisceaux relevés du derme (fig. 474).

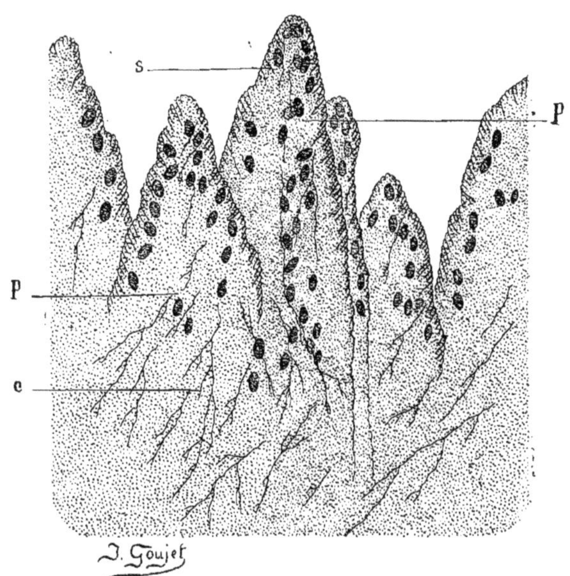

Fig. 474. — Coupe épaisse de la pulpe de l'index de l'Homme faite après macération dans le sérum iodé. L'ectoderme tégumentaire a été enlevé.

pp, papilles droites, coniques; — *p*, plis; — *s*, crêtes papillaires.

Au-dessous de la vitrée, principalement à la base et sur les côtés des papilles, on voit aussi un réseau très fin de grains et de fibres élastiques qui donne à la formation dermique une partie de sa solidité, et qui est surtout très apparent sur les papilles de grande dimension.

Au-dessus de la vitrée, les cellules génératrices de l'ectoderme sont implantées perpendiculairement à la surface générale de la peau et non pas normalement à l'élément de surface dessiné, sur leur point d'implantation, par le festonnement du derme. Elles s'élèvent en un mot verticalement comme l'herbe qui pousse sur les sillons d'un champ labouré. Sur les côtés des papilles, elles sont étroites et hautes et forment des séries élévatoires avec les cellules du corps de Malpighi qui les surmontent. Ces séries sont reliées par des crêtes unitives d'une grande élégance. Dans le cas où l'ectoderme s'est épaissi sous l'influence du travail, elles vont converger vers un prolongement puissant du *stratum lucidum*, disposé en forme de coin, qui occupe le milieu de l'espace interpapillaire. Au sommet des papilles, au contraire, les séries élévatoires divergent à la façon des branches d'un éventail, à droite et à gauche, pour prendre rapidement le type tangentiel. Les cellules génératrices sont basses et montrent sur ce point, comme d'ailleurs dans toute la portion crêtée de la vitrée dermique (c'est-à-dire aussi sur les côtés des papilles), une disposition particulière signalée par Ranvier (1) : leur face profonde présente des digitations grossières qui s'engrènent avec les festons de la vitrée. Cette digitation au contraire n'existe pas dans le fond des sillons interpapillaires, là où la vitrée est restée lisse. La ligne granuleuse et le *stratum lucidum* présentent des ondulations moins marquées que la couche génératrice ; l'épiderme proprement dit est encore moins festonné. De la sorte, l'ensemble des papilles apparaît comme empâté dans un vernis épidermique. Cette disposition rend compte de ce fait que le fond d'une phlyctène superficielle de la pulpe des doigts, comparé à la surface épidermique, paraît légèrement villeux.

3° Dans la langue, les papilles sont encore plus développées ; certaines d'entre elles s'individualisent et présentent un pédicule. Je les décrirai en détail à propos de l'organe du goût. Le plus grand nombre répond à des formations complexes, constituées par une éminence papillaire principale couverte elle-même de papilles. Actuellement, après avoir décrit les trois formes principales des papilles droites, répondant aux types qu'on pourrait appeler *buccal*, *digital* et *lingual*, nous avons acquis les éléments nécessaires et suffisants pour aborder avec fruit la description des vaisseaux.

§ 4. — VAISSEAUX, CIRCULATION SANGUINE ET LYMPHATIQUE DE LA PEAU

A. **Vaisseaux sanguins de la peau adulte.** — La peau doit sa vitalité aux réseaux sanguins qui la parcourent et qui se superposent en plans vasculaires parallèlement à sa surface. Je prendrai pour type de ma description l'appareil vasculaire de la peau munie de papilles (par exemple celle de la pulpe des doigts), parce que les réseaux vasculaires atteignent à ce niveau leur complication la plus grande (fig. 475). Ceux des régions dépourvues de papilles sont en revanche une simplification pure de ceux des régions papillaires.

Réseau des papilles. — Le réseau vasculaire sanguin le plus superficiel et le plus typique est le *réseau des papilles*. Chaque papille renferme un bouquet vasculaire, qui de sa base, s'élève vers son som-

(1) Ranvier, *Traité technique*, 2e édit., p. 674.

met. Il est rare que ce bouquet soit formé simplement d'une artériole afférente, d'un capillaire courbé en anse et d'une veinule efférente. Communément, ce premier réseau est constitué par une série d'arcades

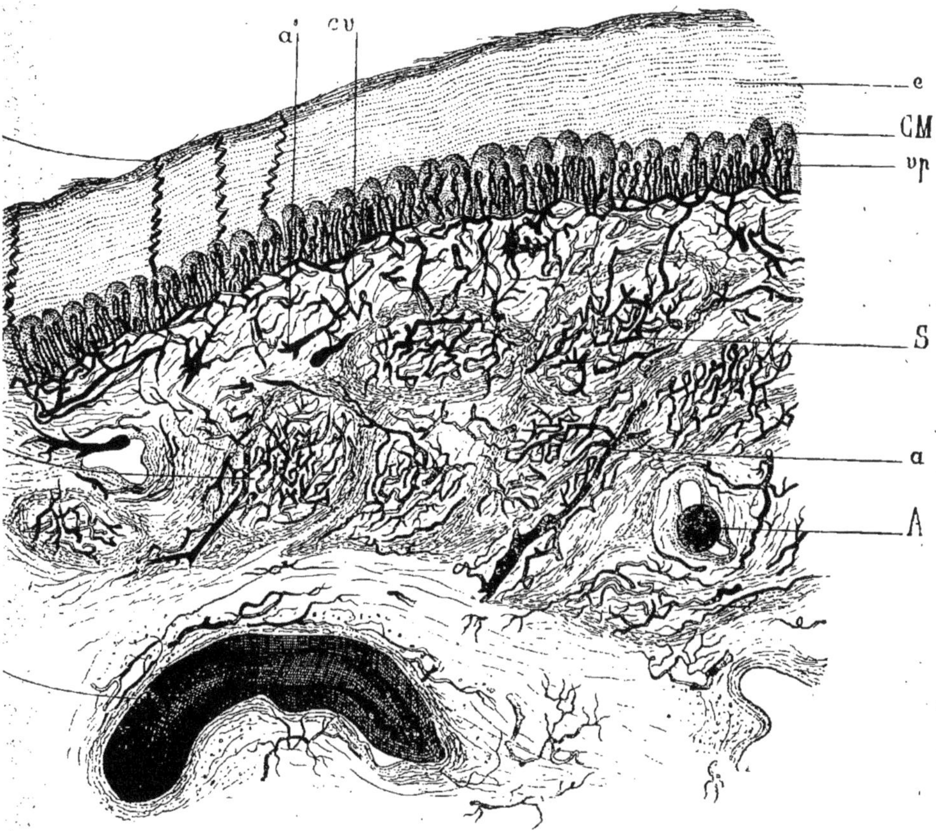

FIG. 475. — Coupe de la peau de la pulpe de l'index de l'Homme, dont les vaisseaux sanguins ont été injectés par une masse à la gélatine et au carmin. Conservation dans le baume du Canada. — Faible grossissement.

e, épiderme traversé par les canaux hélicins des sudoripares GS; — CM, corps muqueux de Malpighi.

A, une grosse artère de distribution de la peau; — V, une veine collectrice, correspondant à l'artère de distribution (plan profond de vaisseaux afférents et efférents); — *a*, branches artérielles intra-dermiques : chemin faisant, certaines d'entre elles fournissent leur réseau vasculaire aux glandes sudoripares SS; — *a'*, l'une de ces branches artérielles, superficielle et commandant un cône vasculaire *cv*, — *rap*, réseau planiforme anastomotique sous-papillaire; — *vp*, bouquets vasculaires des papilles.

superposées qui lui donnent l'aspect d'une petite houppe. Les capillaires s'élèvent jusqu'à l'extrême limite de la papille sans jamais pénétrer l'ectoderme. Souvent, au niveau du point où ils se recourbent, ils se contournent en huit de chiffre, ou en spirale autour du capillaire veineux qui constitue la voie efférente du bouquet et en occupe le centre (1). Tout ce petit système est entouré de tissu connectif délicat et serré dont les faisceaux sont sensiblement parallèles à la direction des vaisseaux. Dans les régions tactiles, ces minces bandes de tissu connectif séparent seules le corpuscule du tact du réseau vasculaire qui lui est adjacent.

Réseau sous-papillaire et vaisseaux de distribution. — Tous les bouquets vasculaires des papilles, dirigés perpendiculairement à la surface du tégument, s'ouvrent dans un réseau à mailles serrées et allongées tangentiellement, qui suit, parallèlement à la surface de la peau, la ligne de base des papilles. Ce second réseau est le *réseau planiforme anastomotique sous-papillaire*. Il est lui-même réuni par des anastomoses à un réseau profond qui lui est parallèle, mais dont les mailles sont beaucoup plus larges, moins nombreuses, et formées par les vaisseaux afférents ou troncs de distribution. Tandis que le réseau sous papillaire (qui existe seul sans bouquets dans les régions lisses de la peau), est situé à la surface du derme, le réseau profond planiforme avec lequel il communique s'étale au voisinage de la limite inférieure du chorion. Les anastomoses entre ces deux réseaux se font par des traits vasculaires assez grêles, artériels et veineux, qui traversent irrégulièrement le derme en se branchant en Y superposés et en affectant une direction oblique. Si nous négligeons maintenant les petits réseaux des glandes et des poils, qui seront décrits en leur lieu, nous voyons que la vascularisation de la peau, dans son mode le plus complexe, comprend quatre plans de vaisseaux qui s'étagent, à partir de la surface, dans l'ordre suivant :

1° Plan des bouquets papillaires;

2° Réseau planiforme anastomotique sous-papillaire;

3° Branches intra-dermiques à vaisseaux grêles;

4° Réseau planiforme profond des vaisseaux afférents et efférents.

De ce dernier réseau se détachent des rameaux qui s'avancent, en suivant les parois des cônes fibreux de la peau, dans l'épaisseur du tissu conjonctif sous-cutané. Ils se résolvent dans les intervalles des cônes fibreux en une série de vaisseaux émettant des capillaires innombrables, qui s'insinuent entre les vésicules adipeuses et entourent chacune d'elles comme le feraient les mailles d'un filet. Ce cinquième réseau est celui du pannicule adipeux sous-cutané. Là où le pannicule n'existe pas, les vaisseaux se comportent à la manière exacte de ceux du tissu connectif lâche quand ce tissu n'est pas chargé de pelotons graisseux; ils affectent le caractère de réseaux du type *limbiforme*.

Circulation du sang dans le derme. – La description précédente, qui rend un compte exact de la superposition des plans vasculaires de la

(1) Ranvier, *Traité technique*, 2e édition, p. 670.

peau si on les suit sur une coupe perpendiculaire à la surface de cette dernière, ne renseigne cependant que très incomplètement sur le véritable mode de distribution du sang dans la nappe choriale, considérée suivant sa surface. Pour se renseigner à ce sujet, il faut avoir recours à la méthode générale qui seule peut nous faire connaître les points où l'activité circulatoire d'un réseau vasculaire donné est maxima ou minima. Cette méthode, très simple, est celle des *injections incomplètes* (1).

Si nous suivons les progrès d'une injection faite avec une masse bleue, à la gélatine et au bleu de Prusse soluble par exemple, nous constatons un premier fait : c'est que le derme commence à s'injecter par points isolés. Nous voyons bleuir la peau de distance en distance; et la tache bleue offre, dès le début, une forme arrondie. De nouveaux points, en forme de traits cette fois, s'injectent dans l'intervalle des premiers. Puis, quand l'injection est rendue complète, les espaces incolores disparaissent. Il faut maintenant discuter ces faits et les comprendre.

L'apparition des taches bleues, rondes et isolées, montre d'abord que la peau est divisée en une infinité de territoires vasculaires autonomes jusqu'à un certain point, puisqu'ils s'injectent d'abord séparément. Examinons maintenant, au moyen de coupes faites normalement à la surface de la peau, l'état de la circulation dans les points marqués par l'*aire coronaire* d'une tache bleue résultant d'une injection incomplète. Nous verrons que chacun des petits territoires vasculaires dont nous venons de parler est régi par une artère profonde dont la distribution commande un cône vasculaire, à base arrondie et tournée vers la surface libre de la peau. Cette base, vue de face, paraît naturellement plus ou moins circulaire ou elliptique. Chaque artériole profonde préside de la sorte à l'irrigation d'un territoire cutané particulier, qui commande à la surface une aire limitée par une courbe fermée.

Cônes vasculaires : aires de pleine circulation et de circulation réduite. — Cette disposition donne la clef d'une série de phénomènes. Elle montre d'abord qu'il existe dans la peau des aires dans lesquelles la distribution du sang présente une activité maxima et qui ne se confondent pas avec leurs voisines. Ces aires sont seulement reliées les unes avec les autres par un système d'anastomoses moins facilement perméables, sous une faible pression, que ne le sont les vaisseaux sanguins compris dans l'aire elle-même. Nous sommes ainsi conduits à la notion de *cônes vasculaires* de la peau, qui sont aussi de préférence le siège premier des congestions. J'ai injecté plusieurs fois avec

(1) J. Renaut, article Dermatoses, *Dict. encyclop. des sciences médicales*, p. 158-159.

la masse bleue des doigts de varioleux, au niveau desquels on voyait distinctement plusieurs papules. En suivant la marche de l'injection, il était facile de voir que les premiers points injectés correspondaient exactement à l'aire arrondie occupée par les papules. La lésion s'était faite de préférence au niveau des aires de circulation maxima ou de *pleine circulation*. Supposons maintenant que l'artériole qui commande un cône vasculaire soit paralysée brusquement, par une action nerveuse d'arrêt. Les muscles vasculaires se relâchent; tout le système commandé par l'artériole s'injecte de sang sous haute pression; l'injection s'accuse en surface par une tache hyperémique arrondie (macules rondes de l'érythème). Si l'afflux de sang est excessif, le plasma sort des vaisseaux, se répand dans les espaces inter-organiques. Puis, établissant une contre-pression secondaire, il anémie mécaniquement les capillaires du centre de l'aire vasculaire (papules rondes, anémiques de l'urticaire entourées d'une auréole congestive). Enfin, la pression peut devenir telle que le liquide de l'œdème, se répandant dans tous les sens et trouvant dans l'ectoderme une assise moins solide que les autres, va soulever cet ectoderme au niveau de la ligne granuleuse, remplir l'espace ainsi développé, soulever les couches épidermiques en une bulle qui, elle aussi, comme sa marge congestive, comme la papule œdémateuse, présentera un contour circulaire. Nous avons ainsi l'explication de la forme arrondie d'une série de lésions élémentaires; et cette explication nous est fournie exclusivement par l'histologie topographique des vaisseaux du tégument.

Nous devons faire à ce propos une dernière remarque, c'est que la disposition des vaisseaux en cônes vasculaires, terminés du côté de la peau par des aires coronaires, est complétée par un système d'anastomoses de cône vasculaire à cône vasculaire. Ces anastomoses constituent une série de voies relativement étroites de la circulation. Ce sont les *aires de circulation anastomotique*, disposées dans le sens tangentiel. Elles ne se remplissent que sous l'influence de hautes pressions, établissant ainsi entre les divers cônes vasculaires voisins des communications secondaires. C'est pour cela que la roséole émotive, qui apparaît lorsqu'on découvre brusquement la poitrine, par exemple, apparaît d'abord sous forme de macules isolées. Puis, ces macules se rejoignent par des traînées congestives. Enfin, les intervalles où manquait l'hyperémie se remplissent lentement, jusqu'à ce que le tégument paraisse envahi par une rougeur diffuse. La disposition des vaisseaux en cônes vasculaires, terminés du côté de la surface de la peau par des aires coronaires, est surtout marquée dans les régions dépourvues de papilles. C'est parce qu'à ce niveau le réseau planiforme sous-papillaire, qui constitue la principale voie anastomotique en surface, est peu développé. C'est pourquoi aussi, dans les exanthèmes, la face dorsale des doigts est initialement le siège de macules distinctes ; tandis qu'en même temps, fort souvent, la face palmaire, couverte de papilles, accuse une rougeur beaucoup plus diffuse.

Enfin, das les loges de l'hypoderme circonscrites par les cônes fibreux de la peau, le tissu cellulo-adipeux qui les occupe reçoit des artères et émet des veines qui sont des branches des artères et des veines de distribution. Ce sont là des réseaux au type limbiforme, dont chaque territoire capillaire est devenu l'origine d'un *peloton adipeux* par le développement de vésicules adipeuses dans les intervalles des capillaires. Chaque vésicule adipeuse est entourée d'un petit rêts de capillaires dont les branches sont souvent dirigées à la façon d'un équateur et d'un méridien. Là où les vésicules adipeuses n'existent pas ou ont disparu par résorption, les vaisseaux sanguins continuent d'affecter ou reprennent leur type ordinaire, caractéristique de la vascularisation du tissu conjonctif lâche.

B. — **Vaisseaux lymphatiques de la peau.** — Le derme cutané renferme un grand nombre de trajets lymphatiques occupant les espaces interfasciculaires du tissu conjonctif. Pour bien étudier ces trajets et déterminer exactement leurs rapports avec les espaces interfasciculaires et l'ensemble de leur dispositif dans le derme, il ne suffit pas de les observer sur des préparations injectées au bleu de Prusse rendu soluble dans l'eau et fixées ensuite par l'alcool fort (1). Dans ce cas, en effet, le liquide injecté rompt facilement les parois purement endothéliales des capillaires lymphatiques et se répand ensuite dans les espaces interfasciculaires. Le réseau lymphatique paraît, par suite, beaucoup plus étendu qu'il ne l'est en réalité. Pour déterminer ses limites, il est indispensable de l'imprégner de nitrate d'argent et de le fixer à l'état de déploiement (2).

(1) Pour injecter les lymphatiques de la peau avec le bleu de Prusse soluble, on pique obliquement l'épiderme de la pulpe d'un doigt, qui vient d'être amputé, avec la canule trocart d'une seringue de Pravaz chargée de bleu de Prusse. Puis l'on pousse le piston en enfonçant très lentement et toujours tangentiellement. Quand on est arrivé à la partie tout à fait superficielle du corps papillaire, on voit brusquement apparaître une nappe bleue qui s'étend en surface. On peut alors injecter les vaisseaux sanguins avec une masse rouge à la gélatine et au carmin, durcir dans l'alcool fort, et faire plus tard des coupes qui montrent simultanément les lymphatiques injectés en bleu et les vaisseaux sanguins injectés en rouge. On peut bien, de cette façon, prendre une idée générale de la forme et des rapports réciproques des deux ordres de vaisseaux, sanguins et lymphatiques.

(2) Mais pour faire une étude précise et analytique des lymphatiques, il convient d'appliquer la méthode d'injection, d'imprégnation et de fixation à l'état de déploiement simultanées, que j'ai fait connaître tout récemment (*Société de dermatologie et de syphiligraphie*, séance du 4 août 1894), et dont j'ai déjà plusieurs fois parlé. On charge la seringue de Pravaz de liquide jaune osmio-picrique (solution aqueuse d'acide picrique 4 volumes ; solution d'acide osmique à 1 pour 100, 1 volume) mélangé récemment à une quantité variable de solution de nitrate d'argent à 1 pour 100 Dans la plupart des cas, le mélange convenable est le suivant : Liquide osmio-picrique,

Dans ces conditions (fig. 476), on constate tout d'abord que les trajets lymphatiques du derme sont des canaux énormes dont le calibre varie

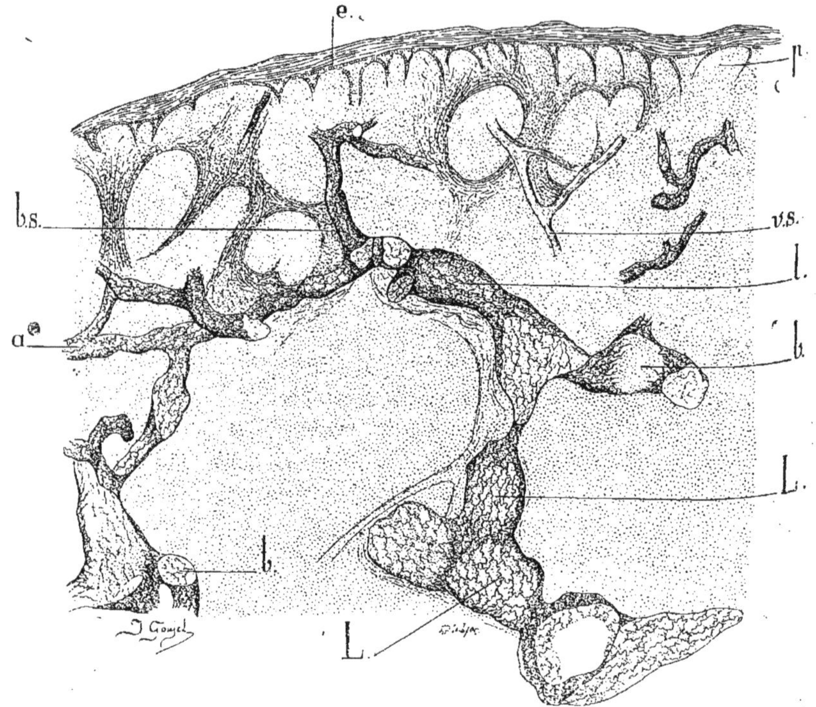

Fig. 476. — Coupe de la peau de l'aréole du mamelon dont les lymphatiques ont été injectés, fixés déployés, et imprégnés d'argent par le procédé indiqué page 265 note (2). — Durcissement dans l'alcool fort. Conservation dans le baume du Canada. — Faible grossissement.

e, épithélium tégumentaire; — *p*, papilles; — *v.s*, vaisseaux sanguins; — *LL*, capillaires lymphatiques collecteurs, géants; — *l*, capillaires lymphatiques de moyen calibre; — *a*, petits capillaires lymphatiques; — *b b*, boyaux lymphatiques sectionnés en travers ou tangentiellement; — *bs*, branches superficielles du réseau lymphatique.

incessamment, comme c'est la règle pour cette sorte de vaisseaux, et dont la paroi est exclusivement formée par l'endothélium festonné

4 volumes; solution de nitrate d'argent, 1 volume. On fait l'injection exactement comme il vient d'être dit dans la note précédente ; seulement, ici, c'est l'extension d'une nappe *jaune* qui indique que le liquide a bien pénétré interstitiellement dans le derme. Quand on a constaté une pénétration suffisante, complète et étendue, on met fin à l'injection ; et l'on achève de durcir la peau injectée par l'alcool fort, pendant vingt-quatre à quarante-huit heures (à l'abri de la lumière).

Au bout de ce temps, on peut faire des coupes dans un sens quelconque, épaisses ou minces, les colorer et les monter par n'importe quelle méthode. Les lymphatiques sont injectés, imprégnés d'argent et fixés déployés, ainsi que toutes les formations épithéliales ou endothéliales dans les limites de l'injection. L'acide picrique, l'acide osmique et le nitrate d'argent ont agi côte à côte sans réagir les uns sur les autres dans le mélange, parce que leurs affinités chimiques y sont entièrement saturées.

aractéristique. Cette paroi est close et partout continue dans les limites lu réseau, dont les branches marchent d'une façon quelconque dans les spaces interfasciculaires, en filant parfois le long de l'un d'eux pour nsuite le quitter brusquement et s'engager dans un autre. Là où assent les trajets lymphatiques, leur endothélium se dispose sur les spaces développables comme un véritable vernis, sans dispositif aucun le membrane à la périphérie du tube endothélial. Bref, on retrouve lans le derme exactement la même disposition des capillaires lymphatiques que partout ailleurs au sein du tissu conjonctif. Les trajets n'ont oint de valvules dans les réseaux superficiels.

Ces réseaux affectent des dispositions variables dans les divers points lu tégument. Dans la peau de la pulpe des doigts, par exemple, on voit un premier étage de grands capillaires lymphatiques au niveau les papilles. Ce sont des arcs irréguliers compris dans les saillies papillaires ou les contournant lâchement. Ils portent une série d'ampoules terminales qui s'engagent dans les papilles. Toutes sont closes à leur extrémité disposée en culs-de-sac renflés, ou s'effilant en une pointe conique, ou bien encore affectant la forme d'un anneau de clef (1).

Les trajets lymphatiques de l'étage papillaire viennent se déverser dans un second réseau de capillaires lymphatiques qui s'étend tangentiellement, en formant des mailles toujours irrégulières, dans la portion superficielle de la couche tendiniforme du derme. Ce plan de lymphatiques est donc compris entre le réseau sanguin planiforme sous-papillaire et le réseau plus profond et à branches plus larges des vaisseaux sanguins de distirbution. Il se trouve à distance des réseaux sanguins : séparé du plus superficiel, qui court sous les papilles, par l'épaisseur de la couche dermique de remaniement, et du second par les deux tiers inférieurs au moins de la couche tendiniforme du derme. A travers celle-ci, passent et circulent de grands trajets, dirigés vers la portion tout à fait profonde du derme pour aboutir aux premiers lymphatiques valvulés (2).

(1) L. Ranvier, *Traité technique*, 2e édition, p. 670.

(2) Cette description répond au dispositif observé dans le derme de la face plantaire des pieds et des orteils, palmaire de la main et des doigts. On voit que, dans ces régions, le plan tangentiel principal des trajets lymphatiques intra-dermiques occupe une position intermédiaire aux deux principaux réseaux sanguins. Il n'y a point non plus de distribution de capillaires sanguins spéciale aux trajets lymphatiques. Seules, les veinules lymphatiques de l'hypoderme, plongées au sein du tissu cellulo-adipeux, possèdent des vaisseaux sanguins orientés suivant leur parcours : ce sont ceux des vésicules adipeuses faisant corps avec leur paroi. Seuls aussi ces vaisseaux, par leur congestion propre, peuvent révéler les lymphangites profondes : celles qui sont tout à fait superficielles ne s'accompagnent d'aucune rougeur. Ainsi la lymphite siégeant dans le derme très épais d'un doigt, d'un orteil ou de la paume de la main ne se trahit au début par aucune rougeur. Ce sont les traînées congestives de la face

Ceux-ci sont dépourvus de muscles lisses : ce sont donc là des veinules lymphatiques. Quand le derme renferme de grands poils, tels que ceux de la moustache de l'Homme, on trouve pourtant des veinules lymphatiques engagées dans le derme et prenant naissance un peu au-dessous des glandes sébacées. Elles s'enfoncent dans le derme parallèlement à la direction de la racine du poil, en dehors de son sac fibreux.

Rapports des capillaires lymphatiques avec le tissu conjonctif du derme et de l'hypoderme. — L'étude de la lèvre supérieure de l'Homme, après injection interstitielle d'un mélange de liquide osmio-picrique et de nitrate d'argent, m'a permis, en outre, de mettre en évidence quelques-uns des rapports des grands trajets lymphatiques dépourvus de valvules avec les éléments constitutifs du tissu conjonctif lâche sous-cutané. Celui-ci est, en effet, dépourvu de vésicules adipeuses sur nombre de points. Quand les lymphatiques ont été fixés imprégnés et déployés, on les voit coupés transversalement, obliquement ou en long, avec leur calibre exact au sein du tissu conjonctif. Sur les coupes un peu épaisses ils paraissent insufflés. Dans ce cas aussi, on peut constater que certains d'entre eux constituent des culs-de-sac terminaux en forme de doigt de gant, plongeant dans l'hypoderme ou dans les intervalles des faisceaux musculaires striés (fig. 477). Les faisceaux conjonctifs et les fibres élastiques se croisent et s'entrecroisent autour du lymphatique sans aucunement s'ordonner par rapport à ce dernier. Le tube endothélial prend simplement appui sur eux au passage. Comme il est imprégné d'argent régulièrement, il est aisé de voir qu'il ne présente ni lacunes ni trous. Sur de tels points, cependant éminemment favorables à une semblable observation, il est impossible de voir s'ouvrir les canaux lymphatiques dans les mailles du tissu connectif lâche. Je conclus donc de nouveau qu'ils sont absolument clos, et toujours séparés des espaces conjonctifs par leur endothélium continu.

De même, sur les coupes transversales ou obliques, on ne voit à leur entour que les croisements des faisceaux conjonctifs s'effectuant là comme partout ailleurs, et s'écartant simplement pour loger la ligne endothéliale qui s'appuie sur eux au passage. Les lymphatiques plongent donc comme des drains partout fermés dans les espaces du tissu conjonctif lâche. Il en est absolument de même dans le tissu fibreux du derme. Quand les lymphatiques y ont été fixés développés et imprégnés de nitrate d'argent, on les voit occuper les espaces interfasciculaires, et y prendre place partout limités par leur endothélium

dorsale de la main ou de la peau de l'avant-bras qui la révèlent tardivement : parce que là le derme est moins épais et laisse transparaître la congestion sanguine du tissu adipeux satellite des veinules lymphatiques de l'hypoderme.

stonné caractéristique. Si l'on conserve les préparations, colorées ou on, dans l'obscurité, l'endothélium découpé en jeu de patience se ontre seul imprégné. Mais si l'on expose ces mêmes préparations

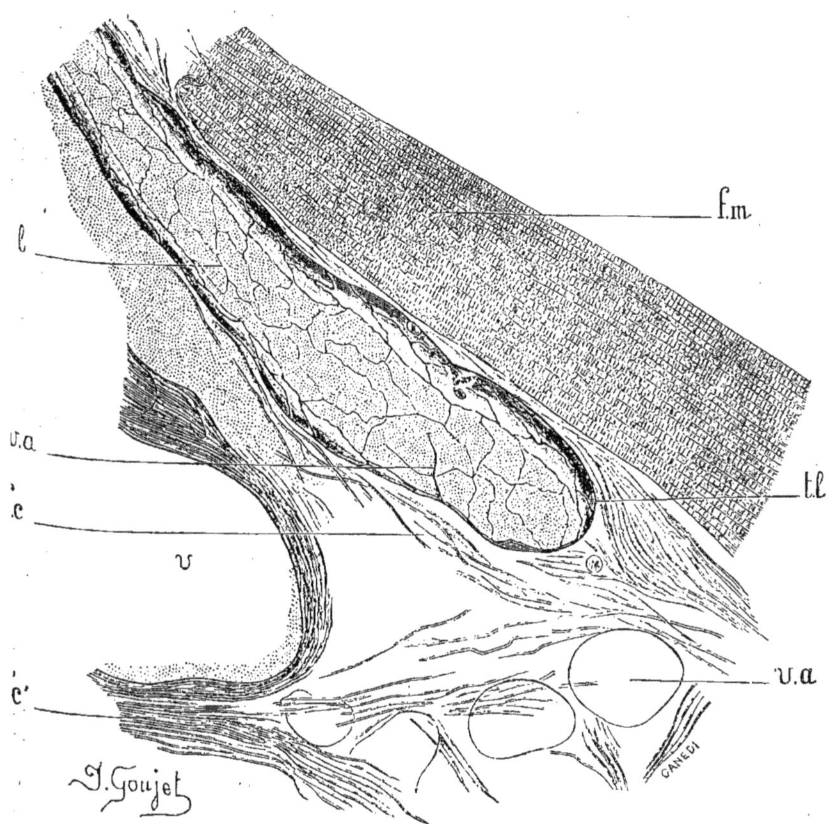

G. 477. — Un grand capillaire lymphatique se terminant en doigt de gant dans le tissu conjonctif sous-muqueux de la lèvre inférieure de l'Homme. Il a été injecté, imprégné d'argent et fixé-distendu par une injection interstitielle de mélange de liquide osmio-picrique et de nitrate d'argent. — Conservation dans la glycérine. (Ocul. 1, obj. 5 de Leitz ; chambre claire).

l, capillaire lymphatique dont la paroi est exclusivement formée par l'endothélium festonné ractéristique ; — *tl*, terminaison du lymphatique en cul-de-sac clos ; — *va*, repli valvuloïde niveau de l'ampoule terminale.
fc, faisceaux conjonctifs dans le simple écart desquels le lymphatique est engagé : aucun eux ne fait corps avec la paroi endothéliale ; — *fc'*, faisceaux conjonctifs de l'hypoderme ; — , vésicules adipeuses ; — *v*, large veinule à mince paroi ; — *fm*, faisceau musculaire primi- strié.

endant deux ou trois jours à la lumière, on constate que l'injection terstitielle a diffusé à une certaine distance autour des lymphatiques, l'elle avait remplis en premier lieu. La réduction du nitrate d'argent opère en effet dans ces limites, et elle donne les figures négatives es cellules fixes du tissu fibreux. Toutes ces figures, ainsi que l'imprégnation des faisceaux conjonctifs en brun foncé, contournent net et partout les trajets lymphatiques. On est donc forcé de conclure, à l'inspection des images, que nulle part les capillaires lymphatiques ne s'ouvrent directement dans les espaces interfasciculaires du tissu fibreux.

Je dois encore répéter ici que, de ces faits, il ne s'ensuit pas que les espaces interfasciculaires du derme ne soient pas des chemins de la lymphe. Les globules blancs en voie de migration les suivent en effet pour arriver jusqu'aux lymphatiques, dans lesquels ils rentrent aisément après avoir percé l'endothélium par leurs mouvements propres. Le plasma de la lymphe peut aussi prendre naissance dans les espaces interfasciculaires. J'en ai donné la preuve, en faisant voir que, lorsque les lymphatiques collecteurs ou les ganglions d'une région sont devenus imperméables par atrophie, il se forme un *œdème lymphatique* (1). Tout aussi bien que les trajets et que les veinules lymphatiques, les espaces du tissu conjonctif sont alors occupés (sur les préparations fixées par l'alcool fort), par des blocs de lymphe coagulée avec l'aspect caractéristique des caillots lymphatiques. Ces blocs se colorent en rouge orangé sous l'influence du picrocarminate d'ammoniaque, avec une apparence colloïde qui ne laisse pas de doute sur leur nature.

Dans l'état normal, c'est d'abord l'eau des sérosités interstitielles qui passe dans les capillaires lymphatiques. Ce passage est rapide et précède de beaucoup celui des cellules migratrices, du moins dans la peau. On se souvient qu'il se produit un œdème brusque autour des glandes sudoripares entrant en activité (voy. plus haut, t. II, p. 118). Les trajets lymphatiques voisins sont alors turgides, mais remplis d'un plasma clair constitué à peu près complètement par de l'eau (car l'acide osmique le laisse incolore), bien qu'un grand nombre de cellules lymphatiques infiltrent pour ainsi dire le tissu conjonctif périglandulaire. C'est donc secondairement que ces dernières passent du tissu conjonctif dans les voies de la lymphe. Ce sont probablement elles aussi qui apportent au plasma lymphatique ses divers matériaux constitutifs, puisqu'on ne trouve ceux-ci ni dans le liquide des espaces conjonctifs (dépourvu de fibrinogène, etc.), ni dans le premier liquide des capillaires lymphatiques. Quand, au contraire, la lymphe ne peut plus s'écouler librement parce que ses voies d'émission sont obstruées, l'élaboration des matériaux constitutifs de son plasma, sous l'influence des globules blancs, arrive à s'opérer même au sein des espaces conjonctifs. Telle est du moins l'hypothèse à laquelle conduit naturellement le rapprochement des faits que je viens d'énoncer.

(1) J. Renaut, Obs. pour servir à l'histoire de l'éléphantiasis et des œdèmes lymphatiques (*Arch. de physiologie*, 1871-1872).

Lymphatiques de la peau du mamelon. — Je ne puis indiquer ici les ariations du dispositif lymphatique dans le derme des différentes égions du tégument; cette étude appartient à l'anatomie descriptive. lais je dirai un mot des lymphatiques du mamelon, parce qu'ils iontrent des dispositions spéciales intéressant l'anatomie générale. 'uand ils ont été injectés, imprégnés d'argent et fixés-développés (fig. 76), on les voit décrire dans les portions superficielles du derme des rcades énormes, munies d'ampoules et de culs-de-sac terminaux au oisinage de l'ectoderme Mais dans la partie moyenne et inférieure u derme, qui comme on sait possède ici une épaisseur considérable, s développent brusquement leur lumière au point de devenir çà et là e véritables sacs lymphatiques, dont les dimensions dépassent souvent t au delà de toute comparaison celles des plus gros vaisseaux sanguins e distribution de la peau. Ces sacs communiquent avec les lymphaiques superficiels, soit par des trajets, soit par de vastes boyaux lymhatiques. Toutes ces voies de la lymphe répondent exclusivement à es capillaires : c'est-à-dire qu'elles n'ont ni parois propres ni valvules.)n peut donc rencontrer, dans certains points particuliers du tégument t au sein du derme, de véritables *dispositions en sinus*, tout aussi ccusées que celles existant, par exemple, dans l'intestin grêle au 'ourtour des follicules clos. Le derme devient alors une véritable ponge lymphatique.

5. — CONSIDÉRATIONS SUR LA NUTRITION DE L'ECTODERME PROPREMENT DIT

Dans toute son étendue, l'ectoderme tégumentaire conserve la signiication d'un épithélium véritable; il n'est pas abordé par les vaiseaux sanguins. Ces derniers, dans les régions munies de papilles, endent il est vrai sans cesse à végéter contre l'ectoderme. Souvent les élèvements papillaires (exemple : papilles de la corne des sabots) sont troits et minces comme des fils et semblent engager des vaisseaux anguins dans l'épaisseur du corps muqueux. Mais il s'agit ici d'une ure apparence, due à ce double fait qu'alors le tissu conjonctif est eu abondant autour des vaisseaux relevés en boucles ascendantes, et ue la membrane vitrée s'est amincie jusqu'à sembler disparaître. En éalité, le corps muqueux n'est nulle part pénétré par aucun vaisseau, a nutrition s'opère par diffusion des cristalloïdes de la lymphe conenus dans son plasma, et par la pénétration de quelques éléments ymphatiques (globules blancs) d'autant plus nombreux dans l'ectoderme que ce dernier est davantage le siège de mouvements de nutriion actifs et soutenus.

Pénétration et marche des cellules migratrices dans le corps de Malpighi. — Dans l'état normal, l'ectoderme cutané reçoit simplement de la lymphe à peu près filtrée, c'est-à-dire en partie dépouillée de ses cellules migratrices. C'est la couche génératrice qui paraît être l'agent actif de cette filtration. En effet, au début de la pustulation variolique (dans cette période que j'ai nommée stade de *prépustulation)*, le liquide, répandu dans les mailles de la formation réticulaire

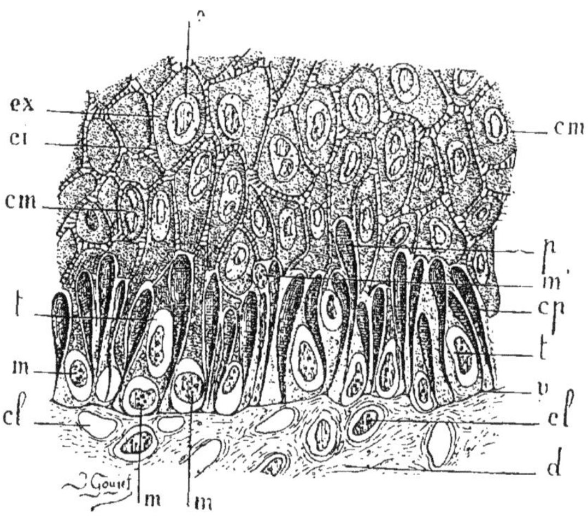

FIG. 478. — Coupe de la partie profonde du corps muqueux de la lèvre inférieure légèrement irrité. — Fixation par le mélange osmio-picrique ; éosine hématoxylique. Cette préparation montre surtout le premier stade de la végétation des cellules génératrices qui ont pris la configuration de cellules à pied effilé et à tête renflée en massue, et la place prise par les cellules lymphatiques émigrées dans le corps muqueux.

v, vitrée du derme ; — *d*, du derme ; — *cp*, cellules génératrices devenues des cellules à pied ; — *p*, tête renflée en massue d'une cellule à pied plus haute que les autres et engagée dans le corps muqueux. Elle se détachera du pied et donnera naissance à une jeune cellule malpighienne.

e, endoplasme ; — *ex*, exoplasme ; — *ci*, ciment des cellules du corps de Malpighi *cm*, *cm*; — *tt*, thèques ; — *mm'*, cellules migratrices engagées dans l'épithélium et occupant les thèques ; — *cl*, *cl*, cellules lymphatiques dans le derme.

résultant de l'ouverture des cellules devenues globuleuses les unes dans les autres, est formé par un plasma qui se prend en caillots comme celui de la lymphe, mais qui ne renferme pour ainsi dire point de globules blancs (1). Quand au contraire, plus tard, la couche génératrice a été détruite par nécrose, les globules blancs envahissent en masse les mailles du réseau. Ils déterminent ensuite la purulence de la prépustule en mourant sur place.

Il ne faudrait cependant pas conclure de là que les cellules lymphatiques ne peuvent pénétrer dans le corps muqueux que lorsque la

(1) Voy. article DERMATOSES, *Dict. encyclop.*, p. 221.

ouche génératrice a été détruite. En effet, le liquide de la phlyctène e charge rapidement de globules blancs. Lorsqu'il existe un œdème éger de la peau, l'on voit à la fois les lignes du ciment interstitiel 'élargir et les filaments unitifs se tendre au maximum. Entre les cellules malpighiennes qu'ils unissent, se montrent alors de nombreuses ellules migratrices (fig. 478). Dans l'ectoderme de la luette affectée 'inflammation chronique, les cellules lymphatiques forment de véritales files dans les lignes de ciment. On les reconnaît aisément à la coloation intense de leurs noyaux sous l'influence de l'hématoxyline ou du armin, et aussi à ce que leur corps protoplasmique réduit le chlorure 'or en violet foncé. Elles s'étirent de diverses manières, deviennent ameuses ou étoilées; bref, elles prennent la forme des espaces de iment dans lesquels elles s'avancent, en vertu de leurs mouvements ropres, comme par une sorte de natation (Ranvier). Ce fait indique ue la substance du ciment interstitiel n'est pas solide, mais semiluide et molle. Elle constitue une sorte de chemin colloïde de consisance gélatineuse et inférieure à celle de la substance fondamentale lu cartilage, dans laquelle les éléments migrateurs ne s'engagent amais. Cette consistance est en somme comparable à celle de la ubstance fondamentale du tissu conjonctif muqueux, dans laquelle u contraire les globules blancs pénètrent et se meuvent librement.

En dehors d'une irritation très intense, telle que celle qui aboutit à a production d'une pustule ou d'une phlyctène, toutes les cellules nigratrices qui infiltrent les portions superficielles du derme ne s'engagent pas librement dans les lignes de ciment de l'ectoderme. Ceraines semblent y être admises et passer de préférence aux autres à ravers les lignes du ciment basal, lequel est on le sait relativement olide et s'imprègne régulièrement par le nitrate d'argent. Il y a là ine sorte d'élection. Elles s'engagent à la file entre les cellules généatrices pour monter ensuite dans les régions supérieures du corps nuqueux, probablement, ainsi que l'a indiqué Ranvier, le long des ibres nerveuses qui se distribuent dans l'ectoderme et dont elles uivent le trajet à la façon d'un chemin tracé. Elles écartent, comme les coins, les cellules génératrices, formant entre elles des sortes de etites *thèques* (fig. 479); puis plus haut les lignes de ciment en écarant les filaments unitifs, en les tendant et en effaçant le petit nodule dû i leur retrait sur eux-mêmes lorsqu'ils ne sont pas déployés. Les celules migratrices atteignent ainsi la ligne granuleuse, mais ne s'engagent jamais dans le *stratum lucidum*. Dans la muqueuse buccale, elles ont en majeure partie aussi arrêtées par les couches épidermiques. Quant à savoir si ces cellules, après avoir accompli dans l'ectoderme in trajet plus ou moins compliqué, rentrent dans le tissu conjonctif en uivant un parcours rétrograde, ou bien meurent, ou enfin se fixent lans le corps muqueux pour s'y acclimater et concourir à sa nutrition par leurs actes propres : ce sont là encore autant de problèmes. L'un de ces problèmes est cependant élucidé en ce qui concerne l'épithélium ectodermique limité à sa surface libre par une rangée de cellules cylindriques ciliées (vestibule laryngé, cavum des fosses nasales). Là, manifestement, les cellules migratrices percent l'épithélium en fenêtrant ses éléments propres. Parvenues à la surface libre de la mu-

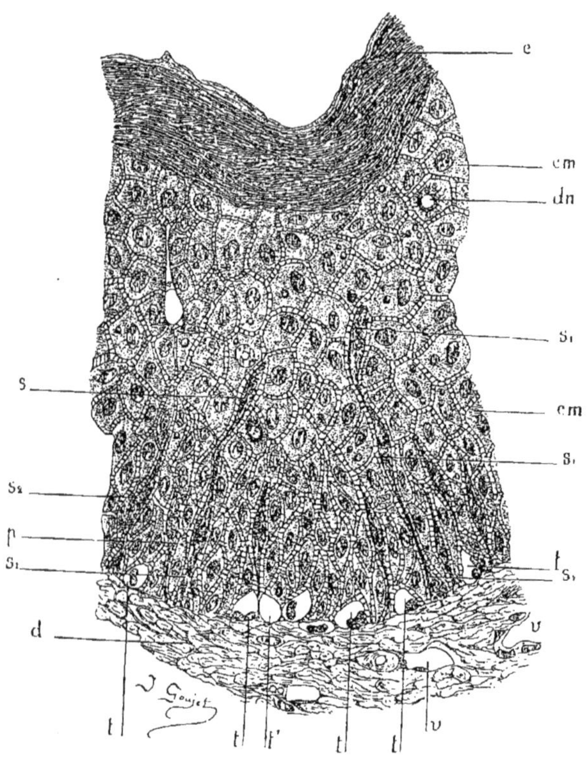

Fig. 479. — Coupe de l'épithélium de la peau de l'Homme au voisinage d'une pustule variolique. Fixation par la solution d'acide osmique à 1 pour 100 ; alcool fort ; éosine hématoxylique faible.

e, couches épidermiques ; — *cm*, *cm*, cellules du corps de Malpighi ; — *dn*, l'une d'elles, dont le noyau présente l'altération d[illegible] ; « atrophie du noyau par dilatation du nucléole » ; — *p*, cellule à pied ; — SS_1S_2, séries élévatoires montrant la végétation des cellules génératrices et les longs filaments d'union ; — *d*, portion superficielle du derme, répondant à un espace interpapillaire ; — *v*, vaisseau sanguin.

ttt, thèques occupées par des cellules migratrices ; — *t'*, une thèque vide. (Ocul. 1, obj. 7, de Leitz.)

queuse, elles tombent ensuite dans le monde extérieur et constituent les globules blancs du mucus (Stöhr).

Rôle du plasma et des cellules migratrices dans la nutrition des cellules malpighiennes. — Lorsque la peau est affectée d'œdème soutenu, non seulement les espaces du ciment sont élargis, mais encore les cellules du corps de Malpighi sont gonflées, comme si elles avaient subi une hydratation à la façon des substances colloïdes. La fixation rapide par les solutions ou mieux les vapeurs osmiques donne alors à l'ectoderme pris dans son ensemble cet aspect *flou* et comme lavé d'encre de Chine que j'ai signalé plus haut à propos de l'épithélium antérieur de la cornée. Enfin, dans ces conditions, les épines de Schultze et les crêtes unitives qui leur font suite à la surface des cellules prennent quelquefois l'aspect variqueux. Il est donc incontestable que le plasma de la lymphe diffuse plus ou moins abondamment dans les éléments cellulaires du corps muqueux et y exerce des actions d'ordre nutritif. C'est sans doute par ce mécanisme que les sels du plasma sont distribués à l'ectoderme. Amenés par ce plasma à l'état de solutions cristalloïdes, ils se répandent aisément par diffusion dans la masse du corps muqueux et abordent facilement de la sorte une à une ses cellules constitutives.

Quant à l'action exercée par les cellules migratrices, elle est beaucoup plus obscure. Il est une substance abondamment répandue dans les cellules de l'ectoderme fœtal et qui manque absolument dans l'ectoderme adulte : c'est la substance glycogène. Le glycogène, qui constitue pour les cellules en voie d'évolution comme une sorte de réserve alimentaire, n'est, on le conçoit, accumulé dans l'ectoderme en voie d'édification et de multiplication que pour être utilisé dans cette édification et cette multiplication elles-mêmes. Cela revient à dire qu'il est nécessaire à l'évolution des cellules épidermiques de nouvelle formation. L'ectoderme adulte n'ayant plus cette réserve disponible accumulée, il suit de là que le glycogène, nécessaire à l'entretien des cellules en activité et à l'édification de celles qui se renouvellent incessamment, doit lui être apporté au fur et à mesure. Les éléments migrateurs, en abordant le stratum ectodermique avec une charge de glycogène diffusé dans leur protoplasma, lui convoient en réalité et peuvent lui céder à chaque instant cette substance comme ils le font dans les autres tissus. Ce que je viens de dire du glycogène peut aussi s'appliquer au pigment.

Pigmentation. — Le pigment est la substance particulière qui donne au tégument des diverses races et même des individus dans une même race, sa coloration brune, noire, jaune ou rouge plus ou moins foncée, et qui colore aussi de diverses manières les phanères du type corné (ongles, odontoïdes, poils). Dans le premier cas, c'est le corps muqueux et ordinairement sa partie profonde, qui est le siège du dépôt pigmentaire que, pour cette raison, je nommerai *pigment inférieur*. Dans le second cas, la pigmentation peut s'opérer très secondairement dans les portions superficielles, où l'ectoderme est déjà kératinisé (fig. 480), tandis que ses assises inférieures restent incolores (ex. dents cornées de la Lamproie). Je nommerai un pareil pigment *pigment supérieur*. Cette distinction est d'ailleurs entièrement morphologique. Elle n'implique pas entre les deux pigments de différences essentielles de composition : différences que l'histochimie seule pourrait mettre en lumière, si tant est qu'elles existent.

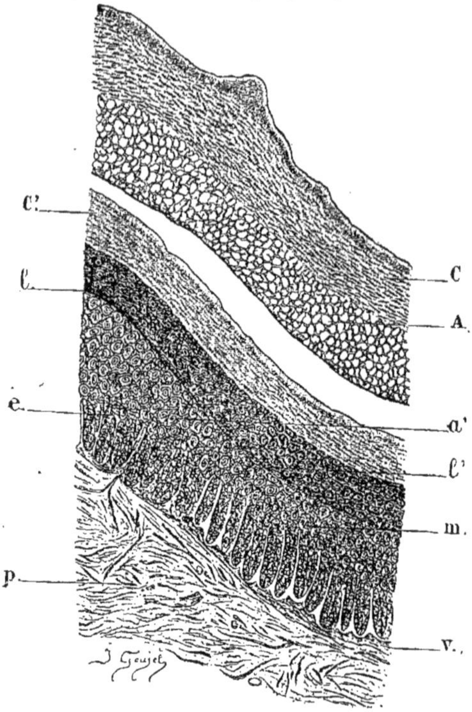

A. **Pigment inférieur.** — Sur une portion du tégument fortement pigmentée, telle qu'on l'observe mieux que partout ailleurs chez les sujets atteints de la *maladie bronzée d'Addison* (1), la pigmentation du corps de Malpighi se montre sous deux aspects : *pigmentation diffuse* et *pigmentation granuleuse*.

La pigmentation diffuse consiste dans l'imprégnation des couches profondes du corps muqueux par une précise la distribution du pigment, soit sans coloration aucune, soit après l'action du picrocarminate d'ammoniaque ou de la purpurine. Ce dernier réactif colorant doit être préféré parce qu'il ne colore que les noyaux.

FIG. 480. — Coupe sagittale d'une dent cornée du *Petromyzon marinus* ; pente latérale du cône dessiné par la dent mûre, doublée d'une dent cornée de remplacement en voie d'évolution. — Fixation par le liquide de Müller ; gomme, alcool ; coloration au picrocarminate. Glycérine neutre.

C, cône corné de la dent émergente. Il renferme du pigment supérieur confluent un peu au-dessous de la ligne de la surface libre, disposé en traînées dans le reste de l'épaisseur de l'assise cornée.

A, bande muqueuse ectodermique, doublant la bande cornée et ne renfermant pas trace de pigment : elle a pris l'apparence exacte d'un tissu végétal.

C, bande cornée du cône corné de la dent de remplacement, elle renferme déjà du pigment supérieur ; — *l*, bande muqueuse ectodermique de cette même dent de remplacement ; — en *l'*, des cellules commencent à s'écarter par interposition du ciment devenu de plus en plus abondant.

m, réseau muqueux séparé déjà en *l* de la bande muqueuse ectodermique par une ligne nette de cuticulisation qui devient indistincte vers *l'* ; — *e*, séries élévatoires ; — *v*, vitrée ; — *p*, tissu conjonctif de la papille de la dent cornée.

(1) Si l'on fait une coupe parallèle à la surface de l'épiderme (coupe tangentielle) dans la peau pigmentée d'un Homme atteint de maladie bronzée, les éminences papillaires et les vaisseaux qu'elle contient sont coupés en travers. L'implantation de l'ectoderme sur le derme festonné se voit avec une netteté remarquable ; chaque papille sectionnée en travers forme un cercle blanc entouré d'une bande brune d'épiderme pigmenté. Si la coupe est très mince et a été faite après fixation dans l'alcool ou le liquide de Müller, puis durcissement dans la gomme et l'alcool, on distingue nettement la paroi, la zone périvasculaire et le contenu des vaisseaux sanguins dont la lumière est bien dessinée. On peut alors étudier d'une façon

ıatière d'un brun fauve, assez analogue comme coloration à la ·inte que donne au corps muqueux normal la solution d'acide smique à 1 pour 100. Cette matière imprègne le protoplasma des ellules malpighiennes d'une façon uniforme. C'est principalement ce igment diffus qu'on trouve dans la peau saine brunie par l'exposition u soleil. Il semble donc que la substance qui imprègne le protoplasma es cellules du corps muqueux soit capable de foncer sa coloration ans certaines conditions, et de prendre ainsi les caractères d'un gment diffus. Dans la maladie d'Addison, cette coloration foncée n'a as besoin, pour s'opérer, de l'action d'une lumière intense, puisqu'on serve la teinte brune, analogue à celle du bronze Florentin, sur les rties cachées du corps. Ce qui montre bien que cette coloration est ı rapport direct avec l'activité évolutive des cellules ectodermiques, est que dans les plis cutanés, là où l'évolution de l'épithélium malghien est le plus active, la teinte brune est aussi davantage accusée.

Le *pigment granuleux* se dépose en grains distincts dans la ne périnucléaire des cellules profondes du corps muqueux, surtout ı niveau de la couche génératrice, qui paraît alors comme une zone de itonnets noirs (1). Dans ce point, le pigment peut même prendre place ıtre les cellules, dans les lignes de ciment; il écarte ces dernières our se loger lorsqu'il est constitué par des grains volumineux ou es amas de grains. Il infiltre souvent l'élément cellulaire entier, zone érinucléaire et écorce munie de pointes, couvrant et masquant plus u moins complètement le noyau. Dans les parties superficielles du rps muqueux, le dépôt granuleux est moins abondant et occupe dinairement le pourtour des noyaux.

Ce pigment granuleux est apporté par les vaisseaux sanguins éjà tout formé. — Les globules blancs du sang en sont chargés à u près de la même façon qu'ils le sont des détritus de globules rouges ı sang au pourtour d'une ecchymose (2). Ils sortent des vaisseaux

(1) La pigmentation granuleuse est extrêmement accusée dans les bulbes des poils la moustache de l'Homme. Sur les coupes sagittales faites exactement selon l'axe poil, après fixation par l'alcool ou mieux l'injection interstitielle de liquide osmiorique, colorées par le carmin aluné et examinées dans la glycérine ou la résine ımmar, on voit la section de la papille bordée par une mince vitrée à double conur, sur laquelle s'insèrent les cellules génératrices répondant à l'écorce du poil, et, ıns l'axe de celui-ci, à sa moelle centrale. Le pigment granuleux se dispose entre s cellules génératrices sous forme de bâtonnets irréguliers, de grains, de petits aas mûriformes, de façon à prendre l'apparence, sous un faible grossissement, d'une rte de palissade. Les cellules de l'écorce du poil sont aussi pigmentées par des ains ou des bâtonnets noirs, tandis que celles de l'épidermicule du poil restent colores. Dans le tissu conjonctif de la papille, on trouve aussi des grains de gment noir isolés ou chargeant le protoplasma de quelques cellules lymphatiques.

(2) Il est facile d'observer ce fait sur de bonnes préparations montrant les vaisaux sanguins bien fixés à l'état de réplétion. Dans la lumière des vaisseaux, surtout

par diapédèse. Parvenus dans les espaces du derme, ils déposent, chemin faisant, le pigment dont ils sont chargés ; on en trouve des amas ou des grains isolés entre les faisceaux fibreux. Les cellules fixes du derme ou du pourtour des vaisseaux (périthélium) s'en chargent également au point de prendre parfois même une apparence analogue à celle des chromoblastes des animaux inférieurs. Enfin, les globules blancs pigmentés abordent la limite du derme et de l'ectoderme. Là, ils déposent la majorité de leurs grains noirs au niveau de la ligne des cellules cylindriques qu'ils peuvent tous aborder par sa face profonde, tandis que peu d'entre eux parviennent à s'engager loin et à s'élever dans l'épaisseur du corps muqueux. Voilà pourquoi c'est toujours la couche génératrice qui est le plus chargée de pigment granuleux, dans les cas où l'on rencontre, en dehors des circonstances pathologiques, cette forme particulière de pigmentation.

Quant au pigment supérieur qui appartient en propre aux phanères cornées, j'étudierai son mode de formation dans chaque cas particulier. Je ferai seulement remarquer que certaines productions cornées, telles que les poils, doivent en partie leur coloration plus ou moins foncée à du pigment inférieur, à la fois diffus et granuleux, qui se forme exactement comme celui dont je viens d'étudier la disposition dans la peau pigmentée par la maladie bronzée.

En apportant à l'ectoderme le glycogène et le pigment granuleux quand il existe, les globules blancs de la lymphe et du sang accomplissent des fonctions d'ordre manifestement nutritif; mais ce ne sont pas les seules qu'ils exercent. Ils s'engagent dans les lignes de ciment et y progressent par leurs mouvements amiboïdes. Ceci revient à dire qu'ils sont saturés d'oxygène qu'ils peuvent, chemin faisant, céder aux éléments épithéliaux. Ils accomplissent sans doute encore d'autres fonctions qui nous sont inconnues. En tout cas, lorsque l'ectoderme est largement abordé par eux et par le plasma lymphatique, comme on le voit dans la peau congestionnée, et à l'état normal dans les muqueuses du type malpighien (bouche, épithélium antérieur de la cornée), on constate que l'évolution des cellules ectodermiques est à la fois plus active et plus précoce. Ce caractère hâtif de l'évolution des éléments de l'ectoderme entraîne constamment dans certaines cellules la production d'un phénomène particulier, l'*atrophie des noyaux par dilatation des nucléoles* (RANVIER).

quand ils sont sectionnés en travers, on voit au milieu des globules rouges, de distance en distance, un ou plusieurs globules blancs dont le noyau irrégulier est coloré en rose par la purpurine ou le picrocarminate, et dont le protoplasma est semé de grains noirs de pigment. Dans les papilles, on trouve toujours un certain nombre de ces globules pigmentés répandus dans le tissu connectif, soit le long des vaisseaux qui en renferment de semblables, soit au loin dans les espaces interfasciculaires du derme.

Atrophie des noyaux des cellules malpighiennes par dilatation des nucléoles. — On voit alors les nucléoles s'agrandir, renfermant d'abord une gouttelette d'un liquide réfringent (1) puis formant ensuite une vacuole claire : ce qui donne à l'ensemble de la coupe un aspect ocellé quand on observe avec un faible grossissement. Cette vacuole se développe toujours d'une façon légèrement excentrique, de sorte que le noyau, au lieu de former un anneau autour du nucléole dilaté, est refoulé sur un des côtés sous forme d'un croissant d'abord épais, puis de plus en plus mince. Enfin, il finit par disparaître entièrement bien avant que la cellule se soit élevée jusqu'au stratum épidermique. Le cycle formatif d'une pareille cellule est dès lors prématurément clos ; — sa kératinisation est par suite fatalement nulle ou incomplète, puisqu'elle ne peut plus s'opérer par des échanges nutritifs et évolutifs normaux. Aussi, quand la lésion est très répandue dans les couches profondes du corps muqueux, l'épiderme n'a aucune solidité parce qu'il n'est plus homogène. Il desquame alors sous forme de furfures. C'est ce qu'on observe après tout œdème congestif de la peau (rougeole, érysipèle, etc.). Telle est aussi vraisemblablement la raison pour laquelle la desquamation insensible s'opère régulièrement dans les muqueuses du type malpighien, bien que, dans les assises superficielles, les cellules aient conservé leur noyau et qu'elles aient en majorité subi la transformation épidermique sans perdre leurs filaments unitifs (voy. fig. 479, *d n)*.

L'imbibition excessive de l'ectoderme par le liquide de l'œdème (inflammations congestives de la peau) ou même par le plasma lymphatique normal (épithélium antérieur de la cornée, ectoderme des muqueuses) peut donc, tout en hâtant l'évolution des cellules du corps muqueux, devenir l'origine d'une lésion de nutrition qui les fait mourir, à la manière de tous les éléments anatomiques très différenciés et qui se trouvent placés dans des conditions de milieu et d'alimentation anormales. Les cellules de l'ectoderme non encore kératinisé sont cependant capables de réagir, dans une certaine mesure et durant un certain temps, contre les agents irritants qui, dans les tissus où pénètrent les vaisseaux et le tissu conjonctif, deviendraient l'origine de ce qu'on appelle un *processus inflammatoire*. J'ai indiqué plus haut, en parlant des aptitudes évolutives et rationnelles des épithéliums en général, comment se comporte à ce point de vue la cellule malpighienne, notamment dans la prépustulation variolique. Je n'ai donc pas à y revenir ici.

(1) *Objet d'étude.* — Epithélium antérieur de la cornée, fixation par la solution osmique à 1 pour 100, coupes tangentielles ; glycérine hématoxylique.

CHAPITRE II

ANATOMIE GÉNÉRALE DES PHANÈRES CORNÉES.

La surface tégumentaire générale, c'est-à-dire celle constituée par la peau et les muqueuses du type malpighien, est formée dans son ensemble par le derme plus ou moins compliqué par des relèvements papillaires, recouvert par l'épithélium stratifié de la peau ou des muqueuses. Celui-ci conserve, dans tout le cours d'un tel développement, la signification d'un ectoderme de revêtement. De distance en distance, surviennent des changements qui le transforment en ectoderme modelé. Les organes édifiés de la sorte ont pour caractère d'être toujours séparés les uns des autres par des bandes ou des nappes d'ectoderme tégumentaire non modifié. Ils sont de deux ordres; les uns sont destinés à compléter la défense de l'organisme contre les actions extérieures : ce sont les *phanères* (DE BLAINVILLE). Les autres sont les *glandes* différenciées, telles que, chez les mammifères, les sébacées et les sudoripares.

Les phanères et les glandes ont ceci de commun, c'est que toujours elles se développent en vertu d'une végétation particulière de l'ectoderme s'opérant dans une direction axiale continue, angulaire à la surface générale du tégument. Toutes, par conséquent, ont pour organe formateur un bourgeon de l'ectoderme : bourgeon qui constitue à proprement parler le germe de la glande ou de la phanère, et qui tend à se séparer du revêtement pour obéir à la loi de sa propre évolution.

Je décrirai les phanères en premier lieu ; elles doivent être rangées en deux catégories principales entre lesquelles, dans la série des vertébrés, on trouve d'ailleurs des intermédiaires (1).

(1) Certains animaux, tels par exemple que l'Orvet *(Anguis fragilis)*, sont revêtus d'écailles imbriquées les unes sur les autres, semblables à des cartes pliées et qui consistent dans un revêtement d'ectoderme corné comprenant dans le sinus de sa

Les unes consistent en des formations ectodermiques, kératinisées t disposées en cornes solides figurant chacune un organe distinct au-essus d'un point du derme, papillaire ou non mais le plus ordinaire-ent resté fibreux. Ce sont les *phanères cornées*, comprenant les ngles, les odontoïdes et les poils.

Les autres sont constituées par l'union d'une portion de l'ectoderme, édevenu adamantin, avec le derme qui, à sa surface et au contact de ectoderme différencié de la phanère, a donné naissance à un tissu ssiforme particulier, qu'on appelle l'ivoire ou la dentine. Les pha-ères de cet ordre sont les *écailles placoïdes* et les *dents :* elles éalisent, au plus haut degré, le type de formations absolument articulières au squelette extérieur, dermique ou exosquelettal des ertébrés. Elles constitueront les phanères du second groupe, ou *hanères dentales*.

§ 1. — DES PHANÈRES CORNÉES.

Phanères cornées unicellulaires : crochets cornés des têtards anoures. — Parmi les pièces cornées (fig. 481) qui par leur ensemble onstituent l'armature buccale des têtards des batraciens anoures (1),

icature une lame du derme ayant subi l'ossification. Cette lame a la signification une papille plate, du type tangentiel, dont le tissu connectif s'est ossifié. Dans ce is particulier, les formations phanérales du type corné se réduisent à des papilles ui prennent part au système général de l'exosquelette.

(1) L'étude des pièces cornées qui constituent l'armature buccale des têtards des ioures a été faite très complètement au point de vue topographique, par SWAMMER-AM [1], DUGÈS [2], C. VOGT [3], CH. VAN BAMBEKE [4], HÉRON-ROYER [5] et F. LATASTE [6], ais leur analyse histologique et surtout l'histoire de leur développement étaient stées très insuffisantes jusqu'au moment où j'engageai GABRIEL ROUX [7], l'un de es meilleurs élèves, à s'occuper de cette question. La description que je donne ici t entièrement tirée de son travail, qui a porté surtout sur la larve du *Bombinator neus* (Laurenti).

La bouche du têtard de *Bombinator igneus* qui, fermée, a la forme d'un arc archer et, ouverte, celle d'un cercle plus ou moins régulier, est constituée par : Un cercle périphérique externe portant de nombreuses papilles ordinaires, c'est-dire dermo-épidermiques et non cornées ; 2° deux lèvres supérieures et trois lèvres férieures pectinées, portant sur leur bord libre une série de petits crochets isolés

1 SWAMMERDAM, *Biblia naturæ, sive historia insectorum* (vol. II, p. 794, pl. 48. Leyde, 1738).
2 DUGÈS, *Ostéologie et myologie des batraciens*, Paris, 1834, et *Annales des Sc. naturelles*, série, Zool. t. I, p. 568.
3 C. VOGT, *Recherches sur le développement du crapaud accoucheur*.
4 CH. VAN BAMBEKE, Le vestibule de la bouche chez les têtards des batraciens anoures Europe *(Arch. de Biologie*, t. IX, 1889).
5 HÉRON ROYER, *Bulletin de l'Acad. Royale de Belgique*, 1881, p. 139, fig. 4 et 5 de la pl. II.
6 F. LATASTE, Division en familles naturelles des batraciens anoures *(Revue internationale s Sciences*, 1878, t. II et 1879, t. I).
7 GABRIEL ROUX, Note sur les odontoïdes de la bouche des têtards des anoures *(Annales la Société Linnéenne de Lyon*, 1886).

il en est que l'on peut considérer à bon droit comme le type des phanères réduites à la plus grande simplicité : ce sont les *crochets cornés*. Ces crochets sont constitués par une seule cellule, fortement pigmentée en brun, complètement kératinisée et faisant saillie à la

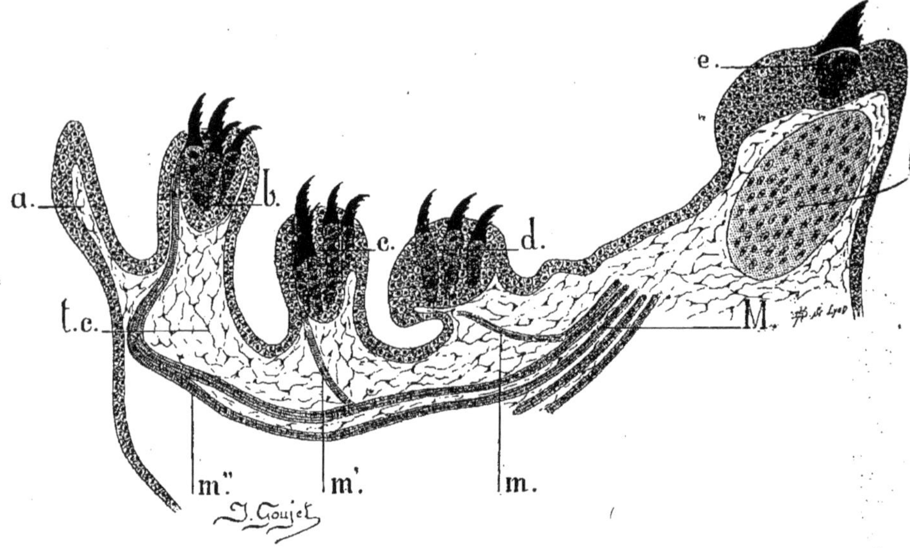

FIG. 481. — Coupe antéro-postérieure du système mandibulaire inférieur du têtard de *Bombinator igneus*, d'après GABRIEL ROUX.

a, cercle périphérique externe portant des papilles ordinaires ; — *b c d*, les trois lèvres munies de crochets ; — *e*, coupe du bec corné ; — C, cartilage rostral inférieur de DUGÈS ; — M, muscle strié commandant les mouvements des crochets ; — *m m' m''*, pinceaux musculaires destinés aux séries de crochets ; — *t c*, tissu conjonctif.

surface de l'ectoderme diffus dans l'épaisseur duquel elle est implantée par son pied. La cellule a la figure exacte d'un bonnet phrygien dont

disposés sur trois ou quatre rangées parallèles et dont chacun, vu de profil, a la forme d'un bonnet phrygien dont la volute, vue de face, présente une sorte de *cuiller* fortement excavée en avant et portant sur son bord libre une série de denticulations toutes à peu près de la même grandeur. A cette cuiller fait suite une portion rétrécie ou *col*, et enfin une base profondément excavée en bonnet ou en éteignoir que CARL VOGT appelle la *gaine*. Cette gaine recouvre la cuiller d'un petit crochet subjacent dont la gaine recouvre elle-même la cuiller d'un troisième crochet de remplacement. 3° Enfin en dedans des lèvres existent deux mandibules cornées recouvrant le bord libre et antérieur des arcs rostraux, supérieur et inférieur, et formée par une lame kératinisée continue, mais hérissée d'un grand nombre de saillies coniques. Ces saillies répondent chacune à une dent cornée et, au-dessous de chaque dent, on voit, dans l'épaisseur de l'ectoderme, une série de dents de remplacement de plus en plus jeunes au fur et à mesure qu'elles sont plus profondes, et qui sont empilées les unes sur les autres comme des cornets superposés (GABRIEL ROUX). Entre ces dents, la continuité du bec est assurée par une couche de cellules cornées : *ménisques d'union* ou de soutènement.

volute est excavée en forme de cuiller dentelée sur ses bords g. 482). A cette volute fait suite un col recourbé. Ensuite du col, ent le corps cellulaire disposé en cornet ou en éteignoir, renfermant ı noyau atrophié placé à l'opposite de la volute. Au-dessous du ochet saillant à la surface, on en voit un second, dont la volute oins bien formée s'engage dans la cavité du pied sus-jacent. u-dessous de ce second crochet, vient un troisième, icore moins développé, disposé de la même façon; ainsi de suite. De là sorte, une colonne de cellus, superposées comme des bonnets phrygiens empilés s uns sur les autres, s'enfonce de la surface vers les uches profondes de l'ectoderme en dessinant une rie élévatoire axiale très élégante. Les éléments perposés de cette série perdent progressivement ur forme typique au fur et à mesure qu'on s'éloie du crochet émergé, pour prendre le caractère cellules ectodermiques ordinaires. Si l'on suit la rie en sens inverse, c'est-à-dire de la couche génétrice vers la surface, on la voit se dégager d'abord ngentiellement, suivant une courbe continue, ou ut droit de l'assise du corps de Malpighi placée nmédiatement au-dessus de la ligne des cellules ismatiques doublant la vitrée du derme. Rapideent, la colonne élévatoire, formée de cellules cubiles, se relève et monte droit vers la surface. Les llules de cette colonne, empilées comme des pièces monnaie, se teignent plus vivement que les autres ar le picrocarminate d'ammoniaque; elles possèdent n gros noyau. Un peu plus haut, sur le pôle ıpérieur de chaque cellule, apparaît une bordure éfringente. Cette bordure s'épaissit dans les cellules iivantes, se colore en rouge vif par le carmin. uis elle se recourbe en volute, et enfin prend la orme comme ébauchée de la cuiller d'un crochet. En même temps, ı base de chaque cellule s'excave pour recevoir la volute de celle lacée au-dessous; le noyau est rejeté sur le côté opposé. Enfin, la ératinisation s'opère, en commençant par la volute dont la substance evient *filamenteuse et brune*. De tous les crochets superposés, celui ui est entièrement kératinisé et mûr fait seul saillie à la surface. u-dessous de lui les autres restent disposés pour prendre sa place, orsque, par suite de la poussée élévatoire qu'il subit, de son usure et e l'épuisement de sa vitalité, il se sera détaché comme une squame t sera tombé dans le monde extérieur.

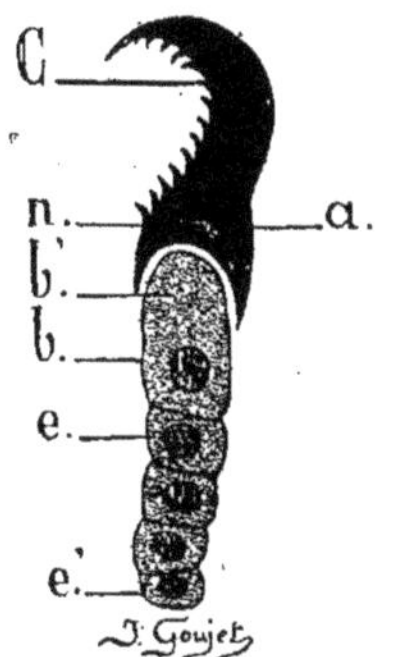

Fig. 482. — Un crochet corné du têtard de Bombinator et sa série élévatoire (d'après un dessin original de Gabriel Roux).

C, cuiller du crochet corné; — a, sa gaine, coiffant la cuiller encore non formée b', du crochet de seconde venue b; — de e à e', cellules de la série élévatoire, répondant aux futurs crochets cornés de troisième, quatrième, cinquième et sixième venue.

En se modelant, l'ectoderme est donc apte à produire une phanère unicellulaire jouant le rôle d'une dent, de la même manière qu'il a produit une glande unicellulaire en édifiant la cellule caliciforme, ou un organe contractile en différenciant l'un de ses éléments soit en une cellule à cils vibratiles soit en une cellule myo-épithéliale. Mais le caractère phanéral de la production est en outre accusé par ce fait: que le crochet corné est le produit d'une évolution particulière d'une ligne de cellules disposées en série élévatoire au milieu des autres et réalisant, au sein même du corps muqueux de Malpighi, un bourgeonnement distinct étendu dans un sens donné. La différenciation est du reste ici très simple. Les cellules du bourgeon de la phanère s'élèvent, comme les autres cellules de l'ectoderme, de la profondeur vers la surface. Mais elles constituent une ligne d'élévation dans laquelle la transformation cornée s'opère suivant un type absolument individuel, aboutissant à la formation d'un crochet et non plus à celle d'une cellule simplement kératinisée disposée tangentiellement à la surface du corps muqueux. En outre (et c'est là une disposition fondamentale qui fait ici son apparition et ne manquera jamais plus dans aucune phanère vraie), au-dessous de la ligne d'implantation des crochets, l'ectoderme envoie dans le derme une ligne d'invagination qui s'enfonce dans l'épaisseur de ce dernier et se poursuit sur le repli labial dans toute son étendue (fig. 483). Cette ligne d'invagination continue est tout à fait l'analogue de la ligne adamantine que nous étudierons plus loin à propos des dents. C'est aussi du fond de ce repli de l'ectoderme, qui apparaît sur les coupes comme une sorte de bourgeon interpapillaire, que part le mouvement élévatoire en sens inverse qui donnera naissance aux crochets cornés. Au niveau du repli, la vitrée du derme acquiert une épaisseur considérable, comparable à celle qu'elle affecte autour de la gaine externe d'un poil ou de la portion contournée ou glomérulaire d'une glande sudoripare. Invagination de l'ectoderme dans le derme, épaississement de la vitrée à ce niveau, série élévatoire partant du fond de l'invagination pour faire issue à la surface: tels sont les caractères principaux de la petite phanère unicellulaire, caduque et successive

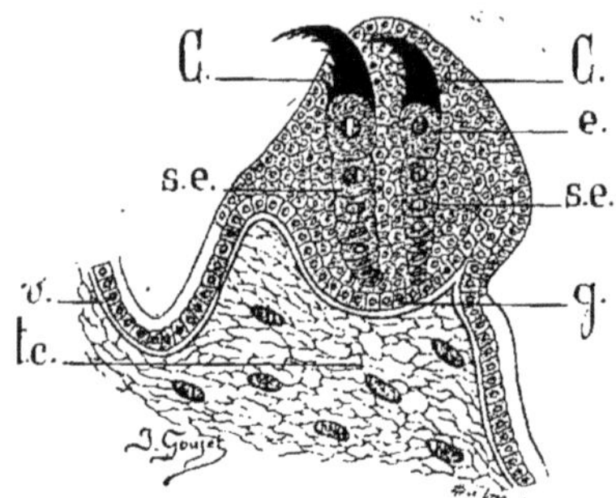

Fig. 483. — Coupe sagittale d'une des lèvres à crochets de la bouche du têtard de *Bombinator igneus*. — Fixation par l'alcool fort, gomme et alcool, picrocarminate. Conservation dans la glycérine picrocarminée (d'après une préparation de Gabriel Roux).

CC, crochets mûrs, répondant chacun à une série élévatoire *se*, *se*; — *g*, couche génératrice de l'épithélium malpighien; — *v*, membrane vitrée; — *tc*, tissu conjonctif. La couche génératrice *g* et la vitrée *v* dessinent une ligne d'invagination répondant à la matrice commune des séries élévatoires *se*, *se*.

ıi vient d'être étudiée. Nous les retrouverons, le plus ordinairement 'unis pour donner aux phanères plus compliquées et multicellulaires urs caractères distinctifs les plus frappants (1).

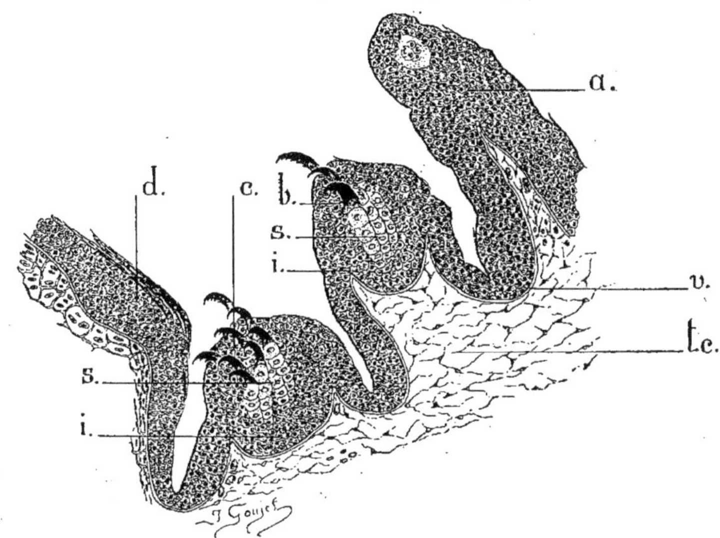

G. 484. — Coupe antéro-postérieure du système mandibulaire supérieur d'un têtard de *Bombinator igneus*. — Fixation par le liquide de Müller, gomme, alcool, coloration à l'éosine hématoxylique. (Obj. 2, ocul. 1 de Verick. Chambre claire.)

ı, coupe du repli muqueux formant le repli périphérique marginal; — *b c*, les deux lèvres ımies de crochets; — *s*, leurs séries élévatoires; — *v*, membrane vitrée; — *i*, inflexion de la ırée à angle vif répondant à l'invagination phanérale; — *tc*, tissu conjonctif. ı, *le bec corné* (il regarde en bas, ainsi que les crochets, quand les parties sont en place).

Bec corné des têtards. — Considérons maintenant l'armature cor- ıe des mandibules, ou bec corné de la larve (fig. 484). Le derme adhère

(1) Les crochets cornés constituent l'armature des lèvres des larves des anoures. ıaque ligne de crochets, comme l'a bien démontré GABRIEL ROUX, est mise mouvement par des muscles volontaires ou du moins à contraction brusque. On it une série de petits faisceaux musculaires striés primitifs, provenant d'un muscle us épais qui prend son point d'attache principal sur les cartilages rostraux ou rostraux (DUGÈS), venir s'insérer sur la vitrée épaissie qui double la matrice de la ıne de crochets, dans le cul-de-sac qui est formé par le point de concours de la ıme pleine ectodermique invaginée avec l'ectoderme de revêtement formant la sur- ıe générale épithéliale de la lèvre. L'insertion labiale est toujours telle, d'après les cherches de G. ROUX, que tous ces faisceaux musculaires doivent être exclusive- ent considérés comme des abducteurs. La fermeture, ou plutôt le rapprochement s replis labiaux, reste probablement passive, ou du moins ne paraît pas due à l'action muscles propres. Sur les coupes parallèles à l'axe longitudinal de la mandibule, voit que chaque bourgeon ectodermique donne par son fond naissance à deux ou ıis séries élévatoires. Quand il y en a trois, les deux latérales naissent de la couche nératrice tangentiellement, et la médiane monte droit du fond du bourgeon entre s deux autres. L'ensemble des séries figure ainsi un bouquet.

ici fortement à l'arc mandibulaire cartilagineux, il est mince et recouvert d'un bourrelet d'ectoderme du type malpighien. En avant de chaque cartilage rostral, cet ectoderme envoie dans la profondeur des tissus une lame pleine d'invagination qui constitue le germe continu de la phanère, étendu circulairement suivant l'arc des mandibules. En avant de ce bourgeon, l'ectoderme reprend les caractères d'une surface de revêtement qui se poursuit sur le repli labial. Le bord libre de la ligne d'invagination est occupé par une série de dents cornées obtuses, reliées les unes aux autres par une lame cornée tangentielle de telle sorte que le bec, pigmenté en noir, paraît comme une formation continue mais denticulée. Sur une coupe perpendiculaire à l'axe des dents et parallèle à celui de la mandibule, on reconnaît que chaque dent occupe le sommet d'une série élévatoire toute semblable à celle d'un crochet corné, partant du voisinage de la couche génératrice et formée de cellules du corps muqueux placées les unes au-dessus des autres : de telle façon que la colonne entière monte droit de la profondeur vers la surface de l'ectoderme. Ces cellules sont d'abord aplaties, reliées aux autres cellules du corps muqueux par des fibres unitives ; puis progressivement elles prennent l'apparence d'un entonnoir renversé ou d'un cornet d'oublie. Le noyau reste volumineux et vésiculeux ; mais, de central qu'il était, il est rejeté sur le côté. Ces entonnoirs, formés d'une seule cellule, sont empilés les uns sur les autres. Ils se kératinisent progressivement et le plus superficiel émerge sous forme d'une dent cornée, répondant à l'une des denticulations du bec, qui sont ainsi remplacées au fur et à mesure de leur usure (fig. 485). Mais ce qui distingue ces dents des crochets cornés isolés, c'est que, dans les intervalles de deux dents successives, les cellules superficielles du corps de Malpighi se kératinisent aussi sans perdre leurs pointes de Schultze ni leurs noyaux. Elles se pigmentent et unissent les unes aux autres les dents cornées consécutives avec la base de chacune desquelles elles font corps. Les phanères unicellulaires sont donc ici reliées par une série de petites phanères accessoires, formées de plusieurs cellules devenues cornées et affectant dans leur ensemble la figure de ménisques pour se mouler sur l'intervalle des dents cornées consécutives. Pour cette raison j'appellerai ces lames *ménisques de soutènement* ou *d'union*.

Le bec corné des larves des anoures tels que le *Bombinator igneus* établit donc la transition entre les phanères unicellulaires et les édifications phanérales du type multicellulaire telles qu'on les rencontre chez les animaux supérieurs. Elles sont formées par une ligne d'invagination : bourgeon ou matrice, du fond duquel, par un mouvement inverse, part une série élévatoire qui subit la kératinisation et devient l'origine de la portion cornée de la phanère. Quant au derme, il ne fournit point de papille à celle-ci. Cette particularité, ui semble répondre au type primordial des productions phané-ales, existe au début comme on va le voir dans certaines dents cornées es cyclostomes et reste permanente dans l'ongle humain. Mais, ans les phanères d'un certain volume ou d'une organisation com-lexe (telles que la dent cornée adulte de la Lamproie, ou le sabot des

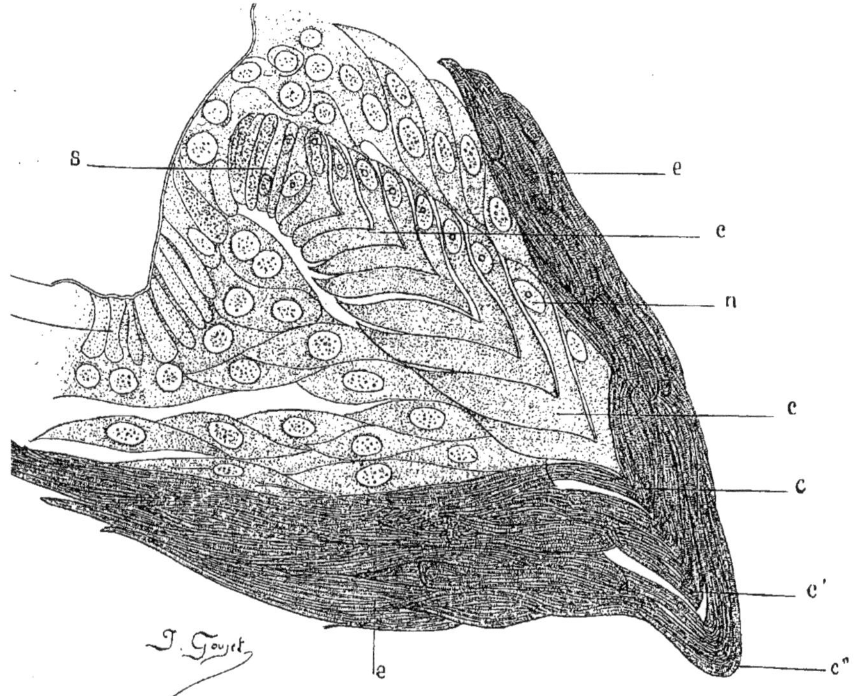

IG. 485. — Coupe sagittale du bec corné supérieur d'un têtard de *Rana fusca*, d'après Ch. VAN BAMBEKE. — Fixation par l'acide chromique ; durcissement dans l'alcool ; coloration au carmin boracique. — (Obj. apochrom. 4. 0 millimètre, ocul., compensateur 4. Chambre claire.)

v, membrane vitrée; — *g*, cellules génératrices; — *s*, série élévatoire aboutissant aux cellules cornet *ccc*, empilées les unes sur les autres; — *n*, noyau de ces cellules, rejeté sur un côté; c'c'', cornets kératinisés dans la portion active du bec et répondant à une denticulation de lui-ci; — *ee*, cellules des ménisques d'union.

ngulés qui constitue un ongle extrêmement développé), le derme ntre en jeu à son tour. Il subit un relèvement papillaire dirigé en ens inverse de la végétation du germe ectodermique ; et cette dispo-tion donne à la production tout entière un type nouveau : celui d'une *hanère papillaire*, possédant pour sa nutrition propre un réseau asculaire, distinct de celui de la surface générale du tégument.

§ 2. — LES ONGLES

Parties constitutives de l'ongle humain. — L'ongle de l'Homme (fig. 486), que je vais prendre pour type de ma description, consiste en une lame de corne solide et élastique, le *limbe unguéal* disposé tangentiellement sur la face dorsale des doigts et des orteils et s'insérant

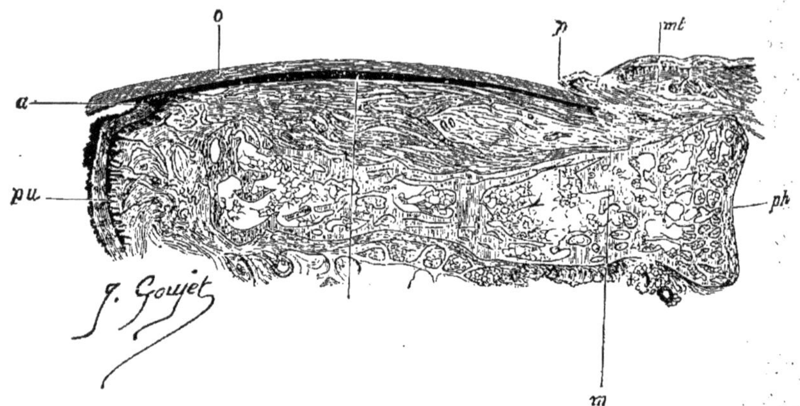

Fig. 486. — Coupe sagittale de l'ongle et de la dernière phalange de l'auriculaire de l'Homme (dessin fait sous la loupe de Brücke).

o, limbe de l'ongle; — *m*, matrice; — *mt*, manteau; — *p*, perionyx; — *a*, angle de l'ongle; — *pu*, pulpe; — *ph*, la phalangette; — la flèche indique le lit de l'ongle figuré ici par une bande noire répondant au réseau de Malpighi. Sur la pulpe on voit qu'il existe des papilles; de même aussi sur le feuillet dorsal du manteau.

dans un repli du tégument, de forme parabolique et à sinus ouvert en avant, comme le ferait une feuille de verre dans la sertissure d'un cadre. Le fond de ce repli, tapissé par l'ectoderme réfléchi, constitue la *matrice* de l'ongle. Son relèvement postérieur, qui recouvre la racine du limbe et donne naissance par sa partie libre à une lamelle épidermique particulière, le *périonyx* d'Arloing (1), répond à ce que j'appelle le *manteau*. L'ectoderme de la matrice et le derme qui la double s'étendent d'arrière en avant sous le limbe unguéal, en se moulant sur la face inférieure de cette lame cornée, et lui constituent un *lit* auquel il adhère. Dans les limites du lit unguéal, le derme présente une série de sillons parallèles entre eux et à l'axe du doigt ou de l'orteil : ce sont les crêtes du lit de l'ongle ou *crêtes* de Henle. En avant, le lit se termine brusquement suivant un angle droit ou presque droit. Le derme s'abaisse à pic ou en talus, et l'épithélium stratifié qui le recouvre quitte la face infé-

(1) Arloing, *Poils et Ongles* (thèse d'agrégation, 1880, p. 89).

ieure du limbe en reprenant les caractères de l'ectoderme cutané rdinaire. Le limbe poursuit alors son trajet en avant et devient une ame de corne tout à fait libre, qui se projette au-dessus de la pulpe lu doigt ou de l'orteil. Au-dessous de la partie libre du limbe, la pulpe se prolonge en arrière jusqu'à la rencontre de l'*angle de l'ongle*, nterceptant ainsi la *rigole sous-unguéale* que l'angle de l'ongle imite comme un mur curviligne à sinus antérieur.

Vu de face, l'ongle se montre donc comme une lame translucide le corne, striée d'arrière en avant par des côtes longitudinales qui n'altèrent pas sa transparence et qui répondent aux intervalles des crêtes de Henle, suivant lesquels l'épaisseur du limbe est un peu plus considérable. En arrière, le limbe s'enfonce sous le manteau qui dessine une courbe à sinus antérieur cerclée par la lame épidermique du périonyx. Sur certains ongles, le plus ordinairement sur celui du pouce, en avant de la courbe du manteau, sur la ligne médiane, on voit un croissant convexe du côté de l'extrémité du doigt et dont l'aire est opaque, ne laissant pas apercevoir par transparence la teinte rosée du lit due à la réplétion des vaisseaux par le sang. C'est la *lunule*, répondant à la partie la plus antérieure de la matrice de l'ongle vue à travers le limbe semi-translucide. Parfois, le plus ordinairement à l'extrémité antérieure du limbe détachée du lit, mais souvent aussi dans l'aire de ce dernier, la transparence de la corne unguéale est troublée par des taches opaques de configuration et de nombre variables, constituant une sorte de difformité liée à l'irrégularité de la kératinisation. C'est l'achromie de Bazin, à laquelle on pourrait donner le nom d'*albugo* de l'ongle.

Absence de l'éléidine dans le corps muqueux de la matrice et du lit de l'ongle. — Sur une coupe antéro-postérieure, médiane quant au limbe unguéal et parallèle à l'axe du doigt ou de l'orteil, colorée par le picrocarminate ou l'hématoxyline, on peut constater des particularités très intéressantes. Si l'on étudie une telle coupe en la parcourant de l'origine du manteau de l'ongle jusqu'à son angle antérieur (fig. 487), on reconnaît que, sur la face dorsale du manteau faisant suite au tégument du dos du doigt ou de l'orteil, la peau est compliquée par des papilles. Le derme devient de plus en plus adhérent à l'enveloppe fibreuse de la phalangette. Il fait corps avec ce dernier au niveau du point où le manteau se réfléchit pour encadrer le limbe unguéal et constituer la paroi postérieure de la matrice. L'ectoderme est ici formé d'un corps muqueux et d'un stratum corné qui, sur la lèvre interceptée par le repli du manteau, se poursuit pour constituer la lamelle épidermique du périonyx. La couche granuleuse existe sur les limites de ce corps muqueux et des couches cornées dans toute l'étendue de la surface du manteau qui donne insertion au périonyx. Mais au voisinage du point où le repli de l'ectoderme contournant la racine du limbe unguéal va former la paroi antérieure de la matrice et de là passer sur le lit de l'ongle, elle disparaît absolument comme HEYNOLD (1) et moi-même (2) l'avons depuis longtemps indiqué. Elle ne reparait qu'au niveau de l'angle, sur le point précis où le limbe quitte le lit unguéal pour se projeter librement en avant. Dans toute l'étendue de la matrice et du lit, la kératinisation du limbe unguéal,

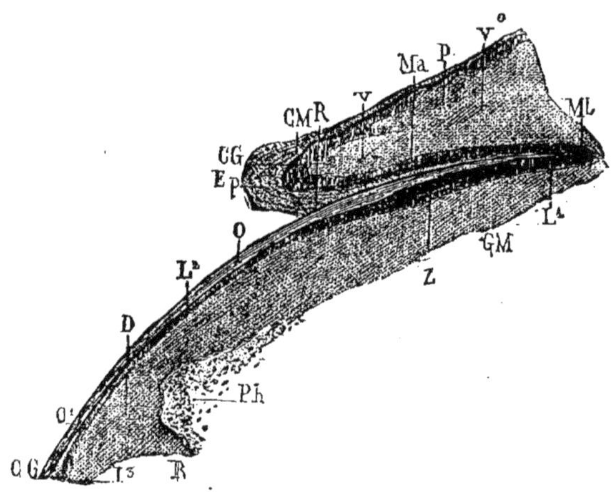

FIG. 487. — Coupe sagittale de la région unguéale de l'index d'un enfant nouveau-né. — Fixation par l'alcool fort, décalcification par l'acide picrique; gomme, alcool. Coloration au picrocarminate faible. Baume du Canada. — (Ocul. 1, obj. 00 de Vérick.)

O, limbe; — O^1, point où le limbe se détache du lit (angle antérieur L^3); — au delà, recommence la couche granuleuse CG : elle se terminait sur le reflet du manteau CM; — Ep, le périonyx; — Ma, feuillet postérieur, M^1, fond de la matrice unguéale; — L^1 son feuillet antérieur, obliquement incliné sur le profil de la phalangette GM; — Z, zone de la substance onychogène; — R, point d'émergence du limbe unguéal, complètement formé, de dessous le périonyx. En avant de ce point commence le lit L^2; — D, derme sous-unguéal; — Ph, tête de la phalangette; — vv, vaisseaux sanguins.

Le limbe est taillé en biseau aux dépens de sa face externe dans toute sa portion radiculaire engagée dans la matrice. *Le fond de la matrice, M^1, est l'organe de la poussée du limbe; le feuillet antérieur* L^1, *est l'organe de son épaississement progressif.*

aboutissant à la formation d'une corne solide qui dans l'état normal ne desquame jamais, se fait donc sans l'intermédiaire de l'éléidine. Enfin, dans les limites du repli de la matrice (c'est-à-dire à partir du point où cesse en arrière la couche granuleuse jusqu'au niveau de la partie antérieure de la lunule), l'ectoderme est planiforme; le derme ne présente point de relèvements papillaires. La racine du limbe unguéal est donc insérée dans une rainure du derme, à la surface de

(1) HEYNOLD, Beitrag zur Histologie und Genese der Nagels (*Arch. de Virchow*, t. LXV, 1875, p. 270).

(2) J. RENAUT, Leçons sur la structure de la peau (*Annales de dermatologie*, 1878, 4e leçon).

aquelle le corps muqueux ne présente ni accident, ni couches épi- ermiques, ni même de *stratum lucidum*. Cette rainure comprend implement l'origine amincie du limbe unguéal, engagée dans l'inter- alle de ses surfaces libres qui interceptent une plicature profonde, emi-circulaire et ouverte en avant.

Limbe de l'ongle. — Examinons maintenant la coupe antéro-pos- érieure du limbe unguéal. Cette coupe est limitée, sur toute la surface lu lit, par deux lignes exactement parallèles entre elles. La supé- ieure, qui répond à la face dorsale du limbe, se poursuit en formant ıne courbe continue jusqu'à l'extrémité la plus reculée du pli de la natrice. L'inférieure, au niveau de la lunule, ne se poursuit pas sans changement de direction. A son entrée dans l'aire de la matrice, le limbe unguéal est taillé en biseau aux dépens de sa face adhérente, et sa coupe représente le profil du bec d'une plume à écrire ou d'un sifflet. Le limbe augmente donc rapidement d'épaisseur d'arrière en avant dans les limites de la matrice. Arrivé à la surface du lit, il cesse de s'accroître en épaisseur. C'est pourquoi dès lors ses deux faces, la superficielle et la profonde, demeurent exactement parallèles durant le reste de la poussée unguéale.

Le limbe de l'ongle ne se colore pas, comme l'épiderme corné, en jaune de citron par le picro-carminate d'ammoniaque. Il affecte la même apparence homogène et translucide que le *stratum lucidum* dont il tient la place à la surface de l'ectoderme de la matrice unguéale et des crêtes du lit. Mais il diffère absolument du *stratum lucidum*, même de celui qui est devenu corné dans les espaces interpapillaires des doigts endurcis sous l'influence du travail, par un caractère de premier ordre. Les noyaux des cellules cornées du limbe ne sont pas entièrement atrophiés et continuent à se colorer par le carmin, l'héma- toxyline et la purpurine. Ces noyaux sont, il est vrai, ratatinés, moni- liformes et souvent, sur les coupes, réduits à des lignes. Mais de fait ils subsistent et l'on peut conclure de là que la corne unguéale est formée de cellules vivantes ou du moins qui ne sont pas encore arrivées au dernier terme de leur évolution, à l'inverse de celles de l'épiderme dont le noyau a subi une atrophie complète. Ces cellules sont dis- posées par lits étroitement pressés les uns sur les autres, parallèle- lement à la surface générale du limbe. Elles sont solidement soudées entre elles. Quand on les a isolées à l'aide de l'ammoniaque ou de la potasse à 40 pour 100, elles se montrent comme des corps globu- leux renfermant chacun à leur portion centrale un noyau ratatiné, mais encore bien distinct. Autour de ces noyaux on voit de fines granu- lations réfringentes, qui paraissent noires dans les préparations non colorées et qui se teignent en rouge grenat foncé par l'éosine hématoxy- lique. Ce sont elles qui représentent, comme nous le verrons un peu plus loin, le pigment supérieur des cornes colorées.

Matrice de l'ongle. — La matrice unguéale apparaît sur les coupes antéro postérieures avec l'aspect exact d'un sillon interpapillaire très profond (fig. 488). En réalité, elle répond à une nappe du tégument cutané repliée semi-circulairement à la façon d'un pli d'étoffe, et dans le sinus de laquelle le limbe unguéal prend son origine. Cette plicature comprend donc deux feuillets. L'un, antérieur, fait suite au lit de

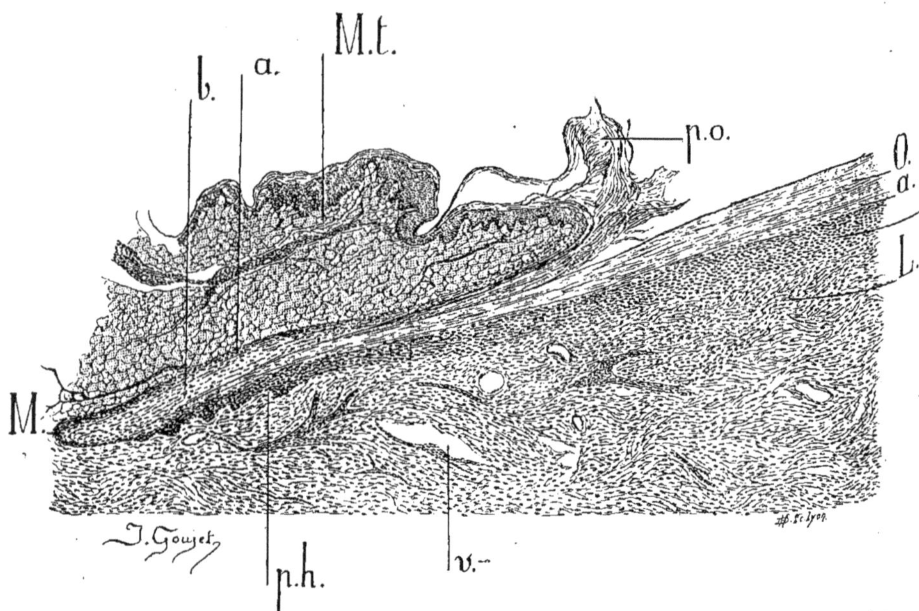

Fig. 488. — Coupe sagittale de la région de la matrice de l'ongle de l'index d'un enfant. — Fixation par l'alcool fort ; gomme, alcool ; coloration à l'éosine hématoxylique. — Faible grossissement.

Mt, manteau de l'ongle, le derme s'y relève en papilles adélomorphes ; — *po*, périonyx, prolongeant d'une part l'épiderme tégumentaire, et d'autre part envoyant un prolongement dans le repli de la matrice ; — M ; fond de la matrice ; — *a*, *a*, a ses deux feuillets épithéliaux ; — *b*, racine du limbe unguéal O ; — *l*, portion épaissie de l'ectoderme du feuillet antérieur de la matrice à laquelle va faire suite le lit. Les séries élévatoires y sont dirigées, en sens inverse de la poussée de l'ongle. — L, derme sous-unguéal, très dense et formant un appui solide au feuillet antérieur de la matrice et au lit de l'ongle qui prolonge celle-ci ; — *ph*, coupes obliques de la portion la plus reculée des crêtes de Henle du lit de l'ongle, déterminant sur les coupes des apparences de papilles ; — *v*, vaisseau sanguin.

l'ongle dont il est le prolongement ; l'autre, postérieur, prolonge le bord réfléchi du manteau.

A la surface du feuillet antérieur, repose la racine du limbe unguéal. A la surface du feuillet postérieur, entre la face dorsale du limbe unguéal et le corps muqueux de Malpighi, se développe la lame épidermique qu'Arloing appelle le périonyx.

L'ectoderme du feuillet antérieur est épais et doit son épaisseur à l'amincissement de la racine du limbe, taillée en sifflet aux dépens de sa face profonde. Il repose sur un derme limité par une vitrée très nette. Le derme est à ce niveau relevé en festons d'apparence papillaire et renfermant des bouquets vasculaires analogues à ceux des papilles. Mais, en réalité, ces relèvements répondent à des sillons qui plus loin iront se continuer avec les crêtes de HENLE du lit. Dans toute l'étendue de la matrice ou, ce qui revient au même, de la lunule, ces sillons ne sont pas apparents parce que, à la façon des papilles adélomorphes, ils sont noyés dans le corps muqueux qui les recouvre et qui, du côté du limbe unguéal, se termine par une surface plane. Au-dessus du derme ainsi festonné, l'ectoderme est constitué par la couche génératrice et un corps de Malpighi formé de cellules embryonnaires à gros noyau, possédant des épines de Schultze moins accusées que dans le corps muqueux ordinaire (RANVIER). Nous observerons la même particularité dans la matrice des gaines du poil; elle répond simplement à une activité très grande dans la formation et l'évolution des éléments cellulaires, nécessitée par la croissance continue et relativement rapide de la phanère sur ce point.

Dans la portion la plus reculée de ce feuillet antérieur de la matrice, l'évolution cornée est même si hâtive que la ligne des cellules génératrices est mal accusée. Dans toute l'étendue du corps muqueux, jusqu'à la racine du limbe constituée par de la corne parfaitement formée, on voit les cellules ectodermiques disposées en lits serrés, fondues les unes avec les autres dans une substance homogène et réfringente, et présentant chacune un noyau petit, comme linéaire. C'est là le point le plus actif de l'organe formateur de l'ongle Un peu au-dessus et en avant, les cellules ectodermiques se divisent en deux plans. L'un, adjacent au derme, est peu ou point colorable par le carmin et, au contraire, les noyaux de ses éléments se teignent vivement en violet par l'éosine hématoxylique. L'autre, confinant au limbe unguéal, est formé de cellules disposées tangentiellement en lits serrés et qui se colorent en rouge brun par le picrocarminate d'ammoniaque, en rose pur par l'éosine hématoxylique. Cette assise superficielle se prolonge, en conservant son épaisseur, sur la lunule ou portion antérieure de la matrice ; puis de là elle s'étend sur le lit de l'ongle où elle devient progressivement linéaire. Sa coloration est due à une matière particulière, la substance onychogène de RANVIER (1), qui consiste en granulations solides et réfringentes. Elle représente sous le limbe de l'ongle le *stratum granulosum* absent. Ce sont aussi, comme je l'ai fait voir dès 1878, les granulations de cette assise qui donnent à la lunule, ou portion exposée de la matrice, son aspect opalescent normal.

A la surface du feuillet antérieur de la matrice unguéale est disposée la racine du limbe de l'ongle qui tient ici la place du *stratum lucidum*.

(1) RANVIER, *Traité technique*, p. 886.

Les cellules de l'assise superficielle de l'ectoderme sont, au terme de leur évolution élévatoire, englobées dans cette lame de corne et subissent la kératinisation dans toutes leurs parties sans perdre leurs pointes de Schultze. Leurs noyaux se ratatinent; les granulations de substance onychogène deviennent dans le limbe les grains pigmentaires, dont j'ai déjà indiqué l'existence et la coloration rouge grenat en présence de l'éosine hématoxylique. Ces granulations n'existent pas dans l'extrême racine du limbe, formée par des cellules ectodermiques kératinisées sans avoir contenu de grains onychogènes: elles ne me paraissent donc pas jouer un rôle prépondérant dans la kératinisation unguiformative. Par contre, elles semblent avoir une grande importance dans la formation du pigment secondaire ou supérieur des phanères cornées, comme nous le verrons à propos des dents cornées des cyclostomes.

Au fur et à mesure que le plan de la matrice remonte obliquement vers le lit unguéal, l'implantation des cellules génératrices s'incline de plus en plus d'avant en arrière, en sens inverse de la poussée de l'ongle. Le corps muqueux qui double le limbe prend alors progressivement, en avant de la lunule, un aspect filamenteux. Les séries élévatoires des cellules malpighiennes sont en effet reliées par de longues crêtes unitives. Puis on voit, au-dessus du corps muqueux, la lame cornée du limbe prendre naissance ou plutôt se renforcer, en envoyant des digitations fines dans les lignes de ciment qui séparent les cellules malpighiennes. Ces cellules sont ainsi englobées une à une ou par groupes de deux ou de trois. Elles s'engagent d'arrière en avant dans la lame du limbe, sans perdre leurs pointes de Schultze, ni leurs noyaux.

Sur le lit de l'ongle, le limbe, couché à la surface des crêtes de Henle toutes parallèles entre elles et ne présentant point de reliefs papillaires, ne s'accroît plus en épaisseur. Il adhère à la surface du corps muqueux qui comble les sillons interceptés par les crêtes, et qui est formé par des cellules reliées solidement entre elles par des fibres unitives. Au contact du limbe unguéal, ces cellules, dont les séries élévatoires sont, comme dans la matrice, dirigées en sens inverse de la poussée de l'ongle, subissent individuellement la kéranitisation sans intermédiaire éléidique et sans perdre leurs épines de Schultze. Le limbe unguéal envoie de fines expansions cornées, d'un jaune d'or sur les préparations colorées avec le picro-carmin, dans les lignes de ciment. Souvent même on voit une cellule malpighienne encadrée de cette façon par des tractus cornés disposés en réseau. Enfin, certaines cellules placées sur les limites du limbe et du corps muqueux et montrant dans le plan de la coupe une de leurs faces libres, paraissent hérissées d'une série de pointes cornées se terminant par des grains. Je conclus de là que les cellules du corps muqueux, en entrant dans le limbe unguéal et en subissant la transformation cornée, se kératinisent d'abord par leurs lignes de ciment, puis par leur écorce sans perdre leurs relations réciproques et sans voir se fondre en éléidine leurs filaments d'union. De là, la solidité extrême du limbe unguéal qui ne desquame jamais, sauf dans l'état de maladie et dans des cas bien déterminés (psoriasis unguéal, etc.). De là aussi, sa solide adhérence à la surface de la matrice et du lit.

Dans toute l'étendue du lit unguéal, les crêtes du lit de l'ongle sont parallèles entre elles et sans aucun relief papillaire. Sur les coupes tangentielles, parallèles à la surface du lit, elles apparaissent donc comme des bandes de tissu connectif renfermant des vaisseaux et séparées par des sillons. Sur des coupes perpendiculaires à la surface du lit, les crêtes de Henle se montrent au contraire avec l'apparence de papilles. L'aspect est tout à fait le même que celui qui résulterait de la vue frontale d'une tranchée faite en travers d'un champ labouré. La crête de Henle peut être compliquée de cannelures parallèles à sa propre direction, ou, ce qui revient au même, hérissée de crêtes secondaires et décurrentes minuscules: disposition qui, dans l'ongle humain, est le rudiment de *l'appareil folié* du sabot des ongulés dont nous dirons un mot plus loin.

Enfin, une particularité qui doit être indiquée ici parce qu'à ma connaissance elle n'a pas attiré l'attention des histologistes, c'est que, dans la portion antérieure du lit où l'épaisseur de l'ectoderme est portée au maximum dans les intervalles des crêtes de Henle, cet ectoderme affecte souvent, entre les plis, une disposition particulière (fig. 489). Le fond du pli est occupé par des séries élévatoires reliées par de longues crêtes unitives ; mais la portion moyenne de l'invagination ectodermique qui comble les sillons présente des séries de cellules globuleuses, claires, constituant une sorte de *stratum vésiculeux* que nous retrouverons plus développé dans d'autres phanères (dents cornées des cyclostomes, gaine externe des poils). Les cellules claires renferment à leur centre un noyau rond, petit, réfringent, qui se colore peu par le carmin. Autour de ce noyau qui parfois est rejeté sur un côté par dilatation du nucléole, existe une zone circumnucléaire sans granulations. Chaque cellule est limitée par une écorce exoplastique énorme, globuleuse, émettant dans tous les sens des pointes de Schultze. Entre plusieurs cellules ainsi modifiées et constituant par leur ensemble une sorte de ligne de coussinets élastiques, existent des séries de cellules malpighiennes déformées par le développement des éléments globuleux. Par leur ensemble, ces cellules, devenues étoilées, constituent une sorte de réseau. Pour bien observer la disposition que je viens de décrire et qui, de prime abord, permettrait de reconnaître l'ectoderme répondant aux intervalles des crêtes de Henle, il convient de pratiquer sur un doigt endurci par le travail des coupes obliques du lit comprenant à la fois le fond du sillon qui sépare deux crêtes successives, sa partie moyenne et son union à la surface avec le limbe unguéal (fig. 489).

Arrivé à l'angle de l'ongle, le limbe unguéal se projette en avant et devient libre. De sa face profonde se détache alors une lame cornée qui se continue à pic sur le reflet de l'angle pour former le *stratum lucidum*. Au-dessous de ce *stratum lucidum* reparaissent la ligne gra-

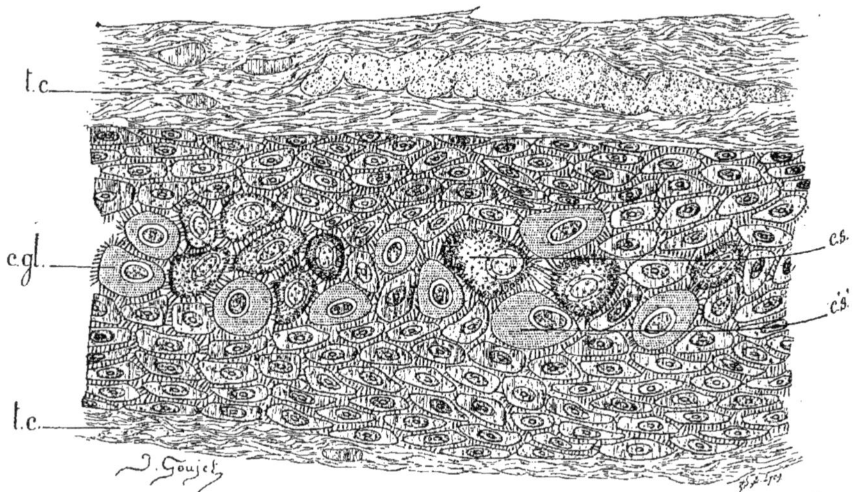

Fig. 489. — Coupe tangentielle légèrement oblique du lit unguéal d'un doigt de l'Homme adulte faite pour montrer le stratum vésiculeux occupant la portion moyenne de l'épithélium malpighien des sillons séparant les crêtes de Henle. — Fixation par l'alcool fort ; picrocarminate ; conservation dans la glycérine.

t c, *tc*, tissu conjonctif des crêtes de Henle, parcouru par des vaisseaux ; — *c g l*, cellules globuleuses ; — *c s*, cellule globuleuse vue à la surface, laquelle émet des épines nombreuses ; — *c's'*, cellule globuleuse vue en coupe optique : son écorce exoplastique est épaisse, réfringente et d'apparence homogène entre la surface qui émet les épines et la cavité endoplastique circumnucléaire.

nuleuse et un corps muqueux qui n'a plus l'apparence filamenteuse. Là, le derme émet derechef des relèvements papillaires.

Les glandes sudoripares, qui existaient sur la face dorsale du manteau, reparaissent aussi. Leur canal excréteur traverse d'abord l'épiderme de l'angle de l'ongle en se dirigeant obliquement de haut en bas ; puis, sur la pulpe, il reprend sa direction normale. En avant et en arrière de la portion adhérente du limbe unguéal, le tégument conserve donc ses caractères ordinaires. Il les perd dans les limites de cette adhérence pour prendre ceux d'une surface de soutènement, d'implantation et de formation d'une phanère cornée qui ne desquame pas, parce que les éléments du corps muqueux se kératinisent sans perdre ni leurs relations réciproques assurées par les crêtes unitives, ni leur vitalité maintenue par la persistance de leurs noyaux. Ce sont là les caractères mêmes de la kératinisation *unguiformative*.

Examinons maintenant le feuillet postérieur de la matrice : il est revêtu d'un ectoderme qu'on pourrait appeler la « lame du périonyx », le feuillet antérieur répondant à la lame du limbe. Cet ectoderme est mince et exactement planiforme sur les coupes antéro-postérieures de l'ongle. Sur les coupes transversales de la matrice, il présente sur sa face profonde de petits festons sans importance et qui ne sont pas occupés par des bouquets vasculaires végétant vers l'extérieur. Dans les deux tiers supérieurs du repli, les cellules génératrices sont implantées comme sur les côtés d'un espace interpapillaire : très obliquement par rapport à la ligne du derme et, pour ainsi dire, dans un sens décurrent. Le corps de Malpighi est formé de deux ou trois assises également parallèles à la surface du pli dermique. Il est terminé par une ligne granuleuse nette à laquelle fait suite un *stratum lucidum* à limites tranchées figurant un limbe en miniature, qui tombe au fond du pli unguéal sur la racine du limbe de l'ongle et lui devient contigu, puis s'effile et disparaît. Sur les coupes antéro-postérieures, ce *stratum lucidum* et le limbe unguéal interceptent donc un V dont le sommet occupe le fond de la matrice et dont les branches, en divergeant vers la surface, laissent libre un espace cunéiforme qui est occupé par la lamelle épidermique de la sertissure de l'ongle, ou périonyx d'Arloing. Cette lamelle est formée d'épiderme ordinaire, qui se teint en rouge par le picrocarminate d'ammoniaque, en rose par l'éosine hématoxylique, et qui adhère d'abord solidement au limbe unguéal pour se terminer à sa surface, un peu en avant du bord libre ou genou du manteau de l'ongle. Ce dispositif a conduit Arloing à désigner le feuillet antérieur de la matrice unguéale sous le nom de « matrice du limbe proprement dite », et le feuillet postérieur sous celui de « matrice du périonyx ». Ces dénominations répondent à des faits parfaitement exacts ; cependant, je crois la seconde contestable. Le *périonyx* n'est nullement une phanère, pas plus que le *périople*, son homologue dans le sabot du Cheval ; ce sont de simples productions épidermiques *desquamantes*. En anatomie générale, le terme de matrice est exclusivement employé pour désigner les portions de l'ectoderme qui servent à former les phanères fixes, dont la constitution et le mode de kératinisation diffèrent de ceux de l'épiderme ordinaire. Si l'on ne maintenait cette distinction, les espaces interpapillaires devraient être considérés alors comme les matrices de l'épiderme desquamant disposé à leur surface.

Immédiatement en arrière de la racine du limbe unguéal, le feuillet antérieur de la matrice se réfléchit, suivant une plicature à angle vif, pour se continuer avec le feuillet postérieur à la surface de l'ectoderme. Sur ce point de rebroussement, le limbe unguéal se continue avec le *stratum lucidum* de la lame du manteau. Quant à la bande brune de cellules chargées de substance onychogène, elle se continue aussi à angle vif avec la ligne granuleuse du manteau, mais non directement. Entre les deux existe la bande d'ectoderme homogène et à cellules munies de petits noyaux qu'on peut considérer comme le *pied* et l'organe formateur par excellence de la lame du limbe. Ces considérations justifient ce que nous avons déjà avancé : à savoir que le limbe unguéal est un *stratum lucidum* modifié, et la bande onychogène une ligne granuleuse de même modifiée pour un mode de kératinisation également spécial.

La face dorsale du manteau de l'ongle se continue avec le tégument dorsal de la phalangette ; elle est très différente de la face réfléchie en ce qu'elle présente de nombreuses papilles. Ces papilles sont coniques et ne forment pas de reliefs distincts à la surface de la peau dans le manteau des ongles des doigts. Au contraire, dans le manteau des ongles des orteils, elles sont disposées en petites saillies globuleuses et, dans les espaces interpapillaires, l'épiderme s'infléchit de manière à rendre les papilles distinctes. Cette disposition s'exagère sur les orteils des membres depuis longtemps œdématiés ; elle doit être surtout retenue parce qu'elle peut avoir son importance en médecine légale.

Développement de l'ongle. — Jusqu'au troisième mois de la vie intra-utérine chez l'Homme, l'ectoderme qui recouvre les extrémités des doigts et des orteils reste planiforme. Au troisième mois, il commence à présenter une série de festonnements, tous dirigés tangentiellement, — c'est-à-dire obliquement d'avant en arrière et de haut en bas, — par rapport à la surface du tégument. Sur la face pulpaire, ces festonnements, très petits, sont les origines premières des germes des glandes sudoripares. Sur la face dorsale, il n'y a qu'un seul feston, beaucoup plus profond que les autres : c'est le germe ou *organe de l'ongle*.

Ce germe est constitué par un bourgeon ectodermique disposé en nappe et qui se comporte comme le ferait l'incisure d'un plan par rapport au cône représenté par l'extrémité digitale. Le plan ectodermique invaginé se poursuit jusqu'au voisinage du périchondre du tiers postérieur de la phalangette (1) dont il n'est séparé que par les vaisseaux embryonnaires anastomotiques entre ceux du lit de l'ongle futur et ceux de son manteau. L'organe de l'ongle, disposé sous forme d'encoche, est incliné à environ 45 degrés ou un peu plus sur l'axe longitudinal du doigt, et sa direction est oblique de haut en bas et d'avant en arrière. Sur un fœtus de 11 centimètres, on peut déjà reconnaître qu'il est formé par un prolongement plein de l'ectoderme comprenant trois plans bien distincts : l'un antérieur, ou *couche du lit unguéal* ;

(1) Pouce, embryon humain de 11 centimètres. Coupe antéro-postérieure dans l'axe du doigt.

utre postérieur, ou *couche du manteau ;* le troisième, intermédiaire x deux premiers, ou *couche du limbe* (fig. 490).

La couche du lit et celle du manteau font directement suite à la uche génératrice de l'ectoderme fœtal ; elles sont absolument semables à celles de la couche génératrice des portions du tégument térieures ou postérieures à la ligne du germe. Elles sont, par

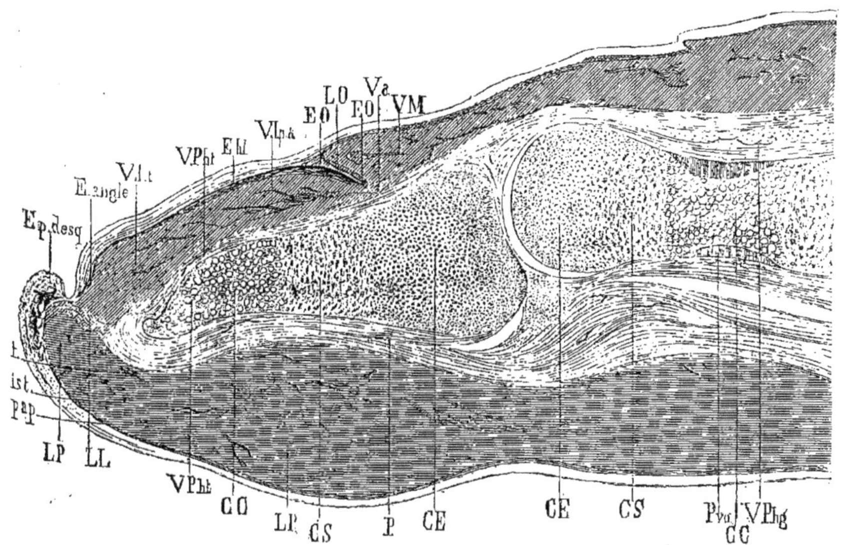

. 490. — Coupe sagittale de l'extrémité du pouce du fœtus humain du troisième mois (11 centimètres). Fixation par le liquide de Müller ; éosine hématoxylique. — Faible grossissement.

O, limbe embryonnaire ; — EO, EO, les deux feuillets de la matrice future : par leur réunion ec la lame du limbe, ils forment « l'organe de l'ongle » ; — *Ehl*, épithélium du lit de l'ongle des crêtes de Henle futures ; — E *angle*, cet épithélium au niveau de l'angle de l'ongle ; — , ligament de l'angle de l'ongle ; — L P, lame de la pulpe ; — *Ep. desq*, épithélium recouvrant lame de la pulpe et subissant l'évolution épidermique ; — CE, cartilage de la tête, — CS, cartie sérié de la phalangine et de la phalangette ; — P, périchondre ; — CC, cartilage calcifié ; — *vu*, croûte osseuse périchondrale et formation périostique du point d'ossification de la diayse phalanginienne.

V M, vaisseaux embryonnaires du manteau ; — V*d*, vaisseaux contournant la matrice pour venir antérieurs ; — V *pa*, arcs vasculaires postéro-antérieurs du lit de l'ongle ; — V *lt*, vaisseaux la partie antérieure terminale du lit ; — VP*ht*, vaisseaux destinés à la phalangette et en rticulier à son point d'ossification terminal : *tout ceci est le système vasculaire dorsal*, unéal proprement dit.

V *pulp. dist*, vaisseaux pulpaires de distribution ; — V *pupl. Ant*, vaisseaux pulpaires antéurs ; — V *pap*, vaisseaux papillaires de la pulpe du doigt.

pport à la surface dermique qui les supporte, implantées comme lit : Dans le manteau, elles restent d'abord perpendiculaires à la me dermique. Dans le fond du sillon unguéal, elles sont disposées xactement comme au fond d'un sillon interpapillaire. Enfin, dans couche du lit, elles redeviennent perpendiculaires à la surface énérale de ce dernier.

Entre ces deux couches, est compris le futur limbe unguéal, formé de cellules stratifiées toujours dépourvues de glycogène, soudées entre elles par des pointes de Schultze parfaitement distinctes, et dont le noyau se colore seul par l'hématoxyline et le carmin ; tandis que dans la couche génératrice le protoplasma est aussi coloré, mais plus faiblement que le noyau. La direction générale de ce stratum est parallèle à celle de l'incisure unguéale. Elle est croisée par celle des cellules superficielles, qui passent sans changer de direction par dessus le germe de l'ongle. Le limbe unguéal primitif est donc déjà distinct de l'ectoderme tégumentaire par la direction de son stratum cellulaire. Il s'y unit comme la branche verticale d'un T à sa branche horizontale.

Le lit et le manteau de l'ongle futur sont formés par une lame de tissu connectif fibreux dès l'origine, qui suit la face dorsale du squelette du doigt et lui est intimement soudée. Le système des vaisseaux sanguins de cette région se développe d'arrière en avant par une série de fusées horizontales qui rasent le périchondre, émettent les vaisseaux ossificateurs de la phalangette par leur face inférieure et, par leur face supérieure, les vaisseaux du manteau du lit unguéal. Dans le lit futur de l'ongle, ces vaisseaux apparaissent comme des jets arciformes allongés d'arrière en avant. A la fin du troisième mois, l'extrémité de ces jets est encore distante de l'ectoderme qui n'a pas encore bourgeonné dans les intervalles des fusées vasculaires longitudinales pour dessiner les crêtes de Henle.

Tout ce système de vaisseaux s'arrête net au niveau de ce que j'appelle l'*angle antérieur de l'ongle*. La formation de cette partie extrême du lit unguéal mérite de nous arrêter un instant.

Le tissu fibreux sous-ectodermique qui formera le système dermique du lit et du manteau est relié étroitement au périchondre des pièces cartilagineuses phalangiennes ; il fait corps avec ce périchondre. Inférieurement, les pièces du squelette sont enveloppées d'une façon analogue par un étui fibreux, duquel se dégagent, vers l'articulation phalangino-phalangettienne, les tendons fléchisseurs de la phalangette. La phalangine et la phalangette, d'abord entièrement cartilagineuses, ne se préossifient pas de la même façon. Le point d'ossification primitif se montre, dans la phalangine, en son milieu comme dans tout os long. Dans la phalangette, il apparaît à l'extrémité antérieure comme si cette pièce représentait morphologiquement un os long coupé par le travers de sa diaphyse. Ainsi pour ainsi dire d'emblée, sous le lit de l'ongle futur, le squelette s'infiltre de sels calcaires. Il va offrir par suite une base solide au développement de la phanère ; et l'on conçoit bien que, la vascularisation ossificatrice normale abordant la phalangette par son extrémité pour gagner de là sa base ou portion articulaire, l'élimination des séquestres phalangettiens soit à la fois longue et laborieuse.

Arrivons maintenant à un point capital dans l'histoire de la région unguéale; et mettons en lumière, par l'étude du développement, la raison de la disposition anatomique qui, chez l'adulte, détermine la brusque réflexion en bas de l'extrémité antérieure du lit unguéal, de façon à déterminer la formation de ce que j'ai nommé l'*angle de l'ongle*.

Nous avons vu qu'à l'origine, le système fibreux qui entoure le squelette du doigt forme autour de ce squelette une gaine qui en suit les contours. A la partie antérieure qui répond à la pointe relevée en crochet de la phalangette, le lit unguéal s'abaisse brusquement en bas pour coiffer l'extrémité de la pièce cartilagineuse. Le système périchondral et tendineux inférieur se redresse, au contraire, de bas en haut pour contourner la même extrémité et rejoindre le système fibreux du lit. Sur leurs limites, et avant de confondre leurs fibres dirigées en sens inverse les unes des autres, ces deux systèmes envoient un trousseau de fibres suivant l'axe du doigt, et allant s'insérer à la face profonde du derme embryonnaire qui recouvre l'extrémité digitale. Ce ligament, déjà très nettement dessiné chez le fœtus de 11 centimètres, divise une coupe antéro-postérieure, faite suivant l'axe longitudinal du doigt, en deux étages tout à fait distincts. L'un, situé *au-dessus* du ligament précité, répond à la région du lit, du manteau, et de l'angle de l'ongle. L'autre, situé au-dessous, répond à la lame connective et vasculaire de la pulpe du doigt.

Cette *lame de la pulpe*, formée de tissu connectif embryonnaire lâche, court sur la face inférieure du doigt, se relève sur ses faces latérales, et dessine à son extrémité, en se développant, la pulpe digitale antérieure. C'est son relèvement général dans tous les sens qui détermine aussi la *sertissure* de l'ongle. Limitée dans son extension en haut par le trousseau fibreux ou *ligament de l'angle* que nous venons de décrire, elle ne peut plus se développer qu'au-dessous de lui. Elle s'y renfle en un bourgeon arrondi qui croît en dessous et en avant de l'angle, unguéal. Ce bourgeon forme le relief de la pulpe, au-dessus duquel le lit de l'ongle, retenu par ses connexions fibreuses, monte droit pour redevenir, peu après, horizontal et parallèle au système fibreux enveloppant les pièces du squelette.

Le système vasculaire de la pulpe est primitivement très différent de celui du lit et du manteau de l'ongle. Il émane de grosses fusées sans connexion initiale avec celles du système chondro-fibreux, et qui émettent, sous la portion moyenne de la phalangette, d'innombrables vaisseaux se dirigeant vers l'ectoderme de la face pulpaire. A la fin du troisième mois, ces vaisseaux n'ont encore aucune communication avec ceux du lit et du manteau. La communication ne s'effectuera que plus tard, dans l'épaisseur même de l'angle de l'ongle; mais durant toute la vie, les vaisseaux de la pulpe et ceux du lit et du manteau conserveront un type morphologique distinct, vestige évident de leur diversité d'origine.

Au quatrième mois de la gestation, la lame du limbe, auparavant formée de cellules du corps de Malpighi, subit la kératinisation unguiformative. Au début, la lame est formée d'une assise unique de cellules cornées, aplaties tangentiellement à la surface de la matrice et du lit, et renfermant chacune un noyau. La kératinisation commence par la portion la plus reculée de la matrice. L'ongle est donc d'abord inclus dans les couches épidermiques. P. Unna a donné à la couche d'épiderme ordinaire qui enclôt le limbe de l'ongle fœtal le nom d'*éponychium* (pellicule de l'ongle). La longueur, la largeur et l'épaisseur du limbe augmentent par l'adjonction de nouvelles assises cornées ; si bien qu'à la fin du sixième mois (1), il rompt l'éponychium et montre son bord libre. En arrière, ce qui reste de l'éponychium d'Unna constitue le *périonyx* d'Arloing : formation qui persiste pendant toute la vie.

Vaisseaux et nerfs de la région unguéale. — L'existence au niveau de l'ongle du repli dermique (derme sus-unguéal : Sappey) qui forme son manteau, la présence du lit, sa terminaison antérieure par un angle droit ou obtus, la distinction de la portion dorsale du système (lit et manteau) d'avec la portion ventrale ou de la pulpe du doigt, constituent autant de dispositions topographiques qui font qu'en réalité l'on doit en anatomie considérer le lieu d'implantation de l'ongle comme une région distincte : la *région unguéale*. Cette région doit en grande partie ses caractères spéciaux au dispositif particulier des vaisseaux. C'est ce dispositif qui a lui-même déterminé la production des crêtes longitudinales du lit et de celles, plus ou moins disposées en réseau, que montre le derme au-dessous du feuillet antérieur de la matrice jusqu'à l'union de cette dernière avec le lit en avant de la lunule.

Les vaisseaux sanguins peuvent être distingués en trois réseaux :

1° *Réseaux sanguins du manteau de l'ongle.* — *a)* Sur la face libre du manteau, qui fait suite au tégument dorsal du doigt ou de l'orteil, le réseau vasculaire sanguin est disposé à la façon de celui des régions papillaires du derme. Les papilles sont hautes, et renferment chacune un bouquet de capillaires ascendants à anses multiples. Tous ces bouquets communiquent largement entre eux, à leur base, par un réseau de petits vaisseaux parallèlement disposé à la surface du tégument. De ce réseau planiforme, partent des anastomoses grêles, qui pénètrent dans la profondeur du derme et rejoignent les vaisseaux

(1) Ce caractère a une importance médico-légale. Tout fœtus présentant encore le limbe unguéal recouvert par un éponychium continu, a moins de sept mois et n'est conséquemment pas *viable*.

de distribution. Au niveau et un peu au-dessous de ces derniers, existent des glandes sudoripares constantes, reconnaissables sur les pièces injectées à la disposition typique de leurs vaisseaux sanguins. Si l'on élève une perpendiculaire de l'extrémité de la matrice vers la face dorsale du manteau, cette ligne passe au niveau ou très peu en arrière de la première glande sudoripare. Le manteau proprement dit, recouvrant le limbe unguéal, est donc formé par un tégument qui n'est jamais le siège de la sudation.

L'existence de cette riche vascularisation du type papillaire dans la face dorsale du manteau de l'ongle montre que cette région est un lieu d'élection pour la congestion sanguine. Aussi dans l'onyxis, le manteau, rouge et tuméfié, entoure l'ongle d'un bourrelet saillant analogue au chémosis qui se forme, dans les conjonctivites, autour de la cornée transparente. Il est d'autre part très difficile d'anémier artificiellement le manteau. Si on le fait en le pressant à sa base avec une spatule, tout le manteau pâlit, mais on bout de peu d'instants on voit le sang revenir par les deux pointes du croissant exsangue à concavité antérieure répondant à l'anémie artificielle ; et assez rapidement la pâleur anémique s'efface de la périphérie au centre.

b) Sur la face réfléchie du manteau, adhérente à la racine du limbe et accompagnant cette dernière dans la rainure de la matrice, toutes les papilles ont disparu. Mais le réseau sanguin planiforme sous-papillaire voit s'accroître le nombre de ses mailles et le calibre de ses vaisseaux. Ce réseau, ainsi constitué, ne communique plus avec aucun des systèmes sanguins sudoripares. Conservant ses caractères, il contourne l'extrémité de la matrice et se poursuit sur le feuillet antérieur de cette dernière, qui fait suite à la portion crêtée du lit unguéal. De nombreux et larges traits anastomotiques le mettent en relation, après un court trajet, avec les vaisseaux de distribution qui sont, à ce niveau, nombreux et rapprochés les uns des autres.

c) Dans la portion la plus reculée de la matrice, même sur des coupes si exactement longitudinales qu'elles ont passé par une seule et même crête de Henle, le derme dessine des festons papilliformes renfermant des bouquets sanguins analogues à ceux des papilles. Ces bouquets sont formés par des boucles simples, au nombre de trois ou quatre en arrière de la lunule, et couchées les unes sur les autres d'arrière en avant. Ce sont les *anses papilliformes rétro-lunulaires*. Elles répondent non à des papilles, mais aux plis longitudinaux cachés par l'ectoderme épais de la matrice et qui, communiquant les uns avec les autres de distance en distance, donnent à la portion postérieure du feuillet antérieur de la matrice un aspect aréolaire à mailles allongées d'arrière en avant, sur les coupes tangentielles de ce feuillet faites après arrachement du limbe unguéal. Dans la lunule, ces crêtes deviennent parallèles exactement entre elles et, sur les coupes antéro-postérieures, les vaisseaux sanguins qu'elles renferment reprennent l'apparence d'un réseau planiforme.

2° *Réseaux sanguins du lit de l'ongle.* — Dès que la région de la lunule est dépassée, de nouvelles boucles vasculaires s'élèvent du réseau planiforme et montent dans l'épaisseur des crêtes décrites par HENLE. A l'inverse des boucles vasculaires rétro-lunulaires, celles-ci sont dirigées d'avant en arrière : comme si elles voulaient se coucher sur le lit unguéal dans le sens contraire aux pressions exercées sur le bout du doigt. Bientôt elles se redressent et deviennent verticales ; elles sont longues, grêles, et atteignent par leur extrémité la limite supérieure du derme de façon à sembler toucher la partie la plus profonde du limbe unguéal. Mais ce n'est là qu'une apparence ; elles en sont toujours séparées par une mince couche du corps de Malpighi. Au niveau de l'angle de l'ongle, les réseaux sanguins du lit se continuent avec ceux des papilles de la pulpe sous-unguéale.

Je viens de dire que les boucles vasculaires de la région crêtée du lit unguéal sont ordinairement simples. On en trouve cependant parfois de superposées, couvrant une série d'anses rudimentaires à la façon d'arcades enveloppantes. Cette disposition répond aux crêtes composées. Un dernier fait à noter, c'est que les réseaux planiformes d'où s'élèvent ces boucles courent principalement dans le sens longitudinal. Ils suivent les crêtes, renfermés dans l'épaisseur des plis du derme ; et les anastomoses transversales de pli à pli ne sont pas abondantes. Mais ce qui est particulier avant tout dans la vascularisation du lit de l'ongle, c'est la configuration des traits anastomotiques qui relient le réseau superficiel aux vaisseaux de distribution.

Ces traits se dirigent d'*arrière en avant*, à la façon d'arcs de cercle ou de jets paraboliques superposés. Ces *arcs postéro-antérieurs anastomotiques grêles* ont un trajet de plus en plus court à mesure qu'on se reporte d'avant en arrière vers la racine de l'ongle : de façon que les pressions exercées sur l'extrémité antérieure de celui-ci, et dirigées de manière à l'incliner sur son lit, anémient, il est vrai, la portion antérieure de ce dernier, mais font refluer le sang dans les réseaux de la lunule et de la matrice.

L'irrigation des parties qui forment l'ongle et sont le lieu de sa poussée est donc toujours assurée. On peut s'en convaincre par une expérience bien simple en anémiant à la fois le lit et le manteau (1). On voit alors tout autour de la lunule, en partie cachée en arrière par le manteau, se dessiner une injection rosée ou même violacée par ce qu'elle est en majeure partie formée, dans ces conditions, par du sang veineux. J'ajouterai que tous les vaisseaux de distribution du lit de

(1) On arrive à ce résultat bien aisément en abaissant le bord libre du pouce gauche avec l'index et en pressant d'avant en arrière sur le manteau avec la pulpe de l'index droit.

ongle sont volumineux, sinueux ou même hélicins, fréquemment réunis enfin par des anastomoses larges. Ils sont par conséquent disposés de manière à être le siège d'une circulation toujours active, et à devenir des réservoirs temporaires du sang, lorsque les actions extérieures l'ont chassé des autres parties de la région unguéale.

3° *Vascularisation de l'angle de l'ongle et de la pulpe sous-unguéale.* — Dans toute la hauteur de l'angle, des bouquets papillaires s'élèvent du réseau planiforme et sont tous dirigés parallèlement à la direction primitive de l'ongle, de sorte qu'ils sont presque exactement horizontaux. Immédiatement en arrière du réseau planiforme qui fait communiquer ces bouquets entre eux par leurs bases, on voit des glomérules sudoripares avec leurs vaisseaux typiques. A partir du point où l'angle de l'ongle se termine sur le plan de la pulpe sous-unguéale, et où le plan de cette pulpe devient horizontal, on constate une nouvelle particularité. Les bouquets papillaires de la pulpe sous-unguéale, au lieu de communiquer entre eux par un réseau plan d'anastomoses, font pour la plupart directement suite aux branches émanées des vaisseaux de distribution. Le type ordinaire ne reparaît que sur l'extrémité arrondie du doigt. De cette manière, les réseaux sanguins de la pulpe sous-unguéale se rapprochent notablement de ceux de la région crêtée du lit. Ils sont commandés par des vaisseaux à direction longitudinale venant directement des régions voisines de la matrice de l'ongle.

Les *lymphatiques* ne présentent, dans la région unguéale, aucune disposition particulière. Les *nerfs*, très abondants, forment profondément des faisceaux assez volumineux et parallèles aux crêtes du lit. Mais toute la région unguéale, aussi bien le manteau que le lit et l'angle de l'ongle ne présentent aucun corpuscule du tact. L'ongle est en effet une phanère défensive comme la dent, et qui, destinée avant tout à remplir un rôle mécanique, devait pour l'exercer rester dépourvue d'organes du toucher qui se prêtent mal aux manœuvres de force.

Sabots des ongulés. — Parmi les mammifères, les singes seuls possèdent des ongles analogues à ceux de l'Homme. L'ongle humain représente d'ailleurs la phanère cornée du type unguéal dans l'état de plus grande simplicité. Par contre, le sabot (onglon) des ruminants, et surtout celui des solipèdes, répond à cette même phanère dans son maximum de complication organique. Entre les deux, les griffes des divers animaux et les cornes frontales (ruminants) ou nasales de certains d'entre eux (rhinocéros) viennent se placer comme des intermédiaires. Je bornerai ma description à celle des deux types extrêmes et, l'ongle humain étant déjà connu, je dirai maintenant quelques mots du sabot du Mouton et de celui du Cheval.

Dans les sabots, la partie qui répond au limbe unguéal porte le nom de *paroi;* c'est la paroi qui est apparente à l'extérieur lorsque le pied repose sur la terre. La *sole*, qui forme au pied une sorte de semelle semi-lunaire excavée, représente l'*angle* de l'ongle dont les dimensions se sont accrues pour fournir une base de sustentation convenable. Enfin, en arrière de la sole, existe la *fourchette*, comprise dans l'échancrure ouverte en arrière qui donne à la sole la forme d'un croissant. La fourchette représente exactement la pulpe sous-unguéale, bien que, rejetée en arrière et en haut de l'angle de l'ongle, elle ait perdu par suite toute relation avec le limbe unguéal.

Ce limbe, ou paroi, prend son origine dans un repli du derme constitué au fond exactement comme l'organe de l'ongle ou pli unguéal. Le repli comprend deux feuillets : l'un qui se continue en avant (en bas), avec le lit de l'ongle crêté en long ; l'autre qui constitue un véritable manteau et, par son bord libre, donne naissance à une lame épidermique, le *périople* (Bracy-Clarck), analogue exact du *périonyx* de l'ongle humain. Sur le fœtus de Mouton, cette lame épidermique se poursuit de son origine sur la paroi, contourne son extrémité libre, passe de là sur la sole et la fourchette, en enveloppant tout le système du sabot et se montrant de la sorte l'homologue absolu de l'éponychium de l'ongle fœtal encore inclus.

Jusqu'ici, l'analogie avec l'ongle de l'Homme est complète, mais voici les différences ou plutôt les complications : Les deux feuillets du repli unguéal, l'un formant la matrice de la paroi et continuant en haut et en arrière le lit de l'ongle, l'autre répondant à la lame du manteau et donnant naissance au périople, sont hérissés de papilles. Sur la matrice de la paroi, ces papilles, extrêmement allongées et disposées les unes au-dessus des autres, s'engagent dans la corne du limbe unguéal, s'infléchissent en arc pour devenir parallèles à sa surface libre et se poursuivent au loin dans son épaisseur. Il en résulte que, sur les coupes parallèles à l'axe du doigt, la paroi paraît parcourue par une série de papilles disposées les unes au-dessus des autres comme des jets paraboliques. Chaque papille est entourée d'un étui particulier de corne solide qui l'engaine, s'atténue progressivement comme la papille à la surface de laquelle il se moule et, au delà de son extrémité libre, se poursuit pour former ce que l'on appelle un *tube* de la corne. Dans les limites de la papille, les tubes sont séparés du derme par une couche du corps muqueux de Malpighi dont les cellules, sur les sabots colorés en noir, sont chargées de grains de pigment occupant la zone protoplasmique périnucléaire. Au delà de la terminaison des papilles par une extrémité effilée, les tubes de la corne sont formés par de nombreuses couches concentriques emboîtées les unes dans les autres, à peu près de la même façon que les lames osseuses d'un système de Havers. Ces couches sont elles-mêmes constituées par des cellules épidermiques entièrement kératinisées, renfermant chacune un noyau et stratifiées en lits serrés disposés annulairement par rapport à l'axe du tube. Cet axe est lui-même occupé par des cellules épidermiques globuleuses, ressemblant grossièrement à celles de la moelle d'un poil de la barbe, et qui, groupées, offrent l'apparence d'un tissu végétal. Entre les divers tubes de la corne, la substance du limbe unguéal est formée par des lamelles cornées dont la stratification n'est plus concentrique et parallèle à l'axe des tubes, mais bien perpendiculaire à leur direction. Ces lamelles reproduisent donc, par rapport aux tubes, l'aspect bien connu des systèmes intermédiaires des os longs par rapport aux systèmes de Havers. La corne intertubulaire est édifiée par l'ectoderme des espaces interpapillaires de la matrice unguéale. On voit donc que le limbe de l'ongle, représenté par la paroi dans les sabots, devient une phanère en partie du type tangentiel comme l'est l'ongle humain, et en partie une phanère du type papillaire comme le sont les dents cornées des cyclostomes et surtout les poils. Ce qui précède justifie en partie l'opinion de DE BLAINVILLE, qui considérait les cornes comme formées de poils agglutinés. Les tubes de la corne ne sont pas, en effet, sans analogie avec les poils, bien qu'ils présentent avec eux néanmoins de grandes différences. Au point de vue de l'anatomie générale, on peut, en résumé, conclure qu'il s'agit ici de deux termes d'une même série morphologique dont j'essayerai d'ailleurs plus loin de mettre en lumière la continuité.

Dans la région qui répond au lit de l'ongle, la paroi repose, en y adhérant très fortement, sur une surface tégumentaire munie de crêtes longitudinales tout à fait comparables aux crêtes de Henle du lit de l'ongle humain. Mais ici ces crêtes sont hérissées de crêtes secondaires, rudimentaires ou annulées chez l'Homme, et qui, chez les ongulés, ont acquis un développement considérable. Chacune des crêtes secondaires représente exactement une crête de Henle. L'ensemble de ce système crêté du lit, vu sur les coupes transversales de la paroi, constitue un *appareil folié* d'une admirable beauté. Entre les crêtes principales, la face profonde de la paroi envoie une série de lames de corne non tubulée, analogues chacune aux festons cornés rudimentaires qu'on observe chez l'Homme entre les crêtes de Henle et qui, avons-nous vu, dessinent la striation longitudinale donnant à l'ongle humain son aspect fibroïde. Ce sont les *lames kératophylleuses* des zootomistes. Quant aux crêtes du lit, on les a nommées *lames podophylleuses*. Elles forment, avec les lames cornées (kératophylleuses) qui occupent leurs intervalles, un système secondaire tout à fait individuel dans le système général du sabot : c'est pourquoi je lui réserve le nom d'*appareil folié*. A l'inverse de celui de la matrice du limbe, l'ectoderme de l'appareil folié n'est jamais pigmenté et, conséquemment, les lames kératophylleuses sont incolores (ARLOING).

Chez le Mouton, la couche granuleuse se termine, sur la lame du manteau, au niveau du point où l'ectoderme contourne la racine de la paroi pour revêtir la matrice de cette dernière. Elle reparaît dans la sole qui représente l'angle de l'ongle. Dans l'ectoderme subjacent à la paroi, matrice et lit, elle est remplacée par la couche brune renfermant la substance onychogène de RANVIER. Enfin le périople, formé d'ectoderme ordinaire renfermant abondamment l'éléidine et se colorant en jaune vif par le picrocarminate d'ammoniaque, se réfléchit sur la sole, même chez l'adulte : de sorte que le sabot entier représente un ongle humain compliqué par la présence de papilles et entouré d'une manière permanente par l'éponychium, c'est-à-dire restant indéfiniment inclus.

Chez le Cheval la complication est plus grande. La sole et la majeure partie de la fourchette ne renferment pas d'éléidine. A la surface de l'ectoderme, vallonnée par de nombreuses papilles, il se forme un ongle vrai et des tubes de la corne. Ici donc, le processus unguiformateur s'est poursuivi sur l'angle unguéal et sur une portion de la pulpe. Le sabot des équidés constitue de la sorte une phanère unguéale à la fois très compliquée et étendue au delà des limites ordinaires (1).

Plaques unguéales. — Cette extension du processus unguiformateur à certaines portions du tégument cutané n'est pas d'ailleurs un fait isolé. Chez certains animaux, on rencontre de véritables *plaques unguéales* disposées tangentiellement et tenant la place de l'épiderme ordinaire, desquamant et peu solide. RANVIER (2) a constaté l'existence de telles plaques unguéales sur le groin du Porc. Dans les intervalles des poils tactiles gros et courts nombreux dans cette région, la couche granuleuse disparaît et est remplacée par une bande de cellules brunes, chargées de granulations de substance onychogène : elle reparaît au pourtour immédiat des poils. Là où elle n'existe pas, les cellules des couches épidermiques sont solidement soudées entre elles ; l'hématoxyline montre dans chacune l'existence d'un noyau. Par leur union, elles forment une corne solide ayant exactement tous les caractères d'un limbe unguéal en miniature, mais dépourvu de matrice.

Une semblable lame ou plaque unguéale existe à la face supérieure de la sorte d'expansion spatulée qui termine en avant la langue du Canard. Au niveau de celle-ci, le derme est sillonné de hautes crêtes longitudinales exactement semblables à celles du lit d'un ongle. Au-dessous de la lame cornée dont les cellules conservent leurs noyaux

(1) Pour plus de détails sur les cornes et les sabots, voyez la thèse citée d'ARLOING, p. 106 à 116. — Voyez aussi RANVIER, De l'éléidine et de la répartition de cette substance dans la peau, etc. *(Travaux du Lab. d'histologie du Collège de France*, 1884, p. 8-9).

(2) L. RANVIER, Mémoire cité sur l'éléidine *(Trav. du Lab. d'histologie du Collège de France*, p. 7-8, 1884).

devenus linéaires, existe une bande du corps muqueux de Malpighi fortement colorée en brun, et en rouge brun quand on a traité la préparation par le picrocarminate d'ammoniaque. Comme il ne s'agit plus ici d'un mammifère, et que conséquemment l'éléidine ni ses similaires ou dérivés n'existent pas (RANVIER), il est facile de conclure que la bande brune onychogène n'a aucun rapport avec cette substance. Les cellules les plus superficielles, celles qui, au fur et à mesure de leur élévation sont englobées dans la plaque unguéale, possèdent seules une coloration brune diffuse. Les autres doivent leur teinte foncée à leurs fibres unitives extrêmement nombreuses et distinctes, et qui forment comme un lacis de filaments d'un brun de bistre lorsqu'on les observe de profil, tandis que lorsqu'on les voit sectionnées en travers ou qu'elles se montrent en coupe optique, elles prennent l'aspect exact de grains également d'un brun foncé. Si l'on rapproche ce fait d'un autre, à savoir que les odontoïdes unicellulaires de l'armature buccale des têtards montrent les mêmes filaments bruns à leur surface au moment où leur kératinisation commence à s'opérer au sein de la série élévatoire décrite plus haut, on est naturellement conduit à la conclusion suivante : C'est que le caractère distinctif de la kératinisation unguiformative est de s'opérer sans l'intermédiaire de l'éléidine sur des cellules du corps muqueux qui ne perdent aucune de leurs fibres unitives en subissant la transformation, et qui de plus, cette dernière s'étant opérée, gardent leur noyau distinct. Les fibres unitives, auparavant, subissent une modification remarquable : elles deviennent à la fois rigides et se pigmentent en brun. La pigmentation peut en outre envahir le reste de la cellule d'une manière diffuse ou sous forme de granulations onychogènes. Enfin, la corne unguéale ne renferme, à aucune stade de son évolution, la substance glycogène dont l'épiderme ordinaire est chargé.

En dehors de là, la phanère unguéale peut se réduire à une simple *plaque unguéale* (groin du Porc, face supérieure de l'extrémité de la langue du Canard). Elle devient chez les primates un *ongle simple* serti dans une matrice formée par un pli de l'ectoderme. Elle constitue dans le sabot des ongulés un *ongle complexe*, à la structure duquel prennent part les papilles formatrices des tubes de la corne. Dans les phanères qui nous restent à décrire, sauf là où il existe un arrêt de développement, les papilles ne manqueront plus jamais. Elles cesseront de jouer un rôle adventice ou accessoire pour devenir parties intégrantes, nécessaires de productions phanérales, et donner à chacune d'elles le type morphologique qui lui est propre.

§ 3. — LES ODONTOIDES CORNÉES

Milne Edwards (1) a réuni sous le nom collectif d'*odontoïdes* des productions très différentes. Les unes sont des papilles simples ou composées, isolées les unes des autres et coiffées chacune d'un étui d'épiderme ordinaire dur et résistant, disposé en chapeau, en épine ou même en une sorte de griffe : telles sont les odontoïdes de la langue et de la bouche du Lion, du Chat, du Bœuf, du Cochon d'Inde (fig. 491). L'étui

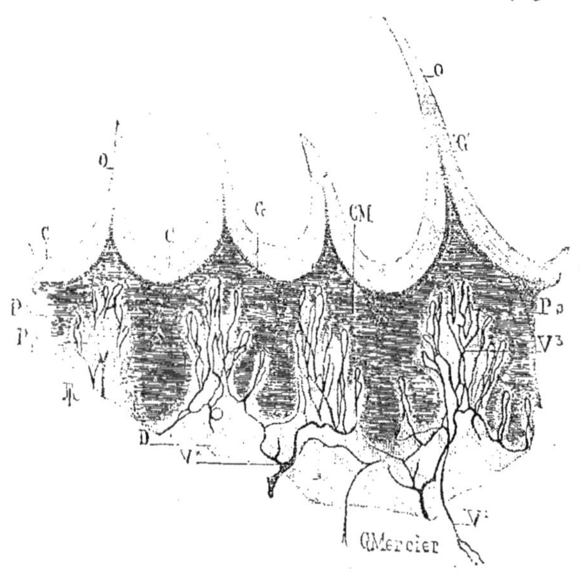

Fig. 491. — Réseaux sanguins papillaires de la langue du Cochon d'Inde, injectés avec une masse à la gélatine et au carmin. (Conservation dans le baume du Canada.) — 50 diamètres.

O O, odontoïdes surmontant des papilles composées P*p* formées par la réunion de papilles secondaires P s P*s*; — G, couche granuleuse ; G′, son prolongement dans l'odontoïde ; — CC, épiderme. Les vaisseaux V1, V2, V3, sont contenus entièrement dans le derme D. Ils ne se poursuivent pas dans le corps de Malpighi CM, ombré par des traits horizontaux.

corné de telles odontoïdes, bien que très solide, ne présente avec l'épiderme de la surface générale aucune différence fondamentale. Il est séparé du corps muqueux par une couche granuleuse renfermant de l'éléidine. Il s'est édifié à la surface d'une papille préexistante, faisant saillie en vertu du mouvement de multiplication de la surface du tégument par le mode exogène.

Dents cornées des cyclostomes. — D'autres odontoïdes, celles qui forment l'armature buccale des cyclostomes, ont une signification morphologique toute différente. Elles résultent du concours d'une

(1) Milne Edwards, *Leç. sur la Physiologie et l'Anatomie comparées*, t. VI, p. 702.

ıvagination de l'ectoderme dans le derme avec un bourgeon de ce ernier, relevé en une éminence papillaire végétant en sens inverse. ;e sont là de véritables phanères dont l'étude est pleine d'intérêt, arce qu'elles établissent un lien sériaire entre celles que nous enons d'étudier, les ongles, et les poils qui constituent le terme le lus élevé de la série des phanères cornées.

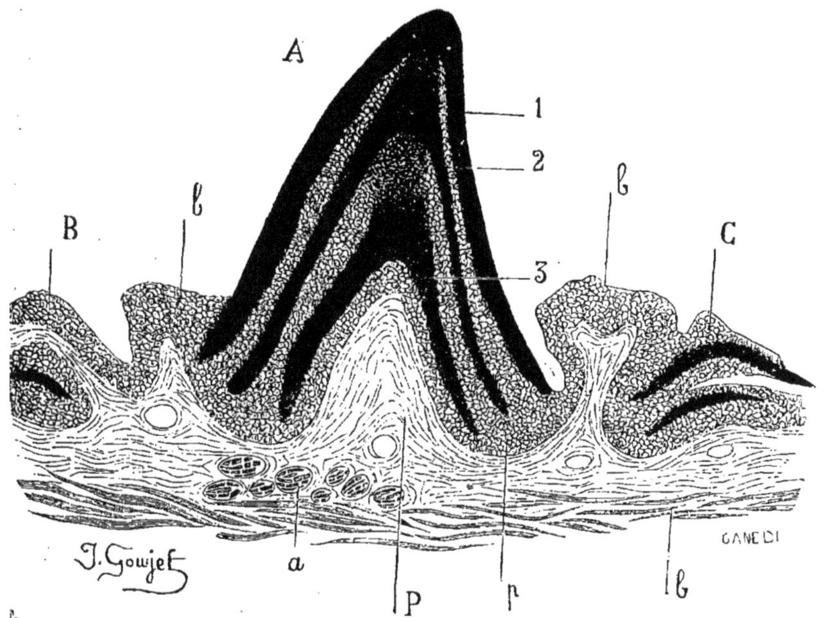

Fig. 492. — Odontoïdes dentiformes et unguiformes du *Petromyzon marinus*. — Liquide de Müller, gomme, alcool. Coupe sagittale colorée au picrocarminate. Conservation dans la glycérine picrocarminée. — (Ocul. 1, obj. 00 de Vérick. Chambre claire.)

A, odontoïde dentiforme (dent cornée); — 1, 2, 3, dents de première, seconde, troisième enue, formées chacune d'un cône corné coloré en noir par le pigment supérieur, doublé d'une ame muqueuse ectodermique; — P, papille de cette odontoïde dentiforme; — *bb*, coupe sagittale à droite et à gauche du bourrelet marginal, surmontant le relèvement circulaire du derme qui circonscrit le sillon circumpapillaire servant de matrice commune aux pieds des cônes superposés; — *p*, invagination ectodermique circulaire répondant à cette matrice; — *a*, muscles coupés en travers; — *b*, muscles coupés en long; — BC, odontoïdes unguiformes coupées en dehors de leur axe éruptif, et pour cette raison paraissant incluses.

Les odontoïdes cornées (fig. 492) qui occupent le fond de la ventouse orale de la grande Lamproie doivent être distinguées en deux variétés. L'une d'elles, qu'on peut considérer comme la forme rudimentaire de la seconde, est constituée par des plaques cornées serties dans une dépression de l'ectoderme à la façon des plaques unguéales : ce sont les *odontoïdes unguiformes*. Ces odontoïdes occupent les intervalles de phanères plus développées, disposées en épines ou en crochets ayant l'apparence grossière d'une dent et qui peuvent recevoir le nom d'*odontoïdes dentiformes*.

Les *odontoïdes unguiformes* (fig. 492, B, C), sont constituées par une lame de corne noire à sa surface libre, incolore sur sa face d'insertion, circulaire ou ovalaire et entourée d'un bourrelet d'ectoderme ordinaire disposé en forme de calice. Au-dessous de cette sorte de limbe, l'ectoderme dessine une invagination en figure de poire, à fond plat ou légèrement festonné par des relèvements dermiques minuscules. Jusqu'ici, rien ne distingue une telle phanère d'un ongle qui, au lieu d'être implanté obliquement de façon à se projeter en avant de son angle antérieur, serait réduit à une plaque unguéale comme dans le groin du Porc. Mais voici la différence essentielle : Au-dessous de la plaque cornée sertie dans le repli caliciforme de l'ectoderme, et séparée d'elle par une lame épaisse du corps de Malpighi, on en trouve constamment une autre en voie de formation, destinée à remplacer la première lorsqu'elle aura subi l'effet d'une mue périodique. Cette jeune lame cornée est limitée en haut par une ligne nette de cuticulisation au niveau de laquelle toutes les cellules ectodermiques, en plein corps de Malpighi, se terminent suivant une courbe continue dessinant la forme de la surface de l'odontoïde qui doit devenir libre. Au-dessous de la lame cornée existe une bande brune comparable à celle subjacente à la plaque unguéale de l'extrémité antérieure de la langue du Canard. Plus profondément, l'ectoderme reprend sa constitution ordinaire et se termine, sur la limite du derme, par une ligne de cellules génératrices. Entre l'odontoïde de nouvelle formation et l'odontoïde en activité déjà émergée, existe aussi une couche du corps muqueux. Mais ce corps muqueux est peu solide, et les lignes de ciment qui séparent ses cellules les unes des autres sont larges, traversées par de longues fibres unitives.

Les *odontoïdes dentiformes* (fig. 492, A) ont l'apparence extérieure de grosses épines végétales plutôt que de véritables dents. Elles sont serties dans un repli de l'ectoderme qui leur forme un bourrelet marginal; leur figure est celle d'un cône droit. Si par l'axe de ce cône, on pratique une coupe (1) comprenant l'odontoïde et le derme qui la supporte, on reconnaît que l'odontoïde n'est pas simple, mais formée ordinairement par trois étuis cornés, superposés. A droite et à gauche de la base du cône, l'ectoderme dessine un genou et s'invagine dans l'épaisseur du derme. Mais les cônes cornés sont ici moulés, contrairement à ce que nous avons vu dans le cas précédent, sur une papille colossale, conique, qui occupe le centre du système et en commande la forme par sa configuration propre. Cette papille renferme à son centre, sur les grandes

(1) Fixation par le bichromate d'ammoniaque à 2 pour 100 ou l'alcool fort. Gomme et alcool (le durcissement doit être très bien fait si l'on veut obtenir de bonnes préparations, à cause même de la densité de la corne). Eosine hématoxylique ou picrocarminate d'ammoniaque.

dontoïdes, un nodule hyalin formé de cellules identiques à celles du odule sésamoïde du tendon d'Achille des batraciens anoures : c'est là ne pièce de squelette donnant à la formation papillaire une solidité écessitée par sa fonction. Autour de ce nodule, dans le tissu fibreux rès serré du derme, montent de nombreuses anses vasculaires. La urface de la papille conique est sillonnée de crêtes disposées suivant es génératrices du cône, et représentant jusqu'à un certain point elles du lit des ongles et de certaines plaques unguéales (extrémité le la langue du Canard).

Le cône corné le plus superficiel, celui qui est en fonction et joue le ôle d'une dent, est planté par son pied en plein corps de Malpighi. Ce ied se comporte à sa naissance, par rapport au corps muqueux, comme a racine d'un limbe unguéal. Dans le tiers supérieur de son épaisseur, a lame cornée disposée en étui est pigmentée de noir. La pigmentaion occupe le pourtour du noyau de chaque cellule de la corne et essine une aire polygonale. Entre cette aire et les cellules adjacentes. a corne est jaune, brillante, granuleuse ou fibroïde suivant la manière ont l'espace intercellulaire, répondant à une ligne de ciment, a été ectionné. Les fibres répondent à des filaments unitifs coupés paralèlement à leur direction et vus de profil, les grains à ces mêmes ilaments coupés en travers. Dans sa partie profonde, la lame cornée st dépourvue de pigment. Au sommet du cône elle est plus épaisse, ibroïde dans le sens vertical ; tandis qu'elle est fibroïde dans le sens angentiel au niveau de sa partie ascendante.

Bande muqueuse ectodermique. — Cette lame est séparée de la ame suivante par une bande de tissu ectodermique très remarquable (fig. 493, A) et qui, réduite à une mince ligne au sommet u cône, s'élargit latéralement pour se confondre, au-dessous du ied de la lame cornée, avec l'ectoderme du bourrelet marginal. e l'appellerai *bande muqueuse ectodermique*, pour rappeler ses nalogies avec la masse muqueuse ectodermique de l'organe de l'émail les dents.

La bande muqueuse ectodermique tient solidement au cône corné, ui l'emporte avec lui quand on l'enlève artificiellement ou quand il esquame. Elle est formée de cellules qui, de prime abord, offrent xactement l'apparence d'un tissu végétal. Mais si l'on observe la açon dont elle prend naissance au voisinage du pied de la lame ornée dont elle est le satellite et au-dessous d'elle, on reconnaît aisément qu'elle n'est pas constituée par des cellules qui, de polyédriques, ont devenues vésiculeuses par dilatation de leur zone circumnucléaire. e processus est tout autre. Dans l'intervalle des cellules, les lignes le ciment s'agrandissent : entre les épines de Schultze se développent les boules de substance claire, que ni le carmin ni l'hématoxyline ne olorent (fig. 494). Le protoplasma des cellules ectodermiques, refoulé par ce développement du ciment, se festonne. En fin de compte, chaque cellule prend l'aspect d'un corps stellaire, étroit, subissant de plus en plus les empreintes des globes cimentaires tout en restant relié à ses congénères par des filaments unitifs très allongés. Ainsi, la bande qui double le cône corné prend progressivement l'apparence d'un tissu végétal. Mais au fond la modification est identique à celle que je décrirai plus loin dans l'ectoderme du sac adamantin du germe des dents. De la sorte, la lame cornée de l'odontoïde est doublée d'une espèce de coussinet, à la fois solide et élastique. De plus (circonstance extrêmement remarquable au point de vue morphologique), nous voyons un même tissu, émané du corps de Malpighi par une modification du même mode, intervenir dans la formation de la dent cornée et dans celle du germe ectodermique des dents proprement dites, compliquées par la présence de l'ivoire et faisant de ce chef partie, non plus exclusivement du système tégumentaire, mais de celui bien différent de l'exosquelette.

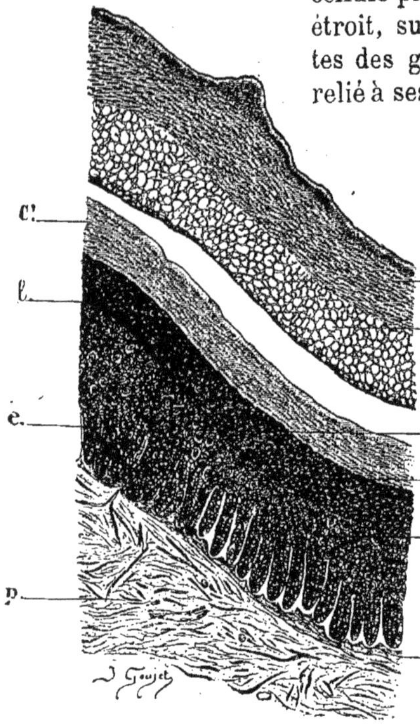

Fig. 493. — Coupe sagittale d'une dent cornée du *Petromyzon marinus* ; — pente latérale du cône dessiné par la dent mûre, doublée d'une dent cornée de remplacement en voie d'évolution. — Fixation par le liquide de Müller ; gomme, alcool ; coloration au picrocarminate. Glycérine neutre.

C, cône corné de la dent émergente. Il renferme du pigment supérieur confluent un peu au dessous de la ligne de la surface libre, disposé en traînées dans le reste de l'épaisseur de l'assise cornée.

A, bande muqueuse ectodermique, doublant la bande cornée et ne renfermant pas trace de pigment : elle a pris l'apparence exacte d'un tissu végétal.

C', bande cornée du cône corné de la dent de remplacement, elle renferme déjà du pigment, supérieur ; — *l*, bande muqueuse ectodermique de cette même dent de remplacement ; — en *l'* ses cellules commencent à s'écarter par interposition du ciment devenu de plus en plus abondant.

m, réseau muqueux séparé déjà en *l* de la bande muqueuse ectodermique par une ligne nette de cuticulisation qui devient indistincte vers *l'* ; — *e*, séries élévatoires ; — *v*, vitrée ; — *p*, tissu conjonctif de la papille de la dent cornée.

Dents cornées de remplacement. — Au-dessous de la première bande muqueuse ectodermique, on trouve le second cône corné, formé d'une lame conique kératinisée à un moindre degré que la première à laquelle elle doit servir de phanère de remplacement.

te lame est moins pigmentée ; elle est doublée d'une bande muqueuse)dermique moins avancée dans son évolution et moins étendue ›ralement. Plus profondément se trouve le cône corné de tout à fait ıvelle formation, et dont l'évolution peut être aisément suivie : il n'est pas à un degré de 'eloppement identique dans tes les odontoïdes d'un même mal.

A la surface de la papille qui me le centre du système odontal, l'ectoderme présente à ısidérer une couche généra-:e, puis un corps muqueux 'mé de séries élévatoires d'au-ıt plus hautes qu'on s'approche sommet de la papille : de là plus grande épaisseur des nés cornés dans la ligne de ır axe. Au-dessus de ce corps ıqueux, fibroïde dans le sens rtical, s'étend une bande lorée en brun dont les assises nt latéralement parallèles à surface du derme papillaire dont l'épaisseur décroît au mmet. La coloration brune est ıe aux pointes de Schultze qui nt très fines, nombreuses et ncées, comme dans la couche ıychogène des lames unguéales la langue du Canard. Le crocarminate teint l'assise en-ère en rouge brun; au-dessus elle, les séries élévatoires se 'forment. Les cellules, de plus ı plus verticales au fur et à lesure qu'on s'avance vers le ommet du cône, ont un aspect lamenteux dû à la persistance e leurs fibres unitives et se terminent toutes à la même hauteur, sui-ant une courbe continue, par un plateau très étroit à double contour, ui dessine une *ligne de cuticulisation* entre la bande d'ectoderme lacée au-dessus et qui doit fournir la bande muqueuse ectodermique u cône corné sus-jacent. Au-dessous de cette ligne, et du sommet

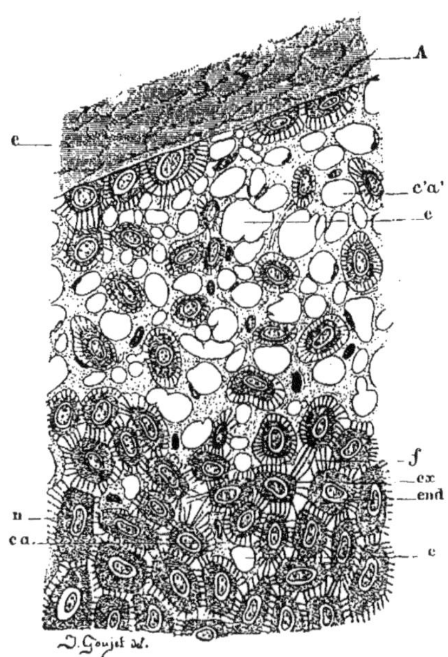

FIG. 494. — Coupe sagittale de la lame épithéliale intermédiaire entre deux cônes cornés des odontoïdes ou dents cornées de la grande Lamproie. Fixation par le liquide Müller ; gomme, alcool; coloration à l'éosine hématoxylique. Conservation dans la glycérine. — (Obj. 9, ocul. 1 de Leitz. Chambre claire.)

A, partie inférieure de la lame cornée placée au-dessus ; — *e*, traînée de pigment supérieur parcourant la lame cornée.

n, noyau des cellules malpighiennes ; — *end*, endoplasme ; — *ex*, exoplasme de ces mêmes cellules ; — *f*, fibres unitives reliant les cellules entre elles et disposées en faisceaux dans les lignes de ciment très élargies.

c, espaces du ciment très agrandis ; — *c a*. cellule atrophiée par suite des développements des espaces du ciment ; — *c'a'*, cellule encore plus atrophiée par ce même développement. Ce processus donne, à la partie modifiée, entièrement, l'apparence d'un tissu végétal.

vers la base, la kératinisation s'opère progressivement, exactement comme dans un limbe unguéal.

La bande brune, analogue à la couche oxychogène des ongles, est donc ici à la fois le lieu où les cellules de l'ectoderme prennent le type filamenteux particulier à la kératinisation unguiformative, et l'origine de la bande muqueuse ectodermique qui provient d'un différenciation secondaire. On comprend dès lors pourquoi cette bande, après sa transformation, fait corps avec le cône corné, et pourquoi elle se sépare aisément des couches subjacentes. En effet, au-dessous d'elle, quand après la chute du cône corné émergé, une quatrième odontoïde se formera au sein du corps muqueux, une démarcation nette s'opérera au moyen de la ligne continue de cuticulisation de la bande cornée de l'odontoïde naissante.

Les odontoïdes, qui se développent à partir du sommet du cône dessiné par la papille centrale vers la base de cette dernière, s'accroissent, une fois formées, par leur pied engagé dans le repli de l'ectoderme entourant le système entier. Ce pli est analogue à une matrice unguéale; on y voit chaque lame cornée se péniciller et englober, par son extrémité profonde, des cellules nouvelles. Au fond du pli, les cellules malpighiennes présentent les mêmes caractères embryonnaires que nous avons indiqués dans la portion la plus reculée de la matrice des ongles de l'Homme. Les odontoïdes cornées des cyclostomes sont donc des *phanères à développement successif*, nées du concours d'une invagination ectodermique dans le derme et d'une formation papillaire. Mais elles s'accroissent aux dépens d'une matrice circulaire dont l'action propre, en déterminant l'élévation de chacun des cônes superposés, consiste à les faire émerger l'un après l'autre et à rejeter dans le monde extérieur, en temps utile et par desquamation, le cône dont le rôle physiologique et le cycle vital sont terminés.

Dans les odontoïdes que je viens de décrire, et qui par certains caractères rappellent les dents cornées du bec des têtards, tandis que par d'autres elles se rapprochent des dents et des poils, la disposition des cônes cornés paraît très différente de celle que l'on observe dans les véritables phanères pileuses. L'analogie avec les poils est au contraire très accusée dans certaines odontoïdes papillaires de la langue des oiseaux.

Odontoïdes piliformes. — La langue du Canard domestique est bordée latéralement par une sorte de peigne corné formant des imbrications et se terminant par une série de grosses épines. Dans toute cette région, l'ectoderme prend les caractères d'une plaque unguéale. Dans l'épaisseur de cette plaque, s'engagent des tubes cornés, coiffant de longues papilles qu'on voit, sur les coupes transversales, s'incliner d'autant plus les unes sur les autres qu'elles sont plus voisines du bord libre. Chacune de ces papilles est revêtue ın cône corné, formé de cellules dont les fibres unitives sont illantes et colorées, en brun. Sur les sections transversales, on voit e la coupe de chaque cône est circulaire et très analogue à celle ın poil sans moelle. L'ectoderme voisin, unguifié ou non, dispose ıt autour de ce cercle ses cellules en séries concentriques, comme tour des tubes de la corne dans les sabots des ongulés. Enfin, le ne corné, complètement kératinisé, fait issue hors de la lame guéale sur un trajet souvent très long, avec l'apparence exacte ın poil. Les cellules de ce prolongement piliforme conservent leurs yaux exactement comme dans une lame unguéale ou dans un poil dinaire. Il existe donc, en morphologie générale, des plaques un-éales comparables aux ongles complexes ; et, de plus, dans ces ıques, les tubes de la corne deviennent libres à leur extrémité à la ınière des poils.

L'analogie est poussée plus loin au niveau d'un bourrelet ectoder-que de la langue du Canard placé immédiatement au-dessous du igne corné, qui se projette au-dessus de lui et le recouvre. Sur ce int, l'ectoderme forme un renflement qui fait à la fois saillie à la rface du tégument et enfonce un large feston dans le tissu connectif bjacent. Il y a donc là une demi-invagination ectodermique. Tout long du feston existent de longues papilles, qui remontent très haut ns l'épaisseur de l'ectoderme mou du bourgeon demi-invaginé. r chacune de ces papilles s'élève un poil corné qui ensuite devient re et émerge à l'extérieur, s'y poursuit, et se termine, comme un il que l'on n'a pas encore coupé, par une extrémité atténuée. Ici, le héma morphologique d'un poil vrai est presque complet. Imaginons effet que l'invagination de l'ectoderme dans la profondeur soit plus endue, plus étroite; qu'au lieu de répondre à plusieurs relèvements pillaires, elle corresponde simplement à un seul. Ou bien, pour pren-e une autre comparaison, supposons que l'odontoïde papillaire fili-rme s'écroule dans la profondeur du derme en entraînant autour elle une gaine de corps muqueux de Malpighi. Nous aurons obtenu, r une simple modification de situation de la phanère papillaire, une anère d'un type nouveau qui, on va le voir, réalise le type morpho-gique fondamental d'un poil.

§ 4. — LES POILS

Les poils sont des phanères spéciales aux animaux mammifères, cun d'eux n'en est totalement dépourvu. La présence de mamelles, i est le caractère même de la classe, est en effet inséparable de celle s poils. Car les glandes mammaires ne sont autre chose que des glandes sébacées modifiées ; et ces dernières prennent leur origine dans des renflements spéciaux des germes ectodermiques des poils.

Tout poil présente une partie libre, la *tige*, et une partie implantée plus ou moins profondément dans le derme, la *racine*, qui se termine elle-même par un renflement particulier qu'on appelle le *bulbe*. La phanère pileuse est entourée, dans la région implantée, par un prolongement cylindroïde de l'ectoderme constituant l'ensemble des *gaines ectodermiques* du poil. Elle est limitée extérieurement par un sac aponévrotique disposé en tube : gaine fibreuse ou *sac fibreux* du poil qui joue à son égard le rôle d'une pièce du squelette.

Les gaines ectodermiques et le sac fibreux qui leur est extérieur, enveloppent *individuellement* chaque poil. Cette disposition peut être considérée comme caractérisant la phanère dans sa définition même : elle sépare le poil des odontoïdes piliformes décrites dans le paragraphe précédent. A celles-ci manquent toujours les gaines individuelles prolongées, dans l'épaisseur du derme et parfois au delà, sous forme de bourgeonnements cylindroïdes exogènes de l'épithélium tégumentaire, suivis par un reflet de la vitrée et du tissu fibreux.

Certains poils sont d'une extrême finesse, courts et implantés peu profondément dans le derme : ce sont les poils de *duvet* qui, un peu plus développés, constituent la *bourre* de certaines fourrures animales. Entre ces poils parfois imperceptibles et les poils colossaux qui forment les vibrisses tactiles, on peut rencontrer tous les intermédiaires. Les *piquants*, tels que ceux de l'Echidné, du Hérisson et du Porc-épic, ont, à part leur grandeur, la même constitution fondamentale que les poils ordinaires et se développent de la même façon.

A. — Développement des Poils.

Dans le cours du troisième mois de la vie intra-utérine, chez l'embryon humain, on voit apparaître le premier rudiment des poils au niveau de l'orifice des foses nasales (vibrisses nasales) et sur la peau de la marge du front (cheveux). A partir de cette époque jusqu'au commencement du cinquième mois, on peut aisément étudier le développement de ces phanères sur un seul et même objet parce qu'elles ont, dans les différentes régions, une précocité variable et sont, en conséquence, saisies à divers stades de leur formation par l'observateur (fig. 495).

Germes ectodermiques. — Si, sur un fœtus de 10 centimètres conservé dans le liquide de Müller pendant quelques semaines, on enlève avec des pinces ou par l'action du pinceau l'ectoderme répondant à la région du cuir chevelu, on obtient des lambeaux formés par deux étages de cellules soudées entre elles. Sur ces lambeaux, de distance en distance et suivant des séries linéaires très régulières, on voit des bourgeons pleins constitués par une

;étation de la plus profonde des deux couches dont se compose ;e moment le revêtement épithélial cutané (couche génératrice). bourgeons, en forme de massues et se terminant librement par extrémité arrondie, partent de l'ectoderme pour s'enfoncer comme pieux dans l'épaisseur du derme ore embryonnaire. Ils sont èrement inclinés tous du même é, dans une même série linéaire, rapport à la surface générale tégument. Ce sont les *germes odermiques* des poils et des ndes sudoripares.

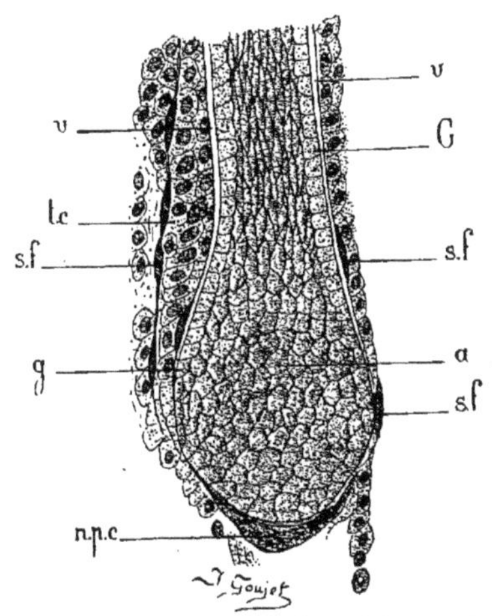

Fig. 495. — Extrémité inférieure du germe d'un poil (voisinage de l'onglon du Veau). — Fixation et durcissement par le liquide de Müller. Coloration à la purpurine. Conservation dans la glycérine. — Stade I, *poil embryonnaire.*

a, renflement terminal en massue du germe ectodermique plein; — *v v*, reflet de la vitrée ectodermique formant la membrane vitrée du germe du poil; — *g*, couche génératrice : elle devient formée de cellules basses à l'origine du renflement, et n'est plus distincte dans toute la région terminale, embrassée par la calotte basale; — *ncp*, calotte basale; — *sfs,f*, son étirement le long du germe, formant l'origine de la différenciation du sac fibreux au sein du tissu conjonctif.

Calotte basale et nodule papilre. — Mais, tandis qu'il est absonent impossible de distinguer, r l'ectoderme séparé du derme r macération, un bourgeon ectormique formateur d'un poil de lui d'une glande sudoripare, la stinction peut, au contraire, se re d'emblée sur une coupe perndiculaire à la surface de la au et la comprenant dans toute n épaisseur, ectoderme et derme g. 496). Dans ce cas, les bourons ectodermiques, sectionnés rallèlement à leur axe, se monent sous la forme de boyaux pleins enant leur origine dans la couche nératrice de l'ectoderme. Autour s germes sudoripares, le tissu nnectif n'affecte aucune disposion particulière. Autour des geres des poils, au contraire, les celles connectives subissent un arrangement d'abord nodulaire *(nodule njonctif*, Ranvier), puis stratifié en forme de gaine. Elles s'ordonnt le long du bourgeon ectodermique en séries concentriques, d'autant us épaisses qu'on se rapproche davantage du fond du boyau ectormique invaginé. Au-dessous de ce fond, la formation connective, nstituée par du tissu connectif embryonnaire à cellules rondes et touchant toutes, dessine une sorte de capsule ou de calotte ouverte haut pour le recevoir ; je l'appelle *calotte basale*.

Tout germe ectodermique destiné à fournir un poil (que ce dernier partienne à la bourre, à la jarre, ou soit une vibrisse tactile) possède une calotte basale et prend dès l'origine la signification d'une phanère pileuse. C'est, en effet, du concours, puis ensuite d'une sorte de collision du germe ectodermique et de la calotte, que résultera le poil avec sa forme définitive.

En effet, le cylindre épithélial parti de la couche génératrice de l'ectoderme continue d'abord à s'accroître en s'enfonçant dans le derme à la manière des racines des plantes. Il repousse devant lui la calotte basale qui s'étire sur ses côtés, lui formant ainsi une gaine, plus épaisse au fond ou extrémité borgne du bourgeon. Elle deviendra le sac fibreux du poil. Pendant que ce mouvement de descente s'opère, le germe ectodermique, d'abord cylindroïde dans toute sa hauteur, émet un peu au-dessous de la ligne des papilles dermiques une série de renflements en forme d'ailes, rudiments premiers des glandes sébacées. Mais, après un trajet plus ou moins long et qui commande précisément la hauteur de la portion du poil futur implantée dans le chorion (1), la croissance du bourgeon ectodermique s'arrête net, comme immédiatement au-dessous des couches épidermiques, il ne se formera pas de poils, mais bien des lignes de papilles qui dessineront des sillons plus ou moins nombreux et réguliers. C'est par exemple ce qui se produit au niveau de la pulpe des doigts, des orteils et de la face palmaire des mains et plantaire des poils. Là, on ne rencontre pas de poils : mais des papilles disposées en zones concentriques et élégantes, rappelant les lignes d'implantation des poils par leur ordonnance. L'embryologie montre que sur ces points la formation des papilles est précoce, ne laissant pas aux germes ectodermiques des poils le temps de se former. Les portions du tégument très fournies de poils sont au contraire peu papillaires : les papilles ne se sont formées dans la profondeur du derme que lorsque les germes pileux s'étaient déjà produits.

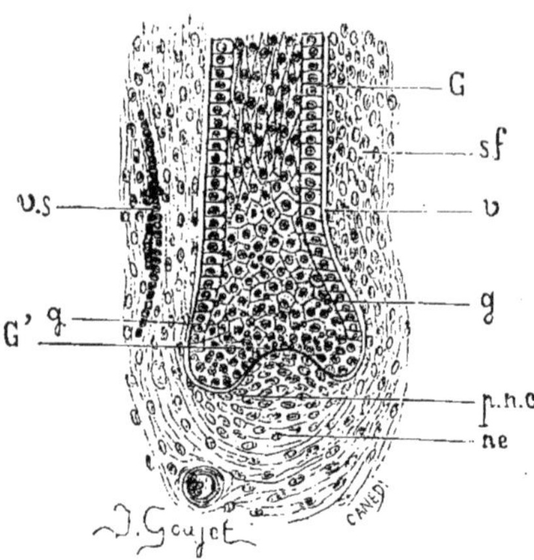

FIG. 496. — Extrémité inférieure du germe d'un poil, (voisinage de l'onglon du Veau). — Fixation par les vapeurs d'acide osmique dans la chambre humide pendant douze heures ; coupes immédiates à main levée ; coloration à la purpurine. — STADE II, *différenciation du nodule papillaire.*

ne, calotte basale encore dépourvue de vaisseaux ; — *s f*, sac fibreux ; — G, couche génératrice du germe ectodermique plein ; — *p n c*, nodule papillaire formé de cellules connectives embryonnaires : ce nodule est recouvert par un reflet de la membrane vitrée *v*, extrêmement amincie à sa surface ; — G', cellules ectodermiques petites, embryonnaires, répondant au nodule et au sillon circumnodulaire : matrice fœtale commune du cône pileux et de la gaine interne du poil. *gg*, granulations graisseuses colorées en noir par l'acide osmique, et élaborées par les cellules épithéliales du germe ectodermique du poil.

(1) L'apparition plus ou moins rapide de la papille détermine surtout, chez les animaux, les différences entre le mode d'implantation des grands poils (jarre) et des poils duveteux (bourre) qui occupent pendant l'hiver les intervalles des premiers. L'on conçoit aussi que, sur un point de la peau où une série de bourgeons papillaires se seront produits

si un obstacle s'opposait aux progrès de sa descente. De fait, il en est bien ainsi. Du milieu de la concavité de la calotte basale s'élève un bourgeon de tissu conjonctif embryonnaire contenant toujours un vaisseau : c'est le *nodule papillaire* (voy. fig. 496, *p. n. c*), qui déprime, en végétant contre elle, l'extrémité libre du germe ectodermique et s'en coiffe comme le fait la tête d'un bonnet double. Cette extrémité prend alors la configuration d'un fond de bouteille commune ; elle devient le bulbe du poil. Le follicule pileux est de la sorte esquissé ; la portion comprise entre les germes des glandes sébacées et son origine dans l'ectoderme devient son *col*. Entre ce col et le bulbe, à la surface de la papille qui modèle ce dernier en fond de fiole, se développera la phanère cornée : c'est la région *radiculaire*.

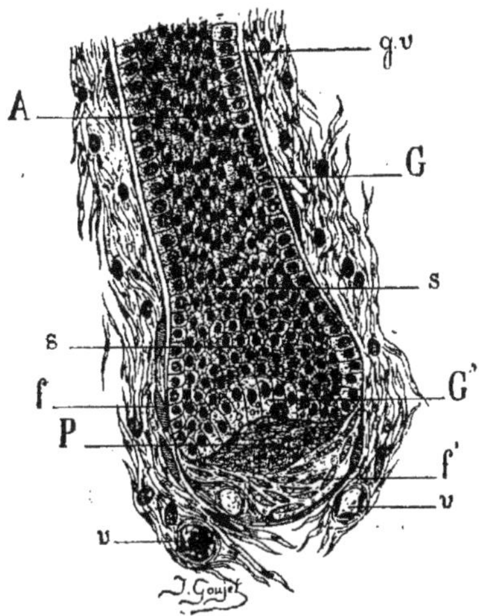

Fig. 497. — Extrémité inférieure du germe d'un poil (voisinage de l'onglon du Veau). — Fixation et durcissement par le bichromate d'ammoniaque à 2 pour 100. Coupes à main levée ; coloration à l'éosine hématoxylique faible. — Stade III, *cône pileux primitif*.

A, épithélium du germe ectodermique plein ; — G, sa couche génératrice ; — P, nodule papillaire ; — *f*, sac fibreux embryonnaire ; — *f'*, reste de la calotte basale, contourné par la ligne de cellules plates indiquant le sac fibreux. La calotte basale est maintenant pénétrée par les vaisseaux *v v* ; — *g v*, membrane vitrée du poil fœtal.

G', calotte de hautes cellules génératrices coiffant le nodule papillaire et représentant le cône pileux primitif à sa prime origine ; — *s s*, gouttelettes d'éléidine, élaborées par les cellules embryonnaires du fond du germe ectodermique plein. Cette masse de cellules répond au « manteau rouge » primitif, dans lequel commence à s'élever le cône pileux, représenté à ce stade par une seule rangée de cellules cylindriques.

Cône pileux primitif, gaines interne et externe. — L'apparition du poil dans cette dernière est liée intimement au développement des vaisseaux qui suit de près (Rémy) l'édification du relèvement papillaire (fig. 497). Un réseau de capillaires à mailles larges se montre d'abord dans la portion décurrente de la calotte basale, devenue le sac fibreux embryonnaire du poil. La papille est pénétrée à son tour par un bouquet de vaisseaux ascendants disposés comme ceux des papilles ordinaires du derme. A la surface de cette papille, au-dessus de la couche génératrice réfléchie qui la revêt, on voit alors se différencier, au sein du germe ectodermique, un cône de cellules allongées formant des séries élévatoires étirées suivant le sens ascendant, et dont les fibres unitives colorées en jaune brun ont subi d'emblée la transformation cornée. La pointe de ce *cône pileux primitif* s'arrête d'abord au-dessous des germes des glandes sébacées. En dehors du cône, une double rangée de cellules ectodermiques bien différentes, remplies de granulations d'éléidine, vient se disposer pour former un second cône beaucoup plus mince qui recouvre le premier. Cette formation est l'analogue des séries concentriques entourant les poils cornés de la langue du Canard ou les tubes de la corne du sabot des ongulés. Mais la différenciation est ici bien plus complète et l'on a affaire à une véritable gaine, *la gaine interne du poil,* et non plus à un simple arrangement de cellules autour d'une odontoïde incluse. Ce qui reste du germe ectodermique entre la gaine interne et la vitrée du derme, réfléchie tout autour du bourgeon primitif, constitue la *gaine externe du poil.* Cette gaine est limitée, du côté du cône formé par la gaine interne, par une ligne nette de cuticulisation. Ses éléments subissent une évolution dirigée dans le sens radiaire ; tandis que le cône pileux primitif et celui formé par les deux couches de la gaine interne poussent de bas en haut à partir du sommet de la papille et de ses faces latérales. Ceci explique leur forme conique commandée par celle même de la papille, qui les édifie et détermine à elle seule leurs dimensions. Il résulte encore de là que la gaine externe constitue simplement le milieu ectodermique dans lequel la phanère se développe et chemine à sa naissance. En revanche, la gaine interne appartient en propre au poil.

Chemins de Goette. — Le cône pileux primitif et la gaine interne qui le double s'accroissent de bas en haut et arrivent à s'engager dans le collet du follicule, répondant à la région des glandes sébacées encore représentées par des bourgeons ectodermiques pleins (fig. 498). A ce moment, ainsi que l'a démontré Goette (1), les cellules placées dans l'axe du germe ectodermique subissent la transformation sébacée. Ce processus ouvre la voie à la pointe du cône pileux primitif qui, à la façon de l'ongle rompant l'éponychium, peut faire issue au dehors et devenir apparent. Il en est tout autrement de la gaine interne qui, au contact de la région sébacée, se dissocie et laisse à nu le cône pileux. On voit de la sorte que si cette gaine appartient au poil, elle n'en est qu'un annexe : simple satellite de sa portion incluse au sein du follicule pileux proprement dit, répondant à la portion du système située au-dessous des glandes sébacées.

Arrecteur. — Nous avons vu que le follicule pilo-sébacé est incliné légèrement de manière à former un angle avec la surface du tégument.

(1) Goette, Zur der Haare (*Arch. für mikroskopische Anatomie*, t. IV, 1868, p. 273). Il convient de faire remarquer qu'à ce moment la portion pariétale du germe ectodermique, celle qui deviendra la gaine externe, sécrète aussi de la graisse sous forme de très fines granulations, mais dans toute son étendue. On peut s'en rendre compte sur les poils fœtaux bien fixés par l'acide osmique à 1 pour 100. Les granulations graisseuses de la gaine externe y sont colorées en bistre noir, et répandues dans toute la hauteur de cette gaine.

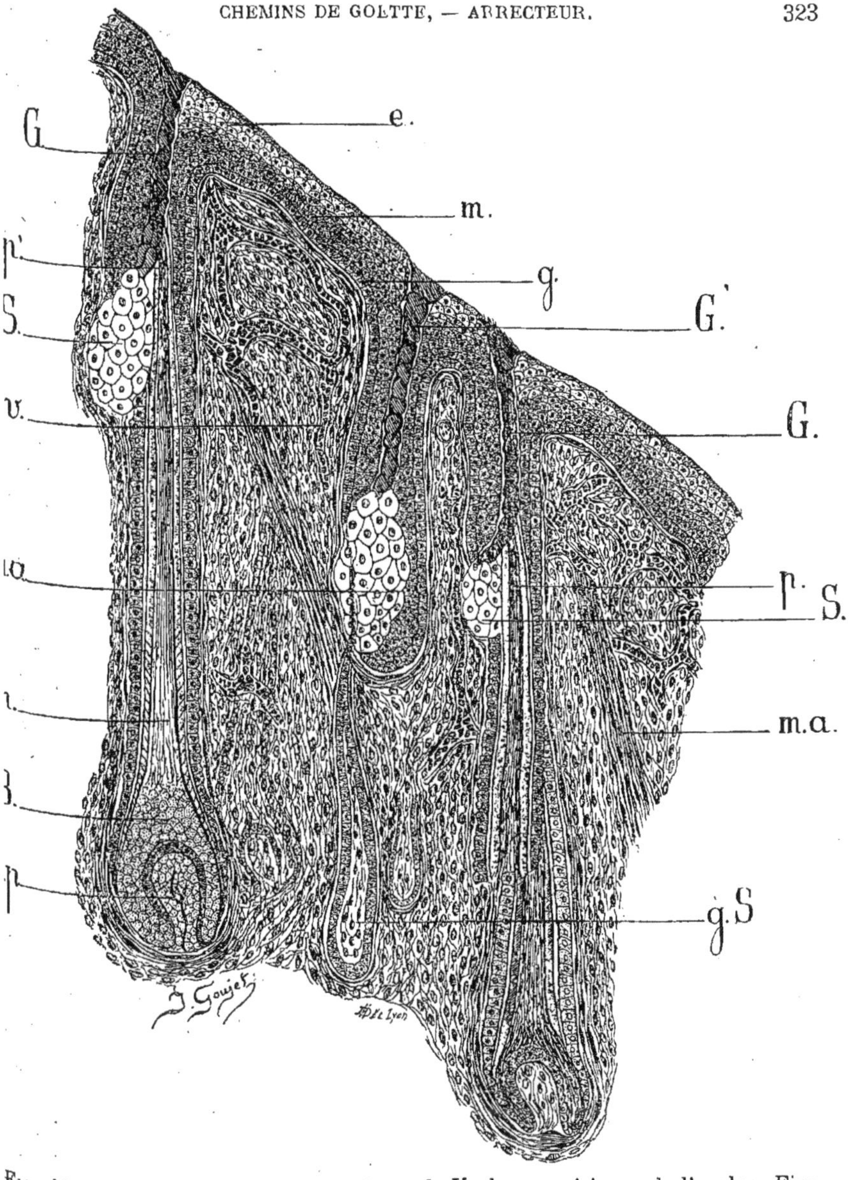

Fig. 498. — Coupe de la peau d'un fœtus de Vache au voisinage de l'onglon. Fixation par les vapeurs osmiques dans la chambre humide ; durcissement consécutif dans le liquide de Müller. Coupes à main levée. Coloration par l'éosine hématoxylique.

e, couches épidermiques ; — *m*, réseau de Malpighi ; — *g*, couche génératrice. On suit leur reflet et celui de la vitrée le long des germes pilo-sébacés ; — *p p*, papille pileuse, vue en coupe optique, par transparence au travers du « manteau rouge » primitif qui entoure le cône pileux primitif dans toute la région du bulbe B. Sur le poil à droite du lecteur, on voit sans intermédiaire la coupe de ce bulbe et du cône pileux ; — *p*, cône pileux ; — *p'*, pointe du cône pileux perçant sa gaine interne au niveau des glandes sébacées S, pour s'engager dans les « chemins de Goette », G, G, occupés par la graisse ; — G', un chemin de Goette en relation avec une glande sébacée dont on ne voit pas le poil ; — *m a*, *m a*, muscles arrecteurs ; — *v*, vaisseaux sanguins fœtaux du derme ; — *g* S, germes des glandes sudoripares.

L'angle obtus intercepté par cette inclinaison est sous-tendu par un faisceau de fibres musculaires lisses s'insérant, vers la base du follicule, par son chef profond sur la gaine fibreuse du poil, et par son chef superficiel dans le derme lui-même, un peu au-dessus des glandes sébacées. Ce muscle est le redresseur ou *arrecteur* du poil. Il se développe de bonne heure (fig. 499), et se montre complètement formé dans tous les poils qui ayant percé l'épiderme, constituent le *lanugo* fœtal.

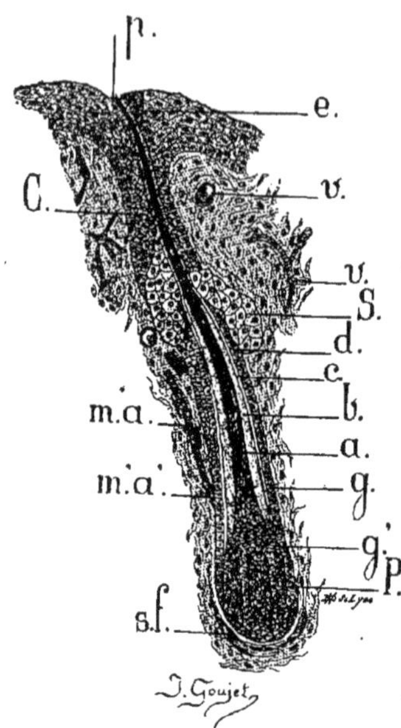

Fig. 499. — Poil d'un fœtus de trois mois en voie d'émergence à la surface. (Liquide de Müller, coloration à la purpurine.)

P, papille ; — *a*, cône pileux constitué par l'écorce et l'épidermicule ; — *bc*, les deux couches de sa gaine interne, rompue en C (collet) par la tige du poil *p* déjà engagée dans le chemin sébacé de Goette et pointant à la surface de la peau ; — *d*, la gaine externe ; — *gg'*, couche génératrice de la gaine externe ; — S, glande sébacée ; — *e*, épiderme ; — *m a*, *m a*, muscle arrecteur ; — *sf*, sac fibreux du poil ; — *v*, *v*, vaisseaux sanguins.

Dans ces poils, tout comme dans ceux de l'adulte, on peut étudier analytiquement la constitution de la phanère, car elle est dessinée déjà dans toutes ses parties. Il convient pour cela d'envisager séparément les formations connectives et celles qui appartiennent à l'ectoderme. Nous étudierons donc successivement : 1° La gaine fibreuse ou sac fibreux ; 2° la membrane vitrée ; 3° la papille ; 4° les vaisseaux des poils des différents ordres. Nous décrirons ensuite les parties ectodermiques de ces mêmes poils en les considérant au niveau : 1° Du bulbe ; 2° de la racine ; 3° de la région tigellaire ; 4° de la région sébacée et du collet.

B. — La Paroi connective du follicule Pileux et la Papille. Appareil vasculaire sanguin des poils.

Sac fibreux. — Tout poil est entouré par un sac fibreux constitué sur le type général des aponévroses et qui se différencie du derme quand bien même il y est contenu tout entier, comme c'est le cas pour la bourre et les poils follets. Dans les vibrisses (1), ce sac se prolonge jusque dans la région des cônes fibreux de la peau et peut être isolé par la dissection ; il se montre alors comme un petit tube aponévrotique à parois chatoyantes. C'est de sa base que s'élève la papille du poil, et c'est dans ses parois que se distribuent les vaisseaux sanguins

(1) *Exemples :* Poils de la barbe de l'Homme, cils, poils tactiles du Rat, du Cobaye, du Chat, etc.

destinés à la phanère. De plus, c'est sur lui que s'insèrent les muscles moteurs : simples arrecteurs s'il s'agit de poils ordinaires, muscles striés parfois formés concurremment de fibres pâles et foncées si l'on a affaire à un poil tactile.

Nous avons vu que le sac fibreux prend son origine dans la calotte basale des germes des poils (fig. 500). Dans l'état adulte, il commence à devenir distinct du derme immédiatement au-dessous des glandes sébacées; sa constitution est variable pour les différents poils. Dans les poils ordinaires tels que les cheveux ou les poils de la barbe de l'Homme, il est constitué par deux couches superposées de faisceaux fibreux La plus externe est formée de faisceaux longitudinaux, la plus interne de faisceaux annulaires. Cette dernière est doublée par la membrane vitrée qui, au lieu de s'amincir jusqu'à disparaître comme elle le fait sur le reste du tégument, s'épaissit beaucoup. Entre cette vitrée et le plan des faisceaux fibreux annulaires, on voit une couche de fibres et de grains élastiques. Elle envoie des expansions entre les deux couches connectives du sac, et de là gagne le système général des fibres élastiques du derme avec lequel elle se continue.

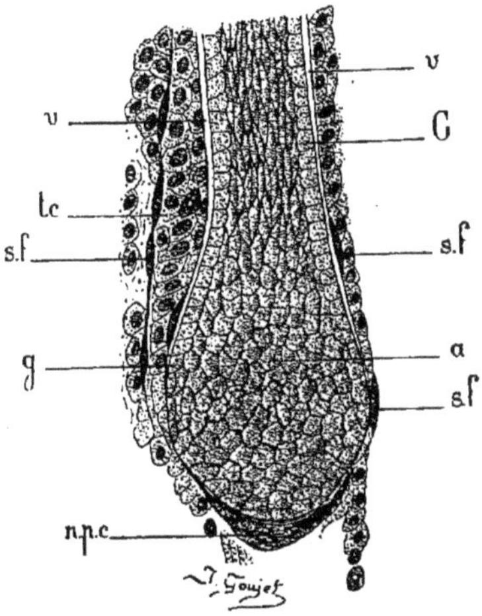

Fig. 500. — Extrémité inférieure du germe d'un poil (voisinage de l'onglon du Veau). — Fixation et durcissement par le liquide de Müller. Coloration à la purpurine. Conservation dans la glycérine.

a, renflement terminal en massue du germe ectodermique plein ; — *v*, *v*, reflet de la vitrée ectodermique formant la membrane vitrée du germe du poil; — *g*, couche génératrice : elle devient formée de cellules basses à l'origine du renflement, et n'est plus distincte dans toute la région terminale, embrassée par la calotte basale; — *npc*, calotte basale; — *sf*, *sf*, son étirement le long du germe, formant l'origine de la différenciation du sac fibreux au sein du tissu conjonctif.

Vitrée. — La membrane vitrée commence à devenir distincte autour des glandes sébacées, où elle est d'une extrême minceur. Au-dessous de ces glandes, elle continue à s'accroître en épaisseur et augmente d'importance dans toute la région radiculaire jusqu'au voisinage du bulbe pileux. Elle semble de prime abord sans structure ; mais après l'action des vapeurs osmiques ou la fixation par le bichromate d'ammoniaque, elle paraît formée de lamelles nombreuses superposées parallèlement les unes aux autres comme les feuillets d'un livre, à la manière de la membrane de Descemet. L'éosine la laisse absolument incolore; l'hématoxyline la teint en bleu pâle. Sur sa face interne, qui sert de base d'implantation à la couche génératrice de la gaine externe du poil, la vitrée présente une série de côtes annulaires, denticulées elles-mêmes très finement sur leur bord libre pour recevoir les pieds dentés des cellules génératrices. Il en résulte que, sur les préparations où on l'observe étendue à plat, la vitrée montre des sillons parallèles entre eux et perpendiculaires à la hauteur du poil qu'elle entoure ; tandis que, sur les coupes transversales du poil et de son follicule, elle paraît terminée par un cercle hérissé de petites dents.

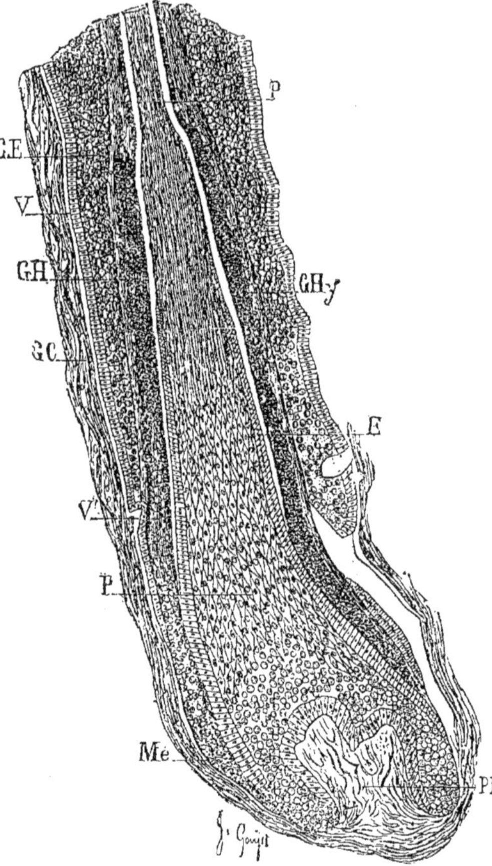

Fig. 501. — Poil de la barbe de l'Homme. — Fixation par l'alcool fort ; durcissement par la gomme et l'alcool. Coloration au picrocarminate ; conservation dans la glycérine picrocarminée. — 250 diamètres.

P, papille du poil ; — Me, matrice embryonnaire des gaines nternes et de l'épidermicule ; — E, épidermicule ; — GH, gaine interne : couche de Henle ; — GHy, couche de Huxley séparée de l'épidermicule par la cuticule de la gaine interne visible sous forme d'un trait blanc ; — CE, gaine externe du poil, limitée extérieurement par la couche génératrice G C, qui cesse d'exister distinctement dans le sillon circumpapillaire.

Au-dessus de la papille PP, cône pileux, devenant brusquement cylindrique en P pour former la tige radiculaire au point où l'éléidine, qui rend granuleuse la couche de Huxley et masque ses cellules, a cessé d'exister ; — V', point où la membrane vitrée dessine une encoche au voisinage de sa terminaison dans le sillon circumpapillaire.

Ce système de crêtes et de denticulations plus fines hérissant les crêtes me paraît représenter, comme en miniature, la disposition du lit de l'ongle. Au voisinage du bulbe, les crêtes annulaires s'accusent ordinairement, dans les poils de barbe, de manière à présenter, sur les coupes longitudinales, de véritables festons saillants du côté de la gaine externe du poil (fig. 500, *p*). Au-dessous de ces festons, l'épaisseur de la vitrée diminue. Cette membrane n'est plus distincte à la base de la papille du poil. A la surface de la papille pileuse, elle n'est pas davantage appréciable que sur les papilles de la pulpe des doigts.

Le sac fibreux du follicule pileux contourne le bulbe en s'amincissant, sans perdre son apparence stratifiée et son caractère aponévrotique (fig. 501). En réalité donc, la phanère est limitée de tous côtés par une aponévrose tubulaire qui forme en quelque sorte son squelette extérieur. On peut aller plus loin et attribuer au sac pileux une signification exosquelettale absolue. En effet, dans les vibrisses tactiles de la lèvre du Rat et du Cochon d'Inde, non seulement le sac fibreux acquiert une épaisseur et une complication très grandes, mais les faisceaux conjonctifs subissent une sorte de chondrinisation qui les rend translucides comme des lames de la cornée. Les cellules fixes sont contenues dans des loges situées dans les espaces interlamellaires, et elles ne les remplissent pas en entier. Enfin, et c'est là un fait décisif, dans les poils tactiles de la tête de la Taupe le sac fibreux présente, de distance en distance, des points d'ossification. Les faisceaux fibreux s'osséinisent et les cellules fixes deviennent des corpuscules étoilés des os, exactement comme dans une lamelle de préossification périostique. Il s'agit donc bien ici d'une formation possédant le caractère d'une pièce de squelette.

Papille des poils. — Du fond du sac fibreux contournant le bulbe, on voit s'élever la papille du poil (fig. 501). Cette papille conserve pendant toute la durée de son évolution un caractère fœtal. Elle est formée d'un tissu conjonctif délicat, parcouru par des cellules fixes anastomosées entre elles comme dans le tissu muqueux. Il s'agit en effet d'une formation en variation continuelle et dont les éléments constitutifs n'atteignent l'état adulte qu'au moment où la papille elle-même va commencer à s'atrophier.

La configuration de la papille pileuse est aussi très variable dans les différents poils. Par exemple, elle est conique dans la plupart des poils tactiles du groin du Porc. Elle a la forme d'un bouton dans ceux de la peau du mufle du Cochon d'Inde. Dans les poils de la barbe de l'Homme, elle est souvent lancéolée ou bifide. Enfin, dans les vibrisses tactiles de la lèvre du Rat et du Cochon d'Inde, elle est sphéro-conique.

Toute papille en activité renferme un bouquet ascendant de vaisseaux sanguins. Dans la papille sphéro-conique des poils tactiles dont je viens de parler, ces vaisseaux consistent dans une artériole et une veinule qui traversent le sac fibreux à sa base pour gagner la papille, dont la partie sphérique est entourée d'un filet de capillaires à mailles régulières, dessinant des sortes de côtes. De ce réseau partent des boucles ascendantes qui s'engagent dans le cône terminal jusqu'à une grande hauteur, et qui se terminent par une ou deux anses très grêles courbées en huit de chiffre. Ceci est un exemple d'un type vasculaire très compliqué. Les poils du Cochon d'Inde montrent au contraire un type très simple, absolument comparable à celui des papilles cutanées (fig. 502). Les vaisseaux papillaires communiquent avec le système enveloppant du follicule. Ce système est formé par des vaisseaux capillaires disposés, dans l'épaisseur du sac fibreux, comme les mailles d'un filet à la constitution duquel prennent part, pour un même poil, des branches artérielles et veineuses émanées de diverses sources, mais distinctes de celles d'où les glandes sébacées annexes du poil tirent leurs vaisseaux.

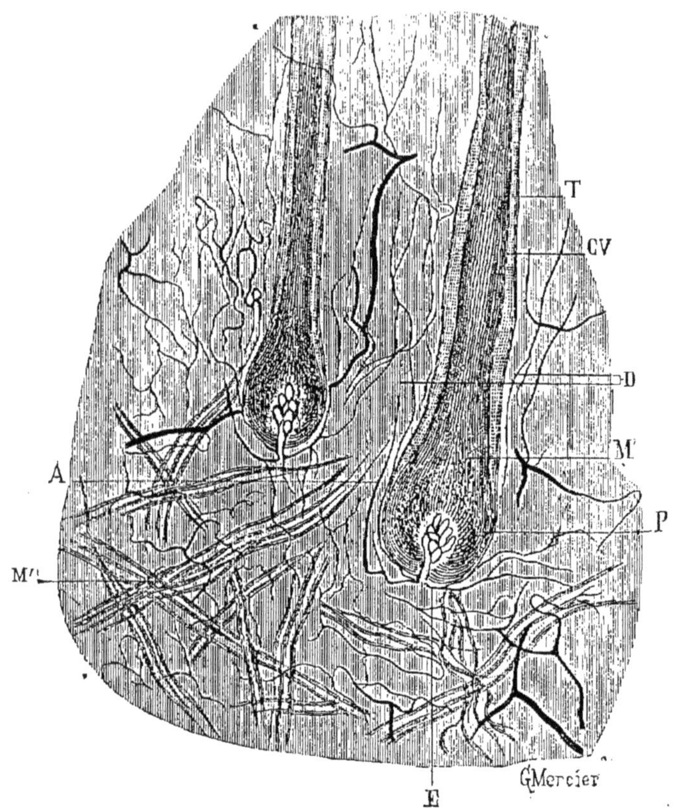

Fig. 502. — Vaisseaux sanguins des poils des lèvres du Cobaye. (Injection vasculaire avec une masse à la gélatine et au carmin. Alcool fort. Conservation dans le baume du Canada).

A, bulbe; — T, racine du poil; — M, base du cône pileux, pigmentée; — P, papille du poil, renfermant le bouquet vasculaire dont on voit les anses et les vaisseaux afférents et efférents; — D, communication des vaisseaux papillaires avec ceux du derme (voie capillaire veineuse); — M' (à gauche du lecteur), faisceaux musculaires striés.

Poils à sinus sanguin. — Dans les poils tactiles, le système vasculaire est beaucoup plus complexe. L'artère afférente qui commande la vascularisation du poil ne donne pas seulement naissance aux vaisseaux papillaires et aux réseaux enveloppants du sac fibreux. Immédiatement après avoir pénétré dans ce sac, elle émet des branches latérales (1) qui passent de chaque côté de la papille et vont former

(1) Vibrisses tactiles de la moustache du Rat.

n système caverneux au pourtour de la racine du poil. Ce ystème prend place, dans les vibrisses du Rat et du Cobaye qui, mon avis, constituent le type le plus complet des poils tactiles sinus sanguin, entre le sac fibreux et la limitante vitrée qui s'écar-

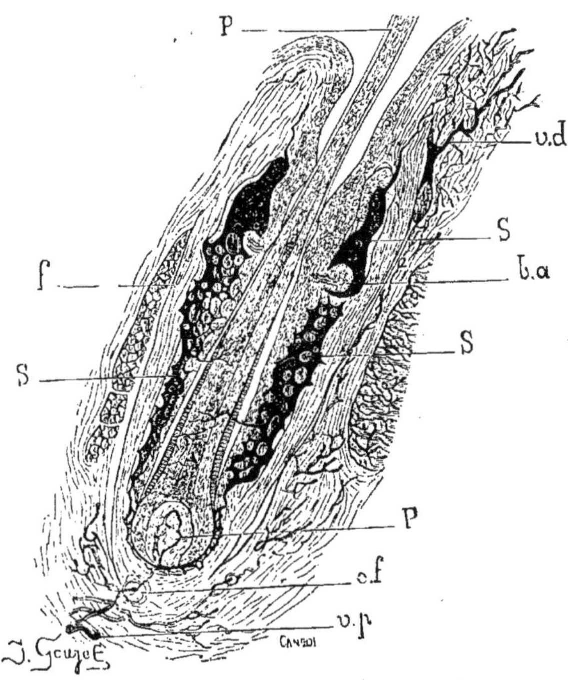

IG. 503. — Coupe sagittale d'un poil tactile, à sinus sanguin, de la lèvre du Cochon d'Inde. Les vaisseaux sanguins ont été injectés avec une masse à la gélatine et au carmin. — Faible grossissement; conservation dans le baume du Canada.

P, papille; — *v p*, vaisseaux papillaires; — *o f*, orifice externe du petit canal ménagé dans le c fibreux du poil à sinus sanguin; — *f*, sac fibreux du poil; — *b a*, bourrelet annulaire; — SS, les divers étages du sinus sanguin remplis par la masse à injection; — *v d*, vaisseaux nguins de la portion superficielle du derme dont quelques-uns s'ouvrent dans le cul-de-sac upérieur du sinus sanguin; — P', tige du poil tactile, libre dans un collet infundibuliforme, e qui la rend plus mobile en tant que levier agissant sur le dispositif nerveux du poil tactile.

ent pour le recevoir. Il résulte de cette disposition une vaste cavité ntourant la vibrisse à la façon d'un manchon, et qui est interceptée par l'écartement des deux gaines d'origine dermique. Ce manhon embrasse la base du renflement sphérique de la papille; il se ermine en haut un peu au-dessous des glandes sébacées par un cule-sac arrondi. Entre le cul-de-sac et la vitrée, se trouve naturelement intercepté un coin de tissu fibreux, prolongement du derme ui s'effile en descendant jusqu'à disparaître. C'est ce qu'on appelle le *orps conique* (fig. 503).

Dans la cavité que je viens de décrire, pénètrent les vaisseaux qui ne e sont pas ramifiés dans la papille sphéro-conique occupant la base du poil. Ils y entrent sous forme de traits transversaux analogues aux rayons d'une roue et provenant de ramuscules artériels qui s'élèvent, en contournant le bulbe du poil, jusqu'à une certaine hauteur. Ces vaisseaux communiquent fréquemment entre eux, de telle sorte que le bulbe et la racine sont entourés comme d'un filet à larges mailles par leurs ramifications. Mais à mesure que les vaisseaux pénètrent dans le manchon, ils s'élargissent, puis communiquent fréquemment entre eux à la façon des réseaux vasculaires embryonnaires. Sur les coupes, on voit leur section prendre une forme étoilée. Les pointes des étoiles sont reliées à des vaisseaux voisins et offrent une apparence analogue aux pointes d'accroissement des îlots vaso-formatifs. Bref, la cavité tout entière est occupée par un vaste système de vaisseaux caverneux plongés dans une masse de tissu muqueux délicat. Le fond de la cavité contient ce tissu muqueux en abondance, son sommet en contient moins. A ce niveau, tout l'espace est occupé par d'énormes capillaires s'ouvrant les uns dans les autres et constituant un véritable *sinus* ou *lac sanguin*, construit à la façon exacte d'un angiome caverneux.

Le lac sanguin répond à la moitié supérieure du manchon occupé, chez le Rat, par le système caverneux ; sa propre moitié supérieure est séparée de la vitrée du poil par le coin du derme appelé « corps conique ». A son extrémité inférieure, ce coin se renfle pour former un corps particulier, le *bourrelet annulaire*. Ce bourrelet est placé autour de la vibrisse comme le curseur du piston de la seringue de Pravaz l'est autour de la tige métallique. Sur des coupes pratiquées suivant l'axe du poil, il se montre de chaque côté comme une paire d'ailes ovales ou arrondies. Il est extérieur à la limitante vitrée comme le corps conique dont il n'est que le renflement terminal. Il est constitué, chez le Rat, par un nodule de tissu fibro-hyalin dont les cellules sont rondes, formées d'un protoplasma transparent comme le verre et renfermant un beau noyau. Entre ces cellules, des faisceaux connectifs très délicats cheminent en affectant une disposition en éventail et en interceptant des loges dans lesquelles sont placés les éléments cellulaires (1). Dans les poils tactiles de la Taupe, le bourrelet annulaire a une constitution beaucoup plus simple ; il est formé par du tissu muqueux. Enfin, chez le Lapin (RANVIER), il est tout à fait rudimentaire et se réduit à de simples bourgeons de tissu muqueux.

En résumé, l'appareil connectif et vasculaire des vibrisses érectiles prend un développement variable chez les divers animaux, mais qu'on

(1) Pour voir cette formation fibro-hyaline dans son état normal, il faut recourir à la fixation par l'acide osmique en solution à 1 pour 100, sinon tout se rétracte et il est impossible de rapporter les éléments du bourrelet annulaire à leur signification véritable.

retrouve dans aucun poil simple. Le sac fibreux réalise une puis-nte aponévrose tubulaire devenant homogène à la façon du tissu rnéen (Rat) ou renforcée par des plaques osseuses (Taupe). De plus, ie pièce particulière, le bourrelet annulaire, s'édifie aussi aux dépens tissu fibreux et peut revêtir un caractère squelettal adventice en transformant, chez certains animaux, en tissu fibro-hyalin. Nous viendrons sur l'usage de ce dispositif, commandé par la fonction, en rlant de la terminaison des nerfs dans les poils tactiles. Mais il faut re ici un mot du mécanisme de l'érection des poils à sinus sanguin.

Les agents de l'érection sont faciles à saisir chez le Rat : ce sont s faisceaux musculaires striés très nombreux, qui, partant de la gion profonde du derme, viennent s'insérer sur tout le pourtour du c fibreux de la vibrisse. L'insertion se fait directement sans intermé-aire de tendons distincts. Lorsque les muscles entrent en contrac-on, le sac fibreux fixé en haut au derme par le corps conique est olemment tiré en bas. Comme le point d'application de la force est l'un des pôles de l'ellipsoïde figuré par le sac, il suit de là que cet lipsoïde est aplati transversalement et allongé de haut en bas par traction. Sous cette influence mécanique, les minces vaisseaux vei-eux efférents qui traversent la paroi du sac sont aplatis et effacés ; ndis que les artérioles homologues, dont la paroi est beaucoup plus sistante, laissent encore passer le sang. Ce dernier s'accumule alors ns l'intérieur du sac, qui se distend outre mesure de façon à déter-iner l'érection de la vibrisse.

Cette érection peut être longtemps soutenue en même temps que pro-uite rapidement sous l'influence de la volonté ou des réflexes. En effet, s faisceaux musculaires qui la commandent sont formés d'un mélange e fibres pâles et de fibres foncées : c'est dire en d'autres termes que la ontraction est à la fois brusquement suscitée par l'action des premiè-es, et longtemps soutenue par celle des secondes comme dans tous les uscles mixtes, tels que le triceps huméral du Lapin.

C. — Le Poil et ses deux Gaines.

Poils à bulbe creux et à bulbe plein. — La tige ou portion exposée t la racine de tous les poils sont constituées sur un même type énéral. La tige, si le poil n'a jamais été taillé, se termine par une ointe allongée. Elle se renfle ensuite et ordinairement, sur les longs oils, elle s'atténue de nouveau en se continuant avec la racine. Iais au point de vue de la conformation du bulbe, les poils se divi-ent en deux variétés, quelle que soit du reste leur taille. Les ns sont à *bulbe creux*, excavé en fond de bouteille et emportant empreinte de la papille sur le poil arraché. Ces poils saignent parfois et toujours donnent une sensation de piqûre d'aiguille quand on les arrache. Ce sont des poils en activité et en cours d'évolution.

Les autres sont à *bulbe plein*. Quand on les arrache, l'orifice du follicule correspondant ne saigne jamais et, en se détachant, le poil ne donne pas lieu à la sensation de piqûre. Au lieu de porter l'empreinte d'une papille, le bulbe est formé de fibres cornées disposées à la façon d'un pinceau revenu sur lui-même comme lorsqu'on l'a mouillé puis secoué. Un petit amas de cellules épidermiques, disposé comme un bouton à l'extrémité effilée de la racine, entoure ce bulbe pénicillé. Tel est un poil de la moustache quand il tombe spontanément; tels en majorité les poils follets, qu'enlèvent les frictions un peu énergiques du tégument sans déterminer aucune sensation douloureuse ni même anormale. Ces poils ne sont pas, comme on l'a cru longtemps, des phanères dont la papille a toujours manqué et qui se sont développés à la manière des ongles. Ce sont, ainsi que l'a démontré P. UNNA, au contraire des poils ordinaires, mais arrivés au terme de leur évolution et dont la papille a disparu par atrophie.

Il convient donc de prendre pour objet de la description classique un poil à bulbe creux examiné en place dans son follicule, et d'en étudier la structure au moyen de coupes longitudinales et transversales (1).

(1) Pour faire des préparations instructives des poils, il convient d'en obtenir des coupes longitudinales et transversales. On y réussira à *coup sûr* en se conformant aux indications suivantes : La peau, garnie de poils un peu volumineux tels que ceux de la barbe, étant fixée par le liquide de Müller ou l'alcool, puis durcie convenablement par la gomme et l'alcool, on nettoie sa surface libre avec un pinceau trempé dans l'alcool afin de bien voir le mode d'implantation des poils sans dégommer la pièce. Cette implantation reconnue, on choisit une série linéaire de poils, puis on pratique des coupes à main levée dans le sens de la série indiquée par les poils se succédant en ligne, tous inclinés dans le même sens. Il faut avoir soin de *longer le plan formé par les tiges des poils successifs* en se servant de ce plan comme de guide pour attaquer le derme. Fatalement quelques-uns de ces poils, et si l'on a bien opéré la plupart d'entre eux, seront coupés dans leur axe, souvent dans toute la hauteur de leur portion implantée. Voilà pour les coupes longitudinales.

Pour avoir des sections transversales, ce qui est infiniment plus facile, il suffit, sur le fragment de peau qui a déjà servi, de faire une série de coupes dans un sens exactement perpendiculaire au premier, en ayant soin d'attaquer le derme perpendiculairement à la direction de la tige des poils sur leur point d'émergence. En effet le derme sera alors coupé en biseau de la surface vers la profondeur. Et l'on obtiendra toujours des coupes renfermant une série de poils sectionnés en travers à toutes les hauteurs, du collet au bulbe, parce qu'ils sont plantés dans le derme les uns derrière les autres, et que le rasoir les atteint d'autant plus profondément qu'il s'éloigne davantage de la surface du tégument.

On colorera ces coupes à la purpurine ou à l'hématéine si l'on ne veut avoir de colorés que les noyaux. On emploiera l'éosine hématoxylique après fixation par les solutions chromiques ou osmiques ; dans ce dernier cas le réactif devra être très affaibli par le mélange de glycérine et être à peine coloré. On se servira du picrocarminate d'am-

Considérons une coupe longitudinale (fig. 504) passant exactement par xe du poil à partir du int d'émergence de la e jusqu'à la racine de papille. Le cône pileux iffe cette dernière, en ngageant sur ses côtés, la façon d'un bonnet intu. A une certaine itance de la papille, ce ne se continue en une ;e cylindrique qui, jus-'au niveau des glandes bacées, forme la *por-on radiculaire de la ge* du poil. La gaine erne accompagne ce ne allongé compara-à un pinceau monté r une plume; elle se oule exactement sur i. Ce double système cupe, au-dessus de la pille, l'axe du cylin-e formé par le germe todermique limité par sac fibreux déjà décrit. en résulte que ce qui ste de ce germe ou *gaine ithéliale externe du il*, forme de chaque té, à partir du collet, e bande à bords paral-les et restant telle jus-'au niveau de l'union la tige radiculaire avec

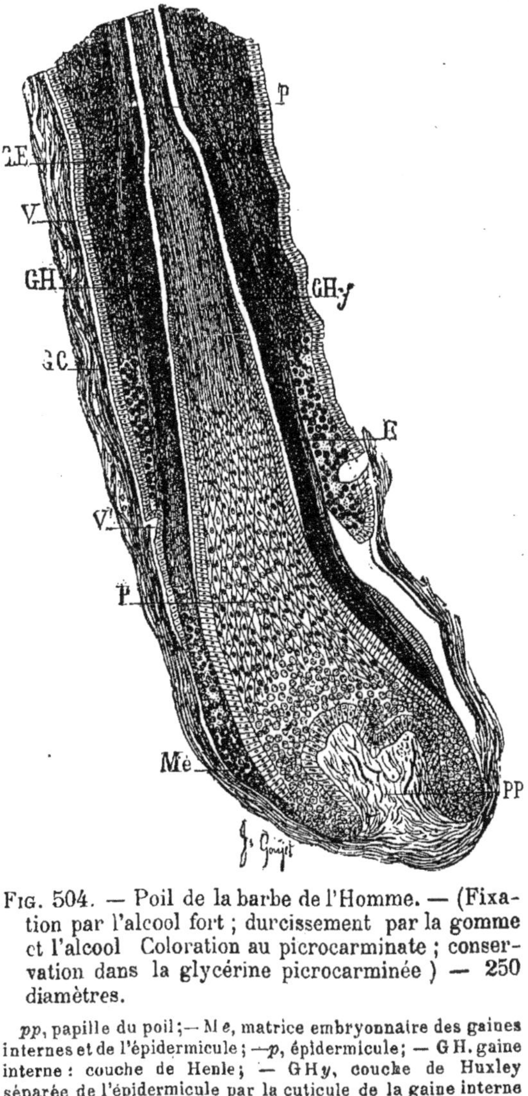

Fig. 504. — Poil de la barbe de l'Homme. — (Fixation par l'alcool fort ; durcissement par la gomme et l'alcool Coloration au picrocarminate ; conservation dans la glycérine picrocarminée) — 250 diamètres.

pp, papille du poil ;— M *e*, matrice embryonnaire des gaines internes et de l'épidermicule ; —*p*, épidermicule; — G H. gaine interne : couche de Henle; — G H*y*, couche de Huxley séparée de l'épidermicule par la cuticule de la gaine interne visible sous forme d'un trait blanc; — G E, gaine externe du poil, limitée extérieurement par la couche génératrice G C, qui cesse d'exister distinctement dans le sillon circumpapillaire.

Au-dessus de la papille *p p*, cône pileux P, devenant brusquement cylindrique en P pour former la tige radiculaire au point où l'éléidine, qui rend granuleuse la couche de Huxley et masque ses cellules, a cessé d'exister; — V', point où la membrane vitrée dessine une encoche au voisinage de sa terminaison dans le sillon circumpapillaire.

oniaque pour les poils fixés r l'alcool. Cette méthode nvient exclusivement à toute tre pour étudier l'éléidine ns la gaine interne, dans la elle et au niveau du collet du il; car l'éosine hématoxylique laisse les granulations d'éléidine très souvent incolores; ur les colorer en violet, il faut employer la solution hématoxylique de Boehmer.

le cône pileux. A partir de ce point, cette bande s'atténue en suivant l'élargissement du cône pileux ; de sorte que, autour de la papille, elle se termine par un angle aigu répondant à une rigole comparable à celle qui existe autour du fond relevé d'une bouteille commune. J'appellerai cette rigole *cul-de-sac* ou *repli circumpapillaire*.

Collet du poil. — Dans toute l'étendue de la région du collet, c'est-à-dire du point d'émergence du poil jusqu'au niveau des glandes sébacées, sa gaine externe n'est autre chose que l'ectoderme tégumentaire réfléchi, avec toutes ses couches y compris le *stratum granulosum* surmonté par le *stratum lucidum* et l'épiderme proprement dit. L'épiderme à ce niveau subit donc autour du poil l'évolution ordinaire. Il desquame en lamelles, et, quand cette desquamation est activée (par ex. dans le *psoriasis pilaris*, dans l'*ichtyose pilaire*), la tige pileuse est à son origine entourée d'une collerette épidermique qui parfois se détache et forme un petit anneau qu'on peut faire glisser autour du poil. Dans l'acné ponctuée, au contraire, les lames épidermiques de la région du collet subissent l'évolution cornée. Elles s'accumulent concentriquement les unes sur les autres et deviennent l'origine de la *tanne* ou du *comédon corné :* productions qui n'appartiennent nullement, comme on l'a cru longtemps, aux glandes sébacées annexes du poil et devenues kystiques.

Gaine externe du poil. — Au-dessous de ces glandes, la gaine externe ne subit plus l'évolution épidermique à la manière de l'ectoderme exposé à l'air (fig. 505). La couche granuleuse et l'assise épidermique manquent. Le stratum ectodermique n'est plus alors composé que de deux couches. La couche profonde, formée de cellules génératrices typiques, repose sur les crêtes et les festons de la vitrée qui commence à devenir très épaisse et dont les dents saillantes reçoivent les dents rentrantes des cellules génératrices et réciproquement. Sur leur base d'implantation à la vitrée, les cellules génératrices sont unies entre elles par un ciment réduisant régulièrement le nitrate d'argent (ciment de charpente ou polaire). Plus en dedans, elles sont séparées les unes des autres par un ciment interstitiel mou, que le nitrate d'argent ne dessine pas sous forme de traits noirs. C'est là exactement la même disposition que dans le corps de Malpighi, dont la gaine externe des poils est le reflet (fig. 506). Au-dessus de la couche génératrice existe une bande répondant, dans toute la région radiculaire de la tige, exactement au corps muqueux de Malpighi. Les fibres unitives sont à ce niveau extrêmement développées. Au niveau de l'extrémité supérieure du cône pileux, on voit en majorité les cellules malpighiennes de la gaine externe devenir globuleuses. Entre elles existent des séries de cellules qui, n'ayant pas pris la forme sphérique, ont subi l'empreinte des premières et effectent une configuration stellaire. Ces cellules stellaires communiquent entre elles par urs expansions de manière à constituer un réseau. J'ai désigné cette sposition sous le nom de *formation réticulaire* de la gaine externe (1); le n'a d'ailleurs d'importance qu'en ce qu'elle montre l'analogie ıtre la gaine externe du poil et l'épithélium des glandes sébacées. ous verrons en effet que, dans ces glandes, la formation réticulaire ‹iste entre les cellules qui ont subi la transformation graisseuse ANVIER) et y constitue la charpente solide de l'acinus glandulaire.

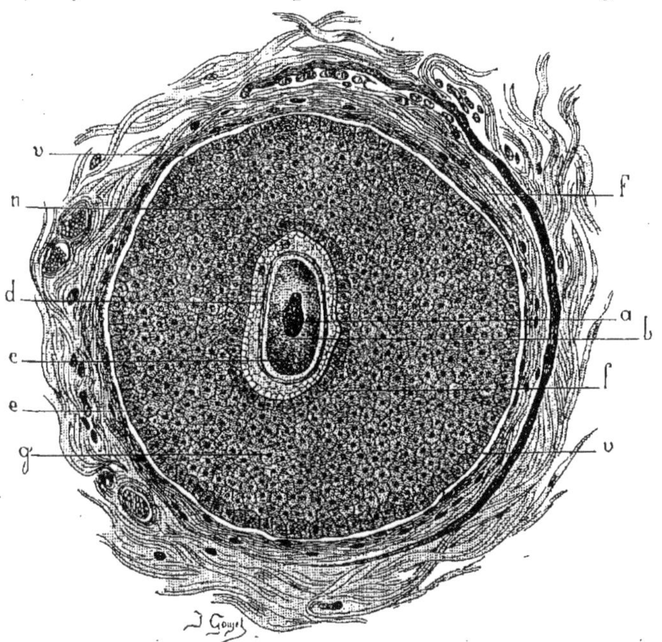

G. 505. — Coupe transversale d'un poil de barbe un peu au-dessus des glandes sébacées. — Fixation par la solution d'acide osmique à 1 pour 200. Carmin aluné. (Ocul. 1, obj. 2, de Vérick, tube levé. Chambre claire.)

f, sac fibreux; — *v v*, vitrée; — *g*, gaine externe très épaisse et formée de cellules malpighiennes; — *e*, couche génératrice de la gaine externe; — *f*, dernière rangée de cellules de gaine externe, sombres, légèrement infiltrées de graisse; — *n*, noyau des cellules malpighiens de la gaine externe.

a, moelle; — *b*, écorce; — *c*, marge homogène et non pigmentée de l'écorce; — *d*, épidermicule. Entre l'épidermicule et la gaine externe, on voit les débris de la gaine interne.

ous avons constaté d'autre part que, dans la période embryonnaire, s cellules périphériques du germe ectodermique renferment des ranulations de graisse neutre. Seule l'évolution sébacée complète, est-à-dire un incident fonctionnel, donne donc son type à l'ectoderme la glande annexe du poil. Emanation originelle de la gaine externe, tte glande en conserve aussi la disposition fondamentale au point de ue de la structure (2).

(1) J. Renaut, *Comptes rendus de l'Académie des sciences*, 1881.

(2) La formation réticulaire est surtout bien accusée dans les cils, et particulièrement dans ceux de l'Ane et du Cheval *(vapeurs osmiques)*.

Matrice des gaines internes. Repli circumpapillaire. — Du sommet du cône pileux au fond du repli circumpapillaire, la gaine externe du poil subit une atténuation progressive et paraît pour cette raison (sur les coupes longitudinales), comme taillée en biseau ou en sifflet aux dépens de sa face interne adjacente au poil. L'épaisseur du corps muqueux diminue ; puis, au niveau correspondant au sommet de la papille, la couche génératrice est formée de cellules plates au-

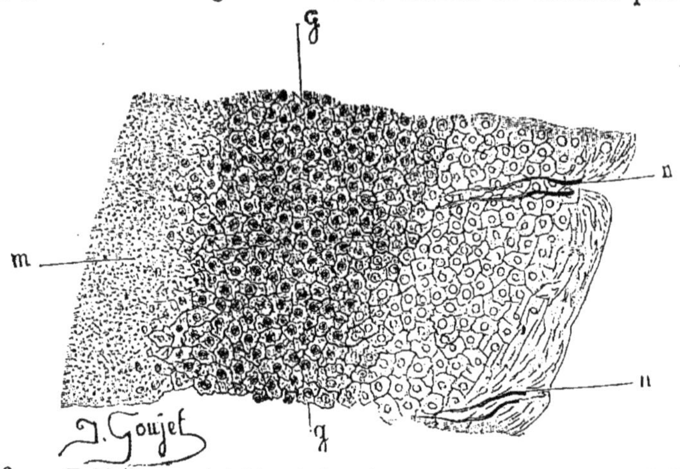

Fig. 506. — Epithélium malpighien de la gaine externe d'une vibrisse de la lèvre du Chat, vu à plat sur une coupe tangentielle faite après injection interstitielle du mélange de liquide osmio-picrique et de nitrate d'argent. — Conservation dans le baume au xylol.

g, couche génératrice : les cellules sont régulièrement imprégnées d'argent sur leur ligne d'implantation ;— *m*, réduction irrégulière de l'argent au delà de la couche génératrice ; — *n*, *n*, nerfs à myéline s'engageant dans la gaine externe.

dessus desquelles il n'y a plus de corps muqueux (fig. 507). Enfin, dans le repli circumpapillaire, la ligne des cellules génératrices se continue avec l'apparence d'un endothélium. Elle gagne ainsi la base ou le col de la papille, puis se réfléchit sur celle-ci. Les cellules redeviennent alors prismatiques et se colorent en brun ou apparaissent chargées de pigment. Ce changement indique qu'une telle couche génératrice n'appartient plus à la gaine externe du poil, mais à la phanère cornée elle-même, édifiée par la papille et moulée sur elle à la façon d'une production odontoïdale.

Sur tout son parcours, sauf dans la rigole circumpapillaire, la gaine externe est limitée du côté du poil par une ligne de cuticulisation continue qui la termine.

Dans le cul-de-sac circumpapillaire, elle disparaît. Ce cul-de-sac est occupé par des cellules ectodermiques présentant au plus haut degré le caractère embryonnaire et, pour cette raison, comparables à celles qui occupent l'extrémité la plus reculée de la matrice d'un ongle. En réalité d'ailleurs, ainsi que l'a démontré Unna, il s'agit, en effet, ici, 'une véritable matrice circulaire (1), où prennent leur origine l'épi-ermicule du poil et les eux couches de sa gaine iterne.

Cône pileux. — A la urface de la papille du oil, la couche généra-rice, implantée sur une iembrane vitrée d'une xtrême minceur, subit la igmentation et se colore n outre en brun. Au-essus d'elle, les cellules u corps muqueux for-ient d'emblée des séries lévatoires, ascendantes t très allongées. Les cel-iles prennent la forme e fuseaux et sont re-ées les unes aux autres ar des fibres unitives runes qui donnent à ensemble formé par lles une apparence fila-ienteuse. Chaque cellule onserve un noyau dis-nct. Formé de cette içon, le cône pileux, rigine de la substance orticale du poil, s'élève e la surface et des côtés itéraux de la papille, ont les dimensions com-iandent conséquemment elles de la tige. La ératinisation s'opère, ans ce cône, presque mmédiatement (fig. 508), ans l'intermédiaire de éléidine et consécutive-ient à l'apparition des

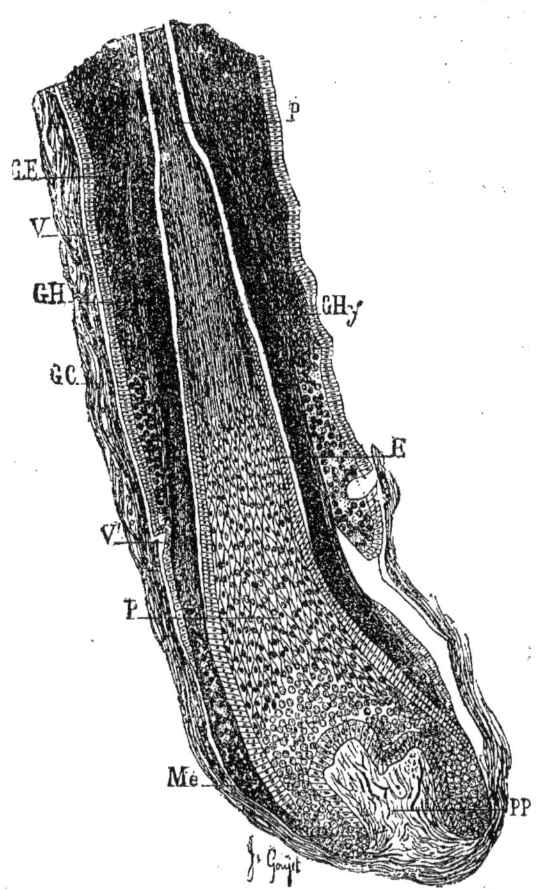

Fig. 507. — Poil de la barbe de l'Homme. — (Fixation par l'alcool fort; durcissement par la gomme et l'alcool; coloration au picrocarminate; conservation dans la glycérine picrocarminée.) — 250 diamètres.

pp, papille du poil; — *Me*, matrice embryonnaire des gaines internes et de l'épidermicule; — E, épidermicule; — G H, gaine interne: couche de Henle; — G H *y*, couche de Huxley séparée de l'épidermicule par la cuticule de la gaine interne visible sous forme d'un trait blanc; — G E, gaine externe du poil, limitée extérieurement par la couche génératrice, G C, qui cesse d'exister distinctement dans le sillon circumpapillaire.

Au-dessus de la papille, *p p*, cône pileux P, devenant brusquement cylindrique pour former en *p* la tige radiculaire au point où l'éléidine, qui rend granuleuse la couche de Huxley et masque ses cellules, a cessé d'exister; — V', point où la membrane vitrée dessine une encoche au voisinage de sa terminaison dans le sillon circumpapillaire.

(1) Homologue de celle du pied des odontoïdes dentiformes ou dents cornées des yclostomes.

longues crêtes unitives pigmentées en brun, comme dans les ongles et les odontoïdes vraies. En subissant la transformation cornée sans avoir perdu aucun de leurs moyens d'union, les éléments des séries élevatoires forment ainsi un tout solide, élastique et absolument indissociable. Ces séries, bien que déjà en partie kératinisées, restent distinctes avec leur aspect filamenteux jusqu'à l'union du cône avec la portion radiculaire de la tige. Sur des coupes en travers, l'aspect filamenteux fait place à une apparence granuleuse du pourtour de chaque cellule : les grains répondant chacun à la section en travers d'une crête unitive. Sur le point précis où la tige radiculaire est constituée, brusquement, le cône corné subit une contraction comme le ferait une bouteille à la naissance de son col. L'écorce, sectionnée en long ou en travers, paraît alors homogène. Tous les détails des crêtes et des fibres unitives sont noyés dans la substance cornée qui leur est isoréfringente, et deviennent pour cette raison invisibles.

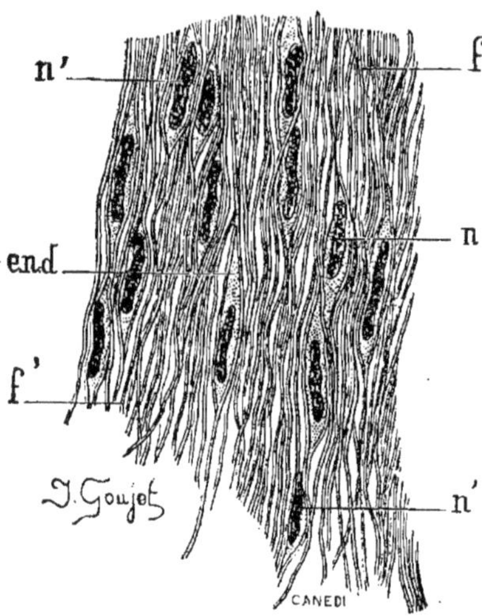

Fig. 508. — Coupe mince, tangentielle à la surface du cône pileux d'un poil de la barbe de l'Homme, au voisinage de la papille. — Fixation par le liquide de Müller ; gomme, alcool ; coloration des coupes par l'hématéine. Examen dans l'eau. — Très fort grossissement.

n, *n'*, noyaux des cellules du cône pileux ayant subi la kératinisation piliformative : on voit distinctement le corps cellulaire disposé autour du noyau sous forme d'un petit amas de protoplasma granuleux occupant la zone endoplastique *end* ; — *end*, endoplasme, limité par l'écorce exoplastique fibroïde ; — *f*, fibres unitives ; — *f'*, fibres unitives isolées par arrachement à l'extrémité de la coupe et montrant leur individualité.

Les noyaux subsistent et subissent les mêmes modifications que dans le limbe unguéal.

Cône médullaire. — Le cône corné, la tige radiculaire qui lui fait suite et la portion exposée de certains poils, constituent une masse absolument pleine. Cette variété correspond au *poil sans moelle*. réalisant, parmi les diverses phanères pileuses, le type le moins compliqué. Dans les poils où la moelle existe (barbe, cheveux de l'Homme, jarre du Cobaye etc.), elle occupe le centre du cône pileux et constitue une formation particulière : le *cône médullaire* qui prend son origine sur la portion la plus élevée et centrale de la papille. La moelle est dans la phanère pileuse une formation surajoutée ou de perfectionnement ; elle est totalement absente dans le *Lanago* fœtal et dans un grand nombre de poils follets ou de la bourre. Il y a aussi des poils très volumineux qui n'ont point de moelle du tout.

Pour former la moelle du poil, les cellules de l'ectoderme se charent d'éléidine et subissent en même temps la transformation globu-use; de telle sorte que la moelle d'un poil coloré par le picrocarmi-ate d'ammoniaque rappelle le *stratum granulosum* de l'ectoderme rdinaire (1). Néanmoins, les noyaux ne subissent pas l'atrophie omplète; mais il résulte de ce processus que les cellules médullaires erdent leurs fibres unitives ou plutôt que celles-ci ne se dévelop-ent pas. Les cellules médullaires n'adhèrent donc plus entre elles ue par simple accolement. Aussi, dans la portion exposée de la tige, air pénètre la formation médullaire et se répand entre les cellules ui la constituent sous forme de bulles analogues à des grains. De là opacité des poils plongés dans la glycérine ou le baume. C'est ussi pourquoi, dans ces conditions, le poil devient transparent au out de quelques heures et se montre environné d'une série de bulles azeuses que le liquide additionnel a chassées en prenant leur place.

Sur certains poils de petit volume, tels que ceux de la lèvre du ochon d'Inde, la moelle forme au centre du poil une simple colonne e cellules placées bout à bout et que le carmin colore en rouge vif moelle en traînée). Dans la barbe de l'Homme, la moelle constitue un oyau plus ou moins régulier dont les éléments, outre l'éléidine, ren-erment des granulations pigmentaires noires, brunes ou rouges. Enfin ans certains poils (cils, vibrisses des paupières du Cheval, par ex.), es cellules médullaires affectent une disposition *rayonnée* très légante.

Dans tous les cas, la moelle se termine du côté de la pointe des poils ar une traînée de cellules rangées à la file dans l'axe du poil et dont es dimensions s'atténuent progressivement. Il n'est pas sans intérêt e rapprocher la formation médullaire de la lame muqueuse ectoder-mique qui double les dents cornées des cyclostomes, et plus encore de a sorte de moelle occupant la portion axiale des tubes de la corne des abots. Mais à part l'homologie qui résulte, pour les trois productions, e la presque identité des connexions qu'elles affectent avec la papille t la portion véritablement cornée de la phanère dont elles occupent axe, on observe dans chacune d'elles des particularités histologiques ui l'individualisent et la séparent entièrement des autres.

Epidermicule. — Tandis que la moelle peut manquer dans l'axe d'un oil (soies du Porc, par ex.), à la périphérie de l'écorce et dans toutes ses égions depuis la base du cône pileux jusqu'à la pointe de la tige qu'elle nveloppe, on voit une couche particulière, l'*épidermicule*, qui prend

(1) J. Renaut, Leçons sur la structure de la peau (*Annales de dermatologie et e syphiligraphie*, 1879, et thèse d'Arloing, p. 45-46, 1880).

— Waldeyer, Untersuchungen ueber die Histogenese der Horngebilde, etc. Beiträge zur Anatomie und Embryologie als Festgabe* Jacob Henle); Bonn, 882.

son origine sur la portion convexe de la papille, immédiatement au-dessus de son col, en dehors et immédiatement au-dessous de la racine du cône pileux. Sur les coupes longitudinales (fig. 509), l'épidermicule paraît formée de cellules claires et transparentes comme le verre,

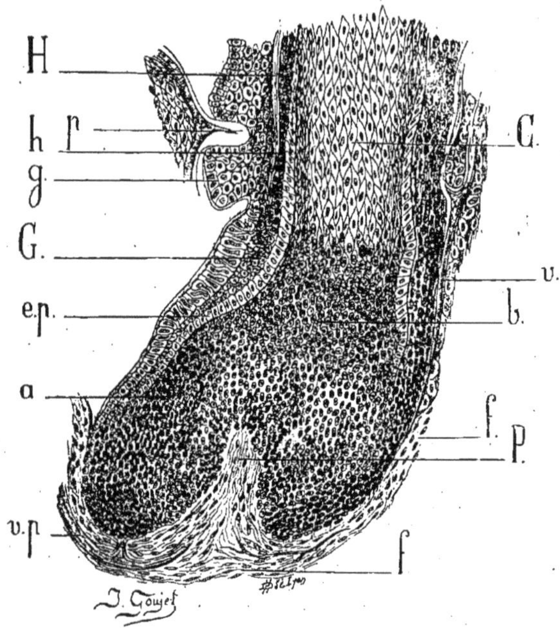

Fig. 509. — Coupe sagittale du bulbe d'un poil de la barbe de l'Homme. — Fixation par les vapeurs osmiques dans la chambre humide. Coloration par le picrocarminate d'ammoniaque. Essence de girofles; essence de bergamote; baume au xylol. — La coupe a passé un peu en dehors de l'axe de la papille du poil.

P, papille; — *v p*, vaisseaux papillaires; le tissu conjonctif délicat entre dans la papille avec les vaisseaux papillaires; — *f*, sac fibreux du poil; — *f'*, son passage au-dessous du pied de la papille.

a, portion initiale, pigmentée du cône pileux; — *b*, pied du cône pileux formé de jeunes cellules; — C, corps du poil, écorce ayant déjà subi la kératinisation piliformative; — G, gaine interne infiltrée d'éléidine : — H, couche de Henle, *h*, couche de Huxley; — *ep*, épidermicule; — *g*, gaine externe du poil; — *v*, membrane vitrée; — *p*, festons de la vitrée au voisinage du bulbe pileux.

prismatiques, ne renfermant jamais ni éléidine ni pigment, et possédant un noyau allongé suivant la hauteur de l'élément. Quand l'épidermicule se dégage des côtés latéraux de la papille, semblant sortir de la portion supérieure du cul-de-sac circumpapillaire, ses cellules sont petites, implantées perpendiculairement à la surface de l'écorce du poil. Progressivement, ces mêmes cellules s'inclinent les unes sur les autres comme les tuiles d'un toit. Elles figurent ainsi une rangée de cellules imbriquées, comme des écailles, de plus en plus tangentiellement à la surface extérieure du cône cortical. Quand la tige radiculaire s'est formée au-dessus du cône, les cellules de l'épidermicule, sauf sur les poils fœtaux, ne sont plus distinctes les unes des utres. Elles forment une bordure claire contrastant avec l'écorce igmentée et fibrillaire du poil, et l'on ne voit plus leurs noyaux. Dans et état de parfaite kératinisation, elles ont cependant conservé leur lisposition imbriquée. Quand on dissocie, à l'aide de la potasse à 40 our 100 ou de l'acide sulfurique employé chaud (1), la pointe d'un oil de barbe ou d'un cheveu, il prend l'aspect bien connu d'une ueue de Rat garnie de ses écailles cornées. Les écailles se soulèvent isément par l'agitation dans le liquide additionnel, entre la lame et a lamelle. Chacune d'elles est une cellule de l'épidermicule et renerme un vestige de noyau (2). Enfin, sur des poils un peu volumieux fixés par l'acide osmique et sectionnés en long, on peut, en lissociant les coupes de la région bulbaire, isoler l'épidermicule et la oir à plat. Elle se montre alors comme un ruban de cellules d'une xtrême minceur, hexagonales, allongées, chevauchant les unes sur es autres et parcourues, dans le sens de la longueur, par des crêtes initives d'une admirable régularité, parallèles entre elles, et se poursuiant de cellule en cellule sans s'interrompre au niveau des chevauchenents. Comme dans l'écorce, les cellules de l'épidermicule sont donc nunies d'un système persistant de filaments unitifs et, pour se kératiiser, elles ne subissent pas la transformation éléidique. Il en résulte ue la kératinisation envahit, dans l'écorce et dans l'épidermicule, un ystème d'éléments étroitement liés entre eux. Elle donne donc naisance à une formation cornée solide, presque indissociable, constituant a portion essentielle de la phanère ; tandis que la moelle, qui peut nanquer, et la gaine interne qui, cependant, ne manque jamais, ne ont à proprement parler que des annexes de cette formation indiviulisant le poil proprement dit.

Gaine interne des poils. — La gaine interne naît, extérieurement l'épidermicule dont elle est séparée par une assise ou formation uticulaire (cuticule de la gaine interne), du fond du cul-de-sac ntercepté par la rigole circumpapillaire. Ce fond, occupé par des ellules ectodermiques à caractère embryonnaire (fig. 510), est, nous

(1) On place les poils à examiner dans un tube de verre renfermant de l'acide ulfurique du commerce et on les chauffe à 100 degrés au bain-marie dans l'eau ou ans le bain de sable, pendant une demi-heure. Ensuite on lave, et l'on examine ans la glycérine.

(2) Pour constater ces vestiges de noyaux il convient, sur un point déjà ramolli ar l'acide sulfurique chaud, lavé dans l'eau distillée, puis traité par l'ammoniaque t lavé de nouveau, de faire agir l'éosine hématoxylique forte, puis de décolorer la réparation à l'aide d'une goutte d'acide formique. On arrête la décoloration quand lle est convenable (le liquide additionnel prend la coloration du vin de Malaga) en ubstituant de l'eau à l'acide formique. Les noyaux des cellules de l'épidermicule e montrent alors colorés en violet, souvent fragmentés, à peu près comme dans la orne des ongles.

l'avons dit, la véritable matrice des deux couches de la gaine interne et de sa cuticule : c'est-à-dire de ce que P. UNNA nomme le *manteau (rothe Mantel)* du poil.

La plus interne de ces deux couches, celle adjacente à l'épidermicule, porte le nom de couche de HENLE, la plus externe, adjacente à la gaine externe ou ectodermique du poil, a reçu celui de couche de

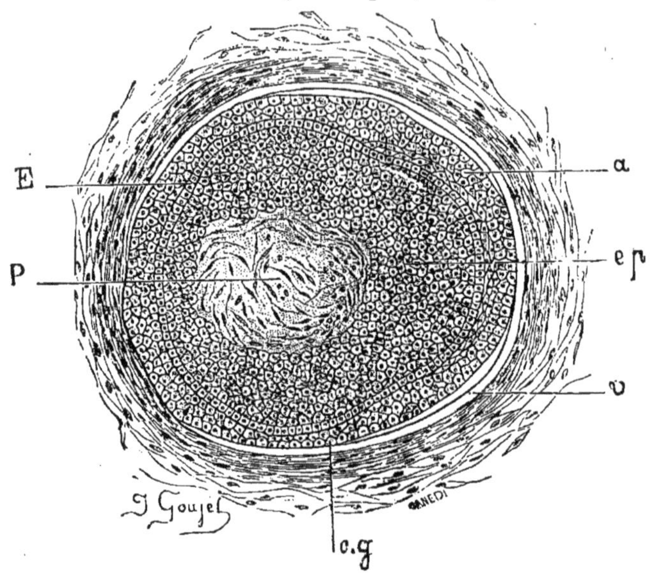

FIG. 510. — Coupe transversale d'un poil de la barbe de l'Homme au niveau de la papille (rigole circumpapillaire). — Fixation par l'alcool fort. Durcissement par la gomme et l'alcool. Coloration au picrocarminate. Conservation dans la glycérine. — (Ocul. 1, obj. 2, de Vérick, tube levé. Chambre claire.)

P, papille formée de tissu conjonctif jeune : les vaisseaux n'ont pas été injectés ; — *ep*, écorce du poil, formée de jeunes cellules ; — E, épidermicule ; — *v*, membrane vitrée du poil.
Entre l'épidermicule et la vitrée, règne nn anneau de cellules ectodermiques embryonnaires remplies d'éléidine et fortement colorées en rouge par le picrocarminate. A la surface de la vitrée, la couche génératrice *cg* se distingue à peine du reste.

HUXLEY. Chacune d'elles est formée d'une rangée ordinairement unique de cellules imbriquées légèrement les unes sur les autres dans le sens ascendant : mais de bas en haut et de dehors en dedans, c'est-à-dire en sens inverse de celles de l'épidermicule.

A leur origine dans le cul-de-sac circumpapillaire, les deux couches de la gaine interne ont une apparence identique. Une assise de cellules plates, racine de la *cuticule de la gaine interne*, les sépare de l'épidermicule du poil. Elles sont formées de cellules cubiques remplies, comme l'a indiqué WALDEYER, de granulations d'éléidine ; la racine de la cuticule en renferme également. La gaine entière, dans les préparations au picrocarminate ou au carmin, prend par suite une coloration d'un pourpre foncé, d'où le nom de *manteau rouge* réé par UNNA. Mais l'évolution des trois assises est très différente. apidement, à la ligne la plus interne de cellules plates succède la uticule homogène qui sépare le manteau du poil proprement dit et éléidine disparaît. Dans la *couche de Henle*, la plus externe, l'éléine disparaît également très vite et la gaine se dégage du côté du ulbe sous forme d'une rangée de cellules incolores (fig. 511), à noyaux

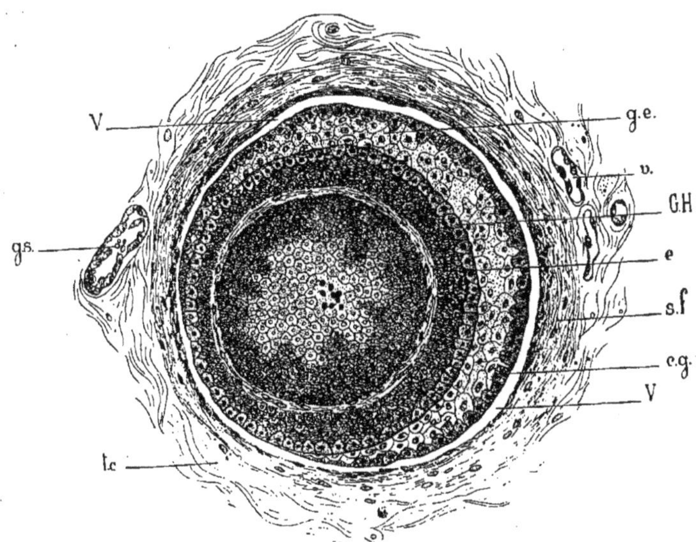

IG. 511. — Coupe transversale d'un poil de la barbe de l'Homme, faite à travers le bulbe immédiatement au-dessus de la papille. — Fixation par l'alcool à 90 degrés cent. Gomme, alcool, coloration au picrocarminate. — (Obj. 2, ocul. 1, de Vérick. Chambre claire.)

V V, vitrée du poil; — *cg*, couche génératrice de la gaine externe; — *g e*, gaine externe. GH, couche de Henle; *e*, couche de Huxley formant par leur réunion la gaine interne du poil. ette gaine est limitée par une ligne de cuticulisation du côté de l'épidermicule, formée à ce veau d'une rangée de minces cellules plates entourant l'écorce du poil. Au centre de celle-ci, voit des granulations d'éléidine répondant à la moelle.
s f, sac fibreux du poil; — *t c*, tissu conjonctif; — *v*, vaisseau sanguin; — *g s*, canal d'une glande doripare coupée en travers.
(*La coupe a passé exactement au niveau du point où se dégage la couche de Henle. Là, noyaux ne sont pas encore tout à fait atrophiés : c'est pourquoi on les a figurés.*)

ntièrement atrophiés qu'on ne distingue plus que sur les poils très unes, tels que ceux du fœtus, par une trace en coup d'ongle occupant milieu de l'élément. Ces cellules n'ont point de fibres unitives, adhèrent entre elles que par leurs surfaces de contact, et laissent ouvent dans leurs intervalles des fissures (RANVIER) où s'engagent es prolongements des cellules de la couche de Huxley (fig. 511).

Cette *couche de Huxley* est formée de cellules peu différentes de elles qui constituent la gaine de Henle, mais dans lesquelles l'atrohie des noyaux est beaucoup plus tardive. Par contre, les granulaons d'éléidine remplissent les éléments de la couche de Huxley exactement jusqu'au point où le cône pileux se continue avec la portion radiculaire de la tige du poil. Sur certains poils de la barbe de l'Homme, colorés au picrocarminate d'ammoniaque après fixation par l'alcool, on voit l'éléidine s'arrêter net de chaque côté du point où la tige radiculaire devient homogène et cylindrique. La gaine de Huxley chargée d'éléidine constitue donc un *revêtement satellite du cône pileux*, c'est-à-dire de la portion du poil formée de corne jeune, dans laquelle on distingue encore l'aspect fibroïde déterminé par les séries élévatoires parties de la papille et les longues fibres unitives pigmentées en brun qui strient ces séries. Dès que la tige radiculaire du poil est formée, l'éléidine disparaît. Un peu au-dessus du point où l'on ne trouve plus de granulations, cependant, la gaine de Huxley se colore en rose par l'éléidine diffuse, exactement comme le *stratum lucidum* du corps de Malpighi. Il en est de même de la gaine de Henle au-dessus du point, correspondant à la base du cône pileux, où elle cesse de renfermer de l'éléidine granuleuse. Dans la région radiculaire de la tige et jusqu'au niveau des glandes sébacées, les deux assises de la gaine interne continuent à entourer le poil. Elles sont formées de cellules claires, disposées en deux rangées concentriques dont la plus interne renferme encore des vestiges de noyaux, et qui sont traversées par des fissures répondant aux interlignes des cellules non soudées entre elles.

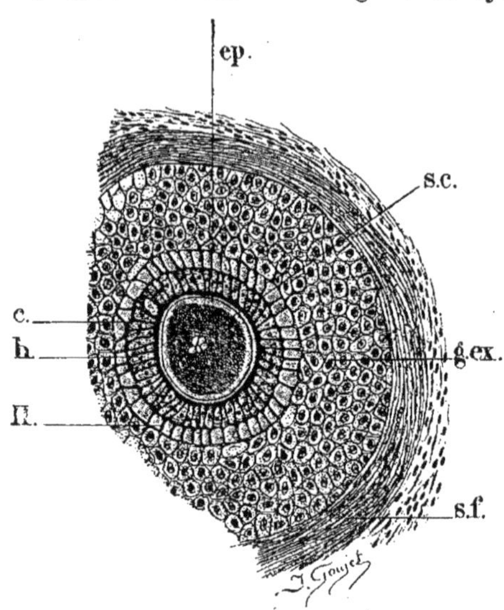

Fig. 512. — Coupe transversale de la racine d'un poil de barbe faite au voisinage de l'extrémité supérieure du cône pileux. — Fixation par l'alcool fort. Gomme et alcool; coloration au picrocarminate.

sf, sac fibreux du poil; — *g. ex*, gaine externe; — H, couche de Henle de la gaine interne, avec ses cellules sans noyau et laissant entre leurs plans côtés des fissures : cette couche commence à être mouvante; — *h*, couche de Huxley de la gaine interne: ses cellules ont conservé leur noyau et sont remplies d'éléidine qui flue entre les fissures des cellules de la couche de Henle et imprègne la cuticule de la gaine interne *c*; — *ep*, épidermicule du poil; — *sc*, sa substance corticale encore fibroïde et donnant lieu à de petits champs sur son aire de section.

Dans la région sébacée, la gaine interne se dissocie et ses éléments, mêlés au sébum, tombent dans le monde extérieur. La tige du poil se projette alors au dehors, réduite aux formations qui ont subi la kératinisation piliformative : c'est-à-dire à l'*écorce* plus ou moins pigmentée, limitée par l'*épidermicule* toujours claire. Dans l'axe de la phanère nsi constituée, la *moelle*, formation tout à fait accessoire, peut :ister ou non.

La signification morphologique des diverses parties entrant dans la nstitution du poil se dégage maintenant d'elle-même et peut être rmulée comme suit :

A. Dans le follicule pilo-sébacé, la gaine externe joue seulement rôle de milieu pour l'évolution des parties de la phanère encore en)ie de formation. Elle constitue le *lit du poil* (UNNA) analogue à :lui de l'ongle : mais à cela près qu'elle ne concourt pas du tout à la ératinisation du poil, même par des pointes cornées d'adhérence.

B. La *phanère* est formée exclusivement par l'ectoderme relevé ır la papille et couvrant ses côtés. Elle comprend deux parties essen-elles : le *poil* proprement dit, répondant à l'écorce et à l'épidermicule, son *manteau radiculaire* formé par les deux couches de la gaine iterne.

Le *poil* subit la kératinisation sans intermédiaire de l'éléidine. Son :orce se kératinise comme l'ongle et les odontoïdes, en subissant abord la pigmentation brune. Son épidermicule ne subit pas cette igmentation; mais les cellules, en y devenant cornées, ne perdent ucune de leurs connexions réciproques et forment un tout solide vec l'écorce.

Dans le *manteau* au contraire (cuticule de la gaine interne, gaine de uxley et gaine de Henle), nous avons affaire à trois assises devenant e moins en moins solides au fur et à mesure qu'elles sont plus excen-iques au poil, et subissant la transformation épidermique ordinaire. ans toutes, l'évolution des cellules ectodermiques s'opère comme dans épiderme desquamant par l'intermédiaire de l'éléidine. Leurs éléments rrivent au terme de cette évolution après avoir subi l'atrophie de :urs noyaux et perdu leurs filaments d'union. Ils sont donc aisément issociables. Les gaines internes, ou du manteau, sont ainsi compa-ables au périonyx dans les ongles ou au périople dans les sabots. omme les deux formations précitées, elles sont perforées par la pha-ère proprement dite à partir d'un certain stade de l'évolution, et ne ecouvrent plus dès lors que sa racine.

C. La *moelle* peut, avons-nous vu, exister ou n'exister pas ; est donc là une formation accessoire. Elle a pour origine, quand elle xiste, le sommet de la papille du poil. Elle joue, dans l'ensemble de a phanère, le rôle d'une pièce adventice de perfectionnement. Ses ellules, évoluant par l'intermédiaire de l'éléidine, ne sont pas soudées n une masse continue; elles sont pénétrées à la fois par la graisse manant des glandes sébacées et par l'air. La tige du poil, lubrifiée n outre extérieurement par le produit des glandes sébacées, devient le la sorte un agent plus actif de protection en même temps contre eau, qui ne peut mouiller ni pénétrer les poils imbibés de graisse, et contre le froid en réalisant un corps très mauvais conducteur de la chaleur.

D. **Evolution des poils ; Poils à bulbe plein.**

Parmi les phanères cornées, les poils tiennent le milieu entre les odontoïdes à remplacement successif, telles que les dents cornées de la Lamproie, et les ongles qui ont une croissance continue. Leur végétation est limitée chez tous les mammifères et, arrivés à son terme, ils deviennent caducs et tombent dans le monde extérieur. Tandis qu'un ongle de mammifère, dans les conditions physiologiques, cesse de croître au bout d'un certain temps mais ne tombe jamais, puis reprend sa croissance aux dépens de la même matrice si l'on a taillé son extrémité libre ; tandis d'autre part que, sous les odontoïdes dentiformes en action, la même papille phanérophore en édifie une série d'autres : l'existence d'un poil est intimement liée à celle de la papille occupant son bulbe. Quand cette papille est parvenue au terme de son évolution, elle subit l'atrophie et disparaît. La gaine externe du poil végète alors et reconstitue un second germe ectodermique. Une seconde papille se forme, édifie un poil nouveau ; puis au bout d'un certain temps, elle s'atrophie à son tour. Il en résulte des éruptions successives de poils analogues aux éruptions dentaires.

Evolution de la papille pileuse. — La papille pileuse étant le moule même du cône corné, formé par l'écorce et l'épidermicule, qui la recouvrent, elle en commande donc les dimensions. Petite au début, elle s'accroît, reste stationnaire, puis s'atrophie peu à peu. Ce processus, ainsi que le fait remarquer RANVIER (1), donne la clef de la forme des poils. Ceux-ci sont toujours effilés en pointe à leur extrémité, puis prennent une forme cylindrique. Enfin les poils tombés spontanément sont de nouveau atténués vers leur portion radiculaire, édifiée par une papille déjà en voie d'atrophie. L'évolution s'effectue régulièrement ainsi chez l'Homme et les divers animaux. Chez certains mammifères, le poil est, soit moniliforme *(Taupe)*, soit formé, comme chez la *Chauve-souris pipistrelle* (2), de cornets superposés comme des oublies et évasés en haut. Il faut donc admettre avec RANVIER que, durant l'évolution de ces poils, la papille a subi des alternatives d'accroissement et de diminution. C'est aussi de cette manière qu'on peut expliquer la frisure naturelle des poils, résultant de ce que la section de la tige est circulaire, elliptique ou même rubanée selon les diverses hauteurs. En effet, n'étant plus isorésistante aux

(1) L. RANVIER, *Traité technique d'Histologie*, 2e édit.

(2) DUJARDIN, *Nouveau manuel de l'observateur au miscroscope* (Coll. RORET), atlas, p. 13 et pl. IX, fig. 2.

ers points de son parcours, elle tend dès lors à se courber en divers ıs.

Poils à bulbe plein. — Quand la papille qui commandait la croisnce d'un poil a subi l'atrophie, ce poil devient un poil à bulbe plein. se termine par un cône pileux pénicillé. Sa gaine interne (ou manu) ne se forme plus ; sa tige radiculaire très effilée est environnée ectement par la gaine externe. UNNA pensait que le poil à bulbe in se greffait sur cette gaine et continuait à y croître ; RANVIER a ntré qu'il n'en est pas ainsi. Le poil à bulbe plein, lorsqu'on l'a llé, ne subit plus aucun accroissement ; il tombe par l'effet des tions extérieures. Ceci montre que, de même que l'ongle ne reçoit cun renforcement dans les limites de son lit, l'homologue de ce rnier, la gaine externe du poil, ne fournit rien non plus à la phanère euse, sinon un milieu d'évolution.

Je dois dire ici, en terminant, un mot du mécanisme qui préside à ruption de la tige radiculaire dans les poils qui se développent et ns les poils de remplacement. Dans un poil qui se forme, l'écorce l'épidermicule sont à la fois en avance sur le manteau dans leur oissance et plus solides que lui à cause de leur mode de kératinition. La tige pileuse est une production cornée et le manteau une nple formation épidermique. De plus, la colonne de cellules, partie germe des glandes sébacées, qui, comme l'a montré GOETTE, ouvre poil sa voie d'éruption, est directement dans l'axe de végétation de tige radiculaire. Celle-ci donc, en vertu de sa croissance progressive, sa solidité et de la moindre résistance qu'elle éprouve, s'élève librent ; tandis que les deux couches du manteau, butant contre des rties de la gaine externe restées solides, s'arrêtent et ne suivent pas pointe dans son mouvement ascendant. J'ajouterai à ces détails, nnés par GOETTE, que l'apparition de la colonne sébacée dans le rme des poils est exactement isochrone au relèvement de la calotte sale en nodule papillaire (fig. 513). Alors la phanère cornée n'est s même esquissée ; cependant les voies de son émergence future se éparent déjà.

Cône d'éruption. — La colonne axiale de cellules sébacées, partie s germes des glandes, monte dans l'axe au follicule et, dans l'ectorme embryonnaire susjacent, il se forme une sorte d'entonnoir e j'appellerai *cône d'éruption* (fig. 513, G). Cet entonnoir est ourt en haut. Son aire est occupée par des cellules sébacées qui lèvent les unes après les autres ; et ses parois sont formées par des llules ectodermiques tassées latéralement, et remplies de granulans d'éléidine alors qu'il n'en existe nulle part ailleurs (1). Il y a

(1) Poils du manteau de l'onglon du Veau : Vapeurs osmiques, liquide de Müller, rpurine.

donc ici une concordance en quelque sorte prévisionnelle, et en tout cas remarquable, entre la formation de la papille, édificatrice de la

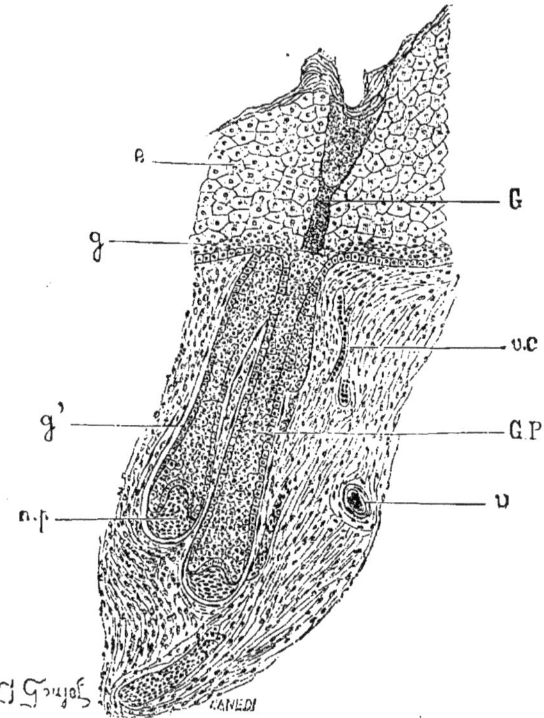

Fig. 513. — Coupe sagittale de la peau du pourtour de l'onglon d'un fœtus de Vache, pour montrer la préformation des chemins de Goette. — Fixation et durcissement par le liquide de Müller, coloration à la purpurine. — (Ocul. 1, obj. 2, de Vérick. Chambre claire.)

G, chemin de Goette creusé dans l'épaisseur des couches épidermiques *e*, et s'ouvrant à la surface par un entonnoir ou cône d'éruption ; — *g*, couche génératrice de l'épithélium tégumentaire; — *g'*. son reflet sur les germes pilo-sébacées G P; — *n'p'*, nodule papillaire ; — *v*, vaisseau de distribution du derme fœtal ; — *v c*, vaisseau capillaire.

phanère que rien n'indique encore, et l'apparition des voies d'éruption de cette dernière. Nous retrouverons dans le germe des dents une disposition entièrement analogue (1). De semblables faits, bien qu'en

(1) Il est facile d'interpréter, à l'aide de la description précédente, les coupes transversales des poils et de les rapporter aux diverses hauteurs auxquelles le poil a été sectionné. Je supposerai qu'il s'agit de coupes effectuées après fixation par l'alcool, la gomme et l'alcool, colorées par le picrocarminate d'ammoniaque et conservées dans la glycérine picrocarminée *(méthode classique)*.

A. *Région du collet du poil.* — La tige, formée par l'écorce, limitée par la bande claire de l'épidermicule, est entourée de quelques cellules graisseuses et entourée par un ectoderme stratifié muni de toutes ses couches, y compris la couche granuleuse.

parence étrangers à l'histologie analytique, me semblent utiles à tenir. Ils montrent en effet qu'il existe entre les phanères les plus fférentes des relations morphologiques et évolutives étroites, qui stifient leur réunion sous une même dénomination et mettent en mière le lien sériaire qui les unit au point de vue élevé de l'anamie générale.

B. *Région des glandes sébacées.* — De chaque côté de la tige, constituée comme écédemment, on voit les festons de la glande avec ses cellules globuleuses chargées graisse et ses travées cloisonnantes de cellules épidermiques *(formation rétilaire)*.

C. *Région radiculaire.* — La tige, limitée par l'épidermicule, est entourée d'un uble anneau de cellules claires, présentant des fissures. L'anneau adjacent à l'épirmicule (gaine de Huxley) montre des cellules renfermant des noyaux atrophiés. nneau externe (couche de Henle) est formé de cellules dépourvues de noyaux (voy. .512). La gaine externe est formée de cellules dont l'ensemble est rendu filamenteux r les fibres unitives ; elle est limitée extérieurement par la couche génératrice posant sur une vitrée épaisse. En dehors, on voit les deux couches du sac fibreux poil et ses réseaux élastiques.

D. *Région du cône pileux.* — La coupe de l'écorce est granuleuse, les noyaux s cellules cornées sont colorés en rouge dans l'aire de cette coupe. L'épidermicule me une bande claire, à cellules dont les noyaux sont distincts autour de l'écorce. couche de Huxley est remplie d'éléidine; celle de Henle est incolore (voy. fig. 1). La gaine externe est parcourue, dans les gros poils, par la formation réticure. En dehors d'elle, on voit la vitrée et le sac fibreux du poil.

E. *Région du bulbe.* — Au centre de la coupe est la section de la papille avec n tissu connectif et ses vaisseaux. En dehors se succèdent : l'anneau formé par corce ; celui formé par l'épidermicule ; celui formé par la gaine interne dont les ux assises sont remplies de grains d'éléidine (voy. fig. 510). La couche externe t réduite à une rangée de cellules basses ou plates. La vitrée montre çà et là des tons. Le sac fibreux est moins épais que dans les coupes passant par la région diculaire ou par le bulbe.

Dans les poils munis de moelle, celle-ci occupe le centre de l'écorce ; elle est reconissable à ses cellules vésiculeuses renfermant de nombreuses granulations d'éléidine ns toutes les portions bulbaire et radiculaire du poil.

CHAPITRE III

PHANÈRES EXOSQUELETTALES : DENTS

Dans toute phanère cornée, même quand elle est formée par une seule cellule, l'ectoderme joue le rôle prépondérant. Après avoir subi la kératinisation spéciale, qui trouve son type le plus simple dans les ongles, et avoir gardé leurs relations, assurées par la persistance des filaments unitifs kératinisés, les cellules du corps de Malpighi constituent par leur ensemble la portion active et indispensable de chaque formation phanérale que les papilles dermiques, lorsqu'elles existent, ne font que diriger dans son évolution, supporter et ensuite nourrir. Ce n'est que très exceptionnellement (1) que le derme forme, au-dessous ou tout autour de pareilles phanères, des lamelles ou des bractées de tissu osseux destinées à augmenter leur résistance ou leur solidité latérales. Dans ces cas, le squelette extérieur n'est édifié que sur des points très particuliers et prend la signification d'une *pièce adventice* adaptée aux détails du fonctionnement. Il en est tout autrement dans les phanères dentales. Ici, en effet, l'ectoderme ne joue qu'un rôle temporaire et pour ainsi dire épisodique dans la constitution de l'organe. Il en dessine seulement l'ébauche embryonnaire, dont l'achèvement s'opère ensuite par le concours de la papille dermique, qui se double d'un manteau d'*ivoire*, et de la vitrée du derme qui, après avoir porté un ectoderme revenu au type adamantin, fait place à ce que l'on appelle l'*émail*. Ce travail évolutif étant achevé, la phanère dentale continue sa poussée vers l'extérieur au travers de l'ectoderme qui la recouvre. Elle le perce et fait saillie à la surface après s'être totalement dépouillée de ses parties épithéliales.

Les *dents* des vertébrés supérieurs ne sont rien autre chose qu'un

(1) Sac fibreux des poils tactiles de la Taupe. Écailles de l'Orvet.

stige, subsistant au niveau ou alentour de l'orifice buccal, d'un sys-
ıe très compliqué de défenses périphériques constitué chez les *élas-*
ıbranches par l'ensemble des écailles dites *placoïdes* (1).

Écailles placoïdes. — Ces écailles, dans l'état de complet développ-
nent, consistent chacune en une sorte de plaque prolongée en
me d'épine coiffant une papille dermique qui renferme des vais-
ux et un tissu connectif mou, ou *pulpe* de la phanère. A la surface
la papille existe une couche d'ivoire identique à celui des dents. Cet
ire est lui-même doublé extérieurement d'une couche d'émail. Le
veloppement des écailles placoïdes a été décrit par O. HERTWIG (2)
la manière suivante : Une papille se forme à la surface du derme ;
est revêtue par la couche génératrice de l'ectoderme qui prend à
surface les caractères de l'ectoderme adamantin et qui est supportée
la vitrée dermique. Cette vitrée s'épaissit graduellement, se cal-
e et donne naissance à l'émail, en même temps qu'à la surface de
papille se forme l'ivoire. La pointe de l'écaille est la première
mée. Elle se fraye un chemin dans les couches épidermiques et fait
ie à la surface, dépouillée de la couche adamantine de l'ectoderme
la recouvrait comme d'un chapeau, puis qui se désagrège ou se
rit en la laissant exposée.

Dents proprement dites. — Mais, comme l'a fait remarquer avec
te raison GEGENBAUR (3), tandis que les écailles placoïdes sont des
mations papillaires pures et simples, qui s'édifient au niveau de
èvements du derme saillants à la surface générale de la peau, les
ts des mammifères se développent d'une manière plus compliquée
qui rappelle absolument celle suivant laquelle les phanères cor-
s, telles que les poils et les plumes, prennent naissance dans le
ument. L'ectoderme s'invagine d'abord dans le feuillet moyen sous

) Les écailles placoïdes forment, chez ces animaux à squelette intérieur indéfini-
t cartilagineux ou simplement calcifié par places, une armure solide qui donne
téguments une grande résistance. Dans ce cas l'exosquelette, par la perfection
on développement, semble prendre le pas sur le squelette intérieur qui reste formé
du cartilage. Mais en réalité, nous verrons plus loin que l'ivoire, qui forme la
ie majeure et la plus résistante des écailles placoïdes, est morphologiquement
z peu différent du tissu cartilagineux non destiné à s'ossifier. Tous les deux sont
ngues et peuvent subir la calcification. Il ne serait donc pas vrai de dire que, dans
rie, l'exosquelette du type dental *précède* le squelette osseux et en est le précur-
. Il me paraît bien préférable de conclure qu'il constitue la différenciation la plus
ée, et réservée aux portions tégumentaires de l'organisme, du type fondamental
-cartilagineux des formations squelettales.

) O. HERTWIG, Ueber Bau und Entwicklung d. Placoïdschuppen und d. Zähne
elachier (*Jenaische Zeitschrift*, t. VIII, 1874). — Ueber d. Hautskelet d. Fisch.
rphol. Jahrbuch*, t. II, 1876) siluroïdes, Accipenser. — Ueber d. Hautskelet der
he (*ibidem*, t. V, 1879) (Lepidosteus et Polyptère).

) GEGENBAUR, *Eléments d'anatomie comparée* (traduction française).

forme d'un pli continu. De distance en distance, le long de ce pli et en nombre égal aux dents futures, se forment secondairement des papilles analogues aux papilles pileuses. Ces papilles, croissant de la profondeur vers la surface, refoulent le germe ectodermique et s'en coiffent comme d'un chapeau. Le chapeau d'ectoderme est l'origine de l'émail qui couronne la dent ; tandis que la portion la plus superficielle de la papille, adjacente à l'ectoderme adamantin, devient une pièce de l'exosquelette et forme l'ivoire. Entre une écaille placoïde et une dent, il y a donc la même différence qu'entre une odontoïde cornée des parties latérales de la langue du Canard et un poil de mammifère. L'écaille placoïde est la dent réduite à sa simplicité schématique, comme l'odontoïde cornée précitée constitue le schéma simplifié d'un poil. Ainsi l'analogie peut se poursuivre, au point de vue morphologique, entre des productions dissemblables entre elles, mais qui ont ceci de commun, d'être également des phanères. Et ces phanères procèdent de formes simples qui, dans la série, en constituent comme les esquisses et en sont les précurseurs directs (1).

§ 1. — PREMIER DÉVELOPPEMENT DES DENTS DU TYPE MAMMALIEN, — ORGANES DE L'ÉMAIL ET DE LA PULPE

Sur un fœtus humain de 10 à 11 centimètres, on peut suivre aisément le premier développement des dents et prendre une idée exacte de la signification morphologique de ces phanères. Car les incisives sont déjà à l'état fœtal, c'est-à-dire dessinées dans toutes leurs parties, tandis que les dernières molaires ont à peine commencé à se différencier le long du germe ectodermique ou *pli adamantin primitif*, découvert par NATALIS GUILLOT (2).

Pli adamantin primitif. — Ce pli règne sans aucune discontinuité tout le long des deux arcs mandibulaires, inférieur et supérieur, de

(1) Les dents cornées des cyclostomes sont situées au fond de la ventouse orale et le piston lingual en porte deux ou trois. Les dents vraies, formées d'ivoire revêtu d'émail, ne siègent jamais sur la langue, mais garnissent abondamment la voûte palatine chez nombre d'animaux (sélaciens). Chez les plagiostomes, tels que les Raies, elles sont plus développées dans la bouche que sur les arcs mandibulaires. Enfin, chez les mammifères, elles existent exclusivement sur les maxillaires. Il semble donc qu'au fur et à mesure que l'organisme s'élève vers le type mammalien, les dents rétrogradent du fond de la cavité buccale vers l'extérieur, pour former en fin de compte une seule rangée supportée par la portion du squelette buccal qui forme les mâchoires. Elles n'existent en arrière de cette région qu'à l'état de production tératologique chez l'Homme et les mammifères les plus élevés en organisation.

(2) NATALIS GUILLOT, *Annales des sciences naturelles*, 2e série, t. IX, p. 277.

ıanière à constituer une courbe fermée (TH. KÖLLIKER). Il est con-ıtitué par une lame pleine de cellules embryonnaires nées d'un bour-

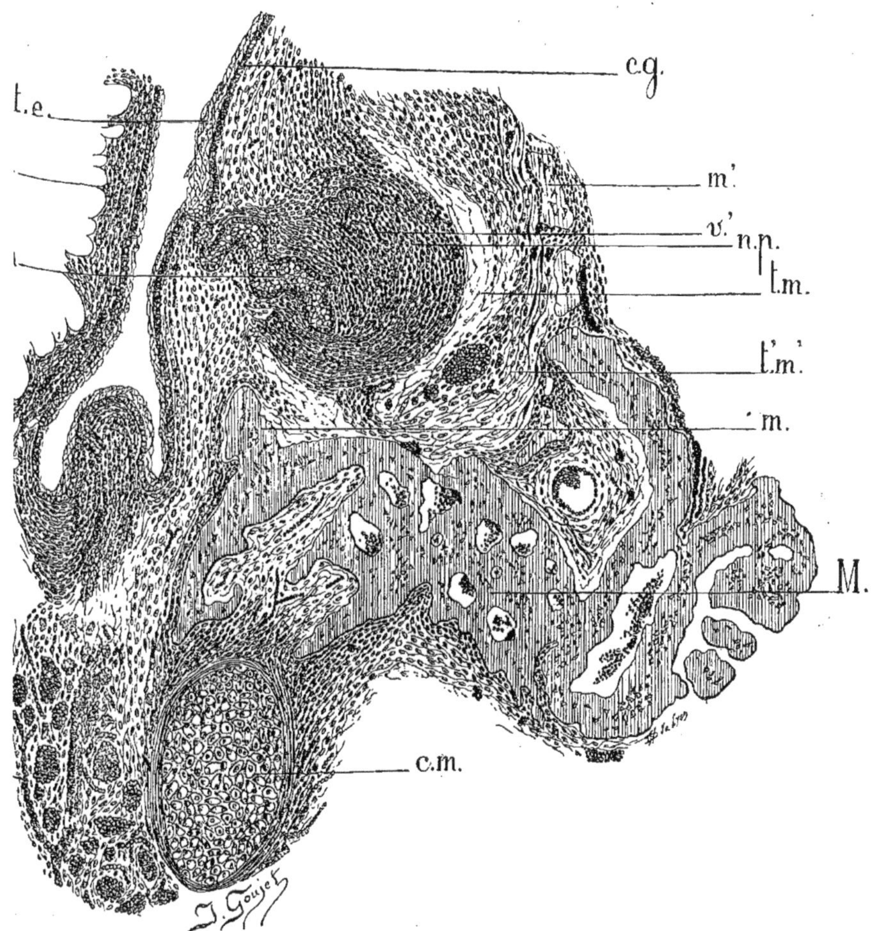

ˡIG. 514. — Coupe de la face d'un embryon humain de 110 millimètres, faite perpen-diculairement à la direction de la mandibule et du cartilage de Meckel. Alcool fort, éosine hématoxylique. La section passe par la partie postérieure de l'arc mandi-bulaire.

ect, e, bourrelet épidermique de Kölliker; — a, coupe transversale d'une frange du pli ada-ıantin primitif au niveau d'une dent future; — cg, couche génératrice de l'ectoderme buccal, ıéfléchie sur tout le pourtour de la lame ectodermique constituant le pli adamantin primitif de ATALIS GUILLOT; — np, nodule pulpaire; — tm, tissu muqueux très délicat, circonscrivant le odule pulpaire; — t'm', tissu conjonctif plus dense, ébauche du sac fibreux de la dent; — , vaisseaux sanguins du nodule pulpaire.

cm. cartilage de Meckel; — M, tissu osseux du maxillaire supérieur : on voit que ce tissu, isposé en gouttière ouverte du côté des germes dentaires, dessine dès le début un alvéole m, l, m'.

v, vaisseaux sanguins fœtaux; — L, épithélium stratifié de la surface de la langue.

eonnement actif de la couche génératrice de l'ectoderme buccal. En ıême temps que s'opère ce bourgeonnement, les couches épidermiques subissent, au-dessus du pli adamantin et à son voisinage immédiat, une végétation en sens inverse. De telle sorte que, dans toute son étendue, le pli adamantin est indiqué par un relief de la muqueuse de la bouche : le *bourrelet épidermique* de KÖLLIKER destiné à protéger les germes dentaires qui vont maintenant s'édifier.

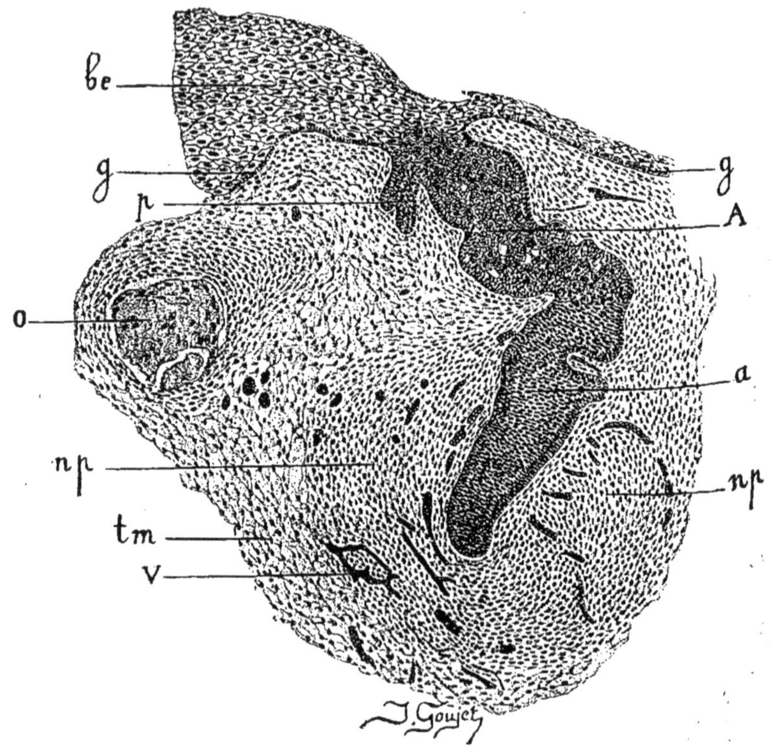

FIG. 515. — Pli adamantin primitif et organe de l'émail d'un embryon de trois mois. Fixation par le liquide de Müller, gomme, alcool, coloration par l'éosine. — (Obj. 4, ocul. 1 de Leitz.)

b e, bourrelet épidermique de KÖLLIKER; — *g*, couche génératrice de l'épithélium gingival; — *p*, reste du pli adamantin primitif fournissant un germe d'attente; — A, germe adamantin d'une dent; — *n p*, son nodule papillaire; — *a*, ordonnance transversale de l'ectoderme du pli adamantin, origine de la masse muqueuse ectodermique; — *t m*, tissu muqueux entourant le nodule pulpaire: — *v*, vaisseaux sanguins.

Période embryonnaire. — Le pli adamantin primitif est continu, les dents sont espacées. Aussi, de distance en distance, là où doit exister plus tard chacune des dents, le pli adamantin présente une frange légèrement sinueuse (fig. 515, *a*), dépassant de beaucoup sa ligne générale inférieure et s'enfonçant dans le tissu conjonctif à la façon du germe ectodermique d'un poil (1). Cette frange pleine est entourée d'un prolongement du tissu fibreux embryonnaire qui la contourne et lui forme une calotte basale. Bientôt, au sein de cette calotte basale, sous l'extrémité de la frange ectodermique, s'édifie un nodule rond de tissu conjonctif embryonnaire : c'est le *nodule pulpaire*,

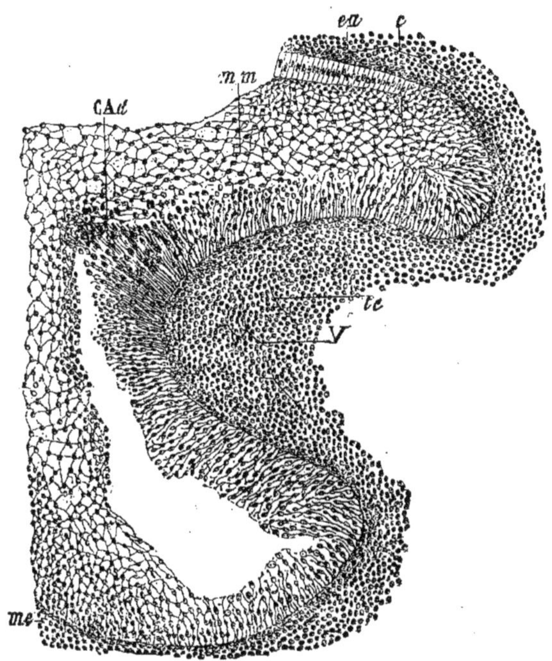

FIG. 516. — Coupe du germe d'une dent de l'embryon de Veau. (Fixation par les vapeurs osmiques. Durcissement par l'alcool pendant vingt-quatre heures. Coloration par l'éosine hématoxylique faible. Conservation dans la glycérine).

mm, masse muqueuse ectodermique du germe de l'émail ; — *ea*, épithélium adamantin ; — *c*, reflet de l'épithélium adamantin sur la papille dentaire. Là, il prend une disposition arquée et forme des chaînes de prolifération en continuité avec les prolongements des cellules stellaires du centre de la masse muqueuse ectodermique ; — CA *d*, cône adamantin directeur.
tc, tissu conjonctif embryonnaire de la papille dentaire ; — *m e*, son prolongement (autour du sac adamantin), origine du sac fibreux de la dent incluse.

homologue exact du nodule papillaire du germe des poils, comme lui exsangue au début, mais bientôt lui aussi pénétré par des vaisseaux sanguins disposés en boucles ascendantes. La phanère possède dès lors le rudiment de ses parties essentielles : la frange ectodermique devient l'*organe de l'émail ;* le nodule pulpaire prend la forme d'une

(1) De la sorte, vu dans son ensemble, le pli adamantin primitif et les franges auxquelles il donne naissance figurent une sorte de peigne à dents espacées dont chacune représente le germe ectodermique d'une dent terminée par son nodule pulpaire arrondi.

papille qui sera l'*organe de l'ivoire*. Le tissu conjonctif entourant l'organe de l'émail et contournant le nodule pulpaire, représente le *sac fibreux* de la dent : origine du cément et homologue exact du sac fibreux des poils.

Un peu plus tard, le nodule pulpaire, croissant contre l'extrémité borgne du germe ectodermique ou organe de l'émail, la déprime en cupule et s'en coiffe comme d'une calotte : mode de développement rappelant absolument celui du bulbe des poils (fig. 516). Le *bulbe dentaire* est dès lors constitué, et entouré de tous côtés par le sac fibreux qui passe au-dessous du nodule pulpaire relevé en papille. Mais ici néanmoins nous constatons une différence capitale avec le poil : c'est que la croissance de la papille constituant la pulpe ou organe de l'ivoire ne se fait pas dans l'axe exact du germe ectodermique à l'encontre duquel elle végète comme cela a lieu dans les poils. La pulpe s'élève obliquement par rapport à cet axe, de façon à laisser sur un de ses côtés, qui est toujours le côté interne (Kölliker) une portion de l'organe de l'émail qui sera plus tard l'origine du germe ectodermique de la dent de remplacement (fig. 515, *p*). Si donc, au point de vue de leur papille dans ses rapports avec leur germe épithélial, les poils sont des *phanères à développement axial*, les dents doivent être regardées comme des phanères à *développement latéral*.

Période fœtale. — La constitution du *bulbe dentaire* marque la fin de la période embryonnaire du germe de la dent. La période fœtale commence lors de l'apparition, à la surface de la papille pulpaire, de l'*épithélium adamantin* proprement dit ou *membrane de l'émail* des auteurs. L'édification de cet épithelium se poursuit, dans l'organe de l'émail, par un mécanisme détourné et complexe, nullement, comme on le pourrait croire, par la simple adaptation de la couche génératrice du fond du germe ectodermique déprimé en cupule par la croissance de la papille, et revêtant la surface de cette dernière d'un rang de cellules cylindriques.

En même temps, en effet, que le nodule papillaire commence à se former à l'extrémité de l'organe de l'émail, et bien auparavant qu'il ait commencé à le relever en calotte, le germe ectodermique subit une modification très remarquable. A son centre, les cellules prennent une ordonnance transversale de telle manière que le germe paraît feuilleté en travers (fig. 515, *a*). Cette apparence tient à ce que les lignes de ciment s'agrandissent entre les cellules placées les unes au-dessus des autres et que la substance de ce ciment prend, en même temps qu'elle s'accroît, la consistance d'une gelée transparente. Il en résulte que les cellules s'aplatissent en s'étalant en travers. Elles montrent, sous un faible grossissement, une disposition en lames feuilletées d'autant plus accusée qu'à cette période les fibres unitives, qui, comme nous le savons, sont des formations secondaires, ont à peine commencé à s'édifier si ce n'est dans la portion tout à fait supérieure de l'organe de l'émail où elles sont entièrement achevées (fig. 515, A).

Masse muqueuse ectodermique. — Lorsque le bulbe dentaire est dessiné, cette modification se poursuit et finit par changer du tout au tout la constitution primitive de l'organe de l'émail. Le ciment intercellulaire prend, au pourtour des cellules, un accroissement excessif.

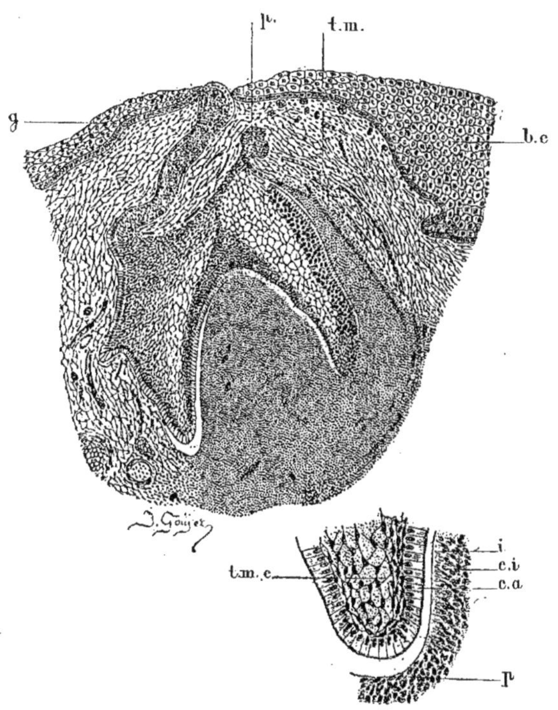

Fig. 517. — Coupe d'un germe dentaire du fœtus humain au troisième mois. — Fixation par le liquide de Müller; coloration à la glycérine hématoxylique.

La coupe montre l'organe de l'émail et le sac adamantin rempli par la masse muqueuse ectodermique. Ce sac est refoulé en bonnet double et coiffe la papille dentaire.

be, bourrelet épidermique de Kölliker; — *p*, sorte de petite bourse dessinée par l'épithélium adamantin, reliée au cône adamantin directeur qui coiffe la papille dentaire; — *g*, couche génératrice de l'ectoderme buccal; —*tm*, noyau connectif d'éruption.

tme, tissu muqueux ectodermique; — *ca*, cellules de l'épithélium adamantin, doublées de la ligne continue de leurs plateaux; — *p*, pulpe; — *ci*, jeunes cellules de l'ivoire; — *i*, bande de l'ivoire traversée par les fibres de Tomes. (La petite figure représente les détails du reflet de l'épithélium adamantin sur la pente de la papille située à la gauche du lecteur.)

Entre les prolongements qui unissent les cellules les unes aux autres, il se développe en grains, puis en amas qui s'accroissent progressivement et marquent leurs empreintes à la surface des corps cellulaires dont ils arrivent à changer absolument la forme. Il en résulte que les cellules de l'organe de l'émail deviennent des corps étoilés reliés par des expansions délicates, et que la formation ectodermique tout entière prend dès lors l'apparence d'un tissu conjonctif muqueux. J'appelle cette masse muqueuse, développée aux dépens d'un épithélium, *masse muqueuse ectodermique de* HUXLEY : parce que, si NATALIS GUILLOT en a donné la première description satisfaisante, c'est en réalité HUXLEY qui en a reconnu la nature et la signification épithéliale.

La transformation muqueuse de l'organe de l'émail s'opère d'abord au centre, puis gagne progressivement la périphérie de tout le germe ectodermique. Elle reste cependant incomplète dans toute la région interne répondant au germe adamantin d'attente destiné à la dent de remplacement. Là, elle ne se poursuit pas jusqu'à la vitrée du derme qui demeure revêtue d'un rang de cellules cylindriques, prolongement de la couche génératrice de l'ectoderme de la surface. Tant que la papille demeure conique et ne s'est pas étranglée à la base, la transformation muqueuse devient complète dans tout le reste du sac adamantin. La papille et les parois externes des culs-de-sac circumpapillaires sont revêtues par une couche épithéliale assez comparable à l'épendyme lorsque se sont formées les chaînes radiales, puis arquées, de prolifération (voy. fig. 516, *c*). A la surface de la vitrée réfléchie sur la papille, les cellules génératrices s'insèrent par un pied étiré en fibre. Sur leur pôle libre, elles se continuent avec le réseau des cellules étoilées de la masse muqueuse au moyen d'expansions arquées. Tout ce système forme, au sommet de la papille pulpaire, une sorte de cône dont la pointe se dirige en haut et départit la cavité de l'organe de l'émail en deux régions : l'une interne répondant au germe d'attente et où la transformation muqueuse est incomplète, l'autre externe, répondant à la portion du germe recouverte à distance par le bourrelet ectodermique de KÖLLIKER. Le cône que je viens de décrire (fig. 517) dessine exactement l'axe éruptif de la dent. Pour cette raison, je lui ai donné le nom de *cône adamantin directeur* (1).

L'épithélium qui revêt la papille pulpaire est le siège d'une prolifération active. Il concourt donc puissamment à augmenter l'étendue de la masse muqueuse ectodermique. Celle-ci s'accroît en même temps que le germe de la papille, dont elle forme le milieu

(1) Ce cône est l'analogue du cône corné qui surmonte la papille d'un poil ; mais il ne subira jamais la transformation cornée et doit être considéré comme une formation purement représentative. Au niveau de sa pointe, la couche génératrice de l'organe de l'émail, entraînée en haut par la végétation prépondérante qui s'opère au sommet de la papille, forme un petit bouquet de plis : ce sont là les *bourgeons épithéliaux* de KÖLLIKER [1] ; ils répondent à chaque denticulation de la papille dentaire. On ne trouve par suite qu'un groupe de bourgeons épithéliaux sur les incisives et les canines fœtales, tandis qu'il y en a un pour chaque saillie future de la surface des molaires dont la papille pulpaire est multilobée.

1 *Éléments d'Histologie humaine*, 2e édition française, p. 493.

d'évolution. Un épithélium analogue, mais moins développé et moins actif, occupe les parois du sac adamantin. Dans les portions intermédiaires, les cellules de la masse muqueuse prennent tout leur développement. Elles forment un réseau élégant de figures stellaires, continu lui même avec le réseau de cellules arquées de l'épithélium pariétal. L'analogie avec la masse neuro-névroglique est alors frappante, ainsi que l'a justement fait remarquer Vignal. Elle le deviendra encore davantage plus tard.

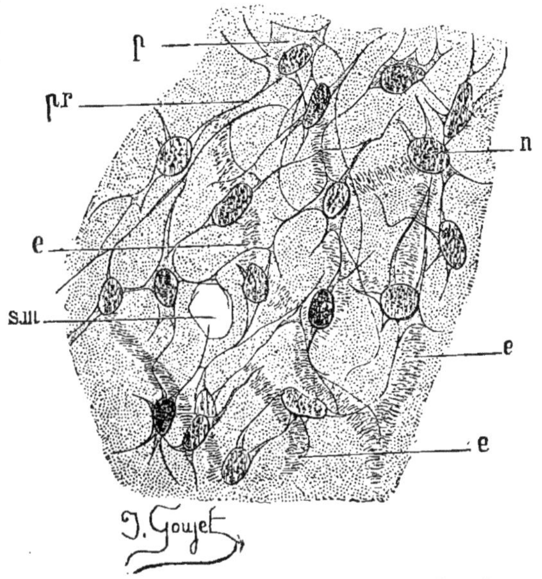

Fig. 518. — Tissu muqueux d'origine ectodermique du germe de l'émail d'une dent incluse (fœtus humain du 4e mois). — Fixation par l'alcool fort. Gomme, alcool, picrocarminate. Conservation dans la glycérine picrocarminée. — (Ocul. 1, obj 9, de Leitz.)

p, corps protoplasmique des cellules du germe adamantin devenues stellaires : leurs festons sont tous curvilignes et rentrants, par suite de l'élargissement des espaces intercellulaires occupés par le ciment mou d'apparence muqueuse; — *n*. noyau; — *pr*, prolongements protoplasmiques unissants; — *e e e*, empreinte des fibres unitives sur la substance molle du ciment ; — *sm*, espace occupé par une cellule migratrice.

Epithélium adamantin. — En effet, à partir du moment où la base de la papille pulpaire commence à s'étrangler pour former le *col de la pulpe*, l'activité formative de l'épithélium arqué semble épuisée. Cet épithélium se réduit, comme celui de l'épendyme à la fin de la période du développement, à un rang de cellules cylindriques, striées suivant leur hauteur, transparentes et renfermant un noyau plus voisin de leur sommet relié au réseau général de la masse muqueuse, que de leur base, C'est l'*épithélium adamantin* proprement dit : il occupe toute l'étendue des parties latérales de la papille et de son col (fig. 519). Il se réfléchit ensuite sur les parois du sac adamantin pour se réduire rapidement à une rangée de cellules basses qui constitue l'épithélium externe de Nasmyth et de Natalis Guillot. A la pointe de la papille, c'est-à-dire dans les limites du cône adamantin directeur, l'épithélium reste au contraire actif. Jusqu'à la fin de l'évolution fœtale, il demeure formé de cellules étroites dont les noyaux sont situés à des hauteurs diverses, et qui communiquent entre elles latéralement assez souvent par des expansions arquées.

Le réseau des cellules muqueuses centrales se modifie également peu à peu. Sur les molaires d'un embryon humain de quatre mois et demi (1), il est aisé de reconnaître qu'à leur surface se sont développés de longs filaments unitifs qui se poursuivent sur des séries de cellules,

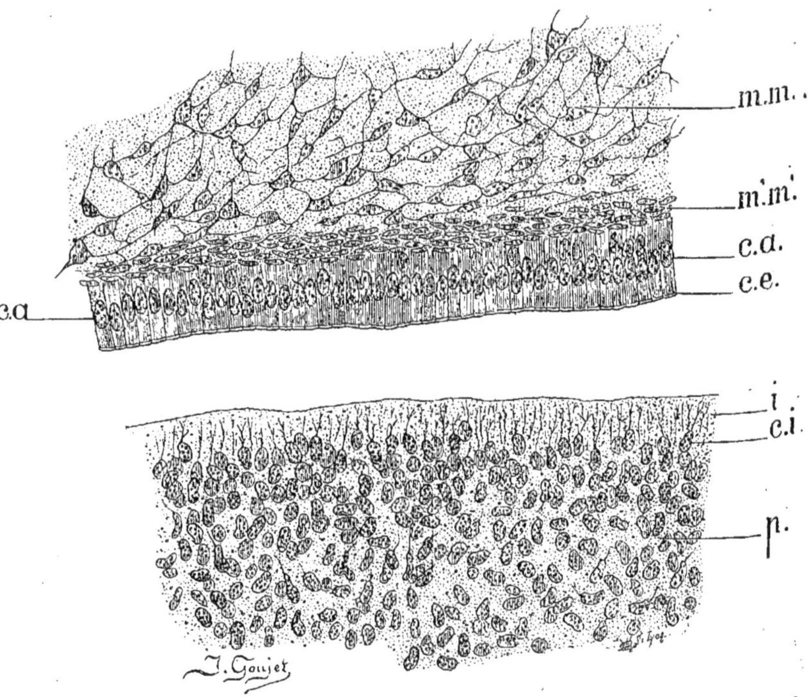

Fig. 519. — Rapports de l'organe de l'émail et de l'organe de l'ivoire, au niveau du reflet de l'épithélium adamantin sur la papille d'un germe dentaire du fœtus humain de quatre mois. — Fixation par l'alcool fort; décalcification par l'acide picrique; gomme et alcool; coloration au picrocarminate et conservation dans la glycérine picrocarminée.

c a, *c a*, cellules cylindriques de l'épithélium adamantin réfléchi à la surface de la papille dentaire *p* ; — *c e*, ligne des plateaux basaux reposant sur la surface *i* et qui en a été mécaniquement séparée ; — *m m*, masse muqueuse ectodermique formée de cellules étoilées; — *m m*, cellules de la masse muqueuse tassées sur le pôle superficiel des cellules adamantines; — *p*, papille dentaire, formée de tissu conjonctif embryonnaire; — *i*, bande de l'ivoire très jeune se développant à la périphérie de la papille et dans laquelle les cellules différenciées sous forme de jeunes cellules de l'ivoire, *c i*, envoient leurs courtes fibres de Tomes.

les gagnant par la voie des prolongements protoplasmiques et marquant leurs empreintes, par séries très régulières analogues à des hachures, sur les globes de substance muqueuse intercellulaire (fig. 518, *e*, *e*, *e*). Isolées, de pareilles cellules ne présentent en réalité aucune différence avec celles de la névroglie dont leurs filaments unitifs représentent exactement les fibres tangentielles.

(1) Alcool fort, décalcification par l'acide picrique, gomme, alcool, picrocarminate d'ammoniaque.

En résumé donc, la masse muqueuse de Huxley, qui ne renferme ais aucun vaisseau sanguin, et dont nous avons déjà trouvé un homo- ue rudimentaire dans la lame muqueuse qui double les dents cor- s des cyclostomes, doit son existence à une modification évolutive l'ectoderme presque exactement comparable à celle qui a pour résul- l'édification, au sein du neuro-épithélium primitif, de la masse ifférente neuro-névroglique des centres. Elle ne prend pas son origine, ome le croyaient les anciens histologistes et comme l'a soutenu POUCHET, dans l'intrusion d'un bourgeon du tissu connectif ambiant. L'appareil adamantin du germe des dents a un autre intérêt mor-)logique. Il montre mieux que tout autre l'exactitude de la loi posée moi au début de l'étude de l'ectoderme : à savoir que l'ectoderme us, aboutissant à la production d'édifications tégumentaires, végète la couche génératrice vers les surfaces libres ; tandis que l'ecto- me modelé, apte à produire des différenciations d'où sortent de veaux organes, végète de la couche génératrice dans l'épaisseur feuillet moyen. Ici les deux ordres de bourgeonnements, endogène exogène, existent superposés. L'un d'eux aboutit à la formation n simple bourrelet protecteur épidermique ; l'autre à la construc- n d'un tissu compliqué, bien qu'il soit transitoire, et qui reproduit type presque exact des différenciations les plus élevées du tissu thélial ectodermique. La *lame muqueuse des dents cornées* des mproies, l'*organe de l'émail*, la *masse muqueuse* et l'épithélium ué dans lesquels il se change, enfin la *névroglie*, constituent des mes morphologiques consécutifs, disposés en série par gradations ensibles, rendant évident par leur rapprochement le mécanisme de transformation de l'ectoderme en un tissu qui reproduit les proprié- essentielles du tissu conjonctif, aux fonctions duquel en apparence semblait incapable de s'adapter.

Vitrée, noyau connectif d'éruption. — Tout autour du pli adamantin imitif, et aussi autour de ses franges constituant chacune un organe l'émail, la vitrée du derme limite la formation épithéliale et demeure ntinue. Elle se réfléchit sur la papille pulpaire et sert de ligne d'im- intation à l'epithélium adamantin. Au-dessous de cet épithélium, elle t nettement visible sous forme d'un trait à double contour. Elle l'est oins sur les parois du sac adamantin limitées par l'épithélium externe : st-à-dire en réalité par deux ou trois couches de cellules rameuses la masse muqueuse de Huxley aplaties par refoulement à la péri- érie. Néanmoins, cette vitrée existe et l'on voit les bourgeons vascu- res du tissu conjonctif ambiant venir buter contre une ligne conti- ie, qu'ils ne franchissent jamais et qui la représentent. En dehors de tte ligne, le tissu connectif du sac dentaire est fibreux, sauf en un int situé entre le bourrelet épidermique de Kölliker, le col de l'or- ne de l'émail qui se poursuit sur le côté interne de la dent sous forme de germe d'attente, et l'extrémité du cône adamantin directeur qui arrive presque à toucher la couche génératrice du pied du bourrelet. Là existe un tissu conjonctif muqueux mou, à peu près dépourvu de vaisseaux et par suite disposé à offrir à la dent, quand elle émer-

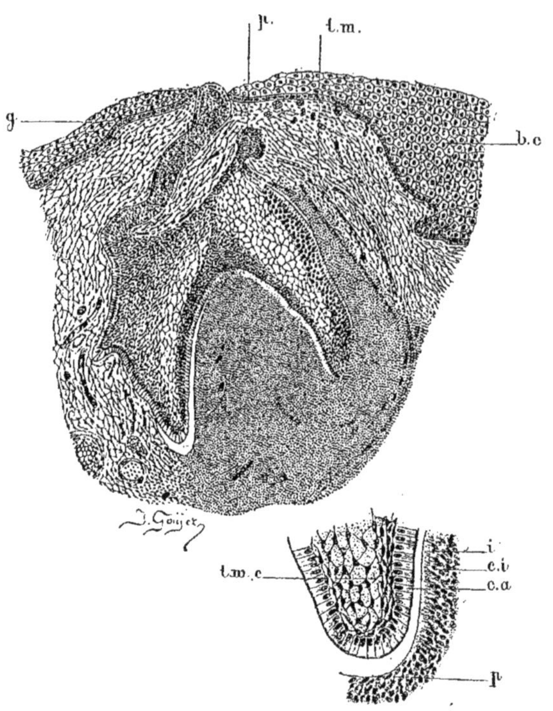

Fig. 520. — Coupe d'un germe dentaire du fœtus humain au troisième mois. — Fixation par le liquide de Müller; coloration à la glycérine hématoxylique.

La coupe montre l'organe de l'émail et le sac adamantin rempli par la masse muqueuse ectodermique. Ce sac est refoulé en bonnet double et coiffe la papille dentaire.

b e, bourrelet épidermique de Kölliker; — *p*, sorte de petite bourse dessinée par l'épithélium adamantin, reliée au cône adamantin directeur qui coiffe la papille dentaire; — *g*, couche génératrice de l'ectoderme buccal; — *t m*, noyau connectif d'éruption.

t m e, tissu muqueux ectodermique; — *c a*, cellules de l'épithélium adamantin, doublées de la ligne continue de leurs plateaux, — *p*, pulpe; — *c i*, jeunes cellules de l'ivoire; — *i*, bande de l'ivoire traversée par les fibres de Tomes. (La petite figure représente les détails du reflet de l'épithélium adamantin sur la pente de la papille située à la gauche du lecteur).

gera, une voie facile à traverser presque sans résistance. Pour cette raison, je lui ai donné le nom de *noyau connectif d'éruption*. L'extrémité supérieure de la dent est en effet amenée, par le cône adamantin directeur, immédiatement au-dessous de ce noyau qui n'est en outre recouvert, entre le col de l'organe de l'émail et le pied du bourrelet épidermique, que par un ectoderme réduit à la couche génératrice et à une assise épidermique si mince que là, sur la plupart des coupes sagittales du germe des dents, le revêtement épithélial est rompu (fig. 520).

'alotte de l'ivoire et calotte de l'émail. — Le rôle éphémère de la sse muqueuse de Huxley va maintenant prendre fin. La papille paire s'accroissant progressivement, et tenant une place de plus en s grande dans la masse muqueuse qui, a cessé de s'accroître suite de l'atrophie de l'épithélium arqué, cette masse muqueuse 'estreint d'un pas égal. De la sorte, sauf au niveau de la pointe la papille coiffée par le cône directeur devenu de moins en ns haut, l'épithélium adamantin qui recouvre la pulpe arrive sque au contact de la paroi interne du sac de l'émail. Il en te cependant séparé par une ou deux assises de cellules plates, résentant la masse muqueuse atrophiée par refoulement. A ce nent, au sommet de la papille pulpaire commencent à se for- presque simultanément, pour ensuite s'étendre de là jusqu'à la e : 1° la *calotte de l'ivoire*, formation mésodermique de la por- superficielle de la pulpe; 2° la *calotte de l'émail*, édifi- ion de l'épithélium adamantin et conséquemment de nature ecto- mique.

.es deux calottes sont superposées; mais le développement de oire précède toujours un peu celui de l'émail qui le recouvre à la on d'une seconde calotte plus étroite, et conséquemment débordée is tout son pourtour par la subjacente. C'est précisément cette onstance qui permet d'assigner à l'émail sa signification morpho- ique précise, découverte par Kölliker.

mail. — En effet, là où l'émail n'existe pas encore, l'ivoire déjà mé est recouvert immédiatement par l'épithélium adamantin porté sa membrane vitrée. Cet épithélium s'écarte de l'ivoire au niveau point où la calotte de l'émail, amincie en biseau, se termine sur les és latéraux de la papille pulpaire; et il revêt extérieurement l'émail se trouve ainsi compris entre l'ivoire et lui. L'*émail est donc formation basale de l'épithélium adamantin*, comparable au teau basal de certaines cellules de l'ectoderme, ou mieux encore productions cuticulaires de la surface libre des cellules, telles les plateaux striés. A la façon de certaines membranes basales la membrane de Bowman de la cornée), il se colore en rouge ngé très intense par le picrocarminate d'ammoniaque et en bleu l'hématoxyline; mais il ne s'agit pas ici d'une couche amorphe. mail est formé par une multitude de prismes très fins, dont la tion est hexagonale et qui s'étendent de la face profonde de l'épi- lium adamantin à la surface de l'ivoire, par un trajet non pas rec- gne, mais plusieurs fois ondulé. D'où il résulte que, sur une même pe et dans des points voisins, les prismes de l'émail n'ont pas du t une même direction. Ils sont soit verticaux, soit coupés en tra- s, ou encore et le plus ordinairement suivant une direction intermé- ire qui donne au point de la section l'apparence bien connue du dessin du dos d'une montre, formé par une multitude de cercles qui se coupent.

L'émail des dents est biréfringent ; ses prismes, isolés par l'action des acides faibles et légèrement dissociés, se montrent comme des fils disposés en un écheveau à demi débrouillé. Ils sont chatoyants, et cette apparence est due à des stries transversales irrégulières, que Hannover et Hertz rapportent à des parties plus calcifiées que les autres. Elles me paraissent dues surtout à des couches déposées successivement, pendant la période de formation de chaque prisme, et différant les unes des autres légèrement par leur constitution moléculaire. Un dépôt formé par assises, comme en vertu d'une sorte de sécrétion, s'observe du reste fréquemment dans les productions basales.

Sur les germes des dents non préalablement décalcifiées, on peut aisément constater que la calotte de l'émail, bien qu'encore molle et se laissant couper nettement par le rasoir, a déjà commencé à subir l'imprégnation calcaire, due en grande majorité (81 à 90 pour 100) au phosphate de chaux et au fluorure de calcium (1). Dans l'état adulte la matière organique disparaît à peu près dans l'émail, réduit à une formation presque entièrement minérale, dure et translucide, cassante et faisant feu avec le briquet. Après la décalcification par les acides, on la retrouve pourtant disposée en prismes et dans les proportions très faibles de 3 à 6 pour 100 du poids de l'émail. Son origine ectodermique est, dans cet état, encore affirmée par ce fait que, par la coction, elle ne donne pas de gélatine.

Lorsque, dans le germe d'une dent, la calotte de l'émail est entièrement formée, l'épithélium adamantin, refoulé de plus en plus tout autour de la couronne de la dent qui se développe, finit par arriver au contact de l'épithélium extérieur du germe. La masse muqueuse ectodermique de Huxley est dès lors annulée par pression ; en fin de compte elle s'atrophie, puis finit par disparaître. Sur leur face adhérente, ou d'implantation, les cellules adamantines ne sécrètent plus alors qu'une ligne de plateaux basaux qui subit elle-même l'imprégnation calcaire : c'est la *cuticule de l'émail* (Nasmyth) (2). Quand la couronne de la

(1) Voici une analyse de Bibra faite sur l'émail de deux molaires prises la première chez un adulte, la deuxième chez une femme de vingt-cinq ans.

	I	II
Substance organique	3,29 ?	5,97
Corps gras	0,20	traces
Phosphate de chaux et fluorure de calcium	89,83	81,63
Carbonate de chaux	4,37	8,88
Phosphate de magnésie	1,34	2.55
Autres sels	0,88	0,97

Citée par Frey, *Traité d'histologie et d'histochimie* (2e édition française, p. 306).

(2) Ce nom de *cuticule de l'émail* devrait être rejeté si l'usage ne l'avait pas

dent soulevée par la croissance de la papille pulpaire, après s'être engagée dans le noyau connectif d'éruption, vient émerger au dehors, l'épithélium adamantin, qui ne se calcifie jamais, se flétrit dans la portion exposée, découvrant l'émail revêtu de la cuticule continue. Mais on le retrouve longtemps encore sur les côtés latéraux de la

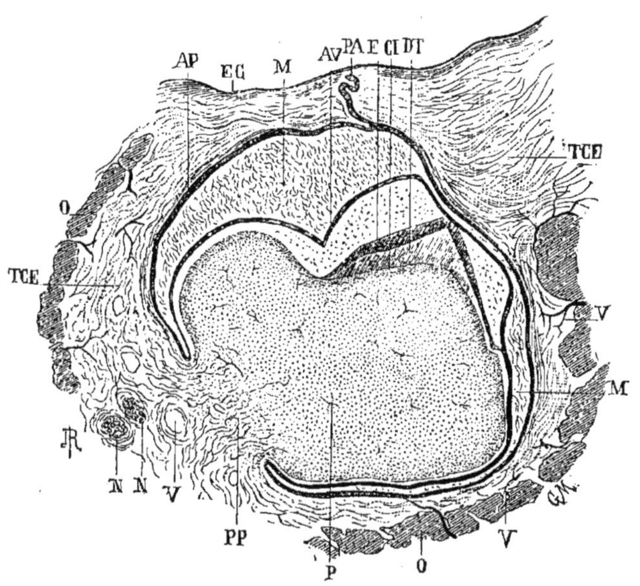

Fig. 521. — Coupe légèrement oblique d'une dent incluse du fœtus humain de quatre mois. — Fixation par l'alcool fort; décalcification par l'acide picrique; durcissement par la gomme et l'alcool. Coloration au picrocarminate et conservation dans la glycérine picrocarminée. — (Faible grossissement, pour montrer les diverses formations en place).

P, pulpe ou papille dentaire; — PP, son col ou pédicule, qui répondra plus tard au trou nourricier; — V, vaisseau pulpaire; — N, N, petits cordons nerveux destinés à la pulpe et coupés obliquement; — PA, pédicule épithélial de l'organe de l'émail le reliant à la muqueuse gingivale EG, dont l'épithélium n'a pas été dessiné; — AF, feuillet pariétal de l'épithélium adamantin; — AV, son feuillet viscéral; — M, M, masse muqueuse ectodermique de Huxley; — E, cône de l'émail; — CI, ligne de formation, sur la papille du cône de l'ivoire DI; — TCE, TCE, tissu conjonctif entourant le germe dentaire; — O O, tissu osseux de l'alvéole primitif; — V, V, vaisseaux sanguins.

couronne, là où l'émail est, sur un court trajet, encore recouvert par la muqueuse gingivale. Sur ce point, l'émail peut encore se former et concourir à la croissance de la dent (fig. 253, EA).

Ivoire. — La *calotte de l'ivoire* (fig. 519) se développe, à la surface

consacré. Nous avons vu, en effet, qu'en bonne terminologie morphologique le nom de *formations cuticulaires* doit être réservé à celles qui s'édifient à la *surface libre* des éléments épithéliaux ou rangés en série épithéliforme, tandis que les formations de la face adhérente de ces mêmes cellules méritent seules le nom de *basales*. La membrane de Nasmyth, dont l'existence est réelle, est une formation basale (ce fait ressort nettement de l'étude que nous venons de faire) et nullement une cuticule.

de la papille pulpaire, à la manière d'une véritable pièce du squelette. Son apparition est régulièrement postérieure à la pénétration du nodule pulpaire par les vaisseaux sanguins, bien qu'elle-même n'en doive pas contenir. Comme l'ivoire se développe du sommet de la papille sur ses côtés, il est aisé, sur un même germe dentaire (1), d'étudier toutes les phases de sa formation en remontant des portions latérales de la pulpe, non encore revêtues d'ivoire, vers le sommet où l'ivoire est entièrement formé. On rencontre en effet entre ces deux points extrêmes tous les intermédiaires. On voit d'abord la substance fondamentale du tissu conjonctif de la papille subir une sorte de chondrinisation : elle devient homogène, translucide et forme de petits festons recouverts par la vitrée portant l'épithélium adamantin. A ce premier stade, les éléments cellulaires engagés dans la bande chondrinisée conservent encore leur configuration étoilée et communiquent par leurs expansions avec les cellules du tissu muqueux de la papille. Un peu plus haut, en remontant le long de la papille, on voit la bande chondrinisée s'épaissir et ne plus renfermer dans son épaisseur aucun corps cellulaire, mais simplement les expansions protoplasmiques de cellules subjacentes (fig. 521), disposées en rangée les unes à côté des autres sous la bande de l'ivoire. Ce sont les *odontoblastes*.

Odontoblastes. — Les odontoblastes sont une simple différenciation des cellules fixes du tissu connectif de la papille pulpaire. Ce sont d'abord des cellules en forme de grenades, disposées en série et dont les expansions protoplasmiques dirigées vers l'ivoire montent verticalement, au sein de la substance chondrinisée, pour s'y ramifier plusieurs fois en Y de façon à former un système de fibres ascendantes parallèles. Ce sont là les *fibres de* TOMES (fig. 522). Par leur pôle inférieur, les odontoblastes émettent des prolongements qui vont rejoindre le réseau général des cellules fixes du tissu muqueux de la pulpe. Au fur et à mesure qu'on remonte le long de la bande de l'ivoire vers le sommet de la papille pulpaire, la substance fondamentale homogène croît en épaisseur par dépôts successifs, comparables à des calottes superposées se débordant les unes les autres et dont les plus inférieures sont de formation plus récente. Mais contrairement à ce que l'on observe dans les os, les odontoblastes ne sont jamais englobés, à la façon des ostéoblastes, dans les lamelles de l'ivoire superposées en série. Ils reculent devant chaque lamelle nouvelle, sécrétée sous leur influence entre leur extrémité périphérique et la lamelle d'ivoire antérieurement formée. Dans ce mouvement, les fibres de Tomes engagées dans l'ivoire ne font que subir une élongation. Autrement dit, il semble que ces fibres, en

(1) Fixation par le bichromate d'ammoniaque ou l'alcool fort. Gomme, alcool. Coupes dans l'axe du germe dentaire, colorées soit au picrocarminate soit à la glycérine ou l'éosine hématoxyliques.

gétant entre l'ivoire déjà formé et le corps cellulaire dont elles émanent, président à la construction d'un nouvel ivoire dans cet intervalle. Dès que la stratification des lamelles de l'ivoire est devenue nettement distincte par la superposition de deux ou de trois lamelles, les

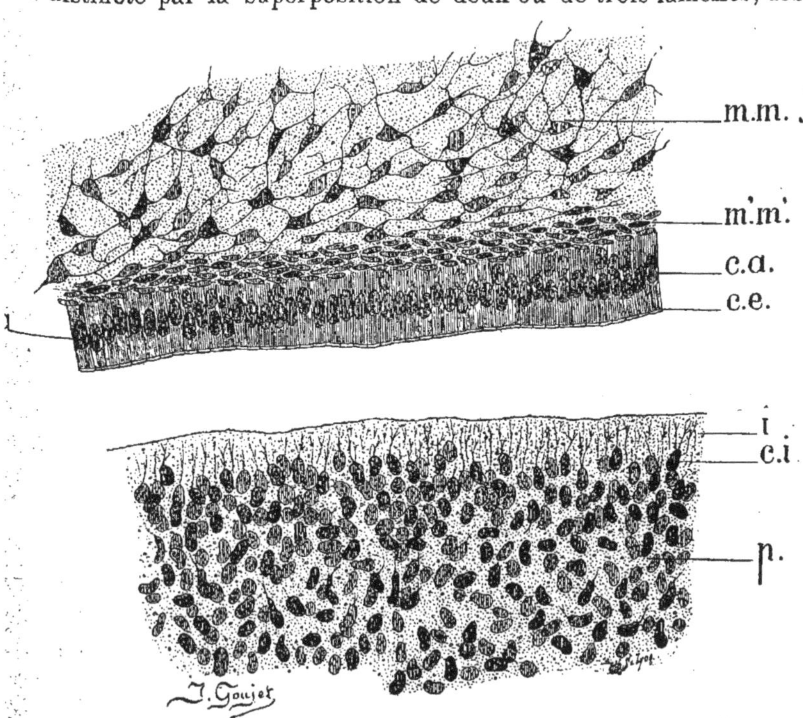

G. 522. — Rapports de l'organe de l'émail et de l'organe de l'ivoire, au niveau du reflet de l'épithélium adamantin sur la papille d'un germe dentaire du fœtus humain de quatre mois. — Fixation par l'alcool fort; décalcification par l'acide picrique; gomme et alcool; coloration au picrocarminate et conservation dans la glycérine picrocarminée.

ca, *ca*, cellules cylindriques de l'épithélium adamantin réfléchi à la surface de la papille ntaire *p*; — *ce*, ligne des plateaux basaux reposant sur la surface *i* et qui en a été mécaniement séparée; — *mm*, masse muqueuse ectodermique formée de cellules étoilées; — *m'm'*, llules de la masse muqueuse tassées sur le pôle superficiel des cellules adamantines; — papille dentaire, formée de tissu conjonctif embryonnaire; — *i*, bande de l'ivoire très jeune développant à la périphérie de la papille et dans laquelle les cellules différenciées sous forme jeunes cellules de l'ivoire, *ci*, envoient leurs courtes fibres de Tomes.

dontoblastes cessent d'affecter la forme en grenades intermédiaire à ur forme typique et à celle des cellules ordinaires du tissu muqueux. s prennent leur configuration définitive. On les voit alors disposés, us la lamelle d'ivoire la plus récente, à la façon d'un épithélium à llules prismatiques. Mais il n'y a là d'un épithélium que l'apparence. Les odontoblastes ne sont pas en effet soudés entre eux par un ment. Dans leurs intervalles, occupés par la substance fondamentale u tissu conjonctif de la papille pulpaire, peuvent s'insinuer des cellules migratrices et même des globules sanguins. Chaque odontoblaste est formé par une cellule allongée, nue, renfermant un noyau situé ordinairement à la base de l'élément. Il est coiffé par un petit cône qui sert de pied à une fibre de Tomes. La fibre s'engage dans l'ivoire et

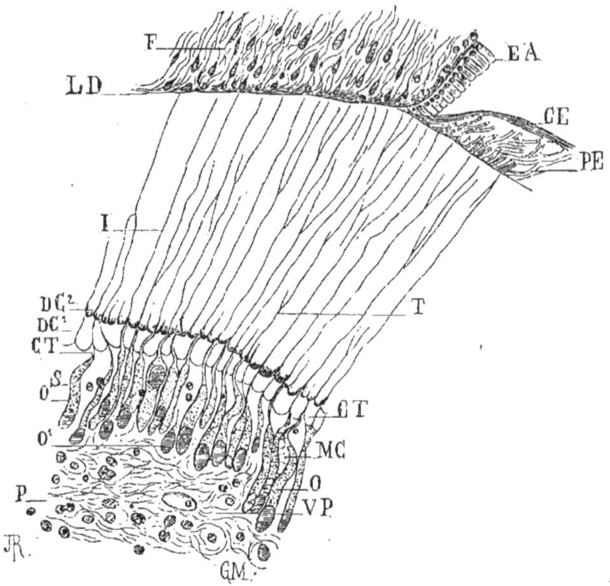

Fig. 523. — Portion de la coupe d'une dent incisive de la Souris grise répondant à la sertissure de la dent, c'est-à-dire à l'union de sa portion émergente recouverte par l'émail et de sa racine entourée par le ligament ou périoste alvéolo-dentaire F. — Fixation par l'alcool fort; décalcification par l'acide picrique; durcissement par la gomme et l'alcool. Coloration au picrocarminate et conservation dans la glycérine picrocarminée — (Ocul. 1, obj. 7 de Vérick; chambre claire).

P, tissu conjonctif de la pulpe dentaire; — VP, vaisseaux de la pulpe; — O, O, odontoblastes — CT, cône du pôle superficiel des odontoblastes et origine des fibres de Tomes; — T, fibres de Tomes; — O¹, odontoblaste jeune, végétant et prenant rang dans la ligne des odontoblastes adultes; — MC, substance muqueuse, coagulée à l'état grenu, occupant les plans-côtés des odontoblastes; — S, globules rouges du sang extravasés entre les odontoblastes; — I, ivoire ou « dentine »; — LD, limite de la dentine à la surface externe de la dent; — DC¹, limite de la dentine du côté des odontoblastes : elle est festonnée et rend compte de la formation des « lignes de contour »; — DC², dernière ligne de contour, répondant à la pénultième assise de l'ivoire.

F, tissu fibreux du ligament alvéolo-dentaire; — EA, épithélium adamantin subsistant au fond du repli gingival formant la sertissure de la dent; — CE, cuticule de l'émail; — PE prismes de l'émail.

s'y ramifie jusqu'à sa surface libre en se branchant à peu près comme les canaux de Bellini de la pyramide d'un rein; et elle est formée par un filament de protoplasma qu'on ne peut mieux comparer qu'à ceux des cellules du cartilage ramifié de la tête du Calmar. Deux odontoblastes adjacents interceptent donc, entre les deux pieds coniques consécutifs de leur fibre de Tomes, un espace semilunaire disposé en feston. Les saillants de chaque feston répondent aux intervalles des odontoblastes, et les rentrants aux cônes d'origine des fibres de Tomes. Comme l'ivoire est sécrété par couches successivement refoulées de bas en haut, chacune de ces couches est donc terminée en bas par un bord festonné. La dernière couche sécrétée touche le rang d'odontoblastes ; dans les préparations faites après fixation par l'alcool, elle se colore en jaune orangé par le picrocarminate d'ammoniaque. L'avant-dernière, non encore entièrement adulte, se colore en rose. Par sa partie supérieure, elle se fond avec la masse de l'ivoire plus anciennement formé et arrivé à son entier développement. Mais, par sa partie inférieure, là où elle joint la couche de dernière formation, elle tranche sur celle-ci par sa couleur : de sorte qu'elle paraît terminée par des festons roses. Telle est l'explication des *lignes de contour* d'Owen, qui subsistent même sur l'ivoire des dents tout à fait adultes lorsqu'il a été décalcifié (fig. 522).

Les bandes de l'ivoire nouvellement formé se colorent par les divers réactifs presque exactement à la manière de la substance osseuse de nouvelle formation. Cependant l'ivoire ou *dentine*, comme l'appellent aussi quelques auteurs, n'est point de l'os, bien qu'il se charge comme l'os de sels calcaires et qu'il atteigne une dureté et affecte une apparence comparables à celles du tissu osseux. L'ivoire normal est *exsangue :* il n'est pénétré que tout à fait exceptionnellement par les vaisseaux sanguins *(vaso-dentine)*. Il n'est donc nullement, comme le tissu osseux vrai, une édification vasculaire. C'est un tissu tout à fait particulier qu'on ne saurait comparer qu'au cartilage des céphalopodes à cela près qu'il est calcifié et que, au lieu d'englober les cellules qui le forment, il n'est parcouru que par leurs prolongements. Les corps cellulaires lui restent indéfiniment extérieurs (1). A part cela, l'analogie avec le cartilage à cellules ramifiées et avec l'os est remarquable. Chaque fibre de Tomes est entourée d'une sorte de capsule isolée par Neumann et qui rappelle la paroi propre des canaux du cartilage ramifié et des canalicules osseux. C'est cette formation qui, sur les préparations de la dent macérée, limite les canalicules de l'ivoire occupés, dans les dents vivantes, par les prolongements protoplasmiques des odontoblastes ou fibres de Tomes. Celles-ci, branchées un certain nombre de fois en Y, arrivent souvent

(1) Ainsi la formation exosquelettale par excellence, l'ivoire, reproduit à certaines modifications près le type des pièces du squelette les plus hautement différenciées des invertébrés supérieurs. C'est encore là un exemple de la *loi d'économie* de Milne Edwards transportée dans le domaine des faits histologiques et dont nous avons rencontré d'ailleurs jusqu'ici d'assez nombreux exemples. Dans son ensemble, la ligne des odontoblastes se comporte, à l'égard de la papille dentaire, comme les éléments d'un groupe isogénique coronaire du cartilage du Calmar relativement au noyau cartilagineux des groupes isogéniques.

à communiquer les unes avec les autres et à former les éléments d'un réseau. C'est de cette même façon que s'établit le réseau incomplet du cartilage ramifié de la tête des céphalopodes.

Boules de l'ivoire. — L'ivoire, avons-nous vu, se dépose à la surface de la papille par bandes concentriques qui en reproduisent le moule, et sont d'autant plus nombreuses en un point donné que la formation de l'ivoire y a duré depuis plus longtemps. De là la forme en cône ou en *chapeau* (Robin et Magitot) de la formation de dentine. Mais les odontoblastes ne sécrétent régulièrement l'ivoire que lorsqu'ils ont acquis eux mêmes leur état de complet développement. Cette notion me paraît propre à expliquer l'existence de ce qu'on appelle les *boules de l'ivoire.*

Si l'on coupe suivant son axe d'éruption un bulbe dentaire non décalcifié et possédant les deux calottes de l'émail et de l'ivoire au début de leur formation, l'on reconnaît que le cône de l'ivoire est limité sous l'émail par une série de boules parfaitement sphériques. Après décalcification, les boules sont moins distinctes; mais, sur les préparations colorées au picrocarminate après fixation par l'alcool, on les reconnaît pourtant par un examen attentif. Elles se colorent en rose pur, comme l'avant-dernière ligne de contour de l'ivoire en voie de croissance. Elles sont en outre englobées dans un ivoire encore plus imparfait, coloré en jaune orangé à la manière des festons de celui qui vient de se former entre les têtes des odontoblastes, dans les intervalles des fibres de Tomes. Les *espaces interglobulaires* (Czermak) sont donc occupés par un ivoire en voie de formation et encore mou ; ils ne répondent nullement à des lacunes. Cet ivoire mou est formé secondairement par les odontoblastes adultes dans les intervalles laissés par celui de première venue, édifié sous forme de globes discontinus par des odontoblastes n'ayant pas encore acquis leur complète activité formative.

Nous avons vu qu'à partir d'un certain moment l'organe de l'émail ne s'accroît plus; la calotte adamantine a donc par suite une étendue limitée à la portion de la papille revêtue par l'épithélium adamantin. Ces limites sont celles de la couronne de la dent, la seule portion qui doit faire issue hors du tégument. Mais la papille pulpaire, une fois la couronne formée, continue à s'accroître, repoussant en haut la couronne; et l'ivoire continue à s'édifier sur ses faces latérales et sur ses prolongements qui, uniques ou multiples, prennent la forme de *racines*. Là, ce n'est plus sous l'émail que la dentine se dépose couche par couche, mais bien sur les limites de la papille pulpaire et du sac fibreux qui l'entoure.

Périoste alvéolo-dentaire. — Sur le fœtus humain de quatre à cinq mois (prémolaires), les faisceaux du sac fibreux sont courts, implantés obliquement sur l'alvéole qui commence à se former, et sur la pulpe dentaire allongée en racine. Un système enveloppant de vaisseaux sanguins, communiquant avec ceux de la pulpe, se distribue dans le sac fibreux. La portion externe de ce sac, adjacente aux parois de l'alvéole formé par les os maxillaires, prend alors la signification de *périoste alvéolo-dentaire* et fixe la phanère dans la loge osseuse destinée à la recevoir. La portion interne du même sac, adjacente à l'ivoire, subira plus tard la préossification fibreuse. Elle recouvre l'ivoire des portions de la dent situées au-dessous de la couronne, d'une couche solide ayant la signification exacte d'une formation osseuse périostique (1).

Cément. — Cette couche est le *cément ;* elle n'est interrompue qu'à l'extrémité de la racine, répondant au collet de la papille pulpaire qui s'est rétréci de manière à ne plus laisser passer que les vaisseaux et les nerfs destinés à la pulpe. Celle-ci reste molle, formée de tissu connectif muqueux à petites cellules. Le cément est une lame osseuse dont la substance fondamentale est uniquement formée de fibres de Sharpey renfermant dans leurs intervalles des corpuscules étoilés des os rangés en série. Dans les dents tout à fait adultes, on y rencontre cependant quelques systèmes de Havers dont la présence indique que l'os de formation vasculaire tend, ici comme partout ailleurs, à se

(1) Le mode d'union des dents aux mâchoires chez l'Homme et les vertébrés supérieurs a été l'objet d'interprétations diverses. Les anciens anatomistes avaient admis sans discussion qu'il s'agissait dans ce cas d'une articulation d'un type spécial *(gomphyse)*. La plupart des auteurs contemporains qui ont étudié le développement des germes dentaires et la structure de la dent et des mâchoires (Ch. Robin, Legros, Magitot), avaient cependant décrit à l'intérieur des alvéoles un *périoste* différant toutefois du périoste ordinaire : le « périoste alvéolo-dentaire ». Mais des recherches plus récentes dues à Richard Owen, Tomes, et en France à Ranvier et à Malassez, permettent de rattacher le mode d'union de la dent et de son alvéole au système des articulations. Chez les vertébrés inférieurs (reptiles, poissons), l'articulation alvéolo-dentaire est susceptible d'obéir à des mouvements volontaires.

Ces notions doivent nécessairement apporter certaines modifications dans la manière d'envisager, anatomiquement et pathogéniquement, les affections décrites naguère sous les noms de *périostite-alvéolaire*, « ostéo-périostite alvéolo-dentaire » (Magitot). Elles doivent être ramenées à la signification d'arthrites. Telle est la *pyorrhée alvéolaire*, sorte d'alvéolite fongueuse. Certains kystes (kystes périostiques de Magitot) ne seraient dans cette manière de voir autre chose que des hygromas de la séreuse alvéolo-dentaire. Malassez au contraire admet que tous les kystes des mâchoires ont pour origine des *vestiges épithéliaux paradentaires* [1] : c'est-à-dire des restes du pli adamantin primitif ou des germes adamantins d'attente ayant échappé à l'évolution dentaire et à l'atrophie complète.

Au point de vue histologique, il est facile de différencier un kyste paradentaire d'un kyste d'origine périostique tel que les admet Magitot. La paroi du kyste paradentaire sera revêtue d'un épithélium vrai, du type malpighien ou adamantin. Celle du kyste périostique sera tapissée par un faux épithélium, analogue à celui des bourses séreuses ou des synoviales.

[1] L. Malassez, Sur le rôle des débris épithéliaux paradentaires *(Archives de physiologie*, 1885, p. 317).

substituer à la longue à la première formation fibreuse exclusivement périostique.

Sur les limites du cément et de l'ivoire, au-dessous de la couronne revêtue d'émail, on trouve, comme sous l'émail coronaire, une zone de dentine renfermant des boules et des espaces interglobulaires de CZERMAK. Cette zone a exactement la même signification que sa similaire sous-adamantine : elle répond à la couche la plus superficielle de l'ivoire, édifiée sous l'influence d'odontoblastes encore imparfaits ; mais elle en diffère par le volume des boules qui, ici, sont toutes petites et extrêmement nombreuses. Pour cette raison on l'appelle *couche granuleuse* de TOMES, qui l'a décrite le premier.

Éruption des dents. — L'extension de l'ivoire à la surface entière de la pulpe, immédiatement suivie de l'apparition des premières couches du cément, clôt la période fœtale de l'évolution dentaire. Les dents sont alors pourvues de toutes leurs portions essentielles. En s'élevant progressivement, elles traversent le noyau connectif d'éruption, rompent l'ectoderme buccal en dedans du bourrelet ectodermique de KÖLLIKER, et font issue à la surface. L'émergence est accompagnée de la destruction de l'épithélium adamantin aussitôt qu'il est exposé. Cette destruction n'a lieu que pour la couronne, répondant aux limites mêmes de cet épithélium. La portion émergée des dents est donc en réalité une édification ectodermique modelée par l'épithélium tégumentaire, mais où cet épithélium n'est plus représenté que par une formation basale, l'émail, anciennement sécrétée par lui. La couronne représente la phanère elle-même. L'ivoire qui la double et se poursuit sur la racine est une formation exosquelettale de perfectionnement.

§ 3. — LES DENTS ADULTES

La dent qui a fait éruption est une dent adulte dont nous pouvons maintenant comprendre du premier coup la constitution complexe. La portion émergée seule, correspondant aux limites de l'organe de l'émail, possède un revêtement adamantin. C'est la *couronne*. La portion cachée dans l'alvéole est la *racine*, formée d'ivoire revêtu d'une couche de cément. A l'union de la couronne et de la racine existe un *collet*, sorte de rainure entourant annulairement la dent sur les limites du cément et de l'émail qui augmentant d'épaisseur en sens inverse (l'émail à mesure qu'il monte sur la couronne, le cément à mesure qu'il descend sur la racine), interceptent nécessairement à leur union une ligne sensible de démarcation. Au centre de la dent existe la *cavité dentaire* que remplit la papille pulpaire souvent très réduite. Le col de cette cavité répond à l'orifice vasculaire ou *trou nourricier* de la dent.

L'*émail* des dents adultes, doué d'une extrême dureté, ne se colore, après décalcification, ni par le picrocarminate d'ammoniaque, ni par l'éosine qui teignaient en rouge orangé et en rose admirable la calotte adamantine des germes dentaires. Les prismes adamantins restent incolores et sont d'une extrême minceur. On peut, dès lors, considérer l'émail comme une couche inerte presque entièrement minéralisée, et ne conservant plus ni rapports avec l'ectoderme qui l'a formée, ni aptitude aucune soit évolutive, soit réactionnelle. Aussi cette couche, une fois détruite, ne se reproduit plus. En outre, l'ivoire qui lui est subjacent, et qui continue à vivre sous l'influence des odontoblastes persistant à la surface de la pulpe, végète assez fréquemment dans les portions profondes de l'émail comme dans une zone inerte. Les fibres de Tomes avec leurs ramifications s'y engagent assez fréquemment sur un court trajet, répondant à ce qu'on appelle les *lacunes de l'émail*.

L'*ivoire* des dents adultes devient progressivement compact. Les lignes de contour d'Owen s'effacent complètement et la substance fondamentale de la dentine paraît absolument homogène, même sous l'émail où les boules et les espaces interglobulaires disparaissent ou se réduisent à un petit nombre. Cependant, sur les coupes parallèles à l'axe de la dent, l'ivoire est parcouru par des lignes vagues chatoyantes, concentriques à la surface générale de la pulpe : ce sont les *lignes de* Schreger, dues aux inflexions des fibres de Tomes et donnant à la surface de section un aspect moiré.

Les fibres de Tomes, en effet, ne s'élèvent pas droit des odontoblastes, dont elles naissent, vers la surface où elles se terminent, soit librement, soit en anses à la façon des canalicules osseux récurrents de la marge des systèmes de Havers. Elles présentent en général deux ou trois grandes courbes, à peu près au même niveau pour les séries de fibres voisines, et une multitude de petites inflexions, ou *sinuosités de* Retzius. Les grandes courbes sont l'origine des *lignes de* Schreger ; elles répondent probablement à des temps d'arrêt dans la formation des assises de l'ivoire, comme les sillons qu'on observe fréquemment sur les ongles à la suite des maladies graves. Les fibres de Tomes conservent dans l'état adulte les réactions et la structure d'expansions protoplasmiques : le picrocarminate les teint faiblement en orangé, l'éosine en rouge. Elles communiquent fréquemment entre elles par des branches latérales : de sorte que la coupe transversale de l'ivoire montre l'aspect stellaire d'un réseau serré ; tandis que la coupe sagittale affecte celui d'une surface striée de traits parallèles, branchés et embrouillés latéralement par l'emmêlement et les concours de leurs ramuscules.

Autour de chaque fibre de Tomes existe une paroi propre limitant le *canalicule* dentaire qui la contient (Neumann) : paroi distincte de la substance fondamentale de l'ivoire en ce qu'elle ne donne pas naissance, par l'ébullion, à de la matière collagène (Hoppe). Comme pour les corpuscules et les canalicules propres des os, il s'agit donc ici d'une formation capsulaire véritable.

La *pulpe*, formée de tissu muqueux — et renfermant des anses vasculaires nombreuses et grêles ainsi que des nerfs sensitifs dont on n'a pas déterminé jusqu'ici le mode de terminaison — représente ce qui subsiste de la papille dentaire primitive, qui a modelé la dent et a déterminé par sa forme propre celle de la couronne et de la racine unique ou multifide. Elle supporte les odontoblastes dont les fibres de Tomes sont les prolongements, et qui sont rangés à son pourtour comme les ostéoblastes d'un os d'enfant tout autour d'un espace médullaire semi-circulaire.

Telle est la principale analogie de l'ivoire avec l'os; mais il en diffère toujours en ce que jamais un seul odontoblaste n'engage son corps cellulaire dans l'épaisseur de l'ivoire.

Néanmoins, sur un certain nombre de points, le tissu osseux du cément, formation accessoire et qui n'existe pas dans les dents des vertébrés inférieurs, tend à empiéter sur l'ivoire et à se substituer à lui : exactement comme le fait l'ivoire pour les parties profondes de l'émail. Les canalicules propres des corpuscules osseux se mêlent alors aux canalicules de l'ivoire. Ils se continuent avec eux sur quelques points et il en est de même des prolongements protoplasmiques des cellules osseuses, qui joignent les fibres de Tomes et se conjuguent assez souvent avec elles. De là résulte un tissu mixte qu'Owen a désigné sous le nom d'*ostéo-dentine* et de *vaso-dentine*, parce qu'avec le tissu osseux on voit y végéter des vaisseaux sanguins. Ces faits, exceptionnels chez l'Homme sauf dans les dents des vieillards, mais qui sont la règle dans celles de certains mammifères, ont une véritable importance en anatomie générale. Ils montrent, en effet, que les pièces représentatives du système presque annulé de l'exosquelette, pièces consistant ici dans l'ivoire des dents, tendent à être peu à peu envahies par le tissu osseux, caractéristique du squelette intérieur définitif.

CHAPITRE IV

GLANDES TÉGUMENTAIRES : SÉBACÉES, SUDORIPARES ET MAMMAIRES

Ces deux ordres de glandes, dont les premières sont les annexes directs des poils, appartiennent au tégument des mammifères exposé à l'air et recouvert par un ectoderme malpighien dont les éléments subissent l'évolution *épidermique.* Elles manquent conséquemment sous les ongles engendrés par l'évolution *cornée* du corps de Malpighi sans l'intervention de l'éléidine. Là où l'ectoderme subit l'évolution *muqueuse*, comme dans la bouche, l'œsophage, le vagin, elles n'existent pas non plus et sont remplacées par des glandes à mucus, à ferment ou mixtes, dont la description appartient à l'histoire des muqueuses d'origine ectodermique. Partout où il y a des poils (1), les glandes sudoripares sont disposées plus ou moins abondamment dans leurs intervalles. Là où les poils n'existent pas, mais où ils sont remplacés par de grandes papilles rangées en séries (plante des pieds, face palmaire des mains), les glandes sudoripares sont disposées, par rapport aux espaces interpapillaires, comme ailleurs dans l'intervalle des poils.

Les glandes sébacées et sudoripares sont donc en réalité des organes sécréteurs particuliers à la peau des animaux revêtus de poils. Elles présentent au point de vue fonctionnel un caractère commun. Toutes les deux sécrètent de la graisse : les unes, les sébacées, presque exclusivement ; les autres, les sudoripares, en très petite quantité et mêlés à un liquide aqueux extrêmement abondant. Les glandes mammaires, qui tiennent des deux par leur mode de développement, la sécrétion de la graisse et celle d'un liquide formant le plasma du lait, sont considérées comme caractéristiques de la classe des mammifères. Il serait

(1) Je me suis assuré que chez la Taupe, l'un des animaux chez lesquels on a nié l'existence des glandes sudoripares, ces glandes existent réellement ; seulement, leur extrémité profonde n'est pas contournée en glomérule.

plus juste de dire que tout mammifère possède à la fois des poils, des glandes sébacées, des glandes sudoripares et des mamelles; et que ces quatre formations sont connexes et inséparables, dans la série, d'animaux dont le sang ne possède plus de globules rouges représentant chacun une cellule (1).

§ 1. — GLANDES SÉBACÉES

Le germe des glandes sébacées, expansion latérale du germe ectodermique des poils et plus tard de leur gaine externe, est d'abord plein, disposé en forme d'aile, de bourgeon plus ou moins allongé, uni ou multilobé (p. ex. glandes de Meibomius). L'ectoderme y est limité par la vitrée réfléchie; mais jamais, au-dessous du bourgeon sébacé, on ne voit se former de calotte basale. L'absence de cette calotte imprime au germe glandulaire son caractère distinctif, aussi bien ici que dans les glandes sudoripares.

Initialement, le germe sébacé renferme des cellules de tout point identiques à celles du reste du germe du poil. Nous avons vu qu'au moment où le nodule papillaire se forme, la fonction pimélogène apparaît dans toute l'étendue du germe pileux. Au-dessous des glandes sébacées, les couches qui formeront la gaine externe du poil se chargent de fines granulations graisseuses. En même temps, au centre de la glande sébacée, il se différencie une colonne (fig. 524) de cellules d'abord globuleuses, puis ensuite colorables en noir diffus par l'osmium, enfin formées de grains de graisse régulièrement disposés autour du noyau central. Ces caractères sont ceux-là mêmes de l'évolution sébacée telle qu'elle s'effectuera toujours. La graisse ainsi formée ouvre, comme nous l'avons vu, sa voie d'éruption au poil. Elle pénètre de plus le long de la portion radiculaire de la tige, favorisant ainsi son glissement sur la gaine interne comme le fait l'huile dont on mouille un trocart pour le faire jouer dans sa canule (2).

(1) La propriété de sécréter de la graisse sous forme de grains me paraît être commune à toutes les glandes d'origine ectodermique, même aux glandes muqueuses telles que celles de la bouche, de l'œsophage, du larynx par exemple. La graisse se montre alors (glandes des replis aryépiglottiques de l'Homme : vapeurs osmiques) sous forme de grains renfermés dans le protoplasma des cellules. Cette propriété devient, dans la période de l'élevage, dominante dans les glandes œsophagiennes du Pigeon au point de donner au produit de sécrétion l'apparence du lait : phénomène connu depuis longtemps des zoologistes et commun aux deux sexes chez cet animal.

(2) Poils inclus, émergeant ou venant d'émerger, du manteau de l'onglon du Veau (vapeurs osmiques 12 heures, liquide de Müller, glycérine). On voit alors la série sébacée partir du collet du germe de la glande, marquer le chemin du poil, et, dès que la gaine interne est pénétrée par la pointe du poil, filer le long de la tige radi-

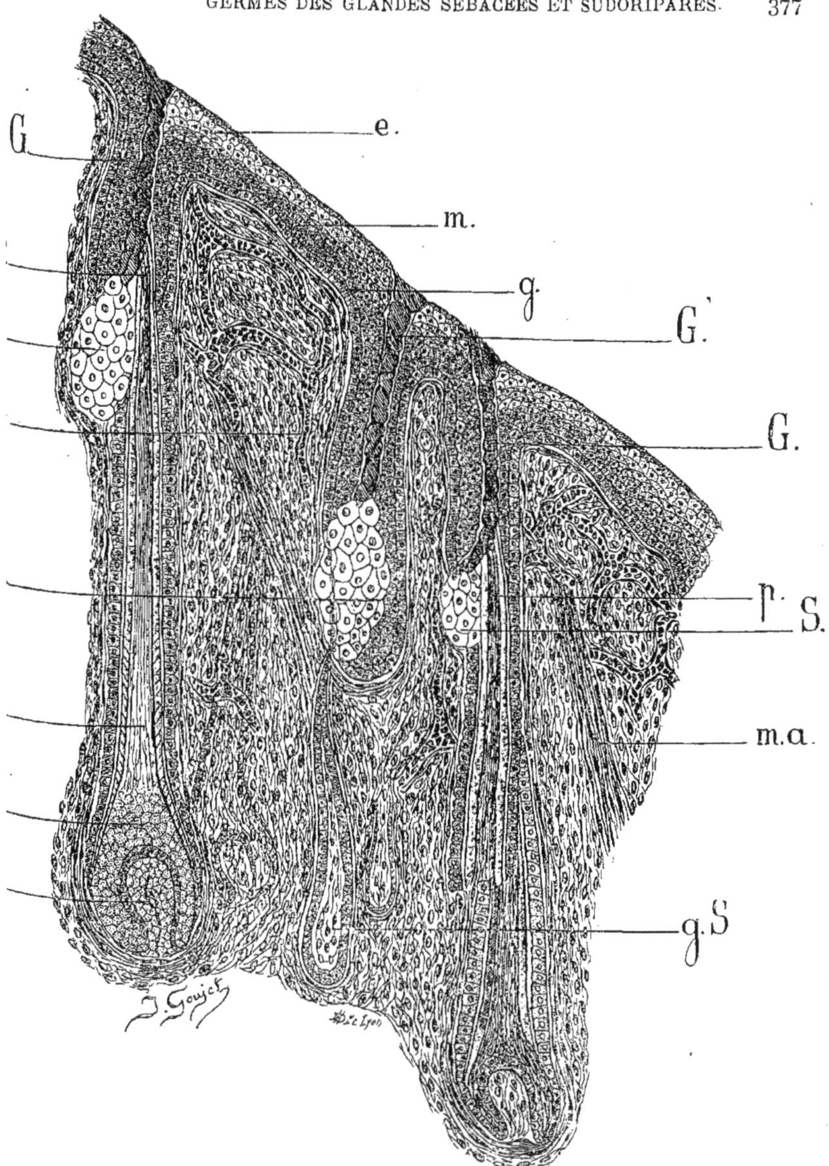

524. — Coupe de la peau d'un fœtus de Vache au voisinage de l'onglon. — ixation par les vapeurs osmiques dans la chambre humide; durcissement conécutif dans le liquide de Müller. Coupes à main levée. Coloration par l'éosine ématoxylique.

couches épidermiques; — *m*, réseau de Malpighi; — *g*, couche génératrice. On suit leur t et celui de la vitrée le long des germes pilo-sebacés; — *pp*, papille pileuse, vue en coupe que, par transparence au travers du « manteau rouge » primitif qui entoure le cône pileux itif dans toute la région du bulbe B : Sur le poil à droite du lecteur, on voit sans interaire la coupe de ce bulbe et du cône pileux; — *p*, *p'*, cône pileux; — *p* pointe du cône pileux ant sa gaine interne au niveau des glandes sébacées S, pour s'engager dans les « chemins de te », G G, occupée par la graisse; — C', un chemin de Goette en relation avec une glande cée dont on ne voit pas le poil; — *ma*, *ma*, muscles arrecteurs; — *v*, vaisseaux sanguins ux du derme; — *gS*, germes des glandes sudoripares.

La glande sébacée est entourée par une zone de tissu fibreux qui lui forme une enveloppe. Mais cette enveloppe ne possède pas le caractère nettement lamelleux du sac fibreux du poil ; elle ne se stratifie que dans les cas pathologiques, au pourtour des *loupes*. L'ectoderme repose sur une membrane vitrée analogue à celle du follicule pileux, mais beaucoup plus mince. Chez le fœtus humain de sept mois environ, la couche génératrice est encore formée d'éléments prismatiques au-dessus desquels on rencontre un corps muqueux analogue à celui de la gaine externe. Plus extérieurement on voit une zone de cellules sébacées, et, tout à fait au centre, un amas graisseux sans structure. Cette disposition répond au stade fœtal dans lequel la transformation sébacée est encore incomplète (fig. 524). Chez l'adulte, la couche génératrice est composée de cellules aplaties et parfois même déjà partiellement chargées de granulations de graisse, parce qu'au-dessus d'elle les cellules ectodermiques subissent sans transition la métamorphose graisseuse. Cette métamorphose consiste dans l'apparition, au sein du protoplasma, d'une série de granulations d'abord réfringentes, puis se colorant en rouge brique lumineux par l'éosine après fixation par l'acide osmique, à la façon des granulations graisseuses incomplètement formées des vésicules adipeuses des poissons (ex. Petromyzon). Je les appellerai pour cette raison granulations ou *grains pimélogènes*. Très rapidement, les granulations pimélogènes achèvent de subir l'évolution graisseuse et se colorent franchement en noir par l'acide osmique (fig. 525). Les granulations graisseuses se disposent autour du noyau, qui demeure central, et rayonnent de là vers la périphérie de la cellule en formant souvent des séries régulières (ex. glandes de Meïbomius du Cheval). L'élément entier devient alors globuleux et se teint en noir par l'acide osmique : toutes les granulations restant distinctes, séparées les unes des autres par un réseau régulier de travées protoplasmiques. Mais toutes les cellules de l'acinus glandulaire ne subissent pas la transformation. Certaines y échappent et gardent leur disposition primitive dans les intervalles de celles qui sont devenues glandulaires. Refoulées en tous sens par le développement de ces dernières à l'état globuleux, elles s'aplatissent et restent soudées les unes aux autres pour former des travées de soutènement, qui cloisonnent la glande et limitent des espaces dans lesquels les cellules sébacées sont comprises par séries comme dans les mailles d'un filet grossier (1).

culaire en lui donnant une coloration noire, jusqu'à son union avec le cône pileux. Cette teinte noire montre que la tige radiculaire est mouillée par la graisse qui vient de se former dans la glande.

(1) Ranvier, travail cité sur l'éléidine (*Recueil des travaux du Laboratoire d'histologie du Collège de France*, p. 15, 1884). Les travées de la formation réti-

Cette disposition cloisonnante reproduit celle que j'ai désignée dans gaine externe de certains poils sous le nom de « formation réticulaire ». Les cellules des travées cloisonnantes constituent un

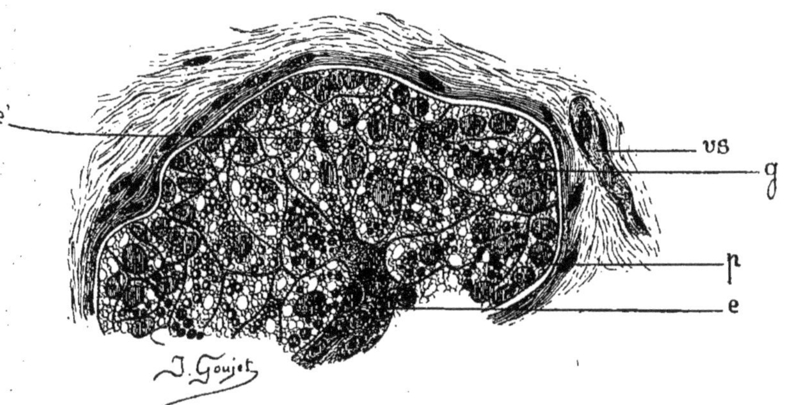

G. 525 — Une portion d'un cul-de-sac d'une des glandes sébacées de la peau de la lèvre inférieure de l'Homme. Fixation par injection interstitielle de liquide osmio-picrique. Alcool fort. Éosine hématoxylique. Conservation dans le baume du Canada au xylol, après passage dans l'essence de girofles et l'essence de bergamote. — (Ocul. 1, obj. 7, de Leitz.)

p, membrane propre (vitrée) de la glande en dedans de laquelle on voit les cellules généra-ces qui ici ont un protoplasma déjà envahi par des grains pimélogènes séparés par des travées otoplasmiques ; — *g*, granulations graisseuses résultant de l'évolution complète des granula-ns protéiques pimélogènes. Elles sont colorées en noir ; — *e*, *e'*, cellules épithéliales ordi-ires, subissant l'évolution épidermique et non l'évolution graisseuse.

seau continu et sont reliées entre elles, comme toutes les séries de llules malpighiennes fortement étirées dans un sens prépondérant, ır de longues crêtes unitives qui en font un tout solide (fig. 526). ers le centre de l'acinus, les cellules de la formation réticulaire ıbissent l'évolution épidermique. Après s'être chargées d'éléidine, les cessent d'être soudées et se dissocient en écailles analogues à elles de l'épiderme desquamant. En même temps, les cellules glan-ulaires de plus en plus chargées de granulations graisseuses se ompent et mettent la graisse en liberté. Celle-ci forme une masse ntrale dans laquelle les gouttes huileuses et les écailles épidermiques rovenant des travées sont mêlées sans ordre. Le produit de la sécré-on s'écoule au dehors par le collet du poil, jouant ici le rôle d'orifice missaire (1).

laire se colorent en rouge par le picrocarminate d'ammoniaque après fixation par lcool, tandis que les cellules sébacées restent incolores.

(1) Pour faire l'étude des glandes sébacées il faut : 1° fixer par l'alcool fort s fragments de peau contenant les glandes qu'on veut observer. Au bout de vingt-uatre heures, on fait des coupes longitudinales et transversales ; on colore par le icrocarminate et l'on monte dans la glycérine. Pour observer l'éléidine dans les

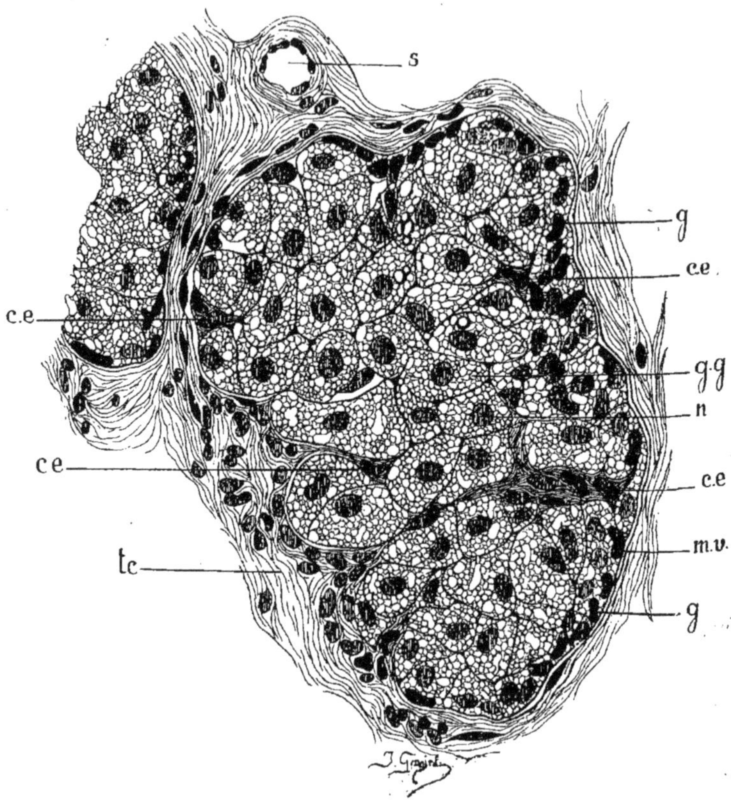

Fig. 526. — Glande sébacée de la peau saine de la lèvre inférieure, fixée par le liquide de Müller aussitôt après son ablation sur le vivant. — Durcissement par l'alcool ; inclusion à la paraffine; coupes au microtome de Minot. Coloration à l'éosine hématoxylique et examen dans ce même réactif affaibli. (Ocul. 1, obj. 7 de Leitz, chambre claire).

mv, membrane propre (vitrée) de la glande sébacée; — *g*, *g*, couche génératrice de l'épithélium glandulaire, dont les cellules subissent l'évolution sébacée au-dessus, et parfois même au-dessous du noyau, lequel est excavé en cupule ; — *n*, noyau, central et arrondi, des cellules glandulaires ordinaires ; — *gg*, leurs granulations graisseuses incolores, séparées les unes des autres par un réseau de protoplasma; — *ce*, *ce*, *ce*, cellules épithéliales ordinaires, à éléidine, subissant l'évolution épidermique et dessinant la *formation cloisonnante* parcourant la masse des cellules glandulaires ; — *tc*, tissu conjonctif; — *s*, coupe transversale d'un vaisseau sanguin.

travées de la formation réticulaire, il convient d'employer le picrocarminate très affaibli par le mélange d'eau distillée.

2° Pour observer les détails de structure des cellules sébacées, on emploiera la fixation pendant cinq à six heures par les vapeurs osmiques ; puis on fera des coupes directement ou après durcissement par l'alcool fort. On les colorera avec la solution de purpurine classique, ou mieux avec la *glycérine purpurique*, qui se prépare comme la solution de Ranvier, à cela près qu'au lieu d'eau alunée on emploie pour dissoudre la matière colorante un mélange d'alcool et de glycérine saturée d'alun. La coloration effectuée, il suffit d'enlever l'excès du liquide additionnel et de border la préparation qui s'améliore dans le liquide additionnel au lieu de s'y décolorer.

Dans un cas pathologique tout particulier, l'*acné varioliforme*, les ellules glandulaires, au lieu de l'évolution sébacée, subissent l'évo-ution cornée (Renaut) (1) et se transforment en blocs homogènes, 'anslucides et solides lorsqu'ils sont arrivés à maturité. Ces cellules, ui tiennent la place des cellules sébacées, sont séparées par les avées de la formation réticulaire qui, de leur côté, subissent l'évo-ution épidermique. Après s'être chargées d'éléidine (Ranvier), elles juent, par rapport aux cellules cornées qu'elles séparent, un rôle nalogue à celui du manteau du poil par rapport à son cône corné. Ce ait d'évolution, bien que tout à fait anormal, concourt à montrer avec lusieurs autres que l'ectoderme des glandes sébacées n'est qu'une ifférenciation pure et simple de celui du follicule pileux. Toutes les arties de ce follicule renfermant des cellules qui peuvent subir l'évo-ution cornée sans l'intermédiaire de l'éléidine (cône pileux, boules ornées monocellulaires de l'acné varioliforme), ou au contraire l'évo-ution épidermique après s'être chargées de cette substance (cellules lobuleuses des glandes sébacées, parois de la gaine externe du poil etal). Il en résulte qu'elles appartiennent en réalité à une seule et nême formation organique fondamentale, comme l'indique du reste eur développement commun aux dépens d'un bourgeon primitivement inique émané de l'ectoderme.

Les plus petites glandes sébacées sont formées d'un seul follicule glan-

(1) Renaut, Anatomie pathologique de l'acné varioliforme (*Annales de derma-ologie et de syphiligraphie*, 2e série, t. I, p. 39, 1880). La substance cornée se épose dans les cellules devenant globuleuses, d'abord par gouttes isolées, puis con-uentes. Le globe, une fois formé et constitué par de la corne molle, se colore en *ouge brun* par le picrocarminate d'ammoniaque, exactement comme les cellules de a zone onychogène de la matrice de l'ongle. Plus tard, il se teint en jaune par acide picrique du réactif. Au contraire, les travées de la formation réticulaire se olorent en rouge après que l'éléidine en a disparu, tout comme les cellules épider-niques du périonyx de l'ongle. Enfin, les boules cornées arrivées à maturité sont ures et solides, on ne peut les écraser sous la lamelle. C'est sur ces données que ai conclu qu'elles étaient formées de corne véritable. Mais cette corne, formée dans es conditions pathologiques, n'est pas *identique* à celle des ongles. Par certains aractères elle se rapproche de l'épiderme. La double coloration avec le violet de néthyle et l'éosine teint les globes cornés et l'épiderme également en bleu, tandis que es travées qui les séparent sont colorées en rouge par l'éosine. D'autre part, la ouble coloration par l'hématoxyline et l'éosine teint les travées et l'épiderme en ouge et les globes cellulaires en violet. De là, mon maître Ranvier (travail cité ur l'éléidine, *Recueil des travaux du Laboratoire d'histologie du Collège de France*, p. 15, 1884) conclut que les globes ne sont pas formés de matière cornée. l serait plus juste de dire que, se comportant autrement que la corne à l'égard d'un eul réactif, tandis que devant les autres elle en reproduit les réactions, la substance onsidérée est bien de nature cornée, mais n'est pas tout à fait identique aux for-nations cornées absolument normales. Ceci n'a pas lieu de surprendre dans une production constamment pathologique.

dulaire; d'autres, plus volumineuses sont lobées (fig. 527). Certaines enfin, telles que les *glandes de Meibomius*, annexes des cils, deviennent très compliquées : autour d'une cavité unique, jouant le rôle de canal collecteur mais ne possédant pas d'épithélium différencié, sont groupés une foule de follicules sébacés renflés à leur base, et s'insé-

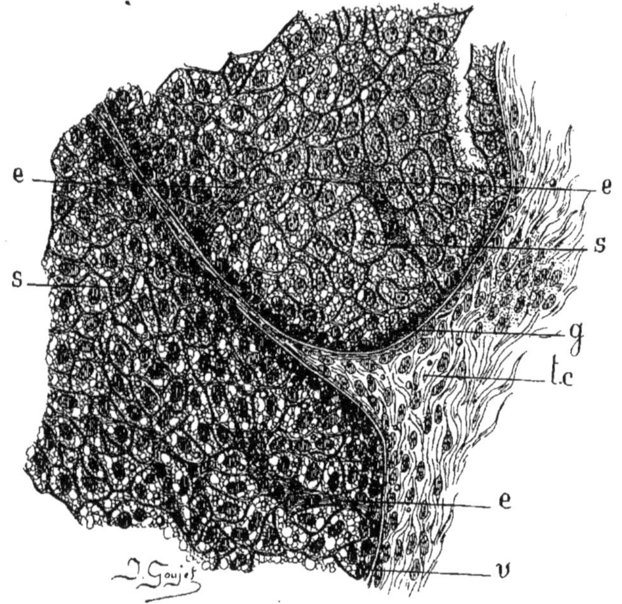

Fig. 527. — Une portion de deux lobes adjacents entre eux d'une glande sébacée de la peau de la lèvre de l'Homme. — Alcool fort; éosine hématoxylique; conservation dans ce même réactif affaibli. — (Ocul. 1, obj. 5 de Leitz).

g, cellules de la couche génératrice, prismatiques basses; — il s'en détache en *e*, *e*, *e*, des séries de cellules malpighiennes ordinaires, subissant simplement l'évolution épidermique et dont l'ensemble forme un réseau cloisonnant la masse pleine du grain glandulaire.

Dans les mailles de ce réseau, se voient les cellules glandulaires *s*, *s*, à noyau central, remplies de grains de graisse arrondis et ici incolores, séparés par des travées protoplasmiques tout comme les grains de mucigène des cellules muqueuses.

v, vitrée de la grande sébacée; — *tc*, tissu conjonctif du derme cutané au voisinage de la glande.

rant sur le canal collecteur à la façon de folioles sur leur pétiole commun. Les glandes de Meïbomius sont les plus volumineuses des glandes sébacées et les satellites de grands poils ou vibrisses; mais il ne faudrait pas croire que les dimensions des glandes sébacées soient partout proportionnées au volume des poils auxquels elles sont annexées. Sur la peau du nez de l'Homme, par exemple, ces glandes acquièrent un grand développement autour de poils tout à fait rudimentaires ou même invisibles à l'œil nu.

Les vaisseaux sanguins des glandes sébacées entourent chacune d'elles d'un réseau lâche analogue à un filet. Les rapports des nerfs vec la glande entière et son épithélium sécréteur ne sont pas encore éterminés. Du reste, il n'existe pas ici à proprement parler de nerfs ioteurs glandulaires, c'est-à-dire capable de faire passer la glande, ı vertu de leur action propre, brusquement de l'état de repos à celui activité. La sécrétion sébacée est au contraire *continue;* elle résulte e l'évolution progressive des cellules ectodermiques. L'excrétion ule du sébum formé paraît influencée par les nerfs, mais seulement une façon indirecte (Hesso) (1) : lorsque la contraction du muscle, edresseur qui sous-tend la glande, arrive à en exprimer le contenu en ıême temps que s'érige le poil. Aussi, est-il impossible de constater des iodifications morphologiques corrélatives au fonctionnement dans les llicules sébacés dont l'activité paraît prépondérante (nez, joues). Il n sera tout autrement dans les glandes sudoripares qui, cessant d'être es annexes de phanères ou plutôt des portions de leur germe devenues écrétoires en quelque sorte par accident, sont entièrement indépen-antes et individualisées dès le début à l'état de glandes du type le lus élevé.

§ 2. — GLANDES SUDORIPARES

Les glandes sudoripares ont été découvertes en 1834 à peu près imultanément par Roussel de Vauzème et Breschet, et par Purkinje; e sont des glandes en *tube* constituant le type même du genre. Nous es étudierons successivement : 1° dans la période embryonnaire de ıur formation ; 2° dans la période fœtale ; 3° dans l'état adulte et au epos ; 4° enfin dans l'état consécutif à leur fonctionnement.

Période embryonnaire (2). — Si on pratique une coupe dorso-pal-laire à travers l'un des doigts ou l'un des orteils d'un embryon de rois mois, l'on voit se former sur la face palmaire ou plantaire de cette oupe les germes ectodermiques des glandes sudoripares. A l'origine, es germes sont constitués par des bourgeons pleins, rectilignes, par-ınt de la couche génératrice de l'ectoderme. Les bourgeons s'enfoncent erpendiculairement ou un peu obliquement dans la profondeur du tissu

(1) Cité par Ranvier, *Traité technique*, p. 888.

(2) On choisira chez le fœtus de l'Homme la peau de la face palmaire des mains u plantaire des pieds : parce qu'il n'y existe aucun poil et que tous les germes ecto-ermiques qu'on y rencontre appartiennent forcément aux glandes sudoripares. On xera, pendant dix à douze heures, la main ou le pied par les vapeurs osmiques, puis-n pratiquera directement des coupes minces que l'on colorera par la glycérine ématoxylique, l'éosine hématoxylique, ou la purpurine en solution dans la glycérine aturée d'alun. On conservera les préparations qu'on veut rendre persistantes dans les ıêmes réactifs affaiblis par le mélange d'une quantité convenable de glycérine alunée 2/3 pour les préparations hématoxyliques, 1/2 pour celles à la purpurine).

conjonctif, en entraînant avec eux la membrane vitrée qu'ils invaginent à leur pourtour en doigt de gant. *L'extrémité borgne de ce doigt de gant n'est pas doublée d'une calotte basale:* caractère qui, à lui seul, suffit pour différencier les germes sudoripares des germes pileux là où ils se développent concurremment et sont adjacents entre eux dans une même préparation. Les cellules ectodermiques qui constituent les germes pleins de glandes sudoripares sont, à ce moment, toutes semblables entre elles et à celles de la couche génératrice ; elles réalisent au plus haut degré le type des cellules ectodermiques embryonnaires ou en voie de prolifération active. Sur la marge du germe, on ne voit pas se différencier une couche génératrice distincte comme dans les bourgeons pileux primitifs. La formation épithéliale nouvelle, bien qu'émanée de l'ectoderme général, est en effet destinée à s'écarter du type ordinaire de l'ectoderme dans presque toute son étendue. Elle ne reproduit donc pas la stratification de ce dernier, si ce n'est tout à fait au voisinage de la surface libre.

Les bourgeons sudoripares embryonnaires, ainsi constitués, poursuivent librement pendant un certain temps leur végétation dans le tissu connectif qui double l'ectoderme. Chez l'Homme, ils traversent entièrement la portion de ce tissu qui répondra au derme proprement dit et s'arrêtent dans la région qui répondra plus tard aux cônes fibreux de la peau. Chez les solipèdes, au contraire, les bourgeons glandulaires ne vont pas aussi loin; ils s'arrêtent dans l'épaisseur du derme. Chez la Taupe et chez le Veau (voy. fig. 524, *g*. S.), ils restent droits et leur extrémité forme un cul-de-sac qui reste simplement disposé en doigt de gant ou en ampoule. Mais chez la plupart des mammifères, cette extrémité se comporte comme le ferait la racine d'une plante arrêtée dans sa végétation par un plan résistant qu'elle ne saurait franchir. Elle se recourbe alors en crosse, puis s'enroule comme un peloton pour former un *glomérule* constitué par le germe replié un certain nombre de fois sur lui-même, à la façon d'un filament de baume de Canada s'écoulant lentement de l'extrémité d'un agitateur sur une lame de verre placée au-dessous, et qui arrêterait son mouvement de descente. Rien cependant de comparable au nodule papillaire des poils ne commande cette réduplication. Elle a sans doute son origine dans l'organisation à l'état solide de l'aponévrose dermique : organisation qui, chez les divers animaux, survient à des moments variables du développement des germes sudoripares, et, en opposant à leur descente un obstacle infranchissable, commande par cela même la situation superficielle ou profonde de la portion glomérulaire de la glande en cours de formation.

Période fœtale. — J'entends, comme toujours, par ce terme, la période où le germe glandulaire, originellement semblable à lui-même dans toutes ses parties, se différencie en ses deux segments *sécréteur* *excréteur :* acquérant de la sorte son type définitif, bien qu'il ne it pas achevé. Chez le Veau, dont la glande ne se contourne pas, il t beaucoup plus facile d'étudier les dispositions qui se montrent alors ie chez les animaux où le germe ectodermique est disposé en glo-érule. La membrane vitrée s'épaissit progressivement de la super-ie vers la profondeur, et contourne l'extrémité borgne de la glande nflée en poire allongée. Cette vitrée est entourée d'une lame de tissu nnectif dont les cellules, étirées suivant l'axe de la glande, forment ux ou trois assises très minces, distinctes du tissu muqueux environ-nt. La portion renflée en poire répond à la région sécrétante, le cordon ii la surmonte au futur canal excréteur. Le cordon glandulaire est ein et formé de plusieurs assises de cellules à sa partie supérieure par-nt de la couche génératrice de l'ectoderme. Plus bas, et très rapide-ent, il est creusé d'une lumière linéaire limitée à son pourtour par une gne nette de cuticulisation. Entre la ligne de cuticulisation et la mem-rane vitrée, on ne trouve plus que deux rangées de cellules dont la lus interne limite la lumière et porte la cuticule. Au niveau de l'am-oule, la lumière s'élargit brusquement pour devenir une cavité. La angée cellulaire limitant cette cavité est formée par des cellules olygonales, prismatiques, toutes soudées entre elles en épithélium égulier et suivant des interlignes droits : c'est l'épithélium sécréteur. a rangée la plus externe est formée de cellules plates, d'une minceur xtrême, qui sont destinées à tout autre chose qu'à la sécrétion : elles eviendront en effet des éléments musculaires.

Ultérieurement, apparaissent les réseaux vasculaires sanguins, uis les lymphatiques. Enfin, le tissu connectif garde toujours dans le oisinage immédiat de la portion glandulaire le type du tissu connectif âche ou de la nutrition. Mais, bien que les glandes fœtales soient déjà ourvues d'une portion glandulaire proprement dite, distincte du anal excréteur, et quoique la lumière de ce dernier soit déjà des-inée, l'ectoderme de revêtement passe droit au-dessus d'elles, sans ucunement présenter de disposition en entonnoir comparable à elle qu'on observe au-dessus des germes pilo-sébacés. Chez le fœtus umain de sept mois, toutes les glandes sudoripares, et même à la aissance le plus grand nombre, bien que déjà organisées dans leur ortion profonde, ne s'ouvrent pas encore à la surface de la peau. Ce 'est que dans le cours du premier et parfois même du second mois près la naissance que l'ectoderme sus-jacent aux glandes sudoripares e creuse d'un canal contourné en tire-bouchon, et que la sueur peut tre versée à la surface du tégument. Jusque-là, le nouveau-né est ncapable de régler par la sudation sa température périphérique : fait l'une grande importance au point de vue de l'hygiène infantile, et qui end compte de la tendance instinctive des femelles de la plupart des nammifères à tenir leurs petits, durant un certain temps après la parturition, sous l'influence de la température toujours sensiblement égale du giron maternel.

Glande sudoripare dans l'état adulte. — La glande sudoripare de l'Homme, que je prendrai pour type de ma description (fig. 528), forme un tube continu, replié en glomérule à son extrémité profonde, mais qui doit être divisé, si on le considère de bas en haut, en trois portions

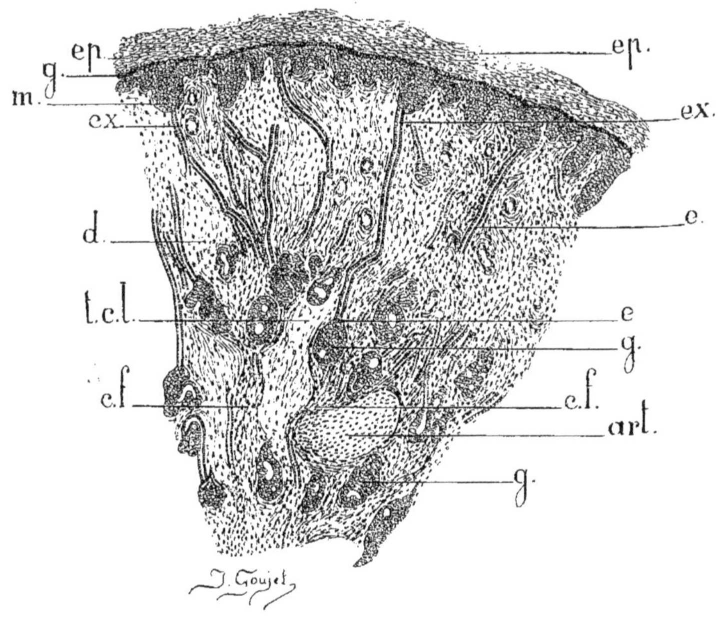

Fig. 528. — Coupe sagittale de la pulpe du gros orteil de l'Homme. Injection interstitielle de mélange osmio-picrique (sol. d'acide picrique 3 vol. — Sol. d'acide osmique à 1 pour 100, 1 vol). — Cette préparation, conservée dans le baume, met en évidence la disposition générale des glandes sudoripares et de leurs canaux excréteurs, ainsi que celle des « cônes fibreux de la peau » à la partie profonde du derme. — (Faible grossissement : Ocul. 1, obj. 1 de Vérick.)

ep, *ep*, épiderme; — *g*, couche granuleuse; — *m*, corps de Malpighi; — *ex*, *ex*, canaux excréteurs de glandes sudoripares; — *e*, épithélium du tube excréteur; — *gg*, glomérules des sudoripares.

cf, *cf*, cônes fibreux se dégageant de la partie profonde du derme; — *d*, derme; — *tcl*, tissu conjonctif lâche occupant les loges limitées par des cônes fibreux ; — *art*, une grosse artère de distribution de la peau, coupée obliquement de façon à présenter un segment de sa paroi compris dans l'épaisseur de la préparation.

bien distinctes : A) le *glomérule*, tube sécréteur qui constitue la région véritablement différenciée et glandulaire de l'organe; B) le *canal excréteur* (Heynold) ou *sudorifère* (1) qui unit cette portion glandulaire à l'ectoderme ; C) l'*orifice émissaire* contourné en hélice et qui,

(1) Heynold, Ueber die Knaüeldrüsen des Menschen (*Arch. de Virchow*, vol. LXI, p. 77, 1874).

faisant suite au canal excréteur, traverse le corps muqueux et l'épiderme pour s'ouvrir à la surface du tégument.

A. **Glomérule.** — Sur une coupe épaisse, montée dans le baume du Canada après coloration dans la purpurine, on voit le glomérule présenter l'aspect d'un tube tortueux contourné sur lui-même en divers sens, à la façon d'un peloton irrégulier dont les tours de spire sont contrariés et mêlés sans ordre. Il en résulte que ce glomérule pend à l'extrémité du canal excréteur, comme une pelote au bout du fil qui la forme et qu'on aurait déroulé dans une fraction de son parcours. Le glomérule est plongé, chez l'Homme, non plus dans la natte fibreuse du derme, mais dans un tissu cellulaire lâche parcouru par des vaisseaux sanguins, des trajets lymphatiques et des troncs nerveux. Les sudoripares les plus profondes sont même renfermées dans les pelotons adipeux. Sur une coupe mince (1), les tours de spire formés par le tube glandulaire contourné sont coupés comme le seraient les fils du peloton irrégulier qui vient de servir de comparaison. Certains se présentent sectionnés longitudinalement, d'autres obliquement, d'autres enfin perpendiculairement à la direction axiale du tube glandulaire (fig. 529). Le tube sécréteur est limité du côté du derme par une véritable paroi propre: la *membrane vitrée* prolongement de la vitrée du derme, mais beaucoup plus épaisse que cette dernière et parfois composée de plusieurs assises, à la façon de celle du follicule pileux. Le picrocarminate la laisse à peu près incolore ; l'hématoxyline la teint en bleu pâle. Dans les préparations faites par la méthode de l'or, elle est gonflée par les acides (jus de citron et acide acétique) et colorée en rose de pourpre. Sa face interne, celle qui supporte l'épithélium sécréteur, est sillonnée de crêtes disposées en écharpe par rapport à l'axe du tube glandulaire (fig. 530). Au-dessous d'elle, le derme se termine par une couche de cellules plates qui s'appuient à la surface de la vitrée et que Czerny, après les avoir imprégnées d'argent, considéra à tort comme formant un endothélium continu.

L'épithélium sécréteur est formé de cellules prismatiques, disposées sur une seule rangée, et implantées normalement à la surface de la vitrée qu'elles recouvrent. Chaque cellule est dépourvue de membrane et renferme un noyau arrondi et nucléolé. Ce noyau est petit, placé à mi-hauteur de la cellule. Le protoplasma n'est pas homogène, mais

(1) Il convient d'examiner les glandes sudoripares après fixation par les vapeurs osmiques, durcissement par l'alcool fort et coloration par la purpurine ou la glycérine hématoxylique très faible. Par ce procédé seulement, on peut mettre en évidence les granulations graisseuses découvertes par Ranvier et la striation protoplasmique. De plus, de semblables préparations, traitées convenablement par l'alcool fort, l'essence de girofles et montées dans la résine Dammar, conserveront tous leurs détails de structure même sous les plus forts grossissements et leur coloration ne variera plus. Le procédé sus-indiqué constitue donc pour leur étude une méthode de choix.

parcouru par une striation granuleuse parallèle à la hauteur de l'élément et tout à fait analogue à celle que je décrirai plus loin sur les glandes muqueuses du larynx et de l'épiglotte. Mais il ne s'agit pas ici de bâtonnets analogues à ceux de l'épithélium des tubes contournés du rein. Les cellules ne se touchent pas toutes; certaines laissent entre

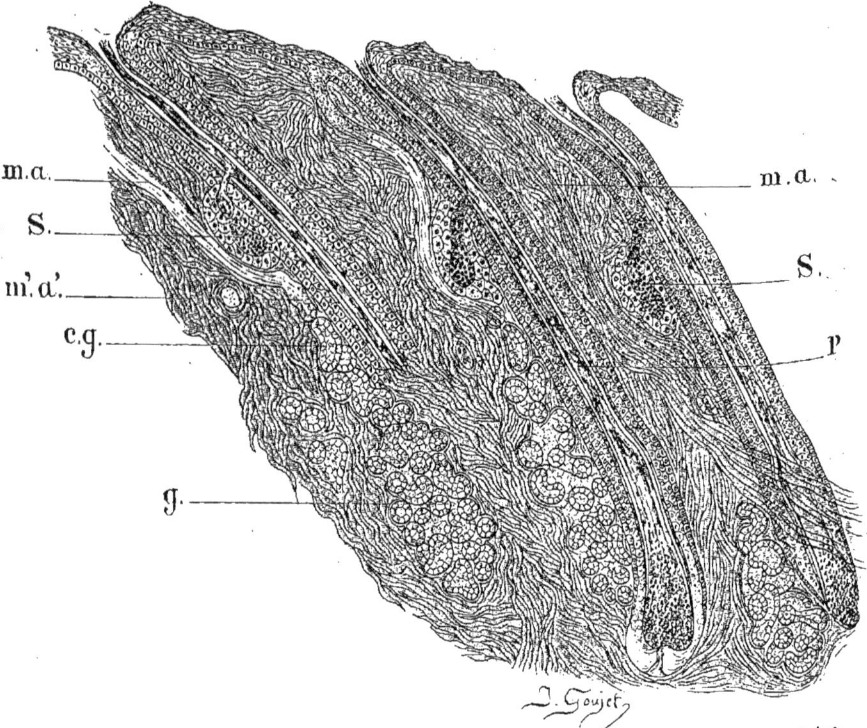

Fig. 529. — Coupe de la peau de l'aisselle du Cheval, pratiquée perpendiculairement à la surface dans le plan d'émergence d'une série de poils. Ceux-ci sont, par suite, coupés pour la plupart en long dans la totalité ou la presque totalité de leur portion radiculaire. — Fixation par les vapeurs osmiques. Coloration par la glycérine hématoxylique. Conservation dans le baume du Canada. (Faible grossissement.)

g, glomérule d'une glande sudoripare : toutes les glandes sudoripares sont placées d'un même côté (qui est celui de l'inclinaison et de l'arrecteur), par rapport aux poils consécutifs d'une même série; — P, poil coupé en long exactement dans son axe, de son bulbe au point d'émergence de sa tige; — S, S, glandes sébacées, dont le centre entièrement graisseux est coloré en noir; — *ma*, *ma*, muscle arrecteur; — *m' a'*, point où l'arrecteur embrasse le canal glandulaire sudoripare *cg*.

elles des espaces canaliculés analogues à ceux qui existent entre les cellules glandulaires du foie et du pancréas (canalicules ou lacunes de Saviotti) et qui s'étendent jusqu'à la membrane propre. Cette disposition permet à la sécrétion de s'opérer avec une grande rapidité. En effet, le liquide sécrété peut sortir de la cellule non seulement par sa face libre, limitant la lumière du tube sécréteur, mais sur toutes ses faces, sauf celle qui est adhérente et sert de point d'implantation à l'élément.

RANVIER (1) a de plus démontré qu'outre les granulations qui dessinent dans les cellules glandulaires la striation décrite par moi en 1878 (2), il en existe d'autres de nature graisseuse. C'est là une découverte importante, car elle montre que toutes les glandes de la peau sont *pimélogènes* à un certain degré. C'est à cette propriété que l'épiderme des portions du tégument dépourvues de poils et conséquemment de glandes sébacées doit d'être infiltré néanmoins de graisse

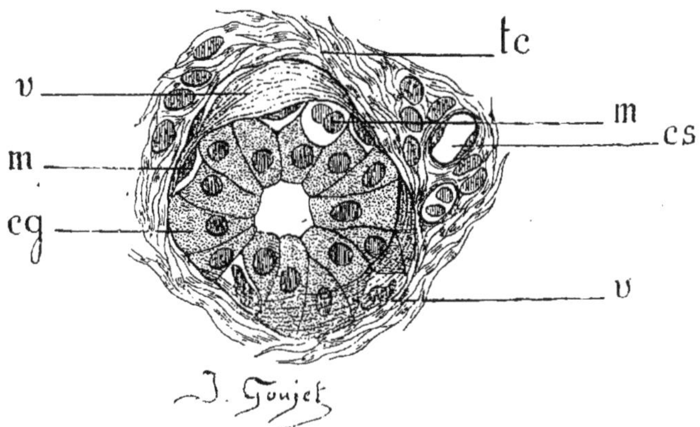

FIG. 530. — Coupe transversale d'un tube sécréteur d'une glande sudoripare du gros orteil de l'Homme, *fixée au repos* par la méthode indiquée dans la note 1, p. 128. — (Ocul. 1, obj. 9 de Leitz. Chambre claire.)

v, *v*, vitrée, vue sur une certaine épaisseur et montrant ses plis; — *cg*, cellules glandulaires sudoripares; — *m*, *m*, corps de cellules myoépithéliales reposant à la surface interne de la vitrée; — *tc*, tissu conjonctif périglandulaire renfermant de nombreuses cellules migratrices; — *cs*, capillaire sanguin coupé en travers.

La cellule myo-épithéliale *m*, à droite du lecteur semble renfermer deux noyaux. En réalité il s'agit de coupes optiques consécutives et superposées d'un même noyau, qui est allongé dans le sens de la semelle contractile.

qui l'empêche d'être mouillé et gonflé par l'eau (3). En étudiant les glandes de la bouche, de l'œsophage et des voies aériennes, nous retrouverons cette propriété qui dès lors pourra être considérée comme générale pour toutes les formations glandulaires émanées d'une différenciation de l'ectoderme, qu'il reste tégumentaire ou qu'il soit devenu muqueux.

Entre les cellules épithéliales et la vitrée, prennent place les cellules myo-épithéliales que j'ai décrites déjà en détail plus haut (4) et con-

(1) RANVIER, Sur la structure des glandes sudoripares (*C. R. de l'Académie des sciences*, 29 décembre 1879).

(2) RENAUT, Leçons sur la structure de la peau (tissus d'origine ectodermique) (*Annales de dermatologie et de syphiligraphie*, 1878).

(3) C'est aussi pourquoi la pulpe des doigts, lavée à l'éther, puis devenant le siège de la sudation, donne une empreinte graisseuse sur le papier buvard.

(4) Voy. t. II, p. 126 à 134,

séquemment sur lesquelles je ne reviendrai pas ici. On sait qu'elles forment une couche continue au pourtour du tube sécréteur (fig. 531).

B. Le *canal excréteur* ou *sudorifère* fait suite au glomérule et s'étend de ce dernier à l'ectoderme qu'il aborde ordinairement dans un espace interpapillaire plus large que les autres. Sur les crêtes papillaires des doigts et des orteils, on voit à la loupe chacun de ces grands espaces sous la forme d'un point excavé. Le canal excréteur monte en droite

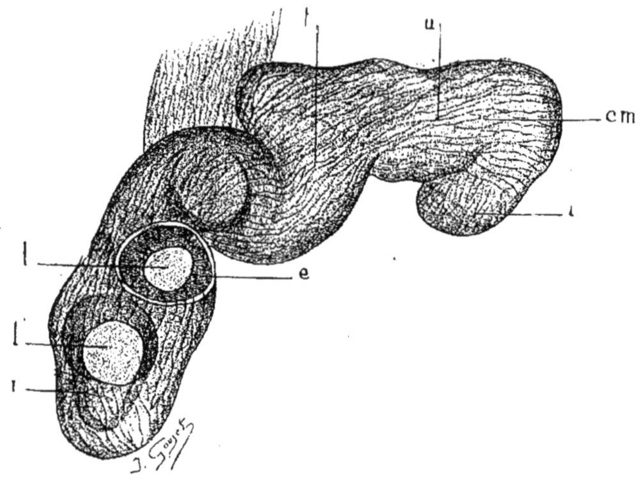

Fig. 531. — Une portion d'un glomérule sudoripare de la peau de l'abdomen de la Chatte, fixée dans sa forme et imprégnée d'argent à l'état de repos par la méthode indiquée dans le texte (*voy.* p. 126-134).

t, tube sécréteur montrant une couche continue de cellules myo-épithéliales *cm*, — les traits de ciment soudent les semelles contractiles sur leurs côtés et à leurs extrémités atténuées *a*; — *i*, *i*, changement de direction des traits d'imprégnation sur la paroi inférieure, déterminant des croisements apparents; — *l*, lumière du tube glandulaire vue en coupe optique en *l'*. Elle est béante, et la couche des cellules glandulaires, vue ici sans détails, est régulière autour d'elle. — (170 diam. Chambre claire).

ligne ou un peu obliquement. Il est limité en dehors par la membrane vitrée, qui devient de moins en moins épaisse en se rapprochant de l'ectoderme et se continue au voisinage de ce dernier avec la vitrée dermique. A son origine au-dessus ou à l'intérieur du glomérule, le canal excréteur présente un renflement, représentant morphologiquement le cul-de-sac terminal du tube sudoripare de la Taupe et du Veau. Ce renflement répond à l'origine du tubule sécréteur, dont le diamètre est beaucoup plus considérable que celui du canal excréteur. Il permet de reconnaître exactement où commence ce dernier dans le glomérule, où souvent le canal excréteur se contourne un certain nombre de fois avant de dégager et de devenir ascendant. Le canal excréteur est revêtu par deux rangées de cellules dont la plus interne porte une cuticule limitant la lumière, étroite et dont la section transversale est circulaire ou légèrement ovale (fig. 532). Au voisinage de l'espace interpapillaire terminal, le revêtement épithélial se stratifie et prend les caractères de l'ectoderme avec lequel il se continue (fig. 533). En même temps, il s'infiltre largement de granulations d'éléidine (RANVIER) au-dessous de la couche granuleuse. Ceci revient à dire qu'ici les choses se passent exactement comme au niveau du collet des poils fœtaux. Les éléments de l'ectoderme placés dans l'axe de l'orifice émissaire de la sécrétion sudorale,

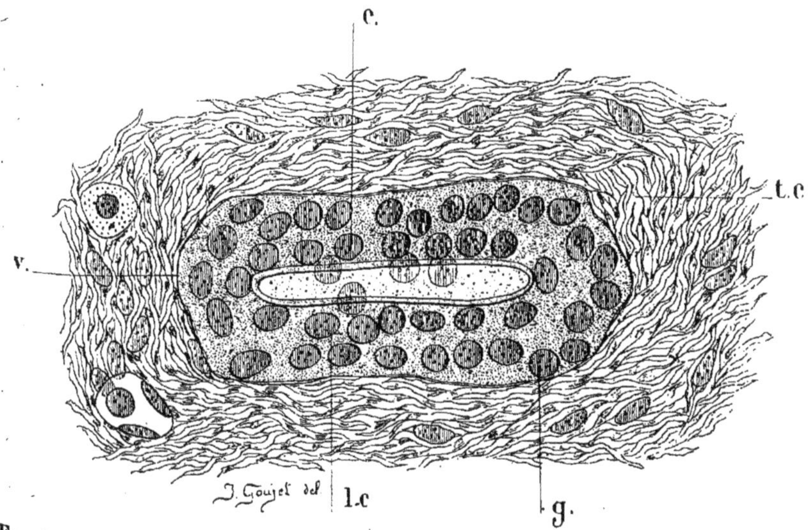

FIG. 532. — Coupe légèrement oblique du canal excréteur d'une glande sudoripare de la pulpe du doigt de l'Homme (Fixation par l'injection interstitielle du mélange osmio-picrique). Coloration à la glycérine hématoxylique. — (Ocul. 1, obj. 9 de Leitz. Chambre claire.)

e, épithélium du canal excréteur (sudorifère) : les limites des corps cellulaires ne se voient pas ; — *l c*, noyaux de la rangée des cellules internes limitant la lumière. Celle-ci est bordée par une ligne de cuticulisation nette, à double contour ; — *g*, noyaux de la rangée des cellules externes reposant sur la vitrée *v*, et répondant à la couche génératrice de l'ectoderme ; — *t c*, tissu conjonctif périglandulaire, parcouru par des vaisseaux sanguins et renfermant de grosses cellules lymphatiques vacuolaires.

pour frayer un chemin plus libre à cette dernière, subissent une épidermisation hâtive. Ils perdent leurs filaments d'union de manière à devenir facilement dissociables.

C. L'*orifice émissaire* est en effet un trajet creusé dans le corps muqueux de Malpighi et dans les couches épidermiques, quelle que soit leur épaisseur, suivant un trajet disposé en hélice et qui semble s'être formé par l'effet mécanique même de la montée sudorale. Il s'agit en effet ici non plus d'un canal ayant une paroi propre, mais d'une sorte de pore dont la lumière est limitée par un arrangement concentrique des cellules des diverses assises de l'ectoderme que la sueur doit traverser. Les cellules du corps de Malpighi et du stratum épidermique s'écartent simplement et sont refoulées pour laisser passer le liquide sécrété. Il en résulte un trajet tortueux qui, considéré dans son entier, prend la forme d'un pas de vis ou d'un tire-bouchon (voy. fig. 475, p. 261). Sur des coupes minces, les sections de ce trajet se montrent formées par une rangée de cellules appartenant à la couche intéressée, et qui sont aplaties du côté de la lumière du pore. Ainsi, la glande sudoripare consiste dans une portion différenciée, le glomérule, formée par un tube plus ou moins contourné mis en rapport avec les couches ectodermiques par un canal excréteur rectiligne, et s'ouvrant à la surface du tégument par un trajet lacunaire hélicin creusé dans l'épaisseur du corps muqueux et de l'épiderme.

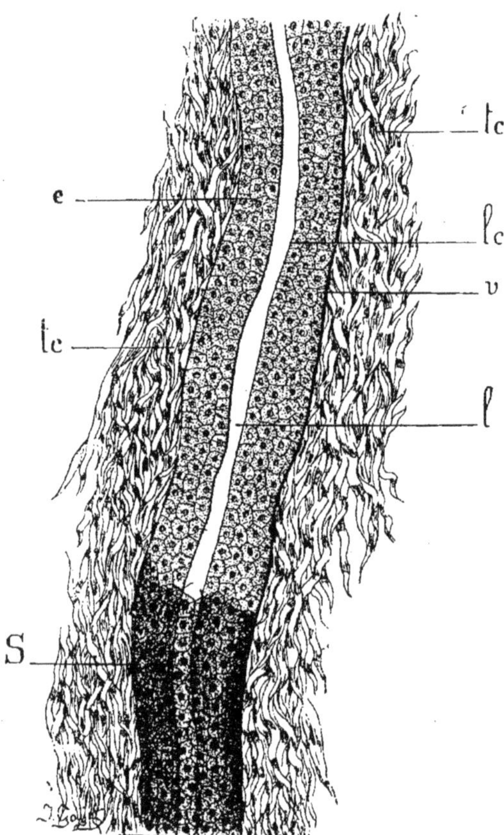

Fig. 533. — Section longitudinale un peu épaisse du canal excréteur (sudorifère) d'une glande sudoripare prise dans un molluscum papillaire de l'avant-bras de l'Homme. La portion dessinée répond au point où le canal aborde l'épithélium tégumentaire d'un sillon interpapillaire. — Injection interstitielle du mélange de liquide osmio-picrique et de nitrate d'argent. Alcool fort. Baume au xylol. — (Ocul. 1, obj. 9 de Leitz. Chambre claire.)

l, lumière du canal sudorifère ; — *v*, sa vitrée ; — *lc*, ligne de cuticulisation limitant la lumière du canal ; — *e*, épithélium du canal : ses cellules sont limitées par des traits de ciment réduisant régulièrement le nitrate d'argent. Il y a à ce niveau plus de deux rangées ; — S, point où l'épithélium, imprégné de graisse venue de la glande sébacée, se colore diffusément en noir ; — *tc*, *tc*, tissu conjonctif du derme.

Les vaisseaux sanguins des glomérules sudoripares ont une disposition typique (1). Des branches artérielles afférentes se détachent un certain nombre de petites artères qui cheminent chacune de leur côté vers le glomérule, se résolvent en capillaires à son pourtour et l'enveloppent comme d'un réseau. Les petits vaisseaux décrivent, en

(1) *Voy.* fig. 475, p. 261. — S, S.

s'insinuant entre les replis du tube glomérulaire, une série d'arcs qui embrassent (extérieurement à la vitrée) ce tube en se moulant sur lui, mais sans l'entourer entièrement comme le feraient des anneaux. Il résulte de là que le tube pelotonné irrégulièrement est, à diverses hauteurs, incomplètement embrassé par des arcs vasculaires communiquant entre eux par des traits d'anastomose également curvilignes. Le réseau vasculaire est donc simplement commandé dans sa forme par le mode de plicature du tube sécréteur, — mode variable d'un glomérule à l'autre. Sa forme n'en est pas moins caractéristique et se reconnaît du premier coup. Les vaisseaux cheminent dans une petite atmosphère de tissu conjonctif lâche qui est le confluent d'un grand nombre de trajets lymphatiques du derme. De là, dans les dermites diffuses (par ex. l'érysipèle), l'existence de grands sinus lymphatiques injectés de globules blancs et de diamètre plus considérable que celui des vaisseaux sanguins, disposés tout autour ou parfois même dans l'intervalle des anses des glomérules sudoripares.

Modifications des glandes sudoripares amenées par le fonctionnement. — Les recherches de LUCHSINGER, de NAVROCKI et de VULPIAN ont montré qu'à l'inverse des glandes sébacées les sudoripares sont placées, comme la sous-maxillaire et la parotide, sous la dépendance de nerfs *moteurs glandulaires* dont l'excitation les met en fonction. Les relations de ces nerfs avec les éléments de la glande sont encore peu connues (COYNE); mais il n'en est pas de même des modifications amenées dans l'appareil glandulaire par sa mise en activité. J'ai fait voir en 1878 (1) que, si l'on examine les glandes sudoripares de la peau qui vient de sécréter abondamment la sueur, le noyau des cellules épithéliales du glomérule (qui sont des cellules séreuses) paraît gonflé et remplit presque totalement l'élément dont la masse protoplasmique devient fortement granuleuse, perd sa striation, et réduit son volume de façon que le revêtement épithélial devient formé de cellules basses et non plus prismatiques. Lorsque la glande est épuisée, on voit en outre, dans la lumière élargie du tube glomérulaire, une sorte de caillot rétractile, analogue aux caillots de lymphe. Ses bords ont été encochés par des gouttes sarcodiques, émanées des cellules épithéliales revenues à l'état granuleux, et que les réactifs coagulants, tels que l'alcool fort, altèrent au lieu de le fixer net dans leur forme comme il arrive pour les éléments de la glande au repos. En outre, le tissu conjonctif qui entoure le glomérule est semé de nombreux globules blancs et de quelques globules rouges ; les vaisseaux sanguins renferment aussi des globules lymphatiques. Bref, tout montre que la diaphorèse excessive s'accompagne à la fois de modifications des cellules glandulaires analogues à celles qu'on

(1) *Comptes rendus de la Société de biologie*, 1878.

constate dans la sous-maxillaire épuisée par l'excitation de la corde du tympan, et d'un mouvement actif de diapédèse. Cette diapédèse a pour objet de fournir à la sécrétion ses éléments aqueux. Dans certaines maladies à forme sudorale, telles que la variole au début, les globules blancs répandus autour du glomérule sont tellement abondants que, lorsque le syndrome sudoral s'est prolongé au delà de deux ou trois jours, les cellules lymphatiques remanient par leur action propre le tissu conjonctif périglandulaire dont ils occupent les espaces interfasciculaires. Ils lui donnent un aspect rétiforme (1) sans cependant arriver, du moins dans les cas que j'ai observés jusqu'ici, à l'édification d'un tissu réticulé vrai analogue à celui des ganglions lymphatiques.

Sudamina. — En outre, quand la sécrétion de la sueur et surtout lorsque sa *montée* s'opèrent par flux subit et excessif, comme on l'observe dans certaines maladies sudorales, il se produit souvent à la surface du tégument une petite lésion qu'on appelle le *sudamen*. Nous venons de voir que l'orifice émissaire de la glande est un trajet hélicin simplement creusé dans les couches de l'ectoderme sans être aucunement doublé par une membrane résistante analogue de la vitrée. Au contraire, les cellules épidermiques entourant ce trajet subissent une évolution hâtive (RANVIER). Elles perdent prématurément leurs fibres unitives comme l'indique bien la présence sur ce point de très nombreuses granulations d'éléidine. L'ectoderme entourant le canal hélicin est donc relativement peu solide. Si, dans ces conditions, le débit de ce canal devient insuffisant, la pression déterminée par la montée de la sueur arrive à être énorme. Au niveau du point traversé par l'orifice émissaire, l'ectoderme cède alors en son point faible, le long de la ligne granuleuse. Les couches épidermiques se soulèvent en une bulle que remplit la sueur, et elles forment la voûte d'un sudamen. Il en résulte une petite phlyctène à contenu transparent, simulant une goutte de rosée à la surface du tégument. Le contenu de cette phlycténule est acide, formé par de la sueur renfermant un nombre considérable de globules blancs. Le plus souvent, au bout d'un jour ou deux, ceux-ci meurent sur place, se chargent de graisse et passent à l'état de globules du pus. Le sudamen devient dès lors une miliaire jaune. Mais le plus souvent la voûte de la bulle se rompt auparavant, et le contenu de la phlycténule se répand au dehors avant d'avoir passé à l'état purulent (2).

(1) J. RENAUT, *Dictionnaire encyclopédique*, article DERMATOSES.

(2) J. RENAUT, *Leçons citées sur la structure de la peau*, 1878. — Notes à la traduction française des *Leçons sur les maladies de la peau de* KAPOSI, t. I, p. 90, 1881, et article DERMATOSES déjà cité. — BESNIER et DOYON considèrent l'hyperthermie continue et prolongée comme dominant la génèse des sudamina même en dehors des sudations profuses. Je considère avec eux l'hyperthermie comme jouant un rôle capital

L'analyse histologique des sudamina est intéressante en ce qu'elle ›ntre que, lorsque la sécrétion glandulaire est produite par un flux bit et excessif, non seulement le plasma sanguin passe des vaisseaux ns la glande pour s'y transformer en sueur au niveau de l'épithé- ım du glomérule, mais que les globules blancs peuvent y pénétrer ssi puisqu'on les trouve dans le sudamen.

Dans certaines circonstances pathologiques, bien étudiées par ʀʀᴏᴛ (1), la sueur se charge non seulement de globules blancs, ıis aussi de globules rouges et l'on est en présence du phénomène nnu sous le nom d'*hématidrose* ou sueur de sang. Dans des cas aucoup plus rares encore, la graisse sécrétée par les cellules ındulaires devient plus abondante et en même temps ces cellules chargent d'un pigment qui rend la sueur colorée (chromidrose). ›us ces faits montrent quel rôle actif jouent, dans le mécanisme la sécrétion sudorale, les vaisseaux sanguins du glomérule mis état de diapédèse par les nerfs moteurs glandulaires qui les com- ındent.

En résumé, dans la sudoripare comme dans la parotide, la sous- ıxillaire et la lacrymale, les indices anatomiques de l'activité sont *ədème périglandulaire* avec extravasation de nombreux globules ıncs, et les *modifications de l'épithélium sécréteur*. Le flux doral excessif est indiqué par le *passage des globules de la mphe dans la sécrétion:* phénomène important, qui soustrait à rganisme, quand l'état sudoral se prolonge un grand nombre ıgents actifs de la nutrition interstitielle et concourt à expliquer

ıs la production des sudamina, et je puis apporter à l'appui de cette manière de r une observation décisive. Dans la fièvre typhoïde, les sudamina sont considérés GʀɪsᴏʟʟE comme des lésions caractéristiques au même titre que les taches rosées ticulaires, l'exanthème intestinal et la tumeur splénique. Depuis que, dans mon vice d'hôpital, j'applique à la dothiénentérie le traitement par les bains froids, vant la règle de Bʀᴀɴᴅ, je n'observe plus de sudamina que très exceptionnellement ıs cette affection, du cycle de laquelle la méthode balnéatoire élimine l'hyper- rmie continue. Mais je ne saurais souscrire à l'opinion de Bᴇsɴɪᴇʀ et Dᴏʏᴏɴ qui rment que les sudamina peuvent se produire « en dehors des sueurs profuses ». and il y a hyperthermie marquée et que le flux sudoral se produit, la sueur a u être abondamment et brusquement sécrétée ; elle ne s'accumule jamais sur le ument parce que, à cause même de la température excessive de ce dernier, elle au fur et à mesure de sa formation vaporisée net et cesse dès lors d'être sensible. ce qu'on ne la voit pas s'accumuler et ruisseler sur la peau, il ne faut pas conclure elle n'existe pas, mais qu'elle est continuellement utilisée pour la réfrigération tégument afin de régler autant que faire se peut la température périphérique de rganisme surchauffé par la fièvre. C'est ce besoin même qui met en train le réflexe ito-moteur glandulaire ; et c'est à quoi se réduit à mon sens le rôle de l'hyper- rmie dans la génèse des sudamina.

1) Pᴀʀʀᴏᴛ, Etude sur la sueur de sang et les hémorragies névropathiques azette *hebdomadaire de médecine et de chirurgie*, 1859).

l'action débilitante des sueurs excessives et prolongées. L'état d'épuisement de la glande paraît marqué par le passage dans la cavité glandulaire du *plasma à peine modifié*, dépourvu de fibrine, mais albumineux et coagulable par les réactifs dans la lumière du glomérule. Alors la sueur devient visqueuse, comme il arrive chez les solipèdes épuisés par la douleur prolongée d'une longue vivisection, comme aussi chez l'Homme constamment pendant l'agonie. C'est même la raison pour laquelle les glandes sudoripares recueillies sur le cadavre ne présentent point leur aspect normal et que, pour en faire convenablement l'étude, il faut les examiner sur les doigts ou les orteils d'un membre amputé (1).

Relations avec les poils et les arrecteurs. — Chez quelques animaux, en particulier chez l'Ane et le Cheval, les glandes sudoripares affectent, avec les poils et leurs arrecteurs, des relations très intéressantes. Ces glandes sont intra-dermiques. Leur glomérule sécréteur s'étend des glandes sébacées jusqu'au niveau ou un peu au-dessous du bulbe pileux. Elles occupent l'un des côtés du poil, celui qui répond au muscle arrecteur et conséquemment au sens de l'inclinaison de ce même poil. Le point où le canal excréteur, ou sudorifère, se dégage du glomérule correspond de son côté au passage du muscle arrecteur soit en avant, soit en arrière du canal glandulaire ascendant. Souvent même l'arrecteur se bifurque et dessine une boutonnière où s'engage le canal sudorifère. De cette façon, quand l'arrecteur entre en jeu et que le poil s'érige, la tension du petit muscle juste en avant ou en arrière du canal excréteur, ou la fermeture de la boutonnière quand celle-ci existe, aplatit la lumière de ce canal et peut même l'effacer entièrement. Cette disposition existe régulièrement dans la peau de l'aisselle du Cheval, où à chaque poil est annexée une glande que

(1) Les glandes sébacées sont inséparables des poils; elles n'existent donc pas chez les amammaliens, et c'est une erreur complète en morphologie que de leur assimiler, comme le fait F.-E. Schultze, les cellules musculoïdes ou massues de l'ectoderme des poissons. Chez quelques mammifères, tels que le Lièvre, il existe des poils implantés dans la muqueuse buccale et ces poils peuvent avoir pour satellites des glandes sébacées. Mais les sébacées et les sudoripares appartiennent en règle exclusivement à la peau exposée à l'air et dont l'ectoderme subit l'évolution épidermique.

Les glandes des muqueuses du type malpighien (bouche, pharynx, œsophage, vagin et anus) et celles de l'ectoderme limité extérieurement par un rang de cellules cylindriques à cils vibratiles, sont d'un tout autre type. Elles sont disposées pour sécréter ou un liquide aqueux chargé ou non de ferments (lacrymale, parotide), ou du mucus sans ferment, ou les deux à la fois (sous-maxillaire). L'étude de ces glandes devrait prendre place après les sudoripares et les sébacées dans un livre ne s'occupant que de l'anatomie générale des tissus. Mais dans un traité comprenant à la fois l'étude des tissus et celle des grands appareils organiques, elle doit être reportée aux chapitres traitant du tractus digestif dont une portion importante est d'origine ectodermique. Pour cette raison, nous y renvoyons le lecteur.

couvre pour ainsi dire l'inclinaison du poil. Une telle région, bien le très riche en glandes sudoripares, ne peut être le siège d'une

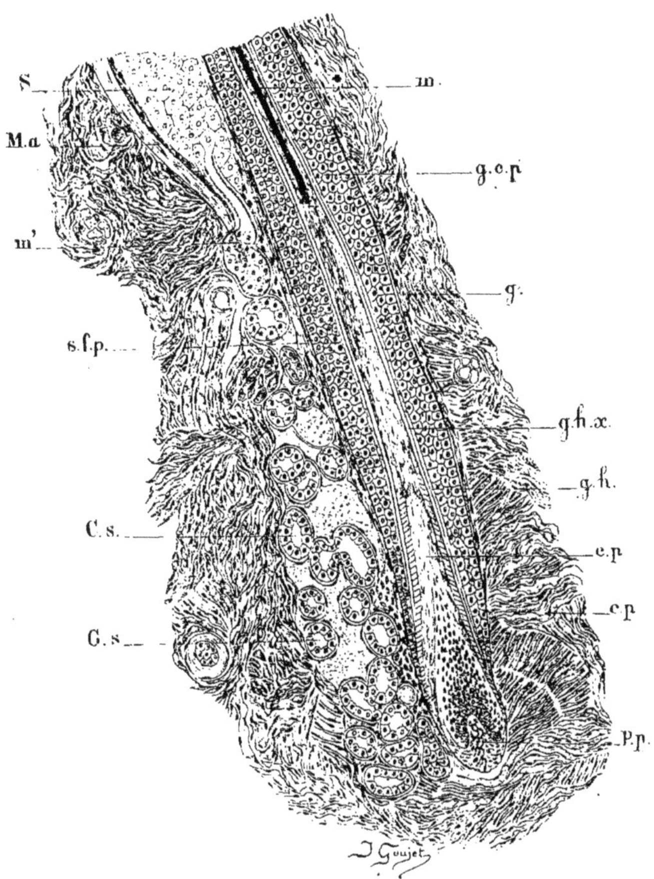

Fig. 534. — Un poil coupé longitudinalement, mais un peu en dehors de l'axe exact de sa papille, et une glande sudoripare de la peau de l'aisselle du Cheval. Fixation par les vapeurs osmiques. Coloration par la glycérine hématoxylique. Conservation dans le baume du Canada. — (Obj. 3, ocul. 1 de Vérick. Chambre claire.)

Gs, — portion glomérulaire de la sudoripare; — Cs, canal sécréteur de la sudoripare; — Ma, muscle arrecteur du poil, formant en m' une boutonnière embrassant le tube ascendant de la sudoripare : on voit le chef postérieur de cette boutonnière passer en arrière du tube glandulaire; — S, glande sébacée.

Pp, papille du poil correspondant; — *sfp*, sac fibreux du poil; — *gep*, gaine externe du poil; — *g*, couche génératrice de la gaine externe; — *gh*, gaine de Henle; — *ghx*, gaine de Huxley; — *ep*, épidermicule; — *cp*, cône pileux (écorce du poil); — *m*, moelle du poil.

sueur abondante lorsque les poils se redressent sous l'action de leurs muscles propres, par exemple pendant le frisson (fig. 534).

§ 3. — GLANDES MAMMAIRES

Les *glandes mammaires* sont les plus importantes des glandes cutanées, car elles caractérisent les mammifères, au même titre d'ailleurs que les poils, ainsi que le faisait remarquer de Blainville. C'est peut-être aussi pour cette raison, qu'on a souvent voulu les considérer comme des différenciations particulières des glandes sébacées conjuguées nécessairement avec les poils. Il y a peu d'années, un histologiste, Frey, disait encore ceci : « La formation du lait dans l'intérieur des vésicules glandulaires (de la mamelle) se fait à peu près comme celle de la matière sébacée de la peau (1). » Nous verrons bientôt qu'il n'en est rien. Comme les glandes sudoripares, les glandes mammaires sont absolument indépendantes des poils. Comme elles aussi, ce sont des glandes séreuses et pimélogènes à la fois ; seulement ici, il ne s'agit plus de glandes en tubes mais de glandes acineuses. Au point de vue morphologique, les glandes séreuses de la bande pileuse buccale du Lapin, étendue de la commissure des lèvres à la dernière dent, montrent un intermédiaire intéressant entre les sudoripares, glandes séreuses en tubes, et les glandes mammaires. Elles tiennent dans la bande pileuse la place exacte des sudoripares. En revanche, elles ont des culs-de-sac multiples, ouverts dans de grands canaux offrant sur leur trajet des dilatations ampullaires, tout comme les canaux galactophores.

Chez les divers mammifères, les glandes mammaires sont en nombre variable et occupent aussi, chez les genres différents, des positions diverses. La plupart du temps elles sont situées au niveau de l'abdomen et déversent leur contenu par des mamelons distincts, sauf chez les monotrèmes et les marsupiaux. Chez les primates et chez l'Homme, elles forment deux mamelles pectorales symétriques, desservies chacune par un mamelon unique. Autour de la mamelle et parfois jusqu'au voisinage de l'aisselle, on rencontre fréquemment de petites mamelles accessoires, qui d'ailleurs ne font pas sous la peau des reliefs d'organe. Rudimentaires dans le sexe masculin, les glandes mammaires prennent chez la jeune fille un développement considérable à l'époque de la puberté ; mais elles n'achèvent ce développement et n'entrent en fonction qu'au moment de la parturition. Elles rentrent en repos pendant les intervalles des grossesses. Enfin, après la ménopause, elles s'atrophient lentement.

Origine ectodermique et développement des glandes mammaires. — Le premier développement des glandes mammaires, bien étudié

(1) Frey, *Traité d'histologie et d'histochimie*, 2e édition française, p. 637.

hez l'embryon humain il y a nombre d'années par KÖLLIKER (1) t par LANGER (2), puis tout récemment par Hüss (3) et enfin). SCHULTZE (4), semble absolument calqué sur celui des glandes udoripares ou des glandes de l'ectoderme stomodœal.

Du quatrième au cinquième mois à partir du début de la vie intra-térine, chaque glande mammaire n'est d'abord représentée que par ıne simple dépression des couches ectodermiques, entourée d'une ouche plus serrée de tissu conjonctif embryonnaire. C'est le *champ landulaire* de Huss. Du sixième au septième mois, l'ectoderme du hamp glandulaire émet une série de bourgeons pleins, absolument omparables chacun au germe ectodermique d'une glande sudoripare. es bourgeons ectodermiques, suivis par un reflet de la vitrée du lerme embryonnaire, s'enfoncent dans la profondeur du mésoderme. la fin de la période fœtale, ils se sont entièrement isolés les uns des utres et s'abouchent un à un sur l'ectoderme tégumentaire du champ. n même temps, ils commencent à pousser par leur extrémité profonde es bourgeons secondaires courts, disposés absolument comme les culs-e-sac multifides des glandes de la bande pileuse buccale du Lapin ur leur canal excréteur. Chaque bourgeon représente dans cet état un des lobes de la glande mammaire future, ou pour parler plus xactement une glande mammaire distincte, rattachée à la surface u tégument par un seul canal excréteur. On compte de douze à uinze bourgeons dans chaque mamelle. Celle-ci n'est donc point, omme le fait remarquer KÖLLIKER (5), une énorme et unique glande n grappe, mais bien une agglomération de douze à quinze glandes éunies dans un même organe, agminées sur le champ glandulaire omme le sont les glandes stomacales sur le crypte muqueux qui leur ert d'orifice émissaire commun. Seulement ici, plus tard, le champ ù aboutissent les différents tubes glandulaires se surélèvera sous rme de mamelon, au lieu de demeurer déprimé sous celle d'un crypte ollecteur.

Jusqu'au moment de la puberté, les glandes qui par leur aggloméra-on constituent la mamelle demeurent à l'état fœtal. On n'y rencontre proprement parler aucune vésicule glandulaire. Les bourgeons ısérés sur le canal galactophore augmentent seulement de nombre et présentent avec l'apparence de ramifications terminées en massues.

(1) KÖLLIKER, *Mitth. d. Zürcher nat. Gesellsch.*, nº 41, 1850.

(2) LANGER, Ueber den Bau und die Enwitckelung der Milchdrüsen (*Denkschr. Wiener Akad.*, Bd. III, Wien, 1851).

(3) HUSS, Beiträge zur Enwikcklung der Milchdrüsen bei Menschen und bei iederkäuern (*Jena Zeitschr.*, Bd. VII. 1873).

(4) O. SCHULTZE, Ueber die erste Anlage des Milchdrüsen-Apparates (*Verhand-ng d. Phys. Ges. zu Wurtzb.*, 1892).

(5) KÖLLIKER, *Éléments d'histologie humaine*, 2e édition française, p. 735.

A la puberté, les vésicules glandulaires commencent à se développer, mais la glande ne prend sa constitution racémeuse qu'au moment de la première gestation. Elle devient active et acquiert tout son développement après la parturition : C'est la *glande en lactation* qui fonctionne. — Après la première lactation, la glande mammaire entre en repos et subit un léger retrait, sans d'ailleurs que ses éléments caractéristiques disparaissent. Ce n'est que dans la vieillesse, après la cessation définitive de la vie sexuelle, que les vésicules glandulaires s'effacent. La glande se trouve alors de nouveau réduite à ses seuls canaux excréteurs, d'ailleurs eux-mêmes atrophiés.

Il convient d'étudier la glande mammaire dans chacune des phases que je viens d'énumérer.

1. **Glande au repos complet : mamelle virginale.** — Etudiée chez la fille vierge par Coën (1), par Steinhaus (2) sur la femelle du Cobaye, par Duclert (3) chez la Génisse, la Lapine et la Chienne, la glande mammaire qui n'a pas encore fonctionné se présente dans ces divers cas avec une constitution identique.

Chaque glande de l'agglomération mammaire, prise en particulier, est essentiellement représentée alors par ses canaux excréteurs. Ceux-ci sont peu ramifiés, entourés par une épaisse atmosphère de tissu conjonctif jeune, renfermant de nombreuses cellules migratrices. Les ramifications arborisées répondent à des lobules déjà bien dessinés, séparés les uns des autres par un tissu conjonctif lâche, riche en vésicules adipeuses, et parcouru par les vaisseaux et les nerfs glandulaires.

Les canaux glandulaires sont tapissés par un épithélium cylindrique surbaissé. Le protoplasma des cellules épithéliales est clair et se teint difficilement par les diverses matières colorantes employées en histologie. Les noyaux de ces mêmes cellules sont volumineux, ovoïdes, et riches en substance chromatique. Dans la lumière des canaux excréteurs, on trouve, sur les préparations fixées par l'alcool, un léger coagulum, renfermant çà et là des cellules lymphatiques qui ont probablement pénétré du tissu conjonctif ambiant dans les cavités glandulaires, par diapédèse.

2. **Glande mammaire pendant la période de gestation.** — Pendant la première période de gestation faisant suite à l'état virginal, la glande mammaire achève de se développer progressivement. Le bourgeonnement des acini glandulaires se poursuit activement à l'extrémité

(1) Coën, Beiträge zur normalen und pathologischen Histologie der Milchdrüse *(Zieglers Beiträge,* Bd. X, 1887)

(2) Steinhaus, Die Morphologie der Milchabsonderung *(Arch. f. Anat. und Physiol.* de Du Bois Reymond, Supplementband, Leipzig, 1892).

(3) Duclert, thèse de Montpellier, 1893.

es canaux excréteurs, au sein de la masse embryonnaire de tissu onjonctif qui individualise le lobule autour de chaque bourgeon rimitif. Au fur et à mesure que les acini augmentent de nombre et rennent place au sein de la calotte connective répondant au lobule, tissu conjonctif se raréfie. Nous retrouverons cette même particuarité dans l'histogénèse du lobule pulmonaire. Finalement, il ne este plus entre les culs-de-sac glandulaires d'un même lobule que de ares fibres de tissu conjonctif qui ne se développent pas en faisceaux olumineux. Les vaisseaux prennent place autour des grains glanduaires et occupent à peu près tout l'espace qui sépare ces derniers es uns des autres. Ainsi, se forme un amas de culs-de-sac sécréteurs errés les uns contre les autres et formant une masse solidaire.

A ce stade, l'épithélium des culs-de-sac glandulaires répondant aux cini de nouvelle formation est constitué par des cellules prismaiques basses, à protoplasma encore clair comme celui des cellules pithéliales des canaux excréteurs. Quelques-unes de ces cellules renerment cependant déjà des grains de graisse. Ceux-ci sont isolés au ein du protoplasma clair, et ne sont pas expulsés dans la lumière landulaire. Cette lumière est remplie, sur les coupes, par un coagum semblable à celui dont j'ai signalé l'existence dans les canaux xcréteurs au stade précédent.

L'épithélium des acini ne fonctionne pas encore en tant qu'épithélium landulaire à cette période; il se borne à se multiplier activement. Bizzozero et Vassale (1), puis Coën, Duclert y ont constaté l'existence de nombreuses figures de division indirecte. — Toutes sont es figures de juxtaposition : le plan de division étant perpendicuaire à la paroi propre de l'acinus. Il n'y a point au contraire de gures de superposition, c'est-à-dire dans lesquelles le plan de division soit parallèle à la membrane propre. Les grains glandulaires de a mamelle ne se développent donc pas comme ceux des glandes ébacées, dont l'épithélium est stratifié. L'extension du revêtement pithélial se fait en surface et dans une rangée unique, au-dessus de la ouche génératrice. La couche génératrice, ce mouvement arrêté, onnera les cellules en paniers de Boll occupant la place des cellules nyo-épithéliales des glandes sudoripares à la surface interne de la nembrane propre.

Colostrum. — A la fin de la période de gestation, et immédiatement près la parturition avant toute succion exercée par le nouveau-né, n peut faire sourdre par expression de la mamelle un produit partiulier qu'on appelle le *colostrum*. C'est un liquide de coloration jaune oncé, de consistance visqueuse et beaucoup plus dense que le lait

(1) Bizzozero et Vassale, Ueber den Verbrauch der Drusenzellen der Säugerthiere n den erwachsenen Drüsen *(Centralbl. f. d. Med.*, 1885).

normal. Sa constitution chimique est aussi différente. Il renferme une forte proportion d'albumine coagulable par la chaleur, peu ou pas de caséine et de sels minéraux, et une très faible quantité de graisse et de sucre de lait.

Les éléments figurés du colostrum consistent en : 1° des globules graisseux analogues à ceux du lait, mais infiniment moins nombreux ; 2° des corpuscules particuliers découverts par DONNÉ et désignés par lui sous le nom de « corps granuleux (1) ». Ce sont les *corpuscules du colostrum* (HENLE) (2).

Les corpuscules du colostrum sont des amas mûriformes de granulations réfringentes, au contact les unes des autres et soudées entre elles par une substance unissante. Leur signification a été très contestée. Bon nombre d'histologistes les considèrent, non pas comme un produit de sécrétion, mais bien comme celui de la dégénération graisseuse d'une partie des cellules épithéliales, encombrant (pensaient-ils) les vésicules glandulaires en voie de remaniement incessant et de croissance active durant la période de gestation. Ils attribuent par suite aux corpuscules du colostrum la signification de cellules épithéliales dégénérées, puis expulsées au dehors (3). D'autres (WINKLER, RAUBER), en font des cellules migratrices chargées de granulations particulières, et STRICKER prétend même y avoir constaté l'existence de mouvements amiboïdes.

Mais il ne s'agit pas du tout ici de corps cellulaires. DUCLERT a en effet démontré, sur la mamelle des Cobayes, que les corpuscules du colostrum sont purement et simplement formés par des agminations de boules de substance colloïde. Par l'examen du colostrum issu des mamelles de Chatte et de celles de la femme immédiatement après la parturition, LACROIX est aussi arrivé à la même conclusion. Voici d'après ces derniers histologistes comment les boules colloïdes se forment :

(1) DONNÉ, Du lait et en particulier du lait des nourrices, Paris, 1832. Ueber die mikrosk. Körperchen im Colostrum (*Müller's Arch.*, 1839, p. 182).

(2) J. HENLE, Ueber die mikr. Bestandtheile der Milch (*in Fror. Not.*, n° 223).

(3) Dans cet ordre d'idées, on a souvent décrit au sein des corpuscules de colostrum, un noyau, et à leur périphérie une membrane cellulaire. Voyez à ce sujet les travaux de :

REINHARDT, Ueber die Entstehung der Knörchenzellen (*Arch. de Virchow*, Bd. I, 1847).
KÖLLIKER, *Handbuch der Gewebelehre*, 1867.
WILL, *Ueber die Milchabsonderung*, Erlangen, 1850.
V. BUBREN, *Nedrel. Lancet*, 2e série, Jahrg, 2.
KEHRER, *Zur Morphologie d. Milchcaseins*, Leipzig, 1871.
WINKLER, *Arch. f. Gynæcol.* Bd. XI, 1877.
BUCHHOLTZER, *D. Verhalten d. Colostrum-Körper bei unterlassener Säugung*, Göttingen, 1877.
GEGENBAUR, *Traité d'anat. humaine*, traduction française, 1889.
DE SINÉTY, *Traité pratique de Gynécologie*, Paris, 1884.
HEIDENHAIN, *Handbuch d. Physiol.*, v. Hermann. — Die Absonderung, I, Theil, Leipzig, 1883.
RAUBER, *Ueber den Ursprung der Milch.*, Leipzig, 1879.
STÖHR, *Lehrbuch d. Hist. u. d. mikr. Anat. der Menschen*, Iéna, 1887.

Au moment de l'apparition du colostrum dans la mamelle, les acini glandulaires se montrent légèrement dilatés sur les coupes. Ils renferment un coagulum granuleux au sein duquel on distingue des globules graisseux analogues à ceux du lait, mais tout petits; et des corpuscules hyalins que la safranine colore en rouge, l'acide picrique en jaune et l'hématoxyline en violet foncé : exactement comme les corpuscules du colostrum extraits par expression de la glande. Les cellules épithéliales des culs-de-sac sécréteurs forment une seule rangée. Les unes ont un protoplasma granuleux, renfermant au voisinage du pôle libre quelques fines granulations graisseuses. D'autres contiennent, côte à côte avec les granulations graisseuses, de petites masses sphériques, hyalines et analogues aux corpuscules hyalins libres décrits plus haut, tant par leur aspect optique que par leurs réactions colorées. Ces masses hyalines sont plus ou moins nombreuses au sein du protoplasma. Elles demeurent isolées, ou bien elles se fusionnent pour former une masse volumineuse, mûriforme. Par leur nombre, elles peuvent rendre la cellule épithéliale beaucoup plus volumineuse que ses voisines, et la déformer en refoulant le noyau. A un moment donné, la cellule se rompt et rejette dans la lumière glandulaire ses boules hyalines, isolées ou agminées. Ces boules englobent d'ailleurs souvent dans leur agmination des granulations graisseuses; ou bien elles subissent elles-mêmes une dégénération graisseuse partielle. Voilà pourquoi un certain nombre de corpuscules du colostrum prennent une coloration noire sous l'influence de l'acide osmique. Dans de tels corpuscules, le carmin peut aussi colorer une ou plusieurs boules restées colloïdes; de ce chef, on pourrait conclure à l'existence d'un noyau. Examen fait très soigneusement de cette question, LACROIX conclut qu'il n'y a jamais de véritables noyaux dans les corpuscules de colostrum, ni de membrane de cellule à leur pourtour. Ce ne sont donc point là des corps cellulaires.

3. **Glande mammaire en lactation.** — J'ai déjà dit que dans la mamelle composée de la femme, par exemple, il s'ordonne une glande en grappe distincte autour de chacun des douze à quinze canaux galactophores. Le *canal galactophore* porte des *canaux interlobulaires* comme un arbre ses rameaux. Chaque canal interlobulaire commande un *lobule* de la glande et sert de pédicule à celui-ci. A l'intérieur du lobule, il se branche en une série de *canaux intralobulaires*. Ceux-ci constituent chacun l'orifice émissaire commun d'une série de grains, acini ou *alvéoles glandulaires*.

Dans un même lobule, les grains ou alvéoles glandulaires sont serrés les uns contre les autres, reliés par les vaisseaux sanguins et par un tissu connectif très peu abondant, qui n'est pas développable. Les injections interstitielles circonscrivent les lobules et ne les pénètrent que peu ou point, si ce n'est sur un court chemin le long de leur pédicule. Le pédicule répond au canal interlobulaire, aux vaisseaux artériels et veineux, et parfois à une expansion des grands lymphatiques occupant le tissu conjonctif interlobulaire. Celui-ci est plus ou moins serré et plus ou moins chargé de pelotons adipeux. Chez la Chatte, il est lâche, et, pour ce motif, particulièrement favorable à l'étude des cavités lymphatiques qui le parcourent.

Quant aux éléments constitutifs de chaque lobule, ils présentent sur la mamelle en lactation de Vache, de Lapine, de Chatte, de Brebis, de Chienne, etc., une disposition fondamentalement identique (Lacroix). Sur les mamelles de Chatte, dont les lobules ont été séparés les uns des autres et fixés par une injection interstitielle de mélange osmio-picro-argentique, on voit ces lobules colorés en noir (l'acide osmique s'étant réduit sur leur contenu lacté). Ils ont la forme de pelotons arrondis, mamelonnés à leur surface par la saillie des vésicules glandulaires marginales. Sur les coupes (1), on voit ces vésicules

(1) Technique. — Pour obtenir des coupes de grande étendue et d'égale minceur, il est nécessaire de faire des inclusions à la paraffine. Des fragments de glande mammaire de 2 centimètres de côté et de 3 ou 4 millimètres d'épaisseur, fixés préalablement, soit par l'alcool, soit par le liquide de Müller, sont deshydratés soigneusement par un séjour de vingt-quatre heures dans l'alcool absolu. Quelques heures suffisent pour les imprégner de xylol. Lorsqu'ils sont devenus transparents, on les passe successivement, pendant deux ou trois heures, dans une solution de paraffine et de xylol, puis dans la paraffine fondant à 55 degrés. Après quoi on termine l'inclusion selon la méthode ordinaire. Les coupes, pratiquées avec le microtome mécanique de Minot, sont fixées sur la lame de verre à l'aide d'un liquide agglutinant à base d'albumine et de glycérine. Après les avoir séchées, on les lave soigneusement avec le xylol, puis avec l'alcool, pour enlever toute trace de paraffine. Il convient de plonger dans l'eau, pendant quelques minutes, chacune des lames de verre, avant de faire agir les matières colorantes, qui sont le plus ordinairement en solutions aqueuses ou glycériques. Le montage définitif des coupes dans la résine Dammar se fait selon les procédés habituels.

Cette technique, excellente pour les vues d'ensemble, est tout à fait insuffisante pour l'étude des fines structures. Le tissu conjonctif lâche, les épithéliums glandulaires, sont profondément altérés par le séjour dans la paraffine à 55 degrés, si rapide qu'il soit, et par la cristallisation brusque de la paraffine, au sein des tissus, après refroidissement.

Il convient donc de s'adresser à une autre méthode pour étudier les fins détails de structure. Comme agents fixateurs, on a le choix entre le liquide osmio-picrique [1],

[1] Liquide osmio-picrique :

Solution saturée d'acide picrique	80 centimètres cubes
Solution d'acide osmique à 1 pour 100	20 — —

Liquide de Fol :

Acide chromique à 1 pour 100	25 volumes
Acide osmique — —	10 —
Acide acétique — —	10 —
Eau distillée — —	55 —

Liquide de Flemming :

Acide chromique à 1 pour 100	25 volumes
Acide osmique — —	2 —
Acide acétique à 2 pour 100	5 —
Eau distillée — —	68 —

sectionnées en divers sens ; et l'on peut reconnaître qu'il s'agit de cavités glandulaires sacciformes, présentant souvent de courts culs-de-sac

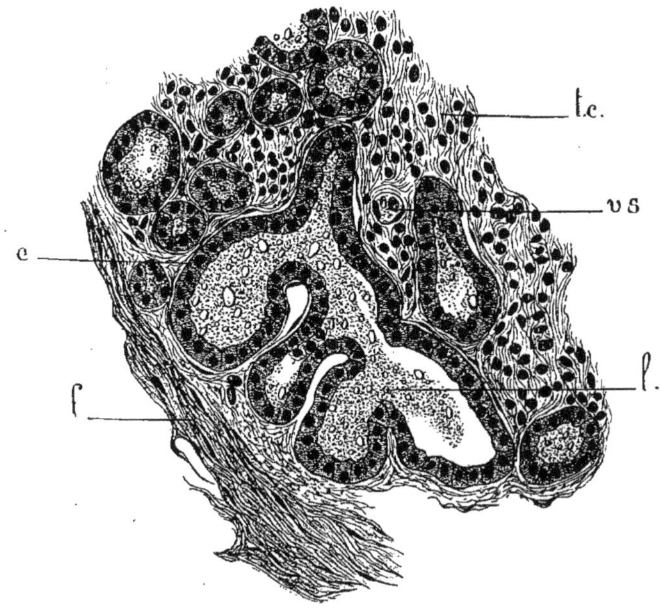

Fig. 525 — Coupe de la périphérie d'un des acini de la glande mammaire de la Chatte en lactation. Fixation par l'alcool fort; durcissement par la gomme et l'alcool ; coloration au picrocarminate ; conservation dans la glycérine picrocarminée.

e, épithélium prismatique des culs-de-sac sécréteurs ; — *l*, liquide sécrété remplissant les cavités glandulaires ; — *t c*, tissu conjonctif ; — *v s*, vaisseau sanguin ; — *f*, travées fibreuses de la périphérie du lobule glandulaire.

secondaires (fig 525), ouverts dans la cavité commune et séparés par des festons rentrants occupés par des boucles vasculaires. La membrane

le liquide de Müller faiblement osmiqué, ou les liquides de Flemming ou de Fol. Après un séjour de quelques heures dans l'un ou l'autre de ces liquides, la pièce, qui doit, d'ailleurs, être toujours de petit volume, est lavée pendant plusieurs heures dans l'eau, puis durcie par la gomme et l'alcool. Le microtome de Ranvier est suffisant pour pratiquer de bonnes coupes que l'on traite, selon les procédés bien connus, soit par le carmin aluné, soit par l'hématéine, soit par la glycérine hématoxylique éosinée. La question du montage définitif est très importante. La sécrétion de la glande mammaire étant constituée en majeure partie par des globules graisseux que l'osmium teint en noir, il est nécessaire, pour l'observation, de conserver cette coloration caractéristique. Or, il est à remarquer que certaines essences (essence de bergamote, essence de citrons) ainsi que la resine Dammar (solution de résine Dammar dans la benzine et l'essence de térébenthine) rendent rapidement diffuse cette coloration noire des globules graisseux. Si donc on désire observer le processus de formation des corpuscules graisseux dans l'épithélium glandulaire, il est nécessaire de monter les coupes définitivement dans la glycérine, ou bien dans le baume de Canada au xylol, propre est mince et ne se traduit sur les coupes que par un trait. A sa surface interne sont disposées les cellules épithéliales glandulaires.

Celles-ci forment une seule rangée à la surface de la membrane. Ce

après éclaircissement par l'essence de girofles seule. Si, au contraire, on veut étudier spécialement les noyaux des cellules glandulaires, il n'est pas indifférent de faire disparaître cette coloration noire des corpuscules graisseux. Il convient alors d'employer l'éclaircissement par la double essence et le montage dans le baume Dammar.

Le liquide osmio-picro-argentique (*voy.* page 45) en injections interstitielles, donne des figures très instructives. Ce liquide, en fusant dans l'intervalle des lobules, imprègne les vésicules glandulaires de la périphérie des lobules, réservant en blanc pur le réseau des « cellules en paniers » et teignant en brun foncé la base d'insertion des cellules glandulaires dont les contours sont marqués par des traits de ciment noirs. Il convient de pratiquer l'injection de la même façon que pour l'imprégnation des vaisseaux lymphatiques, par piqûre, soit au niveau du mamelon, soit dans le plein de la glande, en ayant soin d'injecter quelques centimètres cubes d'eau distillée, avant de pousser le liquide argentique. Lorsque l'injection a bien pénétré dans le tissu glandulaire, on arrose la pièce avec l'alcool fort et on achève le durcissement dans un flacon contenant une grande quantité d'alcool. Les coupes peuvent être faites à main levée au bout de vingt-quatre heures, si la pièce est de petites dimensions. Elles sont reçues dans l'alcool absolu, puis éclaircies dans l'essence de girofles et montées dans le baume de Canada au xylol. Lorsque la réduction de l'argent est suffisante (ce que l'on doit surveiller attentivement), les préparations sont conservées à l'abri de la lumière.

Pour mettre en évidence le réseau des « cellules en paniers » dans l'acinus de la glande mammaire, Lacroix emploie la méthode suivante : Sur un fragment de mamelle (Femme, Chatte) fixé et durci par un séjour de quelques semaines dans le liquide de Müller, on pratique, à main levée, des coupes un peu épaisses. Ces coupes sont placées au fond d'une soucoupe de porcelaine renfermant une faible quantité d'eau distillée, puis traitées énergiquement par le pinceau, afin de chasser de la cavité des acini, ouverts par le rasoir, les cellules glandulaires. Ce procédé demande une grande attention ; car, sous l'action du pinceau, les lobules, qui ne sont unis entre eux que par une légère atmosphère de tissu conjonctif lâche, se séparent rapidement les uns des autres, et, la coupe se trouve réduite en fragments très petits, difficiles à manipuler. Après un traitement un peu prolongé par le pinceau, il est rare que l'on ne trouve pas plusieurs vésicules glandulaires complètement débarrassées de leurs cellules épithéliales et montrant leur délicate dentelle de cellules en paniers appliquée sur la face interne de la vitrée. Quelquefois même les cellules en paniers sont emportées sous l'effort du pinceau. On peut voir alors la membrane vitrée, dont la face interne montre encore l'impression des cellules en paniers, marquée çà et là par quelques fines granulations. Lorsqu'on juge l'action du pinceau suffisante, la coupe est montée définitivement dans la glycérine hématoxylique éosinée faible.

A l'aide des aiguilles, sur un fragment de mamelle de femme ou de Chatte, on peut, avec un peu de patience, isoler quelques grains glandulaires qu'on monte dans la glycérine hématoxylique faible. Par des mouvements de va-et-vient imprimés à la lamelle, combinés avec des pressions légères sur cette dernière, on arrive aisément à faire éclater ces grains glandulaires. Les cellules épithéliales plus ou moins écrasées et dissociées sont mises en liberté dans le liquide additionnel ; et la vitrée, déchirée en petits lambeaux plus ou moins repliés sur eux-mêmes, montre sur sa face interne le réseau des cellules en paniers, légèrement déformé, il est vrai, mais cependant bien caractéristique. Car ces cellules, par leur élasticité propre, résistent à des manipulations même un peu brutales.

sont, en règle générale, des cellules prismatiques basses. Mais de distance en distance, entre les pieds des cellules glandulaires, on voit un noyau engagé et faisant relief. C'est le noyau d'une cellule en panier de Boll. De ce premier examen, on peut conclure que la glande mammaire

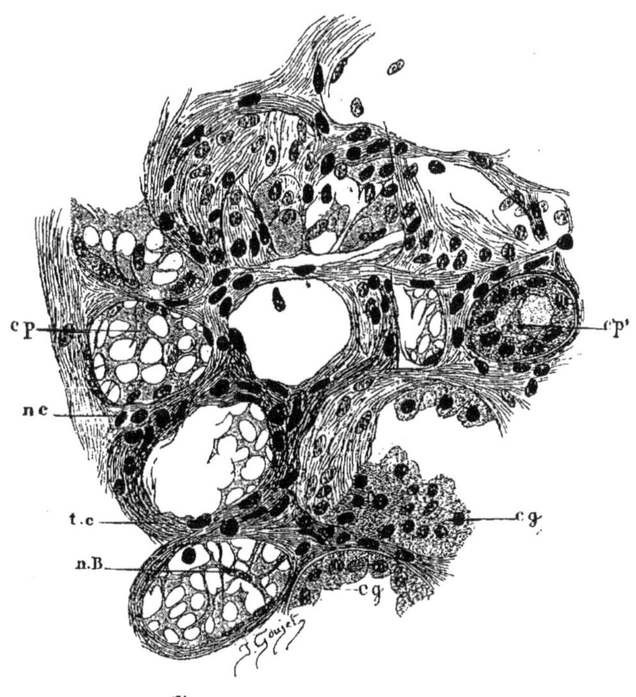

Fig. 536. — Fragment de la coupe d'un lobule de la glande mammaire de la Chatte (en lactation) renfermant une série de grains glandulaires et une coupe transversale d'un canal excréteur intralobulaire dont les « paniers de Boll » ont été dégagés. — Coloration au picrocarminate; conservation dans la glycérine picrocarminée. — (Ocul. 1, obj. 7 de Vérick. Chambre claire : projection au niveau de la platine.)

cp, paniers de Boll; — *n* B, noyaux des cellules de Boll; — *c'p'*, cellule en panier doublant l'épithélium vu en coupe optique du canal excréteur intralobulaire; — *cg*, cellules glandulaires restées en place, vues de front à la surface interne d'un grain glandulaire; — *tc*, tissu conjonctif inter-alvéolaire; — *nc*, noyaux des cellules fixes de ce tissu conjonctif très dense.

n'est point du tout comparable à une glande sébacée, car son épithélium sécréteur n'est pas stratifié. Elle ressemble bien davantage (fig. 536) à n'importe quelle glande en grappe d'origine ectodermique (1). La

(1) On a soutenu des opinions très diverses, au sujet de la structure de la glande mammaire en lactation et de la formation du lait.

A. — Un grand nombre d'auteurs tels que Will[1], Kölliker[2], Kolesnikow[3],

[1] Will, *Ueber die Milchabsonderung*, Erlangen, 1850.

[2] Kölliker, *V. der Physik. Med. Gesellsch. zu Wurlzburg*, XIX, 1850.

[3] Kolesnikow, Die Histologie der Milchdrüse d. Kuh. u. s. w. (*Virchow's Arch.* Bd. LXX, 1877).

lumière glandulaire est ici énormément développée ; je ne connais que celle des acini de la glande de HARDER (Lapin) qui atteigne des dimensions aussi grandes. Elle est remplie d'un coagulum formé par le lait pris en masse par l'action du réactif fixateur. Le coagulum renferme un grand nombre de globules graisseux caractéristiques du lait, et çà et là quelques noyaux libres.

Dans les alvéoles qu'on peut considérer comme demeurés à l'état de repos relatif, toutes les cellules épithéliales, prismatiques basses, sont d'égale hauteur. La lumière glandulaire est limitée par une ligne continue. Le protoplasma des cellules est d'apparence grenue ou spongieuse, comme celui des cellules glandulaires séreuses. Au voisinage du pôle libre, il renferme de fines granulations graisseuses que l'acide osmique teint en noir foncé. Les noyaux sont ovoïdes, aplatis parallèlement à la membrane propre. Dans d'autres alvéoles où la sécrétion du lait commence à devenir active, les cellules épithéliales sont devenues hautes, turgides. Leur pôle superficiel se renfle, et la lumière glandulaire prend par suite un contour festonné. La turgescence des cellules tient à ce qu'au sein du protoplasma voisin du bord libre, le nombre des globules graisseux est devenu beaucoup plus considérable et que leur volume s'est accru. En même temps le noyau se développe et, sur nombre de points, il montre des figures de division indirecte. Ces

COËN[1], décrivent le revêtement des cavités glandulaires de la mamelle comme un épithélium plus ou moins stratifié. Ils expliquent la sécrétion du lait par l'évolution graisseuse des cellules épithéliales, tout comme celle de la graisse dans les glandes sébacées. Les cellules les plus superficielles de l'épithélium stratifié, arrivées à maturité et chargées de grains graisseux, se rompraient dans la lumière glandulaire ; tandis que de nouvelles cellules destinées à s'élever comme les premières à la surface, se reformeraient dans la profondeur de l'épithélium stratifié.

B. — RAUBER[2] a adopté une opinion toute différente et très originale. La paroi glandulaire serait un simple filtre, à travers lequel incessamment passeraient, durant les périodes de lactation, d'innombrables cellules migratrices venues du tissu conjonctif interacineux. Dans ce passage, les cellules lymphatiques subiraient la métamorphose graisseuse. En se résolvant en leurs granulations dans les cavités glandulaires, elles donneraient les globules du lait, etc.

C. — H. SCHMID[3], LANGER, STRICKER, STEINHAUS, HEIDENHAIN, C. PARTSCH[4], DUCLERT affirment que la sécrétion du lait ne peut être comparée à celle de la matière sébacée. Ils ont reconnu que le revêtement épithélial des cavités glandulaires est formé par une seule rangée de cellules épithéliales, et que celles-ci sécrètent le lait sans se détruire par le fonctionnement. Le protoplasma de la cellule glandulaire sécrète la graisse des globules du lait, et l'expulse ensuite au dehors. Certaines portions de la cellule peuvent se détacher et se mêler au produit de sécrétion ; mais jamais la cellule elle-même ne devient caduque, pour se fondre et dissocier ses éléments au sein du liquide déjà sécrété.

[1] COËN, Beiträge zur normalen und pathologischen Hist. d. Milchdrüse *(Ziegler's Beiträge*, Bd. II, 1887).
[2] RAUBER, *Ueber den Ursprung der Milch*, Leipzig, 1879.
[3] SCHMID, *Zur Lehre der Milchsecretion*, Wurtzburg, 1877.
[4] PARTSCH, *Ueber den feineren Bau d. Milchdrüse*, Breslau, 1880.

;ures de division ont le plan de leur couronne équatoriale perpendi-
ılaire à la hauteur de la cellule : ce sont donc des figures de super-
›sition (1). Mais jamais la division nucléaire ne s'accompagne d'une
ission en travers du protoplasma. Après elle, on a simplement une
llule renfermant deux noyaux superposés. Celui situé près de la
mière, dans la partie turgide de la cellule, subit fréquemment la
ıgénération par fragmentation ou par stéatose ; il est éliminé au
oment de l'expulsion des globules graisseux (NISSEN). Ce processus
chromatolyse a été considéré par HAMMERSTEN comme l'origine de
nucléine qui, en se combinant avec l'albumine de la sécrétion
reuse, formerait ainsi la nucléo-albumine ou caséine du lait. Le
ntenu de la lumière glandulaire des alvéoles présentant un tel épithé-
ım, est moins abondant que dans le cas précédent. Enfin, il est des
véoles dont la lumière ne renferme presque plus de lait. Les cellules
andulaires ont pris d'énormes proportions ; elles sont turgides au
aximum, bourrées dans leur portion libre, renflée en tête, de globules
aisseux nombreux et extrêmement volumineux. Ces alvéoles
présentent, dans les phases de la sécrétion, le stade précédant
ımédiatement le phénomène de l'excrétion exocellulaire : c'est-à-dire
passage des globules du lait, arrivés à maturité, de la cellule dans
lumière de l'acinus.

Ces faits sont très intéressants. Ils font voir d'abord que toutes les
rties d'un même lobule n'entrent pas en activité sécrétoire simulta-
ment, mais bien successivement. Certains culs-de-sac sécréteurs se
posent quand d'autres commencent à fonctionner et que d'autres
core achèvent leur phase d'activité sécrétoire.

Ils montrent en second lieu que l'épithélium mammaire est compa-
ble à celui des glandes sudoripares, en ce qu'il sécrète à la fois un
uide séreux et des granulations de graisse. On voit enfin que la
amelle prend une place intermédiaire entre les glandes holocrines et
s mérocrines. Elle est surtout mérocrine : ses cellules ne deviennent
s caduques pour passer ensuite dans la sécrétion. Certaines d'entre
les, en revanche, détachent des bourgeons cellulaires destinés
subir, au sein du produit déjà sécrété, une dissolution de leurs élé-
ents constitutifs, une sorte d'histolyse. La mamelle est donc aussi,
en que très accessoirement, une glande holocrine : elle fournit à la
crétion lactée certains éléments issus de la substance même de ses
llules glandulaires.

Membrane propre des alvéoles sécréteurs et Paniers de Boll. —
ır une série de pressions et de soulèvements de la lamelle sur les
ini mammaires, isolés par dissociation après fixation par le liquide

(1) F. NISSEN, Ueber das Verhalten des Kerne zu den Milchdrüsenzellen (*Archiv. mikros. Anat.*, Bd. XXVI, 1886).

de Müller, puis en faisant agir le pinceau, il est facile d'isoler la membrane propre des alvéoles et de constater, comme l'a fait LACROIX (1)

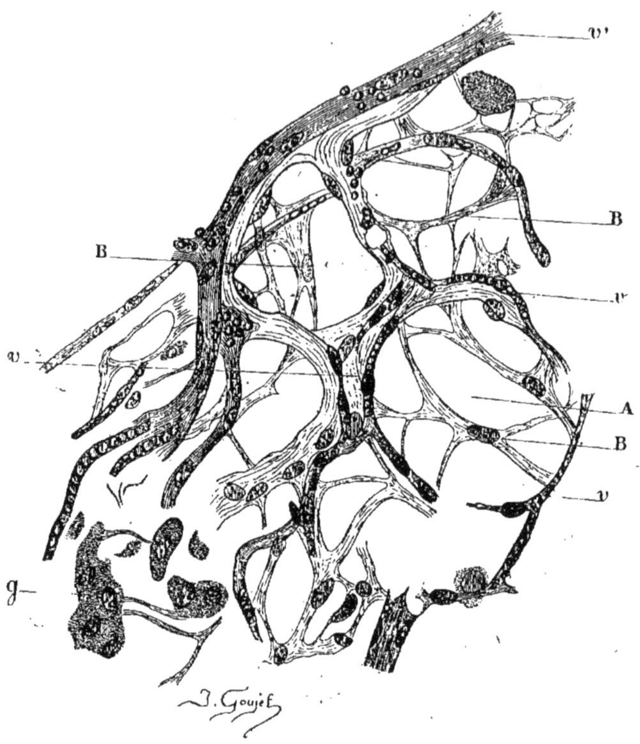

FIG. 537. — Charpente du parenchyme glandulaire de la mamelle en lactation de la Chatte, mise en évidence sur une coupe épaisse traitée au pinceau. Coloration au picrocarminate, conservation dans la glycérine picrocarminée. On voit que les grains glandulaires sont tous liés les uns aux autres sans espaces conjonctifs interacineux développables, et qu'ils sont doublés (en dedans de la vitrée) d'un système élégant de « paniers de Boll ». — (Ocul. 1, obj. 7 de Leitz. Chambre claire.)

A, aire d'un alvéole ou grain glandulaire circonscrit par du tissu conjonctif dense parcouru par des capillaires sanguins annulaires *v*, *v*, *v*; — B, B, B, cellules de Boll; — *v'*, petit vaisseau sanguin interacineux de distribution (veinule); — *g*, cellules glandulaires de la mamelle déplacées par le pinceau.

que non seulement celle-ci, très mince, continue et sans structure, est doublée de cellules en panier (fig. 537) comme on le savait déjà (2), mais

(1) LACROIX, De l'existence des « cellules en paniers » dans l'acinus et les conduits excréteurs des glandes mammaires (*Comptes rendus de l'Académie des sciences*, 29 octobre 1894).

(2) C. LANGER, The mammary gland, in *Manuel de Stricker*. Trad. anglaise de New-York, p. 577, fig. 228. — LANGER considérait les « cellules en paniers » comme une formation de tissu réticulé. « Il y a aussi une question, dit-il, c'est celle des relations de ce réseau avec la membrane en apparence sans structure, mise en évidence par suite de la macération des lobules. Je suis obligé de laisser cette question sans réponse. »

ɔre que ces cellules en panier sont situées à la surface interne de la nbrane propre et non pas en dehors d'elle. Dans chaque cellule stele, le noyau, placé au point nodal principal de l'étoile, occupe un ıs de protoplasma clair qui fait saillie entre les pieds des cellules ıdulaires. Les paniers de Boll ont donc la position exacte des ules myo-épithéliales des sudoripares, par rapport à la membrane pre et au revêtement épithélial sécréteur. Ce sont là des formations héliales homologues au point de vue morphologique. Un autre fait important et tout à fait nouveau découvert par LACROIX, c'est que ystème des paniers de Boll se poursuit sur toute l'étendue des aux excréteurs de la glande.

anaux excréteurs de la glande mammaire. — Les histologistes ont étudié avec le plus de soin la glande mammaire n'ont, en revan, donné que peu de détails sur la structure des canaux excréteurs. lécrirai ces derniers d'après les préparations faites à mon institon par LACROIX, l'un de mes meilleurs élèves, en vue de combler e lacune importante dans l'histoire de la mamelle.

i l'on veut étudier avec fruit les canaux excréteurs de la glande nmaire, il convient de les considérer dans une mamelle non encore pleine activité : par exemple dans les dernières semaines de la tation chez les primipares. Quand la glande fonctionne, les produits sa sécrétion encombrent en effet les conduits. Ils sont coagulés par réactifs fixateurs et gênent considérablement l'observation.

ıes canaux excréteurs de la mamelle doivent être rangés sous trois fs distincts : 1° canaux intralobulaires ; 2° canaux interlobues ; 3° canaux collecteurs de grande dimension, ou galactophores prement dits, munis de renflements ou sinus lactifères sous-mamenaires que chacun connaît.

° **Canaux excréteurs intralobulaires.** — Pour la plupart des aurs, les culs-de-sac sécréteurs de la glande mammaire, munis -mêmes de diverticules en doigt de gant, s'ouvriraient dans des aux collecteurs revêtus d'épithélium sécréteur identique à leur pre épithélium glandulaire, et galactogène comme lui. Mais à la fin la période de gestation, sur la mamelle de la Chatte, par exemple, st facile de voir qu'à l'intérieur du lobule il existe des canaux réteurs différenciés. Leur section transversale est toujours réguement cylindrique. Celle passant exactement par l'axe du conduit ntre ses bords parallèles dans l'intervalle des cols des alvéoles réteurs qui se branchent sur lui dans son parcours. Le conduit se tingue essentiellement du cul-de-sac sécréteur : 1° par sa memne propre beaucoup plus épaisse, à double contour net. A la face erne de cette membrane repose une couche serrée de « cellules en niers » de Boll (fig. 538), dont les noyaux très fortement colorés par armin ou l'hématoxyline dessinent comme un rang de perles à la face profonde de l'épithélium. 2° L'épithélium est formé par des cellules prismatiques hautes, presque cylindriques, absolument différentes des cellules galactogènes basses des culs-de-sac sécréteurs. Les noyaux de ces cellules, très volumineux, remplissent presque toute la cellule, dont le grand axe est perpendiculaire à la paroi. En dehors du noyau, le protoplasma est absolument clair. *Il ne renferme jamais de granulations graisseuses*. Sur son pôle libre, la cellule épithéliale ne porte pas de plateau.

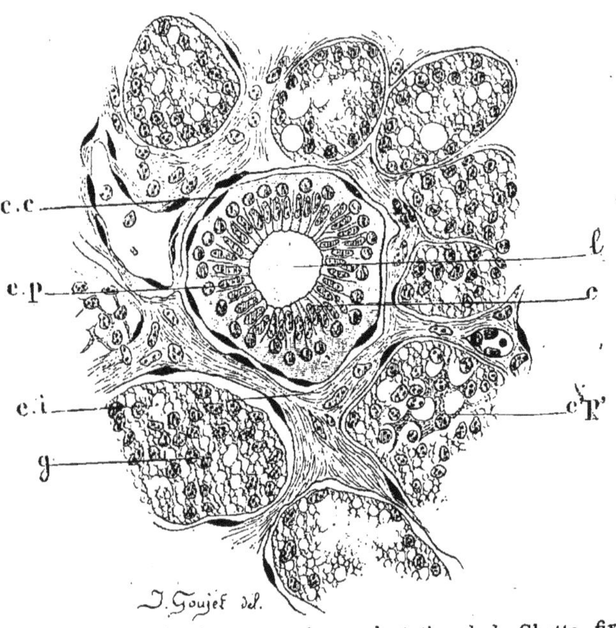

Fig. 538. — Coupe de la glande mammaire en lactation de la Chatte fixée par le liquide de Müller. Coloration au carmin aluné. Conservation dans le baume au xylol. — (Ocul. 1, obj. 6, de Leitz. Chambre claire.)

l, lumière d'un canal excréteur; — *e*, son épithélium cylindrique; — *cp*, noyaux des cellules en panier doublant l'épithélium du canal excréteur; — *cc*, cellules conjonctives plates, ordonnées autour du canal excréteur; — *c'p'*, paniers de Boll (incomplètement dégagés) d'un grain glandulaire; — *ci*, tissu conjonctif interacineux; — *g*, épithélium glandulaire, dont les cellules renferment des granulations graisseuses de volume variable et qui sont demeurées incolores.

Quand j'ai parlé des « cellules en paniers de Boll » considérées en général, j'ai émis l'hypothèse qu'elles pouvaient être rapprochées à bon droit, comme le propose Unna, des cellules myo-épithéliales des glandes sudoripares et de celles de la nyctitante des anoures. Dans les glandes qui en possèdent le long de leurs canaux excréteurs (lacrymale, parotide, etc.), ceux-ci n'ont point en effet de muscles assurant l'excrétion exo-glandulaire rapide qu'expérimentalement on peut constater. En revanche, les canaux excréteurs ont un épithélium strié que Ranvier suppose contractile. Or ici, dans la mamelle où l'on très bien qu'indépendamment de la succion par le jeune, le lait ue vers le mamelon parfois subitement en vertu de certains réflexes, s ne trouvons pas de réseaux musculaires généraux extérieurs au ıle comme dans les groupes glandulaires de l'estomac. Il n'y a pas plus, dans les canaux, d'épithélium strié qu'on puisse supposer tractile. Il n'y a là que le réseau continu des paniers de Boll. Une eille constatation vient singulièrement à l'appui de l'hypothèse de ŃA, qui les suppose doués de contractilité.

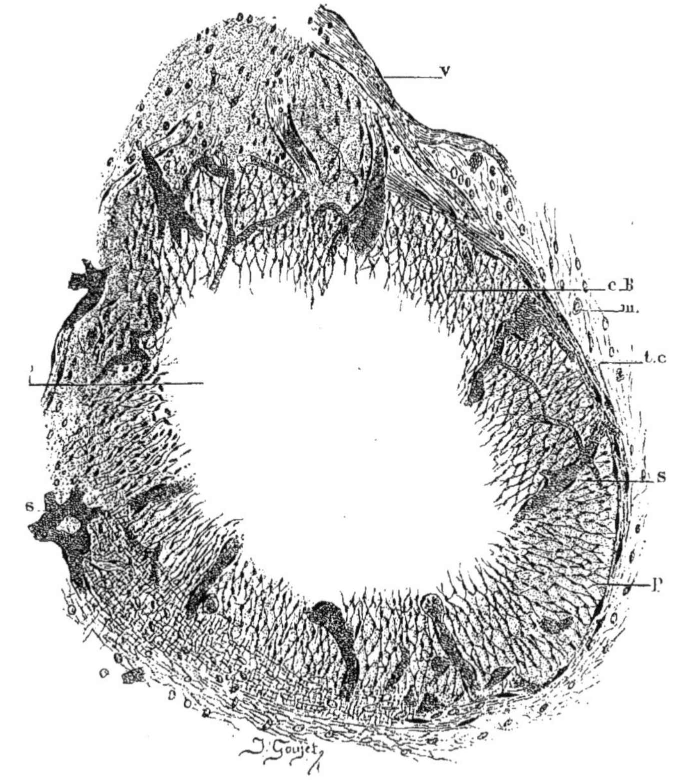

. 539. — Coupe transversale et légèrement oblique d'un canal excréteur interlo-ulaire de la mamelle de la Chatte. Cette coupe est épaisse et montre le système es paniers de Boll dans son ensemble et dans les limites de son épaisseur. Le poids e la lamelle a étalé ce système, qui est en profondeur, sur un plan et sur tout le ourtour de la coupe. — Coloration au carmin aluné. — (Ocul. 1, obj. 4 de eitz.)

lumière du canal; — *c B*, réseau formé par les cellules de Boll sous l'épithélium qui a été ssé par le pinceau : ce réseau est à mailles allongées dans le sens de la marche du canal; — oint où les mailles se montrent nettement internes à la paroi propre; — *s, s*, gros capillaires guins satellites du canal excréteur; — *v*, vaisseau de distribution; — *tc*, tissu conjonctif; *m*, cellule migratrice.

2° **Canaux excréteurs interlobulaires.** — Ces conduits, qui reçoiıt les canaux intralobulaires, les continuent et pédiculisent chaque ıule de la glande mammaire, n'offrent plus une section circulaire.

Ils sont plissés longitudinalement ou très obliquement à la façon des petites bronches. Sur les coupes transversales, leur lumière paraît festonnée. Les plis sont formés par des relèvements rentrants de la membrane propre, très épaisse : relèvements dans lesquels s'engagent et montent des boucles vasculaires très délicates. L'épithélium qui revêt les canaux interlobulaires est le plus souvent prismatique bas. Les noyaux des cellules épithéliales sont volumineux, ovoïdes. Ils se colorent bien par le carmin, mais moins énergiquement que ceux des cellules en panier, intermédiaires à l'épithélium de revêtement et à la vitrée. Les réseaux formés par les cellules de Boll sont admirablement continus et réguliers ; ils dessinent autour du conduit excréteur un filet de mailles longitudinales (fig. 538), par conséquent disposées précisément pour en exprimer le contenu dans le sens de la marche du conduit, si l'on admet que les cellules de Boll sont contractiles.

Lorsque le canal excréteur a été fixé contracté, ou simplement fixé revenu sur lui-même, les cellules épithéliales de revêtement paraissent plus hautes, et les mailles des paniers de Boll plus étroites que lorsqu'on l'a fixé dilaté à l'état de réplétion. Les cellules épithéliales ont donc une grande plasticité et une élasticité considérable. Elles se prêtent aux dilatations et aux affaissements alternatifs de la paroi sans cesser de former à sa surface interne un revêtement continu.

3° **Canaux galactophores collecteurs ; sinus lactifères.** — Ils ne diffèrent des précédents que par leurs dimensions souvent considérables et par l'irrégularité de leur calibre qui, sur les points où celui-ci se renfle, les fait ressembler à de vastes sinus. Leur épithélium prismatique bas, ou cubique, à noyaux arrondis, repose toujours sur une couche de cellules de Boll (fig. 539), elle-même appliquée à la surface interne de la membrane propre. Celle-ci est très épaisse et doublée d'une couche de tissu fibreux qui lui constitue une adventice résistante. Les plis longitudinaux sont extrêmement accusés et dessinent des sortes de crêtes saillantes dans la lumière du conduit, même alors qu'il se renfle en sinus au voisinage du mamelon.

De plus, les conduits excréteurs interlobulaires et surtout les canaux galactophores sont doublés à leur entour par une gaine élastique, comprise dans l'adventice fibreuse et dont les mailles affectent une direction sensiblement longitudinale. Par le procédé de Balzer (coloration par l'éosine soluble dans l'eau et action de la potasse à 40 p. 100), cette gaine élastique peut être mise facilement en évidence et rappelle un peu celle des artères, sans toutefois en avoir l'importance ni la complexité. Elle fait absolument défaut au pourtour des canaux excréteurs intralobulaires. A l'intérieur du lobule mammaire, le tissu conjonctif a d'ailleurs été raréfié dans tous ses éléments et en particulier quant aux fibres élastiques, au point de disparaître presque mplètement dans les intervalles des culs-de-sac glandulaires étroiment reliés entre eux par les vaisseaux capillaires sanguins, dont le spositif rappelle celui des pelotons adipeux.

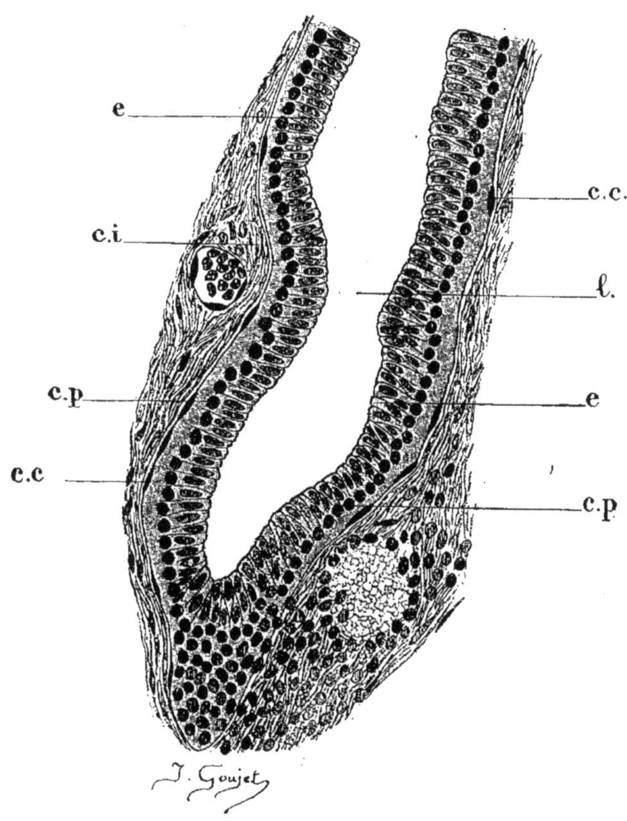

IG. 540. — Coupe un peu oblique d'un gros canal galactophore au voisinage du mamelon (Chatte). Coloration au carmin aluné. — (Ocul. 1, obj. 6, de Leitz.)

e e, épithélium cylindrique du canal excréteur; — *cp*, *cp*, rang des noyaux des cellules en nier, interne à la membrane propre, *ci*; — *cc*, *cc*, cellules plates du tissu conjonctif ublant la membrane propre; — *l*, lumière du canal galactophore.

Vaisseaux sanguins et lymphatiques de la glande mammaire. — haque lobule de la glande mammaire est abordé par des vaisaux artériels, qui en règle suivent la direction du canal excréteur terlobulaire formant le pédicule du lobule. En sens inverse, les veines llectrices du lobule suivent le même trajet. Les veines viennent former, ıez la femme, le cercle veineux bien connu de HALLER au-dessous e l'aréole du mamelon.

Les vaisseaux capillaires pénètrent et se distribuent dans les interalles des acini glandulaires, formant aux alvéoles sécréteurs un seau enveloppant. Ils relient solidement entre eux les alvéoles: de sorte qu'il n'existe pas d'espaces inter-alvéolaires développables, et que tous les acini d'un même lobule forment une masse solidaire. A part cette particularité, le réseau sanguin ressemble considérablement à celui des glandes en grappe ordinaires, telles que la sous-maxillaire de l'Homme et du Chien, par exemple. Sur la glande virginale, c'est-à-dire n'ayant pas encore fonctionné, on voit les vaisseaux sanguins former autour des bourgeons d'extension de la glande des sortes de croissants. Ces vaisseaux sont embryonnaires et s'ordonnent à distance d'abord des bourgeons glandulaires en voie de développement, exactement comme nous le verrons plus loin dans le poumon fœtal. Ils poussent des pointes d'accroissement entre les bourgeons destinés à devenir des alvéoles sécréteurs. Ces pointes d'accroissement se rejoignent ensuite, forment des réseaux enveloppants pour chaque alvéole sécréteur, et enfin se canalisent (LANGER) (1).

Lymphatiques de la glande mammaire. — On a beaucoup discuté sur les lymphatiques de la glande mammaire, en particulier sur leurs origines glandulaires. Tant qu'on a seulement fait usage d'injections pénétrantes colorées, telles que celle de bleu de Prusse rendu soluble dans l'eau par l'hydratation prolongée, les incertitudes ont subsisté. La solution intégrale du problème ne peut être donnée que par les injections interstitielles du mélange d'acide osmique, d'acide picrique et de nitrate d'argent : le durcissement étant achevé par l'alcool fort. On peut seulement alors observer les lymphatiques imprégnés d'argent, et fixés déployés. Dans toute région où les effets chimiques de l'injection ont dépassé les limites du tissu conjonctif qui renferme les lymphatiques, on est sûr que ceux-ci, s'ils existent dans le point considéré, ont été mis en évidence par l'injection. On peut donc dès lors formuler des conclusions fermes quant au dispositif qui leur est propre.

CL. REGAUD (2) a récemment repris la question avec cette méthode nouvelle, et il a obtenu les résultats suivants :

Les lymphatiques de la glande mammaire peuvent être catégorisés sous trois groupes, admis du reste par tous les auteurs : *a)* les lymphatiques de l'aréole et du mamelon ; *b)* ceux des canaux galactophores ; *c)* les lymphatiques glandulaires proprement dits.

a) Dans l'aréole comme dans la peau en général, les lymphatiques (fig. 540) forment un plexus situé dans la couche profonde du derme, et constitué par de grands trajets irréguliers dépourvus absolument de valvules. A ce plexus aboutissent des capillaires lymphatiques qui prennent naissance dans la couche papillaire, ainsi qu'autour des glan-

(1) LANGER, *Manuel de* STRICKER. Traduction anglaise de New-York, p. 579.

(2) Cl. REGAUD, Etude sur les vaisseaux lymphatiques de la glande mammaire (*Journ. de l'Anat. et de la Physiol.*, n° 6, novembre-décembre 1894).

es sébacées et des poils. Ordinairement, les trajets sous-papillaires aissent par un cul-de-sac soit effilé, soit renflé en ampoule, ou bien ar une anse séparée de l'épithélium tégumentaire par une épaisseur ariable de tissu conjonctif. Assez souvent cependant, les ampoules rennent leur origine presque au contact de la vitrée du derme ; ou ien les anses en anneau de clef la longent sur un certain parcours.

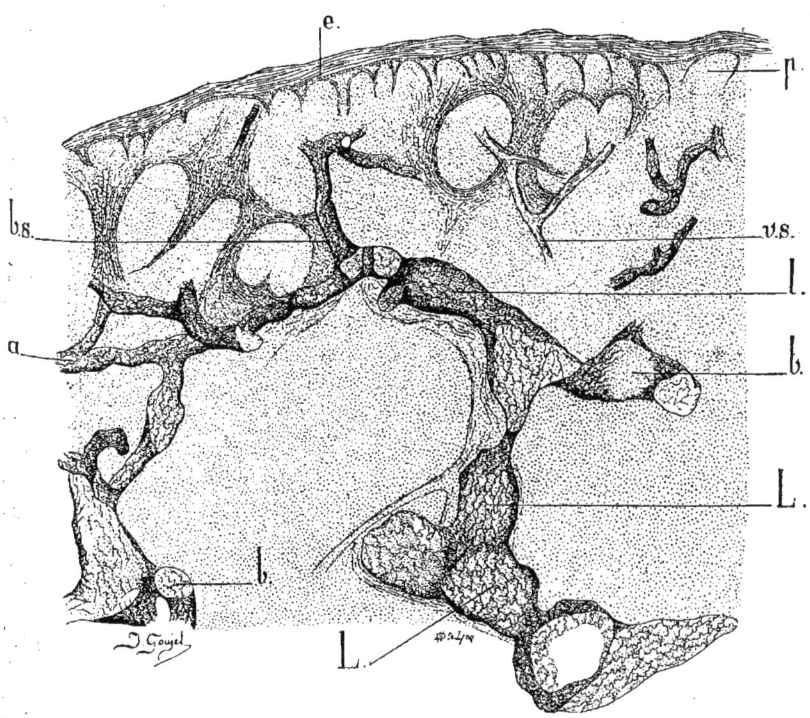

Fig. 541. — Coupe de la peau de l'aréole du mamelon dont les lymphatiques ont été injectés, fixés, déployés et imprégnés d'argent par le procédé indiqué page 265, note 2. — Durcissement dans l'alcool fort. Conservation dans le baume du Canada. — (Faible grossissement.)

e, épithélium tégumentaire ; — *p*, papilles ; — *vs*, vaisseaux sanguins ; — L L, capillaires lymphatiques collecteurs, géants ; — *l*, capillaires lymphatiques de moyen calibre ; — *a*, petits capillaires lymphatiques ; — *b b*, boyaux lymphatiques sectionnés en travers ou tangentiellement ; — *bs*, branches superficielles du réseau lymphatique.

Dans l'aréole et le mamelon, ces trajets lymphatiques sont beaucoup plus nombreux que dans le tissu dermique ordinaire. Ils rappellent aussi par leur développement et leurs dimensions ceux de la pulpe des doigts et de la peau des lèvres. Dans la portion profonde du derme, ils se renflent en énormes sinus, ou en larges fentes développables, soit enfin en ampoules qui, imprégnées et fixées développées, ont une lumière dont le travers peut se chiffrer en millimètres chez la femme.

De ce plexus, partent des troncules rejoignant le plexus sous-dermique et les gros troncs collecteurs.

b) Les lymphatiques des canaux galactophores sont volumineux. Ce sont aussi des trajets sans valvules. Leur direction générale est parallèle à celle des conduits. Ils communiquent entre eux, autour de ces derniers, par de nombreuses anastomoses transversales. Ils sont contenus dans l'adventice fibreuse des canaux, toujours à distance de la vitrée. Ce sont ces boyaux plongeants, satellites des galactophores, qui forment les voies de passage entre les lymphatiques cutanés, ceux de l'aréole et du mamelon, et les lymphatiques glandulaires. Une injection poussée par le mamelon remplit en effet des réseaux lymphatiques lobulaires très éloignés. Ce fait explique bien, comme l'a fait remarquer Regaud, le développement des abcès du sein à la suite d'infections à point de départ cutané dans le cas de crevasses du mamelon.

c) Le système entier des lymphatiques profonds, ou glandulaires (1), est tout entier extra-lobulaire. Quand on a déployé et fixé dans cet état les bandes de tissu connectif interlobulaire, les lobules sont colorés en noir et largement séparés les uns des autres. Dans leurs intervalles, on distingue deux sortes de cavités lymphatiques : les espaces ou sacs, et les canaux proprement dits.

Les *sacs lymphatiques périlobulaires* sont de grande dimension. Il en est d'aussi grands que les lobules qu'ils entourent; il en est même qui enveloppent partiellement plusieurs lobules. Leurs dimensions peuvent donc se chiffrer par millimètres, et dépassent largement celles des plus gros vaisseaux sanguins interlobulaires. Leur paroi est uniquement formée par l'endothélium festonné caractéristique, reposant sur les croisements des faisceaux connectifs de l'espace interlobulaire, sans que ces faisceaux se fondent à leur entour en une membrane

(1) Pour l'étude des réseaux lymphatiques glandulaires, il convient de prendre comme objet une mamelle de Chatte injectée d'abord par le mamelon, puis par piqûre interstitielle en divers points de la glande. Cette double injection a pour but de faire pénétrer le liquide au centre des lobules par les galactophores et, à la périphérie des lobules, par le tissu conjonctif. Grâce à ce double courant, tous les éléments d'un même lobule sont mis en contact avec la solution osmio-picro-argentique. Pour des injections interstitielles, Regaud a employé les mélanges suivants :

Liquide A	Solution saturée d'acide picrique	80 cc.	4 volumes.
	Acide osmique à 1 pour 100	20 cc.	
	Nitrate d'argent à 1 pour 100		1 —
Liquide B	Solution saturée d'acide picrique	80 cc.	3 volumes.
	Acide osmique à 1 pour 100	20 cc.	
	Nitrate d'argent à 1 pour 100		1 —
Liquide C	Solution d'acide picrique	40 cc.	4 volumes.
	Acide osmique à 1 pour 100	20 cc.	
	Nitrate d'argent à 1 pour 100		1 —

propre. Ce sont donc là de vastes cavités creusées au sein du tissu conjonctif lâche.

Les sacs n'enveloppent pas toute la surface des lobules comme le font ceux du poumon du Bœuf ; ou du moins les lobules entièrement revêtus d'un manchon lymphatique sont exceptionnels. Regaud n'en a pas rencontré un seul. En revanche, il n'est pas rare de voir des lobules qui ne sont en rapport sur aucun point avec des sacs lymphatiques. Lorsque ceux-ci atteignent un lobule, ils s'appliquent à sa surface, et recouvrent les acini superficiels comme d'un vernis. Quand on les suit sur une coupe épaisse, on les voit à un moment donné quitter le contact du lobule, descendre dans l'espace interlobulaire, passer en décrivant des vallonnements sur les vaisseaux sanguins, les nerfs à myéline, les canaux excréteurs qui y cheminent. Puis ils remontent sur un lobule voisin où on les perd, faute de pouvoir examiner des coupes d'une épaisseur suffisante. Dans les points où ils sont en contact immédiat avec le lobule, on ne les voit jamais émettre de prolongements pénétrant dans l'épaisseur de celui-ci. Ils se bornent à ramper ou à s'étaler plus ou moins largement à sa surface, en en épousant exactement les contours. Il n'est pas cependant exceptionnel de voir, au niveau du hile, une anse lymphatique s'avancer dans un lobule en accompagnant le canal excréteur interlobulaire qui sert de pédicule à celui-ci. Mais cette anse ne tarde pas à ressortir du hile, en dessinant une courbe élégante, à cheval sur la bifurcation du canal excréteur. Cette disposition est très instructive ; car elle montre que, l'injection ayant été capable de pénétrer le lobule par son hile, si elle ne dessine pas de lymphatiques dans son intérieur, c'est qu'il n'y en a réellement pas.

Les *canaux lymphatiques*, qui communiquent avec les sacs que je viens de décrire, se comportent différemment. Ils occupent les intervalles des lobules et ont la signification de grands trajets collecteurs, sans paroi propre différenciée, ni valvules : c'est-à-dire de capillaires lymphatiques. Leur calibre est irrégulier, avec des alternatives de rétrécissements et de dilatations. Ils sont toujours séparés des éléments de la glande (acini ou canaux excréteurs interlobulaires), par du tissu conjonctif lâche. Souvent leur coupe en travers revêt un aspect fissural ; ou bien elle est ovalaire allongée, très rarement circulaire. Car ce sont là des trajets développables, et qui n'acquièrent une lumière régulière que lorsque l'injection interstitielle a complètement distendu sous pression, et fixé dans cet état l'espace connectif interlobulaire. Dans cet espace, les lymphatiques côtoient les vaisseaux sanguins et les troncules nerveux à myéline, renfermés eux-mêmes dans une gaine lamelleuse ou dans une gaine de Henle, dont l'endothélium est imprégné d'argent sous forme de grandes cellules à bords peu nombreux et absolument rectilignes.

La description précédente s'applique à la glande en activité, c'est-à-dire en lactation. Sur les mamelles vierges, ou quiescentes dans l'intervalle des parturitions, ou enfin atrophiées par l'âge (1), les canaux lymphatiques interlobulaires persistent aussi nombreux que pendant les périodes de fonctionnement, mais plus grêles et peu développables. A ce point de vue, la mamelle de la génisse vierge ressemble à celle de vieille femme. Les sacs lymphatiques périlobulaires prennent naissance et s'accroissent au moment où, dans la période de gestation, la glande entre dans la phase d'augment. Il convient cependant de faire remarquer que, au bout d'une longue répétition des lactations, ils ne montrent plus qu'un développement rudimentaire (vieille vache laitière).

Nerfs de la glande mammaire — Les espaces interlobulaires de la glande mammaire sont parcourus par un certain nombre de nerfs à myéline qui, comme je l'ai indiqué plus haut, s'y branchent et s'y distribuent côte à côte avec les vaisseaux sanguins, bien qu'en plus petit nombre. Dans les intervalles des lobules, on les rencontre souvent réduits à trois, deux ou même à une seule fibre à myéline, contenues dans une gaine de Henle que les injections de mélange osmiopicrique et de nitrate d'argent fixent imprégnée et développée. Cette gaine forme un manchon le plus souvent très large autour des fibres nerveuses. Celles-ci semblent flotter librement dans la gaine au sein d'un liquide que ni le nitrate d'argent, ni l'acide osmique ne colorent, tandis que l'endothélium à traits droits est imprégné, et que la myéline des nerfs est teinte en noir. Ce liquide est donc analogue au liquide céphalo-rachidien et ne renferme pas d'albuminoïdes. On n'y rencontre point de globules blancs de la lymphe et du sang.

Quant aux terminaisons nerveuses dans la glande elle-même, elles n'ont pas été étudiées véritablement jusqu'ici. WINKLER (2), qui les a recherchées chez le Lapin et la Souris, a décrit cependant des fibres vasculaires et d'autres se rendant aux canaux excréteurs d'un certain diamètre. Jamais il n'a vu de terminaisons nerveuses aborder les acini glandulaires.

Involution de la glande mammaire — Après le sevrage, les cellules épithéliales des acini glandulaires continuent tout d'abord à fonction-

(1) REGAUD (*mém. cité*, p. 728-729) a examiné à ce point de vue des glandes mammaires de génisse vierge, de vache pleine, de vieille vache en lactation ; puis des mamelles de femmes ayant déjà dépassé la ménopause depuis longtemps, enfin la mamelle atteinte partiellement de cancer et ayant été amputée. Il les a traitées par la même méthode d'injection interstitielle que les mamelles en activité fonctionnelle, et a obtenu des préparations démonstratives.

(2) WINKLER, *loc. cit.*

ner. Les alvéoles sont bientôt distendus par les produits de sécrétion, et ceux-ci ne tardent pas à refouler l'épithélium et à le déformer par contre-pression, le lait n'étant pas évacué. La résorption du lait se fait donc sur place, lentement. Quand elle est achevée, l'épithélium sécréteur reprend son apparence de revêtement de cellules prismatiques surbaissées. Dans ce mouvement de retrait, certaines cellules épithéliales, entièrement chargées de graisse et présentant l'apparence d'éléments stéatosés, se détachent de la paroi, puis sont, elles aussi, lentement résorbées. En même temps, le tissu conjonctif reparaît dans les intervalles des acini glandulaires. On peut alors distinguer, entre ceux-ci, des cellules connectives dont certaines montrent des figures de division indirecte. Dans les espaces interlobulaires, apparaissent en même temps, le long des vaisseaux, de nombreuses vésicules adipeuses. Les choses demeurent en cet état jusqu'à ce que survienne une nouvelle grossesse.

Après la ménopause, chez la femme, la glande mammaire subit une atrophie définitive. Elle se réduit alors à une sorte de disque adhérent au mamelon, et au sein duquel la formation mammaire est réduite à des canaux excréteurs terminés par des ramifications ne portant plus aucun vestige de cavités glandulaires. Le tissu adipeux plus ou moins abondant comble les vides de ce retrait. La glande reprend en somme alors une constitution très comparable à celle qu'elle affectait avant la puberté. Toute son évolutilité fonctionnelle est épuisée.

CHAPITRE V

ECTODERME PHARYNGO-STOMODŒAL. ANATOMIE GÉNÉRALE DE LA CAVITÉ BUCCALE, GLANDES SALIVAIRES

On sait que le revêtement épithélial de l'intestin proprement dit est constitué par des cellules toutes issues de l'entoderme primitif. Cet intestin entodermique dont la paroi conjonctive, vasculaire et musculaire dérive de la lamelle fibro-intestinale de l'embryon, se termine primitivement en cul-de-sac à ses deux extrémités antérieure et postérieure. Sur ces deux points, des invaginations de l'ectoderme doublé d'une expansion de la lamelle fibro-cutanée marchent en sens inverse et viennent s'accoler aux deux extrémités closes de l'intestin entodermique. Au pôle oral, l'invagination ectodermique fermée en doigt de gant, et se continuant avec la surface générale de l'ectoderme tégumentaire, s'appelle le *stomodœum*. Au pôle aboral elle porte le nom de *proctodœum*.

Le stomodœum forme d'abord une fossette courte, la *bouche primitive*, terminée en un cul-de-sac qui vient buter contre l'extrémité borgne de l'intestin entodermique au-dessous de la courbure antérieure de la vésicule cérébrale primitive, en avant de la terminaison de la corde dorsale qui, par sa courte courbure propre en avant, a déterminé le plan de la base du crâne futur (fig. 542).

La paroi séparant le stomodœum de l'extrémité borgne de l'intestin entodermique se perfore de bonne heure chez tous les vertébrés. Chez les cyclostomes seuls, sa trace persiste sous forme d'un diaphragme toujours reconnaissable qu'on appelle le *velum*. Mais chez les vertébrés ordinaires, toute trace de cette barrière primitive disparaît sans retour ; et l'on ne saurait plus trouver de limite morphologique entre la cavité de la bouche primitive, et celle de la région supérieure de l'intestin entodermique antérieur répondant à celle des arcs branchiaux. Il en résulte une cavité bucco-pharyngienne ou *stomodœale secondaire*, revêtue en partie par l'ectoderme et en partie par l'entoderme. L'étendue de cette région augmente rapidement chez les mammifères, par suite de la croissance du cou. De plus, His (1) a montré que les sillons externes des fentes branchiales restent indéfiniment (2) tapissés par une invagination de l'ectoderme, et que, entre celle-ci et les poches pharyngiennes revêtues par l'entoderme, il s'étend d'un arc à l'autre une mince lamelle obturante pouvant se réduire en certains points aux deux épithéliums ectodermique et entodermique adossés. Il en résulte que l'ectoderme de la portion externe des gouttières interbranchiales peut et doit participer aux évaginations de la région ; His admet qu'il en est ainsi pour l'ébauche épithéliale du thymus. Quoi qu'il en soit, il est un fait absolument certain et indépendant de toute discussion sur l'origine embryologique de l'intestin antérieur : c'est que les épithéliums de la bouche tout entière, du pharynx et de l'œsophage jusqu'au cardia (3), jusqu'à une certaine distance dans le renflement stomacal chez les solipèdes et jusqu'à la caillette chez les ruminants, sont du type malpighien exactement comme l'épithélium de la peau. De même, l'épithélium du larynx, de la trachée et des bronches est cylindrique stratifié à cils vibratiles, tout comme celui des fosses nasales qui s'est développé aux dépens du stomodœum primitif, c'est-à-dire de l'ectoderme bien en avant du *velum*.

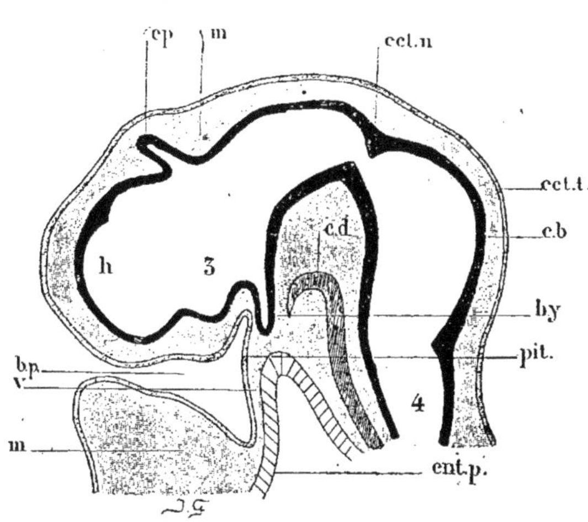

Fig. 542. — Coupe médiane et antéro-postérieure de la tête d'un embryon de mammifère à la période du stomodœum primitif (figure de démonstration).

b p, bouche primitive limitée par un reflet de l'ectoderme; — *ent. p*, intestin entodermiqueprimitif ; — *v*, velum pharyngien ; — *c d*, corde dorsale.

pit, ébauche de la pituitaire ; — *hy*, diverticule de l'hypophyse ; — *e p*, diverticule de l'épiphyse (ébauche de la glande pinéale) ; — *ect. n*, ectoderme neural, donnant naissance aux diverticules hypophysaire et épiphysaire : il est partout représenté par une ligne noire; — *ect. t*, ectoderme tégumentaire ; — *h*, ventricule latéral ; — 3, ventricule moyen ; — *c b*; cervelet ; — 4, quatrième ventricule.

(1) His, *Anatomie d. menscher Embryonen*, III, 1885.

(2) Born, Ueber die Derivate der embryonalen Schlundbogen und Schlundspalten bei Saügethieren (*Arch. f. mikroskop. Anatomie*, Bd. XXII, 1883).

(3) H. Fol, Description d'un embryon humain de 5mm6 (*Recueil zoologique Suisse*, 1884).

Exactement de la même façon, l'on peut constater que les dermes muqueux du pharynx, de l'œsophage, du larynx, de la trachée et des bronches, sont du type *dermo-papillaire* tout comme celui du tégument cutané. Les indices de la pénétration réciproque de la lamelle fibro-intestinale et de la lamelle fibro-cutanée ne s'accusent que dans la musculature de l'intestin antérieur et seulement dans sa portion œsophagienne : c'est-à-dire terminale. Au point de vue histologique donc, tout le stomodœum est revêtu par des épithéliums de signification ectodermique; l'intestin antérieur tout entier avec ses dépendances appartient à l'histoire de l'ectoderme. Que celui-ci en forme partiellement le revêtement initial ou non, il importe peu en anatomie générale. C'est la constitution définitive des tissus qu'il faut en cette science considérer avant tout. Je me crois donc mieux autorisé à étendre ici les limites de la bouche primitive, et à ramener ses épithéliums dans la description générale des formations ectodermiques, que je ne crois O. Hertwig (1) fondé à décrire les dents comme des formations entodermiques.

Cela posé, je considérerai comme appartenant au stomodœum secondaire la cavité buccale, le pharynx et l'œsophage, ainsi que les glandes conglobées nées des expansions de la bouche primitive et du pharynx (pituitaire, thyroïde, thymus). Je rattacherai au stomodœum le diverticule respiratoire, né chez tous les vertébrés à respiration aérienne au point d'union de l'œsophage et du pharynx.

Je m'occuperai en premier lieu de la cavité buccale. La bouche primitive ne tarde pas à se diviser en deux chambres superposées, par suite de la croissance en travers, puis de la fusion sur la ligne médiane, des deux apophyses palatines supérieures, droite et gauche, et du premier arc branchial. La chambre supérieure, bientôt divisée en deux portions droite et gauche, symétriques entre elles, par le système squelettal de la cloison, devient exclusivement respiratoire et contracte des rapports importants avec la plupart des organes des sens supérieurs. Elle répond aux *fosses nasales* qui, outre qu'elles sont le siège de l'organe de l'odorat, renferment pendant la vie fœtale l'*organe de Jacobson*. Les fosses nasales communiquent, par les canaux lacrymaux, avec la conjonctive, vestibule cutané de l'appareil de la vision, et par les trompes d'Eustache avec la caisse du tympan, vestibule analogue de l'appareil auditif.

La chambre inférieure, au contraire, reste indivise et demeure aussi exclusivement consacrée à la réception des aliments solides et liquides. Elle devient le siège des phanères dentales et le substratum du sens du goût. Les bourgeons gustatifs, qui chez la plupart des vertébrés inférieurs étaient contenus dans des barbillons formés par des appendices

(1) O. Hertwig, *Traité d'embryologie* (traduction française de Ch. Julin, p. 277).

les lèvres, se développent chez les amniotes de plus en plus en arrière le l'appareil masticateur. Enfin, chez les mammifères, le goût a surout pour instrument la langue, c'est-à-dire la portion de la muqueuse uccale qui revêt un bourgeon musculaire médian (Kölliker) ié du plancher de la bouche et de la face interne des trois premiers rcs branchiaux, et qui soulève l'ectoderme et le derme muqueux qui e porte. De toutes les différenciations de la bouche, la langue est la remière à apparaître; elle remplit chez l'embryon de mammifère la avité buccale primitive tout entière alors que cette cavité est encore ndivise. La portion alimentaire du stomodœum accuse de la sorte sa répondérance fonctionnelle sur la portion nasale ou respiratoire (1); lle constitue un appareil primordial et qui, pour cette raison, doit tre étudié avant toutes les autres parties de l'intestin antérieur.

§ 1. — MUQUEUSE BUCCALE

La membrane muqueuse qui revêt la cavité buccale dans toute son tendue (c'est-à-dire chez l'Homme et les mammifères des lèvres à la imite postérieure de l'*isthme* qui la fait communiquer avec le pharynx) st partout constituée essentiellement par un derme disposé exactement omme celui de la peau, bien qu'il soit plus mince. Il est aussi vascuarisé de la même façon générale, et porte également à sa surface un pithélium stratifié du type malpighien. Chez les vertébrés les plus inférieurs, tels que les cyclostomes (*Lamproie marine* p. ex.) la bouche st même le seul point du tégument où l'ectoderme réalise une disposiion entièrement analogue à celle qu'on rencontre chez les oiseaux et es mammifères. Tandis qu'ailleurs le stratum de Malpighi se termine, à la surface, par une ligne de cellules cylindriques à plateau strié dans les intervalles desquelles on rencontre des cellules caliciformes (ou à mucus) intercalaires, dans la cavité buccale il en est autrement. L'ectoderme y montre à sa surface libre des couches de cellules aplaties, subissant une évolution qui rappelle entièrement celle de l'épiderme les muqueuses. Chez les têtards des anoures, l'ectoderme buccal se stratifie aussi très largement, tandis que sur le reste du corps il est formé d'un petit nombre d'assises, également terminées par un rang de cellules cylindriques à plateau strié. La raison probable du fait est

(1) Chez les *Petromyzontes*, la langue existe et la bouche est exclusivement une chambre alimentaire; tandis que la fossette olfactive unique reste exclusivement à l'état de dépression du tégument cutané pendant toute la vie, c'est-à-dire telle qu'elle était chez le fœtus de tous les vertébrés supérieurs dans les premières périodes du développement.

que la bouche est, chez ces animaux, l'organe de préhension principal. L'ectoderme s'y endurcit et se renforce pour satisfaire à ses fonctions, qui nécessitent une structure moins délicate que là où les actions préhensiles ne s'exercent pas.

Au point de vue de la constitution de l'ectoderme, le revêtement de la face interne des joues, du plancher de la bouche et de la face inférieure de la luette de l'Homme peut être pris avantageusement comme objet d'étude. Il constitue le type le plus simple de l'épithélium buccal. Cet épithélium offre une surface absolument lisse et polie, sur laquelle le doigt glisse sans trouver aucun relief. La face interne des joues et la face inférieure de la luette ne manquent cependant nullement de papilles; mais ces papilles sont courtes, noyées dans les portions superficielles du corps muqueux de Malpighi qui passe au-dessus d'elles comme le ferait l'eau sur les arches d'un pont immergé. De là sorte, elles deviennent invisibles ou *adélomorphes*. Elles ne renferment aucun corpuscule de Meissner, mais bien des branches nerveuses qui, comme au niveau de la conjonctive et de l'épithélium antérieur de la cornée, se poursuivent dans l'ectoderme sus-jacent sous forme d'arborisations amyéliniques réalisant le dispositif du tact diffus.

L'ectoderme, reposant sur une membrane vitrée d'une minceur extrême, est constitué par une couche génératrice à laquelle fait suite un corps de Malpighi dont les cellules possèdent des filaments unitifs très nombreux mais très grêles. Dans les préparations fixées par les vapeurs osmiques, tous les éléments du corps de Malpighi paraissent noyés dans une substance réfringente, teinte en noir d'encre de Chine très faible à la façon de la myéline. De la sorte, la coupe la plus parfaite prend l'aspect d'un dessin au trait que l'on aurait passé au lavis avant qu'il fût bien sec, de manière à en rendre les détails incertains. Cette substance, découverte par Ranvier dans l'épithélium antérieur de la cornée, paraît répandue à la fois dans le ciment et dans les éléments cellulaires de l'ectoderme, qu'elle imbibe à la manière d'un véritable plasma diffus. Elle disparaît sur les pièces fixées par l'alcool fort et par les solutions chromiques, ce qui montre bien qu'il s'agit d'une matière étrangère, diffusée dans le corps de Malpighi. Elle imbibe aussi les couches profondes de l'épiderme qui recouvre le corps muqueux et qui présente, comme je l'ai fait voir à propos de l'ectoderme considéré en général, des particularités tout à fait spéciales qui le distinguent de prime abord de l'épiderme sus-jacent à un corps muqueux de Malpighi exposé à l'air (voy. t. II, p. 208).

Sur les limites du corps de Malpighi et des couches épidermiques du revêtement muqueux des parties lisses de la bouche, il n'existe pas de *stratum granulosum* ni de *stratum lucidum*. Les granulations éléidine, ainsi que l'a montré RANVIER, n'apparaissent qu'en très tit nombre et de distance en distance dans l'assise supérieure, la us externe, du corps muqueux. Il en résulte qu'en majeure partie s filaments unitifs des cellules malpighiennes ne se détruisent pas ce niveau. Dès lors la kératinisation s'opère, dans les couches idermiques, sans que les cellules aient perdu leurs relations réci-oques, et sans aussi qu'elles se soient dépouillées, comme il arrive niveau de la zone granuleuse, de leur plasma graisseux diffus qui, même temps que l'éléidine se produit, se résout en granulations stinctes et ensuite disparaît (1).

Il en résulte un stratum épidermique solide, bien qu'il soit très licat. Comme toutes les formations épidermiques, ce stratum est mposé d'assises de cellules se colorant en jaune franc par l'acide crique du picrocarminate d'ammoniaque et en rose intense par osine de la glycérine hématoxylique éosinée. De plus, dans ce ratum les noyaux cellulaires ne disparaissent pas. Ils deviennent us petits, allongés suivant le sens de l'aplatissement de la cellule à quelle ils appartiennent. L'hématoxyline les colore en violet plus tense que ceux du corps de Malpighi subjacent. Ils subissent néan-oins une atrophie progressive. Sur des dissociations et sur des upes tangentielles bien faites, on les voit devenir bosselés, murifor-és au voisinage de la surface libre. Souvent même ils se morcellent, la cavité périnucléaire de la cellule renferme deux noyaux ar-ndis au lieu d'un seul. Mais il ne s'agit pas ici d'un véritable phé-omène de mitose. Le corps de l'élément ne se divise jamais. En alité, il y a lieu de rapporter ces formes à un simple processus de agmentation et d'émiettement du noyau. Tout à fait à la surface, est-à-dire au contact des liquides alcalins de la bouche (RANVIER) (2), stratum épidermique n'est plus infiltré par le plasma diffus colo-ble en noir par l'osmium. Les cellules épidermiques desquament ce niveau et donnent naissance à des lamelles transparentes, lyédriques, ne renfermant plus vestige de noyaux, bien que ces der-ers soient conservés jusque dans la dernière assise. Pour trouver explication de cette anomalie apparente, il faut se reporter à l'évo-tion des cellules de l'épiderme du fœtus baigné par les eaux de mnios, et se trouvant par suite dans les mêmes conditions que piderme buccal, incessamment baigné lui aussi par des liquides. r nous avons vu (t. II, p. 209 et 239) qu'alors l'épiderme con-rve ses noyaux jusqu'à la surface ; qu'au voisinage du liquide nniotique et dans la zone accessible à sa pénétration par diffusion, s cellules, avant de desquamer, montrent un exoplasme dont les

(1) J. RENAUT, Congrès de Grenoble, 19 août 1885.
(2) RANVIER, *Traité technique d'histologie*, p. 942.

filaments se résolvent en grains. En même temps le plasma diffus, chassé par le courant cristalloïde, disparaît. Le noyau se morcelle dans la cavité péri-nucléaire; et la moitié superficielle de la cellule aplatie se soulève comme un couvercle, se détachant de l'inférieure encore liée aux subjacentes et mettant en liberté une squame d'une part, les fragments du noyau de l'autre. En appliquant ces données à l'épithélium de la bouche, on arrive à comprendre aisément son mode de desquamation, et à conclure que les lamelles épidermiques sans traces de noyau, qu'il est si facile de se procurer en raclant les parois des joues, correspondent le plus souvent non pas à une cellule entière, mais à la moitié supérieure d'un corps cellulaire dont la moitié inférieure est restée engagée dans l'épiderme restant, et dont le noyau a été mis en liberté comme celui d'un fruit qu'on partage en deux.

Au niveau de l'arc mandibulaire et de la partie du maxillaire supérieur qui porte les dents sur lesquelles je n'ai pas à revenir ici, ainsi que dans toute l'étendue de la voûte palatine osseuse, la muqueuse buccale est intimement adhérente à l'os, avec le périoste duquel son derme se poursuit et se confond. Pendant presque toute la durée de l'existence, dans les intervalles des dents, il subsiste, dans la profondeur de la muqueuse, des vestiges du *repli adamantin*; c'est-à-dire des débris épithéliaux qui, ainsi que l'a démontré MALASSEZ (1), peuvent devenir le point de départ des différents kystes improprement nommés par BROCA *folliculaires*, mais qu'il vaudrait mieux nommer *paradentaires*, pour rappeler leur origine s'opérant aux dépens de franges ou de bourgeons solides aberrants nés du repli adamantin primitif.

Au niveau de la sertissure des dents, la muqueuse forme un repli au fond duquel, chez les animaux à dents indéfiniment croissantes, telles que les incisives de la Souris, il n'est pas rare de rencontrer sur une faible étendue, une rangée régulière d'épithélium adamantin. Chez l'Homme, le repli gingival entourant chaque dent est fréquemment le siège d'exulcérations ou de fongosités amenées soit par l'existence des dépôts de tartre autour de la dent, soit sous l'influence de certaines éliminations de poisons métalliques par la muqueuse des gencives. C'est ainsi que dans l'intoxication saturnine chronique, ce repli se borde d'un liséré ardoisé, dit *liséré de Burton*, déterminé par le dépôt d'une multitude de grains de sulfure de plomb amenés dans les espaces interorganiques du derme par les cellules lymphatiques, et qui donnent ainsi naissance à un véritable tatouage.

Dans toutes les parties que je viens de décrire, chez l'Homme, et

(1) MALASSEZ, *Société de biologie*, 29 mars 1884, p. 176-184. — Sur la pathogénie des kystes dits folliculaires des mâchoires (*Journal des connaissances médicales* de CORNIL, n° 46, p. 362-363, 12 novembre 1885).

ussi chez le Chien dont la cavité buccale est très comparable à celle e l'Homme, il n'existe pas d'autres formations papillaires que les apilles, courtes et noyées dans l'ectoderme, que j'ai désignées sous nom d'adélomorphes et prises pour type de tout un groupe de ces rmations *(type buccal)*. Mais chez le plus grand nombre des autres ammifères : chez les félins, les rongeurs tels que le Cobaye et le at, les grands ruminants, la face interne des joues, des lèvres, la oûte palatine sont souvent tapissées de papilles particulières, connues depuis les travaux de Milne Edwards sous le nom d'*odontoïdes apillaires*. Ces papilles, simples ou composées, sont surmontées d'un apeau d'épiderme solide, bien qu'il n'ait nullement la constitution articulière aux ongles, et qui, disposé en pointe ou même en crochet, ue le rôle d'un organe adjuvant des dents. Je ne reviendrai pas on plus sur ces formations que j'ai décrites avec les phanères dentires ; il suffit d'en rappeler ici à la fois l'existence, et le rôle lorsque animal doit diviser des aliments durs et grossiers ou que, comme s félins, il ne présente que des dents molaires insuffisantes (1).

(1) Chez le Lièvre et chez le Lapin, il existe une bande étroite de muqueuse bucle qui, partant de chacune des deux commissures labiales, se prolonge jusqu'aux rnières dents en faisant un léger relief sur la muqueuse des joues. Sur cette bande, nt implantés des poils nombreux. Cette disposition a une importance morpholoque évidente : elle montre, en effet, que, tout aussi bien que la peau exposée à ir, la muqueuse buccale est capable de former des poils, c'est-à-dire des phanères origine ectodermique et tégumentaire incontestable.

Les poils qui se projettent librement à la surface de la *bande pileuse buccale* t absolument la même constitution que ceux portés par la peau. Ils proviennent germes pilo-sébacés identiques, et possèdent de grosses glandes sébacées annexes chacun d'eux. Leurs mouvements sont commandés par des arrecteurs.

Mais la bande pileuse buccale ne renferme pas de glandes sudoripares. En leur u et place, dans les intervalles des poils, existent des glandes toutes particulières qui me paraissent avoir un grand intérêt, parce qu'elles réalisent une forme termédiaire entre les glandes sudoripares absolument tubuleuses et les glandes en appe simple des lèvres et des parois latérales de la bouche. En effet, elles ressement de prime abord à des sudoripares par la façon dont leur canal excréteur scend en droite ligne des espaces interpapillaires dans la profondeur du derme. glande elle-même ressemble à un glomérule de sudoripare et occupe soit l'étage férieur du chorion muqueux, soit les intervalles des cônes fibreux qui s'en dégant de la même façon que dans la peau. Mais il ne s'agit plus ici d'un tube replié r lui-même en divers sens ; ou plutôt il s'agit d'un tube large, représentant un nal collecteur, sur lequel s'insèrent une série de longs culs-de-sac tubulaires terinés par une extrémité borgne. La glande est tubuleuse ramifiée : les tubes seconires se replient un certain nombre de fois sur eux-mêmes et certains d'entre eux subdivisent en tubes de troisième ordre. L'épithélium est formé d'une seule assise cellules cylindriques basses, dont le protoplasma est granuleux et brillant d'un lat gras, rappelant celui des cellules épithéliales de la « glande de Harder ». Ces andes de la bande pileuse ne sécrètent ni du mucus, ni de la graisse, ni un produit reux comparable à celui des autres glandes buccales, — mais bien un liquide de nsistance sirupeuse et gommeuse tout particulier, probablement destiné à lubrifier

§ 2. — LA MUQUEUSE LINGUALE ET SES FORMATIONS PAPILLAIRES

Chez tous les vertébrés supérieurs, la langue est à la fois un organe de préhension et de maniement des aliments, en même temps qu'elle est devenue le siège principal de la gustation. Pour satisfaire à cette double fonction, sa muqueuse réunit un double dispositif papillaire qu'il convient d'étudier d'abord chez les animaux dont la langue exécute des manœuvres de force (1), sous peine de ne pouvoir comprendre la signification morphologique des papilles de diverse forme dans la langue des animaux qui, comme le Chien par exemple, ne se servent plus pour ainsi dire de la muqueuse linguale que pour l'acte de la gustation.

Considérons d'abord la langue du Rat, dont le rôle mécanique, préhensile et adjuvant de la mastication est encore très considérable. Après avoir rempli les vaisseaux sanguins par une bonne injection l'on voit, sur des coupes longitudinales, que le derme muqueux, relèvement de celui du plancher buccal, est mince et devient intimement adhérent, sur les côtés et la face dorsale de la langue, au muscle lingual supérieur qui lui forme comme un épais peaussier. Ce derme présente une infinité de petits relèvements papillaires ordinairement simples ou faiblement composés : tous égaux entre eux et renfermant des bouquets vasculaires également de même hauteur, comparables à ceux des papilles de la paume des mains et de la plante des pieds chez le même animal. Tous ces bouquets communiquent entre eux par un réseau planiforme anastomotique, comme dans la peau garnie de papilles. A chaque éminence papillaire correspond un petit cône de corne solide, recourbé en forme d'épine d'églantier. Il s'agit

les poils et comparable à celui formé par la glande orbitaire de Harder qui semble jouer le même rôle à l'égard des cils. Je n'ai pu mettre en évidence, par l'injection du mélange de liquide osmio-picrique et de nitrate d'argent, le plan de muscles myo-épithéliaux si caractéristique dans les glandes sudoripares. Ce plan n'existe pas non plus dans la glande de Harder, où il est remplacé par un réseau très délicat de cellules « en panier » de Boll.

Brusquement, au delà du relief formé par la bande pileuse, la muqueuse buccale reprend sa constitution ordinaire et ses glandes en grappe mixtes, mais principalement mucipares avec des croissants de Giannuzzi très étroits.

(1) Je rappellerai ici que, chez l'Oie et le Canard, la langue se termine en avant par une véritable plaque onguéale, ayant la structure des ongles vrais et où la kératinisation s'effectue suivant le mode unguiformatif, tandis que, sur les côtés, existe une série de véritables poils cornés qui donnent à l'organe une résistance considérable, quand bien même sa muqueuse est largement semée de terminaisons nerveuses tactiles. Ici la langue est véritablement un organe de préhension, de mastication et de toucher.

onc ici de papilles coniques ou filiformes, ayant toutes la significa- on d'une petite odontoïde cornée, et disposées pour des actions écaniques. Aucune d'elles ne renferme de corpuscules du tact, ni bourgeons gustatifs (fig. 543).

Mais sur les coupes transversales de la partie moyenne de la ngue, de chaque côté et un peu en dedans du point d'union de la ce dorsale avec les latérales, on voit au milieu de ces papilles

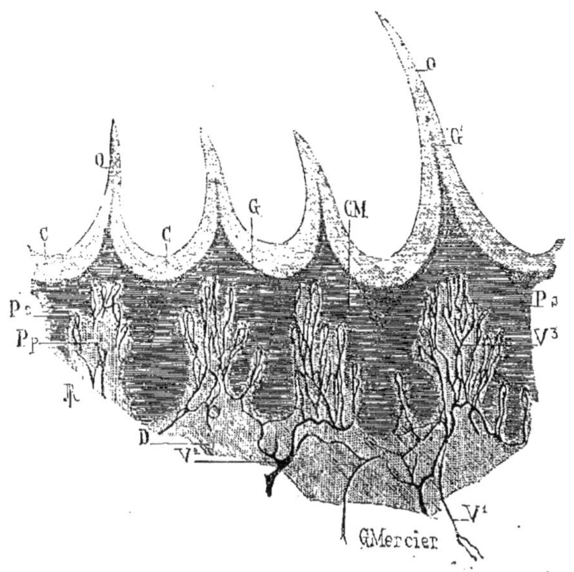

IG. 543. — Réseaux sanguins papillaires de la langue de Cochon d'Inde, injectés avec une masse à la gélatine et au carmin. (Conservation dans le baume du Canada). — 50 diamètres.

O, O, odontoïdes surmontant des papilles composées P *p*, formées par la réunion de papilles condaires P*s*, P*s* ; — G, couche granuleuse; — G', son prolongement dans l'odontoïde ; — C, épiderme.
Les vaisseaux V1, V2, V3, sont contenus entièrement dans le derme D. Ils ne se poursuivent s dans le corps de Malpighi C M, ombré par des traits horizontaux.

ornées et entourée par elles étroitement comme d'une couronne, une rosse papille composée, *fongiforme*, revêtue par un corps de Malpighi mince qui se termine par une couche d'épiderme également ince et non plus corné. Cette papille est gustative, car elle renferme oujours des bourgeons du goût. Le réseau vasculaire de cette même apille donne naissance, au centre du bouquet de vaisseaux, à une toile de larges capillaires veineux qui s'ouvrent immédiatement dans ne veine énorme. Cette veine, s'engageant par un trajet rectiligne ans le muscle lingual supérieur qui écarte ses fibres en anneau pour a laisser passer, se rend directement dans la veine collectrice située mmédiatement en dehors de l'artère linguale. Chemin faisant, elle reçoit des veines de calibre à peu près égal nées, elles aussi, immédiatement au-dessous des cinq ou six papilles cornées entourant la papille fongiforme (fig. 544). Quand donc, pendant la mastication à laquelle la langue participe par ses mouvements propres, le lingual supérieur se

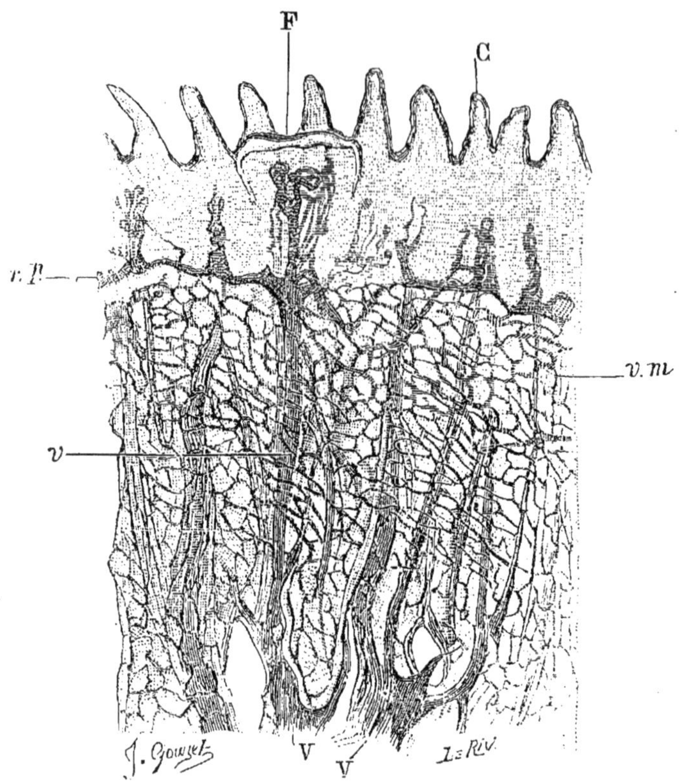

Fig. 544. — Vaisseaux de la langue et de la muqueuse linguale du Rat, injectés par une masse à la gélatine et au carmin. Durcissement dans l'alcool fort. — Conservation dans le baume du Canada. — (Faible grossissement.)

C, papille conique ; — F, papille fongiforme renfermant des corpuscules du goût et occupée par un réseau capillaire compliqué dont les branches veineuses vont se rendre toutes à la veinule *v*, engagée dans les muscles de la langue ; — V, V, veines collectrices ; — *r p*, réseaux papillaires ordinaires ; — *c. m*, vaisseaux capillaires des muscles de la langue.

contracte, il efface forcément la lumière des veines de toute la région gustative. Celle-ci se gorge dès lors de sang veineux par un mécanisme comparable à celui de l'érection. Or chacun connaît l'influence du sang veineux sur l'acuité et même sur le mode des excitations nerveuses d'ordre tactile. Nous retrouverons d'ailleurs un dispositif érectile analogue partout là où le goût doit s'exercer.

Ainsi, la langue du Rat renferme seulement deux ordres de papilles. Les unes, les plus nombreuses, coniques ou filiformes, sont des odonïides cornées, les autres, en petit nombre et fongiformes, sont des ›rmations purement gustatives.

Dans la langue du Chien, qui de tous points peut être comparée à elle de l'Homme, les odontoïdes cornées font entièrement défaut. [ais elles sont représentées par des papilles de même configuration énérale : les papilles filiformes isolées (coniques-filiformes propre- ient dites), ou agminées (corolliformes de Sappey). On sait que ces apilles sont surmontées d'un long étui épidermique, qui d'ailleurs eut disparaître chez le vieillard. Ce sont là des odontoïdes dont la ›rmation cornée a avorté, n'est pas devenue une pointe ou une épine olide. Mais cette formation a repris la constitution et l'évolution de épiderme ordinaire de la bouche, tout en gardant au-dessus de la apille courte correspondante sa conformation en étui allongé. Cette omologie a été formulée avec raison par Todd et Bowman (1), et éduit ainsi (dans le cas considéré), les papilles linguales à deux ›rmes : celles qui sont morphologiquement en rapport avec les fonc- ions mécaniques et qui ont modifié leur type parce que cette fonc- ion n'existe plus, et celles qui sont préposées à la gustation.

Ces dernières sont ici encore des papilles fongiformes. Elles affectent, omme chez le Rat, la figure d'une massue ou d'un champignon. Elles ont semées au milieu des autres : soit isolées, soit réunies par groupes le deux ou de trois. Dans la langue du Chien, la vascularisation de la nuqueuse est absolument indépendante, comme chez l'Homme, de elle des muscles linguaux subjacents; ou du moins on ne rencontre ntre les deux que des anastomoses rares et grêles. Les bouquets asculaires des papilles filiformes sont disposés comme dans la pulpe les doigts. Ils communiquent tous entre eux par un réseau planiforme écurrent, qui contourne les sillons interpapillaires et, de distance en listance, émet ou reçoit des veines ou des artères de distribution ngagées dans l'épaisseur du derme muqueux. Mais la vascularisation les papilles fongiformes préposées au goût offre des particularités emarquables.

Les papilles fongiformes ont chacune un noyau central de issu connectif modelé. Sur les côtés latéraux de la papille, toujours baignés par le liquide salivaire, on voit une série de papilles secon- laires. Le sommet de la papille, répondant à la surface générale de a langue, est dépourvu de papilles secondaires et revêtu par un ecto- derme lisse. Ce sont les parties latérales seulement qui contiennent des bourgeons gustatifs. Le réseau sanguin général des papilles fili- formes se continue tout autour de la papille fongiforme. A son sommet dépourvu de papilles secondaires, il se réduit au réseau plan anasto-

(1) Voy. Kölliker, *Éléments d'histologie humaine*, 2e édition, p. 457.

motique. Mais les veines, au lieu de suivre le trajet des artérioles, se comportent tout autrement. Elles forment, au centre de la tête de la papille, une étoile de capillaires veineux hélicins et à rayons convergents diversement embrouillés, qui s'ouvrent dans une grosse veinule unique. Celle-ci descend droit vers la base de la papille, recevant un ou deux troncules veineux plus petits, qui souvent aussi, au lieu de la joindre, devienneut simplement parallèles à son trajet. Ces troncs s'ouvrent dans un sinus veineux énorme creusé dans le derme: sinus dont le diamètre est souvent égal et supérieur à celui de la tête de la papille, et qui en occupe la base. Sur les coupes longitudinales, ces sinus, recevant une série de veinules qui répondent aux papilles fongiformes successives, sont dirigés d'avant en arrière. Ils sont au contraire tous coupés transversalement et apparaissent comme des cercles sur les coupes exactement perpendiculaires à l'axe longitudinal de la langue.

Toutes les papilles fongiformes, cependant, ne possèdent pas de sinus veineux correspondant à leur base. Le troncule veineux collecteur qui résume alors l'étoile centrale de capillaires veineux, après avoir gagné la base rétrécie de la papille, s'incline à droite ou à gauche et va s'ouvrir dans l'un des sinus veineux occupant le pied de l'une des papilles fongiformes les plus voisines.

Il résulte de là que, non seulement le système vasculaire de la muqueuse de la langue est autonome au point de vue de la circulation veineuse, à la façon de celui des membres comme l'avait indiqué Cruveilhier (1), mais encore qu'il suffit que les veines collectrices, résumant le système entier des voies de retour, soient effacées à la base de la langue par la contraction des muscles qu'elles traversent afin de rejoindre les grosses veines du col, ou qu'en dehors de là elles soient remplies au maximum lorsque les artérioles sont largement ouvertes, comme il arrive au moment de la gustation, pour que toutes les papilles fongiformes soient mises en un véritable état d'érection et gorgées de sang veineux.

Un dispositif analogue s'observe dans les papilles caliciformes du V ingual *(papillæ circumvallatæ)* qui ne sont autre chose, on le sait, que des papilles fongiformes colossales entourées d'un repli circulaire de la muqueuse linguale. Il se retrouve aussi dans l'*appareil papillaire folié* situé de chaque côté de la langue du Lapin, en dehors du relèvement ou coussinet central bien connu. Cet appareil folié, à cause de son extrême richesse en bourgeons gustatifs et aussi parce qu'il a été le plus étudié jusqu'ici à ce point de vue, nous servira plus loin de type pour la description analytique des organes du goût.

(1) Cruveilhier, *Traité d'anatomie descriptive*, t. II, 1re partie, p. 62 (4e édition).

§ 3. — LES GLANDES BUCCALES, — APPAREIL SALIVAIRE

Dans la chambre buccale, le double appareil glandulaire de la peau exposée à l'air, consistant dans les glandes sébacées annexes des poils et dans les glandes sudoripares, fait place à un dispositif glandulaire tout différent. Avec le dernier poil, les glandes sébacées disparaissent et l'on n'en rencontre plus aucun analogue. Les glandes sudoripares tubuleuses disparaissent aussi. Il ne s'ouvre plus à la surface de la muqueuse de la bouche que des glandes en *grappe* dont l'ensemble constitue l'« appareil salivaire ». Ces glandes, en effet, par le mélange de leurs sécrétions diverses, fournissent ce qu'on appelle la *salive mixte*.

Le caractère racémeux de toutes les glandes salivaires s'accuse, dès le début de leur formation chez l'embryon, par la configuration spéciale du bourgeon ectodermique qui en constitue le premier rudiment. Même celui des plus petites de toutes, les glandes palatines, né comme les germes ectodermiques des sudoripares de la couche génératrice du corps muqueux et ne possédant point de calotte basale au-dessous de lui, s'élargit à sa base en tête de clou ou en massue ordinairement festonnée (fig. 545), au lieu de rester cylindroïde. Le germe de la glande, encore formé par un bourgeon plein, dessine déjà un acinus glandulaire pendu à son orifice émissaire étroit, et esquisse ses diverticules.

Toutes les glandes de la bouche de l'Homme et des mammifères sont des glandes en grappe plus ou moins composée. Les plus volumineuses et les plus importantes parmi elles (parotide, sous-maxillaire), fournissent le type le plus élevé et le plus complexe des glandes racémeuses. Elles sont essentiellement décomposables en lobules, appendus aux ramifications des canaux excréteurs comme les grains d'une grappe. Ces lobules, circonscrits chacun par une mince enveloppe fibreuse, sont séparables les uns des autres par le scalpel; mais ils répondent eux-mêmes à des *lobules composés*. C'est-à-dire que chaque lobule est formé par la réunion d'un certain nombre de *lobules primitifs* réunis en une seule formation. Nous retrouverons exactement cette même disposition dans le poumon.

Les *grains* ou *alvéoles*, ou encore *acini glandulaires* constituent les parties actives de la glande. Ce sont des cavités tapissées par l'épithélium sécréteur, affectant la forme de grains dont l'orifice émissaire s'ouvre dans un premier canal excréteur, que j'appellerai *canal de* Boll parce que la description de son épithélium a été pour la première fois bien donnée par cet histologiste. Autour d'un seul et même canal de Boll se groupent des acini en nombre variable ; le tout

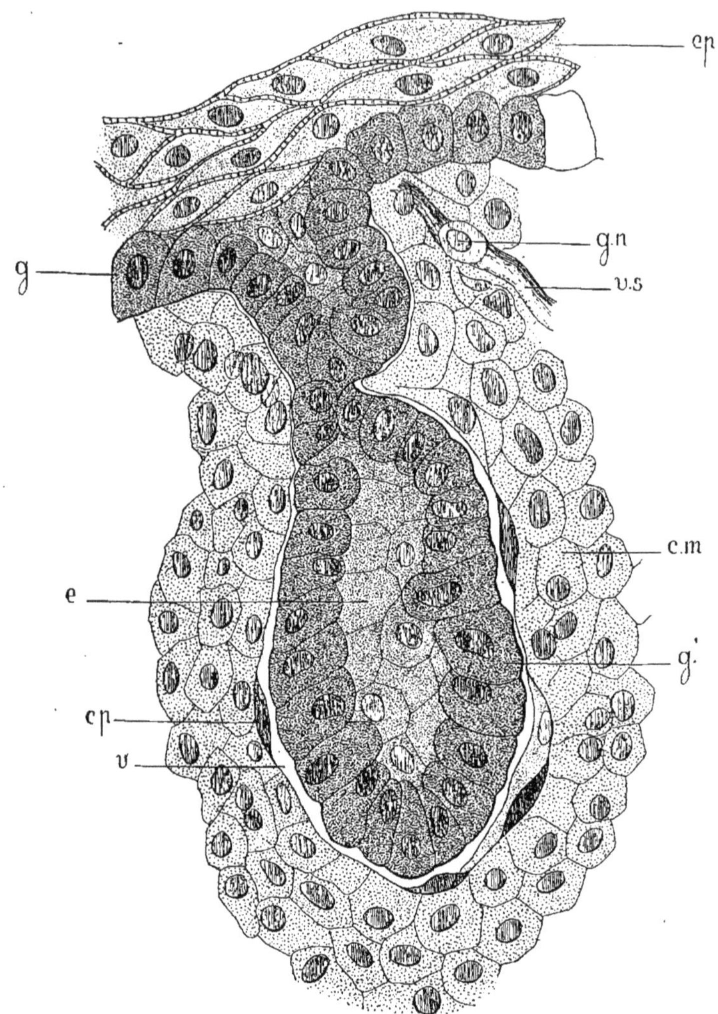

Fig. 545. — Coupe de la voûte palatine d'un embryon humain de 11 centimètres de long (3 mois). — Fixation par le liquide de Müller ; gomme, alcool. Coloration par la glycérine hématoxylique.

e p, couches épidermiques ; — *g*, couche génératrice de l'épithélium palatin. Cette couche se réfléchit sur le bourgeon de la glande palatine embryonnaire et forme la couche génératrice *g'* de ce bourgeon plein ; — *e*, cellules épithéliales du centre du bourgeon plein, continu comme on le voit avec l'ectoderme tégumentaire.

c m, cellules (mésodermiques) du derme muqueux embryonnaire, au contact les unes des autres et devenues polyédriques par pression réciproque ; — *c p*, cellules plates disposées à la surface extérieure de la vitrée.

v, vitrée du bourgeon glandulaire : elle est amorphe, beaucoup plus épaisse que sous la couche génératrice de l'ectoderme tégumentaire, avec la vitrée duquel on la voit se continuer au niveau du col du bourgeon glandulaire plein. — (Ocul. 1, obj. 9 de Leitz.)

constitue un lobule primitif (fig. 546). Dans un même lobule composé, une série de canaux de Boll, individualisant chacun un lobule primitif, se jettent dans un *canal excréteur intralobulaire* dont l'épithélium est formé de cellules striées selon leur hauteur. Dans les

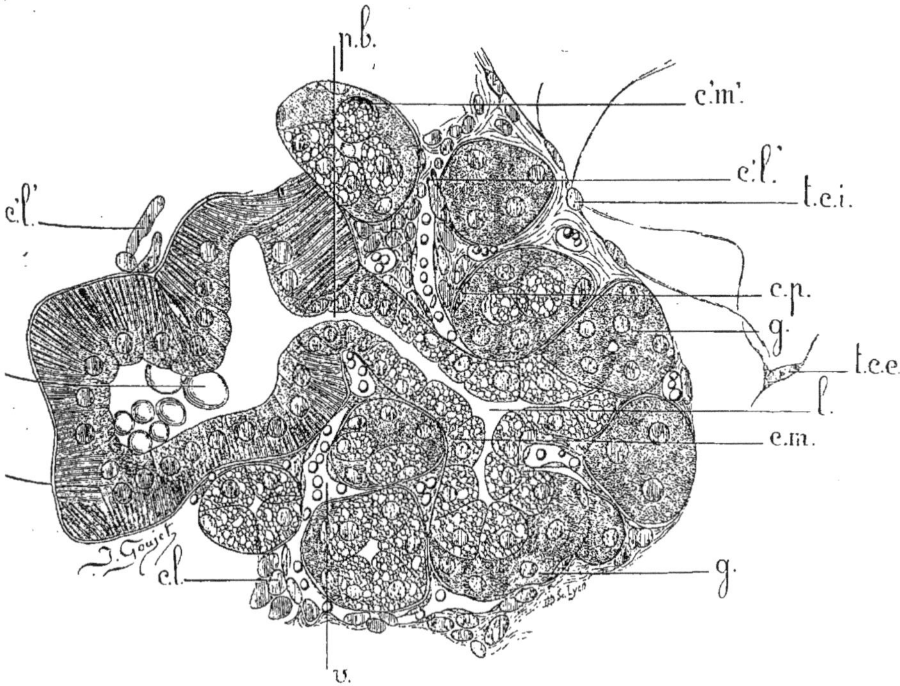

Fig. 546. — Coupe de la glande sous-maxillaire de l'Ane, après excitation prolongée de la corde du tympan. La portion qui a été dessinée montre les rapports d'un acinus, formé d'alvéoles glandulaires (dont les uns sont mixtes et les autres exclusivement formés de cellules séreuses *g*), avec le canal excréteur intralobulaire à épithélium strié. — Fixation par les vapeurs osmiques ; alcool fort ; éosine hématoxylique. Le dessin a été projeté à la chambre claire. Les détails étudiés avec l'ocul. 1 et l'obj. 9 de Leitz.

s, lumière du canal excréteur intralobulaire, occupée en ce point par des gouttes sarcodiques exsudées des cellules épithéliales à bâtonnets ; — *l*, lumière de l'acinus glandulaire, communiquant avec celle du canal excréteur par le *passage de Boll*, *p b* qui est ici très court et dont on voit les cellules épithéliales cubiques, hyalines et dépourvues de bâtonnets ; — *mc*, membrane vitrée du canal excréteur.

cm, cellules mucipares. Leur noyau s'est développé ; elles renferment des boules de mucigène irrégulières et le protoplasma est redevenu granuleux autour du noyau ; — *c'm'*, une cellule muqueuse vue obliquement, avec son noyau en cupule : elle a échappé à l'excitation ; — *g*, *g*, cellules granuleuses, les unes formant le croissant de Giannuzzi, les autres tapissant un grain glandulaire séreux dont on distingue la lumière étroite ; — *cp*, cellules en panier de Boll, situées à la surface interne de la vitrée ; — *v*, vaisseaux sanguins capillaires remplis de globules rouges ; — *cl*, *c'l'*, cellules lymphatiques abondamment répandues entre les alvéoles glandulaires et répondant à la diapédèse fonctionnelle : celles figurées en *c'l'* sont de grande dimension (macrocytes) ; — *tci*, tissu conjonctif interlobulaire ; — *tce*, cellule fixe de ce même tissu conjonctif.

espaces du tissu conjonctif séparant les lobules composés, marchent les *canaux excréteurs interlobulaires*, lesquels reçoivent un à un la salive déversée par les canaux intralobulaires. Les canaux interlobulaires aboutissent enfin, dans les grosses glandes telles que la parotide et la sous-maxillaire, à un *canal collecteur* commun (canal de Sténon, canal de Wharton). Celui-ci, après un assez long trajet, s'ouvre dans la cavité buccale par un pore particulier creusé dans l'épaisseur d'un mamelon distinct.

Les glandes salivaires ne possèdent pas toutes une arborisation aussi complexe de leurs canaux excréteurs. Celles de la muqueuse buccale répondent ordinairement chacune à un lobule simple d'une parotide ou d'une sous-maxillaire. Leur canal excréteur offre alors les caractères d'un canal intralobulaire. Quelques-unes, plus volumineuses, représentent un lobule composé d'une sous-maxillaire ou d'une parotide. Il y a dès lors deux ordres de canaux excréteurs : des canaux de Boll et des canaux à épithélium strié, semblables aux canaux intralobulaires et interlobulaires d'une sous-maxillaire ou d'une parotide.

Dans une glande salivaire ou buccale quelconque, c'est le revêtement épithélial de l'alvéole qui donne à la formation glandulaire sa caractéristique histologique (1). Il peut être formé de cellules toutes

(1) Les glandes salivaires, tout en ayant une grande *fixité morphologique* (c'est-à-dire formant des organes constants et dont la place est fixée dans l'organisme), montrent au contraire une grande *variabilité histologique*. C'est là un fait bien mis en évidence par RANVIER, Leçons sur les membranes muqueuses et le système glandulaire (*Journal de micrographie*, t. VIII, p. 30, 79-81), tant pour les glandes salivaires proprement dites que pour toutes les glandes du reste de l'intestin antérieur (pharynx, œsophage, etc.) dont l'épithélium de revêtement est du type malpighien. Il a pu constater des dissemblances de structure considérables, chez les mammifères et les oiseaux, entre des glandes qui portent un même nom en anatomie descriptive. Par exemple, la *glande sous-maxillaire* ne présente pas du tout une structure identique dans la série des mammifères. Chez le Chien, c'est une glande presque absolument mucipare, avec des croissants de Giannuzzi très réduits : c'est-à-dire une glande mixte *surtout muqueuse*. Chez l'Homme, les croissants sont plus importants, leurs cellules remplissaient presque les acini. C'est donc là une glande mixte surtout muqueuse. Chez l'Ane et le Cheval, il y a des lobules entièrement séreux formés de cellules granuleuses, d'autres presque entièrement muqueux comme chez le Chien, d'autres enfin présentant des croissants aussi importants que la partie mucipare. Chez le Lapin, il n'y a plus de cellules muqueuses du tout : la glande est purement séreuse, comme la parotide de l'Homme, du Chien et du Mouton. — La *sublinguale* n'est pas moins variable. Chez le Chien, elle forme un gros lobe appliqué sur la sous-maxillaire et présentant la même structure qu'elle (séro-muqueuse). Elle possède, en outre, de petits lobes où les croissants de Giannuzzi prennent un énorme développement et ne renferment qu'un petit nombre de cellules mucipares. Chez le Lapin, où la sous-maxillaire est séreuse, la sublinguale est presque entièrement mucipare. Elle équivaut à la sous-maxillaire du Chien et celle-ci joue le rôle fonctionnel dévolu chez le Lapin à la sublinguale. Chez le Cobaye, la sublinguale est très réduite et presque absolument séreuse. Chez le Rat *(Mus decumanus)*, le Mulot, la Souris, il n'y a pas de sublinguale distincte. Mais leur sous-maxillaire, qui ne possède qu'un seul canal collecteur, est en réalité une double glande aboutissant à ce canal unique. La moitié antérieure de cette glande double est mucipare, la partie

granuleuses et semblables entre elles : l'alvéole sécrète alors un liquide aqueux (fig. 547) pouvant agir soit mécaniquement, soit comme un ferment digestif soluble. Il peut être formé de cellules toutes muci-

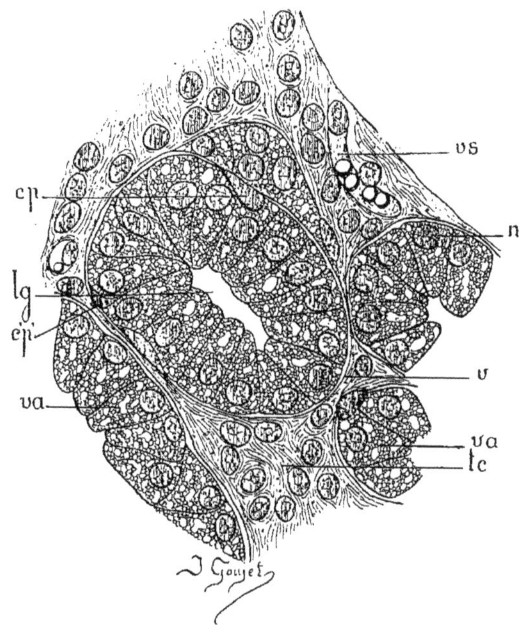

FIG. 547. — Coupe d'un lobule aberrant de la lacrymale de l'Homme enlevée sur le vivant. Fixation par la solution d'acide osmique à 1 pour 100 ; éosine hématoxylique ; conservation dans la résine Dammar — (Ocul. 1, obj. 9 de Leitz.)

lg, lumière glandulaire ; — *va*, *va*, vacuoles claires, occupant le protoplasma des cellules glandulaires ; — *v*, membrane propre (vitrée) des culs-de-sac glandulaires ; — *cp*, *c'p'*, noyaux des cellules en panier de Boll occupant la face interne de cette vitrée.

tc, tissu conjonctif, renfermant de nombreuses cellules migratrices ; — *vs*, capillaire sanguin renfermant des globules rouges du sang.

pares ; et l'alvéole sécrète dans ce cas un liquide exclusivement muqueux. Enfin, l'alvéole peut contenir à la fois des cellules granuleuses

postérieure et interne est séreuse. La sous-maxillaire représente donc ici à elle seule la sous-maxillaire et la sublinguale du Lapin. Dans sa portion muqueuse, RANVIER signale une disposition intéressante. On sait que dans chaque acinus de la sous-maxillaire du Lapin, au niveau du col, existent des cellules se colorant en brun par l'acide osmique, réaction que NUSSBAUM considérait à tort comme caractéristique des cellules zymogènes. Or, dans les acini séreux de la sous-maxillaire du Rat, cette région du col, revêtue par les cellules colorables en brun par l'acide osmique, forme un tube allongé. Les cellules de NUSSBAUM sont probablement une variété particulière de cellules mucipares et non des cellules à zymogène, car la sous-maxillaire du Lapin ne renferme aucune diastase.

Bien que les glandes salivaires aient morphologiquement une grande fixité, c'est-à-dire constituent des groupes qu'on retrouve anatomiquement en une place déterminée, il faut reconnaître par contre que cette fixité n'est pas absolue. Très souvent et des cellules mucipares. La sécrétion est alors mixte, et c'est le cas le plus général pour les glandes buccales de l'Homme, à l'exception des glandes parotides, des glandes du goût, et enfin des glandes lacrymales qui sont construites sur un seul et même type (fig. 546) et qui d'ailleurs, au début de la formation embryonnaire, s'inséraient à l'état d'ébauches sur l'épithélium de la bouche primitive. Les glandes de ce groupe ne sécrètent qu'un liquide séreux semblable à de l'eau claire. On doit les prendre pour types de toutes les autres parce que leur constitution est à la fois la plus simple et aussi la plus régulière : les lobules qui les composent étant tous exactement constitués les uns comme les autres, et sans aucune variation, quel que soit le volume de la glande considérée.

A. **Glandes séreuses ou du type parotidien.** — Considérons la *parotide.* Les alvéoles de cette glande sont constitués par des culs-de-sac piriformes, à fond arrondi, et groupés en nombre variable pour former un acinus composé, ou lobule glandulaire. La paroi des alvéoles, ou membrane propre, est très mince, hyaline, tout à fait comparable par son aspect et ses réactions histochimiques à la capsule d'une vésicule adipeuse, dont elle a précisément les dimensions. On peut aisément la mettre en évidence, soit comme l'a fait Pflüger, par la macération prolongée dans le sérum faiblement iodé, soit et beaucoup plus aisément en soumettant les grains glandulaires à l'action de l'alcool au tiers. Cette membrane propre est absolument l'homologue de celle plus épaisse des glandes labiales, qui elle-même est l'homologue évident de la membrane vitrée des glandes sudoripares, laquelle enfin n'est autre chose qu'un prolongement immédiat de la vitrée du derme. Cela revient à dire qu'il faut lui accorder la même signification morphologique.

les glandes se multiplient. Chez le Lapin, la parotide est double et le système salivaire est chez lui (comme du reste chez la plupart des rongeurs) devenu très complexe. Outre la double parotide on trouve une sous-maxillaire, une sublinguale, une glande massétérine double et enfin une glande infra-orbitaire salivaire. La massétérine est une mucipare presque pure, et les conduits excréteurs de sa petite portion sont dépourvus d'épithélium strié, comme ceux des glandes annexes de l'appareil folié. C'est Ranvier qui a découvert la glande salivaire de la cloison des fosses nasales du Lapin. C'est une glande séreuse pure comme la parotide et à canaux excréteurs tapissés par un épithélium strié, située dans la région inférieure de la cloison et étalée en surface au-dessous de la muqueuse. On pourrait même rattacher aux glandes salivaires les lacrymales : glandes aquipares par excellence, et dont la sécrétion prend son issue dans les fosses nasales, puis peut de là s'écouler dans le pharynx.

La variabilité de structure des glandes salivaires chez les divers animaux est en rapport évident avec les différences d'alimentation. Cette structure se modifie conformément aux nécessités fonctionnelles. Cela est du reste vrai pour toutes les glandes s'ouvrant sur la surface stomodœale, et pour celles de l'intestin entodermique s'ouvrant en avant du foie et du pancréas.

A sa surface interne, on distingue, sur les coupes minces colorées par l'hématoxyline ou le picrocarminate, des noyaux plats qui semblent faire corps avec elle. Ce sont les noyaux des cellules étoilées, ou en panier de F. Boll (1). Vues de face, sur le plein d'un

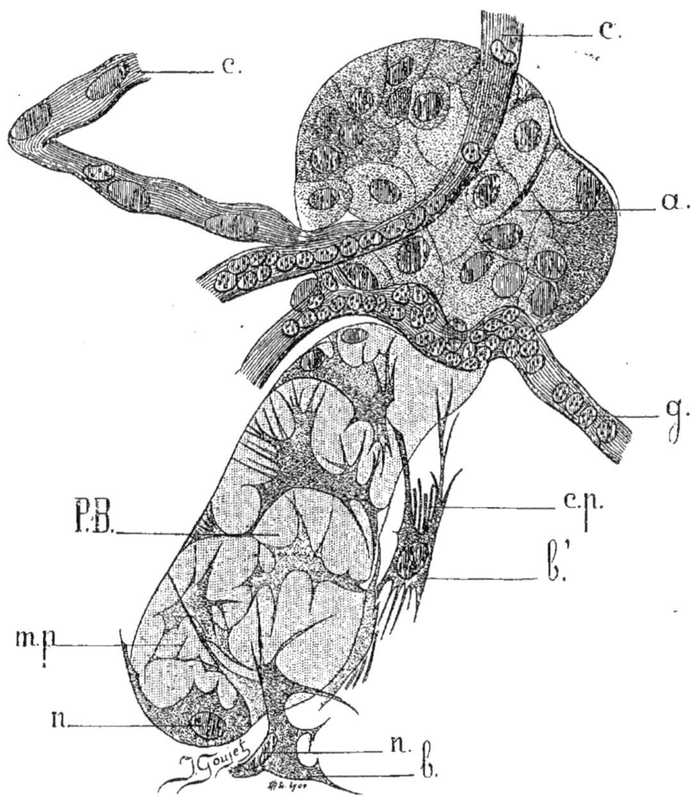

Fig. 548. — Deux grains glandulaires d'une glande en grappe (lacrymale de l'Homme), isolés pour montrer la disposition des « cellules en panier » dans les acini des glandes racémeuses. — Fixation par le liquide de Müller. Coloration par le picrocarminate d'ammoniaque. Examen dans la glycérine. — (Ocul. 1, obj. 9 de Leitz.)

PB, réseau des paniers de Boll; — *mp*, membrane propre du grain glandulaire, qui est ouvert en haut; — *b*, une cellule en panier demi-mobilisée, mais encore en relation avec le réseau doublant en dedans la membrane propre *m p*; — *n*, *n*, noyaux des cellules de Boll; — *b'*, une cellule de Boll rejetée par la dissociation hors de l'acinus, et présentant des différenciations tangentielles *cp* analogues aux cylindres primitifs des cellules musculaires; — *a*, grain glandulaire dont l'épithélium sécréteur n'a pas été chassé; — *c*, *c*, capillaires sanguins interacineux; — *g*, globules rouges du sang contenus dans les capillaires.

alvéole non sectionné, ces cellules se montrent comme des corps rameux (fig. 548) d'une extrême délicatesse lorsqu'on a fait agir l'éosine, qui colore le protoplasma cellulaire, avec élection, en rose vif alors qu'elle laisse la membrane propre incolore. Boll croyait que

(1) Voy. plus haut (t. II, p. 137 à 146) la description générale des « cellules en panier ».

cette membrane propre résultait simplement du treillis formé par l'enchevêtrement des expansions protoplasmiques des cellules rameuses. Mais il faut rapporter ces cellules à une tout autre origine. Disposées en un réseau enveloppant le grain glandulaire, on doit les rapprocher, comme je l'ai indiqué plus haut, des cellules myo-épithéliales des sudoripares.

Sur sa face interne, chaque alvéole est revêtu d'une couche continue d'épithélium sécréteur, qui se poursuit dans tout le lobule, d'alvéole en alvéole, en contournant les éperons qui séparent ceux-ci. Les *cellules glandulaires* sont prismatiques ou même cubiques ; leur hauteur atteint presque la moitié du diamètre de l'alvéole ou cul-de-sac glandulaire. De cette façon, les deux revêtements opposites sont presque affrontés, ne laissant entre eux qu'un méat étroit. Ce méat répond à la lumière glandulaire, ou *canal salivaire* constituant la première voie de la sécrétion et communiquant par l'orifice émissaire avec le canal de Boll *(voy.* fig. 546).

Quand l'alvéole a été coupé en long, la lumière glandulaire s'étend suivant son grand axe. Elle est festonnée sur ses bords, chaque face libre des cellules glandulaires formant un léger relief. Le canal salivaire envoie donc de courtes pointes dans les intervalles des cellules. PFLÜGER, puis son élève ANTON EWALD ont décrit des prolongements de ces petits diverticules entre les plans-côtés des cellules glandulaires. Mais cette disposition, qui est extrêmement facile à constater dans le pancréas, ne me paraît pas très accusée dans les glandes salivaires ni dans aucune glande en grappe de l'intestin antérieur. Les injections pénétrantes de bleu de Prusse soluble dans les canaux de Sténon, ni de Wharton, ne m'ont jamais permis de les développer ; RANVIER (1) n'y est pas parvenu non plus (2).

Les cellules glandulaires de la parotide sont des cellules séreuses, de forme cylindrique ou cubique, et s'implantant sur la membrane propre par un pied replié. Le noyau occupe le tiers inférieur du corps cellulaire. Il est arrondi et n'affecte jamais la forme d'une cupule, ce qui le distingue d'emblée de celui des cellules mucipares. Le protoplasma paraît granuleux sous un faible grossissement. En réalité, il est rempli d'une série de vacuoles de formes et de grandeurs diverses (fig. 549), où s'accumule le produit de l'activité sécrétoire, qui est ici un liquide tout comme dans les cellules de la lacrymale. Mais ce liquide brunit légèrement par l'acide osmique : il est donc séreux et non pas seulement formé par de l'eau et des sels minéraux. De plus, les

(1) RANVIER, *Traité technique d'histologie*, 2e édition, p. 215.

(2) Il existe cependant, à n'en pas douter, des prolongements de la lumière entre les plans-côtés des cellules, car la méthode de Golgi-Cajal les met en évidence. Seulement, il s'agit ici de *voies d'issue* développables plutôt que de diverticules préformés, puisqu'on ne les peut injecter par les voies salivaires.

'avées irrégulières du protoplasma, qui séparent les vacuoles les nes des autres, renferment des granulations protéiques que le picro-ırminate teint en rouge brun, et l'éosine de l'éosine hématoxylique ı pourpre. On ne trouve pas à côté de ces granulations les grains bril-.nts, de couleur jaune d'or quand on a fixé les fragments de glande

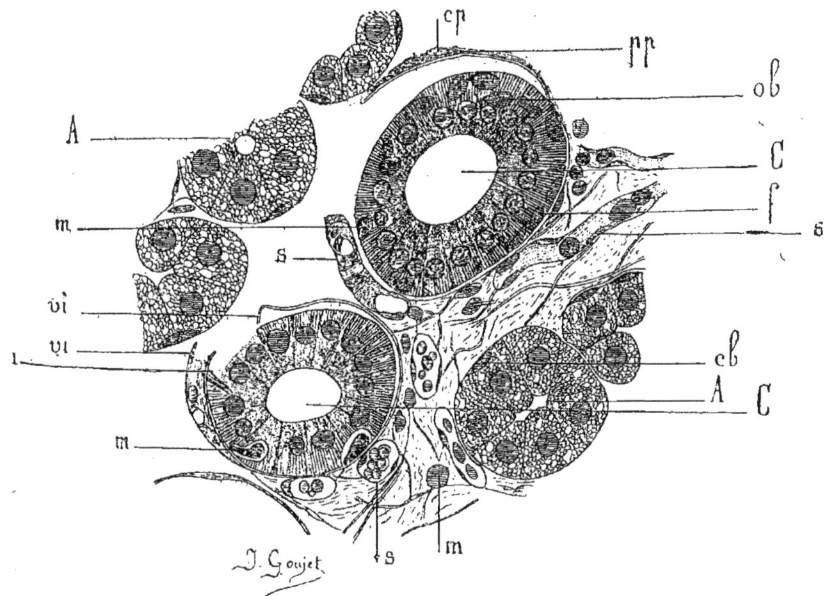

G. 549. — Canaux excréteurs et grains glandulaires de la parotide du Mouton (glande séreuse). — Fixation par la solution d'acide osmique à 1 pour 100. Alcool; coloration par la glycérine hématoxylique; conservation dans la résine Dammar après passage des coupes dans l'alcool fort, l'essence de girofles et l'essence de bergamote. — (Ocul. 1, obj. 7 de Vérick. Chambre claire.)

A, A, acini glandulaires dont l'un est coupé perpendiculairement à son axe, l'autre un peu liquement. La lumière glandulaire est arrondie dans le premier. Les cellules glandulaires sont ıt à fait semblables à celles de la lacrymale, mais le liquide de leurs vacuoles est légèrement ıté par l'acide osmique; — *c b*, cellules en panier de Boll.

C, *C*, coupes des canaux excréteurs interlobulaires dont les cellules sont striées; — *ba*, *ba*, rée des canaux excréteurs, rompue et vue à plat sur une petite étendue en *v i*; — *p p*, paroi njonctive des canaux et ses cellules plates *cp*; — *f*, cellules de la rangée profonde de l'épi-élium d'un canal excréteur interlobulaire, répondant au rang des cellules en panier; — *S*, *S*, isseaux sanguins; — *m*, *m*, cellules migratrices dont une a pénétré l'épithélium d'un canal créteur; — *o b*, point où l'épithélium du canal a été coupé obliquement sur un coude du tube créteur.

ır l'acide osmique, et que j'ai désignés plus haut sous le nom de 'ains de zymogène. La parotide de l'Homme, du Chien, etc., n'est nc pas une glande élaborant des ferments sous forme de grains figu-s. Les acini des glandes du goût, et en général de toutes les glandes reuses de l'intestin antérieur et des voies bronchiques, sont consti-és sensiblement de la même façon que ceux de la parotide.

Canal de Boll. — Les lumières festonnées des divers alvéoles rap-'ochés pour former un lobule salivaire primitif confluent en un même canal à épithélium prismatique, dont les cellules basses et à protoplasma homogène et réfringent font brusquement suite aux cellules glandulaires. C'est le *canal de Boll* ou orifice émissaire commun du groupe. Les parois minces de ce canal *(voy.* fig. 546, *p. b)* sont continues avec la membrane propre des alvéoles groupés. Le canal lui-même est étroit. Il a des dimensions peu supérieures à celles des artérioles adjacentes, et constitue la voie d'émission de chaque lobule primitif pris en particulier au sein du lobule composé.

Canaux intralobulaires. — Le canal de Boll s'insère lui-même sur un canal auquel aboutissent tous les canaux de Boll du lobule composé et qui s'arborise au sein du lobule. C'est le *canal intralobulaire*. Les parois de ce dernier sont minces, formées par la vitrée doublée d'une membrane connective réduite à une seule lamelle. Elles sont intérieurement tapissées par des cellules hautes, prismatiques, possédant chacune un beau noyau rond voisin de leur surface libre(1), qui limite la lumière étroite du canal. Ces cellules, dépourvues de membrane, sont d'une délicatesse extrême et, même saisies par l'acide osmique, elles laissent exsuder au bout de quelque temps des gouttes sarcodiques qui s'accumulent dans la lumière du tube sous forme de globes. Dans toute la partie comprise entre le noyau et la base d'implantation, le corps protoplasmique présente une striation longitudinale régulière, parallèle à sa hauteur et découverte par PFLÜGER, qui lui a fait jouer un grand rôle dans sa théorie des terminaisons nerveuses au sein des glandes salivaires (fig. 550). Cette striation répond à l'existence, au sein du protoplasma cellulaire, d'une série de petits bâtonnets réfringents, d'une finesse extrême, tous parallèles entre eux. L'acide osmique les teint en noir foncé. On peut alors reconnaître qu'il s'agit bien là, comme l'avait indiqué PFLÜGER, de véritables bâtonnets ayant une

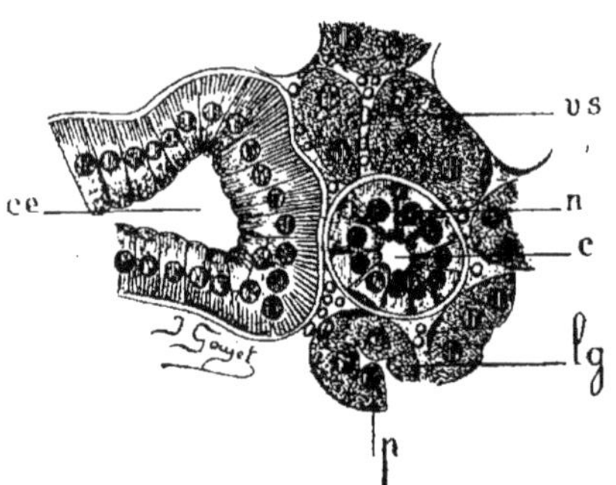

FIG. 550. — Coupe de la glande parotide du Mouton. Fixation de très petits fragments par les vapeurs osmiques dans la chambre humide. Alcool fort. — Coloration par la glycérine hématoxylique. — Alcool, essence de girofles, essence de bergamote, résine Dammar.

ee, canal excréteur à épithélium strié. Tous les noyaux (sauf là où la coupe atteint obliquement le canal) sont à la même hauteur dans les cellules consécutives; — *c*, petit canal excréteur faisant suite au passage de Boll, et dont l'épithélium, formé de cellules coniques, n'est pas strié; — *n*, noyaux; — *p*, cellules glandulaires; — *lg*, protoplasma semé de vacuoles des cellules glandulaires; — *vs*, vaisseau sanguin. — (350 diamètres).

(1) Le plus souvent par mobilisation; il est situé à mi-hauteur si l'on fixe par les vapeurs osmiques.

existence propre et non pas d'une simple striation granuleuse. En effet, quand la cellule est observée dans son entier, on voit les bâtonnets simplement indiqués par des lignes sombres ; mais quand elle a été légèrement sectionnée en biseau, l'on reconnaît, sur cette coupe oblique, que les bâtonnets se terminent chacun par un grain noir distinct. La petite surface de coupe de la cellule prend alors l'aspect bien connu d'un faisceau musculaire strié tranché en travers : (champs de Cohnheim).

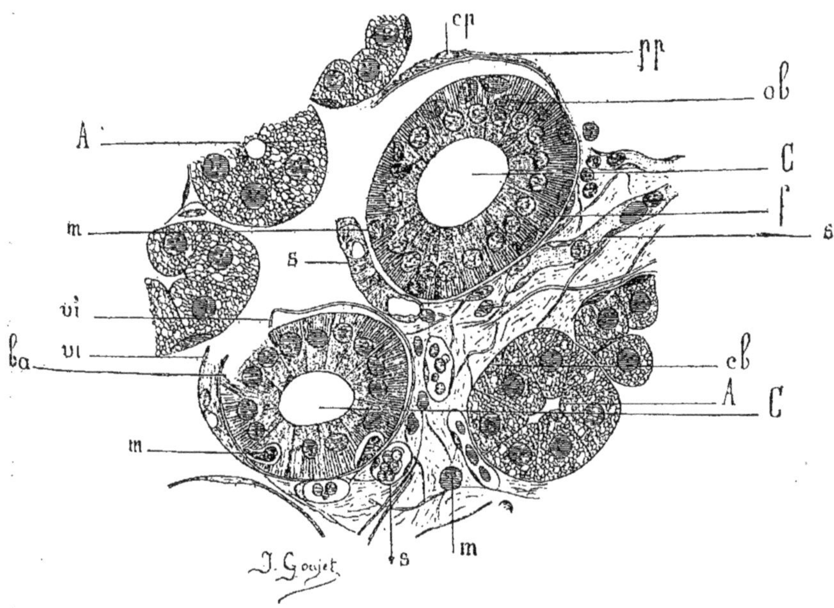

Fig. 551. — Canaux excréteurs et grains glandulaires de la parotide du Mouton (glande séreuse). — Fixation par la solution d'acide osmique à 1 pour 100. Alcool ; coloration par la glycérine hématoxylique ; conservation dans la résine Dammar après passage des coupes dans l'alcool fort, l'essence de girofles et l'essence de bergamote. — (Ocul. 1, obj. 7 de Vérick. Chambre claire.)

A, A, acini glandulaires dont l'un est coupé perpendiculairement à son axe, l'autre un peu obliquement. — *b*, cellules en panier de Boll.

C, *C*, coupes des canaux excréteurs interlobulaires dont les cellules sont striées ; — *b a*, *b a*, vitrée des canaux excréteurs, rompue et vue à plat sur une petite étendue en *v i* ; — *p p*, paroi conjonctive des canaux et ses cellules plates *cp* ; — *f*, cellules de la rangée profonde de l'épithélium d'un canal excréteur interlobulaire, répondant au rang des cellules en panier ; — *S*, *S*, vaisseaux sanguins ; — *m*, *m*, cellules migratrices dont une a pénétré l'épithélium d'un canal excréteur ; — *o b*, point où l'épithélium du canal a été coupé obliquement sur un coude du tube excréteur.

Canaux interlobulaires. — Les canaux interlobulaires, ou de second ordre, pédiculisent le lobule composé. Ils s'insèrent sur des conduits plus grands et plus compliqués, qui reçoivent ainsi le produit de sécrétion d'un grand nombre de lobules implantés sur eux comme les folioles des feuilles décomposées sur leur pétiole commun. La tunique adventice de ces canaux est épaisse, formée de tissu connectif lâche condensé recevant des vaisseaux et des nerfs nombreux. Elle se termine du côté de l'épithélium par une membrane vitrée, réfringente et assez épaisse. Le revêtement interne du canal n'est plus ici formé par une couche unique de cellules cylindriques ; il se compose de deux assises. La plus interne, bordant la lumière, répond aux cellules cylindriques à bâtonnets. La plus externe prend rang entre les cellules cylindriques et la vitrée ; elle répond aux corps et aux noyaux des « cellules en panier » de Boll prolongées sur les canaux excréteurs. Chez le Cheval et moins régulièrement chez le Mouton, ces cellules de Boll forment une rangée entre les pieds des cellules épithéliales excavés en fond de bouteille pour les recouvrir, et la membrane propre du canal interlobulaire (fig. 551).

Canal collecteur. — Voici donc un troisième ordre de canaux que j'appellerai *interlobulaires*. Tous ces canaux se branchent sur le *canal collecteur* proprement dit, qui constitue comme leur tronc commun et qui, dans la parotide, porte le nom de *canal de Sténon*. La membrane propre de ce canal est épaisse, formée de tissu fibreux solide comme le derme. Elle renferme des réseaux élastiques puissants, des vaisseaux et des nerfs. Elle est enfin sillonnée de plis longitudinaux destinés à multiplier la surface de son épithélium, très différent de ceux étudiés jusqu'ici dans les segments successifs des voies salivaires.

A la surface de la membrane propre du canal, homologue du derme, et sur les plis longitudinaux qui, sur les coupes en travers, se montrent comme autant de festons étroits à leur sommet et élargis à leur base, existe une mince membrane vitrée sur laquelle repose une couche génératrice continue. Cette couche génératrice est formée par des cellules cubiques ou même globuleuses, se teignant vivement par le picrocarminate d'ammoniaque et l'éosine hématoxylique. Les noyaux sont ronds et remplissent presque entièrement le corps protoplasmique. Au-dessus, à la place du corps de Malpighi, on voit de longues cellules cylindriques sur le trajet desquelles les noyaux forment un renflement. En majorité, elles s'élargissent au voisinage de leur surface libre, laquelle se termine par un mince plateau dépourvu de cils. Sur leur point de jonction avec la ligne des cellules génératrices, chacune de ces cellules émet un pied effilé qui s'engage dans les intervalles des cellules profondes, ou bifurqué qui coiffe l'une d'elles ou même plusieurs d'entre elles en formant un arc. La forme même de ces cellules étroites, juxtaposées en couche continue, commande celle des noyaux. Ceux-ci, formant une saillie considérable sur le trajet du corps cellulaire, sont forcés de prendre place les uns au-dessus des autres au lieu de former un rang continu. De là résulte une apparence de stratification de la couche cellulaire, qui cependant se réduit à deux étages : l'un profond (couche génératrice renfermant un certain nombre de noyaux de cellules de Boll), l'autre superficiel formé par les cellules cylindriques. Sur les coupes minces faites après l'action de l'alcool au tiers, on reconnaît qu'entre la ligne des plateaux et celle de la couche génératrice, les cellules sont très faiblement unies entre elles sur leurs faces latérales. On voit alors souvent des cellules lymphatiques engagées dans leurs intervalles. De

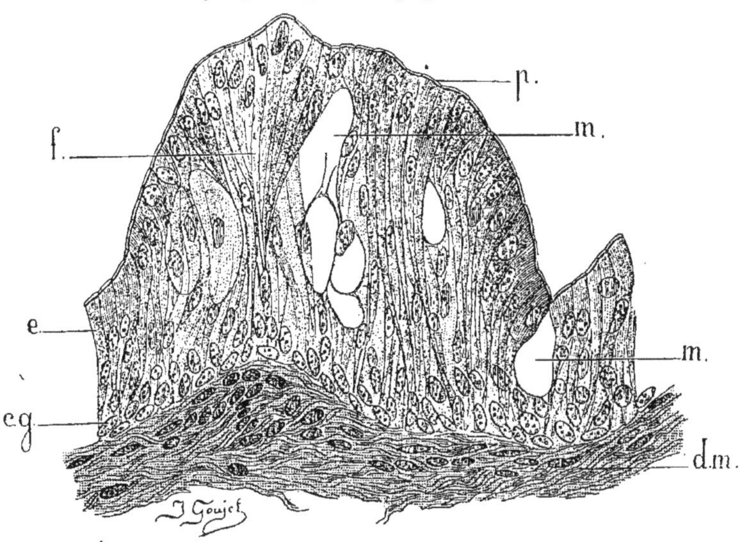

Fig. 552. — Épithélium de revêtement du canal de Sténon de l'Ane. La coupe montre sa disposition au niveau d'un petit relèvement du derme, et l'organisation des cellules cylindriques en un *groupe flocculeux* au-dessus de ce relèvement. (Cette disposition a pour but de multiplier les surfaces épithéliales.) — Fixation par l'alcool fort; coloration par le picrocarminate; conservation dans la glycérine picrocarminée.

La disposition flabelliforme du groupe flocculeux oblige les noyaux des cellules épithéliales à se disposer à diverses hauteurs le long du corps cellulaire. Ils paraissent par suite stratifiés. Chaque cellule épithéliale n'en renferme cependant qu'un seul.

f, groupe flocculeux de cellules épithéliales larges à leur pôle superficiel, effilées à leur base, et dessinant au sein du revêtement une sorte d'éventail; — *p*, plateaux des cellules épithéliales; — *e*, cellules épithéliales du revêtement régnant entre les groupes flocculeux; — *cg*, couche génératrice de l'épithélium; — *m m*, globes des cellules caliciformes intercalaires sectionnées en divers sens; — *dm*, derme muqueux du conduit de Sténon. — (Ocul. 4, obj. 9 de Leitz.)

plus, certaines cellules, paraissant en voie de croissance, ont la forme de véritables fuseaux dont le noyau dessine le plein, et dont les deux pôles vont, l'un s'engager dans la couche génératrice, l'autre, mince et filiforme, monte vers la ligne des plateaux, sans même toujours l'atteindre dans les intervalles des cellules ordinaires. Enfin, de distance en distance entre les cellules à plateau, on voit apparaître des cellules caliciformes types, en cupule ou en urne. Ce sont les seules cellules mucipares de cette forme qui existent dans la bouche de l'Homme et du Chien.

Le revêtement épithélial des canaux excréteurs des grosses glandes salivaires méritait de nous arrêter un instant. Il nous fournit en effet un type, nouveau chez les mammifères supérieurs, de l'ectoderme modifié pour former les muqueuses, et que nous retrouverons avec la même constitution générale, *mais alors cilié*, dans toute l'étendue des voies respiratoires, sauf dans les alvéoles pulmonaires (fig. 552).

Barbillon terminal. — Le canal de quatrième ordre, excréteur proprement dit, qui vient d'être décrit, s'ouvre sur la muqueuse buccale, souvent (Ane, Cheval) au niveau d'un mamelon distinct en forme de barbillon. Le barbillon, lorsqu'il existe, est creusé d'un canal tapissé par l'ectoderme ordinaire de la bouche, invaginé à la rencontre de l'épithélium stratifié à cellules cylindriques, dont il prend progressivement les caractères. La lumière de ce pore terminal n'est point régulièrement circulaire. La paroi se relève en plis et en éminences papillaires longues, recouvertes par un épais revêtement d'ectoderme stratifié. De telle sorte que, tant sur les coupes longitudinales que sur les transversales, la cavité du pore prend l'aspect d'une éponge dont les espaces libres, lacuneux, répondent aux intervalles des nombreuses papilles saillantes à l'intérieur et se projetant dans tous les sens sous des incidences variables. Il en résulte que le jet de salive, projeté avec force dans le canal collecteur quand la glande fonctionne sous l'influence des nerfs moteurs glandulaires, se brise nécessairement dans la cavité du pore terminal et s'écoule en nappe dans la bouche.

B. **Glandes mucipares ou du type labial.** — Les petites glandes disposées, chez l'Homme, à la face interne des lèvres et au voisinage de leurs commissures, et aussi nombre de glandes de la muqueuse du pharynx nous présenteront un type tout à fait différent (fig. 553) de celui de la parotide et de ses similaires, la lacrymale et les glandes du goût, bien que leur disposition générale en grappe soit sensiblement la même. Comme dans le cas précédent, les lobules de la glande, formés d'alvéoles groupés autour d'un seul et même passage de Boll terminé par un canal excréteur à épithélium simple ou strié, s'insèrent pour former des lobes sur des canaux interlobulaires à épithélium strié, aboutissant à un canal collecteur qui reçoit tous les canaux interlobulaires, puis s'ouvre sur la muqueuse buccale après un court trajet. Mais la disposition des alvéoles sécréteurs est ici tout autre. Ils sont allongés, formés par une membrane propre à peine moins épaisse que celle des tubes contournés des glandes sudoripares. Les cellules étoilées, décrites par Boll, apparaissent ici manifestement placées à l'intérieur de cette membrane, qui forme la paroi de chaque alvéole.

L'épithélium sécréteur consiste en un rang de cellules claires, prismatiques et délicatement striées dans le sens de leur hauteur par des séries deboules de mucigène superposées. Comme les cellules des sudoripares, elles renferment chacune quelques granulations graisseuses : condition qui se retrouvera dans toutes les glandes à mucus de l'intestin ectodermique, et qui permet dès maintenant d'étendre la fonction *pimélogène*, existant dans les sudoripares, au groupe tout

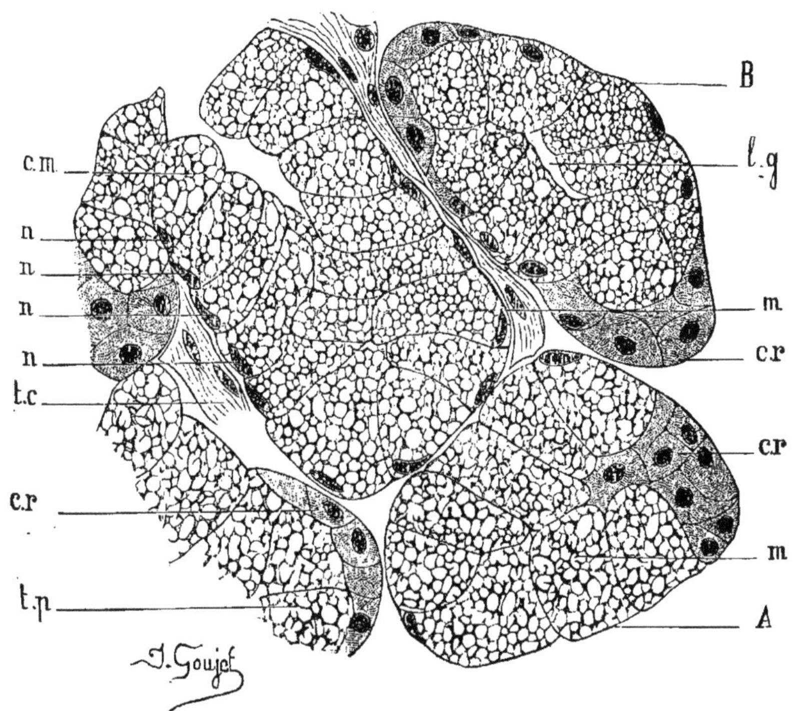

FIG. 553. — Culs-de-sac glandulaires d'une des glandes mixtes au repos de la muqueuse pharyngée du Mouton. Fixation par les vapeurs osmiques, alcool fort, coloration des coupes (qui doivent être très minces) par l'éosine hématoxylique. Conservation dans ce même réactif très affaibli. — (Ocul. 3, obj. 8 de Reichert; éclairage Abbe. Chambre claire.)

cm, cellules muqueuses bordant la lumière glandulaire ; — *lg*, lumière glandulaire; — *m*, boules de mucigène teintes en bleu clair, séparées les unes des autres par les travées protoplasmiques *tp* (ces travées sont colorées en rose magnifique par l'éosine du réactif); — *n*, *n*, *n*, *n*, noyaux des cellules muqueuses, occupant leur base et excavés en cupule ; — *cr*, *c r*, croissants, de Giannuzzi, formés de cellules granuleuses, non mucipares; — *tc*, bandes de tissu connectif séparant les grains glandulaires.

(En A, le grain glandulaire a été sectionné tangentiellement, dans l'épaisseur du revêtement épithélial. On ne voit pas la lumière non plus que la plupart des noyaux des cellules muqueuses. En B, la section, légèrement oblique, a coupé le grain glandulaire en travers; on voit la section de la lumière glandulaire et les noyaux de toutes les cellules, sauf trois.)

entier. Dans les glandes au repos, le noyau est situé à la base de chaque cellule glandulaire à la racine du pied replié qui sert à leur insertion sur la membrane propre. Il est aplati, excavé en cupule et comme collé au fond de la partie active de chaque cellule. Le corps protoplasmique est clair, imbibé comme une éponge d'une série de boules de mucigène que les solutions fortes d'hématoxyline colorent en bleu pâle. Entre ces boules, le protoplasma forme un réseau élégant que l'éosine hématoxylique teint en rouge, tandis que le mucigène est coloré en bleu.

Dans chaque lobule glandulaire, il existe toujours un ou plusieurs alvéoles exclusivement mucipares. Mais toujours aussi un ou plusieurs de ces alvéoles, et quelquefois tous, sont doublés d'une formation accessoire en forme de calotte (de croissant sur les coupes) coiffant leur extrémité borgne ou faisant relief latéralement à la façon d'un feston convexe en dehors. Cette formation répond au *croissant ou calotte de Giannuzzi*. Chaque croissant consiste en un ménisque renfermant des cellules granuleuses, comparables à celles de la parotide ou renfermant des grains de zymogène. Elles sont rangées au contact entre elles et prennent l'empreinte les unes des autres, de façon à ne point laisser de vide. Le croissant prend place entre la paroi propre de l'alvéole et l'épithélium mucipare, à la façon d'un coin intercalé. On peut donc considérer toutes les glandes mucipares de la bouche de l'Homme et du Chien comme des glandes mixtes, renfermant en majeure partie un épithélium qui sécrète le mucus, et accessoirement un ménisque de cellules séreuses. Ce n'est que dans la bouche et l'œsophage des oiseaux qu'on rencontre des glandes exclusivement revêtues d'épithélium mucipare clair. On peut prendre les glandes œsophagiennes de la Cresserelle à la fois comme le type de ces glandes mucipares pures, et comme celui des glandes acineuses réduites à un seul et unique follicule (*voy.* fig. 406, p. 108).

Les glandes de la face interne des lèvres, les palatines, les uvéales (face buccale de la luette), répondent, chez l'Homme et chez le Chien, en grande majorité à la description précédente. Elles sécrètent presque exclusivement du mucus, mais un mucus différent de celui des surfaces. En effet, *il ne forme jamais un enduit permanent à la surface de la membrane*. Pour prendre une idée de cette différence, il suffit de comparer une inflammation quelconque de la bouche à celles de la pituitaire ou même de la muqueuse du pharynx. Le domaine du « mucus des surfaces » commence en effet là où l'épithélium qui les revêt échappe au type malpighien, devient cylindrique et est semé de cellules caliciformes, ou glandes mucipares formées d'une cellule unique.

Les glandes mucipares, si on les réunit par la pensée, forment dans la cavité buccale deux anneaux principaux (1). L'un, l'*anneau labial*, est destiné à la lubrifaction de l'orifice d'entrée des aliments. L'autre, l'*anneau de l'isthme*, comprenant les glandes uvéales, celles de la muqueuse des piliers antérieurs du voile du palais et de la base de la langue,

(1) Par exemple : chez l'Homme et chez le Chien.

exerce la même fonction par rapport à l'orifice de sortie du bol alimentaire, qui doit glisser de la bouche dans le pharynx au début de l'acte de la déglutition (1).

C. **Glandes mixtes ou du type sous-maxillaire.** — La glande sous-maxillaire est, chez la majorité des mammifères, presque aussi importante que la parotide et sa disposition générale est aussi la même. Le canal de Wharton seul diffère du canal de Sténon en ce que sa paroi renferme des fibres musculaires lisses disposées en faisceaux plexiformes. Tous les autres canaux : interlobulaires, intralobulaires, émissaires de l'acinus ou passages de Boll, sont identiques à ceux de la parotide. Comme dans cette dernière glande, les lobules sont plongés dans le tissu connectif lâche, qui cependant ne subit pas la transformation adipeuse. Mais les alvéoles glandulaires sont tout différents, surtout quand on prend pour objet d'études un type de sous-maxillaire bien tranché, tel que la sous-maxillaire de l'Ane ou du Cheval.

Chez ces animaux, certains lobules de la sous-maxillaire sont absolument identiques à ceux d'une parotide; ils sont formés d'alvéoles renfermant tous des cellules granuleuses : ce sont des lobules séreux. A côté d'eux, on trouve des lobules, et en bien plus grand nombre, qui sont formés d'alvéoles mucipares allongés et revêtus d'un épithélium clair, à noyau en cupule et renfermant des boules de mucigène, mais seulement dans une partie de leur étendue. Au fond de ces alvéoles et sur leurs côtés, on rencontre des croissants de Giannuzzi très développés renfermant de grosses cellules granuleuses qui, ici, sont manifestement identiques à celles des alvéoles exclusivement séreux, et dont la signification, par conséquent, ne peut donner lieu à aucune contestation. Ce sont là des *lobules mixtes*, à la fois séreux et mucipares. Enfin, dans quelques-uns de ces lobules mixtes, certains alvéoles sont mucipares et revêtus, à leur extrémité ou sur leurs côtés, de croissants de Giannuzzi. D'autres sont exclusivement formés de cellules granuleuses; l'on n'y retrouve de cellules mucipares qu'au voisinage du point où l'alvéole se joint à ses voisins : c'est-à-dire au niveau de son col. En d'autres termes, dans une même glande, on peut trouver tous les intermédiaires entre les croissants de Giannuzzi réduits à de minces calottes comme dans les glandules labiales, et des culs-de-sac entièrement formés sur le modèle de ceux de la parotide. On doit donc forcément réserver à ces croissants la signification de for-

(1) Ce dispositif répond, le long du tractus, à une loi générale. A l'union de l'œsophage avec la muqueuse stomacale, à la jonction de l'intestin avec l'anus, on rencontre des anneaux semblables, formés soit par des glandes à mucus disposées en série annulaire, soit par un système de plis glanduleux. Le système des plis glanduleux du col utérin est encore un exemple de l'application de cette loi en dehors du tractus digestif proprement dit.

mations glandulaires accessoires, plus ou moins développées, il est vrai, dans telle ou telle glande mixte que l'on considère, mais jouant dans la constitution du lobule le rôle d'une portion de glande à ferment : portion réduite de façon variable, surajoutée comme une annexe de la formation épithéliale mucipare, devenue prépondérante dans l'ensemble.

Cette manière très simple de considérer les glandes mixtes rend compte de ce fait que, chez le Chien, par exemple, les croissants de Giannuzzi de la sous-maxillaire sont aussi peu développés que dans les glandes labiales de l'Homme; tandis que chez les solipèdes ils ont au contraire pris un développement tel, que certains lobules de la glande sont devenus tout à fait semblables à un lobule quelconque de la parotide. La glande n'a pas pour cela changé de type; les deux éléments constitutifs : — la cellule mucipare et la cellule séreuse, — ont seulement varié dans leurs proportions réciproques. Dans la sous-maxillaire de l'Homme, les croissants de Giannuzzi sont beaucoup plus développés que chez le Chien. Dans nombre d'acini, ils prévalent même sur les cellules mucipares.

Dans toute glande mixte, il est d'ailleurs facile de mettre en évidence, et d'une façon très saisissante, les deux ordres de cellules dont je viens de parler. Après fixation par l'acide osmique en solution à 1 pour 100, l'on fait agir pendant quelques minutes l'éosine hématoxylique. On voit alors toutes les cellules mucipares se colorer en bleu clair, tandis que toutes les cellules granuleuses des calottes de Giannuzzi se teignent en rouge foncé, exactement à la façon de l'épithélium granuleux de la parotide ou de la lacrymale.

Tissu conjonctif et adipeux des glandes salivaires. — Les plus petites glandes salivaires, telles que les labiales, sont comprises dans l'épaisseur même du derme muqueux ; mais dès qu'elles atteignent un certain volume, les glandes buccales sont logées dans le tissu conjonctif lâche. Le tissu connectif qui sert de milieu nutritif aux lobes et aux lobules de la parotide et de la sous-maxillaire doit être pris pour type et pour objet d'étude à cause de son large développement.

La glande entière est entourée d'une capsule fibreuse qui envoie, dans les intervalles des lobes et des lobules composés, des expansions en forme de cloisons, se continuant, au niveau du pédicule de chaque lobule composé, avec le tissu connectif satellite des canaux interlobulaires et des vaisseaux sanguins de distribution. Ces cloisons interlobaires et interlobulaires sont adossées entre elles sur leurs limites, mais non pas confondues. Elles restent distinctes, et, entre elles, s'interposent des mailles plus ou moins larges de tissu connectif diffus, assurant la mobilité des lobes les uns sur les autres, et leur expansion pendant le travail.

Entre les cloisons fibreuses et la membrane propre des lobules, bosselée pour dessiner les alvéoles, existe une atmosphère de tissu conjonctif lâche dans les espaces duquel on trouve toujours en plus ou moins grand nombre des cellules lymphatiques isolées ou agminées par petits groupes. Dans la sous-maxillaire de l'Homme, de l'Ane et du Chien, il n'y a que peu ou point de vésicules adipeuses au sein de ce tissu connectif. Au contraire, dans la parotide et dans la lacrymale, les cellules adipeuses sont si nombreuses que sur nombre de points on pourrait croire que l'atmosphère de la glande est uniquement constituée par du tissu adipeux. Chez l'Homme, les alvéoles glandulaires et les vésicules adipeuses ont à peu près les mêmes dimensions et la même forme. D'autre part, dans certains lobules composés, on voit les vésicules adipeuses prendre place entre les alvéoles : de façon qu'on pourrait croire que les culs-de-sac glandulaires peuvent se transformer en vésicules adipeuses. Mais c'est là une simple apparence. Il ne faudrait pas non plus chercher, dans la présence constante du tissu adipeux au sein de la parotide, l'explication des tendances du tissu conjonctif de cette glande à revêtir, dans certains cas pathologiques (enchondromes de la parotide) des formes de plus en plus différenciées et élevées, puisque la même disposition existe dans la lacrymale, où l'enchondrome ne se développe pas avec élection (1).

Vaisseaux sanguins des glandes salivaires. — Les vaisseaux sanguins des glandes salivaires comprennent des artères et des veines de distribution qui suivent le trajet des canaux salivaires des divers ordres, et un réseau capillaire typique, dont les branches se ramifient à la périphérie des lobules en embrassant les alvéoles de leurs anses.

La disposition du réseau sanguin, surtout dans la parotide, rappelle celle des réseaux destinés aux pelotons adipeux du tissu cellulaire sous-cutané. En effet, les alvéoles, je l'ai dit, sont assez semblables comme forme aux vésicules adipeuses. Cependant, on voit qu'au lieu de former, à chaque grain, un équateur et un méridien anastomosés sur leurs points de concours rectangulaires, les vaisseaux sanguins envoient seulement dans les intervalles des acini des bourgeons rentrants dont l'extrémité est ordinairement repliée en boucle ou en huit de chiffre. Dans la sous-maxillaire et dans les glandes à mucus des lèvres, dont les culs-de-sac sont plus allongés, cette disposition devient

(1) La fréquence de l'enchondrome dans la parotide me paraît tenir à une tout autre cause. La parotide est située dans une région précédemment occupée par le système mandibulaire primitif, représenté par le cartilage de Meckel. Les tendances évolutives de cette région de la première fente brachiale peuvent par suite reproduire, dans les circonstances pathologiques, le tissu cartilagineux, tout comme la région du pli adamantin primitif reproduit parfois, à l'état de kystes paradentaires, des formations reliées avec juste raison par MALASSEZ à ce pli disparu.

typique et permet de prime abord de reconnaître l'injection vasculaire d'une glande en grappe. Dans l'intervalle de deux alvéoles successifs, on trouve alors un *éperon* formé par les capillaires. Les mailles enveloppantes se disposent à la surface des boyaux alvéolaires plus ou moins allongés, les contournent à demi et les enserrent comme d'un filet.

Lymphatiques. — Les *lymphatiques* des grosses glandes salivaires, telles que la parotide ou la sous-maxillaire, peuvent être facilement fixés et imprégnés d'argent, à l'état de plein déploiement, par la méthode des injections interstitielles faites à l'aide du mélange de liquide osmio-picrique et de nitrate d'argent. On reconnaît alors qu'ils consistent en d'immenses capillaires, sorte de sacs semi-cloisonnés, à paroi purement endothéliale et dépourvus de valvules, occupant avec les vaisseaux sanguins de distribution les espaces interlobulaires. Leur lumière entièrement déployée est souvent double de celle des plus grosses veines collectrices de la glande. Leur calibre est variable; il se renfle et se rétrécit tour à tour, sans règle fixe. Au niveau du pédicule de chaque lobule composé, les lymphatiques envoient une expansion en forme de manchon, satellite des canaux excréteurs ou des vaisseaux sanguins. Au bout d'un court trajet, elle se termine en cul-de-sac. Mais en revanche, la surface extérieure des lobules composés est embrassée sur une multitude de points par les grands sacs lymphatiques interlobulaires.

Une telle disposition existe non seulement dans les glandes salivaires, mais aussi dans les glandes mammaires. Les voies lymphatiques, énormes et développables dans une mesure impossible à prévoir quand on n'a pas observé les sacs lymphatiques à l'état de surtension, sont toujours interlobulaires, disposées de façon à recevoir et à enlever rapidement tous les liquides émanés du lobule. Les lymphatiques extraient ces liquides comme le feraient d'immenses drains circulant entre les lobules.

Nerfs des glandes salivaires. — Les *nerfs* de la parotide et de la sous-maxillaire sont nombreux. On les voit, sous forme de petits faisceaux formés de fibres à myéline et de fibres de Remak, suivre les canaux interlobulaires et se diviser de manière à devenir uni- ou paucitubulaires au voisinage des canaux excréteurs. Ils présentent sur leur parcours (Pflüger) (1) de petits ganglions microscopiques formés d'une, deux, ou de plusieurs cellules unipolaires globuleuses. Mais leur terminaison dans le parenchyme glandulaire n'est pas du tout telle que l'avait pensé Pflüger. Aucun histologiste, en effet, n'a pu reproduire les observations de ce physiologiste, qui pensait

(1) *Manuel de* Stricker, édition de New-York, p. 310, fig. 111-112.

que les nerfs se terminaient : 1° dans l'épithélium glandulaire par l'intermédiaire de prolongements de certaines cellules multipolaires, en relation à la fois avec les extrémités nerveuses et les corps protoplasmiques des cellules glandulaires étirés en filaments vers leur base d'implantation; 2° dans l'épithélium strié des canaux intralobulaires, en se pénicillant pour former les stries des cellules de cet épithélium (1). Je reviendrai sur ce point à propos de la terminaison des nerfs dans les glandes.

Il est en tout cas extrêmement facile de se convaincre que Pflüger a pris pour des cellules nerveuses multipolaires les cellules rameuses du tissu connectif qui environne les alvéoles. D'autre part, jamais on ne voit la striation, indicatrice des bâtonnets des cellules épithéliales des canaux intralobulaires, se poursuivre au travers de la membrane vitrée déjà bien marquée qui limite la lumière du tube excréteur. Cependant, dans la sous-maxillaire de l'Ane fixée, même au repos, par l'acide osmique à 1 pour 100, on voit entre les cellules striées de ces canaux, de distance en distance, des corps allongés en forme de bouton et colorés en noir, comme le sont les fibres à myéline qui rampent le long du canal. Mais ces corps intercalaires, examinés sous un fort grossissement, ne se montrent jamais en continuité organique avec les fibres nerveuses sous-jacentes. De plus, l'hématoxyline révèle dans leur intérieur l'existence d'un noyau irrégulier. Bref, il s'agit ici de cellules migratrices qui, sorties des vaisseaux, franchissent la vitrée, s'engagent dans l'épithélium strié et prennent une forme allongée entre les cellules. Elles sont noires parce qu'elles renferment une forte proportion de graisse, comme toutes les cellules lymphatiques du groupe aberrant qui ont épuisé leurs actions nutritives et qui, en voie de migration au travers des épithéliums, sont sur le point d'être rejetées sous forme de *corpuscules du mucus*.

Modifications amenées dans la structure des glandes salivaires par le fonctionnement.

On sait que toutes les glandes salivaires, à l'exemple des sudoripares, sont placées sous la dépendance de nerfs moteurs glandulaires, qui commandent leur sécrétion comme les nerfs moteurs musculaires commandent la contraction des muscles où ils se terminent. La sous-maxillaire, par exemple, obéit à l'excitation de la corde du tympan, son nerf moteur glandulaire. La glande étant au repos, cette excitation détermine une véritable éjaculation subite de salive. L'écoulement

(1) Pflüger, même article, p. 307-308.

commence brusquement, après un temps perdu très court. Il se poursuit d'une manière continue jusqu'à ce que la glande soit épuisée, ce qui n'arrive que peu de temps avant la mort du nerf soumis à l'excitation. Le travail matériel développé par la glande dans cette période d'activité est du reste tout à fait comparable à celui des muscles, et il est considérable. La sous-maxillaire du Chien, pesant par exemple 12 grammes, peut en effet alors sécréter 125 grammes de salive, c'est-à-dire plus de dix fois son poids. La salive sécrétée peut faire équilibre, lorsqu'on met le canal excréteur en rapport avec un manomètre, à une colonne mercurielle du poids de 111gr8 (LUDWIG). Enfin, la température de la salive est supérieure à celle du sang. Il s'agit maintenant de voir quelles sont les modifications de structure qui accompagnent tout ce mouvement aboutissant à la production : *a)* de matériaux doués d'énergie chimique (mucus et ferments salivaires); *b)* d'un travail moteur évaluable en kilogrammètres; *c)* d'une transformation d'une portion de l'énergie accumulée dans la glande, au moment de la sécrétion, en chaleur libre.

On sait, par les travaux de CLAUDE BERNARD que, dans une glande en activité, les conditions de la circulation sont modifiées. Le sang ne se réduit plus dans la glande et n'en ressort plus noir par les veines comme durant le repos. Les artères, les capillaires et les veines sont parcourus par du sang rouge. La glande devient turgide et, en vertu du relâchement complet des muscles moteurs vasculaires commandant le débit des artérioles, elle est le siège de battements rythmiques isochrones à ceux du cœur. Cet afflux de sang oxygéné s'opère en vue de *soutenir* longtemps le mouvement sécrétoire ; mais en réalité ce dernier s'opère dans l'alvéole. — En effet, si l'on rend un animal exsangue et qu'on excite la corde du tympan, la glande sécrète encore quelque temps, même après l'arrêt total de la circulation. Inversement, si l'on paralyse l'épithélium sécréteur par une injection préalable d'atropine, l'excitation du nerf moteur glandulaire amène bien l'afflux du sang oxygéné et rend la circulation du parenchyme glandulaire exclusivement artérielle; mais la sécrétion de la salive est au contraire absolument annulée. Enfin, si au lieu d'agir sur le nerf sécréteur on excite les filets sympathiques de la glande, la sécrétion s'opère d'abord ; puis elle s'arrête au bout d'un temps très court. Dans ce cas, le sang qui traverse le parenchyme glandulaire se réduit dans son intérieur et ressort noir par les veines. Aussi, une fois que les alvéoles sécréteurs ont épuisé leur réserve d'oxygène, ils cessent de fonctionner, exactement à la façon des éléments contractiles d'un muscle ordinaire.

Dans l'état normal, où la sécrétion s'opère par l'intermédiaire des nerfs glandulaires dont l'excitation à la fois modifie le régime circulatoire de la glande et met en train le mouvement sécréteur de l'épithélium glandulaire, nous devrons donc rechercher les signes anatomiques du mouvement glandulaire : *a)* dans l'alvéole sécréteur, *b)* dans les vaisseaux mis en état de pleine circulation artérielle.

a) **Signes alvéolaires**. — Considérons un alvéole mixte de la sous-maxillaire de l'Ane. Pendant le repos, les cellules mucipares ont un noyau aplati rejeté vers la base de l'élément et un protoplasma clair, gonflé comme une éponge d'un mucigène que l'éosine hématoxylique teint en *bleu pâle*. Les croissants de Giannuzzi, au contraire, renferment des cellules granuleuses. Ces cellules se colorent en *rouge foncé*. Sur la glande épuisée tout aussi bien que sur celle à l'état de repos, nous avons constaté, ARLOING et moi (1), qu'il en est encore de même. Les cellules des croissants n'ont pas augmenté de nombre et se teignent en *rouge* ; les cellules mucipares se colorent toujours en *bleu* et continuent à rester en place, formant une rangée régulière distincte en dedans des croissants subjacents et le long de la paroi là où ces croissants n'existent pas. Seulement, ainsi que l'avait constaté RANVIER, leur noyau est redevenu central, arrondi ; il s'est développé à mesure que l'élément se déchargeait de son mucigène. Le protoplasma est devenu granuleux, comme celui de toutes les cellules où il s'est opéré un mouvement de mutation nutritive très actif (fig. 554). Cette expérience juge définitivement une question depuis longtemps controversée. Depuis les premières recherches de HEIDENHAIN bien connues (1868), on soutenait généralement que, pendant le fonctionnement, les cellules mucipares des glandes en grappe se détruisent au moment du fonctionnement, et sont remplacées ensuite par les cellules du croissant qui en représenteraient des formes embryonnaires, tenues en réserve pendant les périodes de repos. RANVIER avait combattu cette idée avec raison; mais il pensait que le fonctionnement ramenait les cellules à mucus au type des cellules parotidiennes, c'est-à-dire au type séreux. On voit au contraire que, dans l'alvéole mixte, pendant la sécrétion et à sa suite, les deux ordres de cellules gardent leur entière individualité. Il devient évident qu'en outre *elles ne se détruisent pas davantage en sécrétant, que ne le font les cellules musculaires lorsqu'elles se contractent*.

La distinction fondamentale et la signification réciproque des deux espèces de cellules qui concourent à former les alvéoles salivaires mixtes du type sous-maxillaire sont ainsi bien établies. De ces cellules, les unes sont mucipares et ne sécrètent rien que le mucus. Elles survivent à la sécrétion et ne sont que temporairement modifiées dans leur forme par l'épuisement consécutif à leur mise en activité. Les autres sont des cellules destinées à la sécrétion du ferment et revê-

(1) *Comptes rendus de l'Académie des Sciences*, 30 juin 1876.

tent, soit des alvéoles entiers, soit, sous forme de croissants de Giannuzzi, seulement certaines portions d'un alvéole. Je ne discuterai

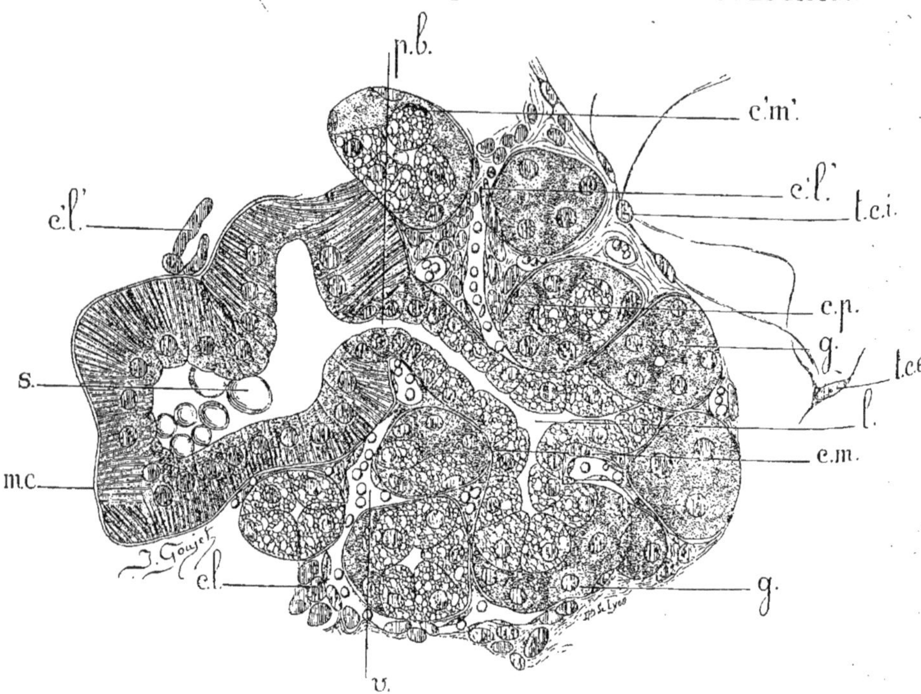

FIG. 554. — Coupe de la glande sous-maxillaire de l'Ane, après excitation prolongée de la corde du tympan. La portion qui a été dessinée montre les rapports d'un acinus, formé d'alvéoles glandulaires (dont les uns sont mixtes et les autres exclusivement formés de cellules séreuses *g)*, avec le canal excréteur intralobulaire à épithélium strié. — Fixation par les vapeurs osmiques ; alcool fort ; éosine hématoxylique. Le dessin a été projeté à la chambre claire. Les détails étudiés avec l'ocul. 1 et l'obj. 9 de Leitz.

s, lumière du canal excréteur intralobulaire, occupée en ce point par des gouttes sarcodiques exsudées des cellules épithéliales à bâtonnets; — *l*, lumière de l'acinus glandulaire, communiquant avec celle du canal excréteur par le *passage de Boll p b* qui est ici très court, et dont on voit les cellules épithéliales cubiques, hyalines et dépourvues de bâtonnets; *m c*, membrane vitrée du canal excréteur.

c m, cellules mucipares. Leur noyau s'est développé, elles renferment des boules de mucigène irrégulières et le protoplasma est redevenu granuleux autour du noyau; —*c' m'*, une cellule muqueuse vue obliquement, avec son noyau en cupule, elle a échappé à l'excitation; —*g g*, cellules granuleuses, les unes formant le croissant de Giannuzzi, les autres tapissant un grain glandulaire séreux dont on distingue la lumière étroite; — *c p*, cellules en panier de Boll, situées à la surface interne de la vitrée; — *v*, vaisseaux sanguins capillaires remplis de globules rouges; — *c l*, *c' l'*, cellules lymphatiques abondamment répandues entre les alvéoles glandulaires et répondant à la diapédèse fonctionnelle ; celles figurées en *c l* sont de grande dimension (macrocytes); — *t, c, i*, tissu conjonctif interlobulaire; — *t, c, e*, cellule fixe de ce même tissu conjonctif.

Les bâtonnets de l'épithélium strié répondent à une *édification protoplasmique*, et les grains de mucigène des cellules glandulaires à un *produit de sécrétion* figuré.

pas ici l'opinion de STHÖR (1) qui considère les cellules granuleuses

(1) *Sitzüngsber. d. Physik. med. Gesell.*; Wurtzburg, 1884.

es croissants comme formées par les pieds protoplasmiques des cellles à mucus repliés sous la ligne générale des corps cellulaires. ette manière de voir ne résiste pas à l'examen d'une bonne coupe e sous-maxillaire de l'Ane fixée par l'acide osmique et dont on a ris soin de colorer les noyaux. Elle tient encore moins devant une ssociation faite avec soin d'un alvéole mixte de cette même glande; ır on voit alors que les cellules mucipares ne sont nullement connues avec les cellules granuleuses des croissants.

b) **Signes vasculaires du fonctionnement des glandes salivaires.** — u moment où la circulation exclusivement fonctionnelle, ayant pour gent le sang artériel, s'est substituée à la circulation purement nutrive de la glande au repos, tous les réseaux capillaires de cette lande deviennent des aires de pleine circulation et ils sont l'origine une abondante transsudation, destinée à fournir à la sécrétion sa ırtie liquide. Cette transsudation est accompagnée d'un large ıouvement de diapédèse. Les globules blancs se répandent en grand ombre dans le tissu conjonctif qui environne les alvéoles, avec le quide émané des vaisseaux. Les fentes lymphatiques se développent apparaissent, sur les coupes faites après fixation par les vapeurs smiques, comme de larges espaces anguleux remplis d'un coagulum anslucide. L'*œdème périlobulaire* (car c'est lui que nous venons e décrire), constitue ainsi l'un des meilleurs indices, au point de vue ıatomique, de l'état d'activité de toute glande du type salivaire. En fet, dans les glandes séreuses telles que la parotide, les modificaons de l'épithélium granuleux ne sont pas assez tranchées pour fourır une base à l'examen histologique. Au contraire, dans la glande ı action, l'œdème ne manque jamais. Comme nous l'avons aussi onstaté à la périphérie des glomérules des glandes sudoripares en ctivité, et que nous le retrouverons dans les glandes trachéo-bronıiques, nous pouvons conclure qu'il s'agit ici d'un phénomène généıl, indiquant le *début* de la sécrétion des glandes ectodermiques umises à l'action des nerfs moteurs glandulaires : — et ayant pour tte raison une très grande importance en tant qu'indice de leur ise en fonction.

Stomates. — Depuis longtemps Boll avait fait remarquer que la aroi propre des alvéoles est souvent percée de trous ou stomates, ı'il considérait à tort comme interceptés entre les branches des celles qui, d'après lui, formaient la membrane alvéolaire. Ces stomates cistent en réalité. Mais ils répondent à des trous laissés dans la vitrée ar le passage des cellules migratrices. Ils sont de beaucoup plus ombreux dans la membrane propre d'une glande épuisée par le fonconnement que dans celle d'une glande au repos. D'autre part, la live renferme des globules blancs. Ce sont même ces globules qui, globés dans des moules de mucus, en ont imposé à Heidenhain pour des débris d'épithélium sécréteur. Je considère les cellules lymphatiques comme les agents de la formation des stomates temporaires; mais c'est surtout au pourtour des canaux intralobulaires que leur migration s'effectue au travers de l'épithélium strié. Les cellules migratrices engagées forment alors les corps intercalaires que l'on a parfois pris — comme dans l'épaisseur du corps muqueux du reste — pour des cellules ou des terminaisons nerveuses (*voy.* fig. 531, *m*, p. 445).

Le fonctionnement ne modifie en rien (du moins d'une manière apparente), les cellules épithéliales striées des canaux excréteurs.

Lorsqu'on vient à lier ceux-ci, les glandes salivaires s'atrophient par un mode analogue à celui qui préside à la destruction du foie après la ligature ou l'oblitération définitive du canal cholédoque. Les alvéoles sont effacés par le bourgeonnement du tissu connectif périlobulaire qui devient fibreux. Au contraire, les canaux à épithélium strié végètent activement et se multiplient.

J'ai indiqué déjà le premier mode de développement des glandes salivaires. Leurs germes ectodermiques ne tardent pas à devenir bilobés, puis multilobés. L'apparition de la lumière des alvéoles et la différenciation des canaux vecteurs des divers ordres s'effectue tardivement : longtemps après que les réseaux vasculaires typiques de la glande ont pris leur constitution définitive.

Homologie des glandes buccales avec les glandes tégumentaires des vertébrés à peau nue. — Il nous reste maintenant à poser une dernière question, relative à l'origine et à la signification morphologique des glandes buccales : c'est celle de leurs relations avec les glandes du tégument exposé à l'air.

On sait que chez l'Homme ces glandes sont de deux ordres : sébacées et sudoripares. Chez les mammifères sans exception, il n'y a point de glandes à mucus sur le tégument. Ce sont les glandes sébacées annexes des poils qui satisfont à la fonction de lubrifaction qui était dévolue, chez les vertébrés à peau nue vivant dans les milieux humides, aux glandes à mucus unicellulaires répandues sur toute la surface (cellules caliciformes) ou aux glandes mucipares différenciées sous forme de follicules isolés ou agminés dans diverses régions de la peau.

De même chez certains vertébrés inférieurs à peau nue, tels que les Crapauds ou les Salamandres, certaines glandes cutanées, fournissant le venin, existent avec un revêtement de cellules granuleuses qu'on pourrait comparer à celle des glandes buccales à ferment. D'autres sont mucipares ou mixtes. — Rien de semblable ne se voit sur la peau des mammifères. En revanche, les deux ordres de glandes modifiées et devenues plus complexes ont fait, chez ces animaux, de nouveau leur apparition à la surface du tégument buccal soustrait à l'influence de l'air et redevenu muqueux.

Un fait absolument certain, c'est que les glandes mucipares de la ouche n'ont aucun rapport morphologique avec les glandes sébacées. 'ai indiqué plus haut que, tout le long de la ligne des dents supé- ieures et inférieures, les joues du Lièvre et à un moindre degré celles u Lapin, sont revêtues de poils. La « bande pileuse » est une sorte de rolongement de la commissure des lèvres : triangulaire, large en vant, finissant en pointe au niveau des dernières dents. La structure e l'épithélium est ici exactement celle de l'ectoderme buccal. Il n'y ni ligne granuleuse, ni *stratum lucidum*, ni couches épidermiques u-dessus du corps de Malpighi. Les poils sont donc implantés non as sur un prolongement de la peau, mais sur une muqueuse. Chacun 'eux est accompagné de magnifiques glandes sébacées : allongées, amifiées et présentant souvent, au voisinage du collet du poil corres- ondant, un élargissement occupé par un comédon mou, formé par un mas de cellules graisseuses. Au-dessous de ces glandes sébacées on oit, autour des bulbes des poils, les glandes particulières tenant ı place des sudoripares.

Glandes de la bande pileuse. — Ces glandes ont un volume énorme. a plupart sont formées par la réunion de deux ou de trois lobes éparés les uns des autres par des cloisons de tissu conjonctif. Je rap- ellerai qu'elles ne sont plus formées par un tube sécréteur unique ontourné en glomérule, mais bien par une série de *tubes ramifiés* en oigt de gant. Ce sont donc là des glandes tubuleuses ramifiées ou omposées, ce qui les distingue de prime abord des sudoripares. Les anaux excréteurs diffèrent, eux aussi, sensiblement de ceux des glandes udoripares de la peau. Au niveau du pédicule de chaque glande, ils 'élargissent brusquement comme ceux des glandes aryténo-épiglotti- ues. Puis ils montent droit vers la surface libre, pour s'ouvrir le lus souvent avec les glandes sébacées dans la région du collet des oils. Leur épithélium ressemble à celui du canal de Wharton ou de ténon ; et leur paroi propre présente aussi des plis, mais disposés ansversalement ou obliquement et non plus exclusivement longitu- inaux.

On pourrait donc considérer les glandes de la bande pileuse comme es intermédiaires entre les glandes en tubes de la peau et les glandes n grappe de la bouche. Ou mieux, elles prendraient place entre les udoripares et les glandes en grappe simples que je décrirai plus loin ans l'épiglotte, les replis aryténo-épiglottiques et la muqueuse u larynx. Mais en dehors de là, il n'y a point de transition insen- ible entre elles et les glandes de la bouche qui leur font suite. Sur es bords de la bande garnie de poils, la muqueuse change brusque- ıent de couleur. Là, avec le dernier poil, cessent à la fois d'exister et es glandes sébacées et les glandes tubuleuses ramifiées. Le derme ıuqueux fait un ressaut et devient plus épais. Dans ses parties profondes, sur une ligne qui ne continue pas celle des glandes tubuleuses, sans aucune autre transition, apparaissent au delà les glandes buccales vraies, du type mucipare, avec leurs lobules formés d'alvéoles mixtes et leurs canaux excréteurs.

Il faut donc conclure que le prolongement de la commissure des lèvres, garni de poils chez le Lièvre et le Lapin, est en réalité formé par un prolongement de la peau qui a pris en partie le type muqueux par son revêtement ectodermique et par ses glandes; mais qu'en dehors de là, les glandes de la bouche sont des formations toutes différentes, chez les mammifères, de celles de la peau proprement dite.

CHAPITRE VI

LES FOSSES NASALES ET LE VESTIBULE PHARYNGIEN

La bouche primitive forme à l'origine une cavité indivise entièrement remplie par le bourgeon lingual, relèvement de son plancher. Mais cet état est tout à fait transitoire, sauf chez les cyclostomes dont la bouche ne se divise pas. Chez les autres vertébrés, la croissance vers la ligne médiane, puis la soudure des deux bourgeons maxillaires supérieurs du premier arc branchial, partage la bouche primitive en deux chambres. L'une, inférieure, forme l'entrée du canal alimentaire, renferme la langue, les organes de la gustation et donne naissance aux phanères dentaires : c'est la *chambre buccale* proprement dite. L'autre, supérieure, renferme les organes de l'olfaction. Chez les vertébrés supérieurs à respiration aérienne, chez les oiseaux, les mammifères et chez l'Homme, elle est traversée par l'air : c'est la *chambre nasale*.

L'organe du goût s'édifie sur les parois de la chambre buccale, tout à fait secondairement et par suite de la différenciation, sous forme du neuro-épithélium des bourgeons du goût, d'une portion de l'ectoderme stomodœal. L'organe de l'olfaction a une tout autre origine. Il n'arrive à faire partie de la chambre nasale qu'après s'être édifié d'abord à part, sous la forme de *fossettes olfactives* (BAER) (1).

La fossette olfactive n'est d'une part unique et impaire, et de l'autre sans communication avec le tube intestinal, que chez les Lamproies (2). Chez tous les autres vertébrés, il en existe deux symétriques consistant

(1) Von BAER, *Entwickl*, I, p. 65, 87, 78, 106, 122, 137 ; II, p. 117.

(2) Chez les *myxines*, la fossette olfactive communique avec la bouche au travers du palais, ou voûte de la cavité buccale indivise. Mais la signification de cette communication, qui ne paraît pas de même nature que celle existant entre la bouche et les cavités olfactives par l'intermédiaire de l'orifice postérieur des fosses nasales chez les autres vertébrés, demeure inconnue (BALFOUR, *Comparative Embryology*, t. II, p. 439).

chacune en une dépression de l'ectoderme, qui à ce niveau subit un épaississement et se stratifie à peu près comme il le fait au niveau de la gouttière médullaire. Les fossettes olfactives, ainsi revêtues d'un neuro-épithélium embryonnaire, apparaissent chez le Poulet au troisième jour de l'incubation et sont formées chez l'Homme vers la quatrième semaine (KÖLLIKER). On les trouve de chaque côté en dedans des yeux, au-dessus de la bouche primitive ou plus exactement du bourgeon maxillaire supérieur. Le fond de chaque fossette répond à un diverticule de la vésicule cérébrale antérieure : le *bulbe olfactif* d'où naîtront plus tard les nerfs olfactifs. Bientôt (le quatrième jour de l'incubation chez le Poulet), chacune des fossettes olfactives cesse d'être une dépression limitée par un rebord circulaire continu. La fossette s'allonge de haut en bas, et son rebord inférieur se déprime en une gouttière qui, contournant le bourgeon maxillaire supérieur, va s'ouvrir dans la bouche primitive. Cette gouttière porte le nom de *sillon nasal* et rend continue la muqueuse du stomodœum indivis et la muqueuse olfactive. Lorsque la bouche primitive s'est divisée en chambre inférieure ou buccale et en chambre supérieure ou nasale, le neuro-épithélium olfactif revêt une portion de la chambre nasale répondant chez l'Homme à la voûte formée par la lame criblée, le cornet supérieur, le méat supérieur, une portion du cornet moyen et la portion correspondante (c'est-à-dire placée en regard de ces parties) de la cloison des fosses nasales.

De chaque côté de la cloison, en avant, l'ectoderme du plancher des fosses nasales forme un diverticule particulier, qui se dispose ensuite en un canal débouchant dans la cavité nasale par un conduit excréteur, le *canal de Stenson*, et qui est enveloppé par une capsule cartilagineuse spéciale. C'est l'*organe de Jacobson*. L'organe de Jacobson est constitué par une mince fibro-muqueuse qui porte un épithélium très analogue aux neuro-épithéliums ordinaires. Mais, au lieu de se développer, il ne tarde pas à subir l'atrophie et à ne laisser que des rudiments, retrouvés chez l'adulte par KÖLLIKER. On a rapproché cet organe de ceux des sens supérieurs, à cause de son mode de formation et de sa structure. Mais en dehors de là, on ne sait rien ni sur sa signification morphologique exacte, ni sur son fonctionnement pendant la durée tout épisodique de son existence.

Je n'ai pas à insister ici sur le développement du squelette des fosses nasales, constitué en partie par des os appartenant au système cranien et par des os et des cartilages ressortissant au squelette de la face. La muqueuse de la chambre nasale est intimement adhérente à ces pièces solides, dont elle forme le périoste ou le périchondre. Elle se poursuit dans l'antre d'Highmore et dans les sinus frontaux. Elle se continue en avant, au niveau de l'orifice nasal externe, avec la peau exposée à l'air; en arrière avec la muqueuse du pharynx. Le pharynx est la portion du stomodœum restée indivise en arrière du diverticule formé par la fossette buccale primitive et qui, engagé dans la base du crâne puis séparé ensuite du tractus intestinal, constitue le premier rudiment de l'*hypophyse* ou *glande pituitaire* contenue dans la selle turcique. Au diverticule hypophysaire, vient s'adosser un prolongement du ventricule moyen du cerveau, l'*infundibulum*, qui se comporte à l'égard de l'hypophyse d'une façon comparable au bulbe olfactif par rapport aux fossettes de von Baer. Mais il ne se développe point là de neuro-épithélium, ni d'organe des sens.

Placées en avant du pédicule de l'hypophyse, qui elle-même n'est qu'un diverticule de l'ectoderme de la fossette buccale déjà nettement formé avant que cette fossette communiquât avec l'intestin entodermique, les fosses nasales ont par suite manifestement pour muqueuse une invagination du tégument. Or, cette portion incontestablement cutanée des voies aériennes, si l'on met à part le neuro-épithélium olfactif, va nous présenter un revêtement épithélial et des formations glandulaires absolument comparables à ceux du larynx, de la trachée et des bronches. C'est là une preuve histologique de premier ordre venant à l'appui de la conception qui fait de l'ensemble des voies aériennes un prolongement du tégument stomodœal : conception qu'avec plusieurs anatomistes français, je défends depuis plusieurs années contre l'opinion tout opposée de la majorité des embryologistes contemporains (1).

§ 1. — MUQUEUSE RESPIRATOIRE DES FOSSES NASALES; MEMBRANE PITUITAIRE DE SCHNEIDER

La portion non olfactive et purement respiratoire de la muqueuse qui revêt les fosses nasales porte le nom de *muqueuse pituitaire* ou

(1) Comme on vient de le voir, les fosses nasales sont en communication avec les organes de l'olfaction, émanés des fossettes olfactives primordiales, et avec un organe construit sur le type de ceux des sens supérieurs, mais dont l'existence est transitoire : l'organe de Jacobson. Mais ce n'est pas tout. La chambre nasale, par l'intermédiaire des voies lacrymales, est mise en communication avec la conjonctive, c'est-à-dire avec le *vestibule*, revêtu d'une muqueuse d'origine ectodermique, de l'organe de la vision. De même, au niveau de leur union avec le pharynx, les fosses nasales sont mises en relation, par l'intermédiaire de la trompe d'Eustache, avec la caisse du tympan, vestibule elle aussi de l'appareil auditif. Si maintenant on réfléchit que la chambre buccale qui est une portion du pharynx (on trouve des bourgeons gustatifs jusque dans la muqueuse de l'épiglotte) est le siège du sens du goût, on arrive à conclure que, sans exception, tous les organes des sens supérieurs sont en communication avec la cavité stomodœale secondaire, autour de laquelle ils sont groupés et qui est le confluent commun des produits de sécrétion de leurs glandes annexes. C'est là un fait à la fois général dans la série, des vertébrés supérieurs aux cyclostomes exclus, et d'un grand intérêt au point de vue morphologique.

de Schneider. La portion sensorielle de la même membrane doit recevoir celui de *muqueuse* ou de *surface olfactive;* je la décrirai avec les organes des sens, car son revêtement est un neuro-épithélium.

Peau des narines. — La muqueuse de Schneider, qui se prolonge dans l'antre d'Highmore et dans les sinus frontaux, se continue en avant avec la peau des narines, en arrière avec la muqueuse du pharynx. La peau des narines offre la structure du tégument exposé à l'air; elle porte des poils roides et courbés, analogues aux cils des paupières, mais qui chez l'Homme ne sont point tactiles et qu'on appelle *vibrisses nasales*. Avec la dernière vibrisse, les glandes sébacées et les sudoripares cessent d'exister. Le tégument, pour prendre la constitution de la muqueuse pituitaire, subit alors des modifications progressives qui s'effectuent à la fois dans le derme muqueux et dans le revêtement épithélial.

Muqueuse pituitaire. — Il convient de suivre ces modifications sur la cloison des narines, préalablement injectée, d'un Rat, d'un Chien ou d'un Lapin parce qu'alors on peut les observer sur une surface plane et continue, et non pas sur une paroi tourmentée par le relief des cornets comme il arrive sur la face externe des fosses nasales. Chez le Rat, au voisinage de l'extrémité inférieure de la cloison, on voit les bouquets vasculaires des papilles devenir d'abord lâches et grêles, puis se réduire à des anses simples ou doubles au fur et à mesure qu'on s'éloigne de la peau. En même temps, on remarque que les veinules émanées du réseau planiforme anastomotique sous-papillaire se jettent, après un court trajet, dans de grosses veines à paroi mince très larges, qui toutes se dirigent en haut et en arrière pour former autour de la surface olfactive une sorte de système érectile comparable à celui que j'ai décrit plus haut dans la langue. KÖLLIKER (1) a indiqué le premier cette disposition sur le bord libre et à la partie postérieure du cornet inférieur chez l'Homme. Il résulte de là, que les deux surfaces sensorielles existant dans chacune des deux chambres secondaires en lesquelles s'est partagée la bouche primitive sont l'une et l'autre circonscrites par un lac veineux, destiné à emmagasiner, pendant la période d'activité, le sang noir à leur niveau en vertu d'un dispositif vasculaire identique. Or on sait que l'érection transforme les impressions reçues et leur donne un caractère particulier.

Au fur et à mesure qu'on s'éloigne de la peau munie de poils et de glandes cutanées, le revêtement épithélial se modifie progressivement. Toutes les papilles sont adélomorphes, cachées par les couches superficielles planes du corps de Malpighi. Dans la zone intermédiaire à la peau proprement dite et à la muqueuse pituitaire, les couches épidermiques font place à un revêtement de cellules polyédriques.

(1) KÖLLIKER, *Traité d'histologie humaine*, 2e édition française, p. 953.

Entre ces cellules et la couche génératrice, les cellules du corps muqueux s'allongent de plus en plus. Enfin, les cellules polyédriques les plus externes prennent une ordonnance en palissade. Elles sont limitées par un plateau, et, sur ce plateau, l'on voit apparaître des cils vibratiles. En même temps, de distance en distance, entre les cellules cylindriques ciliées prennent place des cellules caliciformes disposées en urne. L'ectoderme du type malpighien s'est ainsi transformé en un ectoderme stratifié du type cylindrique cilié.

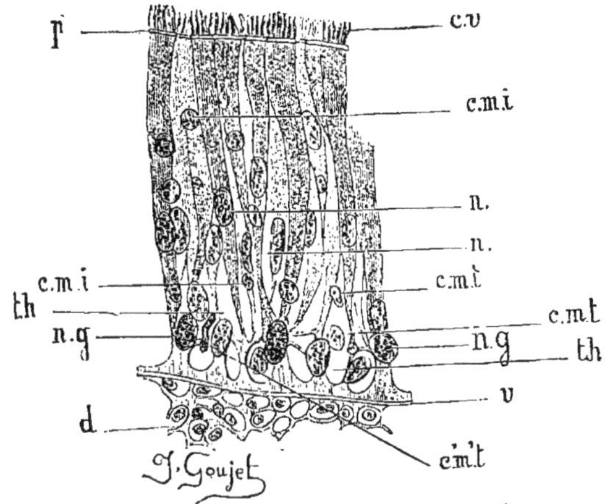

FIG. 555. — Epithélium des fosses nasales de l'Homme au-dessus d'un îlot de tissu réticulé (voisinage de l'amygdale pharyngienne). Fixation par le liquide de Müller ; gomme, alcool. Coloration par le carmin aluné. Conservation dans la résine Dammar.

v, vitrée ; — *d*, point du derme muqueux transformé en tissu réticulé ; — *ng*, *ng*, noyaux des cellules génératrices ; — *p*, plateaux ; — *cv*, cils vibratiles des cellules cylindriques ; — *n*, *n*, leurs noyaux.

th, *th*, thèques ou espaces développés entre les cellules épithéliales et logeant des cellules migratrices *cmt* ; *c'm't'* (celle-ci vue de profil) ; — *cmi*, *cmi*, cellules migratrices parcourant le ciment insterstitiel pour faire issue au dehors. — (Ocul. 1, obj. 9 de Leitz.)

L'épithélium à cils vibratiles, lorsqu'il est entièrement formé au-dessus des points de passage que nous venons de décrire (et que nous retrouverons sur une infinité de points du pharynx et du vestibule glottique), est exactement disposé comme celui des canaux de Sténon et de Wharton, sauf qu'il est cilié (fig. 555). La couche génératrice, portée sur une membrane vitrée qui est ici très épaisse, (surtout chez l'Homme au niveau des cornets et surtout du cornet moyen) (1), est formée de cellules arrondies. Des intervalles des cellules se dégagent des pointes, sortes de filaments protoplasmiques répondant aux pieds effilés, ou bifurqués en arcades pour coiffer les cellules génératrices, des cellules cylindriques ciliées ou caliciformes. Chez les mammifères

(1) Pour observer cette vitrée, il faut placer pendant vingt-quatre à quarante-huit heures un lambeau de muqueuse dans l'alcool fort, puis achever le durcissement par la gomme et l'alcool, et ensuite faire des coupes épaisses qu'on laisse dégorger dans l'eau et que l'on traite au pinceau après les avoir colorées à la purpurine. C'est surtout au niveau des points où le derme muqueux est transformé en tissu adénoïde que la vitrée est facile à observer. Elle se teint en rose pâle et paraît légèrement granuleuse. On trouve toujours des cellules lymphatiques engagées dans son épaisseur, et au-dessous d'elle le tissu réticulé typique (voyez plus loin la description de l'amygdale pharyngienne pour l'explication de ce dernier fait).

et chez l'Homme, ces cellules forment, au-dessus de la couche génératrice, toute l'épaisseur du revêtement épithélial stratifié : il est donc là réduit à deux assises, et non plus formé de strates multiples comme dans les points de passage. Les cellules cylindriques ciliées sont constituées par un corps protoplasmique clair, strié à sa surface par des lignes granuleuses très fines et parallèles à la hauteur de l'élément. Le noyau est ovalaire, vésiculeux, nucléolé ; son grand axe est aussi, lui, dirigé dans le sens de la hauteur de la cellule. Au-dessus du noyau, le protoplasma se renfle progressivement en un cône, dont la base répond au plateau cilié qui limite la surface libre. Tous les plateaux sont soudés entre eux par un ciment, suivant des lignes dessinant de petits polygones que le nitrate d'argent imprègne en noir. Mais de la ligne des plateaux à la couche génératrice, les cellules adjacentes entre elles sont unies sur leurs plans-côtés par un ciment mou, presque liquide, que l'alcool au tiers dissout très facilement et que les imprégnations d'argent laissent absolument incolore, exactement à la façon du ciment interstitiel qui unit entre elles les cellules du corps muqueux de Malpighi. Il en résulte un fait important : c'est que les cellules épithéliales sont à peine unies entre elles sur leurs faces latérales ; tandis qu'elles tiennent solidement à la ligne profonde par leurs pieds protoplasmiques effilés, indivis ou ramifiés, et solidement aussi les unes aux autres superficiellement par leurs plateaux. Entre ces deux limites, leur ciment peut servir de voie pour ainsi dire libre aux éléments migrateurs. Ceux-ci, sortis des vaisseaux et ensuite du derme, abordent incessamment la ligne épithéliale pour l'infiltrer, la traverser, et émigrer au dehors sous forme de *corpuscules du mucus*.

Outre les cellules ciliées qui viennent d'être décrites et dans leurs intervalles, il en existe d'autres dont le corps protoplasmique, mince comme un fil, s'étend ordinairement de la ligne des plateaux à la couche génératrice, en présentant sur son trajet un noyau ovalaire. On doit considérer ces cellules comme des éléments épithéliaux en voie d'élévation et de croissance, destinés à remplacer ceux qui, arrivés au terme de leur évolution, deviendront caducs et tomberont dans le mucus.

Toutes les cellules épithéliales ciliées sont étroites, et sur la plupart d'entre elles, le noyau forme un ventre ou un relief. Il en résulte que, pour prendre place en série continue, ces cellules sont forcées d'étager leurs noyaux comme le feraient des fuseaux que l'on voudrait ranger en palissade. Par suite, dans plusieurs cellules successives et adjacentes entre elles, le noyau n'est pas situé à la même hauteur ; celui de l'une prend place au-dessus de celui d'une autre. De là, une apparence stratifiée et onduleuse de la ligne des noyaux, qui permet de reconnaître d'emblée l'épithélium cylindrique d'origine ectodermique.

Au voisinage des cellules caliciformes, les cellules ciliées s'arrangent aussi pour faire place à la portion renflée en urne. L'ouverture de l'urne des cellules mucipares, qui sont de véritables glandules unicellulaires, est découpée circulairement dans la ligne des plateaux. Le noyau est refoulé au-dessous du globe mucipare; et le pied de la cellule est étiré en un fil unique ou au contraire rameux, qui vient s'engager dans la couche génératrice et y prendre son insertion inférieure. L'existence des cellules caliciformes ramène ici l'ectoderme au type qu'il affectait chez les premiers vertébrés, tels que les Lamproies et leurs larves, les Ammocètes. La surface épithéliale est alors voilée par un mucus particulier, bien différent de celui produit par les glandes mucipares différenciées. L'hématoxyline le teint en violet pur et intense, au lieu de le colorer faiblement en bleu de lin. C'est le *mucus des surfaces*, qui n'existe que là où le revêtement épithélial se termine par un rang de cellules cylindriques — et qui, conséquemment, est absolument absent dans la bouche.

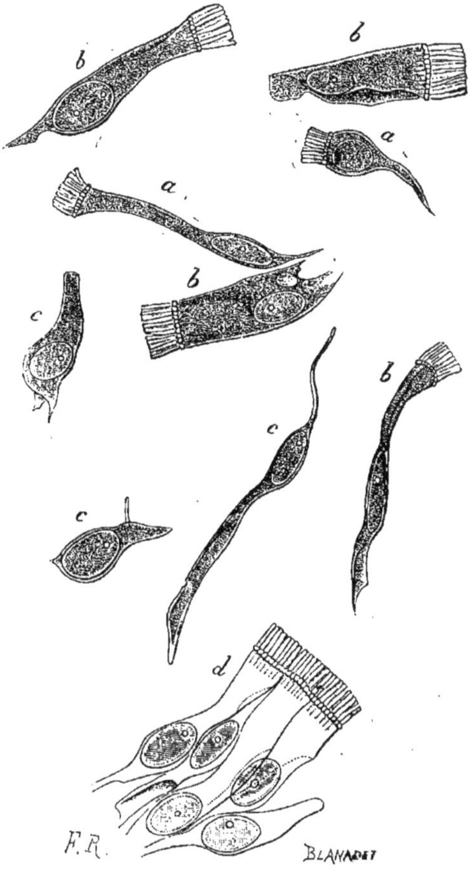

FIG. 556. — Cellules épithéliales à cils vibratiles de la trachée du Lapin, isolées après l'action de l'alcool dilué au tiers ; bleu d'aniline soluble.

a, *a*, cellules épithéliales présentant les formes les plus ordinaires ;— *b*, *b*, *b*, cellules dont le corps protoplasmique porte des empreintes de cellules voisines ; — *c*, *c*, *c*, jeunes cellules, que le mouvement d'élévation n'a pas encore amenées à la surface et sur lesquelles manque le plateau cilié : l'une d'elles répond à une cellule de la couche génératrice et porte le pied effilé d'une des cellules superficielles à plateau cilié ; — *d*, un groupe de cellules avec leurs rapports réciproques. — (600 diamètres, project. sur la table.)

Le type épithélial qui vient d'être décrit est identique dans les fosses nasales et le pharynx et dans toute l'étendue de la muqueuse trachéo-bronchique (fig. 556); il importe donc de savoir comment il s'est formé aux dépens de l'ectoderme primitif. Cette étude a été faite avec distinction par

G. LAGUESSE (1). Dans toute l'étendue de la portion respiratoire des fosses nasales, l'ectoderme, au moment où il forme ses premières involutions, se compose comme partout ailleurs d'une simple rangée de cellules cubiques. Vers la cinquième semaine, chez le Mouton, il apparaît stratifié et formé de cellules embryonnaires exactement comme sur la peau. Mais vers la sixième semaine, il a perdu en partie son caractère tégumentaire. Il consiste alors en trois assises de cellules cylindriques, fusiformes et qui commencent à devenir claires en s'infiltrant de mucine, au fur et à mesure qu'elles deviennent plus superficielles. Vers la huitième semaine, l'assise profonde a pris les caractères de la couche génératrice, et, entre les cellules superficielles qui ont subi la transformation muqueuse et qui deviennent caduques les unes après les autres, on voit s'insinuer des cellules munies d'un plateau cilié. Ces cellules sont, comme toutes les autres, des végétations de la couche génératrice ; elles finissent par devenir de plus en plus nombreuses dans les intervalles des cellules qui ont subi la transformation muqueuse. Celles-ci présentent une apparence tout à fait analogue aux cellules muqueuses de la peau des Ammocètes et des Lamproies, qui, on le sait, jouent dans le tégument de ces animaux le rôle de cellules caliciformes (F.-E. SCHULTZE). Ceci rend très vraisemblable l'opinion de LAGUESSE, qui considère les cellules caliciformes de la pituitaire adulte comme dues à une légère modification du processus d'évolution de l'épithélium primitif. Enfin, le passage à l'état adulte est marqué par la réduction, puis la disparition, de l'assise de cellules de formes diverses intermédiaire à la couche génératrice et aux cellules cylindriques superficielles.

Il résulte de là, et de l'étude de l'épithélium adulte des voies respiratoires, que cet épithélium végète, comme l'ectoderme malpighien, constamment d'une assise profonde qu'on peut considérer comme génératrice, pour former des couches successives de cellules évoluant par élévation vers l'extérieur. Ces caractères n'appartiennent, on le verra plus loin, à aucune production épithéliale d'origine entodermique. On voit aussi que le passage de la disposition initiale et stratifiée ordinaire à la disposition terminale s'effectue, dans le développement embryonnaire, fondamentalement de la même façon que sur les points de passage existant chez l'adulte entre l'ectoderme du type malpighien et celui du type cylindrique. Il se produit d'une manière progressive, et non pas brusquement comme il arrive sur les limites de deux épithéliums continus entre eux, mais appartenant à deux feuillets blastodermiques différents.

(1) G. LAGUESSE, *Recherches sur le développement embryonnaire de l'épithélium dans les voies aériennes* (travail du laboratoire du professeur G. POUCHET), thèse de Paris, p. 32, 1885, p. 32.

Derme muqueux et glandes de la pituitaire. — La membrane pituitaire est une *fibro-muqueuse :* c'est-à-dire que son derme fait corps, sur sa face profonde, avec le périoste ou le périchondre des pièces du squelette subjacent. Le derme est formé de faisceaux conjonctifs entrecroisés dans toutes les directions comme celui de la peau. Au niveau de la cloison chez l'Homme, il est mince. Mais sa portion tendiniforme est composée de faisceaux puissants, d'où se dégagent directement des jets arciformes périchondraux dans la région répondant à la partie cartilagineuse de la cloison, et des faisceaux de fibres entrant dans le périoste là où cette cloison est osseuse. Dans les intervalles des faisceaux du derme, prennent place un grand nombre de glandes, et un certain nombre de veines disposées en sinus. Les parois de ces veines font corps avec le tissu fibreux, et leur lumière apparaît toujours béante sur les coupes, en quelque sens qu'on dirige celles-ci. La couche superficielle du derme, limitée du côté de l'épithélium par une membrane vitrée très épaisse, est formée de faisceaux conjonctifs plus grêles, très nombreux et renfermant dans leurs intervalles un grand nombre de cellules fixes. C'est aux dépens de cette couche, demeurée jusqu'à un certain point embryonnaire, que prennent leur point de départ les épaississements dits « adénoïdes ». Mais en réalité ces épaississements répondent à des myxomes diffus, qui, lorsqu'ils prennent une plus grande extension et se projettent sur la surface libre, constituent les polypes muqueux des fosses nasales (1). A l'état normal, le derme muqueux ne donne naissance à aucun relèvement papillaire véritable. Il est ordinairement le siège d'une infiltration abondante de cellules lymphatiques. Au voisinage de l'orifice postérieur des fosses nasales, apparaissent des points lymphatiques et des points folliculaires plus ou moins nombreux identiques à ceux qui sont si abondamment répandus dans la muqueuse du pharynx, et répondant à de véritables formations adénoïdes. Quand on traite les points lymphatiques et les points folliculaires par le pinceau, on dégage en effet des îlots de tissu réticulé plus ou moins étendus. Au-dessus de ces îlots, l'épithélium cylindrique à cils vibratiles est infiltré de cellules migratrices, de la même façon qu'au niveau des sillons séparant les lobes de l'amygdale pharyngienne, dont je parlerai plus loin.

Au niveau des cornets et en particulier du cornet moyen chez l'Homme, le derme muqueux prend une apparence toute particulière. Au-dessous de son assise superficielle infiltrée d'un plus ou moins grand nombre de cellules lymphatiques, sa zone tendiniforme, très épaisse, est transformée en un véritable tissu érectile par les nombreux sinus veineux qui la parcourent en tous sens. Sur les coupes, la lumière des

(1) Barbier, *De l'hypertrophie de la muqueuse des cornets du nez*, etc. (thèse de Lyon, 1889).

veines est irrégulière et dessine des festons multiples, de façon que les sections veineuses semblent se plier et se replier les unes sur les autres en jeu de patience, mais restant séparées par de minces

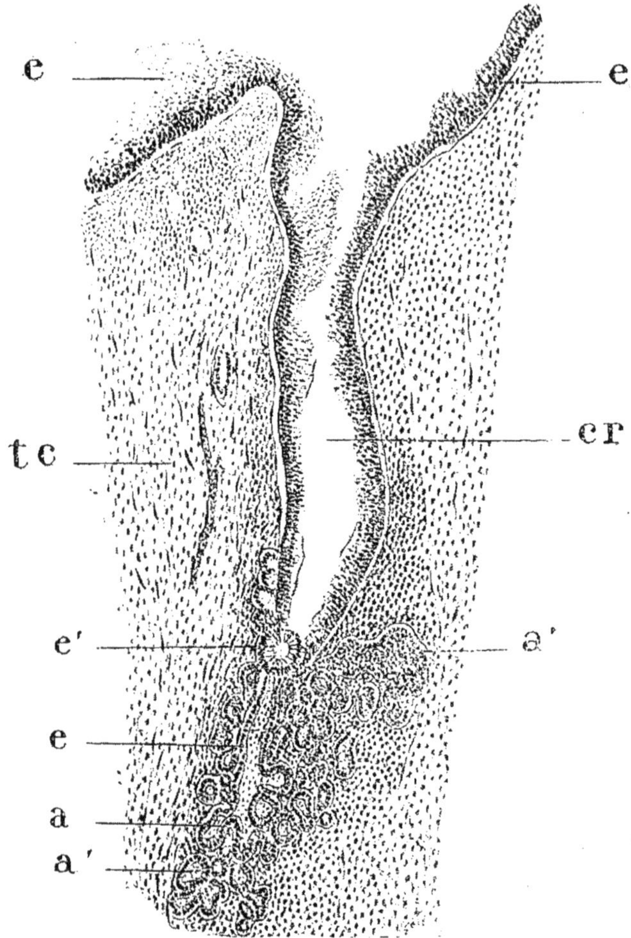

Fig. 557. — Glande engagée dans une fongosité dite « adénoïde » de la muqueuse des fosses nasales de l'Homme, et déployée par la croissance en hauteur du tissu de cette végétation, de façon à rendre son type glandulaire évident. — Fixation par l'alcool fort. Coloration par le carmin aluné. Conservation dans la résine Dammar. — (Faible grossissement.)

cr, crypte muqueux développé sous forme de canal excréteur; — *e*, *e'*, canal central collecteur, à épithélium mucipare; — *a*, *a'*, grains glandulaires à épithélium mucipare ou mixte coupés en long, obliquement et en travers; — *e*, *p*, épithélium cilié; — *e*, épithélium malpighien; — *tc*, tissu conjonctif muqueux.

travées de tissu fibreux dense et résistant. Là où ne règne pas ce tissu caverneux — lequel se poursuit profondément jusqu'au voisinage du périoste, — on trouve des glandes mixtes, engagées dans les intervalles des veines. Le derme est donc à ce niveau une éponge sanguine et glandulaire tout à la fois.

Les *glandes* de la muqueuse de Schneider, excessivement nombreuses partout mais surtout au niveau des cornets, ont un volume comparable, chez l'Homme, à celui des glandules labiales. Ce sont là, je le répète, des glandes mixtes. Chacune d'elles répond à un seul lobule d'une glande en grappe composée (fig. 557). Certains acini sont revêtus de cellules mucipares et sont très allongés. D'autres sont à la fois mucipares et séreux; des cellules granuleuses apparaissent par groupe ou même isolément dans la rangée des cellules mucipares claires. En outre, on voit des cellules granuleuses disposées, sur les côtés des acini mucipares ou vers leur terminaison, sous forme de croissants de Giannuzzi. Enfin, un grand nombre d'acini, occupant ordinairement sur les coupes la périphérie du petit îlot glandulaire, sont exclusivement formés de cellules granuleuses. Celles-ci renferment pour la plupart une infinité de granulations zymogènes brillantes; les corps protoplasmiques de certaines d'entre elles sont exclusivement occupés par ces granulations. Nous avons donc ici affaire, pour la première fois dans l'intestin antérieur, à des glandes en même temps mucipares, séreuses et élaborant des granulations de ferment figuré.

Les petites masses glandulaires, occupant un espace restreint dans les loges fournies à leur développement par l'écartement des faisceaux du derme muqueux, y sont comme tassées et empelotonnées sans qu'on puisse du tout se faire une idée de leur forme générale. Il n'en est plus de même lorsque la muqueuse est devenue le siège de l'espèce de myxome diffus dont j'ai parlé un peu plus haut. Le tissu muqueux, en devenant surabondant et en prenant place, déploie en effet le derme transformé, et avec lui les glandes primitivement tassées dans les loges trop étroites du derme. C'est de la sorte que mon élève Barbier a pu déterminer leur configuration. Dans ces nouvelles conditions, les glandes se montrent formées par une série de longs tubes divisés et subdivisés, tapissés par un épithélium mucipare. Ces tubes mucipares sont eux-mêmes pourvus de nombreux diverticules en doigt de gant court, qu'ils portent comme une tige des feuilles. Les diverticules sont tapissés, soit par un épithélium exclusivement séreux ou à granulations zymogènes, soit par des cellules mucipares entre lesquelles s'intercalent des cellules granuleuses. Ou bien, sur leurs côtés ou à leurs extrémités, les cellules granuleuses se disposent en croissants de Giannuzzi (fig. 558).

Les tubes mucipares répondent à la partie collectrice des acini glandulaires. Ils aboutissent à des canaux excréteurs dont l'étude est très instructive. Sur la glande déployée, ces canaux sont larges et revêtus d'un épithélium cylindrique à deux assises, identique à celui du canal de Sténon. Sur les glandes non déployées, le canal excréteur offre les caractères des canaux de Boll des glandes salivaires. Ceci revient à dire que l'épithélium des canaux de Boll et celui des grands canaux collecteurs des glandes stomodœales appartiennent

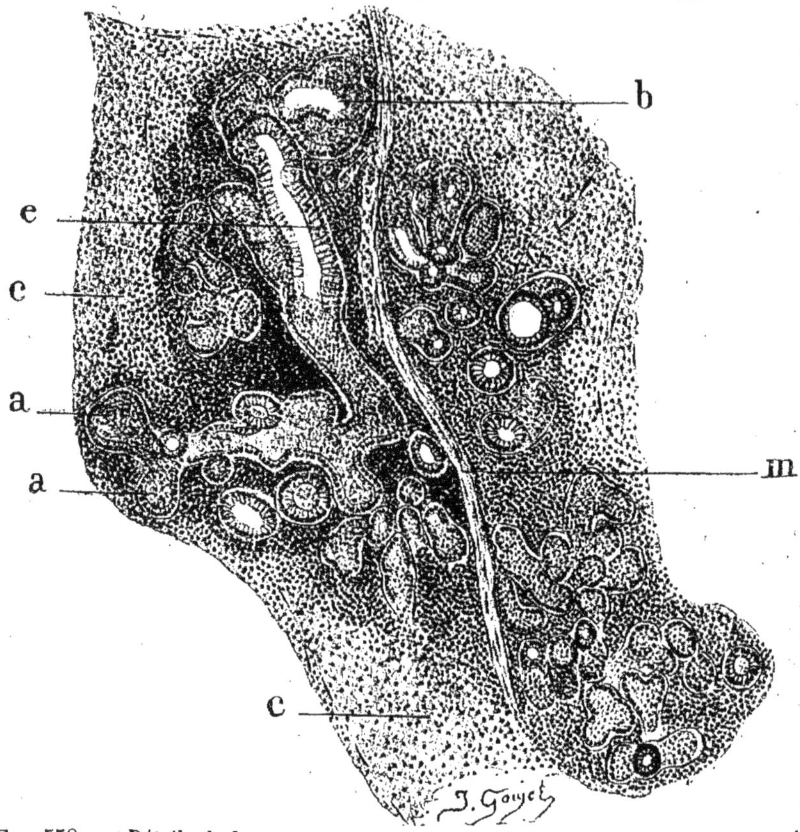

Fig. 558. — Détails de la structure d'une glande déployée au sein d'une fongosité adénoïde de l'Homme. — (Ocul., 1, obj. 4, de Reichert.)

e, tube collecteur mucipare subdivisé en rameaux ; — *a*, *a*, culs-de-sac mucipares ; — *b*, cul-de-sac mixte ; — *c*, *c*, tissu muqueux ; — *m*, faisceaux de muscles lisses entre les glandes.

à une seule et même espèce histologique. Ils peuvent se changer l'un dans l'autre, quand certaines conditions de leur nutrition ou de leur évolution viennent à varier (fig. 557, *cr*).

Chez le Lapin, le Cochon d'Inde et le Rat, il existe une glande séreuse au-dessous de la muqueuse de la cloison des fosses nasales, dans la région inférieure de celle-ci. Elle est formée de plusieurs lobules primitifs constitués comme ceux de la parotide, et s'étale tangentiellement à la face profonde du derme muqueux. Ses canaux excréteurs sont revêtus par un épithélium à cellules striées (1). Nous retrouverons

(1) L. Ranvier, Les membranes muqueuses et le système glandulaire (*Journal de micrographie*, t. VIII, p. 81, 1884).

les glandes séreuses toutes semblables dans la partie profonde de la muqueuse du pharynx, chez l'Homme, le Chien et le Mouton. La glande de la cloison, avec la glande lacrymale située en dehors des fosses nasales mais qui cependant y verse le produit de sa sécrétion, représente ici le système réalisé dans la bouche par le groupe des glandes séreuses (parotide simple ou double, glande infra-orbitaire). Ce sont là des glandes profondes ou même reportées en dehors de la muqueuse. Elles sécrètent un liquide aqueux, propre à diluer les matières introduites dans les cavités de la face et à les entraîner mécaniquement. En même temps, elles les transforment par les diastases qu'elles sécrètent. Leur produit de sécrétion passe du reste, selon toute probabilité, dans le cavum des fosses nasales. — Après en avoir balayé toutes les poussières amenées avec l'air inspiré, et hydraté le mucus produit par les glandes mixtes plus superficielles, il vient en fin de compte se mélanger au bol alimentaire qui, de la bouche, est arrivé dans le pharynx. De cette façon, les fosses nasales constituent un véritable filtre épurateur de l'air. Celui-ci, en même temps, se charge d'humidité en parcourant une région qui sécrète incessamment un liquide ayant à peu de chose près la constitution de l'eau. Les poussières microbiennes peuvent être de la sorte arrêtées dès les premières voies. Certaines sont transformées par les ferments élaborés par les cellules granuleuses des glandes de la pituitaire; d'autres sont captées par le mucus de la surface. Les innombrables globules blancs qui émigrent dans le mucus au niveau des zones d'infiltration lymphatique les abordent ensuite facilement dans ce mucus pour leur faire éprouver l'action phagocytaire. Le liquide fourni par les glandes séreuses et zymogènes se mêle d'autre part au mucus et y concourt à la destruction des ferments figurés nocifs. Cette action destructive a une grande importance, mais elle est souvent insuffisante. Les bacilles de la tuberculose, par exemple, se greffent très souvent sur la muqueuse et envahissent le tissu réticulé qui l'infiltre (1).

Comme on le voit, le système des glandes stomodœales du type salivaire se poursuit et est abondamment répandu dans le vestibule des voies respiratoires constitué par la chambre nasale. Il y exerce une fonction d'épuration et de défense par action chimique. Ce qui prouve l'importance de cette fonction, c'est que les plus constantes des glandes stomodœales chez les vertébrés à respiration aérienne sont précisément les glandes de la cloison des fosses nasales. Elles existent en effet chez tous les batraciens tant urodèles qu'anoures, et chez tous les reptiles : affectant ainsi le caractère de « glandes salivaires essentielles, primordiales » (2), chez les animaux qui ont cessé de respirer par des

(1) DIEULAFOY, *Bulletin de l'Acad. de Méd.*, 1895.

(2) L. RANVIER, Les membranes muqueuses et le système glandulaire (*Journal de micrographie*, t. VIII, p. 81, 1884).

branchies, et qui souvent ne possèdent aucune autre glande du type salivaire versant son produit de sécrétion dans la bouche proprement dite.

§ 2. — MUQUEUSE PHARYNGIENNE

La cavité gutturale ou pharyngienne répond, chez les mammifères et chez l'Homme, à la portion de la bouche primitive qui est restée indivise en arrière après la formation des lames palatines, lesquelles ont subdivisé sa partie antérieure en fosses nasales et en bouche proprement dite ou définitive. On donne le nom de *muqueuse pharyngienne* à la membrane qui revêt cette cavité, et que doublent extérieurement une série de muscles striés — les muscles du pharynx, — que nous n'avons pas à décrire ici.

La cavité gutturale est elle-même divisible en deux étages. L'un d'eux, supérieur, correspond à la partie du pharynx située entre la base du crâne, l'orifice postérieur des fosses nasales et la luette. C'est le *cavum des fosses nasales* ou pharynx nasal, qui possède son amygdale propre et impaire : l'amygdale pharyngienne. L'étage inférieur répond au fond de la bouche et reçoit le bol alimentaire qui franchit l'isthme du gosier. La luette se relève alors et, en s'appliquant contre la paroi postérieure, sépare l'étage inférieur du « cavum » : c'est l'arrière-bouche, ou *pharynx guttural* à l'entrée duquel on trouve les amygdales paires.

Muqueuse du pharynx. — Le cavum et la cavité gutturale communiquent en réalité largement entre eux et constituent une seule et même chambre pharyngienne, confluent commun des voies alimentaires et de celles de l'air. Ces voies d'abord séparées, puis confondues dans le pharynx, reprendront chacune plus loin leur individualité dans l'œsophage et le larynx. Dans la cavité commune, où de simples plis établissent entre les différentes régions de la muqueuse des démarcations incomplètes, cette muqueuse subit, quant à son revêtement épithélial, des changements de constitution qui ramènent celui-ci tantôt au type cylindrique stratifié à cils vibratiles, tantôt au type malpighien régnant dans toute la cavité buccale. Les transitions entre les deux épithéliums s'établissent par des points de passage sans aucune modification du derme muqueux subjacent. La distribution de l'épithélium cilié et de l'épithélium malpighien est assez irrégulière dans le cavum, au voisinage de l'orifice postérieur des fosses nasales et de l'amygdale pharyngienne. Mais dans toute la paroi postérieure du pharynx, dans toute l'étendue aussi du pharynx guttural, il s'agit d'un épithélium malpighien peu épais, avec des papilles adélomorphes peu nombreuses et répondant à de petits relèvements du derme occupés par des bouquets vasculaires ascendants très simples (fig. 559).

Le derme muqueux est à peu près constitué de la même façon que elui de la bouche. Sa couche tendiniforme, épaisse et solide, est assez éveloppée pour loger des glandes superficielles de forme lenticulaire, ont la saillie détermine souvent des mamelons en léger relief sur ı surface libre. Les cônes fibreux qui se dégagent de la face profonde

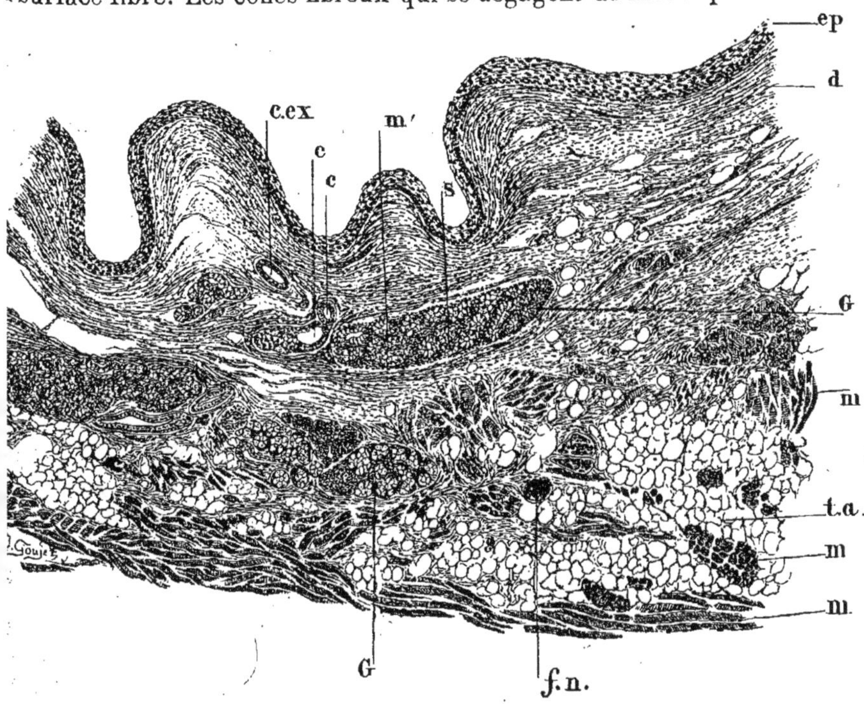

IG. 559. — Coupe de la muqueuse pharyngienne du Mouton fixée par les vapeurs d'acide osmique, puis par le liquide de Müller. Coloration à l'éosine hématoxylique (conservation dans le baume au xylol). — (Faible grossissement.)

d, derme muqueux; — *ep*, épithélium malpighien; —*m m m*, faisceaux musculaires striés coupés n divers sens; — *ta*, tissu adipeux; — *fn*, coupe transversale d'un petit nerf unifasciculaire, ont les fibres à myéline ont été colorées en noir par l'acide osmique; — G G G, glandules pharyngiennes; — *m'*, partie mucipare des acini glandulaires; — *s*, partie séreuse de ces mêmes cini : elle est formée de croissants de Giannuzzi qui se touchent tous, de façon à paraître nvelopper les parties mucipares; — *cc*, canaux collecteurs; — *c*, *ex*, canaux excréteurs des landules pharyngiennes.

le ce derme interceptent de distance en distance des espaces occupés ar des pelotons adipeux ; mais beaucoup plus souvent ils logent des aisceaux musculaires engagés dans la muqueuse. Ces faisceaux e succèdent, en affectant des orientations diverses, jusqu'à la face rofonde supérieure, postérieure et latérale de la membrane comlexe formant le pharynx. Les muscles font donc ici partie intégrante de la paroi du tractus et ils constituent son assise musculaire ropre: condition qui désormais ne cessera pas d'exister tout le long du anal alimentaire jusqu'à l'union de l'anus et du rectum. Et de même que la muqueuse est du type dermo-papillaire, l'épithélium du type ectodermique malpighien ou cylindrique stratifié, le muscle moteur complexe du pharynx est lui aussi un muscle strié, tel que tous ceux développés aux dépens de la lamelle fibro-cutanée. Comme celle de la bouche et des fosses nasales, et quelle que soit la place exacte de la « membrane pharyngée » limitant le stomodœum primitif, la paroi du pharynx réalise donc dans toute son étendue les caractères histologiques propres aux invaginations tégumentaires.

Glandules pharyngiennes. — Dans toute la hauteur du pharynx, la muqueuse renferme une série de glandes en grappe simple très nombreuses, ressemblant pour la forme, le volume et la situation, aux glandules labiales. Leur configuration générale est lenticulaire. Chez le Chien et le Mouton, on peut les distinguer en glandes superficielles ou intra-dermiques et en glandes profondes.

Les glandes superficielles (fig. 559, *m'*, *s)* occupent l'épaisseur du derme. Celles qui sont logées dans l'assise supérieure de la couche tendiniforme sont de volume moins considérable que celles occupant la partie moyenne de celle ci. Ce sont toutes des glandes mixtes et répondant chacune à un seul lobule d'une glande salivaire (fig. 560). Leurs canaux excréteurs ont la constitution des canaux de Boll. Ils sont limités par une rangée de cellules épithéliales cylindriques basses, non striées. Ils se dégagent obliquement des glandes et rampent dans la couche de remaniement du derme, occupée par un plus ou moins grand nombre de cellules migratrices. Ils marchent tangentiellement et, après avoir changé de direction, ils abordent les espaces interpapillaires pour s'ouvrir au dehors. Quant à la glandule, elle montre à son centre, sur les coupes, une série de longs culs-de-sac multifides tapissés de cellules mucipares que l'éosine hématoxylique colore en bleu pâle. Mais sur leurs côtés et à leur extrémité borgne, ces culs-de-sac portent une série de croissants de Giannuzzi. Ceux-ci sont serrés par la membrane fibreuse enveloppant la glande entière et, sous un faible grossissement, ils semblent former une masse continue, que l'éosine du réactif colore en rose vif. De cette façon, les tubes mucipares paraissent englobés dans une atmosphère de cellules granuleuses. Il n'en est rien, il s'agit de croissants distincts venus au contact entre eux (fig. 559, *s)*.

Les glandes profondes sont plus volumineuses que les superficielles. Elles occupent les intervalles des cônes fibreux ou même sont engagées en tout ou en partie dans la couche musculaire. Ce sont pour la plupart des glandes séro-muqueuses tout à fait semblables aux superficielles. Toutefois, leurs croissants de Giannuzzi sont plus développés. Enfin, de distance en distance, on trouve une glandule purement séreuse, représentant un ou plusieurs lobules de la parotide.

Le liquide sécrété par ces glandes, et qu'on pourrait appeler *salive pharyngienne*, est donc mixte comme la salive buccale, et sécrété partie par des glandes séreuses, partie par des glandes séro-muqueuses. Il est également probable qu'il joue, comme la salive, un rôle dans la transformation des diverses substances, modifiables par

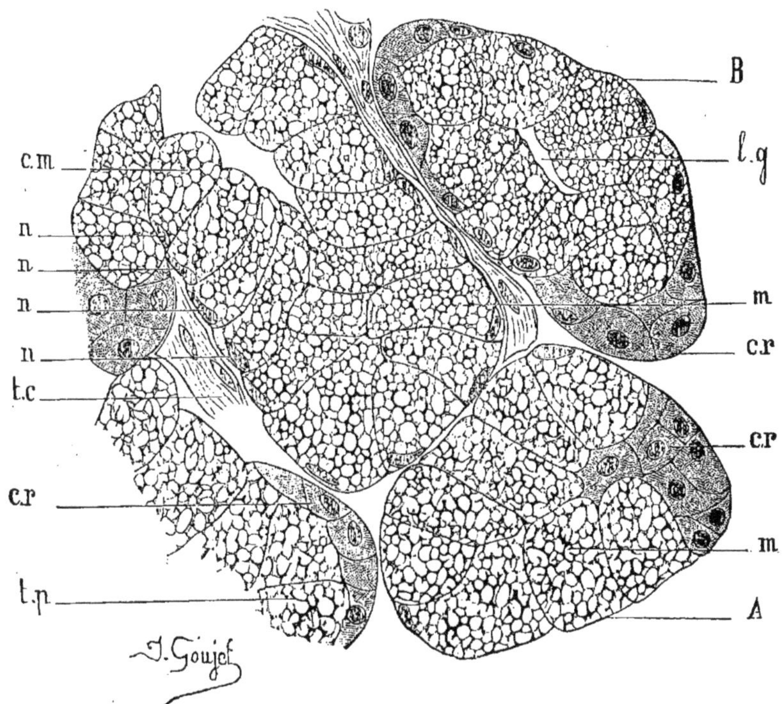

Fig. 560. — Culs-de-sac glandulaires d'une des glandes mixtes au repos de la muqueuse pharyngée du Mouton. Fixation par les vapeurs osmiques, alcool fort, coloration des coupes (qui doivent être très minces) par l'éosine hématoxylique. Conservation dans ce même réactif très affaibli. — (Ocul. 3, obj. 8 de Reichert; éclairage Abbe. Chambre claire.)

cm, cellules muqueuses, bordant la lumière glandulaire; — *lg*, lumière glandulaire — *m*, boules de mucigène teintes en bleu clair séparées les unes des autres par les travées protoplasmiques *tp* (ces travées sont colorées en rose magnifique par l'éosine du réactif); — *n*, *n*, *n*, *n*, noyaux des cellules muqueuses, occupant leur base et excavés en cupule; — *cr*, *cr*, croissants de Giannuzzi, formes de cellules granuleuses, non mucipares; — *tc*, bandes de tissu connectif séparant les grains glandulaires.

(En A, le grain glandulaire a été sectionné tangentiellement, dans l'épaisseur du revêtement épithélial. On ne voit pas la lumière non plus que la plupart des noyaux des cellules muqueuses. En B, la section, légèrement oblique, a coupé le grain glandulaire en travers; on voit la section de la lumière glandulaire et les noyaux de toutes les cellules sauf trois.)

les sécrétions glandulaires, qui traversent incessamment la chambre pharyngienne.

Dans la portion gutturale de la chambre pharyngienne, c'est-à-dire celle située au-dessous de la luette, les glandules mixtes de la muqueuse, tout en conservant leur forme lenticulaire et leur disposition générale, présentent un caractère tout nouveau et bien en rapport avec leur rôle probable par rapport au bol alimentaire en voie de transit de la bouche à l'œsophage au moment où il est dégluti. Leurs croissants de Giannuzzi renferment des cellules à grains de zymogène extrêmement nombreuses.

A cette même portion gutturale du pharynx, appartiennent les glandes de la base de la langue, situées en arrière du V lingual et comprises entre les faisceaux musculaires de la langue. Elles sont de deux ordres : *glandes linguales* absolument salivaires, et *glandes du goût*, qui ne sont nullement salivaires et n'ont qu'un rôle sensoriel. Je décrirai plus loin les glandes du goût. Quant aux glandes salivaires de la base de la langue, les unes sont des glandules mixtes, les autres des glandules séreuses. Les deux variétés sont entremêlées comme dans le pharynx et présentent respectivement des caractères identiques à ceux des glandules pharyngées du même type. Dans les croissants de Giannuzzi des glandes mixtes, on rencontre un plus ou moins grand nombre de granulations zymogènes brillantes. Les glandes deviennent donc de plus en plus des « glandes à ferment » au fur et à mesure qu'on s'approche de la terminaison du pharynx vers le vestibule glottique et l'œsophage. L'apparition des granulations zymogènes au sein des croissants de Giannuzzi peut même être considérée comme une caractéristique des formations glandulaires de cette région terminale.

Formations adénoïdes de la muqueuse pharyngienne. — Sur une série de points, mais principalement dans la région répondant au « cavum », le derme de la muqueuse pharyngienne renferme des îlots d'infiltration lymphatique. Irrégulièrement, et soit à distance entre eux soit se touchant par leurs bords, on rencontre aussi un plus ou moins grand nombre de « points lymphatiques ». Certains renferment à leur centre un ou même deux follicules clos de petit volume : ce sont alors des « points folliculaires ». Quelques-uns sont assez volumineux pour faire relief à la surface de la muqueuse ; ils y déterminent une saillie plus ou moins arrondie revêtue par l'épithélium, soit malpighien, soit cylindrique à cils vibratiles. Des dispositions analogues (voy. t. I, p. 932) existent aussi sur le plancher du pharynx, dans la région de la base de la langue et au voisinage des amygdales gutturales. Mais ce système de nappes intra-dermiques de tissu adénoïde, de follicules clos, etc., disséminé partout et d'une manière variable dans toute l'étendue de la muqueuse pharyngienne, acquiert sur certains points un développement tel qu'il se modèle en de véritables organes qu'on appelle *amygdales*. Les amygdales sont au nombre de trois chez l'Homme, le Chien et un grand nombre de mammifères. L'une supérieure, impaire, s'étend de la voûte du pharynx à l'ouverture postérieure des fosses nasales : c'est la glande de Lacauchie ou de Luschka, l'amygdale pharyngienne proprement dite. Les deux autres sont les amygdales gutturales bien connues, situées de chaque côté de l'isthme du gosier, dans une loge particulière entre les piliers antérieur et postérieur du voile du palais.

A. **Amygdale pharyngienne.** — Décrite d'abord au point de vue macroscopique par LACAUCHIE et LUSCHKA, l'amygdale pharyngienne a été rapportée à sa véritable signification morphologique par KÖLLIKER à qui l'on en attribue parfois pour cette raison la découverte. Il convient de l'étudier surtout chez le Mouton, où elle prend un développement très marqué et constitue un organe véritable. On l'aperçoit après avoir ouvert le pharynx par sa partie inférieure. Elle prend place à la façon d'une large crête entre l'apophyse basilaire et l'orifice postérieur des fosses nasales, exactement sur la ligne médiane. Quand on l'a retranchée dans toute sa longueur à l'aide de ciseaux, elle se montre comme une masse oblongue, sillonnée sur sa surface libre, qui est lisse et luisante, par une série de plis rappelant les circonvolutions cérébrales. La direction générale de ces plis est longitudinale par rapport à l'axe de l'amygdale : c'est-à-dire qu'ils se projettent de haut en bas et d'arrière en avant. Ils sont constitués chacun par une intumescence de la muqueuse, formée presque dans son entier par du tissu réticulé semé de follicules analogues à ceux des ganglions lymphatiques. Dans l'axe du pli le plus saillant, monte un relèvement du tissu fibreux dermique renfermant les vaisseaux artériels et des veines disposées en forme de sinus au sein du tissu conjonctif, ainsi que les lymphatiques. De ce relèvement principal partent des expansions fibreuses secondaires formant à leur tour l'axe de chacun des plis accessoires ou latéraux, et renfermant aussi les vaisseaux destinés à ces mêmes plis.

Si l'on pratique une coupe transversale (fig. 561) de l'amygdale perpendiculairement à la direction de l'ensemble de ses plis (1), on reconnaît que chacun d'eux forme un feston plus ou moins saillant au-dessus de la portion profonde de la muqueuse, constituée par du

(1) On enlève l'amygdale pharyngienne d'un coup de ciseau sur l'animal récemment sacrifié. On la suspend dans l'alcool fort si l'on veut avoir des coupes d'ensemble ; dans le liquide de Müller si l'on veut observer les vaisseaux sanguins remplis par le sang et formant une injection naturelle ; enfin dans l'acide picrique concentré si l'on veut plus spécialement étudier le tissu réticulé. Au bout de deux ou trois jours, on achève le durcissement par la gomme et l'alcool. Les coupes sont simplement colorées par le picrocarminate ou la purpurine, ou bien traitées par le pinceau pour dégager le réticulum lymphatique. On peut les colorer également par l'éosine hématoxylique ou l'hématéine.

Pour faire l'étude de l'épithélium de la surface, il convient de le fixer d'abord dans sa forme en l'exposant pendant une heure environ aux vapeurs d'une solution aqueuse concentrée d'acide osmique. Pour cela, on suspend l'amygdale dans un flacon contenant quelques centimètres cubes de cette solution. On achève ensuite le durcissement par les méthodes ordinaires, et l'on pratique les coupes en divers sens.

tissu fibreux ordinaire. La limite de ce derme muqueux non modifié et de la partie relevée en festons qui a subi la transformation adénoïde est marquée par une limitante élastique très puissante, formée de fibres et de réseaux de grains, et qui marche droit sous les festons sans subir aucun relèvement. Au-dessus d'elle le tissu réticulé règne jusqu'à la surface, limitée sous l'épithélium par une vitrée homogène ayant, sur les pièces durcies par l'alcool puis traitées par le pinceau, l'aspect exact d'une mince pellicule de gélatine. Le tissu caverneux

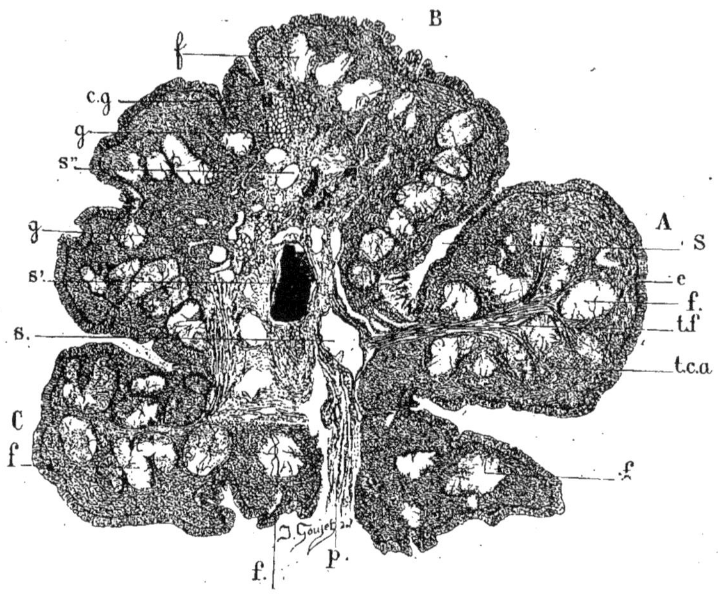

Fig. 561. — Coupe transversale de l'amygdale pharyngienne du Mouton, durcie par l'acide picrique, puis partiellement traitée par le pinceau pour dégager le stroma réticulé des follicules clos. — (Faible grossissement.)

p, pédicule de l'axe fibreux de l'amygdale pharyngienne, renfermant de gros vaisseaux de distribution *s* et *s'* (ce dernier rempli par une masse cohérente de globules sanguins); — *s''* petites veines; — ABCD, bourgeons adénoïdes répondant à la section en travers des plis de l'amygdale; — S, sillons qui séparent ces plis et dont le fond est occupé par des plis secondaires, revêtus d'épithélium cilié; — *e*, épithélium de la surface des plis; — *fff*, follicules; — *tca*, tissu caverneux; — *tf*, axes fibreux formant le squelette des plis de l'amygdale; — *gg*, glandules de l'amygdale, occupant la partie profonde du tissu réticulé; — *cg*, canaux excréteurs traversant le tissu réticulé.

est formé de mailles larges et grêles de tissu réticulé, typique et parcouru par des vaisseaux sanguins qui montent dans l'axe de chaque pli, de la profondeur vers la surface. Sur les côtés, on voit des follicules lymphatiques de dimensions variables et tout à fait semblables à ceux de la substance corticale des ganglions. Le tissu caverneux, dont les mailles sont exactement remplies par des cellules lymphatiques, se poursuit jusqu'à la membrane vitrée, sur laquelle ses dernières travées viennent prendre leur insertion.

L'épithélium est différent à la surface des plis et dans les anfractuosités qui les séparent. A la surface des plis, il offre le plus souvent le type malpighien. Il est formé par une couche de cellules cubiques au-dessus de laquelle deux ou trois assises de cellules munies de filaments unitifs grêles figurent le corps de Malpighi; viennent enfin une ou deux couches de cellules épidermiques aplaties. Dans les anfractuosités, l'épithélium est du type cylindrique, et cilié exactement à la façon de celui des fosses nasales. Sur les côtés de chaque pli, on trouve entre les deux formes d'épithélium une zone de transition, analogue à celle existant entre l'épithélium malpighien de l'entrée des narines et l'épithélium à cils vibratiles de la pituitaire. Le fond de chaque anfractuosité est occupé par une série de crêtes longitudinales courant tout le long du pli, et revêtues de cellules épithéliales allongées, cylindriques et à cils vibratiles ou caliciformes, disposées en groupes flocculeux et multipliant sur ce point la surface muqueuse. Là, l'épithélium n'est pas envahi par les cellules migratrices.

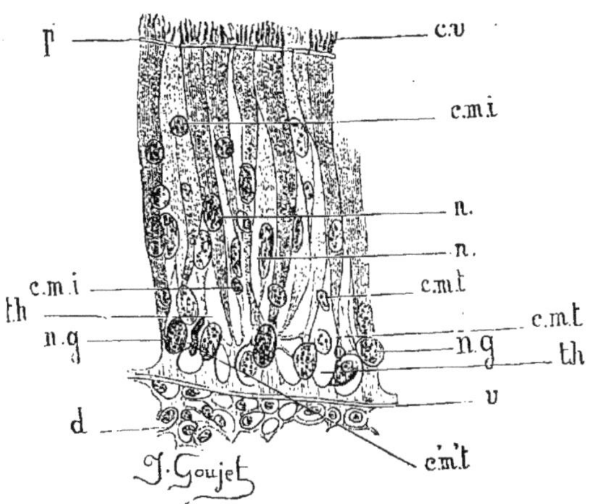

Fig. 562. — Épithélium des fosses nasales de l'Homme au-dessus d'un îlot de tissu réticulé (voisinage de l'amygdale pharyngienne). Fixation par le liquide de Müller; gomme, alcool. Coloration par le carmin aluné. Conservation dans la résine Dammar.

v, vitrée; — *d*, point du derme muqueux transformé en tissu réticulé; — *ng*, *ng*, noyaux des cellules génératrices; — *p*, plateaux; — *cv*, cils vibratiles des cellules cylindriques; — *n n*, leurs noyaux.

th, *th*, thèques ou espaces développés entre les cellules épithéliales et logeant des cellules migratrices *cmt*, *c'm't'* (celle-ci vue de profil); — *cmi*, *cmi*, cellules migratrices parcourant le ciment interstitiel pour faire issue au dehors. — (Ocul. 1, obj. 9 de Leitz.)

Depuis longtemps, Frey (1) avait fait remarquer que l'épithélium qui recouvre la surface libre des amygdales est toujours infiltré de cellules lymphatiques, et même rendu par places discontinu par suite de la présence de ces cellules (fig. 562), qui semblent agir pour le disloquer et faire issue au dehors. Il n'y a peut-être aucune muqueuse où cette infiltration lymphatique d'un revêtement épithélial soit plus manifeste que dans l'amygdale pharyngienne. Dans les portions répondant aux anfractuosités et où l'épithélium est cilié, on trouve constamment un nombre considérable de globules blancs entre les cellules cylindriques qui, avons-nous vu, ne sont reliées sur leurs faces

(1) Frey, *Traité d'histologie et d'histochimie*, 2e édition française, p. 539, 1877.

latérales que par un ciment semi-liquide, au sein duquel la progression des cellules douées de mouvements amiboïdes s'effectue en toute liberté. Ces cellules, en développant les espaces de ciment pour prendre place (fig. 562, *th)*, créent de la sorte des espaces ou *thèques* (1); puis finalement elles percent la ligne des plateaux et émigrent au dehors. A la surface des plis, l'épithélium du type malpighien est également infiltré par ces mêmes cellules. Mais ici, les éléments épithéliaux étant étalés en surface et solidement unis par leurs pointes de Schultze, les cellules lymphatiques qui ne les contournent pas les percent de trous analogues à ceux existant au niveau des pores du goût. Aussi, lorsque l'on racle avec un scalpel mousse la surface de l'amygdale pharyngienne de façon à n'enlever aucune cellule épidermique (ce qui est facile avec un peu d'attention), le raclage ramène d'innombrables cellules lymphatiques. La surface de l'amygdale pharyngienne est, de la sorte, constamment arrosée par un courant de lymphe, qui sourd de la profondeur du tissu réticulé à travers l'épithélium. Le même fait se reproduit, mais moins largement, dans tous les points de la muqueuse du pharynx ayant subi la transformation adénoïde. Il a justement attiré dans ces derniers temps l'attention de STÖHR et de son maître WALDEYER (2), comme il avait attiré la mienne bien auparavant.

Les *glandes* de l'amygdale pharyngienne sont extrêmement nom-

(1) J. RENAUT, article DERMATOSES du *Dictionnaire encycloped. des sciences médicales*, p. 161, 162, 163.

(2) STÖHR, Sur les amygdales et les glandes vésiculeuses de la base de la langue *(Archiv. für path. Anatomie und Physiologie*, Bd. XCVIII, heft 2, 1885), a montré que des cellules lymphatiques en grand nombre partent du tissu adénoïde, traversent l'épithélium et se déversent dans la cavité buccale. Des amas de ces mêmes cellules se voient autour des orifices glandulaires, dans l'épaisseur de l'épithélium. C'est là le point de départ du mouvement d'émigration, opéré au travers de l'épithélium, des cellules douées de mouvements amiboïdes vers la cavité gutturale. L'hypothèse émise par FREY : c'est à savoir que c'est dans ces globules blancs émigrés que les globules blancs ou *corpuscules du mucus* prennent leur origine, est donc ainsi vérifiée et reconnue comme exacte. En 1885, WALDEYER a exposé les recherches de STÖHR à la Société de médecine interne de Berlin et leur a de la sorte assuré un certain retentissement.

J'adopte d'autant plus volontiers les idées de STÖHR sur ce sujet qu'elles ne sont que la répétition pure et simple des faits que j'ai fait connaître depuis déjà plusieurs années. J'ai, en effet, indiqué dans l'article DERMATOSES du *Dictionnaire encyclopédique*, c'est-à-dire avant 1882, que l'ectoderme cilié des fosses nasales, du pharynx et des replis ary-épiglottiques, est infiltré de cellules lymphatiques qui le franchissent et passent au dehors (t. I, p. 161, 163). Enfin, en 1882, j'ai montré ce même passage, attesté par la fenêtration de l'épithélium et la production de stomates temporaires, au-dessus des follicules clos de l'intestin. Le fait du passage incessant des cellules lymphatiques au travers des épithéliums est donc à la fois général et a été établi par moi. WALDEYER pouvait le savoir quand il a inspiré le travail de STÖHR, puisque nous sommes en relations et que je lui envoie mes travaux.

breuses. Ce sont des glandes en grappe simple, édifiées sur un type presque identique à celui des glandes de l'épiglotte et du vestibule laryngé. Un certain nombre d'entre elles sont renfermées en entier dans l'épaisseur des plis formés par l'intumescence du tissu réticulé. Plus souvent, la portion acineuse de la glande, formée d'alvéoles mucipares avec quelques petits croissants de Giannuzzi, est engagée dans la partie de la muqueuse restée fibreuse, au-dessous de la limitante élastique. Les canaux excréteurs montent au travers du tissu réticulé et ils présentent souvent sur leur trajet un ou plusieurs élargissements ampullaires. Puis, ils s'ouvrent dans les anfractuosités qui séparent les unes des autres les circonvolutions de l'amygdale.

En arrière de l'amygdale pharyngienne, la muqueuse présente une structure assez analogue; mais le tissu réticulé, tout en y formant sur de petites surfaces des reliefs renfermant des follicules lymphatiques, ne constitue que des masses peu importantes. Les glandes conservent le type de celles de l'amygdale pharyngienne.

L'épithélium du pharynx, constamment traversé par une multitude de chemins temporaires frayés par les éléments migrateurs, constitue une véritable voie ouverte à l'absorption des boissons et des substances cristalloïdes qu'elles peuvent dissoudre. Aussi, calme-t-on la soif assez aisément par les lavages pharyngiens réitérés. La présence des formations adénoïdes, qu'on peut considérer comme représentant dans la muqueuse une vaste nappe ganglionnaire à éléments disséminés, rend aussi compte des lésions gutturales de la fièvre typhoïde. Comme je l'ai observé plusieurs fois, ces lésions peuvent aller jusqu'à la gangrène en masse de l'amygdale pharyngienne. De plus, toute inflammation chronique de la muqueuse s'accompagne d'engorgement, de tuméfaction, ou au contraire d'une transformation fibreuse des nappes ou des points de tissu réticulé, que traversent les canaux excréteurs des glandes dont la portion sécrétante est située plus profondément. Ces glandes deviennent alors kystiques et forment l'élément principal de la plus commune des pharyngites chroniques : l'*angine granuleuse* ou *glanduleuse*.

B. **Isthme du gosier et amygdales gutturales.** — L'isthme du gosier est, on le sait, une région courte, comprise entre la base de la langue qui en forme le plancher, le voile palatin et la luette qui en constituent la voûte, et l'intervalle des piliers du voile du palais dont la base est occupée par les deux amygdales gutturales. Toute cette région est revêtue par une muqueuse continuant celle de la bouche, et comme celle-ci, exclusivement du type malpighien. Elle est surtout caractérisée par un anneau de glandes mucipares, exactement construites sur le type des glandes labiales. Ces glandes, qu'on peut surtout aisément étudier sur la face inférieure de la luette, sécrètent un mucus abondant destiné à lubrifier le point de passage entre la bouche et le pharynx. Elles se poursuivent dans la muqueuse de la base de la langue et à la surface des piliers antérieurs, de manière à figurer une sorte de couronne continue. Il existe une couronne analogue au pourtour des lèvres ; et nous en retrouverons aussi plus loin d'autres toutes semblables dans les points de passage importants échelonnés le long du tractus intestinal.

Les glandes muqueuses du voile du palais et celles de la base de la langue sont pour la plupart profondément situées. Elles occupent les intervalles des divers faisceaux musculaires disposés, on le sait, dans l'isthme de manière à constituer un anneau contractile à peu près complet. Pendant le passage du bol alimentaire, ces muscles entrent en jeu. Ils expriment le contenu des glandes à la surface, de manière à rendre celle-ci polie et glissante au maximum en temps opportun.

Le caractère pharyngien de la muqueuse de l'isthme s'accuse dans toute la région par l'apparition de follicules clos, de points ou de nappes de tissu réticulé qui se poursuivent souvent dans les intervalles des glandes mixtes, dont les acini sont comme plongés alors dans le tissu adénoïde. Quant aux amygdales gutturales, l'étude que nous venons de faire de l'amygdale pharyngienne nous permettra d'être brefs à leur sujet.

Les amygdales gutturales ne diffèrent en réalité de l'amygdale pharyngienne qu'en ce que leur masse, au lieu de faire saillie à la surface comme une crête insérée à la muqueuse par une ligne rétrécie, est située au fond d'une loge déprimée, comme la papille centrale de V lingual l'est au fond du *foramen cæcum* de Morgagni.

La loge amygdalienne apparaît (Kölliker), chez le fœtus humain, dans le quatrième mois de la vie intra-utérine, sous forme d'une dépression en fossette de la muqueuse et avant que le développement du tissu adénoïde ait commencé dans l'épaisseur de cette dernière. Il en résulte que, pendant le cinquième mois, lorsque les bourgeons de tissu réticulé commencent à végéter en relevant le fond de la fossette amygdalienne primitive au fur et à mesure de leur développement ; ils prennent place les uns à côté des autres dans un espace restreint au lieu de s'étaler librement en crête. De ces bourgeons, disposés sous forme de plis comme dans l'amygdale pharyngienne, les uns arrivent à faire saillie à la surface ; d'autres plus petits et développés au dernier lieu, sont cachés dans les intervalles des premiers. Il suit de là que les anfractuosités séparant les sillons de l'amygdale sont divisées et subdivisées, de façon à figurer grossièrement des cavités glandulaires auxquelles on a donné le nom de *cryptes amygdaliens*. Mais en réalité, ce ne sont pas plus là des glandes que les intervalles compliqués et dichotomisés des bourgeons d'un papillôme ne sont des cavités glandulaires. Les véritables glandes, extrêmement nombreuses, s'ouvrent, il est vrai, dans ces anfractuosités, tout comme celles de l'amygdale pharyngienne dont elles reproduisent la constitution. Les sillons et les mamelons sont occupés, dans toute leur épaisseur, par un tissu réticulé semé de follicules identiques avec ceux des ganglions lymphatiques(1). Extérieurement, la masse de l'amygdale est entourée d'une capsule fibreuse traversée par de nombreux trajets ou ruisseaux lymphatiques.

L'épithélium qui recouvre la surface, compliquée de plis et de sillons, est toujours du type malpighien, aussi bien au fond des anfractuosités qu'à leur sommet. Partout il est infiltré par des cellules lymphatiques appartenant au groupe aberrant, qui émigrent du tissu réticulé dans la cavité de l'isthme. L'homologie est donc ici absolument complète avec l'amygdale pharyngienne.

Les amygdales des deux ordres, gutturale et pharyngienne, ne sont nullement des formations constantes chez les divers mammifères. Les amygdales gutturales manquent par exemple chez le Cobaye, le Rat et la Souris, l'amygdale pharyngienne chez le Lièvre. Mais ce qui est constant, c'est l'infiltration disséminée par points du tissu réticulé dans la muqueuse. On peut considérer celle-ci comme renfermant dans son épaisseur une innombrable quantité de petits ganglions élémentaires dont beaucoup sont microscopiques. A leur voisinage et au-dessus d'eux, la lymphe sourd incessamment par une multitude de voies poreuses, qu'elle creuse continuellement aussi dans l'épithélium de revêtement afin de faire issue et de s'échapper au dehors, probablement pour se mêler aux aliments et exercer sur eux les actions variées dont les cellules lymphatiques sont capables.

(1) RETTERER (Sur le développement des tonsilles chez les mammifères, *Comptes rendus de l'Acad. des sciences*, 1885; et Origine et évolution des amygdales chez les mammifères, *Journ. de l'anat. et de la physiol.*, 1885), a soutenu que l'amygdale gutturale provient de deux ébauches. L'une serait fournie par une série de bourgeons épithéliaux formés, non par la seule couche génératrice, comme les bourgeons des glandes, mais par toutes les couches de l'épithélium malpighien buccal. L'autre consisterait en une série d'îlots de prolifération des éléments mésodermiques autour de la partie profonde des bourgeons épithéliaux. Au sixième mois, chez le fœtus humain, les éléments mésodermiques pénétreraient les extrémités profondes des bourgeons ectodermiques de façon à former un tissu *angiothélial*, d'où proviendraient le follicules clos de l'amygdale à peu près comparables en ce sens comme origine à ceux du thymus. Mes recherches ne me conduisent pas à cette conclusion; et je suis de l'avis de STÖHR, qui fait émaner les follicules de l'amygdale uniquement de la formation du tissu réticulé, ici comme ailleurs résultant du travail propre des cellules lymphatiques, remaniant le tissu conjonctif disposé autour des bourgeons épithéliaux. Ceux-ci sont l'origine des cryptes amygdaliens d'une part, et d'autre part celle des glandules amygdaliennes proprement dites. La végétation des glandules dans le tissu réticulé, vers la fin du cinquième mois, explique pleinement le mélange apparent de l'épithélium et des formations mésodermiques observé par RETTERER.

CHAPITRE VII

DIVERTICULE RESPIRATOIRE DU STOMODŒUM. APPAREIL PULMONAIRE

---

§ 1. — ADAPTATION DE L'ECTODERME AUX FONCTIONS RESPIRATOIRES SPÉCIALISÉES

Les organismes inférieurs, réduits à une seule cellule, soustraient au milieu extérieur, formé par l'eau, l'oxygène nécessaire à leur fonctionnement en l'absorbant par leur surface. Lorsque la cellule est nue, elle capte l'oxygène ambiant comme le ferait un globule blanc de la lymphe et du sang renfermé dans la chambre humide et à air. Lorsque le corps cellulaire est limité par un exoplasme, ce dernier joue le rôle de dialyseur entre le protoplasma intérieur et le milieu extérieur chargé d'oxygène. C'est ainsi que la Noctiluque arrive à emmagasiner dans sa masse protoplasmique l'oxygène qui lui sert à effectuer ses combustions organiques et la rend, en même temps, phosphorescente.

Respiration ectodermique diffuse. — Chez les cœlentérés tels que les Hydres d'eau douce, il n'existe point d'appareil respiratoire différencié, et c'est encore la surface générale du corps, limitée maintenant par l'*ectoderme,* qui joue le rôle de dialyseur et constitue la porte d'entrée de l'oxygène dissous dans l'eau. C'est aussi par cette surface que l'acide carbonique résultant des combustions organiques est rejeté au dehors. Ici donc (et il en est de même chez une série d'animaux similaires), la respiration est à la fois *ectodermique et diffuse.* Aucun point particulier du tégument n'est spécialisé pour cette fonction, qui s'exécute indifféremment dans toute l'étendue de la surface cutanée.

Branchies cutanées. — Bientôt il n'en est plus ainsi : chez la plupart des invertébrés à respiration aquatique, on voit apparaître, au voisinage de l'orifice buccal, ce qu'on appelle les *branchies cutanées*. Ces branchies sont toujours essentiellement caractérisées par une expansion, arborisée ou lamelliforme, de la peau dont le derme s'est atténué en une mince membrane à leur niveau, et porte un épithélium à cils vibratiles. Dans l'épaisseur de la branchie, l'hémolymphe circule, endiguée dans des vaisseaux qui ont cessé d'avoir des parois poreuses. Au passage, elle se charge d'oxygène soustrait au milieu ambiant.

Cette forme de branchies, répondant à la surface respiratoire dans son état de différenciation le moins élevé, n'existe plus chez les vertébrés sinon transitoirement (larves des anoures), ou accessoirement (pérennibranches). A la place des *branchies cutanées*, ou du type invertébral, on voit se développer des *branchies buccales*, ou du type vertébral. Dans ces dernières, la surface respiratoire est établie d'une façon tout autre et sur un type fondamental qui — chose digne de remarque — ne subira aucune modification importante lorsque l'organisme, pour passer de la vie aquatique à la vie aérienne, perdra ses branchies buccales et deviendra pulmoné.

Sur le têtard de la Grenouille commune *(R. esculenta)*, il est facile de suivre toutes les étapes du perfectionnement de la fonction respiratoire. Au moment où il sort de l'enveloppe gélatineuse de l'œuf, l'embryon est dépourvu de tout instrument spécial pour la respiration et cette fonction s'exerce par toute la surface de la peau comme chez une Hydre d'eau douce. Le deuxième jour après l'éclosion, de chaque côté de la tête et à la surface de deux petits tubercules découverts par RUSCONI (1), apparaissent trois expansions branchiales en doigt de gant qui, du troisième au quatrième jour, se bifurquent elles-mêmes. A leur surface se développe un épithélium muni de cils vibratiles, qui presque aussitôt se flétrit. En même temps, les branchies cutanées subissent une atrophie rapide. Le gros vaisseau branchial qui les traversait s'atrophie également. La période courte où l'animal respirait comme un invertébré est close. De nouvelles branchies s'édifient, à la surface des arcs cartilagineux du système hyoïdien, aux dépens de la muqueuse de l'arrière-bouche. Plus tard enfin les poumons se formeront, également aux dépens et par l'extension en forme de diverticules de la muqueuse pharyngienne. De telle sorte que sur un même animal qui est un vertébré, l'on aura vu se succéder toutes les formes d'appareil respiratoire échelonnées dans la série (2).

(1) RUSCONI, *Développement de la Grenouille commune* (in-4, Milan, p. 13, pl. 2 et 3, 1826).

DUGÈS, Recherches sur l'ostéologie et la myologie des batraciens *(Mémoires des savants étrangers à l'Académie des Sciences*, 1834, t. VI, p. 79 et suiv. du tirage à part).

(2) Pour étudier les branchies cutanées du têtard, on l'enlève à l'aide d'un tube

Surface respiratoire du type vertébral. — GEGENBAUR a dit : « *Les branchies sont toujours des dépendances des téguments.* » Les branchies pharyngiennes des vertébrés satisfont pleinement à cette loi générale. On peut en donner la preuve en considérant celles de l'Ammocète, animal fixé dans l'état larvaire pendant de longues périodes où il constitue à proprement parler un vertébré vrai réduit à sa simplicité idéale. Ces branchies sont développées sous forme de plis sur les parois de la bouche. Certainement elles sont revêtues par l'ectoderme stomodœal : puisqu'elles sont toutes placées en avant du *velum*, trace permanente de l'union de l'intestin entodermique et de la bouche primitive revêtue par l'ectoderme. Chez la Lamproie adulte, ces branchies sont reportées plus en arrière dans le pharynx, dont elles constituent simplement des appendices. Si, après avoir injecté les vaisseaux sanguins, puis imprégné d'argent la surface des lames branchiales, on retranche celles-ci à l'aide de ciseaux et qu'on les examine à plat dans une goutte de picrocarminate d'ammoniaque ou mieux de glycérine purpurinée, et qu'ensuite on pratique des coupes transversales de ces mêmes branchies, on obtient le schéma complet et, je puis dire, définitif de la *surface respiratoire* du *type vertébré* : telle qu'elle se reproduira même dans le poumon de l'Homme (fig. 563).

Les vaisseaux sanguins, nés dans chaque lame d'une branche artérielle, forment dans la portion moyenne un réseau de gros capillaires tous d'égal calibre, et qui s'anastomosent entre eux comme le feraient les fils d'un rêts dont les mailles seraient arrondies, de diamètre moindre que celui des capillaires qu'elles séparent, représentés ici par les traits du réseau. Dans les *fossettes intercapillaires* interceptées de cette façon, l'on voit des noyaux rapprochés par groupes de deux, de trois ou de quatre, entourés d'une petite masse de protoplasma granuleux. Entre ces noyaux passent des traits noirs,

plongé dans l'aquarium et qu'on tient bouché avec le doigt, puis qu'on débouche. La colonne d'eau ascendante entraîne les larves ; on rebouche le tube avec le doigt et l'on porte les têtards dans un flacon contenant quelques centimètres cubes d'une solution d'acide osmique à 1 pour 100.

Ils sont fixés net dans leur forme, leurs branchies étalées. Au bout de quelques minutes, on enlève les larves, on les lave à l'eau distillée. Puis on retranche les branchies cutanées avec des ciseaux fins et on les examine par transparence dans la glycérine ou on les monte dans le baume.

L'étude des branchies cutanées des amphibies se fera encore mieux chez les pérennibranches tels que la Sirène ou encore l'Axolotl, qu'on a à sa disposition dans tous les laboratoires. On fixe ces branchies retranchées sur le vivant par la solution osmique. On lave, on achève la fixation dans le liquide de Müller (3 semaines à 1 mois). On lave ensuite largement derechef ; puis on colore en masse avec le carmin de GRENACHER à l'alun ; on lave, on traite par l'alcool, le collodion, le chloroforme et l'on fait des coupes en divers sens qu'on monte dans le baume du Canada.

dessinés par l'imprégnation d'argent et montrant que chaque noyau appartient à une cellule prise en particulier. Ces cellules sont les *cellules endothéliales* de la surface respiratoire. Leur corps, formé d'une petite masse de protoplasma granuleux renfermant le noyau, est logé dans les fossettes intercapillaires. Mais de là chaque cellule se poursuit, à la surface des vaisseaux adjacents, sous forme d'une lame protoplasmique claire, d'une minceur extrême et souple comme

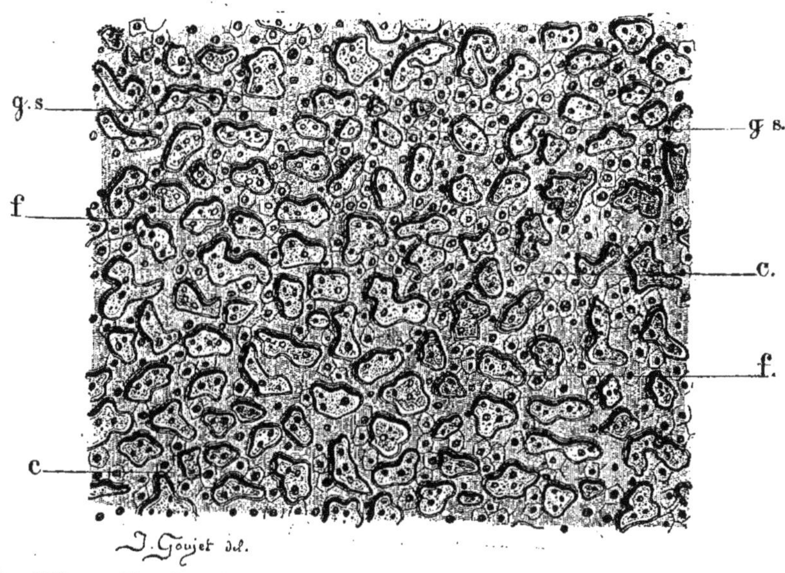

Fig. 563. — Une lame branchiale du *Petromyzon marinus*, dont les vaisseaux ont été injectés avec une masse à la gélatine et au carmin, très claire, puis les noyaux teints à l'hématoxyline (glycérine hématoxylique). — (Faible grossissement).

gs, *gs*, globules rouges nucléés du sang resté dans les capillaires. Ils sont déformés et le plus souvent devenus polygonaux parce qu'ils ont été pressés les uns contre les autres ; — *c*, *c*, capillaires sanguins du réseau fonctionnel ; leur continuité est indiquée par celle de la teinte plate ; — *f*, *f*, fossettes intercapillaires occupées par les corps cellulaires granuleux et renfermant le noyau des cellules endothéliformes de la surface respiratoire.

un vernis. Toutes ces lames minces, parties de corps cellulaires logés dans des fossettes situées à droite, à gauche, en avant ou en arrière d'un capillaire pris en particulier, viennent se souder entre elles, par des lignes de ciment qui complètent le pourtour polygonal de chaque cellule, en un point quelconque du plein du vaisseau. De la sorte, ce plein n'est séparé du milieu extérieur, où l'oxygène doit être puisé, que par un champ endothélial réduit à une simple pellicule protoplasmique. Le corps et les noyaux des cellules, constituant des portions trop épaisses et peu favorables à la diffusion, sont rejetés sur le côté et sur la face profonde de la lame transparente de chaque cellule. Ils sont logés dans les fossettes intercapillaires : points de la surface respiratoire qui restent étrangers aux phénomènes de la respiration. Par cet artifice si simple, la nature réduit à son minimum d'épaisseur, dans ses portions actives, la lame endothéliale qui doit servir de dialyseur entre le milieu extérieur et le sang. En même temps, elle assure la vitalité des cellules épithéliales en reportant leurs corps et leurs noyaux dans les fossettes qui séparent les vaisseaux sanguins : c'est-à-dire là où ils peuvent prendre tout leur développement sans constituer, par leur épaisseur et par les phénomènes d'ordre nutritif dont ils sont le siège, des obstacles aux échanges gazeux s'opérant exclusivement au niveau des vaisseaux (fig. 564).

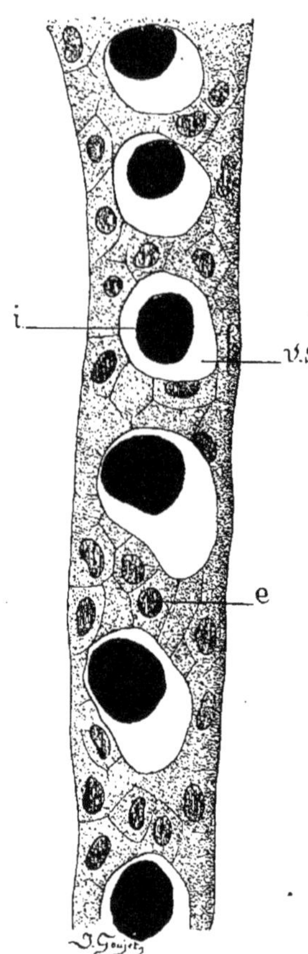

Fig. 561.— Coupe d'une lame branchiale de la Lamproie dont les vaisseaux sanguins (capillaires respiratoires) ont été injectés par une masse à la gélatine et au carmin. Alcool fort. Glycérine hématoxylique. Conservation dans la glycérine salée.

vs, capillaires sanguins renfermant chacun un bloc de la masse à injection qui a subi un retrait; — *e*, corps cellulaires et noyaux des cellules endothéliformes de la surface respiratoire. La plupart des noyaux occupent les intervalles et non la surface des capillaires sanguins. — (Obj. 8, ocul. 4, de Leitz.)

Ainsi constitués, et limités par un simple vernis endothélial dont l'homogénéité n'est même pas troublée par la présence des noyaux, les réseaux de capillaires respiratoires donnent naissance à des veinules auxquelles font suite des veines branchiales efférentes. Celles-ci ramènent dans le sinus veineux commun, puis dans l'oreillette, le sang qui s'est chargé d'oxygène au niveau de la surface respiratoire.

Je considère la description qui précède comme mettant en évidence un fait de la plus haute importance : c'est que chez les premiers et les plus inférieurs des vertébrés vrais (car c'est ainsi qu'on doit considérer les cyclostomes), la surface respiratoire s'établit avec la disposition fondamentale et caractéristique qu'elle doit conserver partout, même dans le poumon des vertébrés supérieurs. Si bien, qu'entre cette surface considérée dans une lame branchiale de la grande Lamproie d'une part, et d'autre part dans le poumon du Protée qui sert de type à tous les autres, il n'y a, en réalité, aucune différence histologique essentielle.

Chez les cyclostomes, les branchies sont, dans l'état adulte, non plus contenues dans les parois mêmes de la bouche, mais dans des diverticules du pharynx *(sacs branchiaux)*, échelonnés le long de ce dernier et communiquant d'une part avec lui, d'autre part avec l'extérieur par des canaux qu'on appelle *branchiaux internes* et *branchiaux externes*. Les premiers sont revêtus par l'épithélium du pharynx, les seconds par l'ectoderme extérieur tous les deux réfléchis à leur surface et se terminant par une rangée de cellules munies de cils vibratiles. Le mouvement ciliaire assure le renouvellement incessant de l'eau chargée d'oxygène à la surface du réseau vasculaire des lames branchiales, rangées sous forme de feuillets multiples dans les sacs branchiaux. Cette disposition est aussi très intéressante. Chez les vertébrés les plus supérieurs, les portions simplement *vectrices* des appareils respiratoires des divers types présenteront également un revêtement épithélial cilié, formé par une adaptation particulière de l'ectoderme pharyngien et renfermant, dans les intervalles des cellules ciliées, des cellules caliciformes.

Origine de l'appareil respiratoire aérien. — Ainsi, la surface respiratoire branchiale du type vertébral, aussi bien que celle constituée chez tous les invertébrés et un petit nombre de vertébrés, tels que les pérennibranches, par les branchies cutanées, doit être considérée comme une formation tégumentaire dont l'épithélium est fourni par l'ectoderme, qui est ici celui du pharynx. Voyons maintenant quelle est l'origine de *l'appareil aérien*, dont le poumon n'est qu'un cas particulier.

Le poumon n'apparaît pas d'emblée dans la série; il est précédé par des organes en quelque sorte précurseurs. Les plus simples sont ceux qu'on observe chez nombre de poissons, principalement chez les malacoptérygiens abdominaux apodes ; on leur a donné le nom de *vessies natatoires*. La vessie natatoire consiste d'abord en une poche unique, diverticule du plancher du pharynx (1). Elle est reliée au pharynx par un conduit : le « canal pharyngien » ou « pneumatique » qui, suivant les espèces, soit reste perméable, soit s'oblitère secondairement. Ce diverticule du pharynx, creux dès l'origine et consistant dans une dépression en doigt de gant, a ceci de particulier, en outre, qu'*il vient se loger dans la cavité viscérale*, comme le fera plus tard le poumon.

Les parois de la vessie natatoire sont constituées par un tissu fibreux dense au sein duquel viennent se distribuer des vaisseaux dont les capillaires forment ce qu'on appelle les *corps rouges*. L'épithélium qui revêt la face interne de la vessie natatoire est souvent muni de cils vibratiles et se continue, quand le canal pneumatique est resté ouvert, avec l'épithélium bucco-pharyngien. Chez quelques poissons seule-

(1) Voyez les études de v. BAER sur le développement de l'embryon de la Perche (*Entwickelungsgeschichte der Fische*, p. 38).

BAER, Beobachtung über die Entstehungsweise der Schwimmblasen ohne Ausführungsgang (*Bulletin scientifique de l'Académie de Pétersbourg*, t. I, p. 15, 1836).

ment *(Gadus pollachius mugil)*, la vessie devient bifide à son extrémité la plus éloignée du pharynx. Elle devient enfin double chez le *Pimelodus gagora* et est contenue dans une cage osseuse, émanée de la première vertèbre. L'appareil aérien tend de la sorte à contracter comme les branchies des relations avec les pièces du squelette. Ainsi fera sa portion aérophore chez les vertébrés supérieurs munis d'un conduit trachéo bronchique.

Bien qu'elle soit encore loin de servir à la respiration et que, dans la majorité des cas, elle constitue chez les poissons un simple appareil hydrostatique, la vessie natatoire commence cependant à devenir un lieu d'échanges de gaz. Elle ne renferme nullement de l'air atmosphérique comme on le pourrait croire, mais bien un mélange d'oxygène et d'azote en proportions tout autres que dans l'air. Biot a de plus montré que, chez deux poissons de la même espèce, l'un pris à la surface ou dans les eaux basses et l'autre capturé dans les eaux profondes au-dessous de 30 brasses marines par exemple, la proportion de l'oxygène contenu dans la vessie natatoire avec l'azote varie du simple au double. Dans les profondeurs, elle est de 69,3 à 70 pour 100 d'azote; tandis qu'à la surface, elle est de 39, 5 à 27 pour 100. Il semble donc qu'en descendant dans les eaux profondes, l'animal emmagasine dans sa vessie natatoire une réserve d'oxygène qui est soit dépensée, soit, devenue inutile, reprise ou expulsée quand il est remonté à la surface et ramené dans les eaux aérées. Ainsi la fonction respiratoire naît, dans l'appareil aérien, comme par un rudiment: puisque la vessie natatoire semble devenir pour l'animal un lieu de réserve d'oxygène. Le poisson y emmagasine ce gaz pour le reprendre et le dépenser ensuite au prorata de ses besoins, lorsqu'il doit se porter pour un instant dans un milieu profond moins oxygéné.

Dipneustes. — Chez les dipneustes, tels que le *Polyptère du Nil*, l'appareil aérien est toujours une vessie natatoire, développée chez l'embryon par un diverticule en doigt de gant du pharynx et tapissée par un épithélium à cils vibratiles, prolongement de l'épithélium buccal. Mais ce diverticule devient double; ses parois sont alvéolaires; il s'ouvre au fond du pharynx par une sorte de glotte. Il reçoit enfin un rameau des vaisseaux branchiaux. De la sorte, le sang déjà oxygéné par son passage dans les branchies vient encore ramper le long du sac aérien renfermant un mélange d'azote et d'oxygène. Chez les Lépidosirens, un pas de plus est fait vers la constitution pulmonaire. Chaque sac aérien reçoit, en effet, une branche de l'artère branchiale qui se distribue directement, se résout en capillaires serrés sur les parois alvéolaires, et donne naissance à une veine efférente ramenant du sang oxygéné. Sauf la disposition de l'épithélium, cet organe est un poumon comme l'avait prévu Cuvier.

Les dipneustes, qui habitent des trous humides lorsque les eaux se retirent des marécages qu'ils occupent ordinairement, se servent en effet, pour respirer, alternativement de leurs branchies lorsqu'ils sont dans l'eau et de leurs pseudo-poumons lorsqu'ils vivent dans les boues. Mais ici encore la respiration branchiale est dominante. Et en conséquence, la surface respiratoire typique prend son plein développement au niveau de l'organe dont la fonction est restée prépondérante; tandis qu'elle reste incomplète dans l'appareil aérien, réduit au rôle vicariant et n'entrant en activité (d'ailleurs toujours réduite), que par intervalles. Chez les batraciens pérennibranches tels que le *Protée*, la *Sirène*, l'*Axolotl*, les choses changent du tout au tout. L'appareil aérien, consistant toujours en un diverticule pair de l'arrière-bouche revêtu par l'épithélium bucco-pharyngien, prend le pas. Et à son niveau la surface respiratoire s'édifie avec ses caractères typiques : — vaisseaux capillaires larges et à mailles étroites, fossettes intercapillaires, endothélium dont les noyaux et les corps protoplasmiques sont logés dans les fossettes, et dont les lames minces superficielles recouvrent seules le plein des vaisseaux. — Les POUMONS sont constitués.

§ 2. — MORPHOLOGIE GÉNÉRALE DU LOBULE PULMONAIRE

Les poumons sont toujours pairs (1) et contenus dans la cavité viscérale. Ils constituent, chez les mammifères et les oiseaux, une expansion du pharynx qui s'abouche dans ce dernier bien au-dessus du point (cardia) où l'épithélium malpighien cesse d'exister. Leur revêtement épithélial doit donc être par suite considéré comme un prolongement différencié de l'ectoderme guttural.

Entre le poumon d'un Cheval, par exemple, où les cavités revêtues de l'endothélium typique et doublées du réseau de capillaires caractéristique de la surface respiratoire sont à la fois toutes petites et en nombre infini, et le poumon sacciforme et à parois unies du Protée, les différences sont si grandes qu'on pourrait *a priori* se croire en présence de deux organes absolument distincts. Il s'agit cependant là du même organe, infiniment plus compliqué chez le premier animal que chez le second, bien qu'il ait dans tous les deux la même signification morphologique.

La complication vient simplement, chez le Cheval, l'Homme, un mammifère ou un oiseau quelconque, de ce que leur poumon, qui semble un organe unique, est en réalité composé par des milliers de poumons élémentaires : c'est-à-dire de sacs constituant histologique-

(1) Sauf chez les ophidiens où l'un des poumons s'atrophie par rétrogradation.

ment une surface respiratoire telle qu'elle est établie fondamentalement chez tout vertébré. La simplicité vient, chez le Protée, de ce que chacun de ses poumons représente précisément un poumon élémentaire, offrant le type morphologique idéal de cet organe. Ici, le type est dégagé de toute complication et de toute déviation.

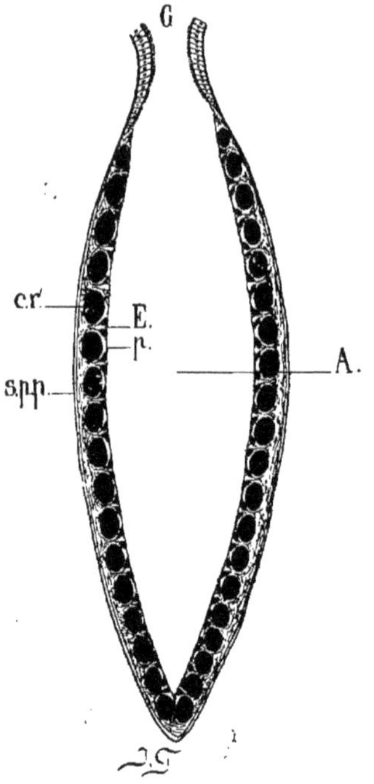

FIG. 565. — Schéma du poumon *uni-alvéolaire* du Protée.

G, glotte; — A, cavité du poumon répondant à un alvéole unique: — E, endothélium de la surface respiratoire: ses noyaux (figurés par des points noirs) occupent les fossettes intercapillaires; — *p*, plaque endothéliale de ces cellules, couvrant le plein des capillaires; — *cr*, capillaires respiratoires; — *spp*, séreuse pleuro-péritonéale.

Dans une série d'animaux intermédiaires au Protée et aux mammifères, le poumon se perfectionne et se complique comme par étapes, au fur et à mesure que la respiration aérienne devient plus active et prend une place majeure dans les fonctions. En étudiant cette série, dont chaque terme répond à une forme fixe du poumon supérieure aux précédentes tout en restant inférieure à celles qui vont suivre, mais entièrement achevée si on la prend en particulier, il devient facile de se rendre un compte exact de la constitution du poumon du type supérieur et de donner à ses diverses parties constitutives leur signification morphologique exacte.

I. **Poumon élémentaire, unialvéolaire du Protée.** — Les poumons du Protée sont formés par deux sacs allongés (fig. 565), s'ouvrant sur le plancher du pharynx par un orifice commun : la glotte. L'endothélium de la cavité pleuro-péritonéale recouvre la paroi externe de chaque sac. La paroi interne est absolument lisse et revêtue par l'endothélium respiratoire. Entre ces deux plans endothéliaux est comprise une lame mince de tissu conjonctif, prolongement du derme pharyngien, et dans l'épaisseur de laquelle viennent se distribuer les capillaires pulmonaires. Ces capillaires sont larges; ils interceptent dans leurs intervalles de grandes fossettes intercapillaires allongées, dans lesquelles les noyaux et les corps cellulaires des cellules endothéliales de la surface respiratoire sont logés, par groupes et en nombre variable suivant les dimensions variables aussi des fossettes où ils prennent place. L'imprégnation d'argent de la surface interne du poumon fait aussi voir que les lames minces superficielles, parties de chacune de ces cellules, viennent se souder à leurs similaires sur le plein des vaisseaux sanguins. Nous avons donc ici affaire à une surface respiratoire typique (fig. 566).

Les capillaires sanguins possèdent un endothélium formé de cellules allongées suivant leur direction propre, et dont la solution d'argent a également marqué les limites par des traits noirs. Si maintenant on abandonne un fragment du poumon dans l'eau durant quelques heures, puis qu'on traite sa surface interne par le pinceau, l'endothélium respiratoire s'enlève sous forme de grands lambeaux d'une extrême délicatesse et se plissant comme des étoffes. Sur la face profonde de ces lambeaux, on voit de distance en distance les noyaux réservés en blanc, et les corps protoplasmiques granuleux réunis par groupes traversés par des traits d'imprégnation. Si l'on ajoute une goutte de potasse en solution à 40 pour 100, l'on voit, au bout de quelques minutes, les cellules endothéliales se séparer les unes des autres suivant les traits marqués par l'argent réduit. Chacune d'elles se montre alors sous forme d'une lame mince et souple de protoplasma transparent, portant sur l'une de ses faces, qui est la profonde et tout près de l'un de ses bords, une petite masse protoplasmique granuleuse renfermant un noyau unique (1). Ces caractères, abstraction faite des

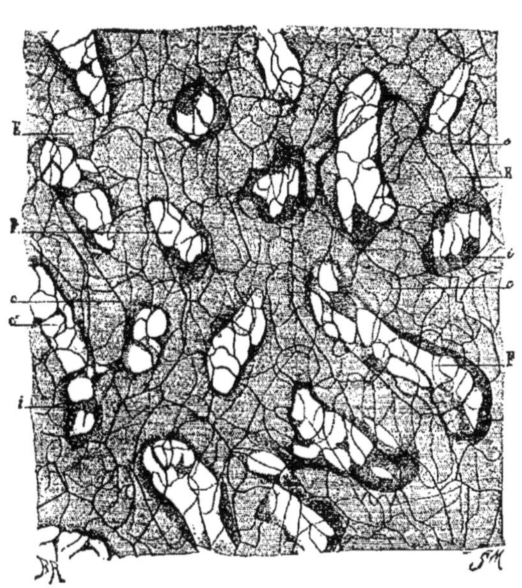

Fig. 566. — Surface interne du poumon du Protée (*Proteus anguinus*), imprégnée de nitrate d'argent. Conservation dans le baume du Canada. — (Faible grossissement.)

EE, capillaires sanguins; — cc, leur endothélium; — FF, fossettes intercapillaires logeant les corps protoplasmatiques et les noyaux (réservés en blanc) des cellules endothéliales de la surface du poumon.

Au-dessus de ces corps cellulaires, les *plaques endothéliales* c, s'étendent comme des plateaux et se rejoignent seules sur le plein des capillaires sanguins, comme cela est figuré en *i*.

(1) Les Protées vivants sont excessivement rares dans les laboratoires ; mais pour l'étude du poumon uni-alvéolaire, il est toujours facile de leur substituer les Tritons. Seulement, chez ces animaux, l'observation est souvent gênée par la présence de nombreux chromoblastes, ce qui n'a pas lieu chez le Protée.

dimensions des éléments qui sont ici colossales, se retrouveront d'ailleurs dans les cellules endothéliales de toute surface respiratoire, ou *alvéolaire*, d'un poumon quelconque si compliqué qu'il soit.

Lorsque l'endothélium a été enlevé, les vaisseaux capillaires apparaissent à nu. Sur les limites des points où ils ont été dégagés et de ceux où l'endothélium est resté en place, on peut aisément constater qu'à la surface des capillaires les lames minces endothéliales doublent directement le vaisseau sanguin, sans intermédiaire d'un tissu connectif d'aucune sorte. Entre le sang et l'air, il n'y a donc que les deux plans endothéliaux de la surface respiratoire et du capillaire, séparés par la membrane propre de ce dernier si tant est qu'elle existe. La surface par laquelle vont s'échanger les gaz de l'air et du sang, ou autrement dit le *dialyseur organique*, est donc aussi mince que possible. Cette disposition se reproduit exactement aussi, comme la précédente, dans tous les poumons.

Le poumon du Protée est donc en définitive un sac à parois lisses constitué, de dedans en dehors, par: 1° Un plan endothélial typique, formant la surface du dialyseur pulmonaire; 2° un plan de capillaires sanguins constituant l'appareil hématophore; 3° un plan séreux ou lymphatique formé par l'endothélium de la cavité viscérale. Une telle cavité pulmonaire sans plicatures endogènes ni exogènes, à surface interne continue, lisse et unie, constitue un ALVÉOLE. Nous considérerons donc le poumon du Protée comme formé d'un seul alvéole et nous l'appellerons *poumon alvéolaire*. Tel est aussi celui du Triton : sauf que les capillaires sanguins y sont plus serrés, et conséquemment les fossettes intercapillaires moins étendues. Elles renferment moins de noyaux et de corps cellulaires appartenant à des cellules endothéliales.

II. **Poumon lobulinaire de la Sirène.** — Au fur et à mesure que la respiration deviendra plus active, la surface respiratoire du poumon devra être aussi plus étendue, pour mettre en un même temps une masse du sang plus considérable en contact avec l'air. Comme la vitesse du cours du sang dans les vaisseaux ne peut être indéfiniment accrue (bien qu'en réalité ce facteur intervienne aussi chez les animaux qui respirent activement), l'extension de la surface respiratoire est obtenue par un artifice très simple, sans que, pour cela, le volume du poumon et la place qu'il tient dans l'organisme soient rendus par trop considérables. La paroi du poumon, comme l'a bien indiqué H. MILNE EDWARDS (1), subit alors des réduplications et forme une série de plicatures internes; de façon à présenter une série de fossettes s'ouvrant toutes dans la cavité commune du sac aérien

(1) MILNE-EDWARDS, *Leçons de Physiologie et d'Anatomie comparées*, t. II, p. 300.

(fig. 567). C'est là ce qu'on peut nommer le mode de *multiplication endogène*.

Chaque fossette, limitée par un repli du plan sanguin du poumon, et revêtue d'un endothélium pulmonaire dont les cellules logent leurs corps protoplasmiques et leurs noyaux dans les dépressions inter-capillaires, représente à elle seule un poumon de Protée tout entier : c'est-à-dire un *alvéole*. La surface respiratoire est continue d'alvéole en alvéole. Elle contourne sans accident les cloisons incomplètes qui séparent ceux-ci. L'aire centrale du sac aérien, restée indivise, joue le rôle d'un large conduit commun pour l'air inspiré et l'air expiré : elle constitue ce que nous appellerons le *canal respirateur*, terminé par l'orifice émissaire de tout le système, qui confine ici à la glotte. Un tel poumon, qui est celui de la Sirène, par exemple, représente donc une collection de poumons unialvéolaires de Protée réunis dans une même formation, à la surface externe de laquelle passe l'endothélium de la cavité viscérale. Il réalise en d'autres termes un type nouveau d'appareil aérien, *formé d'un groupe d'alvéoles*.

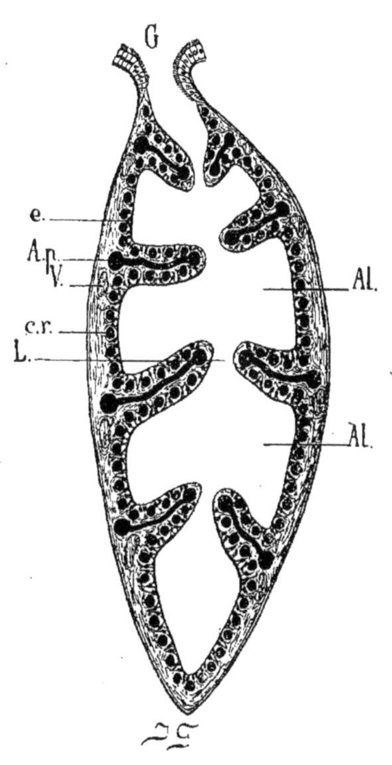

Fig. 567. — Schéma du poumon *lobulinaire* de la Sirène.

G, glotte ; — *Al Al*, cavité des alvéoles ; — L, aire centrale du sac aérien, ou *canal respirateur* ; — *e* endothélium de la surface respiratoire ; — *c c*, capillaires respiratoires ; — *Ap*, vaisseaux afférents du sang fonctionnel ; — V, veine afférente.

Nous donnerons à un pareil groupe le nom de LOBULIN. Et nous dirons que le poumon de la Sirène est *unilobulinaire*, c'est-à-dire formé d'un seul lobulin, ou plus simplement qu'il est *lobulinaire*.

III. **Poumon lobulaire simple de la Grenouille**. — Mais ce n'est pas là le seul et unique mode de perfectionnement. La surface respiratoire, sans changer sa disposition, peut non seulement former des plis à l'intérieur du sac aérien, et multiplier ces plis eux-mêmes par la formation de plis secondaires ; elle dessine des expansions en forme de saillies à l'extérieur, ou *bouillons exogènes*, de façon que le poumon présente à la fois des alvéoles internes et des bosselures à sa surface. Ce double mouvement s'est opéré dans le poumon de la Grenouille commune, qu'on prend souvent, mais à tort, pour le type du poumon élémentaire proprement dit. Ce poumon (fig. 568) est au contraire déjà très compliqué. Sa cavité centrale s'ouvre en effet dans une série de diverticules pariétaux de forme ordinairement hexagonale, représentant exactement chacun un poumon de Sirène tout entier et faisant une légère bosselure à la surface externe par leur fond Les parois de ces diverticules sont relevées en une série d'alvéoles. Chaque diverticule représente un poumon lobulinaire, un lobulin.

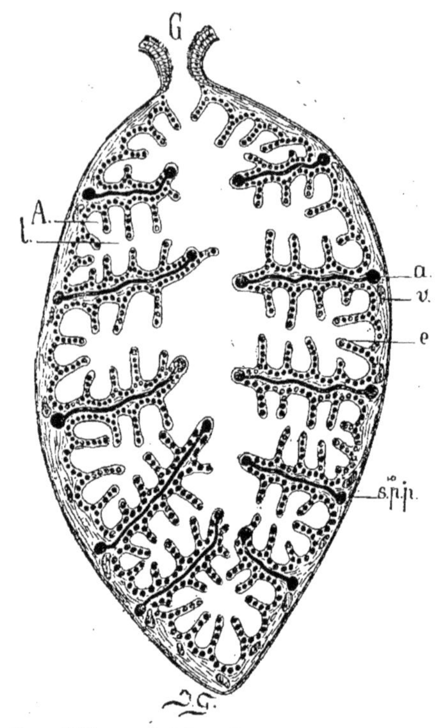

Fig. 568. — Schéma du poumon *lobulaire simple* de la Grenouille.

G, glotte; — *l*, canalicule respirateur répondant au lobulin; — A, alvéoles; — *e*, endothélium de la surface respiratoire; — *a*, artère afférente; — *v*, veine; — *spp*, séreuse pleuropéritonéale.

Le poumon tout entier est donc, chez la Grenouille, constitué par un grand nombre de lobulins réunis dans une même formation et groupés autour d'un même orifice émissaire. Nous donnerons à ce groupement le nom de *lobule simple;* et nous dirons que le poumon de la Grenouille, composé d'un seul lobule, est pour cette raison *unilobulaire*, ou *lobulaire simple*.

§ 3. — LE SYSTÈME AÉROPHORE ET LE LOBULE COMPOSÉ

Les poumons décrits jusqu'ici et dont le plus compliqué, celui de la Grenouille, consiste dans un lobule simple et unique, s'ouvrent directement sur le plancher du pharynx par une ouverture commune, en forme de fente antéro-postérieure, que l'animal ouvre et ferme à volonté et qu'on appelle « la glotte ». Les animaux munis de tels poumons vivent tous dans l'eau (pérennibranches), dans les marécages ou dans les prairies humides (anoures). L'air aborde leur surface respiratoire saturé de vapeur d'eau. Cette condition est essentielle pour l'accomplissement des échanges gazeux entre le sang et l'air; car on sait que la dessiccation diminue considérablement le pouvoir osmotique des membranes quelconques. Aussi, quand la vie aérienne s'accuse, voit-on le diverticule aérien se scinder en deux parties bien distinctes : l'*appareil aérophore*, destiné seulement à la conduction de l'air et à son humidification par son passage à la surface d'une muqueuse ; et l'*appareil pulmonaire* proprement dit, renfermant la surface respiratoire et réalisant un dispositif plus ou moins complexe.

Appareil aérophore. — L'appareil aérophore fait suite à la glotte. Il consiste dans un conduit impair, la trachée, suspendu comme la glotte, qu'il continue, à l'appareil hyoïdien dernier vestige du squelette branchial. Après un trajet plus ou moins long, la trachée se divise en deux bronches qui, en se portant à droite et à gauche, vont distribuer l'air inspiré à chacun des deux poumons.

Sans aucune exception, cette portion de l'appareil respiratoire est revêtue d'un épithélium stratifié et cylindrique du type décrit plus haut dans les fosses nasales et dans le pharynx. Le mucus est fourni par des cellules caliciformes ou, chez les mammifères, à l'origine (larynx) concurremment par des glandes mixtes, c'est-à-dire mucipares différenciées et partiellement aquipares. La muqueuse est soutenue par des anneaux cartilagineux plus ou moins complets, qui se succèdent régulièrement et peuvent être considérés comme poursuivant, le long de la trachée et des bronches, le squelette du système hyoïdien. Il convient maintenant d'étudier les relations qu'affecte, sur les limites respectives, cet appareil aérophore avec le poumon proprement dit. Car il aborde toujours le poumon sinon élémentaire, c'est-à-dire réduit à un alvéole ou même à un lobulin, du moins limité à un lobule simple, comme celui de la Grenouille.

Tel est le cas du poumon du Lézard gris *(Lacerta muralis)*, qui tout comme celui de la Grenouille est formé d'un lobule unique. La bronche, munie de ses anneaux cartilagineux complets, aborde ce poumon par son extrémité ouverte. Puis, son tissu fibreux se sépare en deux bandelettes semblables aux deux moitiés d'un tube fendu. Chacune de ces bandelettes, antipode de l'autre, passe sur l'une des faces du poumon unilobulaire et rejoint sa congénère en contournant l'extrémité postérieure, disposée en cul-de-sac pointu. Les deux bandelettes fibreuses principales sont le chemin suivi par les vaisseaux sanguins de distribution. De chacune d'elles et angle droit (fig. 569), se détachent des bandelettes secondaires qui, se divisant aussi à angle droit à leur tour, filent entre les alvéoles principaux répondant chacun aux limites d'un lobulin. Elles forment, autour de chaque orifice émissaire un épaississement en figure de cadre, une sorte de squelette qui le tient ouvert. La cavité générale du lobule est ainsi limitée par un treillis fibreux émané de la bronche, et qui constitue un petit appareil de soutènement centro-lobulaire déjà distinct. Les parois de ces sortes de nervures admirablement régulières sont revêtues d'un endothélium du type respiratoire, et non pas d'un épithélium cilié, prolongement de celui de la bronche.

Il résulte de là que la bronche, représentant l'extrémité des conduits aérophores, aborde le lobule simple, mais ne le pénètre pas. Elle lui fournit seulement une série de nervures, destinées au soutè-

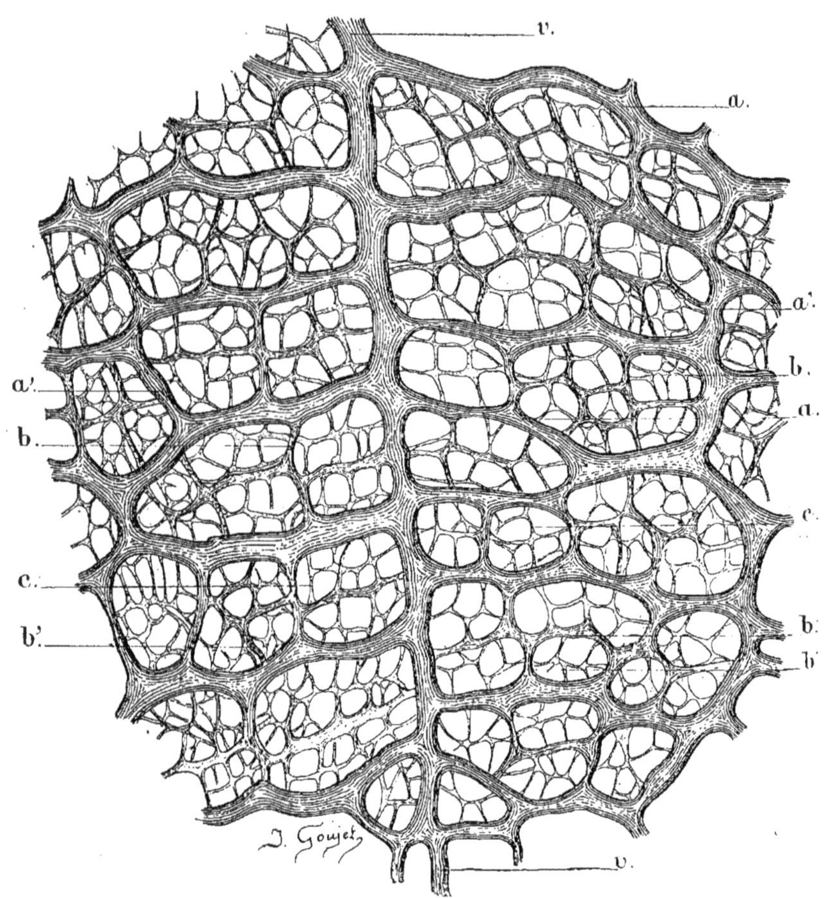

Fig. 569. — Une portion du poumon du Lézard gris dont les vaisseaux ont été distendus par une injection naturelle. Coloration à l'éosine soluble dans l'eau en solution très faible. Conservation dans la glycérine salée. — (Ocul. 1, obj. 00 de Vérick. Chambre claire.)

Les globules rouges du sang, qui forment la masse à injection, n'ont pas été représentés parce qu'ils sont indistincts à ce grossissement.

v v, vaisseau de distribution longitudinal fournissant des cadres vasculaires réguliers *a a'* aux lobulins; — *b b'*, vaisseaux faisant communiquer ces cadres vasculaires avec le réseau des capillaires alvéolaires *c c*.

nement de ses parties et sur lesquelles la surface respiratoire se poursuit.

Chez la Tortue grecque (1) nous assistons à l'avant-dernière com-

(1) Duvernoy, *Atlas du règne animal de Cuvier*, Reptiles, pl. 2, fig. 2.

plication que nous ayons à signaler dans la morphologie du lobule pulmonaire. Le poumon ne se compose plus ici d'un seul lobule simple, mais de huit, dix ou douze placés en série les uns à côté des autres. La bronche passe longitudinalement au-dessous de chacun des orifices émissaires de ces lobules simples, en suivant le bord interne du poumon dans toute sa longueur (fig. 570). Elle envoie dans chaque lobule simple un système de travées fibreuses émané de ses parois. Le poumon, consistant en plusieurs lobules simples réunis dans une même formation, devient ainsi un poumon LOBULAIRE COMPOSÉ. Il en est de même chez les Crocodiles (1). Mais ici la bronche n'est plus seulement disposée, par rapport aux lobules simples, comme l'axe d'une plume quant à ses barbes, ni exposée au dehors le long du poumon. Elle forme l'axe de ce dernier, perd peu après son entrée dans la masse pulmonaire ses cerceaux cartilagineux ; puis elle devient membraneuse et présente sur son trajet en avant, en arrière et sur les côtés, cinq ouvertures recevant chacune l'orifice émissaire d'un lobule simple. Le POUMON LOBULAIRE COMPOSÉ est de la sorte réalisé. Il est muni d'une bronche membraneuse axiale, que j'appellerai *bronchiole intralobulaire*, d'où partent en nombre égal à celui des lobules simples des conduits courts et également membraneux, les *bronchioles terminales*, commandant chacune un lobule simple formé lui-même d'un plus ou moins grand nombre de lobulins, ou groupes d'alvéoles. L'épithélium cilié des canaux aérophores cesse d'exister à l'orifice émissaire du lobule simple, et fait place à l'endothélium respiratoire.

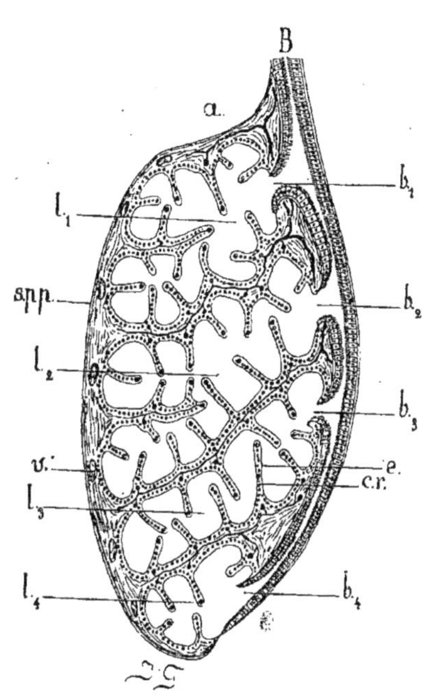

FIG. 570. — Schéma du poumon *lobulaire composé* de la Tortue grecque.

B, bronche; — b_1, b_2, b_3, b_4, orifices émissaires des quatre lobules formant le poumon : ce sont les homologues des bronchioles; — l_1, l_2, l_3, l_4, les quatre lobules simples; — *e*, endothélium de la surface respiratoire; — *cr*, capillaires respiratoires; — *a*, artères afférentes; — *v*, veines; — *spp*, séreuse pleuro-péritonéale réfléchie sur la surface extérieure du poumon.

L'étude purement morphologique que nous venons de faire du poumon

(1) MILNE EDWARDS, *Leçons de Physiologie et d'Anatomie comparées*, t. II, p. 315.

dans la série était bien à sa place ici ; car le poumon d'un crocodilien donne le schème exact du lobule composé du poumon de l'Homme, du Cheval ou du Bœuf. Ce poumon est en effet purement et simplement constitué par une multitude de petits poumons semblables à celui du Crocodile, ayant avec les bronches des relations tout à fait comparables. Seulement ici l'appareil aérophore, pour donner insertion à chacun des innombrables lobules composés et lui distribuer l'air, s'est ramifié à l'infini et a pris l'apparence d'un arbre, qui porte les lobules composés ou *pulmonites du type mammalien* comme un arbre véritable porte des fruits sur ses rameaux.

§ 4. — LE LOBULE PULMONAIRE COMPOSÉ DES MAMMIFÈRES

Le poumon des mammifères constitue une masse parenchymateuse, subdivisée en un nombre variable de lobes séparés par des scissures entre lesquelles s'insinue le feuillet viscéral de la plèvre, qui suit en se moulant sur elle toute la surface du poumon jusqu'à son hile. Cette masse est tout entière formée par la réunion d'innombrables lobules composés, auxquels l'air est distribué par le système bronchique, ramifié pour cet objet un grand nombre de fois. Dans l'intérieur du poumon, les lobules, pressés les uns contre les autres pour prendre place, n'ont point une ordonnance régulière. Sous la plèvre au contraire, on reconnaît leurs limites, indiquées par des bandes polygonales qui les séparent les uns des autres. Chez l'Homme et chez la majorité des animaux, ils sont soudés étroitement entre eux suivant ces lignes. Il ne peuvent être isolés par la dissection que chez le fœtus à terme ou le nouveau-né : encore cette dissection est-elle des plus laborieuses. Il en est tout autrement chez le Bœuf (1). Là, les lobules pulmonaires sont si lâchement unis les uns aux autres, même chez l'animal adulte, qu'il suffit de les écarter avec les doigts ou de les disséquer avec une sonde cannelée, quand on a arraché la plèvre, pour les isoler comme on le ferait des lobules glandulaires d'une sous-maxillaire ou d'une parotide. Pour cette raison, nous choisirons ces lobules pour objets de l'étude de la constitution générale du lobule des mammifères, et de ses rapports avec le système bronchique, les artères et les veines, le tissu connectif du poumon et les voies lymphatiques. Ces rapports sont, en effet, là évidents et réduits à une simplicité presque schématique.

Lobules du poumon du Bœuf. — Les lobules du poumon du Bœuf sont des polyèdres de dimensions variables et comparables à celles des

(1) Pierret et Renaut, Mémoire sur les sacs lymphatiques périlobulaires semi-cloisonnés et communicants du poumon du Bœuf (*Archives de Physiologie*, 1881).

divers dés à jouer. Quand on fait une coupe sur le poumon frais, on reconnaît facilement que de tous côtés, excepté au niveau du pédicule broncho-vasculaire, ces lobules sont limités par des surfaces planes ou légèrement incurvées, séparées de celles des lobules voisins par une ligne de tissu cellulaire lâche qui unit et sépare les deux surfaces lobulaires adjacentes entre elles (fig. 571). De distance en distance, au milieu de lobules bien individualisés, on en rencontre de fusionnés,

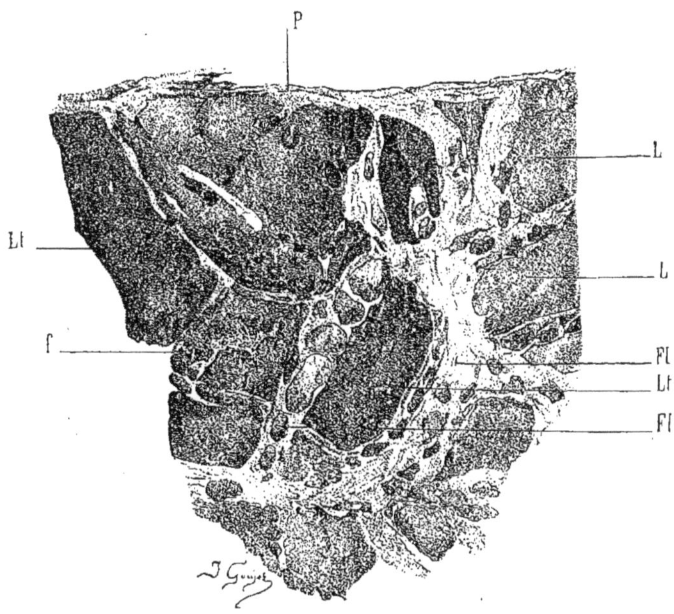

Fig. 571. — Coupe d'un îlot sous-pleural du parenchyme pulmonaire du Bœuf atteint de péripneumonie, pour montrer l'aspect macroscopique des fentes interlobulaires. Elles ont été injectées naturellement ici par l'exsudat. — (Les lobules et les fentes interlobulaires ont été dessinés en vraie grandeur.)

P, plèvre viscérale ; — F*l*, F*l*, fentes lymphatiques interlobulaires semi-cloisonnées ; — *f*, gaine de l'artériole pulmonaire intralobulaire ; — LL, lobules normaux ; — L*t*, L*t*, lobules tachés. — (Pierret et Renaut.)

à travers un interligne celluleux, par un pont de parenchyme alvéolaire. Beaucoup de lobules sont géminés par leur pédicule, d'autres le sont en dehors de ce point. On en trouve aussi de trigéminés et de quadrigéminés. Cette gémination est un vestige de la soudure complète des lobules sur leurs interlignes, chez la plupart des mammifères autres que le Bœuf.

Sous la plèvre, les lobules sont rangés en série régulière et leur topographie est plus facilement reconnaissable qu'ailleurs. Aussi, est-ce le point du poumon qu'il faut choisir pour l'étude. Comme tous les lobules y sont à peu près de même hauteur, on peut facilement voir la ligne de leurs pédicules. Cette ligne suit le bord inférieur de la rangée : c'est la *ligne pédiculaire*, formée par une bande de tissu conjonctif renfermant les bronches interlobulaires et les vaisseaux de distribution.

Les petites bronches et la ramification de l'artère pulmonaire et de l'artère et de la veine bronchiques qui commandent chaque lobule pénètrent ce dernier de bas en haut, gagnent son centre et donnent une série de bronchioles et d'artérioles qui se distribuent à chaque lobule simple entrant dans la constitution du lobule composé. Ces lobules simples ne se montrent pas individualisés par des cloisons distinctes de tissu connectif, sauf en quelques points par une sorte de coin fibreux qui, en entrant dans le lobule composé, ne tarde pas à s'atténuer et à disparaître, ou bien se prolonge jusqu'à une bronchiole. Les veines pulmonaires naissent sur le pourtour du lobule composé et marchent dans les bandes celluleuses qui le séparent de ses voisins. Nous verrons plus loin que ces bandes celluleuses sont constituées par des sacs lymphatiques entés les uns sur les autres et non par des mailles du tissu conjonctif lâche.

La topographie générale du lobule composé est ainsi établie d'une manière très nette et très simple. Il est pénétré par son pied jusqu'à son centre par la terminaison de l'appareil aérophore et par les vaisseaux sanguins du système de l'artère pulmonaire. Les veines pulmonaires, ramenant le sang oxygéné, naissent au contraire à sa périphérie ainsi que les vaisseaux lymphatiques en forme de sinus ouverts les uns dans les autres au sein desquels il est comme plongé.

Les lobules sous-pleuraux sont légèrement atténués au niveau de leur *pied* répondant à leur insertion sur la ligne pédiculaire. Ils ont donc une configuration cunéiforme. Les lobules profonds, et même ceux situés de l'autre côté de la ligne pédiculaire et y prenant leur insertion, sont au contraire irrégulièrement polyédriques. A quelque profondeur que ce soit, tous sont séparés par des bandes d'apparence celluleuse qui les enveloppent de toutes parts, excepté au niveau de leur pédicule. Ces bandes communiquent, à travers la ligne pédiculaire, des lobules sous-pleuraux avec les interlignes de ces derniers, et avec la nappe lâche sous-pleurale qui les limite en dehors. C'est ce que prouve jusqu'à l'évidence la marche des insufflations et des injections colorées qui développent les espaces lymphatiques.

Alvéoles pulmonaires. — Etudions maintenant analytiquement le lobule composé, et tout d'abord les *alvéoles* dont chacun constitue la cavité respiratoire élémentaire, comparable au poumon d'un Protée. Ces alvéoles, observés sur des coupes de poumon dont on a imprégné d'argent les endothéliums par l'artère pulmonaire (1), de façon à des-

(1) Le meilleur moyen pour arriver à ce résultat, c'est de faire, sur un poumon insufflé sous moyenne tension, une injection rapide d'eau distillée, puis de nitrate d'argent à 1 pour 300 par l'artère pulmonaire. Les parties du poumon atteint par

siner à la fois ceux des capillaires respiratoires et ceux de la surface alvéolaire, donnent une image identique, quoique très réduite, à celle des alvéoles du poumon de la Grenouille (fig. 572), ou du poumon du Protée tout entier (fig. 573) traités aussi par l'argent. Les vaisseaux capillaires et les cellules endothéliales de la surface respiratoire ont

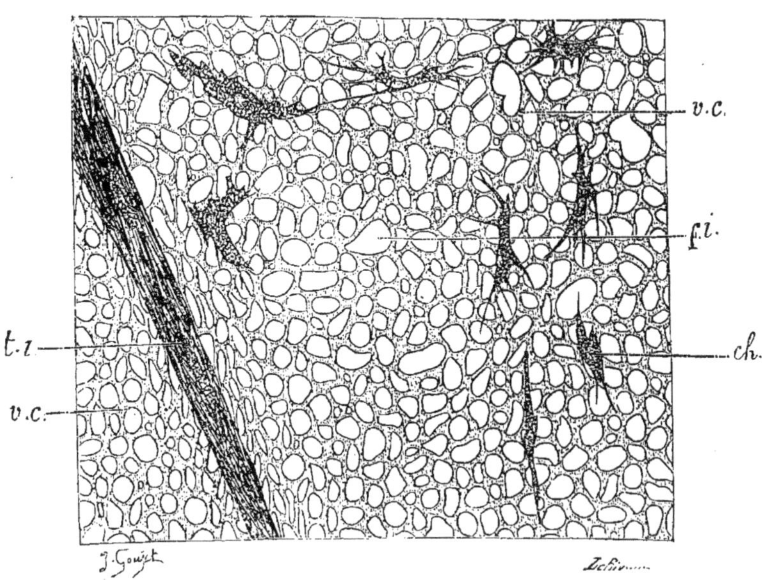

Fig. 572. — Capillaires d'un alvéole du poumon de la Grenouille, injectés par une masse à la gélatine et au carmin. — (Faible grossissement.)

vc, *vc*, vaisseaux capillaires de la surface respiratoire; — *fi*, fossettes intercapillaires; — *ch*, chromoblastes; — *ti*, travée inter-alvéolaire. — (Conservation dans le baume du Canada.)

simplement ici une taille moindre. Sur le bord des alvéoles, on voit, dans les préparations injectées, se distribuer les capillaires afférents, nés des artérioles pulmonaires qui ne dépassent pas l'orifice émissaire de chaque lobule primitif, ainsi qu'on le verra plus loin. Comme dans le poumon de la Grenouille (fig. 572), les capillaires veineux naissent en un point de l'aire de l'alvéole; puis ils se portent vers la périphérie du lobule. Dans l'aire alvéolaire les capillaires respiratoires se distribuent en réseau serré interceptant des fossettes intercapillaires

la solution argentique deviennent opalescentes. On arrose alors (après lavage rapide de la surface avec de l'eau distillée) la surface du poumon avec un courant d'alcool fort, largement. Le parenchyme pulmonaire devient rigide. On en enlève un segment entre deux ligatures de façon qu'il reste insufflé. On porte ce segment dans l'alcool fort et, au bout de vingt-quatre ou quarante-huit heures, on peut en faire des coupes qu'on colore à la purpurine, au carmin aluné ou à l'hématéine. Les endothéliums sont imprégnés. Les vaisseaux, ainsi que les parois des alvéoles, sont fixés à l'état de déploiement à peu près parfait.

qui logent les noyaux des cellules endothéliales deux par deux ou trois par trois. Les lames transparentes parties des corps des cellules endothéliales se soudent sur le plein des capillaires. Et ceci a lieu sur les deux faces de l'alvéole : la face inférieure de l'une formant la face supérieure d'une autre qui lui est accolée dans un plan plus superficiel ou plus profond.

Si maintenant on chasse au pinceau l'endothélium respiratoire sur les deux faces de l'alvéole, on dégage le stroma de ce dernier. Sur les préparations colorées avec le picro-carminate ou l'hématoxyline et l'éosine, on reconnaît que ce stroma consiste en une lame mince, transparente à la façon des membranes vitrées, et parcourue par un réseau de fibres élastiques qui lui donnent une grande solidité. Les capillaires respiratoires sont compris dans cette paroi alvéolaire mince, et ne possèdent pas de périthélium. Sauf quelques cellules connectives plates d'une extrême minceur, moulées sur la paroi externe des vaisseaux de distribution qui forment le cadre des alvéoles, on ne trouve point ici de cellules fixes du tissu conjonctif. Ce dernier s'est réduit, pour constituer la paroi alvéolaire, à une vitrée qui probablement est le prolongement de celle des bronchioles terminales, et à la formation élastique. Si donc on voulait continuer à comparer un alvéole du poumon à une maille du tissu conjonctif (Ranvier), il faudrait admettre que l'endothélium de la surface respiratoire y joue le rôle des cellules connectives fixes. Mais l'étude du développement nous fera voir qu'il n'en est pas ainsi.

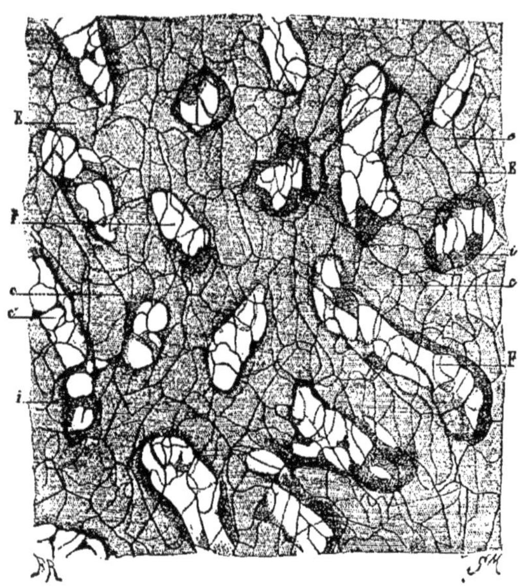

Fig. 573. — Surface interne du poumon du Protée *(Proteus anguinus)* imprégnée de nitrate d'argent. Conservation dans le baume du Canada. — (Faible grossissement.)

EE, capillaires sanguins ; — *cc*, leur endothélium ; — FF, fossettes intercapillaires logeant les corps protoplasmiques et les noyaux (réservés en blanc) des cellules endothéliales de la surface du poumon.

Au-dessus de ces corps cellulaires, les *plaques endothéliales c'*, s'étendent comme des plateaux et se rejoignent seules sur le plein des capilaires sanguins, comme cela est figuré en *i*.

On peut aussi constater, mais seulement d'après mon observation sur le poumon de l'Homme (supplicié), un fait intéressant : c'est que la paroi alvéolaire n'est pas continue dans toutes les fossettes intercapillaires. Quand on a débarrassé ces dernières des noyaux des cellules endothéliales qui les occupent, on voit que beaucoup d'entre elles répondent à des trous de grandeur variable, uniques ou multiples, ovalaires et limités sur leur bords par des fibres élastiques qui s'entrecroisent à leur pourtour. Ainsi donc, quand l'endothélium qui oblitère ces petits trous analogues à ceux de l'épiploon en voie de fenêtration, a desquamé, les alvéoles communiquent les uns avec les autres (1).

On n'observe au contraire jamais de pareils stomates au niveau des capillaires pulmonaires dans le poumon sain, ni d'orifices temporaires formés par l'action des globules blancs du sang. Dans l'état normal, en effet, on ne trouve point de globules lymphathiques dans la cavité des alvéoles. La diapédèse ne s'opère pas au niveau des réseaux capillaires respiratoires, bien que l'oxygène y soit plus abondant dans le sang que partout ailleurs. J'ai observé pendant plusieurs heures la circulation du poumon de la Grenouille monté dans l'appareil de Holmgren sans jamais constater l'issue d'une seule cellule lymphathique à travers la paroi des vaisseaux. La raison en est que, par leur énorme développement, les réseaux des capillaires respiratoires offrent une voie d'écoulement rapide et facile au sang poussé par le cœur dans l'artère pulmonaire. Le ralentissement du courant sanguin (qui avec la présence de l'oxygène commande la mise en activité des mouvements amiboïdes des globules blancs) n'est par suite jamais réalisé dans la paroi des alvéoles en dehors de circonstances d'ordre pathologique très accusé telles que celles qui commandent, par exemple, la production de l'œdème aigu du poumon ou de l'exsudat de la pneumonie.

Lobules primitifs et Lobulins. — Ainsi constitués, les alvéoles sont groupés les uns à côté ou à la suite des autres pour former les lobulins dont se compose chaque lobule primitif. Mais leur ordonnance n'est plus régulière comme dans le poumon de la Grenouille. Ces alvéoles, formant cependant de petites chambres concaténées qui s'ouvrent toutes dans un conduit aérien commun, sont entés les uns sur les autres de manière à figurer, à l'extrémité des bronchioles terminales, une série de bosselures comparables à des bulles de savon produites par une seule et même insufflation. Pour avoir une idée de leur configuration, il convient de découvrir, dans un poumon de Bœuf, une bronche rampant dans une ligne pédiculaire voisine de la surface,

(1) Cette disposition rappelle celle des membranes élastiques fenêtrées de l'aorte. — Dans l'emphysème pulmonaire chronique, les trous de la membrane alvéolaire sont très agrandis et l'endothélium alvéolaire se réfléchit sur leurs bords, d'alvéole en alvéole.

puis d'y pousser une injection de nitrate d'argent à 1 pour 300. Après durcissement par l'alcool fort, on fait ensuite des coupes dans le poumon de manière à sectionner suivant leur axe ceux des lobules qui n'ont pas été entièrement remplis par l'injection. L'on voit alors se dessiner en noir, au milieu du reste du parenchyme alvéolaire, les lobules primitifs et leurs lobulins. On reconnaît de cette façon que les *bronchioles terminales*, dont l'épithélium dessiné par l'imprégnation est partout reconnaissable, abordent seulement les lobules primitifs sans se prolonger jusqu'aux lobulins. En un mot, elles ont avec chaque lobule primitif les mêmes relations que la bronche du Lézard gris par rapport à son poumon unilobulaire.

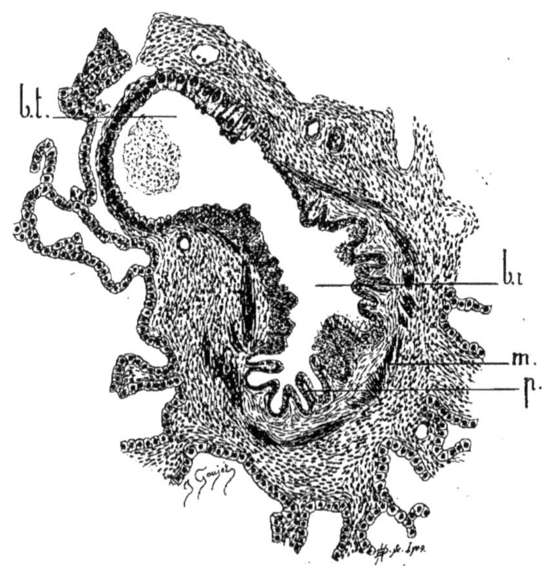

Fig. 574. — Coupe oblique d'une bronchiole intralobulaire et d'une bronchiole terminale du poumon du Cheval, montrant comment la première se continue avec la seconde. — Fixation par l'alcool fort. Durcissement par la gomme et l'alcool. Coloration à la purpurine. Baume du Canada. — (Ocul. 1, obj. 4 de Leitz, tube levé.)

bi, lumière de la bronchiole intralobulaire ; — *p*, plis longitudinaux de la bronche intralobulaire coupés en travers et obliquement ; — *m*, muscles de Reissessen ; — *bt*, bronche terminale. Elle n'a ni plis longitudinaux, ni muscles. Elle est revêtue par des cellules cylindriques basses.

Bronchioles terminales et intralobulaires. — Ces *bronchioles terminales* font suite aux lobules primitifs et sont en même nombre qu'eux, c'est-à-dire de trois, quatre ou cinq dans le lobule composé du poumon du Bœuf. Elles sont entourées d'une petite gaine de tissu conjonctif très riche en cellules lymphatiques, au point même d'acquérir dans certains cas (Cheval) une apparence de tissu embryonnaire. Elles se continuent avec la *bronchiole intralobulaire*, dont elles sont les branches (fig. 574) et qui occupe l'axe du lobule composé. Cette dernière est entourée d'une gaine de tissu conjonctif fasciculé, dont les faisceaux lui sont en général parallèles, et qui sert à conduire les rameaux terminaux des artères bronchiques et les veines les plus petites du même nom. Le mode de distribution de ces vaisseaux, qui appartiennent comme on sait au système aortique, est celui des vaisseaux sanguins du tissu connectif. Les capillaires forment des mailles décurrentes le long des parois bronchiques. Certains d'entre eux néanmoins communiquent avec le réseau des capillaires respiratoires au niveau des orifices émissaires des lobules primitifs. Il en résulte que le système des artères bronchiques n'est pas exactement terminal comme l'ont soutenu quelques auteurs.

Artères fonctionnelles du lobule composé. — La branche de l'artère pulmonaire qui commande le lobule composé monte dans son axe parallèlement à la bronchiole intralobulaire, mais elle n'est pas contenue dans la même gaine de tissu connectif. Les deux gaines sont voisines l'une de l'autre, toutefois séparées par une bande étroite de parenchyme alvéolaire. De même les artérioles terminales, en nombre égal à celui des bronchioles terminales et des lobules primitifs, sont entourées aussi d'une membrane adventice distincte. Tout autour de la petite artère placée dans l'axe, existe une gaine lymphatique qu'on injecte aisément par les sacs périlobulaires, et qui se détache avec le vaisseau de la ligne pédiculaire pour monter avec lui dans le lobule. Cette gaine offre un feuillet « artériel » exactement modelé sur le contour de l'artère, et un feuillet « pariétal » qui tapisse la bande annulaire de tissu fibreux satellite. Les deux feuillets sont revêtus d'un endothélium caractéristique dont les cellules sont dentelées en jeu de patience. La gaine lymphatique ne se termine pas par un cul-de-sac développable; elle s'atténue sur les côtés des artérioles terminales, se réduit à une fente, puis disparaît. Quant à la bronchiole intralobulaire, elle ne possède pas de gaine lymphatique et sa paroi fait corps avec le tissu fibreux qui l'accompagne dans son parcours.

Système lymphatique périlobulaire et interlobulaire. — Chaque lobule composé du poumon du Bœuf, qu'il soit superficiel ou profond, est revêtu à peu près sur toute sa surface, qui est lisse et continue, par une couche d'endothélium lymphathique à cellules caractéristiques, découpées en jeu de patience. Ce revêtement (fig. 575) est étendu comme un vernis sur le fond des alvéoles confinant à la surface du lobule et formant sa limite extérieure, mais il ne peut en être séparé sous forme d'une membrane distincte. De distance en distance, on voit partir de la surface du lobule une série de lames courbes ou planes, formées d'une trame connective délicate à faisceaux rectilignes entre-croisés. L'endothélium festonné se prolonge sur elles. Ces lames se poursuivent dans les interlignes des lobules, puis gagnent un lobule voisin et se continuent avec la lame endothéliale lymphatique étendue à sa surface. Ordinairement, elles s'adossent les unes aux autres dans les interlignes et interceptent par leur accolement des mailles qui, à l'œil nu, ressemblent à s'y méprendre à celles du tissu conjonctif. Mais il s'agit, en réalité, d'espaces ou de sacs lymphathiques entés de diverses façons les uns sur les autres. Ils com-

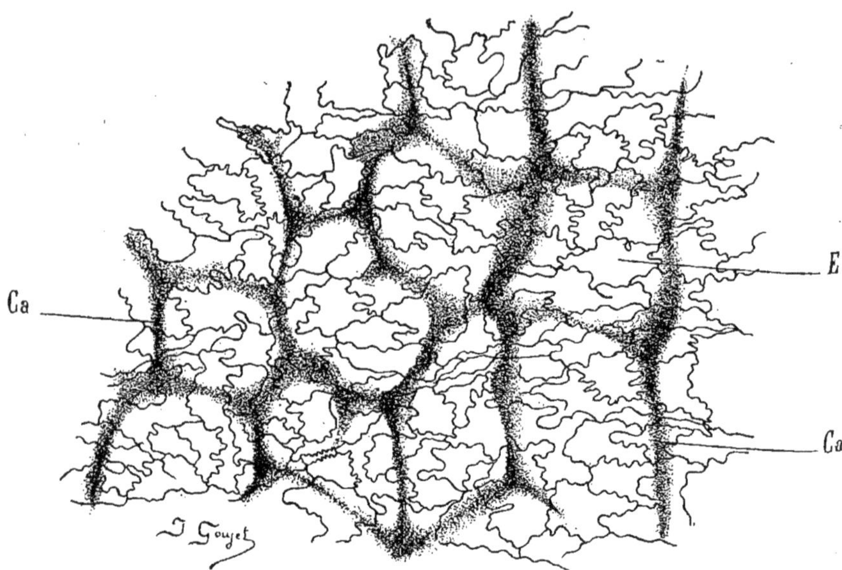

FIG. 575. — Surface latérale d'un lobule profond du poumon du Bœuf (injection interstitielle au nitrate d'argent par piqûre des fentes interlobulaires). — (Ocul. 1 de Vérick ; obj. 2 (ancien) de Nachet : tube levé, chambre claire.)

Ca, *Ca*, cloisons interalvéolaires vues par transparence à travers le revêtement endothélial superficiel du lobule ; — E, endothélium lymphatique de la surface du lobule, passant comme une nappe sur les cloisons interalvéolaires et ne se réfléchissant sur aucune pour pénétrer dans la profondeur du lobule.

muniquent tous entre eux et forment un système périlobulaire semi-cloisonné (1).

Outre ces lames, on voit, de distance en distance, partir de la face latérale d'un lobule, pour se rendre à celle du lobule adjacent au travers de l'interligne qui les sépare, de fins boyaux affectant en leur

(1) A. PIERRET et J. RENAUT. — Mémoire sur les sacs lymphatiques périlobulaires semi-cloisonnés et communicants du poumon du Bœuf (*Archives de Physiologie*, 1881).

Nous avons toujours trouvé, PIERRET et moi, un endothélium lymphatique continu sur le pourtour du lobule, sauf au niveau de son pédicule. Mais il s'agit probablement ici d'un étalement large des sacs lymphatiques comparable à celui qu'on observe sur le fond des follicules clos de l'intestin du Lapin. Et, çà et là, il est probable que, de même que dans ce dernier cas, l'endothélium manque de distance en distance entre les contacts des sacs lymphatiques étalés.

portion moyenne la figure de tubes qui s'élargissent en entonnoirs à leurs deux extrémités. Puis ils se poursuivent avec l'endothélium de la surface des deux lobules entre lesquels ils sont tendus. Ce sont ces boyaux, et les lames curvilignes adossées en sens inverse pour former les sacs lymphatiques communicants, qui donnent aux interlignes des lobules l'apparence de bandes de tissu connectif lâche quand on les observe à l'œil nu (fig. 576).

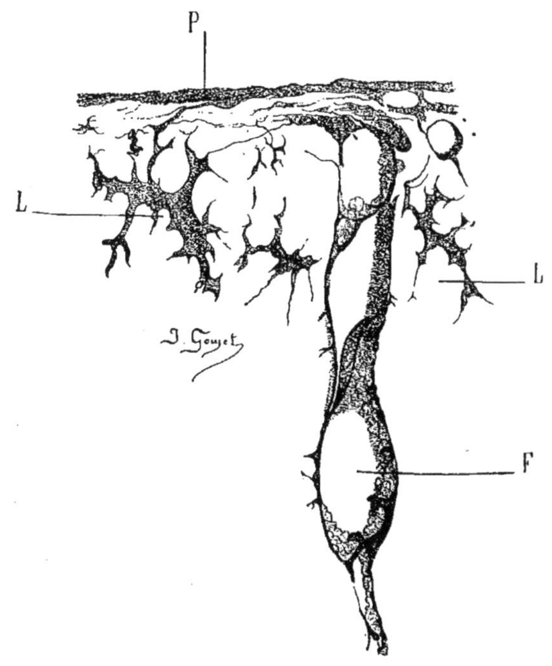

Fig. 576. — Une fente lymphatique interlobulaire semi-cloisonnée du poumon du Bœuf, fixée-développée et imprégnée de nitrate d'argent. — (Faible grossissement.)

F, fente lymphatique avec ses fausses cloisons valvuloïdes revêtues comme elle-même d'une couche continue d'endothélium découpé en jeu de patience et réfléchi comme un vernis sur toute la surface des lobules composés LL, séparés par la fente lymphatique; — P, plèvre viscérale. — (Pierret et Renaut).

Au-dessous de la plèvre, séparée des lobules par un tissu connectif lâche, existe un réseau grossier de boyaux lymphatiques très exactement décrits par Klein (1) et par Grancher (2). Ces boyaux communiquent plus ou moins régulièrement les uns avec les autres. De distance en distance, on voit l'endothélium lymphatique de la face sous-pleurale des lobules se relever en un infundibulum. Rapidement

(1) E. Klein, *The anatomy of lymphatic system. II, The Lung* (London, 1875).
(2) Grancher, Note sur les lymphatiques du poumon *(Comptes rendus de la Société de Biologie*, 10 février 1877).

celui-ci donne naissance à un trajet lymphatique qui va s'ouvrir dans l'un des gros troncs sous-pleuraux anastomosés en réseau.

Au niveau des espaces interlobulaires, les lymphatiques sous-pleuraux envoient des branches entourant les vaisseaux sanguins comme le feraient des manchons, et qui vont s'ouvrir dans les sacs périlobulaires semi-cloisonnés. Les vaisseaux sanguins interlobulaires sont surtout des veines, appartenant au système des veines pulmonaires. En passant dans les fentes interlobulaires cloisonnées par les sacs lymphatiques, ils se revêtent, chemin faisant, de manchons à endothélium festonné. Ces manchons envoient çà et là des expansions rejoignant les boyaux, les parois des sacs, etc. De cette façon l'interligne est, sur nombre de points, comme réticulé par des membranes ou des tractus de configurations variées, impossibles à décrire dans leurs détails précis, et à la surface desquels l'endothélium caractéristique se poursuit sans aucune discontinuité.

Dans la partie profonde de chaque interligne, au voisinage du point où la surface du lobule devient parallèle à la ligne pédiculaire pour aller rejoindre la bronchiole et le rameau de l'artère pulmonaire qui le pénètrent en son milieu, on ne trouve plus entre deux lobules voisins ni d'expansions membraneuses, ni de boyaux lymphatiques. L'interligne se réduit à une fente étroite, limitée par les deux faces opposées des lobules rapprochées jusqu'à se toucher, mais toujours revêtues chacune de son endothélium lymphatique. Peut-être est-ce ainsi que les lobules de l'Homme, du Cheval, du Chien, etc., sont étroitement accolés ; et peut-être est-ce aussi la raison pour laquelle on n'a pu mettre jusqu'ici en évidence le revêtement endothélial qui très probablement les limite.

Au voisinage du pédicule, les interlignes s'écartent de nouveau et les sacs communicants reparaissent largement. Souvent à ce niveau, dans l'espace laissé par les expansions membraniformes parties de deux points de la surface du lobule pour s'accoler plus loin dos à dos, existent de petites aires où les alvéoles ne sont pas immédiatement doublés d'endothélium festonné. Là prend place, entre la surface du lobule et la paroi lymphatique, un tissu connectif lâche ordinaire, dont les mailles sont gorgées de cellules migratrices. Enfin, au niveau du pédicule lui-même, le vernis endothélial du lobule se replie le long du rameau de l'artère pulmonaire pour lui fournir sa gaine lymphatique; tandis qu'autour de la bronchiole intralobulaire parallèle à l'artère une telle gaine n'existe pas.

Ligne pédiculaire. — L'axe de la ligne pédiculaire est formé par les ramifications des vaisseaux sanguins et des bronches interlobulaires, entourées de faisceaux conjonctifs parallèles à leur direction. Mais le système des sacs cloisonnés se poursuit au sein du tissu conjonctif. De chaque côté, la ligne connective est bordée de fentes et de sacs tapissés d'endothélium à cellules sinueuses; et ces cavités la traversent irrégulièrement, de façon à demeurer continues des espaces interlobulaires situés en deçà avec ceux situés au delà. D'autre part, il est facile de constater que les fentes communiquent directement avec les lymphatiques, nettement canaliculés et munis de valvules, qui suivent les ramifications bronchiques et se rendent dans les ganglions du hile du poumon.

Il suffit, en effet, de piquer un interligne quelconque des lobules sous-pleuraux avec la canule-trocart d'une seringue de Pravaz, d'injecter d'abord de l'eau distillée pour chasser la lymphe, puis une solution de nitrate d'argent à 1 pour 400, enfin de fixer le système lymphatique déployé par l'œdème artificiel en le plongeant dans l'alcool fort, pour obtenir des préparations semblables à celles qui nous ont servi, à Pierret et à moi, pour établir la description qui précède. Une seule et même injection imprègne à la fois le réseau sous-pleural, le vernis endothélial de la surface des lobules, les gaines des petites artères pulmonaires intralobulaires, les lymphatiques interlobulaires, ceux de la ligne pédiculaire et quelques espaces lymphatiques interlobulaires de la série des lobules situés du côté opposé. Cette imprégnation réussit de la même façon, quel que soit l'interligne interlobulaire, superficiel ou profond, que l'on ait piqué. Il en résulte que toutes les parties du système lymphatique que je viens de décrire sont continues et communicantes entre elles (1).

(1) Sur le poumon d'un Bœuf récemment abattu, l'on injecte, par piqûre, soit sous la plèvre, soit directement dans une ligne interlobulaire profondément située dans le parenchyme pulmonaire, une ou deux pleines seringues de Pravaz d'eau distillée. Les interlignes semi-cloisonnés se distendent. L'injection file d'interligne en interligne et enveloppe les lobules qu'on voit sous forme d'îlots dans le réseau gélatineux dessiné par les lignes d'œdème. A ce moment, l'injection est continuée avec une solution de nitrate d'argent à 1 pour 400. La distension des interlignes s'exagère : bientôt tous prennent un aspect laiteux. L'imprégnation est terminée ; il faut maintenant fixer les parties à l'état de déploiement. Pour cela, on arrose la surface du poumon, largement, pendant cinq à six minutes, avec de l'alcool à 36 degrés de Cartier. Rapidement cette surface est durcie ; elle ne se rétractera plus que très légèrement. Pour fixer en déploiement les parties profondes, il suffira de plonger le fragment de poumon, limité par une écorce déjà suffisamment solidifiée, dans l'alcool à 36 degrés et de l'y abandonner pendant vingt-quatre heures à la lumière diffuse. Au bout de ce temps, on peut pratiquer des coupes dans tous les sens. On les recevra dans l'alcool afin de ne pas déranger la disposition des parties fixées. On ajoutera de l'essence de girofle sur la lame de verre, et on montera dans le baume du Canada. Si l'on veut colorer les coupes minces pour marquer les noyaux des endothéliums, on les charge sur la lame de verre sans les faire passer par l'eau. On ne fait agir celle-ci que progressivement, quand la coupe, en se desséchant, a déjà adhéré au verre par ses bords. On la traite alors par le picrocarminate ou la glycérine purpurinée ; et on l'examine dans la glycérine picrocarminée ou la glycérine purpurinée diluée au tiers.

D'un autre côté, l'imprégnation d'argent qui met en évidence le vernis endothélial de la surface de chaque lobule, imprègne aussi les endothéliums des alvéoles adjacents, et même parfois ceux des alvéoles du lobule entier. Il est aisé de reconnaître alors qu'aucun trajet lymphatique, sauf la gaine périartérielle, ne pénètre dans l'intérieur du lobule, et que dans les cloisons inter-alvéolaires on ne voit pas trace d'endothélium festonné. GRANCHER a donc été trop loin, dans sa description d'ailleurs excellente des lymphatiques du lobule composé, en admettant des réseaux périinfundibulaires, c'est-à-dire entourant chaque lobulin, et *a fortiori* des réseaux périalvéolaires (1).

En résumé, dans le poumon du Bœuf, le lobule composé est limité de tous côtés par une surface lymphatique vraie, ne pénétrant pas dans son intérieur mais se continuant de lobule à lobule par la voie des boyaux et des expansions membraniformes occupant les interlignes. De cette façon, les éléments respiratoires de tout le poumon plongent, en fin de compte, dans un vaste sac lymphatique cloisonné. Ce sac n'est plus, comme autour du poumon unilobulaire des anoures et des lacertiens, un département de la cavité viscérale. La plèvre ne recouvre que la surface générale du poumon. Ne pouvant la disposer autour de chaque lobule à cause du groupement en une seule masse de ces derniers, la nature a tourné la difficulté et lui a substitué une formation lymphatique, qui s'est adaptée au rôle de séreuse en miniature.

Chez l'Homme et les autres mammifères dont les lobules paraissent soudés entre eux, ce système n'est pas annulé ainsi que l'a montré GRANCHER. Il est réduit à des fentes difficilement développables chez l'adulte, mais qui le sont encore suffisamment chez le nouveau-né pour qu'on puisse conclure à la généralité de la disposition qui vient d'être décrite chez le Bœuf, et qui d'ailleurs est morphologiquement trop importante pour être spéciale à une seule espèce.

Nous considérerons donc l'origine des lymphatiques du poumon comme résidant tout entière dans le système périlobulaire et dans celui des sacs ou des fentes des interlignes qui communique avec ce système et les lymphatiques efférents. Le système périlobulaire, est occupé par la lymphe, dont les cellules viennent peut-être, elles aussi, se charger d'oxygène à la surface du lobule. D'un autre côté, la paroi de ce dernier, immédiatement adossée à une surface lymphatique, se trouve par le fait même disposée de la façon la plus favorable pour jeter immédiatement, dans le milieu lymphatique qui l'environne, une série de substances à éliminer, comme elle le ferait dans les bouches béantes d'un égout. On s'expliquerait ainsi plus facilement cette obser-

(1) GRANCHER, Note sur les lymphatiques du poumon (*C. R. de la Soc. de Biol.*, 10 févr. 1877).

vation ancienne de MAGENDIE, qui montrait qu'en injectant dans le poumon des solutions toxiques, on les y voyait aussitôt disparaître et leur effet se produire comme si on les eût poussées dans une veine ouverte (1).

§ 5. — APPAREIL AÉROPHORE. — RAMIFICATIONS BRONCHIQUES INTRA-PULMONAIRES

Les ramifications bronchiques intra-pulmonaires sont les arborisations de la bronche de bifurcation de la trachée qui commande l'apport de l'air dans le poumon tout entier. Au fur et à mesure qu'en se multipliant, ces ramifications deviennent de calibre plus étroit et se rapprochent des lobules, leur constitution se modifie : non pas brusquement, mais par degrés. Nous allons suivre les bronches de leur origine dans le lobule composé, dont la structure nous est maintenant connue, jusque dans la bronche extra-pulmonaire ou *de bifurcation*, simple division de la trachée établie sur le même type que ce conduit, qui forme le tronc commun de tout l'arbre aérophore et se termine dans la cavité pharyngienne par le larynx.

I. **Bronchioles** (2). — Je désignerai sous le nom de « bronchioles » les parties de l'arbre bronchique qui pénètrent dans l'intérieur du lobule composé. Comme on l'a déjà vu, ces bronchioles sont de deux ordres : *a)* les *bronchioles terminales* qui commandent les lobules simples ; *b)* la *bronchiole intralobulaire* qui fait suite aux bronchioles terminales et forme, avec le rameau lobulaire de l'artère pulmonaire, le pédicule du lobule composé. La bronchiole intralobulaire porte les bronchioles terminales comme le tronc d'un arbuste ses rameaux.

a) La *bronchiole terminale* (dont je ne donnerai pas ici le diamètre parce qu'il varie souvent dans un même lobule et toujours considérablement chez les divers animaux), est constamment entourée d'une petite gaine de tissu conjonctif, infiltré de cellules lymphatiques

(1) Il est clair que, dans ce cas, l'absorption rapide est due en majeure partie aux capillaires alvéolaires, qui sont à la fois presque exposés et forment une surface d'étendue pour ainsi dire infinie. Mais la disposition des lymphatiques périlobulaires doit jouer aussi, à cause de son développement, un rôle plus ou moins considérable dans l'absorption.

(2) La nomenclature des bronches de différents calibres a subi de telles variations que les noms adoptés par les auteurs, quand bien même ils sont identiques, ne désignent pas les mêmes objets. On me pardonnera donc de faire table rase et d'établir une nouvelle division ayant pour base des connexions organiques typiques, et des variations de structure qui le sont également.

chez l'Ane et le Cheval (fig. 577), mais en contenant toujours un certain nombre chez les autres animaux, notamment chez l'Homme. Sa paroi propre est formée par une mince membrane vitrée, à la surface de laquelle on voit une rangée de cellules cylindriques à cils vibratiles, sans aucune cellule caliciforme intercalaire. C'est à quoi se réduit ici la muqueuse bronchique, que nous verrons plus loin si développée. Il n'y a point dans ces bronchioles de plis longitudinaux ; l'épithé-

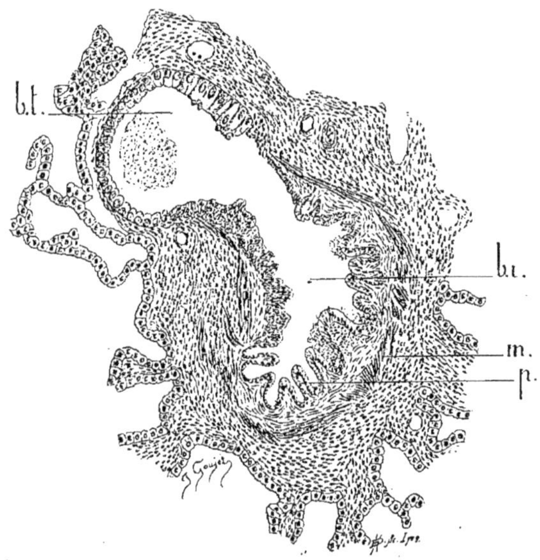

Fig. 577. — Coupe oblique d'une bronchiole intralobulaire et d'une bronchiole terminale du poumon du Cheval, montrant comment la première se continue avec la seconde. — Fixation par l'alcool fort. Durcissement par la gomme et l'alcool. Coloration a la purpurine. Baume du Canada. — (Ocul. 1, obj. 4 de Leitz, tube levé.)

bi, lumière de la bronchiole intralobulaire; — *p*, plis longitudinaux de la bronche intralobulaire coupés en travers et obliquement; — *m*, muscles de Reissessen; — *bt*, bronche terminale : elle n'a ni plis longitudinaux, ni muscles. Elle est revêtue par des cellules cylindriques basses.

lium cilié ne possède pas d'éléments glandulaires. Il n'est pas en réalité réduit à une seule couche de cellules cylindriques. Entre les pieds des cellules, de distance en distance, on voit des cellules basses ou engagées entre les autres comme des coins, de façon à figurer une couche génératrice discontinue.

Du côté de l'orifice émissaire du lobule composé, répondant à l'infundibulum de Rossignol, on peut constater, sur les coupes intéressant par hasard la bronchiole dans son axe exact, que la membrane propre des alvéoles se continue avec la vitrée qui porte l'epithélium cilié. Sur le poumon du Bœuf (fig. 578) et mieux sur les poumons légèrement modifiés par une inflammation chronique (tels que ceux du Cheval dans le farcin, où l'endothélium respiratoire est revenu à la forme cubique), on voit que les cellules prismatiques de la paroi alvéolaire se terminent par un petit plateau, répondant probablement aux lames minces étalées dans l'état normal sur les vaisseaux. La ligne de ces plateaux se continue avec celle des cellules portant des cils à l'origine de la bronche. Cette observation est capitale, parce qu'elle établit la signification des lames minces superficielles des cellules endothéliales des alvéoles : ces lames répondent à des plateaux très élargis.

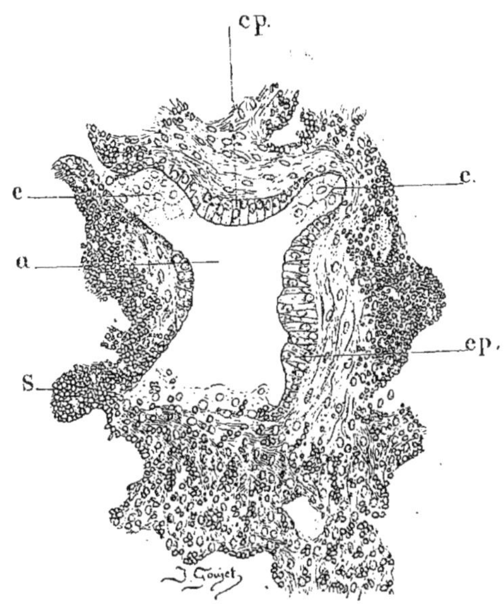

Fig. 578. — Coupe du point d'ouverture d'une bronchiole terminale du poumon absolument sain du Bœuf dans l'alvéole pulmonaire raccordant cette bronchiole au lobule primitif. — Fixation du poumon (insufflé) par le liquide de Müller. Durcissement par la gomme et l'alcool. Coloration par l'éosine hématoxylique. Conservation dans le baume au xylol. — (Ocul. 1, obj. 6 de Leitz. Chambre claire.)

a, lumière au point d'ouverture de la bronchiole dans l'alvéole : elle n'est plus circulaire, mais irrégulièrement polyédrique, tout comme dans les alvéoles fixés distendus; — *ep*, *ep*, épithélium cylindrique de la bronchiole terminale, tapissant deux des côtés : il s'abaisse progressivement pour se continuer avec l'endothélium alvéolaire ; — *e*, *e*, endothélium alvéolaire vu de front, à plat ; — S, capillaires sanguins du parenchyme alvéolaire, remplis de globules rouges.

Au voisinage du point où la bronchiole terminale va s'insérer sur la bronchiole intralobulaire qui lui fait suite, on voit apparaître, en dehors de la vitrée et au sein du tissu conjonctif, quelques fibres musculaires lisses formant des anneaux incomplets, discontinus et constitués souvent chacun par une seule cellule. Les caractéristiques de la bronchiole terminale sont donc : *l'absence de plis longitudinaux*, *l'absence de cellules caliciformes*, *l'absence à peu près complète de tunique musculaire.*

b) Les *bronchioles intralobulaires* ont une constitution tout autre et reconnaissable du premier coup. Leur surface interne est parcourue par une série de plis, tous parallèles entre eux et à l'axe de la bronche, par conséquent tous longitudinaux. Sur la bronche coupée en travers, on voit ces plis de hauteur égale s'avancer vers le centre de la bronche comme les rayons d'une roue (fig. 579). Ils sont occupés par un prolongement du tissu conjonctif extraordinairement riche en fibres élastiques à direction longitudinale comme le pli lui-même, entourant la bronche et renfermant des anses vasculaires. A leur surface limitée par la vitrée très mince, on voit un épithélium cilié dont la couche génératrice n'est pas encore continue, mais commence à devenir distincte.

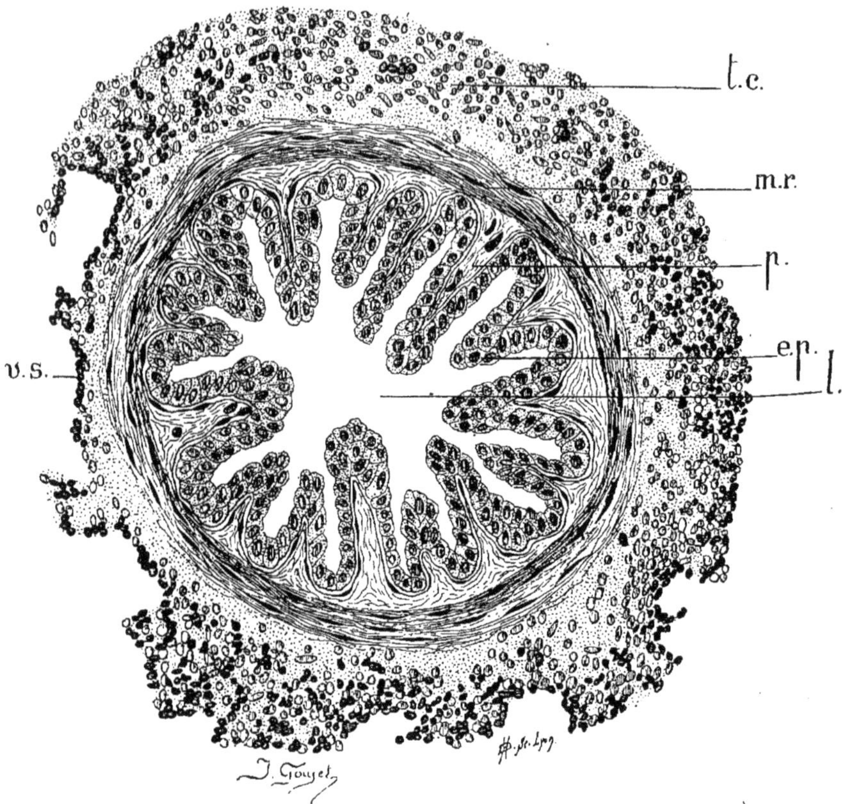

Fig. 579. — Coupe transversale d'une bronchiole intralobulaire pédiculisant un lobule composé du poumon du Bœuf. Fixation par le liquide de Müller; gomme, alcool; coloration par l'éosine hématoxylique. Conservation dans le baume au xylol. — (Ocul. 1, obj. 6 de Leitz.)

ep, épithélium; — *p*, festons répondant à la coupe transversale des plis longitudinaux; — *l*, lumière de la bronchiole; — *m r*, muscles de Reissessen; — *t c*, tissu conjonctif péribronchique; — *v s*, vaisseaux sanguins remplis de globules rouges. — Les cils n'ont pas été conservés par la fixation.

Vers la partie inférieure de la bronchiole, au voisinage de la ligne pédiculaire, apparaissent des cellules caliciformes de distance en distance entre les cellules à cils vibratiles. La lumière des bronchioles intralobulaires est toujours, chez l'Homme, inférieure à 1 millimètre.

Au-dessous de la ligne générale des plis formés pour multiplier la surface muqueuse, et au moment où l'élément mucipare y fait son apparition, prend place l'anneau formé par les *muscles de Reissessen*. Il consiste en petits faisceaux de fibres lisses, munis à leurs deux extrémités de petits tendons élastiques qui vont rejoindre les réseaux élastiques de l'adventice et ceux plus lâches du tissu conjonctif de la muqueuse passant sous les plis longitudinaux. Ces faisceaux ne sont pas placés bout à bout. Leurs extrémités se recouvrent toujours dans le même sens : de façon à amener, lorsque tous se contractent, un resserrement de la bronchiole par un véritable mouvement de torsion. Cette disposition est définitive et se retrouvera dans toutes les bronches qui font suite aux bronchioles intralobulaires.

Quand on coupe ces dernières exactement en long suivant leur axe, on voit que le long d'elles les muscles de Reissessen se succèdent par petits paquets distincts et non pas comme dans les artérioles en formant une couche continue. Cette disposition se poursuivra exactement aussi sur les autres bronches. En résumé, les caractéristiques de la bronchiole intralobulaire sont donc : l'apparition *des plis longitudinaux*, celle de la *formation musculaire en anneaux complets*, et celle des *cellules caliciformes dans l'épithélium*. La paroi bronchique reste jusqu'ici exclusivement *membraneuse*.

II. **Bronches interlobulaires**. — Les bronches interlobulaires occupent les lignes pédiculaires qui séparent les lobules composés les uns des autres. Ce sont elles qui émettent, chemin faisant, toutes les bronchioles intralobulaires : une pour chaque lobule composé. Elles se distinguent avant tout des bronchioles parce que leur muqueuse est doublée d'un squelette cartilagineux. Leur diamètre, chez l'Homme, est toujours supérieur à $1^{mm}1/2$.

La muqueuse est ici vraiment formée. Elle est composée d'un derme muqueux véritable constitué par du tissu conjonctif fibreux, renforcé par des fibres élastiques et relevé en grands plis longitudinaux occupés par un réseau serré de fibres élastiques également longitudinales. L'épithélium est devenu absolument semblable à celui des fosses nasales. C'est un épithélium cylindrique stratifié, doublé par une couche génératrice régulière et continue. Les cellules caliciformes sont extrêmement nombreuses. Au fond des plis, elles le sont davantage qu'à leur surface ; de façon que ces plis, dans leur partie profonde, deviennent en réalité des *plis glanduleux*. L'épithélium repose sur une membrane vitrée parfaitement distincte, qui devient énorme dans l'œdème chronique du poumon (fig. 580) et analogue dans cet état à celles des glandes sudoripares. Dans l'épaisseur du derme muqueux, et passant sous les plis comme dans les bronchioles intralobulaires, on voit les muscles de Reissessen composés de faisceaux de cellules musculaires lisses en nombre variable pour chaque faisceau. Ils forment un anneau autour de la bronche, comme une série de croissants à extrémités chevauchant les unes sur les autres. Au-dessous de ces muscles, le tissu conjonctif sous-muqueux renferme des nerfs. Les vaisseaux bronchiques s'engagent dans chaque pli pour y former des anses capillaires analogues à celles des papilles. Extérieurement aux muscles, le tissu conjonctif devient de plus en plus fibreux. Ses faisceaux sont parallèles à la marche de la bronche, et, de distance en distance, quand on a coupé celle-ci en travers, on voit la section des plaques cartilagineuses auxquelles le tissu conjonctif forme un périchondre. Dans l'intervalle, il se poursuit comme d'une sorte de ligament.

Les plaques cartilagineuses ne constituent pas ici des anneaux continus, mais bien des lames curvilignes distantes entre elles, ou engrenées par leurs bords, surtout bien développées sur les éperons séparant les bifurcations des canaux bronchiques. Ces plaques sont

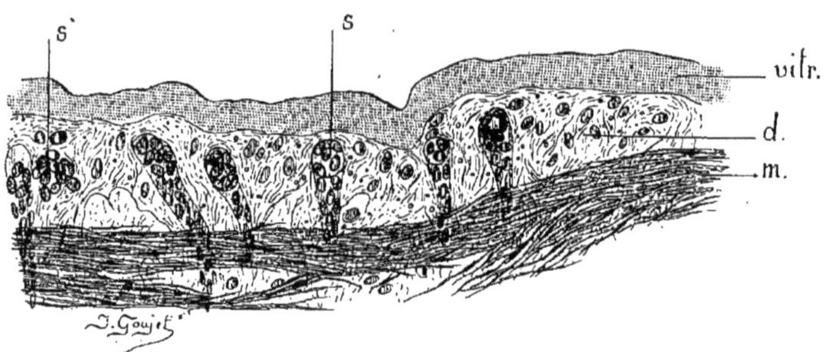

FIG. 580. — Coupe de la paroi d'une bronche interlobulaire, prise sur le poumon d'une jeune fille depuis longtemps atteinte d'œdème pulmonaire consécutif à un rétrécissement mitral pur. Fixation par le bichromate d'ammoniaque à 2 pour 100. Gomme, alcool, coloration au picrocarminate.

vitr, vitrée bronchique énormément épaissie, dessinée en un point débarrassé de l'épithélium; — *d*, derme muqueux modifié par l'œdème et renfermant un grand nombre de cellules lymphatiques; — *s*, *s'*, vaisseaux sanguins dilatés, distendus par une injection naturelle de globules rouges, — *m*, muscles de Reissessen. — (Ocul. 1, obj. 7 de Leitz. Chambre claire, projection sur la table de travail.)

formées d'un cartilage hyalin dont les capsules, arrondies au centre de l'îlot cartilagineux, sont aplaties au voisinage du périchondre. Quelquefois (chez l'Homme), la substance fondamentale de ces cartilages est parcourue par quelques fibres ou quelques réseaux de grains élastiques. Cette disposition augmente leur souplesse.

En dehors du système des plaques cartilagineuses, le tissu conjonctif forme une gaine, ou *adventice* de la bronche. Là, de distance en distance, il redevient lâche et renferme même quelques pelotons adipeux. Les vaisseaux bronchiques de distribution sont contenus dans l'adventice, et ils abordent la muqueuse par les intervalles des plaques cartilagineuses. C'est aussi là le chemin que suivent les capillaires lymphatiques pour se rendre dans les lymphatiques collecteurs situés en dehors de la zone des cartilages.

La caractéristique des bronches interlobulaires consiste, en résumé, dans *leur squelette cartilagineux discontinu*, l'abondance *des cellules caliciformes sur leurs replis muqueux* jointe à *l'absence de glandes différenciées* dans leurs parois, si ce n'est tout à fait au voisinage des bronches de distribution.

III. **Bronches de distribution.** — Les bronches interlobulaires sont les ramifications de bronches plus grosses que j'appelle *bronches de*

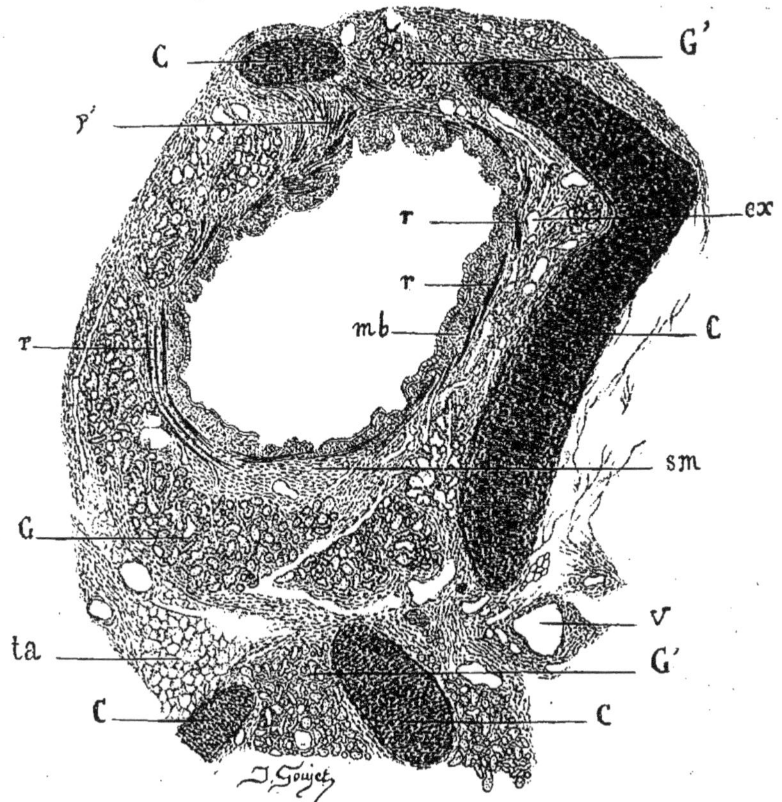

Fig. 581. — Coupe transversale d'une bronche de distribution du poumon de l'Homme, légèrement ectasiée par son passage dans un foyer de sclérose. Alcool, gomme, alcool; purpurine, baume du Canada. — (Ocul. 1, obj. 00 de Vérick.)

m b, muqueuse bronchique; — *r*, *r*, *r*, muscles de Reissessen qui ont été divulsés par l'ectasie bronchique : on voit dès lors comment chevauchent leurs chefs; — *r'*, ces mêmes muscles coupés obliquement; — C, C, C. cartilages formant le squelette de la bronche. Ils sont troués pour laisser passer les glandes G', G'; — *sm*, sous muqueuse; — G, glandes bronchiques internes; — *ex*, leurs canaux excréteurs; — *ta*, tissu cellulo-adipeux péribronchique; — *v*, veines bronchiques.

distribution parce qu'elles distribuent l'air à des segments importants d'un même lobe pulmonaire. Elles ne diffèrent des grosses bronches que parce que leurs anneaux cartilagineux, au lieu d'être pleins dans toutes leurs parties, sont perforés de distance en distance pour le passage des glandes bronchiques (fig. 581).

C'est l'existence de ces glandes qui distingue avant tout les bronches de distribution des bronches interlobulaires qui, elles, ne possèdent que de simples plis glanduleux. Les glandes, toutes situées en dehors de la muqueuse au-dessous de la ligne des muscles de Reissessen, sont de deux ordres. Les unes sont comprises entre l'anneau cartilagineux et l'anneau musculaire (fig. 582), et sont de forme lenticulaire. Les autres prennent place dans les espaces dont les anneaux cartilagineux sont perforés et se répandent en dehors de ces derniers. Toutes ces glandes sont racémeuses : en grappe simple. Un long tube collecteur, prolongeant le canal excréteur, porte sur ses côtés une série de culs-de-sac courts, les uns indivis et les autres divisés ou

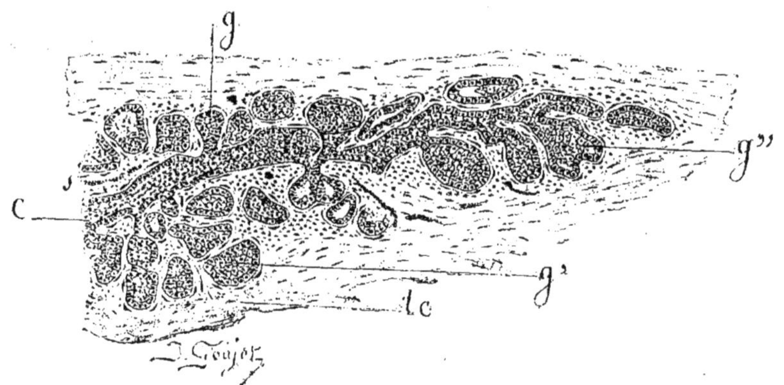

Fig. 582. — Une glande bronchique pennée de la sous-muqueuse (Bœuf). Fixation par le liquide de Müller ; gomme, alcool ; coloration à l'éosine hématoxylique. Conservation dans le baume du Canada. — (Faible grossissement.)

C, canal collecteur formant l'axe de la glande pennée ; — *g*, cul-de-sac glandulaire court et indivis ; — *g'*, cul-de-sac glandulaire coupé en travers ; — *g''*, cul-de-sac glandulaire bifide ; — *tc*, tissu conjonctif.

subdivisés. Ce long tube et ses bourgeons glandulaires latéraux forment par leur ensemble une glande pennée. L'épithélium est entièrement composé de cellules granuleuses. Il s'agit donc ici de glandes séreuses et à ferment. Au-dessous de la glotte, chez les animaux dont le poumon est sain et qui ont été tués par hémorragie, on ne trouve plus de glandes trachéo-bronchiques du type mixte : c'est-à-dire renfermant à la fois des cellules mucipares et des cellules granuleuses disposées en croissants de Giannuzzi. Au contraire, chez l'Homme autopsié (c'est-à-dire ayant subi la congestion bronchique accompagnant régulièrement l'agonie plus ou moins prolongée), un grand nombre de glandes sont mixtes. Je suis porté à penser qu'il s'agit ici de formations glandulaires dont l'épithélium n'a pas une complète fixité, et qu'une irritation même courte peut ramener au type mucipare. De là l'explication de l'absence absolue d'expectoration muqueuse chez l'individu sain. Chez lui, les glandules bronchiques sont séreuses seulement. Elles servent à fournir de l'eau pour saturer de plus en plus l'air par les vapeurs de celle-ci à son passage, et des ferments pour attaquer les corps étrangers pulvérulents transformables, parvenus jusque dans les bronches de distribution. Dans la bronchite, au contraire, l'épithélium des glandes bronchiques revient au type mucipare. Devenu métatypique, il fournit son contingent à la sécrétion muqueuse pathologique.

Le canal excréteur des glandes bronchiques s'ouvre au fond d'un des plis de la muqueuse après avoir traversé la ligne des muscles de

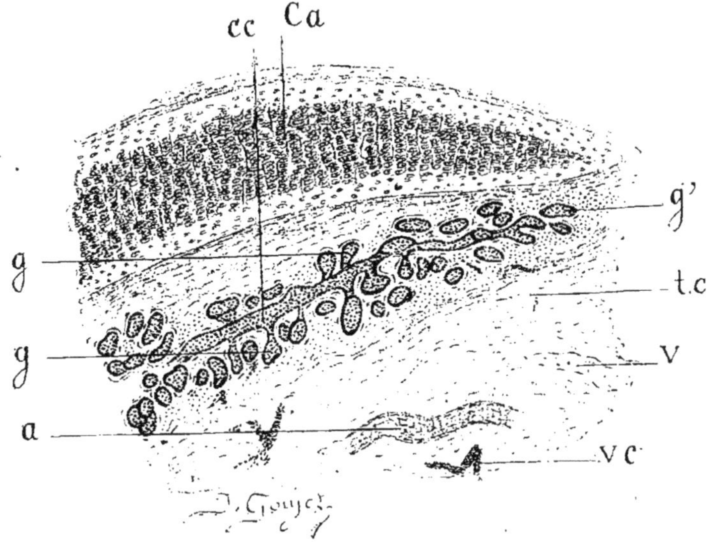

FIG. 583. — Une glande bronchique pennée d'une bronche de distribution du poumon du Bœuf, étalée à la surface interne d'un cerceau cartilagineux. — (Même préparation que dans la figure 582.)

Ca, cartilage; — *cc*, canal collecteur de la glande; — *g*, *g*, *g'*, ses culs-de-sac entés sur le canal collecteur comme les barbes d'une plume.

a, petite artère destinée à la muqueuse bronchique; — *v*, veine bronchique; — *vc*, vaisseau capillaire de la sous-muqueuse. — (Faible grossissement.)

Reissessen, dont les faisceaux s'écartent sur son passage; ou bien il s'insinue dans leurs intervalles. Il est revêtu d'une couche d'épithélium cylindrique analogue à celui des canaux des glandes pharyngiennes.

Les glandes bronchiques (avec les vaisseaux sanguins qui, après avoir formé de larges mailles au-dessous des muscles de Reissessen, vont se terminer dans les plis de la muqueuse), occupent la majeure partie de l'intervalle compris entre celle-ci et les anneaux cartilagineux (fig. 583). La muqueuse possède un derme encore plus épais que dans les bronches interlobulaires, mais encore peu développable. Ce derme renferme de nombreux faisceaux et réseaux de grains élastiques qui, au voisinage de l'épithélium, constituent une sorte de limitante, analogue à celle des artères, bien que beaucoup plus mince.

Par ses parties profondes, le derme muqueux émet des faisceaux fibreux qui vont obliquement rejoindre l'anneau cartilagineux s'il en existe un à ce niveau. Ils concourent alors à la constitution du périchondre interne, moins épais que l'externe formé par le tissu fibreux fasciculé de la membrane adventice.

On voit par ce qui précède combien, au point de vue glandulaire, varie la muqueuse dans les diverses bronches que je viens de décrire. Dans les bronchioles terminales, aucun élément mucipare n'existe. Dans les bronchioles intralobulaires et les bronches interlobulaires, le mucus est tout entier fourni par des cellules caliciformes. Le mucus des bronchioles et des fines bronches, rejeté par l'expectoration, est transparent comme le verre, adhérent à la façon d'une colle aux parois du crachoir, et strié de bulles parce que, lorsqu'il est accumulé dans des canaux toujours étroits, il emprisonne l'air à son passage : c'est un mucus de surface. Le mucus des grosses bronches est au contraire, dans l'inflammation, peu adhésif, analogue à celui des glandes des fosses nasales et du larynx légèrement excitées. Il est fourni par des glandes primitivement séreuses mais partiellement revenues au type mucipare.

§ 6. — VOIES AÉRIENNES EXTRA-PULMONAIRES. — TRACHÉE ET BRONCHES DE BIFURCATION.

La trachée et les bronches de bifurcation, qui forment le tronc et les deux branches maîtresses de l'arbre aérophore tout entier, sont situées hors du poumon et de la cavité viscérale chez tous les mammifères. Leur constitution, qui est sensiblement la même pour la trachée et les deux grosses bronches, est tout à fait caractéristique.

Les plis de la muqueuse, très accusés, mais ne faisant pas dans la lumière du tube aérien une saillie comparable à celle des plis de la muqueuse des bronches, ne sont plus ici longitudinaux, mais bien transversaux. Les cerceaux cartilagineux, placés les uns à la suite des autres au lieu de former des anneaux complets, ont chez l'Homme, le Chien, etc., la forme d'arcs à convexité antérieure, et dont les extrémités ouvertes sont reliées en arrière par un plan fibro-musculaire disposé par rapport à eux comme la corde d'un arc. Il en résulte que le tube aérien représente un cylindre dont on aurait enlevé le quart postérieur (Cruveilhier) (1).

(1) Cette disposition est loin d'être générale, même chez les mammifères. Chez les Makis, les cerceaux cartilagineux de la trachée et des deux bronches de bifurcation forment des cercles complets. Chez les solipèdes, tels que le Cheval, ils ont la figure d'arcs ou de croissants, qu'on aurait courbés de manière à faire chevaucher leurs deux cornes l'une sur l'autre. Ce croisement se fait en arrière. Chez l'Homme,

Muqueuse de la trachée. — *La muqueuse du type trachéen* offre une constitution reconnaissable à première vue. L'épithélium qui la revêt est formé d'une couche régulière de cellules génératrices arrondies, surmontée d'un rang de cellules cylindriques à cils vibratiles (fig. 584) entre lesquelles on voit un grand nombre de cellules caliciformes intercalaires. Constamment, dans les intervalles des cellules cylindriques, on trouve des cellules lymphatiques en voie de migration. Souvent aussi celles-ci sont réunies entre les pieds des cellules déjetés à droite et à gauche. Elles interceptent de la sorte des *thèques intra-épithéliales*. A la surface des plis transversaux, sur les coupes sagittales de ces derniers, on voit les cellules épithéliales se disposer en éventail et devenir plus hautes. C'est le rudiment d'une disposition en groupes flocculeux, qui a pour but de multiplier la surface épithéliale.

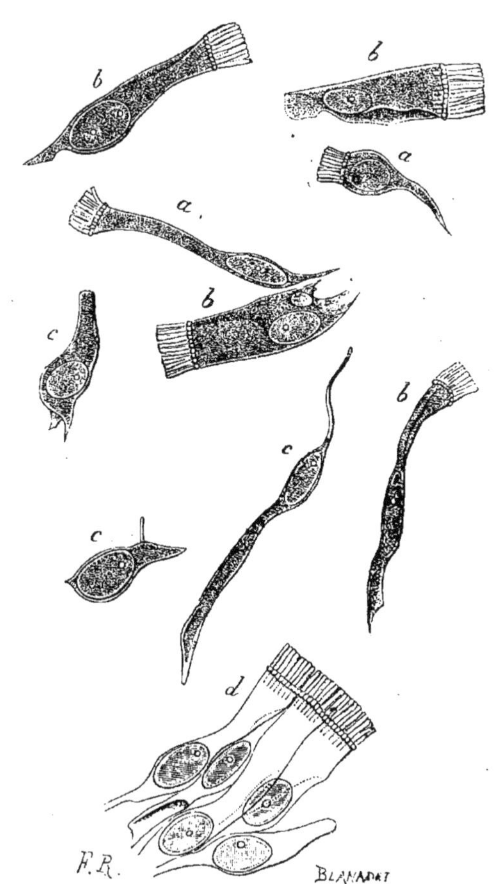

Fig. 584. — Cellules épithéliales à cils vibratiles de la trachée du Lapin, isolées après l'action de l'alcool dilué au tiers; bleu d'aniline soluble.

a a, cellules épithéliales présentant les formes les plus ordinaires; — *b b b*, cellules dont le corps protoplasmique porte des empreintes de cellules voisines; — *c c c*, jeunes cellules, que le mouvement d'élévation n'a pas encore amenées à la surface et sur lesquelles manque le plateau cilié : l'une d'elles répond à une cellule de la couche génératrice et porte le pied effilé d'une des cellules superficielles à plateau cilié; — *d*, un groupe de cellules avec leurs rapports réciproques. — (600 diamètres, project. sur la table.)

Le derme muqueux, limité par une membrane vitrée sur laquelle repose l'épithélium, peut être divisé (Mouton) en deux assises. L'une, interne ou superficielle, doublant la vitrée, est formée par du tissu connectif dans les espaces interfasciculaires duquel existent de très

le Chien, le Mouton, le croissant est ouvert en arrière et sous-tendu par une membrane fibro-musculaire. Chez les cétacés, les cerceaux sont soudés entre eux suivant une spirale.

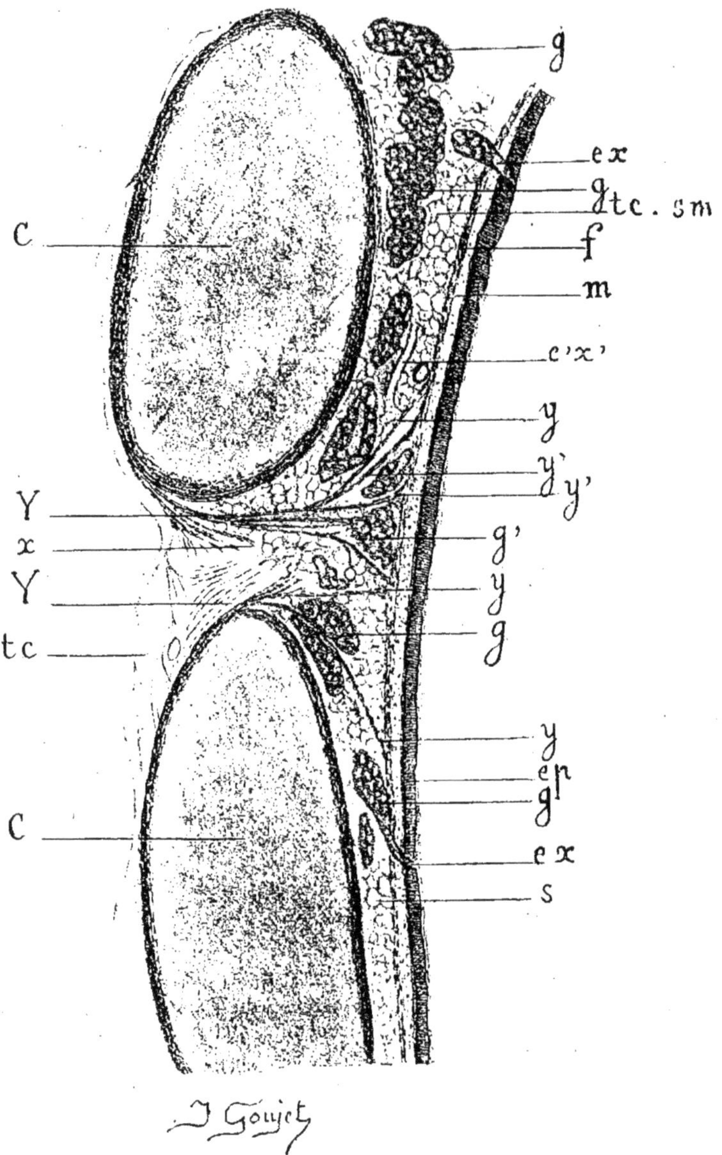

FIG. 585. — Coupe sagittale de la trachée du Mouton. Fixation par l'alcool fort ; coupes à main levée, orientées bien perpendiculairement à la surface des anneaux successifs. Purpurine. Conservation dans le baume du Canada. (Faible grossissement.)

CC, coupe des arcs cartilagineux ; — YY, ligaments en Y ; — *yy*, *y'y'*, leurs branches longues et courtes insérées à la couche tendiniforme *f* de la muqueuse trachéale ; — *m*, couche superficielle du derme, siège de l'infiltration lymphatique et où se développent çà et là les îlots de tissu réticulé ; — *tc sm*, tissu sous-muqueux renfermant des glandes trachéales *g g g* ; — *g'*, glandes trachéales comprises dans l'écart des branches des ligaments en Y ; — *ex*, *ex*, canaux excréteurs des glandes ; — *ep*, épithélium de la muqueuse trachéale, cylindrique et à cils vibratiles ; — *e'x'*, une portion du trajet d'un canal excréteur à trajet sinueux ; — *x*, ligament en X ; — *tc*, tissu conjonctif lâche ; — *s*, vaisseau sanguin.

nombreuses cellules lymphatiques, placées à la file et comme bout à bout dans les intervalles des faisceaux. De distance en distance, ces cellules forment des amas lenticulaires ou même arrondis. Si l'on traite le derme muqueux au pinceau, on dégage dans l'aire de ces amas un tissu réticulé semblable à celui des ganglions. Ce sont là des *points lymphatiques*, différant des follicules clos en ce qu'ils ne sont pas exactement limités ni munis d'un réseau de vaisseaux sanguins radiés, et qu'ils se confondent progressivement sur leur marge avec le tissu fibreux ordinaire du derme. Je donnerai à cette première assise le nom de *couche d'infiltration lymphatique*. Une telle couche n'existe pas dans les bronches intra-pulmonaires. Elle représente et prolonge, dans la trachée et les bronches de bifurcation, l'assise superficielle de la muqueuse pharyngée occupée par le tissu réticulé et les cellules lymphatiques (fig. 585, *m*).

Immédiatement en dehors d'elle, on trouve une seconde assise du derme muqueux. Je l'appellerai *couche tendiniforme*, parce qu'elle est formée, à la façon d'un tendon, par des faisceaux fibreux presque tous longitudinaux, dans les intervalles desquels prennent place des chaînes de cellules fixes disposées à la surface des faisceaux comme des tuiles courbes de même rayon. Mais cette couche diffère des tendons en ce qu'elle renferme une formation élastique très développée et résistante, signalée depuis longtemps par Kölliker. Les deux couches que je viens de décrire sont à peu près d'égale épaisseur et constituent par leur union le derme tout entier. La plus superficielle qui, pas plus que dans le pharynx, n'a de relèvements papillaires, est parcourue par les vaisseaux sanguins. Ceux-ci forment des mailles planiformes au-dessous de la vitrée. Ils sont incessamment l'origine d'un mouvement de diapédèse déterminant à la fois l'infiltration des espaces interfasciculaires par les globules blancs, l'émigration de ces derniers dans les couches profondes de l'épithélium, et de là leur issue à l'intérieur du tube trachéal où, ils se mêlent avec le mucus sécrété par les glandes. La muqueuse de la trachée et des grosses bronches de bifurcation est donc, comme celle du pharynx, un des points de l'économie où les cellules lymphatiques du groupe aberrant se frayent le plus largement un chemin vers l'extérieur à travers les épithéliums.

Ligaments chondro-muqueux et interchondraux. — De la face profonde de cette couche tendiniforme se dégagent une série de faisceaux fibreux, semblables à ceux des cônes fibreux de la peau, et reliant la muqueuse au squelette cartilagineux d'une manière très élégante. Je les appellerai *ligaments chondro-muqueux en Y*. Ils naissent en effet du périchondre de chacun des arcs cartilagineux et montent d'abord indivis obliquement vers la muqueuse. Puis ils se bifurquent en un Y dont l'une des branches, par exemple, va s'insérer à la face profonde du derme d'une portion de la muqueuse doublant un arc cartilagineux, tandis que l'autre va s'insérer à la face profonde du derme d'une portion de la muqueuse doublant un second arc. Comme les branches de bifurcation de tous ces ligaments en Y, au lieu d'être dirigées dans un même sens, se contrarient ou même parfois s'entremêlent, il en résulte que la couche tendiniforme est solidement reliée aux pièces du squelette cartilagineux et ne peut glisser longuement sur elles.

Les arcs cartilagineux (dont la constitution est la même que celle des anneaux cartilagineux des grosses bronches, mais qui ne sont jamais perforés pour laisser passer les glandes), sont, de leur côté, reliés les uns aux autres par des ligaments particuliers, que j'appellerai *ligaments interchondraux* ou *en X*. Ces ligaments sont les prolongements du périchondre des arcs cartilagineux. A l'extrémité de ces arcs, en effet, le périchondre interne traverse l'espace intercartilagineux diagonalement, puis se continue avec le périchondre externe de l'arc suivant. Le périchondre externe se comporte d'une manière exactement inverse ; de telle façon que les deux ligaments qu'il émet forment, en se croisant dans l'espace intercartilagineux, la figure d'un X véritable. Entre les branches de cet X, on trouve des faisceaux obliques ou longitudinaux de fibres musculaires lisses. Ce sont eux qui vraisemblablement commandent les plicatures transversales de la muqueuse. En arrière, là où le cartilage n'existe pas, on trouve un plan de fibres musculaires transversales doublées d'une seconde assise de fibres à direction longitudinale. Rien donc ne subsiste dans la trachée du dispositif, caractéristique dans les bronches intra-pulmonaires, des muscles de Reissessen.

Adventice. — En dehors des arcs cartiligineux constituant leur squelette, la trachée et les bronches de bifurcation sont doublées par une couche de tissu connectif. C'est l'*adventice*, renfermant un grand nombre de pelotons adipeux et entourée elle-même d'un tissu conjonctif lâche, formant une couche de glissement pour les mouvements généraux du tube trachéal.

Glandes trachéales. — Dans les espaces interceptés par les entrécroisements des branches des ligaments chondro-muqueux en Y, on trouve également quelques pelotons de tissu adipeux, mais surtout les glandes trachéales. Les plus petites sont contenues entre la couche tendiniforme du derme muqueux et les arcs cartilagineux ; les plus grandes sont en partie logées dans les intervalles des arcs, en dedans des ligaments interchondraux en X.

Elles sont formées par de longs culs-de-sac qui se divisent et se subdivisent à la façon de doigts de gant ramifiés, pour former ainsi des lobules. Ce sont là des glandes très intéressantes et d'un type tout particulier, qui ressemblent beaucoup à celles occupant la place des sudoripares dans la bande buccale pileuse du Lapin et du Lièvre. Par certains de leurs caractères, elles rappellent aussi les glandes orbitaires de Harder, bien qu'elles en diffèrent à divers points de vue. Je les ai surtout étudiées analytiquement dans la trachée du Mouton, après fixation de la muqueuse absolument fraîche par les vapeurs d'acide osmique dans la chambre humide. Elles sont en effet très altérables et, chez l'Homme, la congestion trachéo-bronchique qui accompagne constamment l'agonie rend leurs épithéliums absolument méconnaissables parce qu'alors ils deviennent rapidement métatypiques.

Ces glandes sont construites sur le type penné, à peu près comme celles des bronches de distribution, et sont davantage encore ramifiées. La lumière des culs-de-sac, tubuleux et repliés dans tous les sens, est arrondie et large. Elle est bordée par un seul rang de cellules prismatiques toutes en général de même hauteur. Le noyau, très gros et arrondi, occupe dans la majorité des cellules la région moyenne du corps protoplasmique. Celui-ci se colore en rouge intense par l'éosine de l'éosine hématoxylique, et renferme un nombre considérable de vacuoles rondes occupées par une substance réfringente, incolore après fixation par l'acide osmique. Ceci rappelle beaucoup les cellules épithéliales de la glande de Harder, et absolument celles des glandes tubuleuses de la bande buccale pileuse du Lapin. Dans la lumière glandulaire, le produit de sécrétion apparaît coagulé en place sous forme d'une masse gommeuse, brillante, que l'éosine teint en rouge lumineux. Il ne s'agit pas du tout ici de mucus, mais bien d'une matière visqueuse et tenace, tout comme celle sécrétée par la glande de Harder du Lapin.

Mais de distance en distance, soit isolément, soit par groupes de deux ou de trois, certaines cellules épithéliales des tubes sécréteurs sont teintes en bleu au milieu des cellules ordinaires, qui sont colorées en rouge quand on a fait agir l'éosine hématoxylique. Elles le sont plus ou moins, et l'on peut suivre tous les intermédiaires entre elles et des cellules du type commun, à protoplasma teint en rouge et à vacuoles brillantes, et d'autre part, avec des cellules devenues complètement muqueuses, à noyau refoulé vers la base et excavé en cupule. Cette évolution se fait çà et là, sans ordonnance régulière et sans départir les tubes sécréteurs en régions mucipares différenciées et en croissants de Giannuzzi. Il en faut conclure que, tour à tour en divers points des tubules, les cellules épithéliales des glandes subissent l'évolution muqueuse, mais toujours en petit nombre. Dans les trachéites, cette évolution au contraire se généralise et devient très active. C'est pourquoi, sur le cadavre de l'Homme, les glandes trachéales modifiées par l'hypersécrétion agonique acquièrent l'apparence de glandes mixtes. D'autre part, chez le fœtus et même chez l'enfant, l'évolution muqueuse dont je viens de parler s'effectue très largement. Chez le fœtus de 17 centimètres (4e mois), toutes les cellules épithéliales sont mucipares, alors que celles de la surface générale de la trachée sont pour la plupart déjà munies de cils vibratiles.

Les tubules sécréteurs arborisés sont limités par une membrane propre qui ne m'a pas semblé doublée de « cellules en panier » de Boll. Ils se déversent dans un canal collecteur disposé comme celui d'une glande pennée des bronches de distribution, mais dont le trajet est tortueux et présente une série de renflements ampullaires ou fusiformes. Ce canal collecteur est tapissé par un épithélium prismatique, non strié, très bas dans les renflements ampullaires, parfois même entièrement aplati sur toute une portion de la paroi de ceux-ci. Cela tient à ce que le produit de sécrétion s'accumule inégalement dans ces dilatations. Parfois même il s'y stratifie et prend l'apparence d'une sorte de petit comédon à couches concentriques, surtout au point d'abouchement du canal excréteur à la surface de la muqueuse trachéale. Comme d'autre part le canal excréteur change souvent de sens et monte vers la surface par des trajets obliques, on se rend compte aisément de la difficulté avec laquelle, dans les inflammations de la trachée, le produit de la sécrétion des glandes est expulsé. Ce produit, incessamment sécrété par la glande enflammée, mais toujours très tenace et visqueux bien que le mucus prenne davantage part à sa constitution, s'exprime dans les conduits excréteurs comme à la filière. Il y glisse et monte lentement, en restant un fil continu qui vient flotter à la surface de la muqueuse et y suscite le réflexe de la toux, parce qu'il est agité comme un petit fouet par le va-et-vient de l'air. Et comme il fait *tête de clou* dans les dilatations ampullaires plus ou moins profondément situées, la toux n'arrive à l'expulser qu'au prix des plus grands efforts.

Dans l'état normal, la sécrétion des glandes trachéales, ne renfermant que très peu de mucus, est extrêmement discrète et semble seulement fournir à la surface de la muqueuse une sorte de vernis ténu, qui, accumulé sous forme de pseudo-comédons au niveau des orifices glandulaires d'ailleurs très nombreux, est au plus haut point propre à capter comme à la glu les particules, poussières, bactéries et autres corps étrangers minuscules amenés par l'air dans la trachée. Une fois saisis, ces corps peuvent être aisément balayés et renvoyés au pharynx par le mouvement ciliaire; ou bien ils sont détruits par les cellules migratrices qui font issue en grand nombre à travers l'épithélium. Les canaux excréteurs des glandes traversent d'ailleurs souvent les points et les follicules lymphatiques avant de s'ouvrir au dehors.

Dans la partie postérieure de la trachée, là où les arcs cartilagineux manquent, les glandes sont très nombreuses. Elles s'ouvrent ordinairement au fond des sillons ici longitudinaux de la muqueuse, en traversant les muscles lisses tendus, comme on sait, horizontalement entre les extrémités postérieures des arcs. Leur canal excréteur monte droit, et les muscles forment autour de lui une boutonnière dans la traversée du plan musculaire. Profondément, ce dernier envoie des faisceaux enveloppant le fond des glandes, de façon à pouvoir en exprimer le contenu quand les muscles lisses se contractent (1).

§ 7. — CHAMBRE LARYNGIENNE

Dans sa partie sous-glottique, la muqueuse du larynx, continuation de celle de la trachée, présente une structure tout à fait analogue. Au niveau des cordes vocales qui forment les lèvres de la glotte, elle prend une constitution spéciale. Enfin, au-dessus de la glotte, la cavité laryngienne, répondant à la portion sus-glottique du larynx, peut être considérée comme formant le revêtement d'une sorte de *vestibule*. Le squelette du vestibule laryngé, constitué en avant par l'épiglotte, en

(1) Il convient, à la suite de l'exposé synthétique qui vient d'être fait de la constitution histologique des diverses parties de l'arbre aérophore, d'indiquer les méthodes qu'il est nécessaire d'employer pour l'étudier.

Pour l'examen des bronches intra-pulmonaires et des bronchioles des différents ordres, et pour l'étude de leur distribution, il faut choisir le poumon du Bœuf dont les lobules composés sont séparables les uns des autres. Puis, les caractères des bronchioles reconnus sur cet objet, on les pourra ensuite étudier sur un poumon de mammifère quelconque. Le poumon du Cheval et de l'Ane conviennent parfaitement à ce point de vue, parce que leurs alvéoles sont tout petits et qu'au milieu d'eux il est aisé de reconnaître les bronchioles terminales pour ainsi dire du premier coup d'œil.

Pour l'étude de l'épithélium à cils vibratiles, c'est la fixation par l'alcool fort qui constitue la méthode de choix. Afin de bien réussir la fixation, il faut jeter une ligature sur un fragment de poumon tel que l'extrémité d'un lobe, retrancher ensuite ce fragment et l'*immerger* dans une grande quantité d'alcool (36 degrés Cartier) en le reliant à un poids, tel qu'un fragment de tube de verre, assez pesant pour l'empêcher de flotter. Il est ainsi fixé insufflé, les alvéoles déployés.

Les coupes, faites à main levée pour se rendre bien compte de la façon dont on sectionne les bronches, sont reçues dans l'alcool fort, chargées sur la lame porte-objet; puis traitées par l'eau avec précaution, enfin colorées par le picrocarminate. La coloration étant effectuée au bout de quelques minutes, on les lave sur la lamelle avec du picrocarminate dilué, puis avec une solution faible d'acide picrique. Après quoi, on ajoute une ou deux gouttes de solution d'acide osmique à 1 pour 100 et on laisse la préparation colorée se fixer par l'osmium dans la chambre humide. Au bout d'une heure environ, la fixation est effectuée; la préparation est à la fois colorée avec élection et tous les détails de sa structure sont comme tracés à l'encre. On peut ensuite laver à l'eau distillée et monter, soit dans la glycérine picrocarminée, soit dans le baume, sans qu'aucun détail ne disparaisse, même avec cette dernière méthode.

Pour l'étude des glandes, il faut agir autrement : faire sur un poumon, une grosse bronche ou une trachée fraîche, une coupe franche ; pendre le fragment pendant une heure dans les vapeurs osmiques; achever le durcissement par l'alcool et colorer les coupes soit avec la glycérine purpurinée, soit et mieux avec l'éosine hématoxylique, qui colore en bleu pâle les cellules à mucigène et en rouge les cellules séreuses. — On monte dans le baume au xylol par les procédés ordinaires.

arrière par les cartilages aryténoïdes et les cartilages corniculés, est composé, chez les mammifères et chez l'Homme, de pièces cartilagineuses souples et élastiques : faciles à la fois à ployer et à mettre en vibration.

Au-dessous et au-dessus de la corde vocale inférieure, la seule qui joue un rôle actif dans l'émission de la voix, la muqueuse du larynx, comme celle de toutes les voies aériennes d'ordre bronchique, est revêtue par un épithélium cilié. Mais dans toute l'étendue de la corde vocale, il en est autrement. L'épithélium reprend le type de Malpighi tel que je l'ai décrit dans la muqueuse de la bouche.

Corde vocale inférieure. — Si l'on coupe, chez l'Homme, le Chien ou le Mouton, la corde vocale en travers (1), c'est-à-dire en pratiquant des sections bien longitudinales des parois du larynx comprenant en leur milieu l'une des lèvres de la glotte, on reconnaît que la corde fait, à l'intérieur du larynx, une saillie en forme de feston. A ce niveau, le derme muqueux subit un épaississement considérable et est constitué par une série de faisceaux fibreux parallèles les uns aux autres, étendus d'une insertion à l'autre de la corde et dont, par conséquent, la plupart sont coupés en travers. Les réseaux élastiques de ce ligament sont extrêmement développés et se colorent en jaune d'or par le picrocarminate, en rouge pourpre quand on a employé l'hématoxyline et l'éosine. La corde vocale est donc une sorte de bourrelet fibro-élastique, faisant corps comme un pilastre avec les parties profondes du derme muqueux. A la surface de celui-ci on voit de petites papilles adélomorphes, cachées sous l'épithélium malpighien sans constituer de saillie individuellement distincte. Le corps de Malpighi, terminé par une couche superficielle dont les cellules constitutives ont conservé leurs noyaux, passe en effet sur ces papilles en les noyant de façon que le relief de chacune d'elles n'est pas sensible à la surface.

La face profonde du derme envoie, dans les intervalles des faisceaux du muscle thyro-aryténoïdien (muscle propre de la corde vocale), des expansions fibro-élastiques qui rejoignent en arrière du muscle une bande de tissu fibreux s'unissant au derme muqueux au-dessus et au-dessous de la corde vocale. De cette façon, le muscle fait absolument corps avec la corde qu'il est destiné à tendre. Dans cette tension, la corde vocale augmente de diamètre. Car le muscle en fait partie intégrante, et en se raccourcissant il se renfle entre ses deux insertions. On sait qu'au contraire la section transversale des cordes des instruments de musique diminue au fur et à mesure qu'on les tend davantage. La corde laryngienne se comporte d'une

(1) Mêmes modes de préparation, de durcissement et de coloration que pour la trachée.

manière tout inverse : et de là vient en grande partie que le timbre des sons qu'elle émet, même à gosier ouvert, ne peut être reproduit par aucun des instruments de musique que nous connaissons.

Bien qu'elle soit constituée par un derme muqueux formé de tissu fibro-élastique de consistance presque tendineuse et qu'elle soit fondue avec un ligament, la corde vocale renferme un certain nombre de glandes. Sur chaque coupe transversale, chez le Mouton, on en trouve deux ou trois. Ce sont des glandes semblables à celles de la muqueuse de la trachée et dont le corps est contenu dans le tissu fibreux de la portion moyenne de la section de la corde en travers, entre le muscle et la ligne des papilles. Les canaux collecteurs de ces glandes vont s'ouvrir à la surface comme ceux des glandules buccales ; ils présentent des dilatations sur leur trajet. La plupart s'inclinent en haut et en bas pour aller gagner les parties de la surface répondant à l'union de l'épithélium malpighien avec l'épithélium cilié : mais c'est cependant dans les limites du premier que s'ouvre leur orifice émissaire.

Au-dessus et au-dessous du relief formé par la corde, l'épithélium malpighien se modifie rapidement et passe à l'état d'épithélium cilié, comme au niveau du point de jonction de la pituitaire avec la peau des narines.

Vestibule laryngien. — Il en est de même dans le vestibule laryngien au niveau de l'épiglotte et des replis ary-épiglottiques, ainsi que sur la muqueuse qui recouvre la portion montante des cartilages aryténoïdes et les cartilages corniculés et de Wrisberg. La face postérieure ou laryngienne de l'épiglotte n'est revêtue d'épithélium cilié que dans sa moitié inférieure. Sa face antérieure ou linguale est tapissée par un derme muqueux semblable à celui de la base de la langue, présentant des papilles et se terminant par un corps de Malpighi au sein duquel on rencontre des bourgeons du goût isolés les uns des autres. En contournant l'extrémité de l'épiglotte, ce derme muqueux devient mince et absolument planiforme : on n'y observe plus aucune papille. L'ectoderme est aussi, lui, devenu plus mince. Il se compose d'une couche génératrice de cellules cubiques au-dessus de laquelle on trouve un corps muqueux formé de trois, quatre ou cinq assises de cellules présentant des filaments unitifs très délicats, qui traversent comme des épines des lignes de ciment mou très larges et au sein desquelles on trouve souvent des cellules lymphatiques engagées. La couche épidermique se réduit à deux ou trois rangées de cellules plates qui ont conservé leur noyau. De semblables modifications s'effectuent sur la muqueuse qui contourne les cartilages aryténoïdes et les replis ary-épiglottiques pour passer du pharynx et du commencement de l'œsophage dans le vestibule laryngé.

Le squelette de tout ce système vestibulaire, constitué en avant par l'épiglotte, en arrière de chaque côté par la portion montante du cartilage aryténoïde, les cartilages corniculés et ceux de Wrisberg, est constitué par des cartilages réticulés (fig. 586), c'est-à-dire dont la substance fondamentale est devenue élastique. Au contraire, la partie inférieure du cartilage aryténoïde qui s'articule avec le cricoïde, et ses deux apophyses vocale et musculaire, sont formées par du tissu cartilagineux hyalin. La charpente du vestibule, et du vestibule seul, est donc composée de pièces souples. Examinons maintenant les relations de ces pièces avec la muqueuse qui les recouvre et les glandes du larynx.

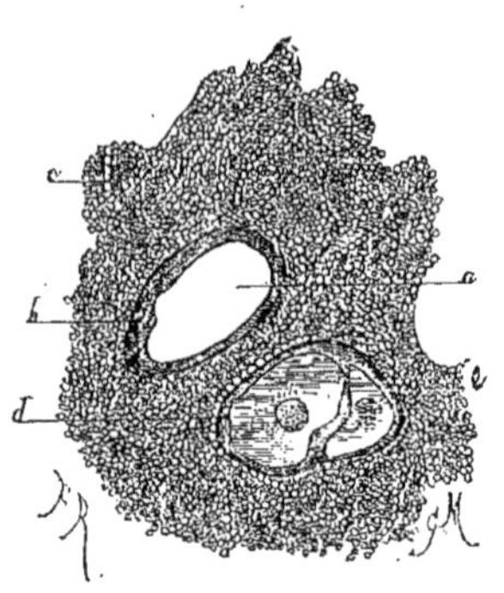

Fig. 586. — Cartilage réticulé de l'épiglotte du Mouton — (Fixation par les vapeurs osmiques. Coupe faite au sortir des vapeurs; éosine hématoxylique.) — 300 diamètres.

a, cavité d'une capsule cartilagineuse ouverte et dont la paroi *b* est lisse et colorée en bleu intense; — *d*, noyau d'une cellule cartilagineuse renfermée avec une autre dans une capsule concave entourée d'un rang de grains élastiques et présentant une cloison formée de substance hyaline; — *e*, substance fondamentale, envahie par des grains élastiques; — *c*, formation des fibres élastiques par la mise en série de grains élastiques.

Épiglotte. — Chez les animaux de grande taille, l'épiglotte, je l'ai dit déjà (1), ne constitue pas une lame pleine; elle est évidée par une série d'encoches intéressant ses deux faces, comme le serait une lame de bois qu'on voudrait faire plier plus aisément. Sur une même coupe longitudinale de l'épiglotte du Mouton, on voit toujours plusieurs de ces incisures, en forme de festons rentrants, dans l'épaisseur du cartilage (fig. 587). Souvent même, les incisures sont assez profondes pour interrompre la continuité de la ligne du cartilage, qui se trouve de la sorte divisé en segments successifs réunis par un ligament qui, formé par la réunion des deux périchondres antérieur et postérieur, se poursuit dans l'interligne pour s'ouvrir de nouveau plus loin et envelopper le cartilage derechef. La face laryngienne (ou postérieure) du cartilage de l'épiglotte double dans tout son parcours la portion laryngienne ou vestibulaire de la muqueuse. Le derme planiforme de cette muqueuse est relié directement au périchondre sauf dans l'intervalle des glandes.

Ces dernières sont toutes en grappe simple, à alvéoles mixtes comme celles du vestibule laryngien et comme celles du pharynx. Leurs lobules forment, soit des masses lenticulaires situées dans la portion profonde du derme muqueux, soit des groupes plus volumineux qui précisément, viennent se loger dans les encoches du cartilage épiglottique. Entre ces glandes, ou autour de leurs

(1) *Voy.* t. I, p. 405-409.

canaux collecteurs, on voit, de distance en distance, des points lym-

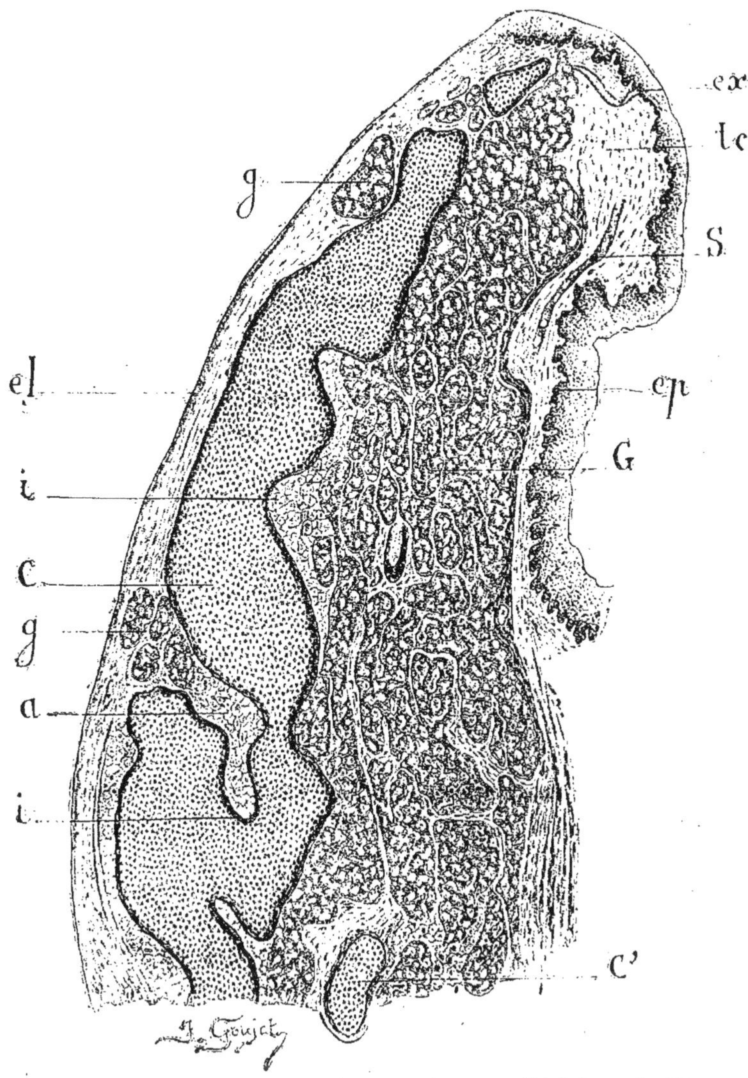

Fig. 587. — Coupe faite suivant la longueur à travers l'épiglotte du Mouton fixée par les vapeurs osmiques. Coloration à l'éosine hématoxylique, conservation dans le baume au xylol. Faible grossissement.

C, cartilage réticulé de l'épiglotte; — *i i*, incisures du cartilage; — C', îlot de cartilage en apparence séparé, résultant de la coupe en travers d'une branche du cartilage coupé d incisures ou percé de trous pour loger des glandes; — G, glandes du *coin glandulaire* de l'épiglotte; — *ex*, un de leurs canaux excréteurs; — *ep*, épithélium malpighien de la face antérieure ou linguale de l'épiglotte : il occupe aussi son sommet; — *g*, *g*, glandes épiglottiques s'ouvrant dans le vestibule laryngien, à la surface de la muqueuse de la face postérieure ou laryngienne de l'épiglotte *el*; — *a*, tissu adipeux occupant les incisures là où il n'y a pas de glandes; — S, vaisseau sanguin; — *tc*, tissu conjonctif lâche.

phatiques ou des trainées de tissu réticulé (Coyne). Les lobules mêmes des glandes superficielles sont quelquefois entourés, à la façon de ceux des glandules de la base de la langue ou du pharynx, par une atmosphère de tissu adénoïde.

Mais, entre la face antérieure ou linguale du cartilage épiglottique et la muqueuse du type malpighien qui la recouvre et qui, en se relevant en avant, se continue avec celle de la base de la langue, il existe un grand espace en forme de coin à base inférieure, à sommet supérieur répondant à celui de l'épiglotte revêtue de ses parties molles. Nous l'appellerons *coin glandulaire de l'épiglotte.* Car cet espace (qui sur une section longitudinale constitue plus de la moitié de l'épaisseur totale de l'organe) est occupé par une série de grosses glandes en grappe simple dont les canaux excréteurs viennent s'ouvrir, après un trajet contourné mais ascendant, vers le sommet de l'épiglotte, à la surface de la muqueuse du type buccal qui revêt ce sommet.

Cartilages aryténoïdes. — Système ary-corniculé. — La portion montante des cartilages aryténoïdes n'est point encochée par des incisures comme le cartilage de l'épiglotte. Elle forme une tige pleine, constituée par un cartilage à substance fondamentale élastique et qui, comme le cartilage épiglottique, suit la face interne ou laryngée de la muqueuse à laquelle elle est solidement unie par le périchondre. A son extrémité supérieure, le cartilage aryténoïde se termine. Le périchondre qui l'enveloppe forme au delà un ligament unique qui, peu après, s'ouvre pour recevoir les cartilages corniculés de Santorini et de Wrisberg qui se succèdent dans son épaisseur comme deux noyaux sésamoïdes de cartilage réticulé successifs. Au delà, le ligament se reconstitue; puis il va s'insérer à la face profonde du derme muqueux. Je l'appelle pour cette raison : *ligament chondro-muqueux* du système ary-corniculé (fig. 588, *l*).

La portion montante de l'aryténoïde est à peu près verticale ; mais le ligament chondro-muqueux qui lui fait suite, renfermant les cartilages sésamoïdes, est ployé en arc de dedans en dehors, c'est-à-dire de la face laryngienne du système vers sa face gutturale. Dans ce trajet, il embrasse par sa concavité un espace large en forme de coin : *coin glandulaire aryténoïdien*, qui renferme des glandes laryngiennes encore plus grosses et plus multiples que celles du coin épiglottique son homologue. Les canaux excréteurs de ces glandes, après avoir présenté une série de dilatations ampullaires, s'ouvrent à la surface de la muqueuse pharyngienne qui double en arrière la portion montante de l'aryténoïde. Les glandes se poursuivent dans l'épaisseur des replis ary-épiglottiques, et concourent à former ce qu'en anatomie descriptive on appelle les *glandes en L* du vestibule laryngien.

La face laryngienne des cartilages aryténoïdes, disposée par rapport à la muqueuse vestibulaire tout à fait à la façon de celle de la face vestibulaire de l'épiglotte, n'est séparée de cette dernière que par le périchondre et, de distance en distance, par des glandes analogues à celles de la face laryngienne de l'épiglotte. Ce sont des glandes petites, mixtes, à canal excréteur court et oblique ascendant.

Il résulte de là que le squelette élastique du vestibule laryngien est adhérent à la muqueuse. Extérieurement à lui, et entre son péri-

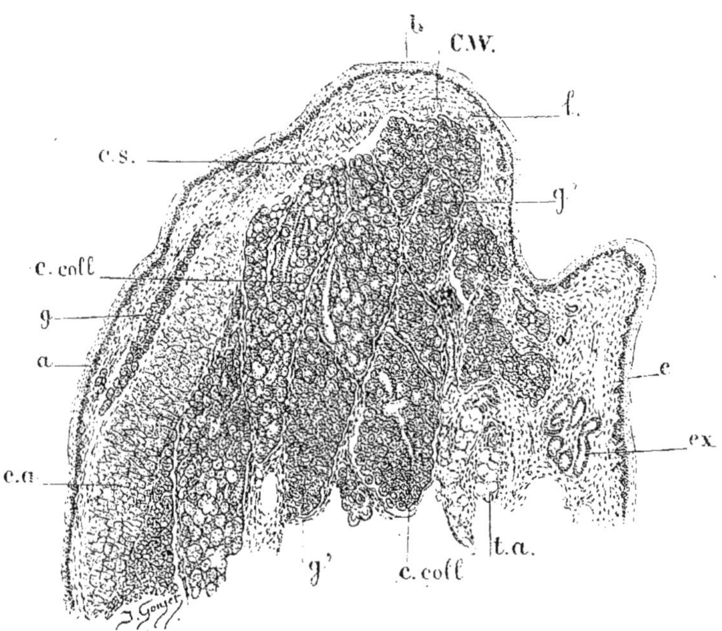

Fig. 588. — Coupe sagittale d'un repli ary-épiglottique du larynx du Mouton, dans l'axe du système cartilagineux aryténo-corniculé. Fixation par l'alcool fort. Durcissement par la gomme et l'alcool. Coloration par la purpurine. Faible grossissement.

ca, branche montante du cartilage aryténoïde; — *cs*, cartilage de Santorini; — CW, cartilage de Wrisberg; — *l*, ligament chondro-muqueux; — *a*, épithélium de la pente ou face laryngée du repli ary-épiglottique; — *b*, épithélium du sommet du repli; — *c*, épithélium de la pente ou face pharyngée de ce même repli : entre le système aryténo-corniculé *ca*, *cs*, CW, et la muqueuse de la pente pharyngée, est compris le *coin glandulaire aryténoïdien*; — *g'g'*, glandes du coin glandulaire; — *c. coll*, *c. coll*, canaux collecteurs des glandes; — *ex*, canaux excréteurs, coupés en divers sens et s'ouvrant sur la muqueuse de la pente pharyngée; — *g*, glandes de la pente laryngée du repli ary-épiglottique, étalées entre la muqueuse et la branche montante du cartilage aryténoïde.

chondre externe et la muqueuse gutturale qui s'infléchit en le contournant pour devenir respiratoire, de nombreuses et volumineuses glandes prennent place. Elles forment ainsi comme un coussin glandulaire, dont la sécrétion lubrifie incessamment, suivant la loi générale déjà formulée, le point de passage du pharynx aux voies aériennes.

Glandes du vestibule laryngien. — Ces glandes, grosses ou petites, sont édifiées sur un type commun (fig. 589). Leurs lobules sont formés de culs-de-sac allongés et ramifiés en doigts de gant, tapissés de cellules mucipares analogues à celles de la sous-maxillaire et portant, de distance en distance sur leurs côtés, des croissants de Giannuzzi (1).

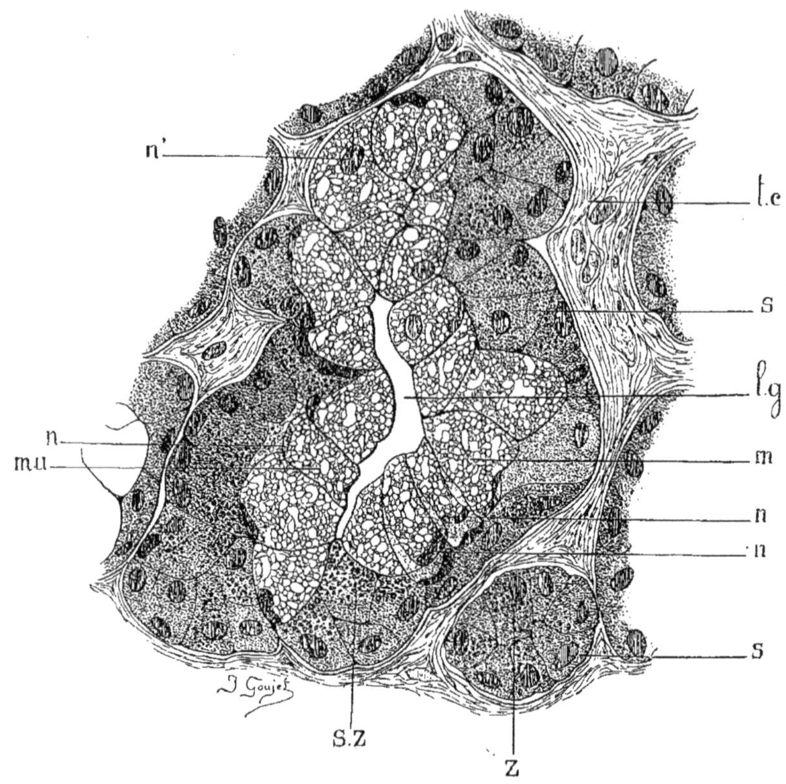

Fig. 589. — Coupe longitudinale de l'épiglotte du Mouton, faite après fixation par les vapeurs osmiques dans la chambre humide. Un seul grain glandulaire a été dessiné à la chambre claire. — (Obj. 9, ocul. 1 de Leitz, tube demi-levé). — Coloration à l'éosine hématoxylique. Alcool éosiné, essence de girofles, essence de bergamote; conservation dans la résine Dammar.

lg, lumière glandulaire; — *tc*, cloison de tissu conjonctif séparant les grains glandulaires. Chaque grain glandulaire renferme des cellules *mucipares m*, limitant la lumière glandulaire *lg* : elles renferment des boules de mucigène *mu*, séparées par un réseau de travées protoplasmiques colorées en rose; — *nnn*, noyaux des cellules muqueuses, excavés en cupule, et répondant au repos glandulaire. Là où ils paraissent superposés, ils sont vus par transparence dans des cellules muqueuses situées sur un autre plan.

Les cellules muqueuses sont doublées sur une série de points de l'acinus par un croissant de Giannuzzi formé de cellules granuleuses, ou *séreuses*, telles que celle figurée en *s*, ou renfermant un grand nombre de granulations de ferment et par conséquent *zymogènes z*, ou mixtes, *séreuses et zymogènes* telles que celles figurées en *s z*. De telles cellules présentent même une zone séreuse et une zymogène réunies dans le même corps protoplasmique et nettement distinctes.

Tous les culs-de-sac d'un même lobule confluent en un canal collecteur non différencié, tapissé de cellules mucipares claires et entouré, de

(1) Je rappellerai que dans toutes ces glandes (tout aussi bien celles de l'épiglotte que celles des replis aryténo-épiglottiques), les croissants de Giannuzzi qui doublent les alvéoles mucipares renferment à la fois des cellules séreuses et des cellules à

distance en distance, par des croissants de Giannuzzi disposés comme des séries annulaires de calottes pariétales autour du conduit. Ce dernier présente sur son trajet, qui est sinueux, des dilatations ampullaires souvent énormes, remplies de mucus et dont l'épithélium est formé d'une seule rangée de cellules cubiques.

Il résulte de là que le système glandulaire de la muqueuse, et d'un autre côté la façon intime et étroite dont son derme est relié aux pièces du squelette cartilagineux, donnent ses caractères majeurs à la portion extra-pulmonaire de l'arbre aérophore. A quelques détails près, en effet, la constitution est la même dans les bronches de bifurcation, la trachée et le larynx. Il faut maintenant tirer de là quelques déductions au point de vue pathologique.

Considérations pathologiques. — Les bronches de bifurcation, la trachée et le larynx, ne s'ectasient pas anormalement sous l'influence de l'inflammation chronique. Les seules bronches capables de se dilater sont les bronches interlobulaires et les bronches de distribution de petit calibre, dont les anneaux cartilagineux sont, dans un cas discontinus, dans l'autre largement perforés pour le passage des glandes. Dans les bronches ainsi constituées, l'inflammation chronique, comme elle le fait partout, amène ici la fragmentation et la résorption des fibres et des réseaux élastiques du derme muqueux. Les muscles de Reissessen, qui ont des tendons élastiques et dont les moyens d'attache et d'action sont par là détruits, cèdent dès lors et forment une couronne d'arcs espacés, discontinus, autour du canal bronchique qui subit la dilatation passive au gré des influences mécaniques, sans plus pouvoir y résister par la contractilité propre de ses parois.

Dans le domaine de l'arbre bronchique extra-pulmonaire ou aérophore supérieur, au contraire, la muqueuse étant intimement unie au squelette par des ligaments, et les muscles n'ayant d'action que dans les intervalles des anneaux cartilagineux, rien de semblable ne se produit. La seule modification qui puisse s'effectuer, c'est l'affaissement du conduit lorsque, sous l'influence d'une irritation chronique, les cartilages des anneaux ont subi le ramollissement (déformation en fourreau de sabre dans certains goitres inflammatoires).

La présence des points lymphatiques dans la fibro-muqueuse, surtout dans le larynx, détermine de son côté, toutes les fois qu'on a affaire à des maladies qui touchent le tissu adénoïde (tuberculose, dothiénentérie, morve), des lésions toutes particulières, aboutissant

grains de zymogène (*voy.* t. II, p. 79). On peut même dire que chacune à leur tour ces cellules se mettent à sécréter le zymogène, puis reviennent à l'état séreux : ainsi de suite. Ceci paraît en rapport avec la destruction d'une série de particules étrangères qui, captées par le mucus des surfaces, sont ensuite digérées dès leur entrée dans les voies aériennes.

souvent à des ulcérations qui deviennent atones et même nécrosiques. La nécrose a lieu parce que la plaie ouverte, mise au contact de l'air respiré qui est régulièrement impur, repose par son fond sur du tissu fibreux qui se sphacèle tout comme un tendon exposé.

La disposition des glandes est aussi l'origine de phénomènes tout particuliers. Dans le vestibule laryngé tout aussi bien que dans la trachée, lorsque ces glandes sont atteintes d'inflammation subaiguë, elles sécrètent un mucus épais, tenace, élastique et disposé sous forme de filaments bien connus, analogues à ceux du vermicelle. Or, les conduits collecteurs présentant tous sur leur trajet des dilatations ampullaires, le mucus concret des filaments s'y accumule et y forme comme une tête de clou; tandis que le fil muqueux placé dans la portion émissaire du conduit vient flotter dans la cavité trachéale ou laryngée, et y excite la toux par son contact. Ce n'est que par des efforts réitérés que de semblables bouchons muqueux peuvent être expulsés; et ceci explique par exemple la toux spasmodique et infructueuse de la plupart des laryngites : notamment celle de la laryngite granuleuse, la plus commune de toutes.

Je ferai enfin remarquer que le larynx, la trachée et les bronches se comportent à peu près comme la peau, ou mieux la muqueuse buccale, à l'égard des diverses maladies exanthématiques. La rougeole, la scarlatine, la variole, ont des déterminations laryngo-trachéales ou trachéo-bronchiques. La raison en est que la vascularisation de la muqueuse des voies aériennes, surtout dans les grosses bronches, est établie sur le type régnant dans toute l'étendue de la lamelle fibro-cutanée. Les cônes vasculaires y sont disposés de la même façon; les congestions du type exanthématique s'y distribueront donc de la même manière, *par aires annulaires*. Enfin, l'épithélium de tout l'arbre aérophore n'est autre chose que de l'ectoderme modifié, mais ayant gardé sa couche génératrice surmontée d'un rang de cellules cylindriques. Il s'agit donc ici d'un épithélium stratifié dans lequel des lésions analogues à celles des papules, des vésicules et des pustules pourront se produire comme sur la peau, bien qu'avec des modifications dans le détail. C'est pourquoi l'érysipèle, la rougeole, l'urticaire, etc., ont des localisations laryngo-bronchiques, et qu'on trouve des pustules varioliques véritables dans le larynx (Krishaber) et les grosses bronches (Joffroy). Le développement de l'appareil aérien chez l'Homme, les mammifères et les oiseaux, ne fait que corroborer l'homologie de la muqueuse de l'arbre aérophore avec le tégument proprement dit.

§ 8. — PREMIER DÉVELOPPEMENT ET HISTOGÉNÈSE DE L'APPAREIL AÉRIEN DES VERTÉBRÉS SUPÉRIEURS

La plupart des embryologistes actuels admettent que l'appareil aérien est un diverticule de l'*aditus anterior*, ou partie antérieure de l'intestin entodermique qui vient buter contre la paroi postérieure du stomodœum, ou bouche primitive. Cette opinion, formulée en premier lieu par Kölliker, est fondée sur l'examen de préparations d'embryons dont les tissus n'ont encore subi aucune différenciation et chez lesquels les caractères des formations épithéliales, soit entodermiques, soit ectodermiques, ne sont nullement tranchés et prêtent aisément à la confusion. Mais si l'on examine les parties contestées chez l'embryon sur un animal adulte, mammifère ou oiseau, l'on ne peut plus conserver la moindre hésitation sur l'origine *histologique* de l'appareil aérien. On est même forcément amené à le considérer comme une formation purement tégumentaire.

En effet, jusqu'à une certaine distance dans le vestibule laryngé, le revêtement épithélial soit de l'épiglotte, soit des replis ary-épiglottiques ou du système postérieur ary-corniculé, enfin celui de la corde vocale inférieure, est formé par un épithélium du type malpighien. En outre l'œsophage, qui continue le tractus au-dessous du point d'origine des voies aériennes, présente une muqueuse munie de papilles et revêtue d'un épithélium aussi du type malpighien jusqu'au cardia, chez l'Homme et les animaux similaires à ce point de vue. Le prolongement va jusqu'au milieu du renflement stomacal chez les solipèdes, et chez les Ruminants jusqu'à la caillette. C'est dire en d'autres termes que l'ectoderme, qui existe dans toute la portion du stomodœum au-dessus de l'origine des voies aériennes, se poursuit bien au-dessous de cette origine et tapisse encore les parois du tractus intestinal pendant parfois près d'un mètre, comme chez le Bœuf et chez le Cheval, par exemple. Les voies aériennes, qui sont incontestablement un diverticule du pharynx, sont dont forcément comme lui une dépendance du tégument invaginé pour former le stomodœum, puisqu'elles prennent leur origine sur son trajet, dans le plein domaine de l'ectoderme qui se poursuit bien loin plus bas (1).

(1) Il convient de remarquer que ce qui, tout à fait au début, constitue chez l'embryon le pharynx primitif, n'est nullement le pharynx définitif. Le pharynx primitif, par suite du développement du cou, qui n'existait pas à l'origine, s'allonge en effet entre le bourgeon hypophysaire et le point où il bute contre le cul-de-sac de l'intestin entodermique, postérieurement à la mise en communication des deux

Pour ces raisons, nous avons admis depuis longtemps déjà, CHARLES ROBIN (1), CADIAT (2) et moi (3), que les voies aériennes sont originairement un diverticule de l'intestin ectodermique antérieur. Mais c'est CADIAT (4) qui, le premier, a démontré que cette opinion est bien la seule qu'on puisse adopter. En effet, sur un Mouton monstrueux dont la première fente branchiale (qui donne naissance au conduit auditif externe, à la trompe d'Eustache et à la caisse) était demeurée ouverte, il a vu le larynx prendre son origine sur la lèvre inférieure de cette fente, dont la muqueuse était non seulement recouverte d'un épithélium malpighien, mais encore *portait des poils*, ce qui ne laisse aucun doute sur son origine ectodermique.

Nous considérerons donc comme établi que, chez l'Homme et les mammifères, l'appareil aérien prend son origine dans un diverticule de la muqueuse qui tapisse la lèvre inférieure de la première fente branchiale, et que l'épithélium des voies aériennes vient conséquemment de l'ectoderme stomodœal : exactement comme celui de la muqueuse des fosses nasales avec lequel il est identique. On ne comprendrait pas cette identité de constitution des deux épithéliums s'ils appartenaient à deux feuillets différents ; tandis que, l'origine stomodœale des voies aériennes étant admise, cette identité s'explique d'elle-même.

Ébauche pulmonaire. — Chez le Poulet, c'est vers la soixante-cinquième heure à partir du début de l'incubation (REMAK) que le diverticule aérien primitif se développe sous la forme d'une fossette, puis d'un petit sac impair et creux, simple dilatation de la paroi anté-

conduits. Leur union se trouve reportée par suite beaucoup plus bas, au cardia, qui est le vrai point d'union de l'entoderme avec l'ectoderme, et le véritable lieu de l'ouverture de la bouche primitive ou stomodœum dans l'intestin primitif. Il suffit, pour comprendre ce mouvement de report, de considérer où était primitivement le cœur, et là où il est ramené quand, la période embryonnaire étant terminée, le stade de l'état fœtal commence : c'est-à-dire quand l'embryon a pris sa forme générale définitive, à quelques proportions près qui doivent encore être modifiées par la suite, et que ses tissus commencent à se différencier histologiquement. Au début, le cœur est sous la bouche ; la jonction du stomodœum et de l'intestin primitif se fait au-dessus de lui. Plus tard, il est reporté immédiatement au-dessus du cardia, dont il n'est séparé que par le diaphragme. Les relations n'ont presque pas changé. Le cœur en réalité est resté en place ; et, entre l'*aditus anterior* resté en place aussi, et l'hypophyse, répondant maintenant à un point de la base du crâne, le stomodœum s'est étiré en un long conduit qui constitue l'œsophage, sans pour cela changer de nature bien entendu, et en gardant son revêtement épithélial, qui deviendra un épithélium malpighien.

(1) CH. ROBIN, *Dictionnaire Encyclopédique*, art. SYSTÈME MUQUEUX.

(2) CADIAT, Développement des arcs branchiaux (*Journal de l'Anatomie et de la Physiologie*, 1883).

(3) J. RENAUT, *Dict. Encyclopédique*, article DERMATOSES, p. 147.

(4) CADIAT, *Journal de l'Anatomie et de la Physiologie*, 1883.

rieure de la portion du pharynx située à quelques millimètres au-dessous du rudiment du corps thyroïde, et toujours au-dessus du point du tractus déjà élargi en chambre stomacale (1). Chez le Lapin, le diverticule aérien primitif naît dans la région homologue vers le dixième jour, et chez l'Homme vers le trente-cinquième jour (KÖLLIKER). Il ne tarde pas à devenir bilobé, d'impair qu'il était à la façon de la vessie natatoire des poissons. Dans cet état, il a la forme d'un double sac s'ouvrant par un orifice unique dans l'arrière-gorge. Chaque sac présente un contour arrondi, une surface interne lisse, revêtue par un épithélium stratifié en trois ou quatre assises de cellules. Ce stade répond manifestement au poumon unialvéolaire du Protée et des Tritons (2).

La paroi de chaque sac pulmonaire est formée par un prolongement de la vitrée gutturale, qui limite le diverticule, lui donne sa forme et supporte l'épithélium. Extérieurement à cette vitrée qui, avec l'épithélium qui la revêt, constitue le rudiment du *poumon épithélial*, le mésoderme forme une calotte tout à fait analogue à la calotte basale des germes des phanères (poils, dents) : c'est là encore un point important qui sépare le poumon des glandes, dans les germes desquelles la calotte basale fait défaut. Cette calotte mésodermique, au sein de laquelle se développeront les vaisseaux (appareil hématophore), doit donc être regardée comme le premier rudiment du *poumon sanguin.*

Ultérieurement, le sac indivis de chaque côté duquel se sont développés les deux bourgeons latéraux qui sont chacun l'origine d'un des deux poumons, s'allonge entre son orifice guttural et ces deux bourgeons pour former le rudiment de la trachée. Les bourgeons pulmonaires se pédiculisent, et leur pédicule est l'origine des bronches de bifurcation. En même temps, ils se subdivisent à leur tour pour former les bronches intrapulmonaires. L'ensemble de leurs arborisations donne naissance à la masse du poumon. Celle-ci, en refoulant la paroi supérieure de la cavité viscérale, s'en coiffe comme d'un bonnet et est ultérieurement revêtue par la plèvre dont l'épithélium est alors cubique.

(1) SEESSEL, Zur Entwickelungsgeschichte der Vorderarms *(Centralblatt*, 1877).

(2) Comme les autres diverticules stomodœaux : l'hypophyse, le rudiment du corps thyroïde, celui du thymus, le diverticule aérien consiste, à l'origine, en une dépression de la muqueuse gutturale disposée d'abord en fossette, puis sous forme de sac et non point d'un bourgeon plein. Je ferai remarquer aussi que c'est de cette manière, sauf chez quelques vertébrés pris en particulier (élasmobranches, Bombinator), que se développe la gouttière médullaire, puis le névraxe primitif disposé en forme de tube. Les glandes nées du tégument, au contraire, ont pour origine des bourgeons pleins, du moins chez les oiseaux et les mammifères. Le poumon, qu'on a comparé à une formation glandulaire, ne se développe donc point du tout comme les glandes de l'intestin antérieur.

Chaque lobe du poumon, chez le Lapin (fig. 590), est d'abord constitué par une seule de ces branches de bifurcation, qui parcourt son axe dans toute sa longueur et se termine par une extrémité en cul-de-sac presque sans diminuer de diamètre, tout comme un tube d'essai fermé à la lampe. C'est cette extrémité qui végète et qui s'accroît, en droite ligne, sans se diviser en Y dichotomiquement. Ainsi que l'a soutenu avec raison KÜTTNER (1), le développement est ici *monopodique*. Ceci revient à dire que tandis que chaque tube, terminé par

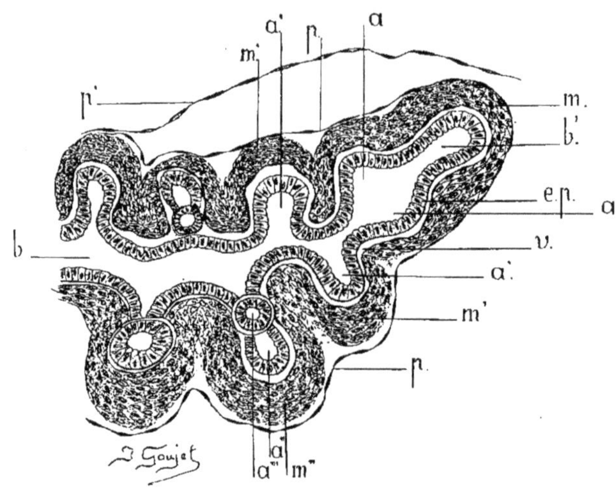

FIG. 590. — Le lobe supérieur du poumon d'un embryon de Lapin, pour montrer le développement monopodique du poumon. (Durcissement dans le bichromate d'ammoniaque à 2 pour 100 pendant un an. Coupe faite à main levée. Examen dans le baume du Canada sans coloration. — Ocul. 1, obj. 1, Nachet. Chambre claire.)

b, branche de végétation du poumon épithélial ; — *b'*, son extrémité en voie de croissance par le mode monopodique ; — *a*, *a*, alvéoles primordiaux de dernière venue ; — *a'*, *a'*, *a'*, alvéoles primordiaux plus anciennement formés ; — *a''*, *a'''*, alvéoles primordiaux d'une branche secondaire, l'un d'eux coupé en travers ; — *v*, vide entre l'épithélium *s p*, de la branche de végétation du poumon épithélial et le mésoderme du poumon sanguin *m* ; — *m'*, *m'*, calottes mésodermiques ; — *p*, *p*, séreuse viscérale ; — *p'*, séreuse pariétale.

une extrémité indivise, s'accroît suivant sa propre direction axiale, sur son trajet des tubes secondaires, insérés à angle droit et terminés aussi chacun en cul-de-sac, naissent successivement à intervalles presque égaux. Puis ils s'accroissent et s'allongent de la même façon que le premier. Ces tubes latéraux sont d'autant plus anciens qu'ils sont plus voisins de l'origine du tube principal parcourant l'axe du poumon embryonnaire. Ceux qui sont nés les derniers, immédiatement en arrière de l'extrémité indivise du tube principal, se dessinent sous la forme de simples diverticules : cette extrémité prend alors avec eux la disposition d'un trèfle. J'ai figuré dans cet état le lobule supérieur

(1) KÜTTNER, *Archiv für pathol. Anatomie*, Bd. LXVI.

gauche du poumon d'un embryon de Lapin réduit à un tube principal, sur lequel sont insérés à angle droit huit tubes bronchiques secondaires. Le feuillet moyen forme à ce petit système, qui représente exactement à ce stade un poumon lobulinaire de Sirène, une calotte mésodermique générale présentant seulement des festons correspondant à chaque tube latéral. Dans cette calotte, les îlots vaso-formatifs, origine du poumon sanguin, commencent à s'édifier à distance de la membrane propre des tubes bronchiques, primitifs et secondaires.

Lorsque la poussée que je viens de décrire est terminée, l'arbre pulmonaire, constitué par le tube qui parcourt son axe et par les tubes latéraux nés de lui à angle droit, est réduit au système qui sera plus tard celui de ses *bronches de distribution.* Mais chaque tube secondaire se comporte individuellement comme l'avait fait le tube primitif. Il s'accroît par son extrémité dans le sens axial; et sur son trajet se développent des tubes latéraux secondaires par rapport à lui, c'est-à-dire de troisième ordre. Ces tubes de troisième venue répondront aux *bronches interlobulaires.* Une troisième poussée, s'effectuant par un mode identique aux deux premières, détermine l'apparition des bronchioles intralobulaires et l'individualisation des lobules composés. Chez l'embryon humain, elle est en train de s'achever dans le courant du troisième mois à partir de la conception.

Poumon fœtal. — Considérons le poumon de l'embryon de 10 à 11 centimètres : le stade de simple croissance est terminé; la période fœtale commence, c'est-à-dire que déjà l'organe est dessiné dans toutes ses parties essentielles. La trachée, ainsi que les deux bronches de bifurcation, possèdent déjà leurs anneaux cartilagineux ouverts en arrière. Entre les extrémités de ceux-ci on voit les faisceaux de muscles lisses tendus comme la corde d'un arc (sur les coupes transversales). En dedans de ce plan musculaire est la muqueuse fœtale dont l'épithélium cylindrique non encore cilié forme une série de festons réguliers d'apparence papillaire (1). En dedans des cartilages, au contraire, la ligne épithéliale est lisse ou légèrement onduleuse. De distance en distance on voit, entre les cellules cylindriques de la surface, s'insinuer des cellules jeunes que l'osmium colore en brun foncé, et qui s'élèvent en bourgeonnant de la couche génératrice pour prendre place dans le rang des cellules superficielles. De la sorte, la croissance en surface est assurée ; et comme elle est très rapide à ce moment, les cellules bourgeonnant de l'assise profonde de l'épithélium sont extrêmement nombreuses.

Dans l'intérieur du poumon, les *bronches de distribution* se projettent comme de grands canaux entourés de tissu conjonctif embryonnaire, dans lequel sont contenues les fusées artérielles et

(1) Groupes flocculeux.

veineuses. Les cerceaux cartilagineux sont aussi déjà formés, ainsi que les muscles de Reissessen. La ligne épithéliale dessine des plis longitudinaux absolument comparables à ceux des bronchioles de l'adulte, mais il n'y a point encore trace de glandes. Les *bronches interlobulaires* sont aisées à distinguer des bronches de distribution en ce qu'elles ne possèdent encore aucune trace de noyaux cartilagineux. Elles émettent sur leur trajet des *bronchioles*, à ligne épithéliale plissée en long et répondant chacune au pédicule d'un lobule composé. Chaque lobule composé est entouré d'une calotte mésodermique épaisse qui lui est particulière, séparée de ses similaires par une bande de tissu muqueux plus lâche. Le lobule composé est donc individualisé dès le troisième mois chez l'Homme. Il reçoit par son pédicule un rameau de l'artère pulmonaire et émet par sa périphérie des veinules bronchiques. Les veines bronchiques, collectrices de ces veinules, circulent dans les intervalles des lobules. La disposition typique des vaisseaux de la fonction par rapport au lobule composé est dès lors acquise.

Au sein de chaque calotte mésodermique, sont renfermées les dernières terminaisons du poumon épithélial (fig. 591). De la bronchiole qui pédiculise le lobule, et qui après un court trajet dans son intérieur cesse de présenter une ligne épithéliale plissée, naissent des canaux en nombre variable dont chacun commande un lobule primitif futur. Il présente ordinairement l'apparence d'une feuille de trèfle ou encore la forme d'une croix, dont le pied se continuerait avec la bronchiole et dont les trois branches libres se termineraient chacune par une ampoule bilobée. C'est à ces ampoules que l'on donne le nom d'*alvéoles primitifs*. En réalité, chacune d'elles représente le rudiment d'un lobulin.

Ce petit système terminal, qui en fin de compte reproduit la constitution du poumon du Lapin tout entier au début de sa formation, est creux dès l'origine, comme d'ailleurs tout le reste des voies aériennes. — Un peu avant le troisième mois, ou même parfois à cette époque encore, suivant JALAN DE LA CROIX (1), la paroi des tubes aériens, dont la vitrée est devenue excessivement mince, est revêtue d'un épithélium stratifié dont l'accroissement s'opère par le mécanisme indiqué pour celui de la trachée. Mais sur les embryons de 10 à 11 centimètres, c'est-à-dire de 85 à 90 jours, j'ai constamment trouvé cet épithélium composé seulement de deux couches. La plus interne est formée d'un rang de hautes cellules cylindriques. La plus externe, exactement appliquée sur la vitrée avec laquelle elle fait corps, consiste dans une rangée de cellules plates analogues à un endothélium.

(1) JALAN DE LA CROIX, Zur Entwickelung des Lungenepithels b. menschlichen Fœtus, etc. (*Arch. f. mikrosk. Anat.*, Bd. XXII[4], 1883).

Les cellules cylindriques internes ont surtout attiré l'attention des auteurs qui se sont occupés jusqu'ici de l'embryologie du poumon : si bien qu'on les a considérées comme formant, à partir de la fin du quatrième mois, une rangée unique à la surface des alvéoles primitifs (JALAN DE LA CROIX, FREY (1), F.-E. SCHULTZE (2). Ce sont des cellules hautes, aussi larges à leur base qu'à leur surface libre, et dont le protoplasma clair, comparable à celui des cellules mucipares de la

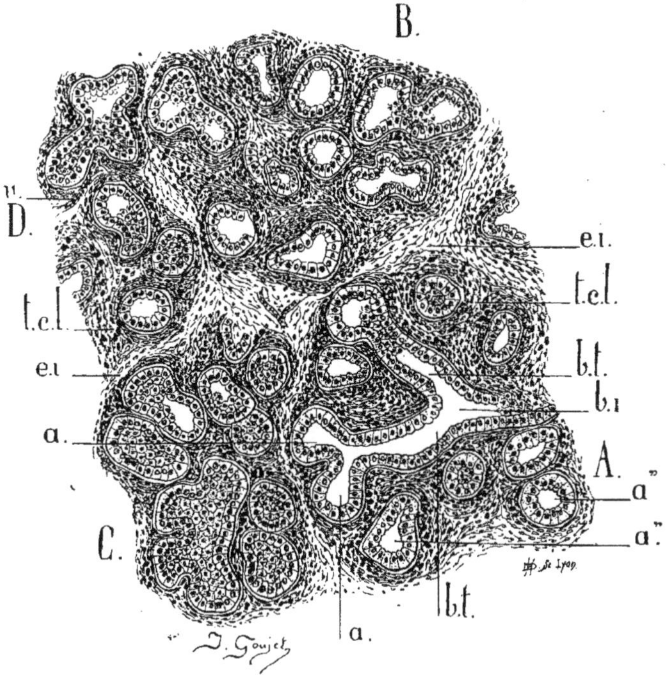

FIG. 591. — Coupe du poumon d'un fœtus humain du troisième mois (11 centimètres). Liquide de Müller; coloration par l'éosine hématoxylique; conservation dans ce même réactif affaibli. — (Ocul. 1, obj. 3 de Leitz, chambre claire.)

A B C D, quatre lobules fœtaux ; — *bi*, bronchiole intralobulaire du lobule fœtal A; — *bt*, *bt*, bronchiole terminale du lobule A ; — *a*, *a*, alvéoles primordiaux de ce même lobule ; — *a'a''*, alvéoles primordiaux coupés en travers; — *ei*, *ei*, espaces conjonctifs inter-lobulaires; — *tcl*, *tcl*, tissu conjonctif intralobulaire; — *v*, vaisseau sanguin.

glande sous-maxillaire par exemple, est imprégné par une substance molle analogue au mucigène, mais ne se colorant pas en bleu comme lui sous l'influence de l'hématoxyline. Ces cellules sont nues, et présentent seulement à leur surface une striation granuleuse délicate. Dans leur intérieur, des travées minces de protoplasma cloisonnent la masse transparente qui, à l'état vivant, est semblable à du verre fondu.

(1) FREY, *Histologie et histochimie* (2e édit. française).

(2) F.-E. SCHULTZE, *Manuel de Stricker*, art. POUMON (trad. angl. de New-York, p. 437).

Le noyau est arrondi, volumineux, situé à l'union du tiers supérieur et du tiers moyen de la hauteur quand on a fixé le poumon par les vapeurs osmiques (fig. 592). Mais si l'on a employé les solutions aqueuses d'acide osmique ou le liquide de Müller, il est entraîné par les courants de diffusion, et fuit vers le pôle libre de la cellule. La lumière du tube est alors entourée de noyaux comme d'un rang de perles, et

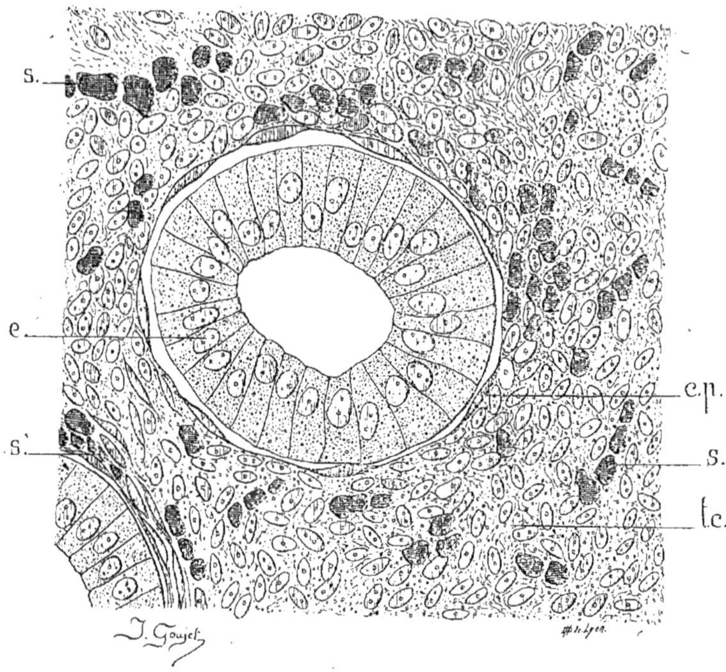

Fig. 592. — Coupe transversale d'un alvéole primitif du poumon fœtal de l'embryon humain du troisième mois (11 millimètres). Fixation du poumon frais par les vapeurs d'acide osmique dans la chambre humide. Coupes immédiates à main levée. Coloration à l'éosine hématoxylique. — (Obj. 4, ocul. 1 de Leitz. Chambre claire.)

e, cellules épithéliales cylindriques bordant la lumière de l'alvéole primitif; — *cp*, cellules plates, endothéliformes doublant la rangée interne des cellules cylindriques; — *tc*, tissu conjonctif interalvéolaire, très abondant à ce stade ; — *s, s*, globules sanguins des vaisseaux embryonnaires en voie de développement à distance des alvéoles dans le tissu conjonctif; — *s'*, vaisseau embryonnaire indiqué par ses globules rouges et venant s'ordonner à la surface externe d'un alvéole primitif qui n'a été dessiné qu'en partie. — Malgré la fixation très soignée, l'épithélium cylindrique s'est rétracté légèrement au-dessus des cellules plates.

remplie de gouttes sarcodiques. Il faut conclure de là que le rang de cellules cylindriques est constitué par des éléments d'une délicatesse extrême, de consistance si molle que le noyau est contenu à leur intérieur comme un corps flottant dans un liquide. Ces cellules ont en un mot toutes subi la transformation muqueuse, telle qu'elle est indiquée par Laguesse dans les cellules épithéliales des fosses nasales précédant l'épithélium cilié.

La couche de cellules plates qui double l'épithélium cylindrique ressemble de prime abord exactement à un endothélium sous-épithélial (fig. 592, *c. p.*). Mais on reconnaît aisément qu'elle n'appartient pas à la calotte mésodermique entourant les alvéoles primitifs, car presque en aucun cas elle ne reste adhérente à cette calotte quand, à l'aide des aiguilles ou en soulevant et en laissant plusieurs fois retomber la lamelle, on isole les canaux aériens de la masse ambiante du tissu conjonctif. Ces tubes emportent en règle la couche de cellules plates avec eux. De plus, cette couche fait corps avec le pied des cellules cylindriques et, de distance en distance, on en voit partir comme des bourgeons les cellules décrites par JALAN DE LA CROIX, lesquelles, s'insinuant entre les cellules claires, concourent à en augmenter le nombre. Enfin, la ligne nette de la vitrée est extérieure aux cellules plates. Celles-ci ne sont donc autre chose que les éléments de la couche génératrice de l'épithélium des voies aériennes, réduits à l'apparence endothéliale par les conditions mêmes de leur développement entre la paroi propre et la ligne des hautes cellules claires, à peu près incompressibles parce qu'elles sont formées d'un protoplasma semi-liquide (1).

Autour du lobule ainsi constitué, la calotte mésodermique reste indivise : ce qui explique pourquoi les lobules primitifs ne seront pas ulté-

(1) Pour faire une bonne étude du poumon fœtal, on choisira un embryon de 10, 11 ou 12 centimètres (longueur totale), résultant d'un avortement et aussi frais que possible. On enlèvera les deux poumons avec précaution et l'on en suspendra un dans le liquide de Müller ou mieux dans le bichromate d'ammoniaque à 2 pour 100 ; l'autre poumon sera divisé en morceaux par des sections nettes faites au rasoir. Ces morceaux seront suspendus dans un flacon renfermant quelques centimètres d'une solution d'acide osmique à 1 pour 100 et maintenu bouché préalablement plusieurs jours sous la chambre humide, de façon que l'air du flacon soit à la fois chargé de vapeurs osmiques et saturé d'humidité (ce qu'on reconnaît à des gouttes de rosée perlant sur les parois internes du flacon au-dessus de la couche d'acide osmique). Dans ces conditions, la pièce ne se desséchera pas en même temps qu'elle se fixe. Au bout d'une ou deux heures, on enlève les fragments de poumon des vapeurs et on les suspend dans un grand bocal renfermant du liquide de Müller ou de l'alcool fort. Dans le premier cas, on attendra deux ou trois mois avant d'achever le durcissement par la gomme et l'alcool et de faire des coupes ; dans le second, on pourra faire ces coupes au bout de vingt-quatre heures. Le poumon fixé directement dans le liquide de Müller doit y être maintenu cinq à six mois afin qu'il soit convenablement durci et ses éléments bien fixés ; après quoi on pourra y pratiquer des coupes directement, ou après avoir achevé le durcissement dans la gomme très diluée et l'alcool fort. On n'évitera cependant jamais ainsi la déformation des cellules cylindriques par le départ des gouttes sarcodiques, ni le transport des noyaux au voisinage de la lumière. Pour voir les noyaux en place et étudier la forme et la constitution réelles de l'épithélium des alvéoles primitifs, il faut se servir des fragments fixés par les vapeurs osmiques. On colore par la purpurine ou l'éosine hématoxylique faible. Les divergences existant entre les auteurs tels que STIEDA, ELENZ, JALAN, etc., me paraissent du reste avoir pour origine une fixation vicieuse de l'épithélium pulmonaire alors si délicat.

rieurement séparables par la dissection. Elle est formée par un tissu muqueux serré, au sein duquel les îlots vaso-formatifs et les fusées vasculaires végétantes se multiplient de plus en plus. Mais les vaisseaux sont toujours à distance des alvéoles primitifs quand bien même ils commencent à prendre à leur égard la disposition de réseaux enveloppants.

Période prérespiratoire. — A partir du sixième mois (KÖLLIKER), les lobules primitifs se développent par le bourgeonnement des alvéoles primitifs, répondant chacun à l'orifice émissaire d'un lobulin, tandis que le tube qui portait ces ampoules se différencie pour former une bronchiole terminale. Mais la végétation des alvéoles primitifs ne s'effectue plus alors suivant le mode monopodique. Elle devient irrégulière; et les alvéoles définitifs, au lieu d'être séparés, sont tous entés les uns sur les autres de façon à constituer une série de petites chambres concaténées ouvertes dans une cavité commune. L'aire de ces alvéoles est souvent occupée par un liquide analogue au plasma de la lymphe. Leurs parois, auxquelles les réseaux de capillaires sanguins deviennent immédiatement adjacents, sont revêtues non plus de deux couches de cellules, dont l'une interne et cylindrique, mais bien d'une couche unique de cellules épithéliales prismatiques. J. ORTH (1) a donc eu tort d'affirmer que l'épithélium des alvéoles définitifs reste cylindrique jusqu'à la naissance et même un peu après chez le nouveau-né. Cet épithélium prismatique bas des alvéoles est continu, et ne présente point de différences au-dessus des capillaires alvéolaires et dans leurs intervalles. Les capillaires sont d'ailleurs, avant la naissance, petits et ils renferment peu de sang : ils ne constituent point des aires de pleine circulation. Lorsque la première inspiration se produit, en même temps que les alvéoles se déplissent, les capillaires qui les doublent se gorgent de sang et augmentent de diamètre dans des proportions énormes. C'est à cette double action de l'entrée de l'air et du développement des vaisseaux qu'il convient de rapporter, avec F.-E. SCHULTZE (2) et JALAN DE LA CROIX, l'aplatissement subit de l'épithélium alvéolaire, son étirement en lames minces à la surface des vaisseaux brusquement développés, le rejet des corps cellulaires par groupes dans les fossettes intercapillaires : en un mot la réduction à l'état endothélial, caractérisque dans tout poumon qui a respiré, de la formation épithéliale auparavant continue et prismatique.

Le rôle mécanique joué par le développement des vaisseaux dans cette réduction à l'état endothélial est encore confirmé par les faits

(1) G. ORTH, *Cursus Histol.*, p. 249, 1881.

(2) F. E. SCHULTZE, *Manuel de Stricker*, art. POUMON (édition anglaise de New-York, p. 447).

pathologiques. Lorsque, dans la sclérose du poumon, les réseaux capillaires respiratoires s'atrophient pour faire place à des capillaires émanés du système de l'artère bronchique, le revêtement épithélial de l'alvéole se reconstitue tel qu'il était chez le fœtus qui n'a pas respiré: il redevient formé d'une rangée unique de cellules prismatiques. Chez le Cheval atteint de farcin chronique, il en est de même; mais ici le fait est encore plus instructif. Certains groupes d'alvéoles sont entourés d'une bande d'hémorragie ancienne, au sein de laquelle les capillaires respiratoires ont subi l'atrophie tandis que l'air n'a pas cessé de pénétrer dans chaque alvéole. L'épithélium alvéolaire est formé là de cellules cubiques basses, nettement limitées sur leur face libre par un mince plateau qui, dans la bronchiole terminale, se continue avec le plateau des cellules épithéliales ciliées. C'est donc bien davantage le développement des vaisseaux capillaires de la paroi des alvéoles qui modifie la forme de l'épithélium, que la pression de dedans en dehors exercée par l'air inspiré.

Réduction du tissu conjonctif périlobulaire. — Revenons maintenant au poumon fœtal. Le développement des alvéoles définitifs s'opère au sein de la calotte mésodermique; mais celle-ci au lieu de s'accroître comme elle le faisait dans le stade correspondant au bourgeonnement des canaux bronchiques, cesse au contraire de se développer. En même temps que les vaisseaux se multiplient et prennent place au sein du tissu conjonctif, ce dernier se réduit et finit par presque disparaître. Son étendue diminue peu à peu d'abord dans les intervalles des lobules primitifs, ensuite dans ceux des lobules composés qui cependant, chez l'Homme, restent encore séparables un peu après la naissance. On peut en effet, comme l'a fait Grancher, mettre autour d'eux en évidence des voies lymphatiques analogues à celles qui, chez le Bœuf, subsistent avec tout leur développement durant la vie entière.

Développement de l'épithélium à cils vibratiles. — Chez le fœtus de trois mois, dans toute l'étendue des voies aériennes, il n'existe pas une seule cellule cylindrique à plateau portant des cils. A la naissance, au contraire, l'épithélium cilié et les cellules caliciformes intercalaires se sont développés partout et ont pris leur disposition définitive. Cette substitution s'est opérée progressivement de haut en bas, c'est-à-dire du vestibule laryngien aux bronchioles terminales, et suivant un procédé évolutif identique à celui décrit plus haut pour l'epithélium de la muqueuse pituitaire. Les cellules cylindriques hautes, molles et transparentes des alvéoles primitifs sont donc des éléments destinés à disparaître. Ils subissent la transformation muqueuse, pour faire place ensuite à des cellules ciliées bourgeonnant de la couche génératrice mince endothéliforme qui leur est subjacente. Il est probable même que le liquide qui remplit les alvéoles définitifs à la période prérespiratoire prend en majeure partie son origine dans leur dissolution.

Quant aux glandes des voies aériennes, on peut observer le début de leur formation dans le larynx du fœtus humain de trois mois. Elles ont pour origine des bourgeons pleins tout à fait comparables à ceux constituant les germes des glandes salivaires, pharyngiennes et nasales. Elles commencent par être toutes des glandes muqueuses, et ne développent leurs cellules séreuses qu'après la naissance.

CHAPITRE VIII

GLANDES CONGLOBÉES STOMODŒALES : CORPS PITUITAIRE. — THYROIDE. — THYMUS. — ŒSOPHAGE.

Le stomodœum, tel que je l'ai compris et défini d'une façon histologique, c'est-à-dire en me plaçant à un point de vue différent de celui adopté par la majorité des embryologistes purs, émet trois expansions intéressantes qui sont les origines du *corps pituitaire*, de la *thyroïde* et du *thymus*. Elles ont ce caractère commun d'être d'abord des formations tout à fait semblables à celles constituant le modèle primitif des glandes vraies, reliées par un canal excréteur ou par un cordon épithélial plein de même signification au revêtement épithélial de la bouche ou du pharynx primitifs. Puis, elles perdent cette connexion et sont en outre remaniées plus ou moins profondément par le tissu conjonctif et les vaisseaux, de manière à constituer, en fin de compte, des glandes conglobées. Leur sécrétion n'a plus dès lors d'issue que par les voies vasculaires, sanguines ou lymphatiques. Le thymus, remanié le plus complètement, a vu disparaître à peu près toute trace de structure épithéliale. A celle-ci fait place un dispositif rappelant tout à fait celui des follicules lymphatiques agminés en organes distincts, tels que la glande de Luschka. J'étudierai successivement le CORPS PITUITAIRE, le CORPS THYROÏDE et le THYMUS.

§ 1. — CORPS PITUITAIRE

Origine et premier développement du corps pituitaire. — Au troisième jour de l'incubation, chez le Poulet, la bouche primitive, formée par un repli de l'ectoderme tégumentaire, constitue un cul-de-sac qui s'avance au-dessous de la vésicule cérébrale antérieure primitive et en double le plancher. La vésicule cérébrale antérieure primitive a donné, pendant le second jour, naissance aux deux vésicules des hémisphères cérébraux. Celles-ci s'accroissent activement pendant le troisième jour. Dans leur développement, elles rejettent sur les côtés les vésicules optiques nées comme elles de la vésicule cérébrale antérieure primitive. Cette dernière cesse bientôt d'être prédominante comme grandeur et devient le cerveau intermédiaire (thalamencéphale ou vésicule du troisième ventricule).

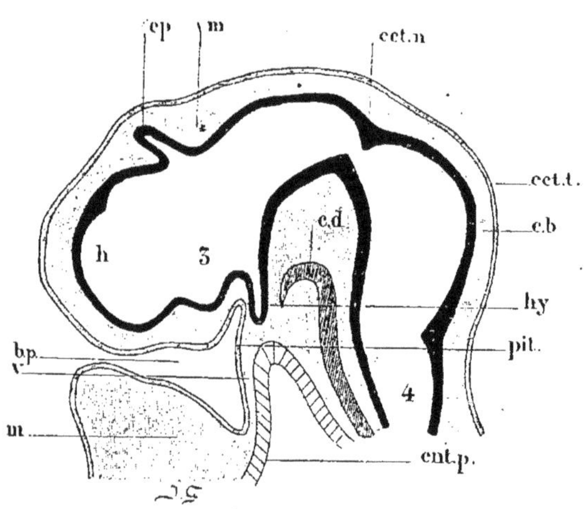

Fig. 593. — Coupe médiane et antéro-postérieure de la tête d'un embryon de mammifère à la période du stomodœum primitif (figure de démonstration).

bp, bouche primitive limitée par un reflet de l'ectoderme; — *ent. p.*, intestin entodermique primitif ; — *v*, velum pharyngien; — *cd*, corde dorsale.

pit, ébauche de la pituitaire; — *hy*, diverticule de l'épiphyse (ébauche de la glande pinéale); — *ect. n*, ectoderme neural, donnant naissance aux diverticules hypophysaire et éphysaire : il est partout représenté par une ligne noire; — *ect. t*, ectoderme tégumentaire; — *h*, ventricule latéral; — 3, ventricule moyen ; — *cb*, cervelet ; — 4, quatrième ventricule.

La vésicule du troisième ventricule fournit alors deux expansions en doigt de gant. L'une d'elles, partant du sommet, va buter contre l'ectoderme tégumentaire : c'est le rudiment de l'*épiphyse*, ou glande pinéale : œil impair. L'autre part du plancher de la vésicule, sur la ligne médiane : c'est le diverticnle de l'*hypophyse* ou infundibulum du corps pituitaire (fig. 593).

Juste en avant du doigt de gant hypophysaire (diverticule du névraxe), se projette en sens inverse une expansion également en doigt de gant de l'ectoderme de la bouche primitive (1) : c'est le *diverticule pituitaire*. Les deux doigts de gant se rapprochent pendant les jours suivants, puis s'accolent. Le diverticule pituitaire situé en avant est clos en haut; l'infundibulum hypophysaire placé en arrière est clos en bas. De l'union secondaire de ces deux diverticules nés l'un de l'ectoderme neural, l'autre de l'ectoderme tégumentaire devenu stomodœal, résultera le rudiment du *corps pituitaire*, logé chez les vertébrés supérieurs et chez l'Homme dans la selle turcique.

(1) C'est Gœtte qui, contrairement à l'opinion alors régnante et soutenue par Wilhem Mueller, a montré que le diverticule pituitaire est une évagination ectodermique siégeant en avant du *velum* pharyngien, et non pas une formation entodermique (*Archiv f. mikr. Anat.*, Bd. IX, p. 397).

Le corps pituitaire prend position dans la selle turcique en vertu d'un processus spécial auquel HUXLEY (1) a attribué une grande importance morphologique. Au cinquième jour, chez le Poulet, on voit en effet (2) d'une part, une masse de mésoderme entourer le diverticule pituitaire encore distant de l'infundibulum hypophysaire. On voit d'autre part se différencier sur ses côtés, à droite et à gauche pour se rejoindre en avant, deux bandelettes symétriques squelettales, les *trabécules*, qui chez le Poulet semblent une expansion de la masse squelettale d'investissement de la base du crâne. Mais ce sont là en réalité des formations autonomes : car elles sont fibreuses et originairement indépendantes de la masse d'investissement chez les marsipobranches (3). Les trabécules circonscrivent de la sorte un espace ovalaire, où le cartilage formant la base du crâne fait défaut. C'est l'*espace pituitaire*, occupé par le corps pituitaire en voie de développement. Ce dernier est donc embrassé par des arcs squelettaux particuliers, comparables aux arcs viscéraux ou, pour mieux dire, constituant les *vestiges d'une paire antérieure d'arcs*. Une telle disposition paraît en rapport avec uue ancienne et très haute importance de l'organe ainsi circonscrit, bien qu'actuellement on considère — et probablement à tort — le corps pituitaire comme presque dépourvu de toute fonctionnalité dans l'organisme.

La croissance des trabécules l'emportant de beaucoup sur celle du diverticule pituitaire, du moins dans la partie désormais engagée dans la base du crâne, il en résulte que le pédicule de celui-ci commence à se rétrécir à la fin du cinquième jour chez le Poulet. Du septième au dixième jour, ce rétrécissement s'accuse et aboutit à l'effacement complet du pédicule, d'abord réduit à un mince cordon solide de cellules épithéliales (4). En même temps, la masse mésodermique enveloppant le diverticule pituitaire augmente d'importance en avant de lui. Elle s'organise en un tissu conjonctif muqueux parcouru par de nombreux vaisseaux sanguins. Alors commence à s'opérer un double mouvement :

Le diverticule pituitaire, allongé d'abord en doigt de gant, continue

(1) HUXLEY, Leçons huntériennes (voy. *Anat. vertebrates*, p. 77).

(2) W. MUELLER, Bau der hypophysis und des processus infundibuli cerebri (*Jenaissche Zeitschrift*, Bd. VI).

(3) FOSTER et BALFOUR, *Eléments d'embryologie* (traduction française, p. 272, 1877).

(4) CHARPY (*Traité d'anatomie humaine*, publ. s. la direct. de P. POIRIER, t. III, p. 327), cite des cas de persistance du pédicule pituitaire chez l'Homme. Dans l'un de ces cas, observé par LUSCHKA et relatif à un fœtus monstrueux, un prolongement arrondi du lobe glandulaire de la pituitaire s'enfonçait dans le corps du sphénoïde. SUCHANNEK, chez une fillette de quatre ans, a rencontré le vestige du canal pédiculaire, persistant sous forme d'un cordon épithélial plein, qui finissait en cul-de-sac sur la voûte du pharynx, en avant du bord antérieur de la glande de Luschka.

à se développer par son fond tandis que son pédicule s'étrangle, puis s'efface par défaut de croissance entre les trabécules de la base du crâne qui s'opposent à celle-ci. Il se dispose donc sous forme d'une ampoule close. Celle-ci est formée par un revêtement épais d'ectoderme stomodœal (c'est-à-dire composé de cellules allongées dans le sens de leur hauteur), végétant par le mécanisme des cellules à pied et constituant un épithélium stratifié. La surface de cet épithélium présente une ligne nette de cuticulisation et ne subit aucun relèvement vers la cavité de l'ampoule. De la couche génératrice de la paroi antérieure de la vésicule, au contraire, partent une série de bourgeons pleins qui se projettent en avant, dans la masse du tissu conjonctif jeune. De longs cordons cellulaires, les uns épais et les autres grêles, sont ainsi formés.

D'autre part, les vaisseaux sanguins embryonnaires végètent activement en sens inverse des cordons précités. Tout se passe comme s'ils les relevaient en anses, de façon à les plisser un certain nombre de fois en prenant place dans leurs intervalles de mille manières, et en fin de compte en les *ordonnant* par rapport à eux-mêmes. Comme tout ceci a lieu dans un espace restreint, il en résulte que la masse des cordons glandulaires et des vaisseaux qui les séparent se développe en un corps globuleux qui refoule de plus en plus la ligne épithéliale antérieure du côté de la postérieure, en effaçant progressivement la cavité de l'ampoule close.

La paroi postérieure de cette ampoule n'émet au contraire presque aucun cordon glandulaire et demeure constituée par une assise régulière d'épithélium stratifié. Il en résulte que la cavité de l'ampoule prend bientôt sur les coupes l'apparence d'un croissant à concavité antérieure. C'est sous cette forme qu'on la rencontre chez l'Homme à la naissance ; elle persiste parfois chez l'adulte, mais à l'état de simple fente. Elle est également persistante à des degrés variables chez d'autres mammifères, ainsi que chez les oiseaux et les reptiles (1). Elle disparaît au contraire chez le Lapin, les élasmobranches, les téléostéens et les amphibies, et aussi chez les cyclostomes. Chez les myxines, au contraire, non seulement la lumière persiste après la formation des cordons glandulaires, mais le pédicule demeure creux. Il subsiste à l'état de canal excréteur et conduit le produit de sécrétion de la glande dans le pharynx durant toute la vie. Là, donc, le diverticule pituitaire aboutit à la formation d'une glande vraie; tandis que chez les autres vertébrés il devient une glande sans canal excréteur et à pure sécrétion interne.

Pituitaire adulte. — Elle résulte de la réunion du diverticule infundibulaire, constituant le lobe postérieur ou cérébral, avec le diverti-

(1) W. Mueller, *loc. cit.*

cule pituitaire répondant au lobe glandulaire proprement dit. Le lobe glandulaire a la forme d'un haricot globuleux, dont le hile regarde en arrière et embrasse l'infundibulum. Au-dessous du hile, l'infundibulum se renfle en ampoule. Le lobe glandulaire envoie en haut un prolongement conique ou « linguiforme », lequel remonte en s'atténuant le long de la tige pituitaire et finit en pointe après un court trajet. La dure-mère, doublant la selle turcique et creusée de sinus veineux, projette au-dessus du corps pituitaire le diaphragme connu sous le nom de tente pituitaire. Les deux lobes, glandulaire et infundibulaire, sont étroitement unis par une enveloppe commune, prolongement de la pie-mère, qui renferme leurs vaisseaux de distribution. A la surface de cette membrane, entre elle et la dure-mère, marchent en divers sens et se branchent nombre de fois des fibres nerveuses à myéline remarquables par la brièveté de leurs segments interannulaires, et probablement destinées à innerver plus loin le lobe glandulaire.

Le *lobe glandulaire* est constitué par une foule de cordons pleins tout à fait comparables à ceux des glandes salivaires en voie de développement. Ils s'arborisent et s'enchevêtrent. Leur constitution est à peu près la même chez l'Homme, le Chien, le Cheval où ils ont été bien étudiés par S. LOTHRINGER (1). Les cordons sont séparés les uns des autres par de larges capillaires sanguins qui, surtout chez le Chien, sont immédiatement adjacents à la paroi propre très mince des cordons. La résorption du produit de sécrétion de l'épithélium glandulaire semble de la sorte devoir être très facile par la voie sanguine. Les travées épithéliales sont formées de cellules prismatiques, rendues polyédriques par pression réciproque comme celles des cordons d'un foie embryonnaire. Depuis longtemps déjà, on a signalé dans ces cellules l'existence d'un pigment particulier (2). De distance en distance, à peu près comme dans les cordons de la thyroïde humaine en voie de développement au troisième mois, on voit au sein des travées se dessiner une lumière sur un court trajet. Ou bien il se développe un petit renflement rempli d'une matière d'apparence colloïde, que l'hématoxyline colore en bleu et l'éosine en rose. Ces kystes colloïdes sont beaucoup plus abondants dans la région postérieure du lobe, répondant à la paroi de la vésicule pituitaire qui a fourni peu ou pas de cordons glandulaires.

DOSTOJEWSKI (3), et de son côté FLESCH (4), ont les premiers signalé

(1) S. LOTHRINGER, Unters. an. der Hypophyse einiger Saügethiere und der Menschen (*Archiv. f. Mikr. Anat.* Bd. XXVIII, p. 257, 1886).

(2) LANGEN, *De hypophysi cerebri disquisitiones microscopicæ* (dissert. inaug. Bonn., 1864).

(3) DOSTOJEWSKI, *Militärartz. Journal*, Pétersburg, oct. 1884.

(4) FLESCH, C. R. des travaux présentés à la 67e session de la Société helvétique

l'existence de deux ordres de cellules épithéliales au sein des cordons du lobe glandulaire de la pituitaire. S. LOTHRINGER les distingue en *cellules principales* et en cellules *chromophiles*. Les cellules principales ont un protoplasma clair et des dimensions beaucoup moindres que les cellules chromophiles. Ces dernières sont granuleuses, et leurs grains se teignent en brun foncé quand on soumet la pituitaire à la coloration imaginée par WEIGERT pour l'étude des centres nerveux. Elles se colorent en bleu par la double coloration de MERKEL (carmin boracique et indigo). Elles prennent aussi une teinte foncée par l'acide osmique. Ce seraient là des caractères rapprochant les cellules chromophiles des cellules zymogènes des glandes, telles que celles des croissants de Giannuzzi ou que les cellules de revêtement (granuleuses) des glandes du fond de l'estomac. C'est aux cellules chromophiles que FLESCH et son élève LOTHRINGER attribuent la sécrétion de la substance colloïde. Par contre, SCHŒNEMANN (2) conteste l'existence des deux ordres d'éléments. Il fait remarquer que ce sont des cellules ayant tous les caractères attribués aux principales qui font les frais de l'hypertrophie pituitaire consécutive à la thyroïdectomie. Je suis de l'avis de SCHŒNEMANN. Quand on a fixé net dans leur forme les cordons de la pituitaire du Mouton par une injection interstitielle de mélange osmio-picro-argentique, on voit que leurs cellules constitutives sont toutes semblables entre elles et prennent de la même façon les matières colorantes. Ce sont des cellules polyédriques à arêtes rectilignes limitées par les traits d'imprégnation déterminés par la réduction de l'argent du réactif. Le noyau occupe le centre de la cellule. Le protoplasma est identique dans toutes les cellules et granuleux. Le picrocarminate d'ammoniaque le colore en jaune. Nulle part l'acide osmique de l'injection interstitielle ne l'a teint en noir ni en brun. Il ne renferme par conséquent pas de graisse neutre, ni de granulations zymogènes comparables à celles des glandes ordinaires (3).

Le *lobe cérébral* est, à l'origine, constitué à la façon de la vési-

des sciences naturelles, réunie à Lucerne (*Arch. des sc. phys. et nat.*, décembre 1884).

(1) Les chromophiles ont, d'après les mensurations de LOTHRINGER (*loc. cit.*, p. 286), 19 : 11 μ chez le Chien, 18 : 5 μ chez l'Homme. Les cellules principales mesurent 10 : 5 μ chez le Chien, et 11 : 3 μ chez l'Homme.

(2) SCHŒNEMANN, Hypophysis und thyroïdea (*Virchow's Archiv*, 1892).

(3) Je suis porté à attribuer les différences de forme et de réaction colorée vues par FLESCH et LOTHRINGER, à l'action des réactifs fixateurs qui rétractent certaines cellules de la pituitaire et en gonflent d'autres, suivant la façon dont ils les atteignent et les fixent plus ou moins rapidement ou lentement. L'alcool fort, dont je me sers pour achever le durcissement après les injections interstitielles par ma méthode du liquide osmio-picro-argentique, rend les cordons de la pituitaire du Mouton non atteints par le liquide fixateur instantané, si différents de ceux qui ont été saisis par lui et fixés net, qu'on ne croirait pas avoir affaire aux éléments homologues d'un même organe.

cule optique, par l'ectoderme neural du cerveau moyen. KÖLLIKER a même constaté qu'à la période fœtale, dans sa paroi se différencient des cellules ganglionnaires et même des nerfs (1). Il continue à se développer chez les poissons et à acquérir une structure nerveuse. Sa cavité est limitée par un épendyme cilié comme celui des ventricules. Mais de très bonne heure ce mouvement cesse, puis rétrograde chez les mammifères. Le contenu de l'infundibulum est constitué par une matière gélatineuse, fréquemment kystique. Sur la paroi, le neuro-épithélium est réduit à une ligne de cellules cubiques. Dans l'épaisseur de celle-ci, des éléments névrogliques, des cellules de tissu conjonctif et de nombreux vaisseaux s'entremêlent. Il s'agit évidemment ici d'une formation nerveuse atrophiée, et en partie transformée en tissu conjonctif vascularisé.

La signification morphologique du corps pituitaire a donné lieu à un grand nombre d'hypothèses. Il s'agit évidemment d'un organe important. Il est constant chez les vertébrés; il motive une évagination de la vésicule cérébrale antérieure primitive au même titre que les yeux ; il suscite de la part des formations squelettales un enveloppement par un véritable arc branchial antérieur constitué par les trabécules. Aussi DOHRN attribue-t-il la valeur d'une « bouche primitive » à l'expansion pituitaire. Mais cette supposition même n'explique pas pourquoi la vésicule cérébrale antérieure primitive vient se conjuguer à cette expansion. On a encore supposé qu'il s'agit ici d'un organe des sens plus ou moins comparable à l'œil impair ou pinéal. En tout cas, dans l'organisme actuel des vertébrés, la partie du corps pituitaire qui paraît jouer un rôle fonctionnel, c'est le lobe glandulaire, qu'à juste titre on a rapproché du corps thyroïde. Le lobe glandulaire se parsème régulièrement de kystes à contenu colloïde dans les cas de goitre ; il augmente de volume après l'ablation du corps thyroïde. Enfin, il subit une hypertrophie considérable dans tous les cas d'acromégalie, en même temps que nombre d'os du squelette redeviennent des os à moelle rouge et augmentent de volume par un mécanisme très analogue à celui de la préossification. La sécrétion interne de cette glande conglobée semble donc fonctionnellement très importante encore, bien qu'il s'agisse ici d'un organe rétrogradé et dont l'élément neuraxial, le lobe infundibulaire, a subi presque complètement l'atrophie.

§ 2. — CORPS THYROÏDE

On sait que le corps thyroïde de l'Homme est une glande sans

(1) BALFOUR, *A treatise of comparative embryology*, t. II, p. 359.

connexion avec la surface épithéliale du pharynx, ni avec celle du larynx. Pour cette raison, il a été depuis longtemps considéré comme le type majeur des « glandes vasculaires sanguines ». En réalité, il s'agit d'une formation glandulaire qui a perdu ses relations avec la surface épithéliale du stomodœum et conséquemment ses voies d'excrétion légitimes sur la route de son développement. Comme le corps pituitaire, le corps thyroïde est constant chez tous les vertébrés.

Chez les cyclostomes, il n'y a pas de doute sur son origine *entodermique,* du moins en ce qui regarde l'organe émané de l'ébauche impaire qui paraît être constante. Cette ébauche est formée par une évagination de l'entoderme de la région branchiale, sur le côté ventral, entre le second et le quatrième arc. Il en résulte un sac allongé qui s'ouvre dans l'intestin par un orifice rétréci, immédiatement d'abord en arrière du *velum* pharyngien qui sépare la bouche primitive, tapissée par l'ectoderme, du cul-de-sac (antérieur) de l'intestin entodermique (1). Ultérieurement, aux dépens de ce diverticule identifié par W. MUELLER à la gouttière hypopharyngée de l'Amphioxus et des ascidies, se développe un organe compliqué, très différent par sa structure du corps thyroïde des autres vertébrés, bien qu'il en porte le nom.

Mais chez les vertébrés ordinaires, la question de l'origine blastodermique de l'ébauche épithéliale du corps thyroïde n'est plus aussi simple. L'évagination provient de la région dite « de l'arc mandibulaire », c'est-à-dire d'un point où, comme le fait observer avec raison BALFOUR, toute trace de séparation entre l'entoderme et l'ectoderme ayant disparu par suite de l'effacement du *velum* pharyngien, on a affaire à une cavité buccale secondaire. Le revêtement épithélial de celle-ci est formé partie par l'ectoderme et partie par l'entoderme, dont les aires de distribution se mélangent ou probablement même se substituent les unes aux autres rapidement par la croissance. C'est de la sorte que, chez les amphibies, la première ébauche du corps thyroïde apparaît dès le début sous forme d'un diverticule épithélial, dont le revêtement se continue avec la couche génératrice (couche nerveuse des embryologistes) de l'épiderme buccal, c'est-à-dire *histologiquement* de l'ectoderme.

Quoi qu'il en soit, on admet aujourd'hui que le corps thyroïde des mammifères et de l'Homme est formé par le concours : *a)* d'une *ébauche impaire* représentant l'évagination thyroïdienne constante chez tous les vertébrés, comme l'ont montré KÖLLIKER et W. MUELLER ; *b)* et de deux *ébauches paires* découvertes par WŒLFLER et par STIEDA. — BORN et HIS ont de leur côté montré comment se constitue la thy-

(1) Voyez à ce sujet les figures données par BALFOUR *(A treatise of comparative embryology,* t. II, p. 624, 625, fig. 414 et 416).

roïde, telle que nous la connaissons, par le concours de ces trois ébauches.

Période embryonnaire du développement de la thyroïde. — Sur l'embryon humain de trois millimètres, le champ mésobranchial est largement ouvert et de forme triangulaire, limité par les arcs branchiaux non encore fusionnés. Le *tubercule lingual*, première ébauche du relief antérieur ou corps de la langue, soulève ce champ en haut, au niveau des deux premiers arcs branchiaux. Vers le deuxième mois, la mandibule se ferme par la réunion sur la ligne médiane des deux bourgeons maxillaires inférieurs du premier arc branchial. Puis, les deuxième et troisième arcs branchiaux se réunissent en une masse commune représentant la *racine de la langue*. La soudure de cette racine avec le tubercule lingual représentant le corps, ne s'effectue d'abord que marginalement. Il en résulte que, sur la ligne médiane, il se produit une fossette, puis une dépression en doigt de gant. C'est cette fossette qui représente le rudiment de l'évagination thyroïdienne impaire. Je ferai remarquer qu'elle est issue d'une région tapissée par un épithélium malpighien, c'est-à-dire *histologiquement* par de l'ectoderme. Le cul-de-sac thyroïdien se clôt bientôt par le fait de la croissance du bourrelet marginal, et arrive rapidement à ne plus communiquer avec la surface que par un conduit étroit, bientôt réduit à un cordon épithélial plein. C'est le *tractus thyréoglosse de His*, aboutissant au « foramen cæcum » de la base de la langue. Celui-ci constitue chez l'adulte la trace persistante de l'évagination thyroïdienne primitive. Il se continue exceptionnellement alors sur deux ou trois centimètres en formant un « canal lingual » dont l'extrémité borgne peut atteindre le corps de l'os hyoïde. Sur d'autres sujets, c'est au contraire la partie inférieure du canal qui persiste. L'isthme du corps thyroïde est alors relié à l'os hyoïde par un *canal thyroïdien*. La descente de l'ébauche impaire et l'élongation du tractus thyréoglosse se comprennent d'ailleurs facilement. Elles sont la conséquence à la fois de la croissance du cou et de la déflexion progressive de la tête. Cette déflexion entraîne progressivement la langue en haut avec elle.

Les ébauches paires, décrites par Woelfler chez le Porc et le Veau et par Stieda chez le Porc et le Mouton prennent naissance beaucoup plus tard (Stieda) que l'ébauche impaire, aux dépens de deux évaginations en forme de fossettes de la face ventrale du pharynx. Pour Woelfler, ce serait dans la région du premier arc, pour Hertwig (1), immédiatement au-dessous de celle du dernier arc branchial que ces fossettes prendraient naissance. Elles viennent se placer de chaque côté de l'entrée du larynx. Chez les vertébrés inférieurs, elles forment

(1) Hertwig, *Traité d'embryologie, ou hist. du développement de l'Homme et des vertébrés* (trad. française, p. 285, 1891).

les rudiments de thyroïdes accessoires. Chez les mammifères et chez l'Homme, au contraire, ce sont elles qui deviennent prépondérantes par le développement et constituent les lobes droit et gauche de la thyroïde. L'ébauche impaire, après sa réunion aux ébauches paires, édifie l'isthme thyroïdien (His).

Les fossettes thyroïdiennes paires se pédiculisent rapidement, puis perdent elles aussi toute connexion avec le pharynx primitif. Le développement du larynx et de la trachée, puis leur enveloppement rapide par leurs formations squelettales entre les vésicules thyroïdiennes et le pharynx, achèvent de détruire sans retour les relations de celles-ci avec le stomodœum. En même temps qu'elles s'isolent, les vésicules thyroïdiennes sont l'objet d'un développement histogénétique très actif.

Dès le quatrième jour, chez le Poulet, l'ébauche de la thyroïde se montre comme une masse de cellules pleine et sans cavité (1). Au neuvième jour, les lobes thyroïdiens sont enveloppés par une calotte mésodermique au sein de laquelle on voit bientôt apparaître un double mouvement. La masse cellulaire épithéliale pousse dans le mésoderme une série de bourgeons pleins, qui s'étendent sous forme de cordons et s'arborisent indéfiniment en se terminant par des extrémités borgnes légèrement renflées à la façon du fond du germe d'un poil. De son côté, le tissu conjonctif végète entre les cordons et forme autour de leurs bourgeons terminaux de petites calottes mésodermiques. Il amène entre les cordons de très nombreux vaisseaux sanguins. Des phénomènes tout à fait comparables se produisent chez l'embryon de Lapin au seizième jour, et chez l'Homme dans l'embryon du deuxième mois (His). Les cordons thyroïdiens émanés des diverses branches de végétation épithéliale s'entremêlent. W. Mueller admet qu'ils s'anastomosent entre eux pour former un réseau de travées pleines et c'est aussi l'opinion de Hermann et Tourneux. Kölliker nie au contraire ces anastomoses. En réalité, de même qu'au stade suivant, la question me paraît très difficile à trancher.

Période fœtale. — Chez le fœtus humain du troisième mois (11 centimètres), les trois lobes de la thyroïde sont depuis longtemps réunis en un même organe et déjà bien développés : l'un à droite, l'autre à gauche, le lobe impair (beaucoup plus petit) en avant de l'origine de la trachée (2). Ils sont séparés comme trois glandes distinctes. Chacun

(1) W. Mueller, Ueber der Entwickelung die Schilddrüse *(Jenaïsche Zeitschrift*, 1871).

(2) Préparation. Fœtus humain abortif de 11 centimètres ; — fixation par le liquide de Müller pendant deux mois ; — achèvement du durcissement par la gomme et l'alcool ; — coupes à main levée ; — coloration à l'éosine hématoxylique ; — conservation dans la glycérine faiblement chargée du réactif colorant, ou dans la résine Dammar, après passage dans l'alcool fort éosiné, l'essence de girofles et l'essence de bergamote.

d'eux est limité par une capsule de tissu fibreux embryonnaire. Les vaisseaux sanguins de distribution, très volumineux et en majeure partie non encore différenciés en artères, capillaires et veines au point de vue histologique, les abordent d'arrière en avant et constituent déjà leurs pédicules. Il n'y a plus aucune trace des canaux épithéliaux qui, au début, les reliaient à l'intestin pharyngien. A l'intérieur de chaque lobe, on voit les boyaux épithéliaux séparés les uns des autres par du tissu muqueux tel que celui qui donne naissance au tissu conjonctif lâche, et par d'énormes capillaires sanguins fœtaux.

Ces capillaires, qui subiront comme tous ceux de la période fœtale une variation modelante dont j'ai parlé plus haut (1), et de laquelle proviendra leur transformation en vaisseaux sanguins du type définitif, ont déjà, à cette époque, commencé à remanier la glande. Ils forment autour des boyaux épithéliaux des anneaux communicants. Sur les portions marginales des lobes, c'est-à-dire là où la croissance est active, on reconnaît très bien que la formation glandulaire proprement dite continue à végéter comme une glande : c'est-à-dire en poussant des branches qui se dichotomisent irrégulièrement et finissent par des extrémités borgnes. Mais entre les mailles vasculaires, de distance en distance, on voit une lumière se dessiner sur le trajet du bourgeon plein, et cette portion du bourgeon se renfler en un grain. Le contenu de chaque grain consiste dans une substance analogue à du mucus, car elle ne se colore pas par l'éosine de l'éosine hématoxylique. Elle se teint, au contraire, faiblement par le carmin. Ce n'est donc pas là de la mucine, ni non plus de la substance colloïde mûre ; car l'éosine colore celle-ci très énergiquement en rose foncé. Sans préjuger de sa nature chimique, je lui donnerai donc le nom de *thyromucoïne*. C'est la thyromucoïne qui constitue le produit de sécrétion de la thyroïde fœtale.

Au niveau de chaque renflement en forme de grain, l'épithélium des bourgeons glandulaires fœtaux s'est ordonné en une couche unique de cellules cubiques, à noyau central et dont le protoplasma est rendu granuleux par des boules de thyromucigène, que l'acide osmique laisse incolores. Entre les renflements successifs le long de chaque bourgeon épithélial plein, on voit se continuer celui-ci de façon à relier les grains entre eux. Les grains sont de volume très variable. Les uns sont déjà très comparables à ceux d'une thyroïde adulte; d'autres ne font que commencer à se développer comme des renflements fusiformes. Les branches des bourgeons pleins s'enchevêtrent d'ailleurs comme celles d'un arbre qu'on forcerait à végéter dans un espace restreint. Il en résulte bientôt que, même sur les coupes faites en série, on ne peut plus savoir si certains grains devenus contigus appartiennent à une

(1) *Voy.* t. I, p. 860 et suivantes.

même branche de végétation de la glande, ou à des branches différentes. Il est de même difficile de dire si les diverses branches de végétation, bosselées de grains développés sur leur trajet, se sont anastomosées entre elles en réseau, où bien si elles sont seulement devenues contiguës par la mise au contact de leurs grains terminaux ou latéraux. Ce qui est évident, c'est que les grains demeurent reliés entre eux par des cylindres épithéliaux pleins, à section transversale sans lumière et composés de cellules cubiques. D'autre part, ils sont désormais exclusivement ordonnés par rapport aux vaisseaux sanguins. Ceux-ci, se distribuant au sein de chaque lobule, lancent autour des grains déjà formés à droite et à gauche des capillaires fœtaux enveloppants. Ils rendent ainsi ces grains, qui pour la plupart sont issus de diverses branches glandulaires de végétation, solidaires d'un seul et même vaisseau provisoire de distribution au sein du lobe. En outre, on voit souvent les mailles vasculaires étreindre et rendre filiformes sur leur passage les boyaux épithéliaux pleins. C'est probablement ainsi qu'à la fin de la période fœtale, s'individualisent les lobules par subdivision du lobe primitif en autant de départements secondaires qu'il y a de branches vasculaires principales de distribution.

Conglobation de la glande. — La formation épithéliale thyroïdienne, qui primitivement s'était développée à peu près comme la pituitaire ou comme une glande salivaire, a de la sorte perdu sans retour son canal excréteur et est devenue indépendante de la cavité pharyngienne. Par ses branches de végétation glandulaire, elle a, il est vrai, édifié chacun des lobes de la thyroïde. Concurremment et dans chacun de ces lobes, les *lobules* ont pris naissance par le groupement de rameaux épithéliaux issus de branches différentes : rameaux qui sont venus s'ordonner autour de vaisseaux sanguins dont ils dépendront uniquement désormais. C'est là un phénomène morphologique tout à fait comparable à celui que nous verrons se passer dans le foie de l'Homme, par exemple. Là aussi, chaque lobule résulte du groupement d'une série de rameaux glandulaires, d'origine distincte et différente, autour d'un seul et même vaisseau veineux sus-hépatique. Dans les deux cas, ce qui individualise le lobule, c'est le vaisseau sanguin.

La thyroïde est donc une glande conglobée développée aux dépens du stomodœum, tout comme le foie en est une développée aux dépens de l'intestin entodermique. Mais elle diffère du foie en ce qu'elle a perdu son canal excréteur sur la route de son développement, et en ce que ses éléments épithéliaux n'ont pas été pénétrés par les vaisseaux sanguins.

Au fur et à mesure qu'au sein des lobes de la thyroïde le nombre des grains gonflés de thyromucoïne augmente, et que les lobes se subdivisent en lobules répondant chacun à une fusée artério-veineuse lui servant de pédicule, on voit que les grains ne se comportent plus tous de la même façon par rapport à l'éosine hématoxylique. Le contenu de certains d'entre eux se colore énergiquement par l'éosine du réactif. Ces grains deviennent de plus en plus nombreux, et leur nombre s'accroît du même pas que le tissu conjonctif lâche se différencie davantage et que les vaisseaux sanguins prennent de plus en plus leur type définitif dans les intervalles des grains glandulaires et des boyaux pleins. Le produit de sécrétion arrive ainsi à maturité; il prend les caractères de ce que j'ai appelé la *thyrocolloïne*, au fur et à mesure qu'avec le tissu conjonctif se développent les lymphatiques intra lobulaires, qui doivent devenir les voies normales d'issue de la sécrétion thyroïdienne au delà de la période fœtale. Pour mieux dire, ils doivent à partir de là constituer pour la glande de véritables canaux excréteurs substitués, et comme adoptifs de la sécrétion.

Thyroïde adulte. — Chaque lobe de la thyroïde est composé d'un grand nombre de lobules de forme polyédrique et de volume variable, séparés les uns des autres par des bandes de tissu conjonctif lâche qui sont le chemin des vaisseaux sanguins et lymphatiques. A la périphérie du lobe, on trouve la capsule fibreuse qui limite ce dernier au sein du tissu conjonctif lâche du cou. Cette capsule est mince, traversée par les vaisseaux sanguins et les grands lymphatiques collecteurs.

De même que ceux du poumon des mammifères, les lobules de la thyroïde sont en grande majorité des lobules composés. Chacun d'eux est limité par de minces lamelles de tissu conjonctif modelé d'où partent des travées de refend plus délicates encore, cloisonnant le lobule et le subdivisant en lobules élémentaires répondant à la distribution d'une petite artère et d'une veine. Sur nombre de points, ce cloisonnement est d'ailleurs incomplet. La lobulisation de la glande thyroïde est bien ordonnée par rapport aux vaisseaux : car chaque lobule composé reçoit une branche artérielle qui le pédiculise, puis qui émet des rameaux destinés à un lobule élémentaire mais ne le pédiculisant pas au sein du lobule composé. L'analogie avec le poumon est donc ici très remarquable. Quand on a déployé et fixé par l'injection du liquide osmio-picro-argentique les espaces conjonctifs interlobulaires, on voit les artères filer droit entre les séries de lobules composés et donner chemin faisant à chacun d'eux un pédicule artériel. Ces artères de distribution sont accompagnées assez régulièrement par de larges veines à minces parois et dépourvues de valvules. Les grands lymphatiques collecteurs suivent le même chemin et se déploient irrégulièrement dans les espaces conjonctifs interlobulaires.

Au sein de chaque lobule, les grains thyroïdiens (fig. 594) affectent au premier coup d'œil l'apparence de vésicules closes ou plutôt de petits kystes arrondis, de volume extrêmement variable. Mais si l'on pratique des coupes en série, ou mieux des coupes épaisses qu'on traite ensuite par l'acide acétique ou tartrique et qu'on examine sous un faible grossissement, on reconnaît d'emblée qu'il ne s'agit pas là de grains tous arrondis comme des sphères, isolés les uns des autres et indépendants, ainsi qu'il le semblait de prime abord.

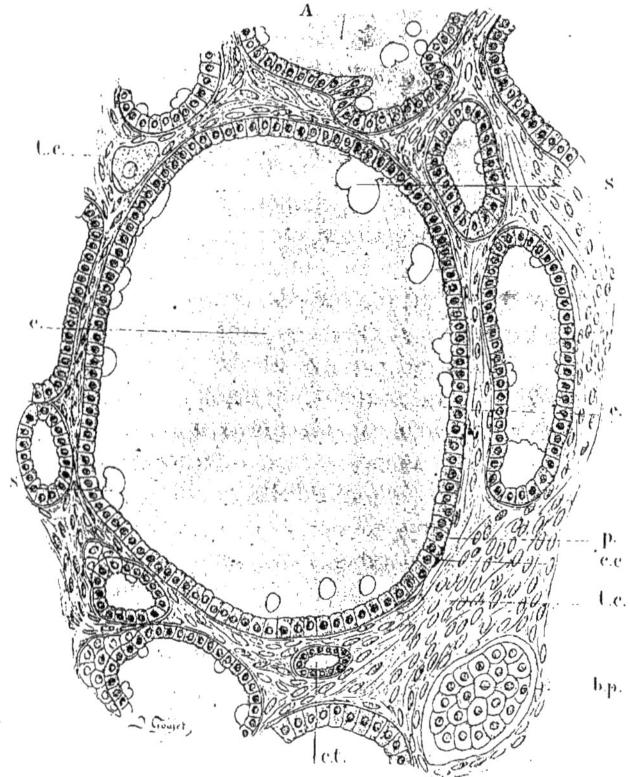

Fig. 594. — Coupe du corps thyroïde du Chien enlevé sur le vivant. Fixation par une injection interstitielle de mélange osmio-picrique. Eosine hématoxylique.

c c, contenu colloïde des grains; — *e*, épithélium; — *c c*, cellules connectives doublant, mais non d'une façon continue, la paroi *p* des grains; — *s s*, loges des gouttes sarcodiques émises par les cellules épithéliales au moment de la fixation, là où elle n'a pas été suffisamment immédiate; — *c t*, tiges creuses, renfermant de la matière colloïde et étendues de grain à grain; — *b p*, bourgeons pleins étendus de grain à grain. Ces deux sortes de formations rendent les grains continus entre eux dans tout le lobule; — A, grain en voie d'accroissement par cloisonnement; — *t c*, *t c*, tissu conjonctif occupant les intervalles des grains.

Les grains thyroïdiens sont au contraire reliés entre eux par des cordons pleins tout comme pendant la période fœtale. Ils sont plus ou moins développés. Les uns sont sphériques, d'autres ellipsoïdaux ou bien allongés en forme d'un bissac dont les renflements sont réunis par une portion rétrécie, par un cordon présentant une lumière irrégulière, ou enfin par un tractus cellulaire plein. Ceci, dans une série de sens et de plans : de façon qu'il est impossible de dire si, dans un même lobule, on a affaire à une ramification de cordons irrégulièrement renflés et rendus kystiques sur leur trajet, ou bien à un réseau formé par l'union de plusieurs cordons thyroïdiens primitivement distincts.

Chacun des grains thyroïdiens est limité, comme le sont du reste les cordons pleins réunissant les grains les uns aux autres, par une mince membrane propre dont RIVIÈRE a mis l'existence hors de conteste (1). Il ne s'agit pas ici du tout d'une formation glandulaire pénétrée par le tissu conjonctif : d'un « paraépithélium ». A la surface interne de chaque grain, on voit un revêtement épithélial continu et régulier, formé de cellules prismatiques plus ou moins hautes. Le noyau occupe la région moyenne du corps cellulaire et se colore vivement par tous les réactifs de la chromatine. Une coupe du corps thyroïde du Chien, faite sur la glande retranchée sur le vivant puis immergée quelques instants dans une solution à 10 pour 100 de bleu de méthylène Bx dans le sérum artificiel à 7 pour 1000, montre rapidement tous les noyaux épithéliaux teints fortement en bleu. Tout le reste est incolore. La coupe, lavée dans le sérum et examinée au sein de ce dernier, permet de reconnaître qu'aucune cellule épithéliale ne donne dans ces conditions de gouttes sarcodiques. Le contenu du grain consiste dans un globe régulier de substance réfringente et absolument claire. Toutes les cellules épithéliales sont semblables entre elles. Leur corps protoplasmique paraît homogène et d'une réfringence un peu inférieure à celle de la matière sécrétée qui gonfle le grain. Bien que leurs noyaux soient colorés, ces cellules sont vivantes dans les conditions précitées d'observation. Elles me paraissent absolument équivalentes les unes aux autres en tant qu'agents de sécrétion.

Mais ce sont là des cellules très délicates. Quand on les a fixées par le liquide de Müller lentement, ou brusquement par l'alcool fort, elles émettent des gouttes sarcodiques. Celles-ci, en prenant place sur la surface libre de l'épithélium, se creusent une série de loges en forme de larmes au sein du produit déjà sécrété et occupant la cavité du grain glandulaire. Souvent aussi, avec les gouttes sarcodiques, des fragments du réseau protoplasmique ou des débris de noyaux sont entraînés dans la cavité du grain. Le corps cellulaire se rétracte alors et prend l'apparence d'un sablier légèrement étranglé, ou bien il affecte une apparence vacuolaire. Si, dans ces conditions, on colore la préparation par l'éosine hématoxylique ou le carmin aluné et l'éosine, de telles cellules prennent au milieu des autres une apparence toute spéciale. Celles qui sont revenues sur elles-mêmes fortement sont teintes en

(1) RIVIÈRE, *Contribution à l'étude anatomique du corps thyroïde et des goitres* (thèse de Lyon, p. 35, juillet 1893).

rouge foncé; celles qui ont moins donné de gouttes sarcodiques ou qui au contraire sont devenues vacuolaires prennent une coloration beaucoup plus faible. C'est sur ces différences, en réalité tout artificielles, que O. LANGENDORFF (1) a cherché à établir une distinction fonctionnelle entre les cellules de l'épithélium thyroïdien. Il en admet deux espèces, les *cellules principales* et les *cellules à colloïde*. Les cellules principales (Hauptzellen) répondraient à celles dont le protoplasma est clair; les cellules à colloïde (Colloïdzellen) à celles dont le protoplasma se teint fortement par les matières colorantes, et qui expulsent de larges gouttes sarcodiques et des débris protoplasmiques ou nucléaires.

Je ne puis me ranger à cette opinion, et je considère au contraire toutes les cellules épithéliales des grains thyroïdiens comme équivalentes. En premier lieu, parce qu'elles se montrent telles à l'état vivant dans le sérum artificiel, alors que pas une goutte sarcodique n'est émise par elles. En second lieu, parce qu'elles présentent également une constitution identique quand elles ont été fixées net par une injection interstitielle de liquide osmio-picro-argentique.

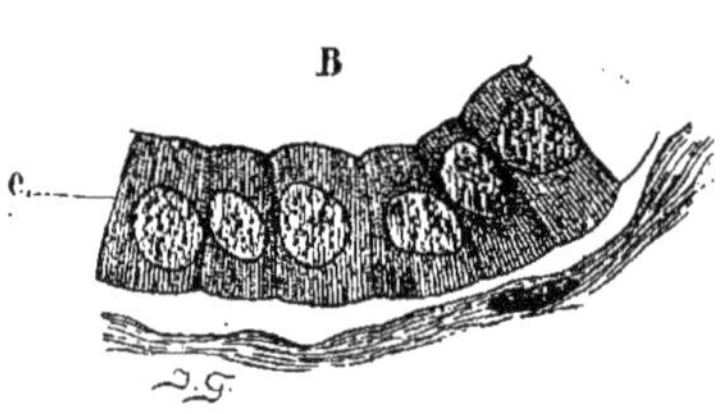

FIG. 595. — Épithélium d'un grain de la thyroïde de l'Homme fixé par le liquide osmio-picro-argentique. Coloration à l'éosine hématoxylique; conservation dans la glycérine. — (Ocul. 1, obj. 9 de Leitz.)

e, épithélium dont toutes les cellules sont semblables et dont le protoplasma présente une striation granuleuse. Il a emporté avec lui un lambeau de la mince vitrée qui le supporte; — B, cavité du grain, occupée par la matière colloïde.

Si, en effet, après avoir pratiqué une telle injection interstitielle, on colore avec ménagement les préparations par l'éosine hématoxylique, on constate que les cellules épithéliales, dont les noyaux sont uniformément teints en violet foncé, ont toutes leur protoplasma semé de la même façon de boules réfringentes comme celles du mucigène d'une cellule à mucus. Entre ces boules passe un réseau de travées protoplasmiques. Les boules sont toutes petites, serrées les unes contre les autres, dessinant la striation parallèle à la hauteur de l'élément telle que l'a décrite LACROIX (fig. 595). Elles restent absolument incolores après l'action de l'acide osmique. Au contraire, elles se colorent par l'éosine et le carmin quand on a fixé par le liquide de Müller ou l'alcool. Leur substance diffère donc à la fois du mucigène que l'éosine ni le carmin ne colorent jamais, et de la matière sécrétée qui remplit la cavité des grains thyroïdiens dans l'état normal, laquelle donne les réactions générales de la substance

(1) O. LANGENDORFF, Beiträge zur Kenntniss d. Schilddrüse (*Arch. f. Anat. u. Physiologie*, suppl. s. 219, 1889).

dite colloïde. Pour cette raison, je donne à ces boules un nom spécial, et je dis qu'elles sont formées de *thyromucigène*.

Le thyromucigène est le produit immédiat de l'activité sécrétoire des cellules épithéliales de la thyroïde. Les cellules des cordons pleins qui unissent les grains entre eux ont un protoplasma granuleux qui n'en renferme que peu ou point. A la période fœtale, le produit de sécrétion, emmagasiné dans les grains, est constitué par une substance qui me paraît être au thyromucigène ce qu'est le mucus au mucigène des glandes muqueuses ordinaires. Cette substance, que j'ai désignée sous le nom de *thyromucoïne* (1) se colore faiblement en rose par le carmin, mais reste incolore en présence des solutions faibles d'éosine. Celles-ci colorent au contraire de façon très intense le produit de sécrétion qui gonfle les grains de la thyroïde adulte. Ce dernier produit subit donc, dans la cavité des grains, une maturation particulière et prend peu à peu les caractères histochimiques d'une substance colloïde différenciée : c'est pourquoi je lui ai donné le nom de *thyrocolloïne*.

Les grains thyroïdiens de la glande adulte ne renferment la thyrocolloïne que lorsque les voies d'excrétion du produit sécrété, qui sont ici les vaisseaux lymphatiques, se déploient normalement au contact des grains, dans leurs intervalles au sein du lobule. Quand ils ont disparu par atrophie, comme il arrive dans une glande modifiée par l'hyperfonction (G. Ballet et Enriquez) et en règle dans le goitre exophtalmique confirmé, les grains thyroïdiens ne renferment plus qu'une faible quantité de thyrocolloïne ou même rien autre chose que de la thyromucoïne, exactement comme dans la période fœtale.

Dans les interlignes des cellules épithéliales des grains et des cordons thyroïdiens, l'injection interstitielle du mélange osmio-picro-argentique ne dessine ni ne développe aucun système de méats ou de canaux intercellulaires analogues à ceux décrits par Saviotti et P. Langerhans dans le pancréas et le foie. Même, le ciment interstitiel, unissant les cellules épithéliales entre elles par leurs plans-côtés, n'est pas abordé et ne s'imprègne pas. En revanche, toutes les bases d'implantation des cellules épithéliales sur la membrane propre sont marquées par l'argent sous forme de traits polygonaux réguliers. Entre les traits d'imprégnation, on ne voit en aucun cas ni lacunes, ni trous, ni méats. Ce fait n'est pas en faveur de l'opinion de K. Hürthle (2), qui admet que le produit de sécrétion passe de la cavité des grains dans les lymphatiques par des méats développés entre les cellules

(1) J. Renaut, *La lésion thyroïdienne de la maladie de Basedow* (Congrès des médecins aliénistes et neurologistes de France et des pays de langue française, 6e session, Bordeaux, séance du 2 août 1895).

(2) K. Hürthle, Beiträge zur Kenntniss des Secretions-vorgangs in der Schilddrüse *(Arch. de Pflüger.* Bd. LVI, 1894).

épithéliales sous l'influence de la tension progressive du contenu, poursuivie jusqu'au delà de la limite de la résistance des cellules épithéliales à l'écart, et parfois de façon à s'ouvrir une voie par rupture. Sur la glande normale du Chien, je n'ai jamais vu manquer l'épithélium, même quand le grain est très volumineux et surtendu par le produit de sécrétion. Je pense donc que ce dernier passe dans les lymphatiques uniquement par dialyse.

Le dialyseur est ici représenté par la membrane propre, très mince et que, dans l'état normal, ne doublent pas les cellules plates du tissu conjonctif. Celles-ci, au contraire, apparaissent sur une ou même deux rangées au pourtour de chaque grain, quand la thyroïdite interstitielle légère, qui accompagne constamment le goitre exophtalmique confirmé, s'est développée au point de faire disparaître les lymphatiques intralobulaires.

Lymphatiques intralobulaires. — Les lymphatiques occupent les espaces de tissu conjonctif lâche intermédiaires aux grains glandulaires et aux cordons pleins, dans toute l'étendue du lobule. Ils ne consistent pas, comme l'avait cru Boechat (1), en des sacs lymphatiques doublant les cordons thyroïdiens et les grains constituant les parties renflées de ceux-ci, de façon à réaliser des manchons séreux suivant partout les surfaces épithéliales thyroïdiennes et leur servant de plan d'insertion direct sur des aires plus ou moins étendues. Il ne s'agit ici que d'un vaste système de capillaires lymphatiques, aussi régulièrement disposés et ordonnés par rapport aux grains thyroïdiens que des lymphatiques, c'est-à-dire des vaisseaux de configuration irrégulière par excellence, peuvent l'être par rapport à une formation épithéliale.

Les lymphatiques d'un même lobule dessinent un réseau communicant à mailles curvilignes, entourant les grains thyroïdiens de méridiens et d'équateurs irréguliers : les embrassant sur de vastes surfaces où leur paroi s'étale à la face externe de la membrane propre en épousant les contours du grain (fig. 596). Puis les trajets se renflent ou s'étranglent, vont par un parcours direct ou rétrograde s'ouvrir dans d'autres disposés de la même façon. De la sorte, tous les grains glandulaires sont enlacés par un immense rêts de voies lymphatiques. Quand celles-ci ont été fixées-développées et imprégnées de nitrate d'argent simultanément, par une injection interstitielle de mélange osmio-picro-argentique, on les voit comme insufflées circuler partout entre les éléments glandulaires de la thyroïde. L'accolement des surfaces endothéliales lymphatiques à la membrane propre se fait par un étalement immédiat. On voit la paroi vasculaire, représentée par un plan continu d'endothélium découpé en jeu de patience, doubler la ligne

(1) Boechat, thèse de Paris, 1873.

d'imprégnation de l'épithélium des grains. Le dialyseur, réduit à la

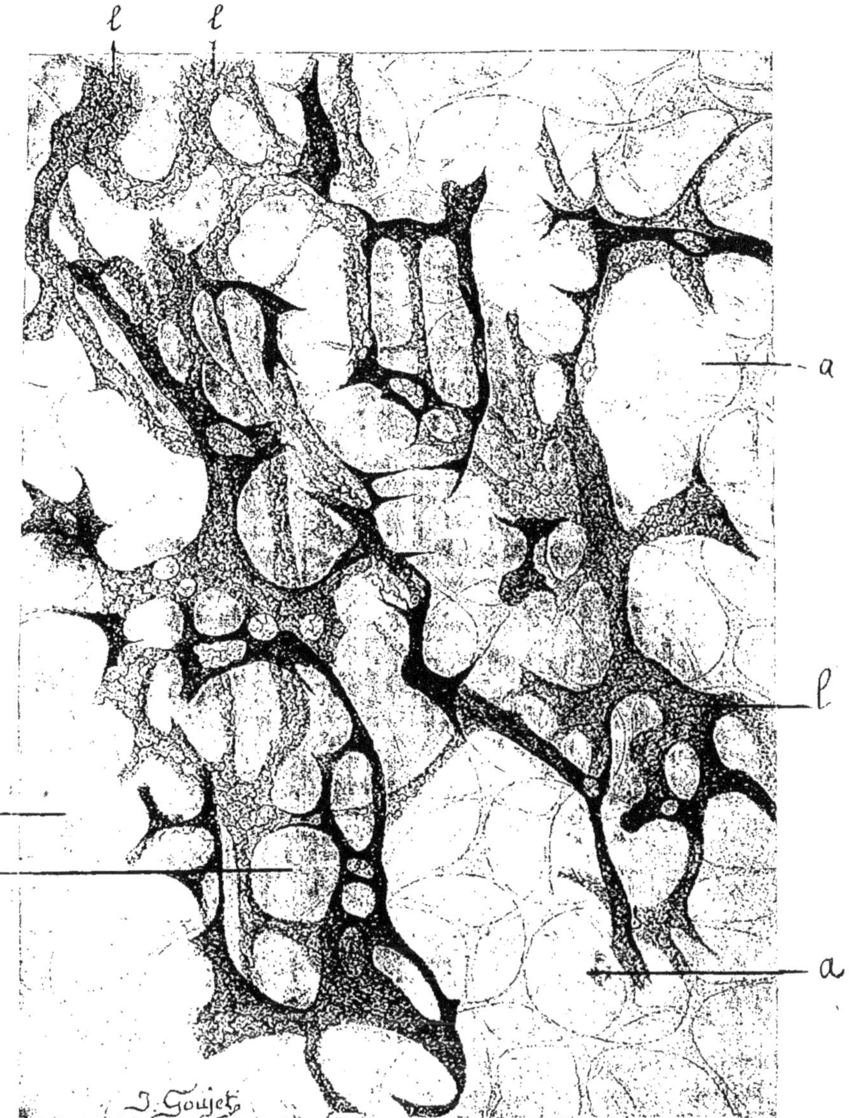

FIG. 596. — Une portion du réseau des capillaires lymphatiques intralobulaires de la thyroïde du Chien, fixés-distendus et imprégnés de nitrate d'argent par une injection du mélange osmio-picro-argentique. Conservation dans le baume au xylol. Chambre claire.

l, *l*, *l*, capillaires lymphatiques; — *a*, *a*, *a*, alvéoles répondant à des grains thyroïdiens; — *ca*, cloisons inter-alvéolaires au sein desquelles l'injection n'a pas pénétré.

membrane propre (si mince que son existence a été contestée), est ici en réalité aussi délicat que dans l'alvéole pulmonaire. Sur la thyroïde du Chien, au début de l'hyperthyroïdation expérimentale, les lymphatiques sont tout à fait développés. Ils constituent d'énormes canaux qui, fixés au maximum de dilatation, montrent un endothélium à arêtes presque rectilignes et comparable à celui des veines. Le festonnement des cellules endothéliales des voies lymphatiques répond donc, non pas à un réel découpage des bords de la cellule en jeu de patience, mais bien à l'extrême élasticité de la plaque cellulaire, dont les arêtes se plissent en se festonnant dès que le vaisseau n'est plus distendu au maximum et sous pression. Cette élasticité considérable, et dont rien ne pouvait même donner l'idée jusqu'ici, joue certainement un grand rôle dans l'accélération du cours de la lymphe au sein des premiers trajets ou capillaires lymphatiques, dépourvus, on le sait, tout à la fois de muscles et de valvules (1).

Dans les préparations où les lymphatiques ont été fixés-déployés et imprégnés d'argent, et qu'on a ensuite colorées soit au carmin aluné soit à l'éosine hématoxylique, on reconnaît aisément que la thyrocolloïne, formant le produit de sécrétion des grains glandulaires, a passé dans les lymphatiques intralobulaires. Le plasma de ces derniers ne renferme, dans ces conditions, à peu près point de cellules lymphatiques. Il prend faiblement la coloration rouge caractéristique de la substance colloïde ; puis, dans les lymphatiques interlobulaires formant l'aboutissant de ceux engagés à l'intérieur du lobule, cette coloration devient intense et montre que ces vaisseaux charrient un produit de sécrétion de plus en plus concentré. C'est là du reste un point sur lequel aujourd'hui tout le monde est absolument d'accord avec moi.

Lymphatiques interlobulaires et vaisseaux sanguins. — Les lymphatiques interlobulaires occupent les bandes de tissu conjonctif interposées aux lobules thyroïdiens. Leur paroi, comme celle des capillaires intralobulaires, est exclusivement réprésentée par le revêtement endothélial. Ils sont de forme et de calibre très variables : marchant avec les vaisseaux sanguins, parfois s'étalant autour d'eux en manchons, souvent longeant la marge des lobules en s'ac-

(1) C'est tout récemment et à l'aide d'observations faites par la méthode d'injection par le liquide osmio-picro-argentique, que nous avons pu constater cette énorme élasticité de la plaque cellulaire des endothéliums lymphatiques. Je n'ai donc pu la signaler quand j'ai décrit ceux-ci dans le tome Ier. La cellule endothéliale, entièrement déployée, se limite par des arêtes rectilignes à très peu près. Le festonnement de ses bords dans l'état d'extension moindre constitue un moyen d'adapter toujours la lumière vasculaire à son débit, quelque variable que soit celui-ci. Et quel que soit ce débit, la paroi endothéliale réagit sur le contenu par son élasticité très grande. Certaines veines, dont l'endothélium festonné a attiré l'attention des histologistes, se rapprochent des lymphatiques à ce point de vue.

colant à leur surface et en épousant leurs contours. Ils sont surtout développés dans la thyroïde des sujets atteints de maladie de Basedow, et rendus dans ce cas énormes comme en vertu d'une hyperfonction vicariante. J'ai montré, en effet, que sur de telles glandes les lymphatiques intralobulaires ont tous disparu. Le centre du lobule, dépourvu de ses voies d'excrétion lymphatiques normales, sécrète en ce cas surtout de la thyromucoïne. La marge, au contraire, pouvant déverser sa sécrétion par les lymphatiques intralobulaires développés au maximum, renferme des grains glandulaires amenant leur produit de sécrétion à maturation sous forme de thyrocolloïne. C'est probablement de cette façon que, dans le goitre exophtalmique, la cachexie strumiprive est évitée, du moins dans la majorité des cas.

Chez le Chien, les lymphatiques interlobulaires commencent par se rendre dans des sortes de carrefours connectifs, occupés aussi par les vaisseaux sanguins de distribution de calibre supérieur aux interlobulaires. Là, ils se déversent dans de grands collecteurs lymphatiques creusés au sein du tissu conjonctif. Ces collecteurs, sans présenter de véritable paroi distincte, montrent pourtant de distance en distance des dispositions valvuloïdes. Celles-ci consistent en des cloisonnements incomplets réalisant des poches irrégulières ouvertes en aval du cours de la lymphe, mais pour la plupart insuffisantes à réaliser la clôture du vaisseau. Au voisinage et dans l'épaisseur de la capsule fibreuse de la thyroïde, les lymphatiques collecteurs prennent une apparence caverneuse. Au delà, commencent les veinules lymphatiques valvulées, tributaires des ganglions bien connus en anatomie descriptive.

Ainsi, la sécrétion normale de la thyroïde a pour voies d'excrétion l'ensemble des lymphatiques thyroïdiens. Ceux-ci se sont réellement substitués au canal excréteur disparu depuis longtemps, et dont le seul vestige est le *foramen cæcum* de la base de la langue. Le produit mûr de l'activité sécrétoire de la thyroïde, la thyrocolloïne, subit donc nécessairement l'action des cellules lymphatiques avant d'être versé dans le sang, tout comme il arrive aux peptones intestinales absorbées par les chylifères. On ignore toutefois en quoi consiste cette action pour le cas particulier de la sécrétion thyroïdienne.

A l'intérieur des lobules thyroïdiens, les artérioles issues des petites artères pédiculisant chaque lobule donnent naissance à un réseau de capillaires très analogue à celui des glandes telles que la parotide ou la sous-maxillaire. Ils enveloppent de leurs mailles les grains thyroïdiens et les cordons qui les relient entre eux.

J'ai déjà dit que dans le goitre exophtalmique confirmé, tout comme dans la thyroïde du Chien soumis depuis un certain temps à l'hyperthyroïdation expérimentale (Ballet et Enriquez), il n'y a plus de lymphatiques intralobulaires. Après avoir été mise en hyperfonction dans ces deux cas, la glande a subi un certain degré de thyroïdite, interstitielle et formative à la fois. Elle ne sécrète plus que de la thyromucoïne qui est reprise telle quelle par les vaisseaux sanguins. Puis elle subit l'atrophie à peu près à la façon d'une glande dont on aurait lié le canal excréteur (1). Un degré exagéré d'incitation fonctionnelle, longtemps soutenu, suscite donc une réaction formative d'abord, puis amène la disparition de la glande elle-même. Ses éléments épithéliaux s'atrophient. Ils sont remplacés par des îlots de cellules lymphatiques occupant toute l'étendue des lobules transformés, et en fin de compte par du tissu conjonctif si la survie se poursuit pendant un temps suffisant.

Sécrétion thyroïdienne. — Comme on le voit, la thyroïde est une glande « à sécrétion interne » amenant dans le sang, par la voie lymphatique, la substance colloïde mûre et chargée d'iode (BAUMANN) élaborée dans ses grains glandulaires disposés en vésicules closes. Peut-être aussi donne-t-elle directement au sang, par la voie de l'absorption veineuse, d'autres produits que nous ne connaissons pas encore. Sans entrer dans le détail de ce qu'on sait de sa physiologie, il convient de faire remarquer qu'il ne s'agit nullement ici d'une sécrétion accessoire, qui puisse être supprimée sans inconvénient comme l'avait cru MUNK. On sait au contraire actuellement que l'ablation totale de la thyroïde sur le vivant amène des troubles graves, catégorisés sous le nom de *cachexie strumiprive* et dont le myxœdème et l'état crétinoïde constituent les accidents majeurs. Si, après l'ablation de la thyroïde et la production de ces accidents, on supplée par des moyens artificiels à la sécrétion thyroïdienne (greffe thyroïdienne de SCHIFF, FANO et ZANDA, EISELSBERG ; injections intraveineuses de suc thyroïdien : GLEY et VASSALE ; ingestion de thyroïde : BRISSAUD et LAMY, etc.), les accidents cessent pour un temps. Il semble donc bien que la sécrétion interne a pour but « d'éviter l'accumulation nocive d'un produit toxique dans les tissus, en le détruisant au fur et à mesure qu'il se forme » (2). Dans l'espèce, cette substance ne paraît être autre chose que le produit ou l'un des produits de décharge du tissu conjonctif.

A côté de cette substance formée en dehors de la thyroïde et que neutralise ou fait disparaître la sécrétion thyroïdienne versée régulièrement dans le sang, il semble aussi que la thyroïde elle-même en produise une autre, de son côté capable d'agir sur le système nerveux et de susciter, dès qu'elle est en excès, secondairement des accidents

(1) GILBERT BALLET et ENRIQUEZ, *Cong. des méd. aliénistes et neurologistes*, etc. (6e session, Bordeaux, séance du 2 août, 1895).

(2) BRISSAUD, *ibidem*, *Corps thyroïde et maladie de Basedow*, p. 67 du rapport.

plus ou moins semblables à ceux de la première période de la maladie de Basedow. On voit apparaître ceux-ci soit quand la thyroïde est mise en hyperfonction, soit quand le suc thyroïdien est introduit, d'une manière soutenue, expérimentalement dans l'économie. L'hyperthyroïdation exerce sur la thyroïde elle-même une action directe qui la lèse rapidement (Ballet et Enriquez). En particulier elle détermine au bout de peu de temps la disparition des lymphatiques intralobulaires : c'est-à-dire la lésion essentielle de la maladie de Basedow telle que je l'ai fait connaître depuis longtemps. Dans ces nouvelles conditions, l'épithélium thyroïdien ne sécrète plus, au centre des lobules, qu'une substance anormale qui passe *directement* dans le sang et joue, selon toute probabilité, le rôle d'un poison spécial par rapport au système nerveux.

Modifications de la thyroïde chez l'Homme adulte. — Ce qu'on sait de la constitution intime et de la fonction générale de la thyroïde porte à penser que cette glande joue un grand rôle dans les mutations dont le tissu conjonctif et probablement aussi les tissus de substance conjonctive sont le théâtre. Elle paraît être le modificateur par excellence des produits toxiques des collagènes désassimilés. Elle incite aussi la désassimilation de ces collagènes, puisqu'à son défaut on les voit s'accumuler dans le tissu conjonctif lâche et réaliser le myxœdème. Sa période d'activité maxima semble également être celle de formation et de croissance de l'organisme. C'est aussi celle de la thyroïde à structure tout à fait normale : la thyroïde de l'enfant ressemblant à ce point de vue à celle du Chien et du Mouton jeunes adultes. Avec les progrès de l'âge, la régularité de la structure du corps thyroïde fait place à des dispositions variables, que Brissaud (1) a soigneusement étudiées dans 25 cas pris au hasard.

Il existe tout d'abord des modifications du tissu glandulaire. Tandis que dans la thyroïde infantile, tous les grains sont de diamètre sensiblement uniforme, chez l'adulte et surtout chez le vieillard ils sont presque tous de diamètre différent. Ou bien certains lobules sont composés à peu près exclusivement de grains très volumineux et certains autres de grains très petits : comme si la fonction sécrétoire ne s'effectuait pas de même façon dans toutes les parties de la glande. Là où les grains ont augmenté de volume, ils se sont comportés comme des kystes en voie d'accroissement. Il se fait des relèvements papilliformes de la paroi, tapissés de groupes flocculeux comme dans les kystes ovariens en cours de prolifération par cloisonnement. Dans les grands kystes, on ne trouve plus de thyrocolloïne, mais bien de la thyromucoïne ou même de la mucine (Brissaud). Même modification

(1) Brissaud, *Corps thyroïde et maladie de Basedow* (Congrès de Bordeaux, p. 39, 42 du rapport, 1895).

du contenu dans les grains qui, au contraire, ont réduit leur volume primitif. Toutes ces variations expliquent que le poids de la thyroïde puisse varier, chez l'adulte, de 12 à 35 grammes, c'est-à-dire avec un écart dont on ne rencontre guère d'exemple en dehors des états pathologiques. On trouve aussi dans la thyroïde des adultes des lésions interstitielles très accusées dans certains cas. Ces faits sont très instructifs, car ils semblent confirmer le rôle considérable de la thyroïde dans les réactions de l'organisme. Si, comme le soutient et avec raison Brissaud, « le corps thyroïde, chez un sujet ayant succombé à une maladie chronique, n'est jamais sain », c'est qu'il a dû réagir nombre de fois par l'hyperfonction, laquelle le lèse, à l'encontre d'une série d'actions pathogènes pour modifier et neutraliser les agents toxiques ou infectieux qu'elles ont engendrés, et dont la plupart occupent le tissu conjonctif, à la décharge duquel concourt si puissamment la sécrétion thyroïdienne.

Je laisserai totalement de côté la description des *goitres*, parce qu'ils appartiennent exclusivement à l'anatomie pathologique spéciale du corps thyroïde, et ne paraissent par contre avoir aucun rapport avec la détermination de ses aptitudes fonctionnelles, évolutives et réactionnelles normales (1).

(1) Technique. Pour étudier avec fruit le corps thyroïde, il faut commencer par examiner des préparations faites sur le fœtus humain de trois mois environ (coupes à main levée après durcissement par le liquide de Müller, puis l'alcool). On doit les colorer à l'éosine hématoxylique, ou, ce qui revient au même, successivement par l'hématéine et l'éosine. L'éosine colore, en effet, l'hémoglobine des globules rouges du sang avec élection en rouge brique. Or, sur le fœtus abortif, les vaisseaux de la circulation provisoire sont toujours gorgés de sang et réalisent ainsi des injections naturelles, souvent aussi belles que celles à la gélatine et au carmin, lesquelles sont impraticables sur le fœtus à cause de la friabilité des vaisseaux. Quand on veut avoir les vaisseaux seuls colorés sur les coupes, on abandonne ces dernières, pendant vingt-quatre à quarante-huit heures, dans une soucoupe pleine d'eau distillée à laquelle on a ajouté deux ou trois gouttes de solution concentrée d'éosine dans l'eau; puis on monte dans la glycérine saturée de sel marin et éosinée légèrement. J'insiste sur ce procédé parce que, dans les organes fœtaux, il constitue le meilleur moyen de suppléer aux injections vasculaires faites avec la masse à la gélatine et au bleu de Prusse ou au carmin. Je ne reviendrai plus sur ce point.

Sur le fœtus humain de 11 centimètres (trois mois), il m'a été impossible jusqu'ici de déterminer l'état de la circulation lymphatique du corps thyroïde Ce point appelle de nouvelles recherches et l'étude du développement des lymphatiques thyroïdiens est, du reste, très importante. Car nulle part, dans un organe, ces vaisseaux ne sont aussi nombreux; et une telle recherche d'histogénèse peut avoir une grande valeur quant à la connaissance du développement des lymphatiques en général, au sein des tissus.

Pour l'étude de la thyroïde adulte, il faut employer une série de méthodes convergentes. Celle des injections interstitielles du mélange d'acide osmique, picrique et de nitrate d'argent (le durcissement étant ensuite achevé par l'immersion dans l'alcool fort pendant vingt-quatre heures), permettra non seulement de voir les lymphatiques

§ 3. — LE THYMUS

La véritable origine du thymus, qu'auparavant on croyait être un organe lymphoïde de provenance mésodermique, a été découverte par Kölliker (1). Il a vu que, chez les mammifères, cette formation prend naissance par une fossette de la troisième fente branchiale, revêtue d'un épithélium stratifié absolument identique à celui de la fente elle-même.

En réalité, le thymus résulte chez les vertébrés, de la réunion de bourgeons pleins, multiples et symétriques, nés d'une végétation de l'épithélium des extrémités dorsales des fentes branchiales. Toutes, chez les sélaciens et les poissons osseux, donnent à droite et à gauche un bourgeon thymal entre l'ébauche impaire de la thyroïde et les ébauches paires des thyroïdes accessoires, ainsi que l'ont démontré Maurer (2), puis De Meuron (3). Chez les téléostéens, ces bourgeons se fusionnent rapidement, même avant de s'être pédiculés puis séparés de la surface épithéliale de la fente branchiale qui a donné naissance à chacun d'eux. Ils s'unissent en un organe fusiforme, qui ensuite se sépare des fentes branchiales et vient prendre place au-dessus des extrémités des arcs branchiaux, à la base du crâne. Chez les vertébrés pulmonés, le nombre des bourgeons thymaux se réduit. Les reptiles en ont trois de chaque côté, émanés de la 2e, 3e et 4e fente branchiale. Les oiseaux n'ont que deux paires de bourgeons : une

déployés, fixés dans cet état et imprégnés d'argent, mais encore d'étudier analytiquement la glande dans tous ses détails histologiques, là ou l'acide osmique a pénétré. Seulement, il convient alors, après avoir reçu les préparations (coupes à main levée, coupes en série après inclusion dans la paraffine) dans l'eau distillée, de les colorer *très fortement* avec l'éosine hématoxylique, ou l'hématéine et l'éosine, ou avec le carmin aluné, de faire agir ensuite sous la lamelle la glycérine formiquée à 4 pour 100. La glycérine acidifiée restitue, aux globes de thyrocolloïne ou de thyromucoïne formant le contenu des grains, leur apparence normale en les regonflant ; tandis que l'alcool fort les avait rétractés irrégulièrement. L'acide acétique et formique purs gonflent aussi le contenu des grains ; mais alors la coupe se plisse en divers sens et la préparation devient peu satisfaisante.

Pour l'étude du tissu conjonctif et des vaisseaux sanguins, il convient d'avoir recours à la fixation par le liquide de Müller et à la coloration des coupes (pratiquées après l'achèvement du durcissement par la gomme et l'alcool), à l'aide du picrocarminate d'ammoniaque, du carmin aluné ou de l'éosine hématoxylique. On monte dans la glycérine ou dans le baume du Canada avec les précautions ordinaires.

(1) Kölliker, *Embryologie de l'homme* (trad. française, p. 913).

(2) Maurer, Schilddrüse und Thymus der Teleostier *(Morphologisches Jahrbuch*, t. XI).

(3) P. de Meuron, *Recherches sur le développement du thymus et de la glande thyroïde* (Diss. inaug., Genève, 1886).

principale répondant à l'extrémité de la troisième fente branchiale, une accessoire issue de la quatrième. Après la fusion de ces bourgeons entre eux de chaque côté, on a deux organes pairs, l'un droit, l'autre gauche, situés de chaque côté de la trachée et distincts entre eux.

Premier développement du thymus chez les mammifères et chez l'Homme. — Chez l'embryon du Lapin de quatorze jours, les deux bourgeons droit et gauche du thymus se sont réunis déjà. Ils forment sur la ligne médiane un organe impair allongé, un tube épithélial à lumière minime, à parois épaisses constituées par un revêtement épithélial stratifié, composé de nombreuses assises de cellules hautes, fusiformes (KÖLLIKER). Du 14e au 18e jour, ce tube croît de haut en bas, et son extrémité vient buter contre le péricarde. Elle pousse une série de bourgeons *pleins*, tout comme le germe d'une glande ainsi que l'a constaté J. SIMON (1), tandis que le canal pédiculisant cette extrémité bourgeonnante conserve sa lumière. Mais, peu à peu, le mouvement de bourgeonnement s'étend de bas en haut (ou d'arrière en avant) le long du canal à parois épaisses, en même temps que les premiers bourgeons émis par l'extrémité juxta-péricardique poussent eux-mêmes des bourgeons secondaires. Il en résulte un organe allongé, pyramidal, à base reposant sur le péricarde et à sommet se terminant dans le tissu cellulaire très délicat du cou. Il est constitué par des bourgeons pleins entés les uns sur les autres et découpés de façons variables. Le canal central s'efface du même pas, de bas en haut. Du 20e au 23e jour, on peut déjà bien étudier la structure d'un tel thymus, qui est le *thymus embryonnaire*.

L'organe tout entier est entouré par du tissu muqueux extrêmement délicat, parcouru par un petit nombre de cellules étoilées. Ce tissu forme à la surface des bourgeons une mince assise de cellules plates, mais non pas une capsule fibreuse. Il conduit des vaisseaux sanguins du type fœtal (c'est-à-dire des capillaires de gros calibre et présentant des bourgeons bosselés d'extension), dans les intervalles des bourgeons du thymus. Ce sont là probablement des veines. On voit cependant quelquefois des artères déjà reconnaissables partir de la gouttière costo-diaphragmatique ou de la paroi pectorale pour gagner la glande. Mais ce sont surtout les vaisseaux ressemblant à des capillaires veineux qui abordent celle-ci. A la surface, ils marchent droit vers le parenchyme dans les encoches séparant les bourgeons glandulaires. Dans l'épaisseur de la glande, ils occupent les intervalles des bourgeons, exactement le plus souvent et sans interposition de tissu conjonctif. Ils abordent la surface des bourgeons normalement à celle-

(1) J. SIMON, *A phys. essay on the thymus gland* (London, p. 20, 1845).

ci ou un peu obliquement. On en voit de butés droit contre la mince membrane propre. Mais un plus grand nombre la franchissent, et pénètrent dans la substance des bourgeons glandulaires en suivant leur direction propre à travers elle : c'est-à-dire en la trouant net.

Cette substance des bourgeons est, à cette époque, formée de cellules rondes très semblables à celles d'un tout jeune germe épithélial pilo-sébacé. Il est difficile de dire s'il s'agit bien encore ici de cellules épithéliales comme le soutient Kölliker. Toutefois, il existe entre elles une sorte d'ordonnance vague. Fait beaucoup plus important, elles ont des noyaux réguliers et non pas bosselés comme ceux des cellules lymphatiques. Certaines d'entre elles donnent des figures de division. Les cellules au stade du spirème sont énormes, contrairement à ce qu'on observe dans les cellules lymphatiques en cours de division indirecte. Il est donc très probable qu'à cette époque nous avons affaire encore à un épithélium vrai, et non pas à des cellules lymphatiques. Nous assistons alors, je crois, à la première période du remaniement de la glande par les vaisseaux. Elle a déjà perdu ses connexions avec la surface épithéliale qui lui a donné naissance ; elle a perdu aussi son canal excréteur. Les vaisseaux sanguins ont pénétré l'épithélium. C'est déjà une glande conglobée à ce triple titre.

A partir de là, le mécanisme de la transformation de cette glande, pénétrée par les vaisseaux, en un organe lymphoïde, n'a pu encore être suivi pas à pas. Il me paraît certain que O. Hertwig (1) affirme surtout par induction que : « En premier lieu, des cellules lympha- « tiques s'engagent, en grand nombre, entre les cellules épithéliales... « En second lieu, dans la masse épithéliale pénètre, en tous sens, du « tissu conjonctif qui la divise en petits amas. Dans le tissu conjonc- « tif se forment des follicules lymphatiques. Il en résulte que le « thymus prend l'aspect d'un organe lymphoïde, renfermant des « restes épithéliaux disposés en corpuscules sphériques très petits, et « connus sous le nom de corpuscules de Hassall. » Sur des embryons de Lapin du vingt-troisième jour, sur des embryons de Rat, je n'ai jamais vu ni de diapédèse autour des vaisseaux, ni d'infiltration de cellules migratrices dans le tissu conjonctif jeune s'avançant à la périphérie de l'organe dans les encoches des bourgeons glandulaires ; ni d'îlots de tissu réticulé, qui du reste ne naît qu'au sein des colonies préexistantes de cellules lymphathiques (2).

(1) O. Hertwig, *Traité d'embryologie*, etc. (traduction française, p. 284, 1891).

(2) Stieda (*Untersuch. üb. d. Entwickelung d. gland. Thymus, gland. Thyroïdea u. gl. Carotica*, Leipzig, 1881) a constaté que, sur les embryons de Mouton de 35 millimètres, on voit apparaître entre le cordon épithélial et sa membrane propre, des nappes du tissu adénoïde type richement vascularisé, qui se développe ensuite tandis que le thymus primitif n'est plus représenté que par des îlots pleins

Période fœtale. — Cependant, chez le fœtus humain du troisième mois (11 centimètres), on peut constater que partout les bourgeons du thymus, conservant d'ailleurs leur configuration générale, ont subi la transformation lymphoïde complète. Ils sont entièrement occupés par du tissu réticulé, identique avec celui des follicules des ganglions lymphatiques. Les mailles du tissu réticulé sont occupées par des cellules lymphatiques qui ne s'équivalent pas. En majorité elles sont petites, à noyau bourgeonnant fixant énergiquement le carmin. D'autres en moins grand nombre sont un peu plus volumineuses, à protoplasma granuleux et se colorant en jaune par le picrocarminate. Dans l'aire des bourgeons transformés, on voit des vaisseaux identiques à ceux du tissu réticulé des ganglions, et pas trace de formation épithéliale morcelée reconnaissable d'emblée comme telle (1).

Il en est autrement dans les intervalles des bourgeons, lesquels sont occupés par des bandes larges de tissu conjonctif ordinaire, parcourues par des vaisseaux sanguins de distribution dont les branches abordent les bourgeons tour à tour. Les veines sont larges et à parois minces, encore dépourvues de muscles lisses. Les artères et les artérioles sont très remarquables. A première vue, elles simulent des canaux excréteurs : car leur endothélium est formé de cellules cubiques, et leur pourtour est occupé par un rang de noyaux qui se touchent presque, et qui sont ceux de leurs fibres musculaires lisses embryonnaires. Mais on reconnaît leur nature vasculaire aux globules rouges accumulés dans leur lumière. A côté de ces vaisseaux, *on trouve des vestiges des formations épithéliales primitives.* Ce sont des cordons pleins formés de cellules épithéliales stratifiées, ordonnées en rayons de roue et limités par une mince membrane propre, ou même des segments de tubes épithéliaux, dont la lumière est limitée par une rangée de cellules hautes. On voit de tels canaux (fig. 597) aborder un bourgeon irrégulièrement bosselé et découpé, et se perdre d'une part dans le tissu réticulé, d'autre part se fermer dans le tissu conjonctif. Les formations épithéliales de ce genre ne sont toutefois pas nombreuses ; il faut souvent multiplier les coupes du thymus fœtal pour en rencontrer quelques-unes.

La glande est donc, à cette période, déjà totalement transformée et pour ainsi dire détruite. Les bandes de tissu conjonctif qui passent entre ses bourgeons devenus adénoïdes donnent du reste un indice

ou creux de cellules épithéliales. Sur les embryons de 30 à 60 millimètres, ces îlots épithéliaux ont disparu et le thymus est identique à celui du nouveau-né, sauf qu'il ne renferme pas de corpuscules de HASSALL. Ceux-ci n'apparaissent que sur les embryons de 100 millimètres.

(1) Fixation du thymus d'un fœtus abortif par l'alcool fort, coupes à main levée, picrocarminate ; conservation dans la glycérine picrocarminée.

évident du remaniement actif qui se poursuit alors. Elles sont gorgées de grandes cellules lymphatiques granuleuses ou vacuolaires : éléments devenus sédentaires temporairement, qu'on retrouve partout

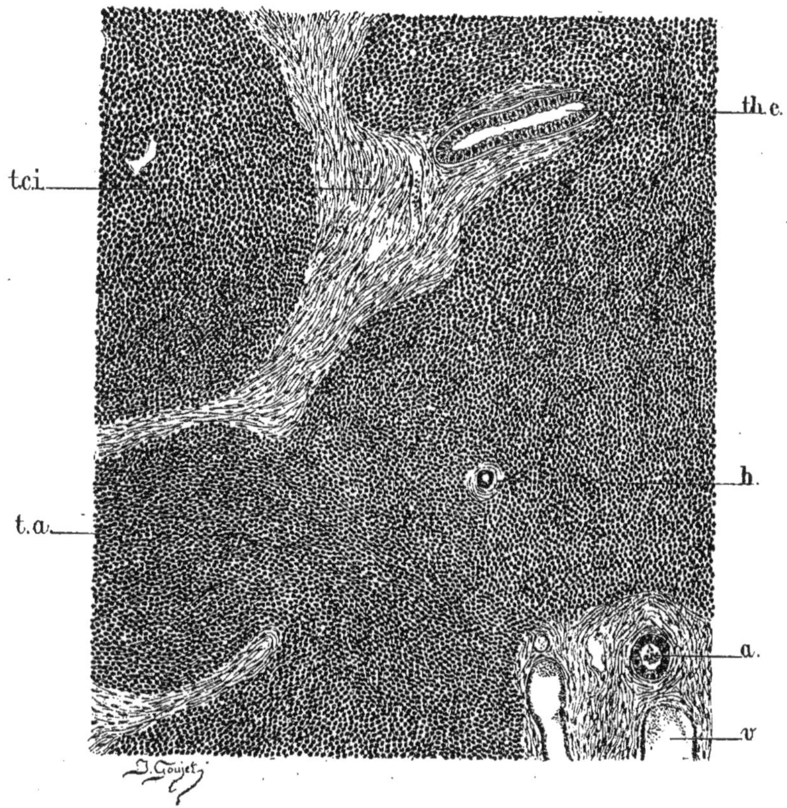

Fig. 597. — Thymus d'un fœtus humain de trois mois. Fixation par l'alcool fort. Durcissement dans la gomme et l'alcool ; coloration au picrocarminate ; conservation dans la glycérine picrocarminée. — (Ocul. 3, obj. 2 de Vérick. Chambre claire.)

ta, tissu adénoïde des bourgeons du thymus, maintenant occupés par du tissu réticulé identique à celui des follicules des ganglions lymphatiques ; — *h*, un corpuscule de Hassall au sein d'un de ces bourgeons : il est formé de cellules concentriques, avec un centre incolore (granuleux dans la préparation) entouré d'un anneau de cellules concentriques colloïdes, teintes énergiquement en rouge par le carmin du réactif ; — *tci*, bandes de tissu conjonctif régnant entre les bourgeons : elles sont gorgées de grosses cellules lymphatiques granuleuses ou vacuolaires ; — *a*, coupe transversale d'une petite artère de ces bandes : cette artère possède un endothélium à cellules cubiques et ressemble grossièrement à un canal glandulaire coupé en travers ; — *v*, coupe oblique d'une veine satellite de l'artère.

th, e, un vestige du thymus épithélial : il a la forme d'un canal coupé obliquement et, par une de ses extrémités, il s'engage dans le bourgeon adénoïde, qu'en ce point il semble pédiculiser.

où s'opèrent des résorptions lentes et ménagées. A l'intérieur des bourgeons adénoïdes, on rencontre aussi de nombreux *corpuscules de Hassall*.

Ce sont des formations ressemblant absolument aux globes épidermiques des épithélomes lobulés (1). Ils sont de volume variable, formés de cellules concentriques. Le centre renferme une masse granuleuse, ou bien une cellule ayant subi la dégénérescence colloïde et plus ou moins déformée. La transformation colloïde s'étend souvent aux rangées les plus internes de cellules. Le corpuscule se colore alors en rouge foncé avec un éclat gras en son milieu par le picrocarminate d'ammoniaque, tandis que ses cellules les plus externes, disposées comme les écailles d'un bulbe tuniqué, se teignent en jaune et renferment de grands noyaux ovalaires. Quelquefois on voit partir du globe empelotonné une sorte de tige pleine, s'atténuant en une pointe qui se perd ensuite dans le tissu réticulé. RANVIER (2), en dissociant avec soin de petits fragments du corps thyroïde après les avoir fait macérer vingt-quatre heures dans le sérum fortement iodé ou dans le picrocarminate, a reconnu que ces tiges prolongent les corpuscules de Hassall comme des pédicules, et vont s'attacher aux petits vaisseaux. C'est là un fait très en faveur de l'origine vasculaire de ces formations singulières, soutenue énergiquement depuis lors par AFANASSIEW (3). Les cellules empelotonnées ne seraient autre chose que des cellules endothéliales proliférées. AFANASSIEW ajoute qu'il a trouvé des globules rouges au centre des corpuscules de Hassall, et qu'il a pu injecter ceux-ci par les vaisseaux sanguins.

La plupart des embryologistes sont au contraire d'avis, avec HIS (4), que les corpuscules de Hassall sont des débris de l'ancien épithélium du thymus. HIS ajoute que la constitution de ces corpuscules (qui est absolument la même que celle des globes épidermiques édifiés par l'épithélium malphighien toutes les fois qu'il ne peut plus évoluer pour former une surface de revêtement), le conduit à admettre que le thymus primitif est une formation épithéliale non pas entodermique, mais ectodermique. En décrivant le thymus avec les formations *histologiquement* ectodermiques pharyngo-stomodœales, je n'ai donc fait que me ranger à la haute autorité de HIS.

Les corpuscules de Hassall sont évidemment en rapport avec la transformation de la glande en un organe purement lymphoïde. Pas plus que STIEDA, je ne les ai rencontrés au stade où l'on voit les vaisseaux sanguins morceler la masse épithéliale comme à la tarière. On ne les observe que dès que le tissu adénoïde forme la plus grande masse

(1) VIRCHOW (*Arch. de Virchow*, t. III, p. 222, 1851).

(2) L. RANVIER, Note additionnelle à l'article THYMUS, *in* FREY *Traité d'histologie et d'histochimie*, 1re édition française, p. 513.

(3) AFANASSIEW, Weitere Untersuchungen über den Bau u. die Entwickelung der Thymus u. der Winterschlafdrüse der Saügethiere (*Archiv. für mikroskop. Anat.*, t. XIV, 1877).

(4) HIS, *Anat. menschlicher Embryonen* (Heft 1, p. 56, 1880).

des bourgeons du thymus. Leur nombre augmente avec l'âge de l'embryon. Enfin, autour de beaucoup d'entre eux et surtout des plus gros, il est aisé de voir (embryon humain du troisième mois) de petits îlots de cellules cubiques, granuleuses, dont le noyau se colore faiblement. Ce sont des îlots épithéliaux dont le corpuscule occupe le centre. Sur leur marge, ils envoient des prolongements courts se perdant dans le tissu réticulé. Ils donnent l'impression nette d'une formation épithéliale qui se détruit. A la naissance, on ne trouve plus de pareils îlots. Les corpuscules concentriques sont réduits à leur globe central formé de cellules empelotonnées dont les noyaux ne se colorent plus, et dont le protoplasma subit fréquemment la dégénérescence colloïde. Au moment de l'involution du thymus, les corpuscules ont souvent subi l'infiltration calcaire du centre à la périphérie, et ils forment au sein des îlots de tissu adénoïde de petites perles énucléables.

Constitution définitive du Thymus. — Le thymus atteint l'époque de son plein développement un peu avant la naissance chez l'Homme, où il constitue un organe d'apparence glandulaire, conique, à base inférieure. Cette masse est formée de deux lobes, soit simplement juxtaposés, soit fusionnés sur une plus ou moins grande étendue : vestiges des deux thymus primitifs droit et gauche. Chacun des lobes est divisible en un grand nombre de lobules plus petits, de forme généralement pyramidale, pédiculisés par des branches artérielles de distribution et séparés les uns des autres par des lames lâches de tissu conjonctif. Ces lobules ont une organisation identique. Ils s'équivalent tous ; et chacun d'eux répond à un lobe entier du thymus de l'embryon humain du troisième mois : mais avec une constitution plus complexe et à laquelle le tissu glandulaire ne prend plus aucune part.

Il est facile d'isoler un lobule du thymus du Veau, par exemple, en l'énucléant du tissu conjonctif lâche et énormément extensible qui le sépare de ses congénères. Si on y pratique des coupes après l'avoir durci par l'alcool fort, on peut reconnaître que sur son pourtour, ce lobule est entouré d'une très mince capsule fibreuse sous laquelle des *follicules* analogues à ceux des ganglions lymphatiques forment chacun un léger relief. Sur l'un des angles du lobule, répondant au hile par lequel pénètre l'artère intralobulaire et donnant issue à une branche veineuse, la capsule fibreuse se réfléchit. Les vaisseaux marchent au sein d'un cordon de tissu conjonctif (le *septum vasculaire de Krause)*, lequel émet ensuite une série de branches où s'engagent les vaisseaux de distribution intralobulaires. Le reflet de la capsule fibreuse contourne toutes ces ramifications du tissu conjonctif intérieur au lobule ; il suit le relief des festons fournis par des follicules interposées à la capsule fibreuse périphérique et à son reflet intérieur. L'aspect de la coupe du lobule rappelle alors de loin celle d'un rein, dont le centre est occupé par le bassinet et ses calices. Entre la capsule fibreuse entourant le lobule à sa périphérie et le reflet intérieur de celle-ci, règne le *tissu adénoïde*, formé de follicules comparables à ceux des glandes lymphatiques, mais entés les uns sur les autres comme les bourgeons adénoïdes du thymus entier de l'embryon de trois mois. Entre ces séries de follicules, la capsule externe envoie des travées minces, dont quelques-unes seulement rejoignent les branches du septum connectif et vasculaire intérieur.

Mais, quand on a pratiqué une injection interstitielle de mélange osmio-picrique et de nitrate d'argent, de manière à développer, à imprégner d'argent les voies lymphatiques et à les fixer déployées et béantes, l'aspect change (fig. 598). Dans la bande lâche du tissu connectif interlobulaire, on voit prendre place d'énormes trajets lymphatiques en forme de boyaux ou de trajets communicants. Ce sont les lymphatiques collecteurs, entourant les lobules. Le septum vasculaire de Krause, par lequel entre l'artère pédiculaire, est creusé d'un vaste prolongement des trajets lymphatiques interlobulaires. Les branches du septum arborisées à l'intérieur du lobule se développent aussi. Elles se montrent occupées en majeure partie par de grands sinus lymphatiques, origines de ceux du septum qui, marchant dans les intervalles des groupes de follicules, embrassent les festons de ceux-ci sur de larges surfaces : bref, ils se comportent absolument comme les sinus lymphatiques de la base des follicules clos de l'appendice iléo-cæcal du Lapin. Les ramifications du septum vasculaire, marchant dans tous les sens en s'insinuant entre les groupes folliculaires et répondant aux *espaces interfolliculaires* des auteurs, sont donc en somme toute autre chose que de simples bandes de tissu conjonctif. Ce sont là des expansions des sinus par où ceux-ci, de distance en distance, viennent embrasser les têtes des follicules de l'écorce adénoïde du lobule, pour constituer leurs voies efférentes.

J'ai dit, de distance en distance. En effet, les groupes folliculaires constituant l'écorce adénoïde sont séparés les uns des autres, complètement ou incomplètemnt, par des cloisons de refend émanées de la capsule fibreuse périphérique du lobule. Ces cloisons sont minces ; elles s'épuisent souvent sans rejoindre les branches du septum intérieur, occupées par les grands sacs lymphatiques qui s'étalent sur la saillie interne des follicules et finissent en cul-de sac entre elles. Mais en ces mêmes points, l'injection osmio-picro-argentique pénètre souvent sur un certain trajet dans la masse du tissu adénoïde. Elle y dessine des traînées répondant à un tissu réticulé plus lâche, au sein duquel on voit les follicules avec leur contour général distinct. Ce tissu lâche répond à des cordons caverneux, rudimentaires d'ailleurs bien que comparables à ceux des ganglions lymphatiques. C'est à ces cordons que les auteurs ont donné le nom de « substance médullaire » des lobules du thymus, tandis qu'ils ont réservé au tissu adénoïde serré des follicules celui de « substance corticale ». C'est là qu'on trouve, au moment de la naissance ou un peu après, de préférence les cor-

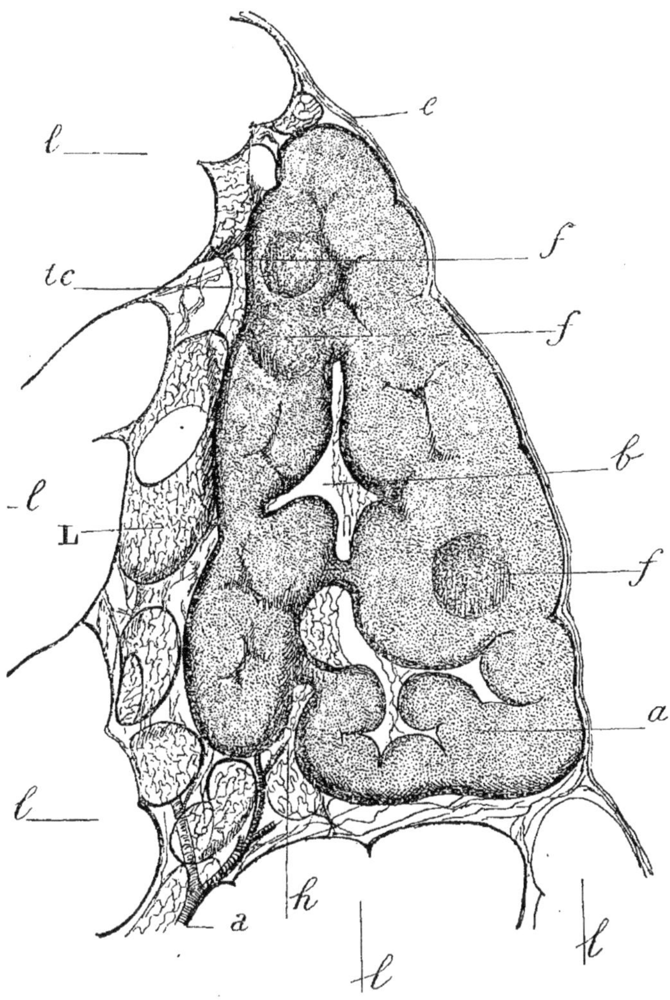

Fig. 598. — Un lobule de la périphérie du thymus du Veau. Injection interstitielle du mélange osmio-picro-argentique dans les espaces interlobulaires. Conservation dans le baume du Canada. (Ocul. 1, obj. 00 de Vérick.) — Les endothéliums sinueux ont été dessinés à un plus fort grossissement pour marquer les voies lymphatiques. Ils ne sont pas à l'échelle.

h, hile du lobule, par lequel pénètrent les vaisseaux et en particulier l'artère *a*, qui pédiculise ce lobule; — *b*, branches du septum de Krause occupées en partie par des lymphatiques disposés en sinus; — L, grands lymphatiques interlobulaires creusés dans les bandes de tissu conjonctif *tc*, régnant entre les lobules *l*, *l*, *l*, *l*, dont le contour a été indiqué au trait et celui qui a été entièrement dessiné; — *e*, capsule fibreuse; — *f*, *f*, *f*, follicules : certains ont été pénétrés et teints en noir diffus par le liquide injecté.

puscules concentriques de Hassall. Les mailles du réticulum adénoïde lâche y sont occupées par des cellules lymphatiques de formes variables, parmi lesquelles un certain nombre sont granuleuses et possèdent deux noyaux. WATNEY (1) y a également signalé des cellules à noyaux multiples. Ce sont là, en somme, les mêmes éléments que nous avons trouvés déjà dans le système caverneux des glandes lymphatiques. Sous l'influence des altérations cadavériques, le tissu caverneux se ramollit en premier lieu, créant des lacunes artificielles qui ont été souvent prises pour des vestiges des cavités glandulaires du thymus primitif.

Le tissu des follicules est formé par un réticulum beaucoup plus serré, tout comme dans les ganglions lymphatiques. Les capillaires sanguins y sont disposés en rayons de roue ainsi que dans les follicules clos ordinaires. Les mailles étroites du tissu réticulé sont occupées par des cellules lymphatiques petites et actives, montrant fréquemment des figures de division (2) : caractère appartenant aussi aux éléments lymphatiques des follicules ordinaires. Bref, il s'agit ici de follicules lymphatiques vrais, et *le lobule tout entier n'est autre chose qu'un ganglion lymphatique*. Il ne diffère d'un ganglion ordinaire qu'en ce que le système des voies caverneuses réticulées est ici plus restreint. Toute une portion de celles-ci, répondant aux branches interfolliculaires des sinus a, en effet, échappé à la réticulation serrée : exactement comme à la base des follicules clos de l'appendice iléo-cæcal du Lapin. Les follicules n'ont pas non plus, sous la capsule externe, de vrais sinus périfolliculaires; mais on y voit aboutir de gros lymphatiques afférents.

Dans chaque follicule, la lymphe circule donc de la périphérie au centre et prend son issue dans les sinus interfolliculaires par la voie de la substance caverneuse ou médullaire. Elle passe de là dans les grands sinus interfolliculaires, puis dans les lymphatiques géants occupant les bandes lâches de tissu conjonctif séparant les lobules les uns des autres.

Les vaisseaux sanguins abordent chaque lobule par une artère de petit calibre qui pédiculise celui-ci en le pénétrant par son hile. Puis l'artère se branche dans les sinus interfolliculaires pour gagner les follicules et s'y résoudre en capillaires radiés caractéristiques. Des artérioles accessoires abordent cependant le lobule par sa marge; mais celle-ci est surtout occupée par le réseau des veines efférentes, marginal ici comme dans le lobule composé du poumon. De là partent des veines collectrices, qui bientôt regagnent les artères interlobulaires et suivent sensiblement leur trajet (3).

(1) WATNEY, The minute anatomy of thymus (*Philosophical transactions*, vol. CLXXIII, 1882).

(2) J. SCHEDEL, Zellvermehrung in der Thymusdrüse (*Arch. f. mikroskopische Anatomie*, Bd. XXIV, p. 352, 1884).

(3) KRAUSE, *Handbuch. der menschlich. Anatomie*, I, p. 358, 1876.

Involution du Thymus. — Tel que je viens de le décrire, le thymus constitue une glande lymphatique d'une extrême importance dans l'organisme fœtal, tant à cause du volume considérable qu'elle possède, qu'à cause du faible développement des autres organes lymphoïdes à cette période. De plus, il réalise un organe lympho-glandulaire comparable à ceux que j'ai décrits dans l'œsophage du Canard, mais qui a complètement substitué le tissu adénoïde aux formations glandulaires qui lui ont d'abord servi de guide. Tel un lierre envahissant un arbre peu à peu, en enveloppant son tronc puis toutes ses branches et ses rameaux, l'étouffant enfin et continuant à croître conformément à la configuration générale de cet arbre. Le thymus est donc la plus haute et la plus complète expression de la glande conglobée, puisqu'il substitue entièrement le tissu conjonctif et les vaisseaux à la formation glandulaire qui a servi de modèle primitif (1). A partir du voisinage de la naissance chez l'Homme, et un peu après elle chez certains mammifères (2), ce mouvement de transformation se continue, mais dans un sens différent. Les formations de tissu réticulé constituant les follicules du thymus subissent une atrophie progressive, aboutissant à leur remplacement par des pelotons adipeux. Il en résulte un amas cellulo-graisseux rétro-sternal qui subsiste durant toute la vie, comme l'a avec raison spécifié SAPPEY. Cet amas conserve à la fois la forme générale de l'ancien thymus et le dispositif vasculaire également général de cet organe. En outre, WALDEYER (3) a constaté qu'il renferme, soit à l'état diffus, soit disséminés par petits îlots, des restes du parenchyme thymique antérieur : c'est-à-dire de petits foyers pseudo-folliculaires de tissu adénoïde.

La surcharge adipeuse débute par la périphérie de l'organe. Elle est très évidente sur le thymus du Veau dont les deux lobes sont enveloppés d'une épaisse formation cellulo-adipeuse, surchargeant ces lobes et émettant des lobules graisseux sous formes d'appendices ou pénétrant dans le thymus sur nombre de points. En même temps, des files de vésicules adipeuses se montrent le long des vaisseaux, dans les espaces interfolliculaires au sein des lobules. Puis, on les voit former des nappes minces à la surface de certains follicules,

(1) Je rappellerai que les anciens anatomistes appelaient « glandes conglobées » les ganglions lymphatiques. Ici donc, le processus de remaniement aboutit à rendre à la glande son ancienne signification anatomique.

(2) Chez le Cobaye, le thymus est permanent durant toute la vie et renferme aussi toute la vie des corpuscules de Hassall (KLEIN).

(3) WALDEYER (*Acad. des sciences de Berlin*, 8 mai 1890) a trouvé, par exemple, chez une femme de soixante-dix ans, les dimensions suivantes pour le vestige thymique cellulo-adipeux. Longueur de l'amas graisseux représentant les lobes = 11 centimètres. Largeur en haut = 3 centimètres. Largeur au milieu = 2 centimètres; en bas = 1 centimètre. Epaisseur = 0,5 à 2 centimètres.

et enfin s'engager dans la substance médullaire. Après avoir développé le tissu adénoïde largement durant la période où l'existence d'un grand organe lymphoïde était nécessaire à l'organisme, les vaisseaux sanguins reprennent peu à peu le type de ceux du tissu conjonctif diffus et édifient du tissu cellulo-adipeux dans les intervalles de leurs anses capillaires. Ce processus, chez le Veau, commence à s'effectuer à la partie inférieure des deux lobes qui constituent le thymus de cet animal en restant distincts. La fermeté du tissu thymique devient alors plus grande et les lobules ne roulent plus les uns sur les autres. Cependant, ce sont les espaces interlobulaires qui sont envahis en dernier lieu. La substitution adipeuse ne s'opère pas en même temps ni au même degré dans tous les lobules de la glande. Certains ont conservé leur constitution ganglionnaire intégrale, tandis qu'une série d'autres qui les touchent sont partiellement ou entièrement transformés en tissu adipeux.

Quand le lobule a été entièrement envahi par le tissu adipeux, il est reconnaissable à l'œil nu. Sa coupe montre une série de grains opaques au contact entre eux. Sous un faible grossissement, on voit que sous la capsule fibreuse il s'est établi une nappe de tissu cellulo-adipeux, et qu'à l'intérieur du lobule, toutes les branches du septum vasculaire et leurs expansions interfolliculaires sont également occupées par des traînées adipeuses. La marge des groupes folliculaires est devenue irrégulière et comme érodée par l'extension des vésicules adipeuses. Le dispositif ganglionnaire est, de la sorte, complètement effacé.

§ 4. — L'ŒSOPHAGE

L'œsophage, qui représente le point de jonction des deux intestins, antérieur et ectodermique, très allongé par le fait pur et simple de la croissance du cou, constitue aussi une portion du tractus intestinal présentant des caractères histologiques mixtes. De ces caractères, les uns sont stomodœaux et reproduisent ceux de l'intestin antérieur ou bucco-pharyngien. Les autres reproduisent au contraire des particularités typiques de l'intestin entodermique. Tout se passe comme si, dans toute la hauteur de l'œsophage, l'intestin entodermique et l'ectodermique s'étaient réciproquement pénétrés. C'est ainsi que, chez tous les mammifères et chez tous les oiseaux, la muqueuse œsophagienne est dermo-papillaire comme celle de la bouche et du pharynx. Elle est également revêtue d'un épithélium du type malpighien. Par contre, cette même muqueuse possède une *muscularis mucosæ* tout à fait semblable à celle existant dans l'estomac et continuant directement celle-ci. D'autre part, le muscle moteur-œsophagien est constitué, chez la plupart des mammifères, par deux sortes bien distinctes d'éléments anatomiques contractiles. Les uns sont des faisceaux primitifs de muscles striés, fasciculés exactement à la façon de tous ceux qui ont pris naissance chez l'embryon au sein de la lame fibro-cutanée. Les autres sont des muscles lisses, continuation ascendante pure et simple de ceux qui constituent le muscle moteur de l'intestin entodermique. Nous verrons un peu plus loin combien les variations du dispositif de ces deux sortes de muscles sont grandes dans l'œsophage des divers mammifères; combien aussi ces variations viennent à l'appui de l'hypothèse que je viens de formuler : celle de la pénétration réciproque des deux intestins sur leur point de jonction et précédant la période active de croissance du cou.

Chez tous les mammifères et chez les oiseaux, l'œsophage est du reste placé, dans la plus grande partie de sa longueur, au sein du tissu conjonctif du cou, puis du médiastin. Il n'aborde la cavité viscérale qu'au voisinage de sa terminaison. Celle-ci s'effectue chez l'Homme et chez le Chien, par exemple, au niveau du point où le tube digestif se renfle pour dessiner la chambre stomacale. Dans ce cas, le passage de l'épithélium œsophagien, lequel est constitué par un épithélium malpighien, à celui de l'estomac émané de l'entoderme primitif, s'opère au *cardia* des anatomistes du scalpel. Mais il n'en est pas toujours ainsi. Chez le Cheval, l'Ane, le Rat blanc *(Mus decumanus)*, etc., l'épithélium malpighien de l'œsophage se poursuit loin dans le renflement stomacal. Ce dernier se trouve de la sorte departi en deux zones dont la limite n'est marquée à l'extérieur par aucun rétrécissement visible de la surface. L'une de ces zones, confinant au tube œsophagien, n'est autre chose qu'un prolongement du vestibule alimentaire. L'autre représente seule l'estomac proprement dit ou digestif, histologiquement constitué comme tel et prenant son origine dans l'intestin entodermique primitif. Enfin, chez les ruminants, la *panse*, le *réseau* et le *feuillet* ne sont plus que des renflements particuliers de l'œsophage. Seule, la *caillette* a la signification d'un estomac d'origine entodermique par sa muqueuse et les glandes que renferme celle-ci. Le jabot des oiseaux est également un renflement de structure et de signification purement vestibulaire. Il possède une muqueuse dermo-papillaire revêtue comme la bouche, le pharynx et l'œsophage, d'un épithélium stratifié d'origine ectodermique manifeste, puisqu'il réalise le type malpighien.

Laissant pour le moment de côté l'œsophage des vertébrés inférieurs aux mammifères et aux oiseaux, je prendrai pour type de ma description celui de l'Homme, et pour certains détails de structure ceux du Chien, du Porc, du Cheval et du Rat qu'il est facile de se procurer pour l'étude. On peut distinguer, dans l'œsophage de ces animaux : 1° une *membrane muqueuse*, munie d'un muscle qui lui est propre, la *musculaire muqueuse;* 2° un *muscle moteur-œsophagien;* 3° vient ensuite une membrane fibreuse ou *adventice*, limitant l'organe au sein du tissu conjonctif du cou et du médiastin. Elle supporte le feuillet viscéral du péritoine, dans la portion plus ou moins courte ou longue de l'œsophage prolongée dans la cavité viscérale au-dessous du diaphragme.

I. **Muqueuse œsophagienne.** — La muqueuse œsophagienne paraît toujours sillonnée de plis longitudinaux, quand on l'observe dans un œsophage revenu sur lui-même et vide. Si l'on distend l'œsophage et qu'on le fixe en même temps dans sa forme par une injection d'alcool fort, ces plis s'effacent. Ils sont dus exclusivement à la tonicité du muscle moteur œsophagien, dont la couche annulaire se resserre et dessine les plis produits par le même mécanisme que ceux d'une bourse dont on serre le cordon. La musculaire muqueuse ne prend aucune part à la formation de ces plis.

Le *derme* de la muqueuse œsophagienne (fig. 599, *d)* est constitué absolument sur le même type que celui de la peau. Il a une grande épaisseur et se poursuit, chez le Chien, jusqu'au muscle moteur général sans se sensiblement résoudre en un tissu conjonctif sous-muqueux distinct. Le muscle œsophagien fait corps avec la muqueuse et, là où il est formé de faisceaux striés et fasciculés, il acquiert ainsi la signification d'un muscle peaussier. A égale distance de la surface du derme et de l'assise annulaire du muscle moteur, on voit la *musculaire muqueuse*, formée au voisinage du pharynx par une série de petits faisceaux longitudinaux de muscles lisses, et dans la partie inférieure de l'œsophage par une formation musculaire absolument continue, et non plus par des faisceaux séparés par des intervalles dépourvus de muscles. Dans toute la hauteur de l'œsophage et jusqu'au cardia, cette couche n'admet chez l'Homme, le Chien, le Porc et le Cheval, aucune fibre musculaire lisse qui ne soit de direction longitudinale.

Par sa surface libre, le derme de la muqueuse œsophagienne se relève en une série de papilles hautes, mais dont le relief n'est pas sensible sur la limite extérieure de l'épithélium. Cette particularité existait dans la bouche, dans le pharynx et sur les replis aryténo-épiglottiques. Il s'agit donc ici de papilles noyées dans l'épithélium, et si l'on veut « adélomorphes ». La distribution des vaisseaux dans le derme et les papilles est absolument identique à celle qu'on observe dans la peau et dans la muqueuse buccale. Il suit de là que les *exanthèmes* propagés dans l'œsophage se traduiront par des lésions élémentaires à contour circulaire, annulaire ou polycylique, si elles sont d'ordre congestif. Si elles subissent l'ulcération ou la nécrose, les pertes de substance seront de la même forme générale que celles produites sous les mêmes influences à la surface du tégument ou dans la bouche : ce seront des aires arrondies.

L'épithélium qui noie les papilles que nous venons de décrire est absolument identique à celui de la bouche et du pharynx. Son épais-

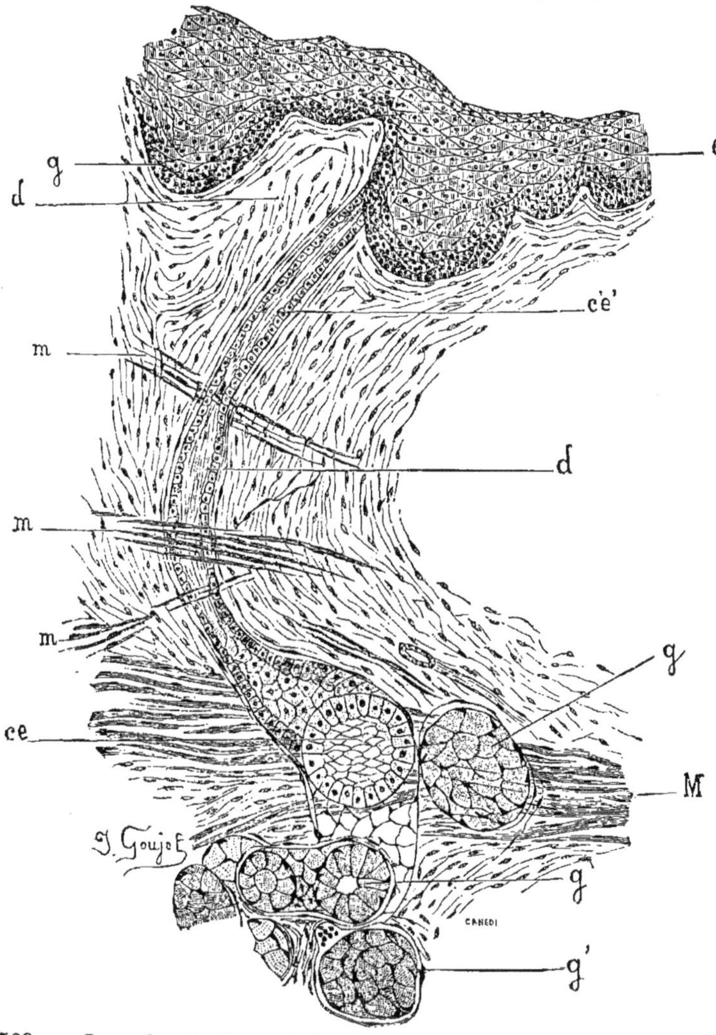

FIG. 599. — Coupe longitudinale de l'œsophage au voisinage du cardia. — Liquide de Müller, gomme, alcool; coloration par la glycérine hématoxylique. Alcool fort, essence de girofles, essence de bergamote. Conservation dans la résine Dammar. — (Obj. 3, ocul. 1 de Vérick; chambre claire.)

g, couche génératrice de l'épithélium malpighien : au-dessous d'elle, le derme *d* dessine quelques papilles adélomorphes; — *e*, couches épidermiques, succédant au corps muqueux disposé entre elles et la couche génératrice : toutes les cellules *épidermiques ont conservé leur noyau*, que l'hématoxyline a coloré en violet.

g, *g*, *g'*, glande œsophagienne; — *ce*, *c' e'*, son canal excréteur; — M, musculaire muqueuse; — *m*, *m*, *m*, ses expansions bridant le canal excréteur dilaté en *d* sous une bride.

seur est néanmoins un peu plus considérable. L'évolution des cellules du corps de Malpighi se fait sur la majorité des points sans l'inter-

-médiaire de l'éléidine. On ne rencontre celle-ci qu'en faible quantité entre le corps muqueux et la couche de cellules plates à noyaux persistants qui remplace ici l'épiderme (Ranvier). Il n'y a point de couche granuleuse. Les cellules malpighiennes évoluent donc sans perdre leurs filaments unitifs et conséquemment sans cesser de constituer un tout solide. Il en résulte que, malgré sa délicatesse et son maintien constant à l'état humide, l'épithélium de l'œsophage réalise un revêtement suffisamment résistant pour n'être pas lésé par le passage du bol alimentaire préparé par l'action buccale. Comme dans la bouche et le pharynx, le corps de Malpighi est ici noyé par un plasma particulier, de nature intermédiaire aux albuminoïdes et aux graisses. L'acide osmique en solutions et en vapeurs le coagule net en place en lui donnant une teinte noirâtre de lavis d'encre de Chine. Au contraire, dans les pièces fixées par l'alcool fort, ce plasma disparaît. Il n'est donc formé ni par un albuminoïde, ni par une graisse vraie. Il oppose en tout cas un obstacle à la diffusion des cristalloïdes à travers l'épithélium, et rend ainsi rudimentaire ou nulle leur absorption par l'œsophage, simple conduit vecteur du bol alimentaire de la bouche à l'estomac.

Comme la muqueuse œsophagienne est purement dermo-papillaire, à la façon de celle de la bouche, et comme d'autre part elle est revêtue d'un épithélium malpighien, il s'ensuit que les phlyctènes, les vésicules, les prépustules et les pustules déterminées par l'une des actions pathogènes quelconques qui les engendrent peuvent aisément se produire au niveau de l'œsophage. C'est ainsi qu'on y peut observer des pustules très nettes dans le cours de la variole. Aug. Ollivier a aussi remarqué ce fait intéressant que, chez le vieillard, les papilles de la muqueuse œsophagienne prennent souvent un développement considérable, surtout dans la partie inférieure. Il semble donc que, par les simples progrès de l'âge, il existe au voisinage du cardia des papillomes presque normaux. Ce fait concourt avec d'autres à rendre compte de la fréquence des tumeurs cancroïdales, notamment de l'épithéliome lobulé à forme végétante, dans cette même région du voisinage du cardia. Chez certains animaux, comme le Chat, le développement quasi colossal des papilles dans le tiers inférieur de l'œsophage constitue même une disposition normale. Les papilles sont trilobées; leur coupe figure une sorte de fleur de lis (Ranvier). Elles sont disposées sur des lignes régulières. Chez les oiseaux, dans le jabot (qui n'est, avons-nous dit, qu'un renflement œsophagien), l'on peut même voir les formations papillaires de la muqueuse arriver à constituer des sortes de phanères : des espèces d'odontoïdes analogues à celles de la bouche et pouvant jouer un rôle mécanique tout aussi actif. Dans aucun animal ces papilles ne renferment de corpuscules du tact.

Glandes de la muqueuse œsophagienne. — RANVIER (1) a fait observer que l'œsophage du Rat *(Mus decumanus)* et de plusieurs autres rongeurs présente une muqueuse absolument dépourvue de glandes. Il ajoute que cette absence tient vraisemblablement à ce que, chez ces animaux, le bol alimentaire est absolument liquide et que, pour le porter librement vers l'estomac, la surface interne de l'œsophage n'a pas besoin de moyens particuliers de lubrifaction. Ce même fait se reproduit chez le Porc et le Cheval, dont le système dentaire est très développé quant aux molaires. Au contraire, chez le Chat, le Chien, l'Homme, qui sont moins bien partagés au point de vue des moyens de broiement des aliments dans la bouche, il existe de nombreuses glandes œsophagiennes. Ces glandes prennent un grand développement chez nombre d'oiseaux, lesquels, étant dépourvus de dents, n'ont aucun moyen de réduire en pulpe leur bol alimentaire. Le Hérisson commun, qui est un insectivore se nourrissant de proies molles et de petit volume, n'a pas davantage de glandes œsophagiennes que le Rat, le Cobaye et le Lapin. La formation glandulaire de l'œsophage est donc contingente; et il semble bien que sa présence ou son absence dans l'organisme soit en effet liée au mode d'alimentation et au dispositif de la dentition. Nous avons déjà constaté la même variabilité, en fonction du mode de nutrition, chez les glandes salivaires, et nous la retrouverons dans celles de l'estomac.

Les glandes œsophagiennes sont, chez l'Homme et chez le Chien, des glandes en tubes ramifiés formant de longs culs-de-sac presque exclusivement mucipares (fig. 600) comme l'a bien vu RANVIER. Elles reproduisent trait pour trait les glandes à peu près totalement mucipares de la portion superficielle de la muqueuse du pharynx et du reflet ou pente œsophagienne des replis aryténo-épiglottiques. Elles sont plus nombreuses dans la paroi postérieure de l'œsophage, continuation de la paroi du pharynx (KLEIN). Leur masse principale est placée au-dessous de la musculaire muqueuse, et forme souvent sur les coupes deux ou trois lobes, individualisés par des cloisons de tissu conjonctif. Les cellules mucipares des culs-de-sac forment des rangées terminées par une surface libre continue et droite, limitant une lumière large comme celle des glandes stomodœales non salivaires, et non point un étroit canalicule salivaire festonné comme il en existe au centre des acini de toutes les glandes salivaires mixtes. Bien qu'en presque totalité composées de cellules mucipares, les glandes œsophagiennes sont, d'ailleurs, elles aussi des glandes mixtes. Si l'on fait agir l'éosine hématoxylique, on distingue immédiatement des croissants de Gian-

(1) L. RANVIER, Leçons sur le système glandulaire *(Jour. de micrographie*, t. VIII).

nuzzi rudimentaires à l'extrémité ou sur les parois latérales des culs-de-sac. Parfois même ces croissants sont réduits à une seule cellule granuleuse, placée intercalairement aux cellules muqueuses, mais sur un plan plus profond (1).

Dans la partie supérieure et moyenne de l'œsophage, les glandes sont séparées les unes des autres par des intervalles variables. Leurs

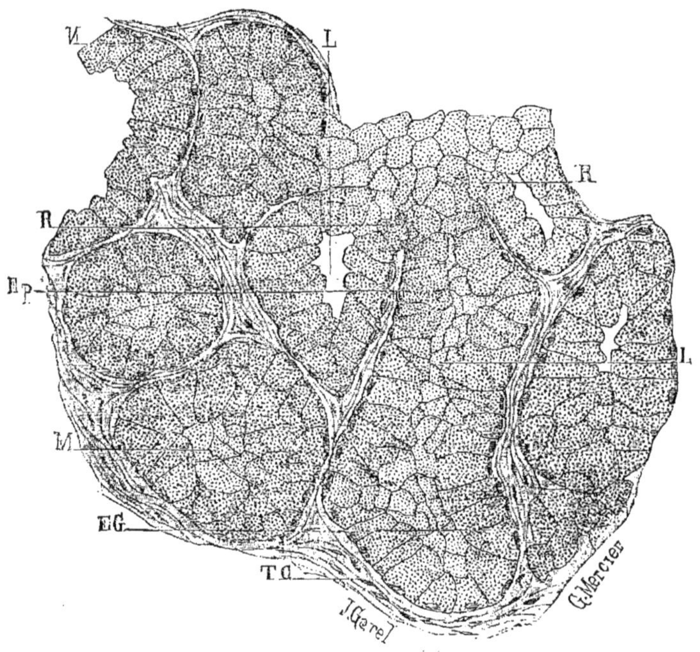

FIG. 600. — Partie profonde d'une glande de la muqueuse de l'œsophage d'un supplicié au voisinage du cardia, pour montrer que les culs-de-sac sécréteurs sont disposés en tubes ramifiés. — Fixation par l'alcool fort; gomme, alcool; glycérine hématoxylique.

L, L, lumière glandulaire; — Ep, épithélium ici exclusivement formé de cellules mucipares; — N, noyaux de ces cellules, excavés en cupule et accolés à la membrane propre; — EG, protoplasma des cellules glandulaires, rempli par des boules de mucigène; — M, cellules mucipares vues par leur pôle libre; — TC, tissu conjonctif entourant le lobule glandulaire; — R, R, éperons séparant les tubes glandulaires ouverts les uns dans les autres et ramifiés.

portions principales ou corps s'échelonnent d'ailleurs sur une même ligne au-dessous de la *muscularis mucosæ*, que traversent droit leurs canaux excréteurs. Il s'ensuit que ces canaux sont ordinairement compris en entier dans les sections perpendiculaires à l'axe du canal

(1) Sous l'influence du réactif, les cellules mucipares restent incolores ou se teignent en bleu pâle. Le noyau est excavé en cupule et occupe le fond de la cellule. Dans les croissants de Giannuzzi, il s'agit de cellules granuleuses, dont le noyau est central et dont la masse protoplasmique se colore en rouge vif. Les noyaux des cellules des deux ordres, mucipares et granuleuses, se teignent en violet.

œsophagien. Sur des coupes un peu épaisses colorées par la glycérine hématoxylique et montées dans la résine Dammar, on voit aisément que les canaux excréteurs prennent naissance tout à fait à la façon de ceux des glandes du vestibule laryngien : c'est-à-dire au niveau du confluent de plusieurs grands tubes mucipares servant de canaux collecteurs aux tubes secondaires. Les canaux excréteurs sont d'abord larges; puis, immédiatement au-dessus de la *muscularis mucosæ*, ils se rétrécissent de façon à devenir presque filiformes. A ces caractères du canal excréteur, on reconnaît de prime abord une glande œsophagienne. L'orifice émissaire est parfois aussi légèrement dilaté (RANVIER) comme dans les glandes ary-épiglottiques et trachéales (1). Il s'ouvre ordinairement au fond d'un espace interpapillaire par un entonnoir, sur les parois duquel l'épithélium malpighien se refléchit pendant un court trajet. Au delà jusqu'au corps de la glande, l'épithélium est constitué par une rangée de cellules cubiques, au-dessous de laquelle court une ligne de cellules plates. Mais il n'est pas aisé de déterminer la signification morphologique de celles-ci, ni de savoir si elles sont ectodermiques et représentatives de la couche génératrice, ou si au contraire elles sont de nature conjonctive. La membrane propre du canal excréteur est en effet tellement mince, qu'elle ne peut servir de point de repère pour fixer la situation des cellules plates dont je viens de parler. De même, autour des culs-de-sac de la portion active et véritablement sécrétoire, la vitrée est si réduite qu'on pourrait mettre son existence en doute, si l'on ne prenait soin de dissocier avec des aiguilles les coupes très minces comprenant des glandes après les avoir colorées avec l'éosine hématoxylique. Dans ces conditions on constate aisément : 1° Que les culs-de-sac glandulaires présentent une membrane propre d'une minceur extrême, d'où se dégagent les fins faisceaux de tissu conjonctif qui s'entre-croisent dans leurs intervalles ; 2° que ces mêmes culs-de-sac ne sont pas munis de cellules en panier de BOLL. Si l'on admet l'hypothèse d'UNNA relativement à la nature myo-épithéliale des cellules en panier, elles n'auraient d'ailleurs aucune fonction à remplir dans les glandes œsophagiennes. Le corps de la glande étant placé entre la musculaire muqueuse et le muscle moteur-œsophagien, l'excrétion exoglandulaire est actionnée ici de la façon la plus évidente et aussi la plus complète par les deux plans musculaires.

(1) RANVIER attribue cette dilatation à l'obstacle que fait le bol alimentaire en passant au niveau de la glande, dont l'excrétion est commandée précisément en même temps par la contraction du muscle moteur œsophagien, laquelle l'exprime entre sa masse propre et le bol qui passe à son niveau. Mais, comme la même disposition existe pour les glandes du vestibule laryngien où il ne passe rien que de l'air, l'explication de RANVIER ne répond peut-être pas à la véritable signification fonctionnelle de la dilatation sus-indiquée.

Au voisinage du cardia, le nombre des glandes devient considérable.

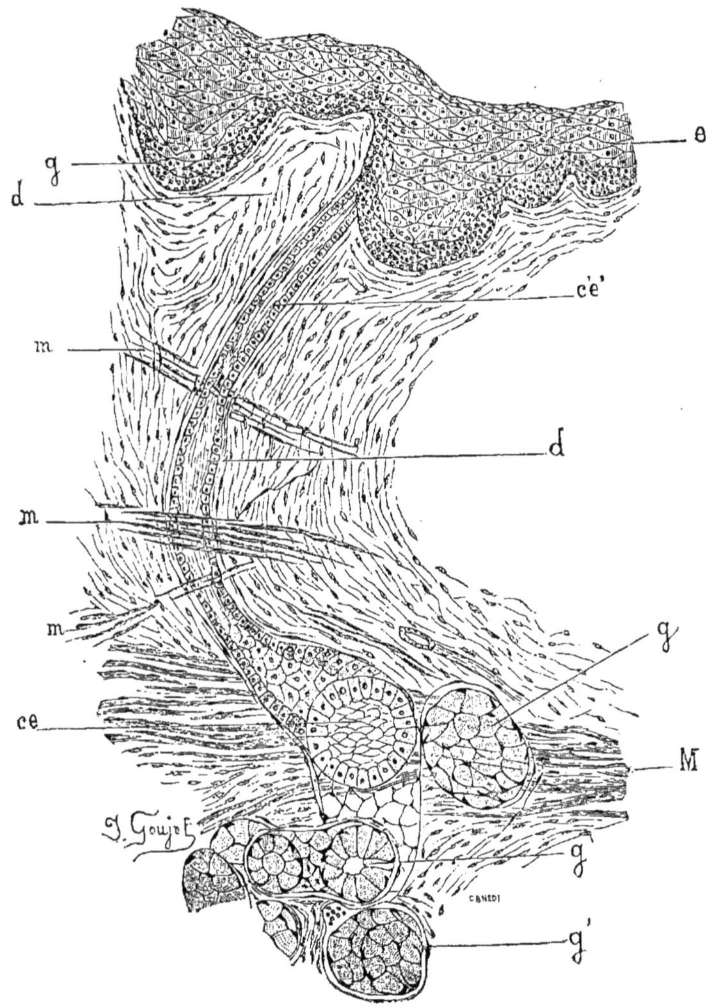

Fig. 601. — Une glande muqueuse du point de passage de la muqueuse œsophagienne à la muqueuse gastrique du Chien. Cette glande appartient à l'œsophage. Liquide de Müller, gomme, alcool ; coloration par la glycérine hématoxylique. Alcool fort, essence de girofles, essence de bergamote, résine Dammar. — (Obj. 3, ocul. 1 de Vérick. Chambre claire.)

l, épithélium du type malpighien de la partie inférieure de l'œsophage ; — *g*, sa couche génératrice ; — *d*, derme muqueux ; — *g*, *g*, culs-de-sac glandulaires tapissés de cellules toutes mucipares et coupés l'un tangentiellement, l'autre en travers. On voit comment se comporte, dans ces deux cas, l'espèce de mouvement tournant des noyaux excavés en cupule ; — *g'*, cul-de-sac vu de front par son fond, montrant l'arrangement des noyaux et les empreintes de leur face convexe, formées par l'appui des boules de mucigène ; — *c e*, *c' e'* canal excréteur.

M, musculaire muqueuse ; — *m*, *m*, *m*, faisceaux musculaires émanés de celle-ci et passant en avant et en arrière du canal excréteur, renflé au-dessous des points où il est croisé par les rubans musculaires.

Chez le Chien (fig. 601), elles forment sous la musculaire muqueuse une véritable assise et sont plongées dans du tissu conjonctif lâche. Il s'agit en ce point de glandes exclusivement mucipares. Comme je l'ai montré plus haut (1), la musculaire muqueuse dissocie ses faisceaux de fibres lisses pour s'insinuer entre les groupes glandulaires, les embrasser dans des réseaux contractiles et assurer ainsi l'excrétion exoglandulaire. Les canaux excréteurs forment de larges boyaux ascendants. Des brides musculaires lisses, passant en avant, en arrière ou sur les côtés de ces canaux, peuvent aussi, par leur contraction propre, modérer le débit. Aussi, au-dessous de ces brides, les canaux excréteurs présentent-ils le plus souvent un renflement.

Le point de passage de la muqueuse œsophagienne à la muqueuse gastrique est intéressant à étudier chez le Chien, parce qu'il présente à peu près la même disposition que chez l'Homme. La muqueuse œsophagienne, caractérisée par l'épithélium malpighien et le derme muqueux muni de papilles peu nombreuses, donne naissance à deux, trois ou quatre replis transversaux, non développables par dédoublement et dans l'épaisseur desquels montent des anses vasculaires. La musculaire muqueuse passe droit au-dessous de ce pli. Derrière l'un d'eux, l'épithélium malpighien finit en bec aminci rasant la pente œsophagienne du pli. De l'autre côté, sur la pente gastrique, ce même pli est revêtu, ainsi que les suivants quand il y en a plusieurs à la suite, d'une couche unique de cellules caliciformes (2). Puis, la couche glandulaire de l'estomac apparaît à la suite de la région plissée (3). Je reviendrai sur ces faits en décrivant l'estomac en détail. Mais je ferai remarquer qu'il y a bien là une pénétration réciproque des formations ectodermique et entodermique. Quelquefois, on voit l'épithélium malpighien cesser d'exister sur la pente d'un pli, puis

(1) Voy. t. II, p. 137.

(2) Ces plis sont très développés, nombreux et papillaires chez le Chat (voy. Ranvier, *Leçons d'Anatomie générale : Appareils nerveux terminaux*, etc.; année 1877-1878, p. 362. Paris, 1880).

(3) Chez la majorité des animaux placés dans la série au-dessous des mammifères et des oiseaux, la muqueuse œsophagienne est revêtue d'un épithélium cilié, stratifié et du type respiratoire. Tel est le cas chez les batraciens. Chez le Triton, la muqueuse ne renferme aucune glande, mais son épithélium stratifié à cils vibratiles présente de nombreuses cellules caliciformes. Chez les Tortues, la partie inférieure de l'œsophage est exclusivement revêtue de cellules caliciformes constituant une surface mucipare étendue. Cette surface mucipare se multiplie par des plis énormément compliqués chez la Vipère, réalisant une aire glandulaire développable de grande importance au point de vue du glissement du bol alimentaire avalé, on le sait, par les serpents sans mastication préalable. Les plis rudimentaires existant dans la région de passage chez l'Homme, le Chien, etc., ont une signification analogue. Ils constituent une région mucipare favorisant le passage d'emblée du bol alimentaire de l'œsophage dans l'estomac.

reparaître dans l'intervalle de l'un des plis suivants ou au sommet d'un de ces mêmes plis. De même, la couche des glandes muqueuses œsophagiennes se poursuit, en règle, sur un court trajet au-dessous de la couche glandulaire dela muqueuse stomacale. Les canaux excréteurs, très allongés, décrivent là une courbe rétrograde pour aller s'ouvrir sur la muqueuse du type malpighien, en arrière des plis. Voici donc une région où l'ectoderme et l'entoderme, la lamelle fibro-cutanée et la lamelle fibro-intestinale, se sont mélangés et pénétrés. C'est ce qui est arrivé chez l'embryon pour tout le stomodœum dans la région du vélum pharyngien, comme le fait remarquer BALFOUR (1). Dans cette région remaniée, chez le Rat blanc, la muqueuse et la sous-muqueuse sont souvent occupées par un large point diffus de tissu réticulé.

Glandes muqueuses de l'œsophage des oiseaux : formations lymphoglandulaires. — Je ne veux pas décrire ici en détail l'œsophage des oiseaux, dont la muqueuse est constamment revêtue par un épithélium du type malpighien, c'est-à-dire histologiquement par un dérivé de l'ectoderme. Je dirai un mot des glandes de quelques espèces, parce qu'elles ont un haut intérêt morphologique.

Comme on l'a vu plus haut (t. II, p. 107), les glandes œsophagiennes de la Cresserelle *(Falco tinunculus)* fournissent le type schématique des glandes acineuses simples. Ce sont de petits culs-de-sac piriformes dont l'orifice émissaire s'ouvre directement à l'extérieur : l'épithélium malpighien s'amincissant brusquement à son pourtour, en bec de flûte sur les coupes sagittales de la muqueuse comprenant les glandes. Immédiatement à partir de cet orifice, le revêtement épithélial de la glande est formé par de hautes cellules à mucus en forme de godet, le pied de chaque cellule s'infléchissant sous la partie mucipare pour s'insérer à la membrane propre. Le fond de la glande est tapissé par un rang de cellules plus hautes que celles revêtant ses parties latérales. Il en résulte que la cavité glandulaire prend la configuration de celle d'une bouteille à fond relevé (fig. 602).

Chez le Pigeon, la portion de l'œsophage engagée dans le thorax possède seule des glandes assez volumineuses, folliculeuses agminées et cloisonnées, dont j'ai donné (t. II, p. 109) une description sommaire. Chaque glande forme un grand cul-de-sac tout comme une glande folliculeuse simple de la Cresserelle; mais elle est cloisonnée par une série de relèvements de la paroi qui la rendent alvéolaire : chaque alvéole représentant une glande folliculeuse simple. L'épithélium qui revêt ces alvéoles est mucipare dans les intervalles des couvées. Mais pendant la durée de celles-ci et celle de l'alimentation des jeunes par

(1) BALFOUR, *A treatise of comparative embryology*, t. II.

les parents, cet épithélium, d'après C. HASSE (1), se charge de globules de graisse de façon à réaliser une sorte de sécrétion lactée.

Dans la muqueuse œsophagienne du Canard domestique, on trouve de nombreuses glandes mucipares folliculeuses, dont quelques-unes sont simples, la plupart agminées, mais dont un certain nombre présentent des particularités remarquables. Autour de certaines d'entre elles, immédiatement en dehors de leur membrane d'enveloppe, le derme muqueux de l'œsophage prend la constitution du tissu réticulé, de manière à circonscrire en partie, ou complètement la glande, d'un point lymphatique soit diffus, soit même au sein duquel on distingue un ou plusieurs follicules. Cette disposition n'a encore rien de morphologiquement exceptionnel : puisqu'on trouve dans le pharynx des vertébrés supérieurs et surtout des mammifères, nombre de glandes acineuses ainsi entourées par une atmosphère adénoïde.

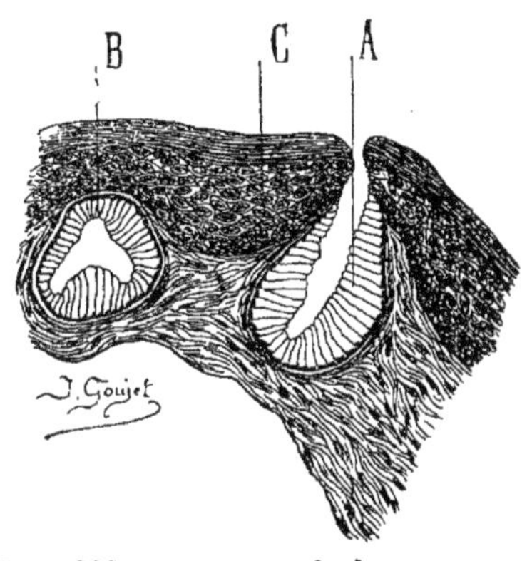

FIG. 602. — Coupe de la muqueuse œsophagienne de la Cresserelle *(Falco tinunculus)*. — Alcool fort, gomme, alcool, picrocarminate. Conservation dans la glycérine. (D'après GAREL.)

A, glande muqueuse (acineuse simple) dont la cavité est tapissée par une rangée *unique* d'épithélium mucipare; — B, une autre glande sectionnée en travers.

C, Epithélium *stratifié* du type malpighien de la surface générale de l'œsophage. — (Ocul. 1, obj. 3 de Vérick, projection sur la table réduite au tiers.)

Mais ce qu'il y a ici de particulier, c'est que fréquemment le tissu adénoïde pénètre, avec les vaisseaux sanguins, dans les cloisons qui subdivisent la glande en une série de culs-de-sac mucipares secondaires. Ils forment entre ces culs-de-sac des reliefs intérieurs. Le pied de la cloison où s'est engagé le tissu réticulé restant étroit, ce tissu réticulé se développe au contraire, dans la partie libre, au point de se projeter en masse considérable à l'intérieur de la cavité glandulaire. Celle-ci est dès lors occupée par un ou plusieurs bourgeons de tissu adénoïde renflant l'extrémité des cloisons. Parfois même un seul bourgeon remplit toute la cavité glandulaire, comme le ferait le fond d'une bouteille que le souffleur aurait allongé, puis renflé ensuite de façon à occuper la bouteille entière en l'amenant à buter contre ses parois. J'ai donné à de tels bourgeons le nom de *bourgeons adénoïdes intra-acineux*.

La glande, dès lors, s'ouvre à la surface de la muqueuse malpighienne

(1) C. HASSE, Ueber den Œsophagus der Tauben, etc. (HENLE und PFEUFFER'S *Zeitschrift*, 3 Theile, Bd. XXIII, p. 101).

de l'œsophage par un conduit étroit. Puis, elle se renfle en une ampoule dont les parois latérales sont encore régulièrement revêtues par l'épithélium mucipare. Si le bourgeon intra-acineux n'est pas très développé, cet épithélium se reflèchit sans incident à sa surface. Le bourgeon est alors coiffé par l'épithélium comme une tête par un bonnet double. Si au contraire le bourgeon intra-acineux a pris un volume considérable, l'épithélium qui le recouvre s'est aminci et lui forme un revêtement de cellules plates tellement réduit, que d'abord j'ai été amené à douter de sa persistance sur la partie intra-glandulaire du bourgeon.

La petite glande œsophagienne, circonscrite et comme noyée dans un îlot de tissu réticulé, a donc en outre sa cavité glandulaire occupée tout entière par une énorme formation de ce même tissu. Son épithélium pariétal seul subsiste ; et la face libre de celui-ci vient buter contre la surface du bourgeon adénoïde, revêtue d'un plan endothéliforme de cellules plates ayant perdu toute fonctionnalité glandulaire. Aussi, ai-je donné le nom de *formations lympho-glandulaires* (1) à de pareilles glandes remaniées, transformées par la végétation du tissu conjonctif réticulé et des vaisseaux sanguins, dans lesquelles on assiste à un commencement d'effraction des barrières épithéliales par les éléments mésodermiques.

Les formations lympho-glandulaires réalisent manifestement, au point de vue morphologique, la première étape de la transformation des glandes ordinaires en glandes conglobées. Leur cavité glandulaire s'est effacée à peu près complètement. Leur orifice émissaire devient étroit parce que leur excrétion exo-glandulaire est de plus en plus réduite. Ce qui reste de leur épithélium vient ordonner sa surface libre sur le relief du bourgeon intra-acineux, au contact souvent immédiat du revêtement épithélial atrophié qui recouvre celui-ci. La sécrétion sera dès lors plus largement livrée à l'absorption par le tissu adénoïde qu'à l'excrétion par l'orifice émissaire : elle tendra de plus en plus à se réduire à une sécrétion purement interne.

D'autre part, il est intéressant de voir s'effectuer, autour de glandes d'origine pharyngo- stomodœale, un mouvement d'envahissement par le tissu réticulé tel que je viens de le décrire. L'étude analytique de ce mouvement, limité d'abord à la circonscription d'un organe glandulaire par une masse de tissu adénoïde qui se moule sur sa forme générale, puis suivi de la pénétration des bourgeons de ce même tissu, par refoulement, dans la cavité glandulaire, jette un certain jour sur la signification morphologique du thymus. Le thymus est en effet une formation lymphoïde à la constitution de laquelle a servi de guide une

(1) J. Renaut, Sur les organes lympho-glandulaires et le pancréas (*Comptes rendus de l'Acad. des sciences*, 28 juillet 1879).

glande vraie qui a disparu complètement ensuite, en cédant à l'organe substitué sa configuration générale et ses subdivisions lobulaires.

II. **Muscle moteur-œsophagien.** — La tunique musculaire proprement dite forme la troisième couche de l'œsophage. Chez l'Homme, elle est elle-même composée de deux assises : une interne à fibres circulaires et une externe à fibres longitudinales.

La couche de fibres circulaires double immédiatement celle des fibres longitudinales, exactement comme dans le muscle moteur de l'intestin entodermique. Les fibres y sont disposées en un anneau homogène et continu, dégageant en haut, à droite et à gauche le muscle crico-pharyngien, et recevant dans la cavité thoracique des fibres accessoires du muscle pleuro- œsophagien (1). L'anneau musculaire augmente progressivement d'épaisseur à mesure qu'il descend vers l'estomac. Il est formé de faisceaux primitifs striés dans la partie supérieure de l'œsophage. Mais dans la région inférieure, ces faisceaux primitifs sont peu à peu remplacés par des fibres lisses; et la couche annulaire est nettement séparée de la couche des fibres longitudinales.

L'assise musculaire externe, formée de fibres longitudinales, est également continue sur tout le pourtour de l'œsophage, mais présente trois bandes de renforcement. L'une, moyenne, est la plus importante et naît d'une membrane fibro-élastique triangulaire rattachée à la surface postérieure du cartilage cricoïde. Les deux autres, latérales, partent des bandelettes fibro-élastiques sur lesquelles vient se terminer une portion du muscle thyréo-pharyngo-palatin. La couche des fibres longitudinales est renforcée sur son parcours par le muscle broncho-œsophagien (Hyrtl). Ses faisceaux ne sont pas rigoureusement parallèles à l'axe de l'œsophage. Ils lui sont légèrement obliques et dessinent autour de lui des sortes de sautoirs comme Wild l'a indiqué chez le Chien. Mais leur direction redevient exactement parallèle à l'axe dans la partie tout à fait inférieure, au voisinage du cardia. Dans le quart supérieur de l'œsophage, les fibres de l'assise externe du muscle moteur œsophagien sont toutes striées. Au-dessous de cette limite, on voit des fascicules de fibres musculaires lisses longitudinales monter de place en place extérieurement au plan des fibres longitudinales striées. En même temps d'autres fibres lisses, également disposées en petits faisceaux secondaires, pénètrent dans l'assise interne et y prennent une disposition circulaire; tandis que d'autres y entrent aussi, mais pour y remonter et s'y épuiser en restant longitudinales. C'est la zone de mélange et de pénétraiton réciproque des deux formations musculaires : celle à fibres striées d'origine fibro-cutanée, et celle à fibres lisses d'origine fibro-intestinale.

(1) Hyrtl, *Zeitschrift d. Gesellschaft. d. Aertze zu Wien*, p. 115, 1844.

Dans le second quart de la hauteur de l'œsophage, les fibres musculaires lisses se sont tellement multipliées que leur nombre surpasse, tant dans la couche circulaire que dans la couche longitudinale, celui des faisceaux à contraction brusque striés en travers. Dans la couche circulaire, elles sont plus abondantes sur la paroi postérieure de l'œsophage. Dans la couche longitudinale, elles sont plus nombreuses sur la paroi antérieure. Au voisinage du cardia, le muscle moteur-œsophagien est exclusivement formé de fibres lisses. Entre la couche annulaire et la couche longitudinale de celles-ci, on peut imprégner par l'or un plexus d'Auerbach régulier. Ici donc déjà règne le muscle moteur-intestinal, tandis que la muqueuse qu'il double possède un revêtement épithélial et des glandes du type ectodermique. Chez le Chien, la pénétration des deux formations musculaires s'étend même au delà de ce niveau. La couche longitudinale renferme un mélange intime de fibres musculaires striées et de fibres lisses. A côté de la section en travers d'un faisceau strié, on voit celle d'un fascicule de fibres-cellules. Les faisceaux primitifs striés se prolongent même au delà sur l'estomac, avec une position superficielle sous le feuillet péritonéal doublant la masse du muscle gastrique.

Tandis que la formation musculaire lisse, prolongement du muscle moteur-intestinal remontant le long de l'œsophage, présente une grande fixité, le muscle œsophagien strié, prolongement de la couche musculaire pharyngo-stomodœale, offre des dispositions assez variables chez les divers animaux. C'est ainsi que chez le Lapin (1) le muscle strié œsophagien est formé, dès la portion moyenne de l'œsophage, non plus de deux assises, mais de trois. La plus interne est épaisse et formée exclusivement de faisceaux longitudinaux. Puis, vient une assise moyenne composée de faisceaux annulaires ; enfin une couche externe, très mince derechef et composée de faisceaux longitudinaux. Dans ces trois assises, les faisceaux primitifs répondent à ceux de muscles blancs ; leur contraction est donc brusque, rapide et peu soutenue.

Ravitsch (2) a signalé chez le Rat une disposition analogue. La couche interne du muscle moteur-œsophagien est puissante et formée de faisceaux striés tous annulaires. La couche externe est mince et comprend seulement des faisceaux striés longitudinaux dans sa partie supérieure. Mais au voisinage du cardia, elle se subdivise sur certains points en trois couches secondaires : une interne, doublant la couche annulaire et formée de faisceaux obliques, une moyenne annulaire, une externe plus épaisse et ne comprenant que des faisceaux primitifs

(1) L. Ranvier, *loc. cit.*, p. 364.

(2) J. Ravitsch, Ueber das Vorkommen quergestreiften Muskelfasern im Œsophagus der Haussaügethiere (*Virchow's Arch.*, Bd. XXVII, p. 413).

longitudinaux. Jusqu'au cardia, il n'y a pas dans le muscle moteur-œsophagien une seule fibre lisse. On pourrait multiplier ces exemples, et en déduire que la pénétration des deux formations musculaires, intestinale et stomodœale dans la paroi de l'œsophage, s'effectue de façons très diverses et à des hauteurs variables.

Tous les muscles striés dont je viens de parler sont engagés dans la membrane fibreuse de l'œsophage à la façon de muscles peaussiers dans un derme épais, et ils agissent sur la paroi œsophagienne d'une façon analogue. En dehors de l'assise longitudinale, cette membrane fibreuse limite l'œsophage du côté du tissu cellulaire du cou, puis du médiastin. Elle constitue ce qu'on appelle « l'adventice », à la surface de laquelle viennent s'implanter de nombreux tractus du tissu conjonctif lâche et dans laquelle pénètrent les vaisseaux sanguins. Ceux-ci, jusqu'au cardia, se comportent exactement comme ceux d'une muqueuse buccale et donnent naissance, au voisinage de l'épithélium, à des bouquets papillaires. Les réseaux vasculaires enveloppants des glandes sont de leur côté comparables à ceux des autres glandes stomodœales. Ceux des formations musculaires, lisses ou striées, ne présentent rien de particulier. Les lymphatiques sont distribués sur le même type que ceux de la muqueuse buccale. Je parlerai des nerfs de l'œsophage à propos des centres nerveux périphériques et des terminaisons des nerfs dans les muscles.

Avec la terminaison de l'épithélium malpighien au cardia chez l'Homme et chez le Chien, au delà chez le Cheval en plein renflement gastrique et à l'orifice supérieur de la caillette chez les ruminants, finit le domaine de l'épithélium malpighien pharyngo-stomodœal. J'en ai fait l'étude à la suite de celle de l'ectoderme tégumentaire parce qu'histologiquement c'était là sa vraie place. Les épithéliums de la bouche et ceux du pharynx et de l'œsophage, leurs glandes vraies et même les glandes conglobées qui en sont issues, constituent un véritable groupe naturel, tout comme les épithéliums respiratoires. Il en est autrement des formations ectodermiques proctodœales, liées étroitement à l'histoire des organes génitaux. Aussi, rattacherai-je leur description sommaire à celle de ces derniers organes.

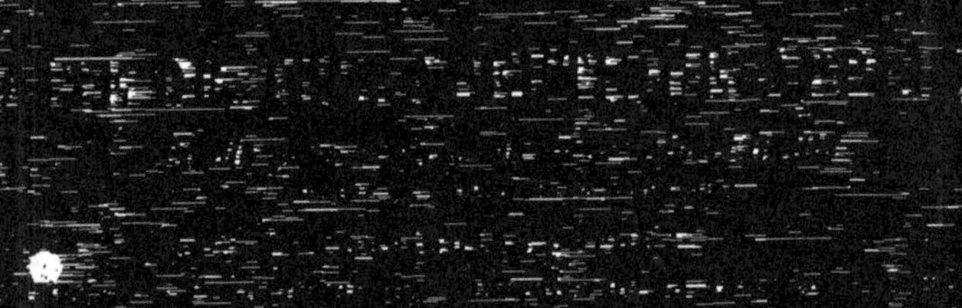

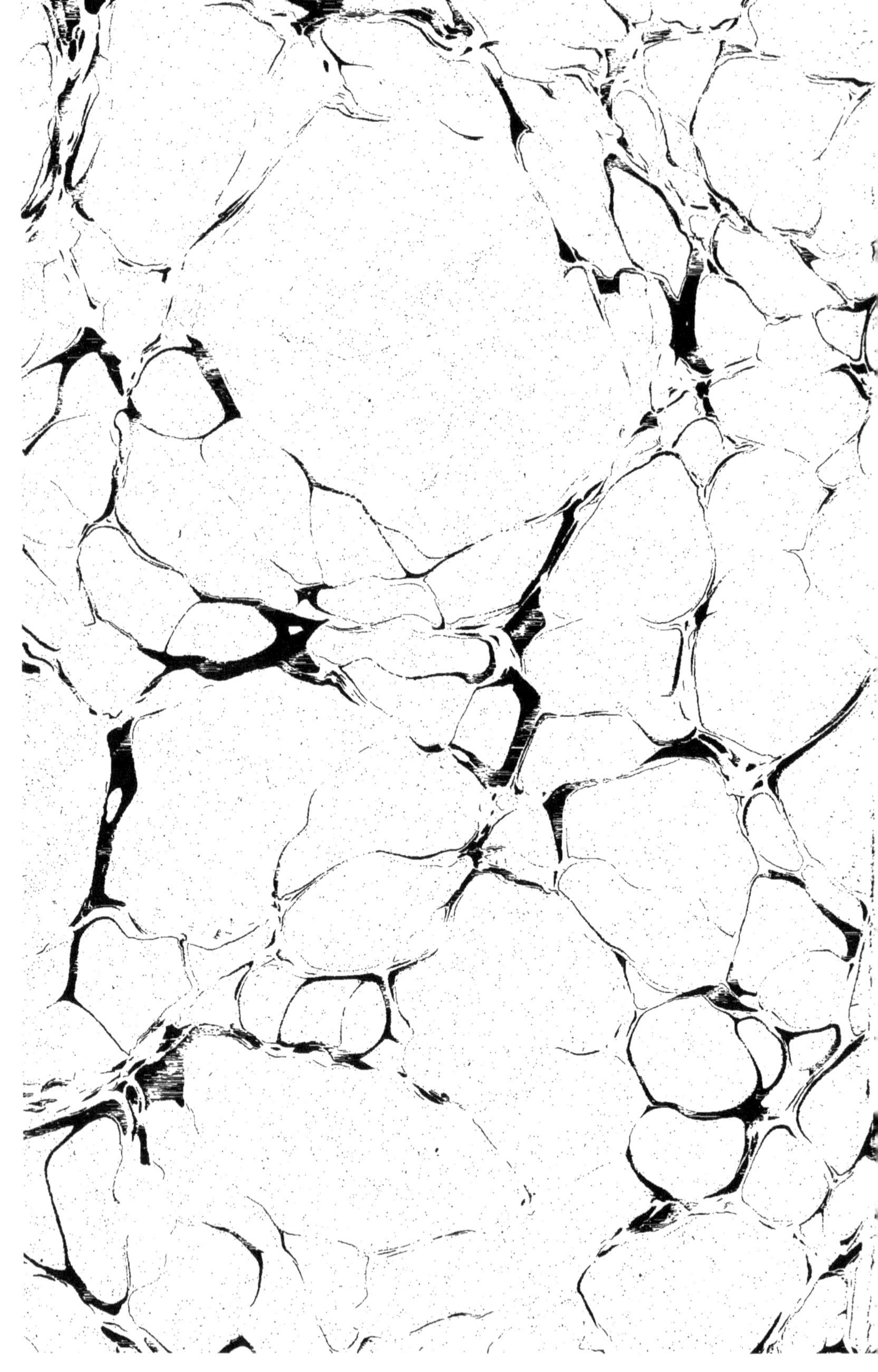

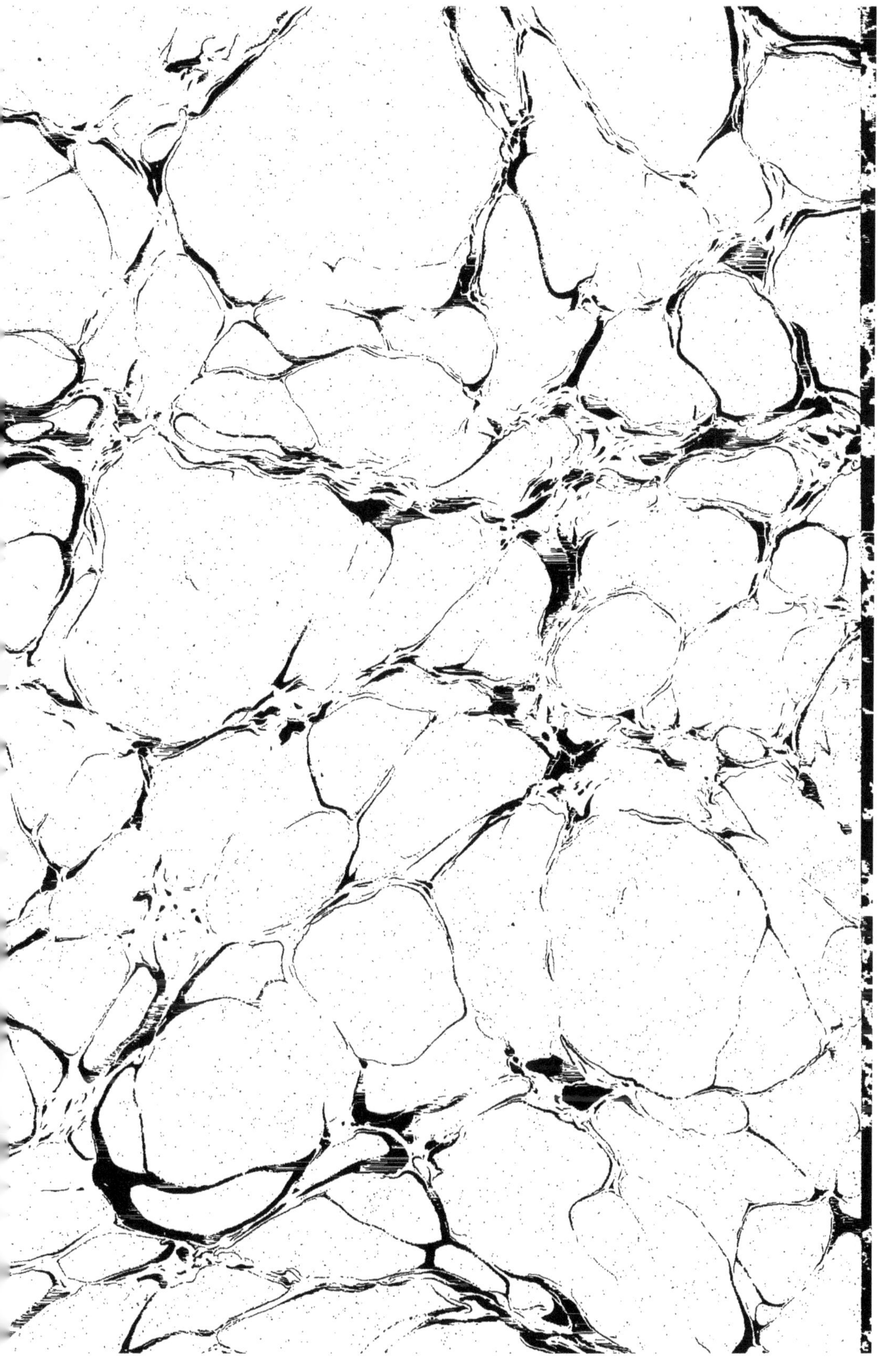

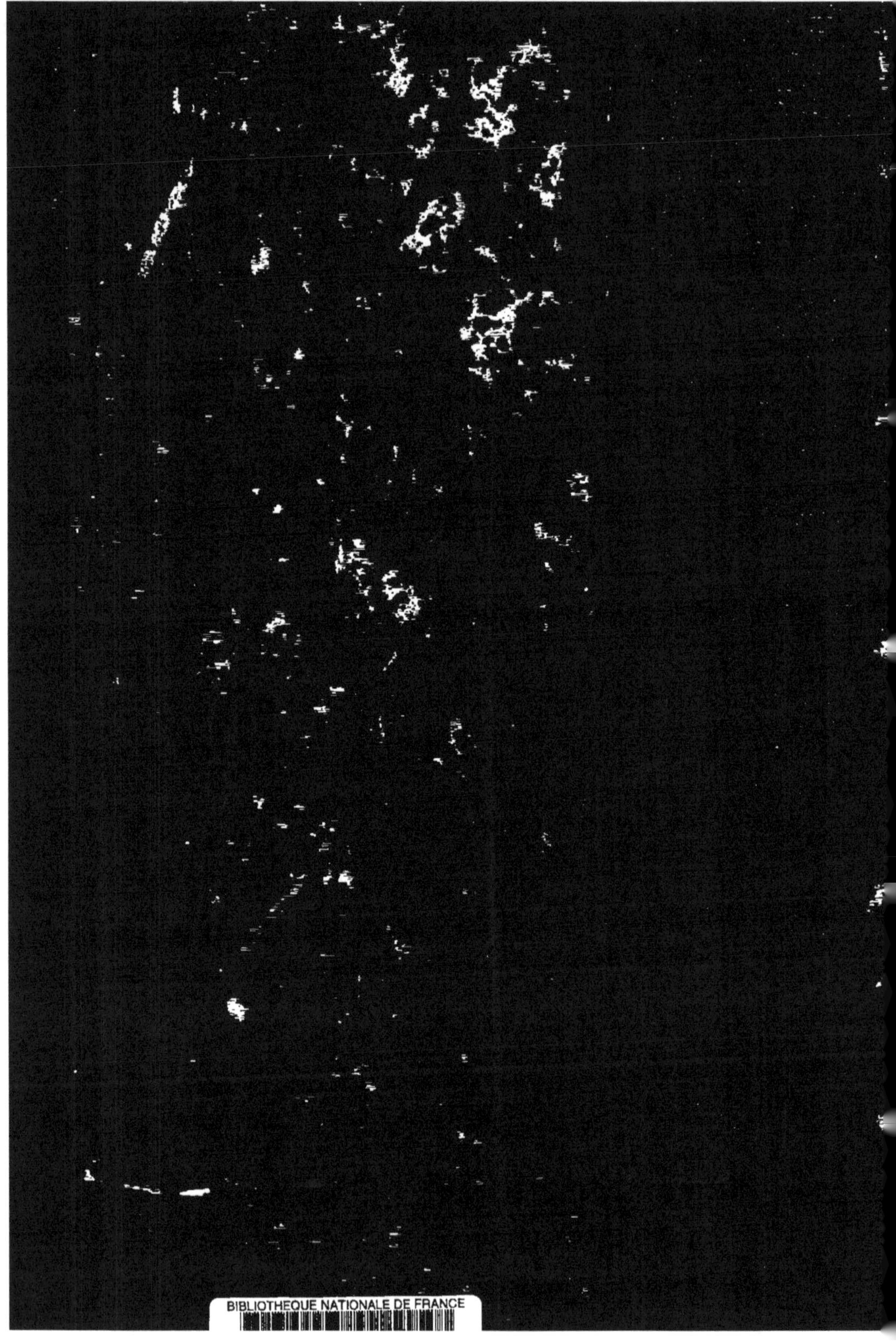

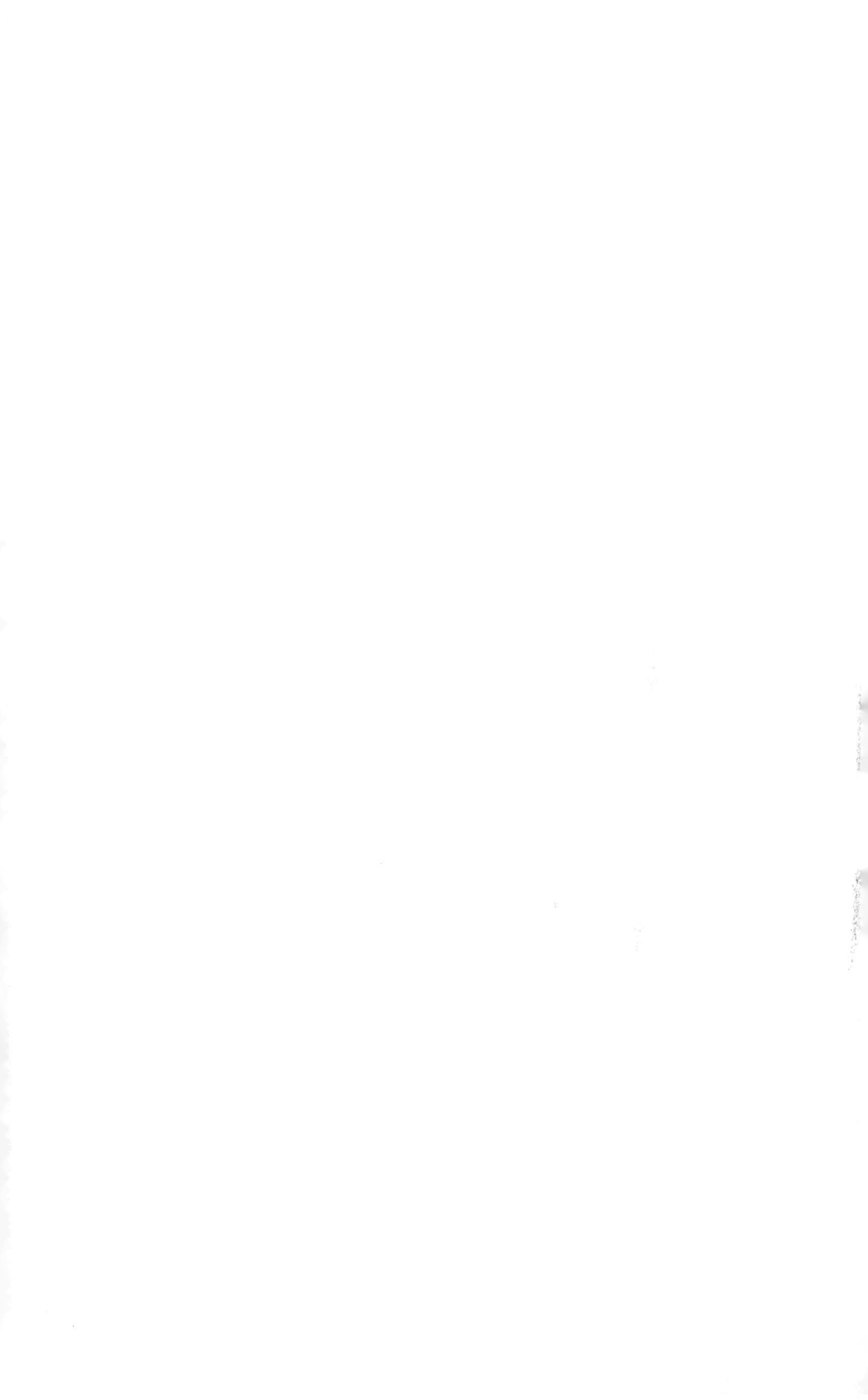

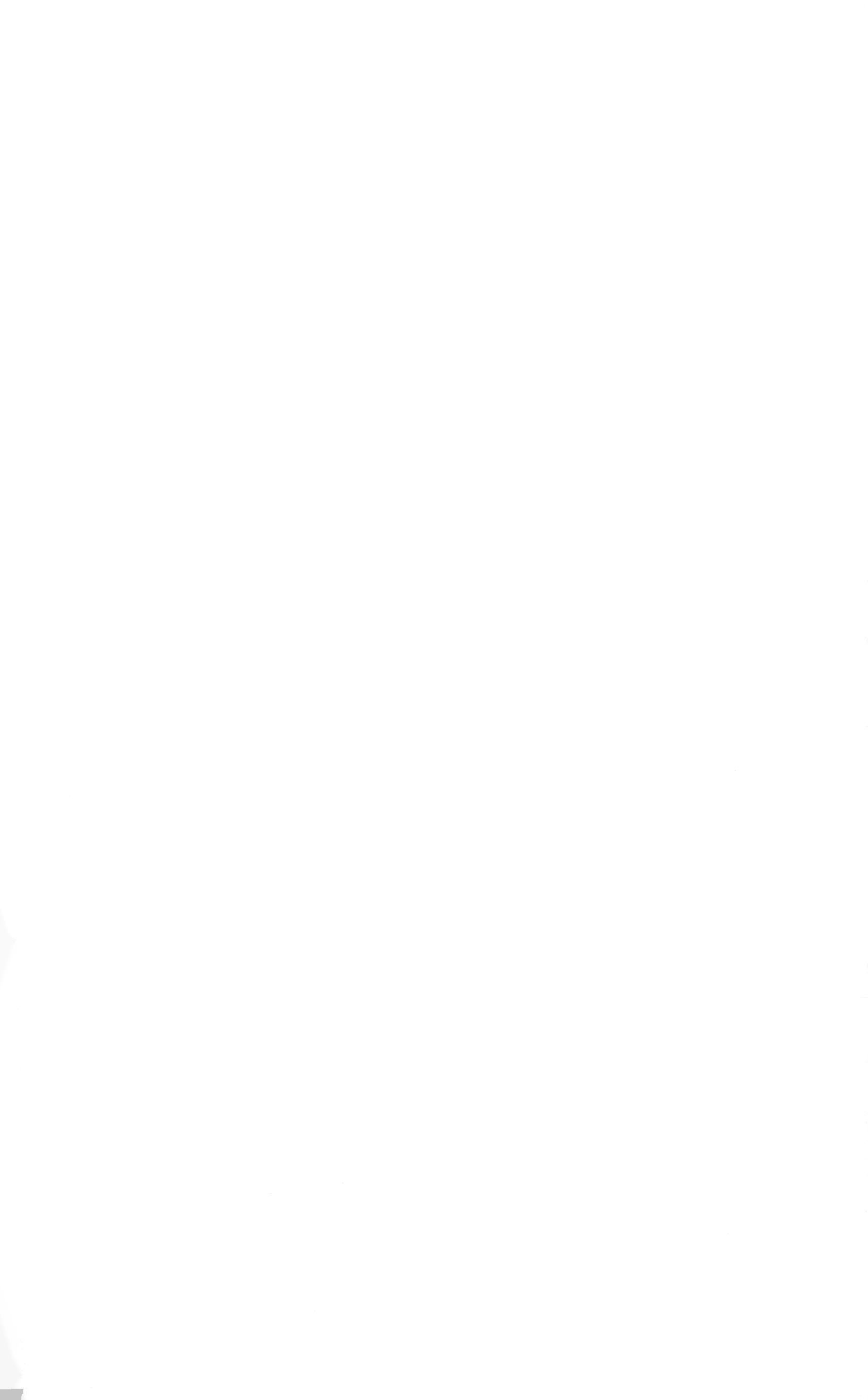

www.ingramcontent.com/pod-product-compliance
Ingram Content Group UK Ltd.
Pitfield, Milton Keynes, MK11 3LW, UK
UKHW021900260726
13966UKWH00006B/83

9 782011 775511